中文翻译版

Scott–Conner & Dawson

外科手术技术与解剖

Essential Operative Techniques and Anatomy

原书第4版

主　　编　Carol E. H. Scott-Conner

主　　审　赵玉沛

主　　译　陈汝福

副 主 译　李国林　宋卫东

科学出版社

北 京

图字：01-2017-3331号

内 容 简 介

随着国内外微创外科技术的发展，良好的局部解剖学知识和娴熟的手术技巧对外科医师来说至关重要。本书是一本将最新的外科技术与解剖学完美结合的经典著作。全书分头颈部、胸部、腹部、骶区与会阴区及四肢5部分，共109章。每章开篇均介绍手术步骤、解剖并发症和结构列表3个部分，便于医师手术前或详细阅读前进行快速的浏览记忆，紧接着详细阐述了各部位手术的技术要点与解剖要点，并提供了大量的外科手术及解剖学彩色图谱，覆盖了外科大部分手术技术基础及急诊手术等非常规手术。本书较第3版增加了食管胸腔镜手术、腹腔镜结肠切除术、大隐静脉的结扎与剥离、回肠造口与关闭、小肠梗阻手术及小儿脐疝修补术等内容。全书内容精练、图文并茂、要点突出、实用性强。

本书可作为年轻外科医师（包括实习医师、研究生、住院医师及低年资主治医师）锻炼基本功的参考书，同时也是高级医师临床教学、示教极具参考价值的基础教材。

图书在版编目（CIP）数据

外科手术技术与解剖：原书第4版 / (美) 斯科特-康纳主编；陈汝福主译.—北京：科学出版社，2018.2
书名原文：Scott-Conner & Dawson Essential Operative Techniques and Anatomy
ISBN 978-7-03-056216-6

Ⅰ.外⋯　Ⅱ.①斯⋯②陈⋯　Ⅲ.外科手术　Ⅳ.R61

中国版本图书馆CIP数据核字（2018）第001318号

策划编辑：肖　芳 / 责任校对：张小霞
责任印制：赵　博 / 封面设计：吴朝洪

Carol E. H. Scott-Conner, David L. Dawson：Scott-Conner & Dawson Essential Operative Techniques and Anatomy，4th ed.
ISBN: 978-1-4511-5172-5

本书限中华人民共和国境内（不包括香港、澳门特别行政区及台湾）销售。
本书封面贴有 Wolters Kluwer Health 激光防伪标签，无标签者不得销售。
本书中提到了一些药物的适应证、不良反应和剂量，它们可能需要根据实际情况进行调整。
读者须仔细阅读药品包装盒内的使用说明书，并遵照医嘱使用，本书的作者、译者、编辑、出版者和销售商对相应的后果不承担任何法律责任。

科 学 出 版 社 出版
北京东黄城根北街 16 号
邮政编码：100717
http://www.sciencep.com
涿州市般润文化传播有限公司印刷
科学出版社发行　各地新华书店经销
*
2018 年 2 月第　一　版　开本：880×1230　1/16
2024 年 5 月第五次印刷　印张：42
字数：1 208 000
定价：298.00 元
（如有印装质量问题，我社负责调换）

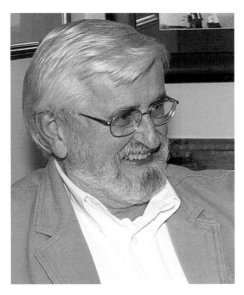

David L. Dawson 博士（1942 ~ 2011 年）

　　David Lynn Dawson 毕业于美国南伊利诺伊大学，毕生致力于人体解剖学的教学。1975 年，他加入了西弗吉尼亚州亨廷顿的马歇尔大学医学院。在他的领导下建立了一所新的医学院，并撰写了本书第 1 版的解剖学部分。在横跨三大洲以及近 40 年漫长而富有成效的教学生涯中，他是广大医学生和住院医师（尤其是外科住院医师）解剖学教育真正坚定的倡导者。同时，他还是美国临床解剖学家协会的创始者，也是无数学员的导师和朋友。本书的出版 David Lynn Dawson 博士功勋卓著，他值得我们深深的怀念！

译者名单

主　　审　赵玉沛

主　　译　陈汝福

副 主 译　李国林　宋卫东

译　　者（以姓氏笔画为序）

于　浩——中山大学孙逸仙纪念医院泌尿外科

韦金星——中山大学孙逸仙纪念医院肝胆胰外科

韦禄胜——中山大学孙逸仙纪念医院肝胆胰外科

叶会霖——中山大学孙逸仙纪念医院肝胆胰外科

叶良涛——中山大学孙逸仙纪念医院肝胆胰外科

付志强——中山大学孙逸仙纪念医院肝胆胰外科

李文竹——广东省中医院肿瘤科

李英儒——中山大学附属第六医院胃肠外科

李国林——中山大学孙逸仙纪念医院肝胆胰外科

来　伟——中山大学孙逸仙纪念医胃肠外科

宋卫东——中山大学孙逸仙纪念医院骨外科

陈汝福——中山大学孙逸仙纪念医院肝胆胰外科

陈柏深——中山大学孙逸仙纪念医院心胸外科

陈惠谋——汕头大学医学院肿瘤医院肿瘤内科

林　青——中山大学孙逸仙纪念医院肝胆胰外科

林少建——中山大学孙逸仙纪念医院甲状腺血管外科

林泽宇——中山大学附属第六医院肝胆胰外科

周泉波——中山大学孙逸仙纪念医院肝胆胰外科

郑上游——中山大学孙逸仙纪念医院肝胆胰外科

徐长骁——天津医科大学肿瘤医院妇产科

韩庆芳——中山大学孙逸仙纪念医院肝胆胰外科

谢　绚——中山大学孙逸仙纪念医院心胸外科

谢吉艳——中山大学孙逸仙纪念医院肝胆胰外科

原著者名单

Laura A. Adam, MD
Critical Care Surgeon
Private Practice
St. Louis, Missouri

Parth B. Amin, MD
Clinical Assistant Professor of Vascular Surgery
Department of Surgery
University of Iowa Roy J. and Lucille A. Carver
    College of Medicine
Iowa City, Iowa

Evgeny V. Arshava, MD
Clinical Assistant Professor of Acute Care Surgery
Department of Surgery
University of Iowa Roy J. and Lucille A. Carver
    College of Medicine
Iowa City, Iowa

Frederick P. Beavers, MD
Associate Professor
Department of Surgery
Georgetown University
Interim Chief
Division of Vascular Surgery
Washington Hospital Center
Washington, DC

Anuradha R. Bhama, MD
Resident in General Surgery
Department of Surgery
University of Iowa Roy J. and Lucille A. Carver
    College of Medicine
Iowa City, Iowa

Lilja Thyri Bjornsdottir, MD
Chair, Division of Vascular Surgery
Department of Surgery
Landspitali University Hospital
Reykjavik, Iceland

Kevin A. Bridge, MD
Resident in General Surgery
Department of Surgery
University of Iowa Roy J. and Lucille A. Carver
    College of Medicine
Iowa City, Iowa

John C. Byrn, MD
Clinical Assistant Professor
Department of Surgery
University of Iowa Roy J. and Lucille A. Carver
    College of Medicine
Iowa City, Iowa

Phillip C. Camp, Jr., MD
Assistant Professor
Division of Thoracic Surgery
Department of Surgery
Harvard Medical School
Associate Surgeon
Brigham and Women's Hospital
Director, Transplant Administration
Director, Lung Transplantation
Director, ECMO Program
Boston, Massachusetts

J.C. Carr, MD
Resident in General Surgery
Department of Surgery
University of Iowa Roy J. and Lucille A. Carver
    College of Medicine
Iowa City, Iowa

Kent Choi, MD
Clinical Professor of Acute Care Surgery
Department of Surgery
University of Iowa Roy J. and Lucille A. Carver
    College of Medicine
Iowa City, Iowa

Hui Sen Chong, MD
Assistant Professor of Gastrointestinal Minimally
    Invasive Surgery
Department of Surgery
University of Iowa Roy J. and Lucille A. Carver
    College of Medicine
Iowa City, Iowa

Thomas E. Collins, MD
Clinical Associate Professor of Transplant Surgery
Department of Surgery
University of Iowa Roy J. and Lucille A. Carver
    College of Medicine
Iowa City, Iowa

James P. De Andrade, MD
Resident in General Surgery
Department of Surgery
University of Iowa Roy J. and Lucille A. Carver
    College of Medicine
Iowa City, Iowa

Jesse L. Dirksen, MD
Surgical Director
Edith Sanford Breast Cancer Center
Sioux Falls, South Dakota

Tamsin Durand, MD, MPH
General Surgeon
Surgical Associates of Rochester
Frisbie Memorial Hospital
Rochester, New Hampshire

Joss D. Fernandez, MD
Cardiothoracic and Vascular Surgeon
Missouri Heart Center
Columbia, Missouri

M. Victoria Gerken, MD
General Surgeon
Mineral King Surgical Associates
Visalia, California

Kevin D. Helling, MD
General Surgery Resident
Department of Surgery
Stanford University Medical Center
Palo Alto, California

Jamal J. Hoballah, MD, MBA
Professor & Chairman
Department of Surgery
American University of Beirut Medical Center
Beirut, Lebanon

Hisakazu Hoshi, MD
Clinical Associate Professor of Endocrine and Surgical
    Oncology
Department of Surgery
University of Iowa Roy J. and Lucille A. Carver
    College of Medicine
Iowa City, Iowa

James R. Howe, MD
Professor of Endocrine and Surgical Oncology
Department of Surgery
University of Iowa Roy J. and Lucille A. Carver
    College of Medicine
Iowa City, Iowa

Jennifer Hrabe, MD
Resident in General Surgery
Department of Surgery
University of Iowa Roy J. and Lucille A. Carver
    College of Medicine
Iowa City, Iowa

Andreas M. Kaiser, MD
Professor of Clinical Surgery
USC Division of Colorectal Surgery
Keck School of Medicine of USC
University of Southern California
Los Angeles, California

Daniel A. Katz, MD
Associate Professor of Transplant Surgery
Department of Surgery
University of Iowa Roy J. and Lucille A. Carver
    College of Medicine
Iowa City, Iowa

Kemp H. Kernstine, Sr., MD, PhD
Professor and Chairman
Division of Thoracic Surgery
University of Texas Southwestern Medical Center
Dallas, Texas

Prashant Khullar, MD
Clinical Assistant Professor of Acute Care Surgery
Department of Surgery
University of Iowa Roy J. and Lucille A. Carver
    College of Medicine
Iowa City, Iowa

Timothy F. Kresowik, MD
Professor of Vascular Surgery
Department of Surgery
University of Iowa Roy J. and Lucille A. Carver
    College of Medicine
Iowa City, Iowa

Geeta Lal, MD, MSc
Associate Professor of Endocrine and Surgical Oncology
Department of Surgery
University of Iowa Roy J. and Lucille A. Carver
    College of Medicine
Iowa City, Iowa

Grant O. Lee, MD
Resident in General Surgery
Department of Surgery
University of Iowa Roy J. and Lucille A. Carver
    College of Medicine
Iowa City, Iowa

Samy Mokhtar Maklad, MD
Clinical Assistant Professor of Acute Care Surgery
Department of Surgery
University of Iowa Roy J. and Lucille A. Carver
    College of Medicine
Iowa City, Iowa

James J. Mezhir, MD
Assistant Professor of Endocrine and Surgical Oncology
Department of Surgery
University of Iowa Roy J. and Lucille A. Carver
    College of Medicine
Iowa City, Iowa

Rachael Nicholson, MD
Clinical Assistant Professor of Vascular Surgery
Department of Surgery
University of Iowa Roy J. and Lucille A. Carver
    College of Medicine
Iowa City, Iowa

Courtney L. Olmsted, BSE, MD
Resident in General Surgery
Department of Surgery
University of Iowa Roy J. and Lucille A. Carver
    College of Medicine
Iowa City, Iowa

Kristine Clodfelter Orion, MD
Resident in General Surgery
Department of Surgery
University of Iowa Roy J. and Lucille A. Carver
    College of Medicine
Iowa City, Iowa

Carlos A. Pelaez, MD
Clinical Assistant Professor of Acute Care Surgery
Department of Surgery
University of Iowa Roy J. and Lucille A. Carver
    College of Medicine
Iowa City, Iowa

Graeme J. Pitcher, MD
Clinical Associate Professor Pediatric Surgery
University of Iowa Roy J. and Lucille A. Carver
    College of Medicine
Iowa City, Iowa

Isaac Samuel, MD
Associate Professor of Bariatric and Gastrointestinal Surgery
Department of Surgery
University of Iowa Roy J. and Lucille A. Carver
    College of Medicine
Iowa City, Iowa

Virginia Oliva Shaffer, MD
Assistant Professor
Department of General and GI Surgery
Colorectal Surgery
Emory University School of Medicine
Atlanta, Georgia

Melhem J. Sharafuddin, MD
Associate Clinical Professor of Surgery and Radiology
Director of Endovascular Surgery
University of Iowa Roy J. And Lucille A. Carver
    College of Medicine
Iowa City, Iowa

W. John Sharp
Professor
Department of Surgery
University of Iowa
Iowa City, Iowa

Scott K. Sherman, MD
Resident in General Surgery
Department of Surgery
University of Iowa Carver College of Medicine
Iowa City, Iowa

Rajesh Shetty, DNB (Gen.Surg)
Formerly, Fellow, Abdominal Transplant Surgery
University of Iowa Hospitals and Clinics
Iowa City, Iowa

Kenneth B. Simon, MD, MBA
Chief of Staff
Gulf Coast Veterans Healthcare System
Biloxi, Mississippi

Amir F. Sleiman, MD
Department of General Surgery
American University of Beirut Medical Center
Beirut, Lebanon

Jessica K. Smith
Clinical Assistant Professor
Department of Surgery
University of Iowa
Iowa City, Iowa

Raphael C. Sun, MD
Resident in General Surgery
Department of Surgery
University of Iowa Roy J. and Lucille A. Carver
    College of Medicine
Iowa City, Iowa

Jose E. Torres, MD, MSc
Visiting Associate
Department of Cardiothoracic Surgery
University of Iowa Roy J. and Lucille A. Carver
    College of Medicine
Iowa City, Iowa

Christine J. Waller, MD
Resident in General Surgery
Department of Surgery
University of Iowa Roy J. and Lucille A. Carver
    College of Medicine
Iowa City, Iowa

Jarrett E. Walsh, MD, PhD
Resident in Otolaryngology
Department of Otolaryngology
University of Iowa Roy J. and Lucille A. Carver
    College of Medicine
Iowa City, Iowa

Steven D. Wexner, MD, PhD (Hon)
Director, Digestive Disease Center
Chair, Department of Colorectal Surgery
Emeritus Chief of Staff, Cleveland Clinic Florida
Affiliate Professor and Associate Dean for Academic Affairs
Florida Atlantic University College of Medicine
Clinical Professor and Affiliate Dean for Clinical Education
Florida International University College of Medicine
Weston, Florida

Neal Wilkinson, MD
Associate Professor of Surgery & Oncology
Roswell Park Cancer Institute
Buffalo, New York

中译本序（第4版）

精通解剖学是成为优秀外科医师的必备条件，随着科学技术的飞速发展，尤其是微创外科学的不断进步，解剖学在外科手术学中扮演了越来越重要的角色，如何将解剖学与外科手术更加紧密有效的相互融合，使手术操作更加精准、更加安全可靠，是每一位外科医师的毕生追求！

由 Carol E. H. Scott-Conner 教授与 David L. Dawson 教授共同主编的 *Essential Operative Techniques and Anatomy* 是外科学与解剖学领域的经典著作，如今已经更新至第4版，其内容也是不断地增加及完善，并逐步添加了大量的彩色图谱。在征得原著者同意并广泛征求行内专家意见后，中山大学孙逸仙纪念医院陈汝福教授团队对原著章节重新进行精简排序，并将最新版（第4版）的中文书名命名为《外科手术技术与解剖》。

陈汝福教授是我国著名的肝胆胰外科专家，具有多年的临床实践经验，为顺应目前外科发展的潮流，组织相关专家共同翻译了这本《外科手术技术与解剖》。基于部分传统的手术操作逐步边缘化或被其他更好的技术所替代，本书保留原著精华的同时精简版本的篇幅，我坚信，这是一个更精简、更具有专业特色的版本，能为广大的外科医师尤其是年轻的外科医师提供更多有益的帮助。

我很高兴能向外科同道们推荐这本《外科手术技术与解剖》。

北京协和医院院长

中国科学院院士

中国科协副主席

中华医学会常务副会长、外科学分会主任委员

2017 年 11 月

原书第 1 版序

很荣幸能为这本精致的著作作序。现如今很多医学院已经削减了大体解剖学课程，医学生接受的大体解剖学课程大概只有 30 年前的一半，胚胎学课程也几乎停课，直到最近才有部分课程得到恢复。

可以肯定的是，不同的医学专业对于局部解剖学知识的需求不一样，对大多数医学生来说，随着其他学科如遗传学、分子生物学、精神病学等需增加课堂教学，减少解剖学的学习时间毫无疑问是可以理解的。然而，外科医师对于局部解剖学知识的需求却没有减少。事实上，随着微创外科技术逐步向全世界推广普及，这方面的知识需求反而有所增加。在对局部解剖学知识掌握不完整或不熟练的背景下，手术的操作过程可能会导致严重损伤及出现毁灭性的并发症。因此，对于这本由临床外科医师 Carol Scott-Conner 博士与解剖学家 David L. Dawson 博士共同编写的手术解剖图谱的需求是明确的。在与 David L. Dawson 博士多年密切合作期间，Carol Scott-Conner 博士也获得了她的第二个博士学位（解剖学），最终也为亟待更新局部解剖学知识的医学生或住院医师，甚至是执业外科医师提供了一本极具实用价值的著作。

尽管手术解剖仍然是核心内容，本书还涵盖了很多富有价值的额外信息、指引及箴言。本书详细论述了百余种手术术式，涉及人体六大区域。每个术式的讨论都分为"解剖要点"与"技术要点"两部分。潜在的错误与手术安全因素会着重讨论。每章最后会附上最新的文献。对于正常器官功能的保留与术后功能的恢复将贯穿全文进行重点论述。

感谢医学插画师 Michael P. Schenk，James Goodman，Myriam E. Kirkman，Steven H. Oh，Charles Boyter，David J.Mascaro 及 Mary K. Shirazi 对本书做出的贡献。

笔者相信《手术解剖学》这本书将受到业界广泛的赞誉，并有望成为业内的一个标杆。

James D. Hardy
Professor of Surgery Emeritus
Department of Surgery
University of Mississippi Medical Center
Jackson, Mississippi

译者前言

由 Carol E.H. Scott-Conner 博士与 David L. Dawson 博士主编的 *Essential Operative Techniques and Anatomy* 是外科学领域的经典名著，对于年轻的外科医师来，尤其是研究生、住院医师及低年资主治医师来说是一本非常好的工具书。目前已经修订出版第 4 版，涵盖了外科学大部分基本的、常规的手术操作，图文并茂，将手术学与解剖学完美结合。

原书第 4 版包括头颈部、胸部、腹部、盆腔、上肢及下肢六大部分，共 134 章，其中 32 章介绍部分复杂的手术操作被做成网页版放在互联网上。随着目前外科学技术专科化、微创化的飞速发展，部分传统的手术操作逐步边缘化或被其他更好的技术所替代，为此我们希望将本翻译版本做成更精简、更具有专业特色的一个版本。在征得原著者同意并广泛征求行内专家意见，此版本我们以原著为基础，选择以普通外科的内容为核心，辅以颈胸部及四肢的相关内容，并重新对原著章节进行排序，归类为五大部分共 109 章，力求保留原著精华的同时精简版本的篇幅。本书在第 3 版《手术解剖学》的基础上增补了相应章节，并增加了大量新的彩色图谱及手术技巧方面的介绍，故此版本的书名修订为《外科手术技术与解剖》。

期待本书能给年轻的外科医师提供更多有益的帮助！

中山大学附属二院副院长

胆胰外科主任，教授、博士生导师

广东省基层医药学会会长

中国医师协会微无创医学委员会胰腺专委会主任委员

2017 年 10 月

原书第 4 版前言

这个版本有哪些更新？很多。整本书一直围绕外科住院医师教育委员会（SCORE™）2012 ~ 2013 年的课程纲要搭建组织框架。印刷版的手术操作主要集中在"基本的、常规的"和"基本的、非常规的"两个类别，许多"复杂的"手术操作已经被转移到网络版本，另外也添加了新的手术操作及彩色照片。各章仍然从三部分——"手术步骤""解剖并发症"及"结构列表"开篇。这些内容可供手术前或详细阅读前进行快速的浏览。"手术步骤"就是各种已完成步骤顺序列表的快速浏览；"解剖并发症"列出手术操作过程中那些特有的问题，而不是在其他任何手术操作均可能出现的一般并发症，如出血或感染等。例如：胆管损伤是胆囊切除术（腹腔镜或开腹手术）的标志性解剖并发症，输尿管损伤是子宫切除术或结肠切除术的标志性解剖并发症。

修改第 3 版《手术解剖学》的挑战不在于决定要增加哪些手术操作，而是在于选择删除哪些手术操作。例如，作者是否认为迷走神经切断术是一个过时的手术操作？这个说法为时尚早，那么腰交感神经切除手术呢？最安全的做法是包括这些手术操作并希望得到出版商的认同。

因为我们能够将部分内容转移至网页版（仅限于注册用户），仅有少数内容被删除。部分内容被压缩，部分被修改，并且添加了更多的内容。第 1 版有 72 章，第 4 版则有 134 章。编撰者不断增加，同时我们也增加了大量新的彩色图谱。

遗憾的是，在我们对本版本进行修订的过程中，我的朋友兼同事 David L. Dawson 过世了，直到最后他仍然是一个活跃的临床解剖学家和才华横溢的老师。几乎所有的"解剖要点"均出自他的手笔，因此，他早期的贡献使得本版本的内容更加丰富，对于将来再也无法咨询他，我深感遗憾。

与之前的版本一样，本书旨在为外科医师（实习生或有经验的）提供一部外科技术及相关解剖知识的参考书。本书的重点主要聚集在成熟的主流技术，而不是"我怎么做"，参考文献中介绍可替代或不常使用的方法。

Carol E.H.Scott-Conner, MD, PhD, MBA
Iowa City, Iowa

原书第 1 版前言

套用大家熟悉的谚语"需求乃发明之母",那挫折则是本书的起源。由于像医学院一年级新生那样,学习的局部大体解剖学知识常常被遗忘,对第二天即将进行的手术操作的局部解剖认识不足或不恰当,作为一名外科住院医师时的第一作者屡屡受挫。各种手术图谱和描述对于复杂的手术操作有一定的帮助,但这些书籍往往忽视了所有住院医师必须完成的常见手术操作相关的解剖知识。

第二作者是一名训练有素的传统的大体解剖学家,但他在尝试开发以手术操作为基础的手术解剖程序时也屡屡受挫,因为这些手术操作并不属于他的训练范畴,但对于外科住院医师来说却是司空见惯。此外,他发现无论是在技术手法还是在概念上,大体解剖实验室里面的解剖均与临床外科医师实践相差甚远。更令人感到气馁的现实是,对于单一学科如外科学来说,这些解剖专业课所教的解剖知识通常是不合适的。最后,如大多数传统的解剖学家一样,他仅仅对那些培养外科医师所必需的很多手术操作有点含糊的印象。

鉴于上述的挫折,这本书为大多数普通外科住院医师所遇到的手术操作相关的手术解剖提供简明的参考。我们也希望该文本有益于医学生在外科的轮转。最后,我们期望这本书对解剖学教师及外科医师有所帮助,因为他们都希望对常规手术操作的相关解剖进行快速的复习。

本书根据解剖区域分成不同部分,并利于有求知欲的读者对指定区域相关的手术解剖知识进行快速的浏览复习。在每一部分,每个章节针对特定的手术操作介绍技术及解剖要点。插图的设计是为了展示形态及局部解剖学,就像直观展示手术过程的解剖一样。正文部分分为技术要点与解剖要点两部分,因为手术成功有赖于以上两个方面的知识。在每一部分的后面,为有兴趣学习更多相关内容的读者有选择地准备了相关文献,在我们看来,这些精心选择的参考文献都是一些具有代表性的文章。

最后,为理解学习普通外科技术的固有挫折,我们列举了一个介绍常规手术器械及其使用方法的附录。由于本书主要为处于培训阶段的外科医师和临床外科医师所设计的,我们使用的术语符合当前主流的外科惯例,只是在某些少数情况下,这些术语与解剖学名词相一致。

这本书并不打算包罗万象,无论是在解剖学或手术学上。相反,我们的目的是使读者能够复习那些成功完成手术操作所需要的解剖学知识,这些手术操作组成了大多数普通外科住院医师培训的核心,同时也是临床普通外科医师维持生计的组成部分。

Carol E.H.Scott-Conner, MD, PhD, MBA

David L.Dawson, PhD

致　谢

仅代表本书作者，我们再次感谢 James D. Hardy 博士（已故）与 Robert S. Rhodes 博士为本书第 1 版准备期间贡献的热情及宝贵建议。

感谢 Lippincott Williams & Wilkins 公司的编辑 Lisa McAllister，她的耐心与智慧指导了本书前两版的出版；感谢 Brian Brown 与 Keith Donnellan 对此版本的指导。富有启发性的编辑专家 Brendan Huffman 加快了本书的整合过程。

最后，感谢我们的学生、住院医师及同事对我们工作的耐心支持。还要特别感谢第一作者的丈夫 Harry F. Conner 博士，他的爱与支持让我们的工作成为现实。

目　录

第一部分　头颈部

第 1 章　甲状舌管囊肿 …………………………………………………………………… 2
第 2 章　甲状腺腺叶切除术 ……………………………………………………………… 6
第 3 章　甲状旁腺切除术 ………………………………………………………………… 17

第二部分　胸肌区与胸部

第 1 篇　胸壁区域 ………………………………………………………………………… 28
第 4 章　超声引导下的乳腺介入手术 …………………………………………………… 29
第 5 章　乳腺活检，乳房肿物和局部肿物切除术 ……………………………………… 34
第 6 章　乳腺切除术：全切（单纯性）、改良式和经典根治术 ……………………… 40
第 7 章　可触及的腋窝前哨淋巴结活检 ………………………………………………… 51
第 8 章　腋窝淋巴结清扫术 ……………………………………………………………… 56

第 2 篇　纵隔结构及胸骨正中切开术的方法 …………………………………………… 62
第 9 章　纵隔镜检查和纵隔切开术 ……………………………………………………… 63
第 10 章　正中胸骨切开术和胸腺切除术 ……………………………………………… 69

第 3 篇　肺及开胸切口入路的结构 ……………………………………………………… 74
第 11 章　胸腔置管引流术、胸廓切开术、肺部分（楔形）切除术及胸膜固定术 …… 75
第 12 章　胸腔镜检查及胸腔镜下肺楔形切除术 ……………………………………… 83
第 13 章　全肺切除术 …………………………………………………………………… 87
第 14 章　肺叶切除术 …………………………………………………………………… 93
第 15 章　胸腔镜下肺叶切除术和肺段切除术 ………………………………………… 101
第 16 章　食管切除术：食管胃切除术及 Ivor Lewis 术式 …………………………… 104
第 17 章　胸腔镜食管手术 ……………………………………………………………… 114

第三部分　腹部区域

第 4 篇　基本的腹部操作和腹部概述 …………………………………………………… 120
第 18 章　腹腔灌洗：腹腔透析管的置入 ……………………………………………… 121

第 19 章　创伤的 FAST 检查 ·· 125
第 20 章　剖腹探查术 ··· 129
第 21 章　腹部脓肿的开放性引流 ··· 138
第 22 章　腹腔镜探查：手术入路和暴露准则 ·· 142
第 23 章　腹壁疝开放修补术 ·· 152
第 24 章　小儿脐疝的修补 ·· 168
第 25 章　腹腔镜切口疝修补术 ··· 171

第 5 篇　上消化道及左上腹区域结构 ··· 174

第 26 章　上消化道内镜检查 ·· 175
第 27 章　食管裂孔疝修补 ·· 181
第 28 章　开放食管旁疝修补术 ··· 186
第 29 章　腹腔镜 Nissen 胃底折叠术及裂孔疝修补术 ·································· 190
第 30 章　腹腔镜食管旁疝修补术 ··· 196
第 31 章　腹腔镜食管肌层切开术 ··· 202
第 32 章　食管穿孔的处理 ·· 208
第 33 章　胃造口术和空肠造口术 ··· 211
第 34 章　腹腔镜下胃造口术和空肠造口术 ·· 219
第 35 章　十二指肠溃疡穿孔修补术 ··· 223
第 36 章　腹腔镜十二指肠溃疡穿孔修补术 ·· 226
第 37 章　胃良性疾病的胃大部切除术 ··· 230
第 38 章　胃腺癌切除联合 D2 淋巴结清扫术 ·· 238
第 39 章　腹腔镜下胃空肠吻合术 ··· 246
第 40 章　腹腔镜胃切除术 ·· 250
第 41 章　迷走神经干切断术、幽门成形术和高选择性迷走神经切断术 ················· 257
第 42 章　幽门旷置术和十二指肠憩室化手术 ·· 266
第 43 章　幽门肌切开术 ·· 271
第 44 章　腹腔镜可调节胃束带术 ··· 273
第 45 章　腹腔镜 Roux-en-Y 胃旁路术 ··· 277
第 46 章　脾切除术及脾修补术 ··· 283
第 47 章　腹腔镜脾切除术 ·· 293

第 6 篇　肝、胆道系统和胰 ·· 297

第 48 章　胆囊切除和胆总管探查术 ··· 298
第 49 章　腹腔镜胆囊切除术及术中常规胆管探查 ······································ 306
第 50 章　胆囊癌扩大胆囊切除术 ··· 316
第 51 章　胆总管十二指肠吻合术和其他胆道旁路手术 ·································· 321
第 52 章　胆管损伤的手术修复 ··· 327
第 53 章　腹腔镜胆道旁路手术 ··· 332
第 54 章　经十二指肠括约肌成形术 ··· 335
第 55 章　肿瘤的壶腹部切除术 ··· 338

第 56 章　门腔静脉分流术与远端脾肾静脉分流术 ……………………………………… 341

第 57 章　开放或腹腔镜下肝活检 …………………………………………………………… 350

第 58 章　肝切除术 …………………………………………………………………………… 353

第 59 章　肝脓肿引流术 ……………………………………………………………………… 365

第 60 章　胰切除术 …………………………………………………………………………… 368

第 61 章　腹腔镜胰体尾切除术 ……………………………………………………………… 378

第 62 章　胰腺假性囊肿内引流术 …………………………………………………………… 383

第 63 章　胰坏死组织清除术（剖腹与腹腔镜）…………………………………………… 388

第 7 篇　小肠与大肠 …………………………………………………………………………… 391

第 64 章　小肠梗阻的手术 …………………………………………………………………… 392

第 65 章　通过肠系膜上动脉取栓及其他策略进行的肠系膜血管再通 ………………… 398

第 66 章　小肠切除与吻合术 ………………………………………………………………… 405

第 67 章　小儿外伤、肠扭转不良及肠套叠的腹腔探查 ………………………………… 410

第 68 章　回肠双腔造口术及造口的关闭 ………………………………………………… 416

第 69 章　腹腔镜小肠切除及吻合术 ……………………………………………………… 421

第 70 章　阑尾切除术及梅克尔憩室切除术 ……………………………………………… 424

第 71 章　腹腔镜阑尾切除术和梅克尔憩室切除术 ……………………………………… 430

第 72 章　结肠镜检查 ………………………………………………………………………… 436

第 73 章　结肠双腔造口术及造口的关闭 ………………………………………………… 442

第 74 章　腹腔镜结肠造口术 ………………………………………………………………… 446

第 75 章　右半和左半结肠切除术 ………………………………………………………… 447

第 76 章　腹腔镜下结肠部分切除术 ……………………………………………………… 456

第 8 篇　骨盆 …………………………………………………………………………………… 463

第 77 章　经腹会阴直肠切除术及直肠低位前切除术 …………………………………… 464

第 78 章　腹腔镜直肠癌低位前切除和腹会阴联合切除术 ……………………………… 472

第 9 篇　腹膜后腔 ……………………………………………………………………………… 479

第 79 章　肾上腺切除术 ……………………………………………………………………… 480

第 80 章　腹腔镜肾上腺切除术 ……………………………………………………………… 488

第 81 章　肾、输尿管及膀胱损伤的管理 ………………………………………………… 493

第 82 章　根治性肾切除术 …………………………………………………………………… 497

第 83 章　腹主动脉瘤修复术及主动脉股动脉旁路术 …………………………………… 504

第 84 章　血管内主动脉瘤修复术（EVAR）……………………………………………… 512

第 85 章　腰交感神经切除术 ………………………………………………………………… 517

第 86 章　下腔静脉滤器置放术 ……………………………………………………………… 520

第 10 篇　腹股沟区 …………………………………………………………………………… 525

第 87 章　腹股沟疝和股疝的修补 …………………………………………………………… 526

第 88 章 腹腔镜腹股沟疝修补术 ·· 538
第 89 章 鞘膜切除术与睾丸切除术 ·· 548
第 90 章 小儿腹股沟疝 ·· 553
第 91 章 腹股沟浅层解剖 ··· 556

第四部分　骶区与会阴区

第 92 章 痔的相关治疗 ·· 564
第 93 章 直肠周围脓肿、肛瘘、慢性肛裂的治疗 ······················ 572
第 94 章 经骶骨入路直肠肿物切除 ·· 579
第 95 章 直肠镜检查 ·· 583

第五部分　四肢

第 11 篇　上肢 ·· 588
第 96 章 桡动脉置管 ·· 589
第 97 章 血液透析造瘘 ·· 593
第 98 章 指神经阻滞 ·· 599
第 99 章 肌腱的修复 ·· 603
第 100 章 腕管松解 ·· 607

第 12 篇　下肢 ·· 610
第 101 章 清创和断层植皮 ·· 611
第 102 章 经跖骨截肢术和经趾骨截肢术 ·································· 616
第 103 章 膝下截肢术 ··· 621
第 104 章 膝上截肢术 ··· 625
第 105 章 大隐静脉结扎、抽剥和切取术 ·································· 630
第 106 章 大隐静脉切开术 ·· 637
第 107 章 外周动脉取栓术 ·· 640
第 108 章 股动脉 - 腘动脉旁路术 ·· 645
第 109 章 骨筋膜室切开术 ·· 651

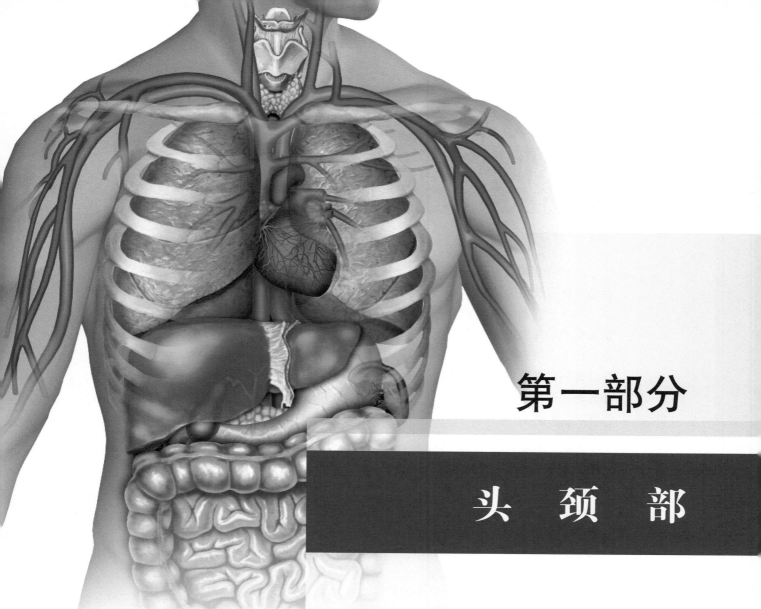

第一部分

头 颈 部

本部分主要介绍甲状腺相关的解剖以及常见的手术方式，其中通过甲状舌骨囊肿的切除手术（第1章）介绍颈中部的具体解剖，而甲状腺以及甲状旁腺的常见术后分别于第2章及第3章详细介绍。

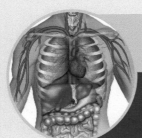

第**1**章

甲状舌管囊肿

本章将介绍颈中部的解剖结构，并通过甲状舌管囊肿切除手术，从胚胎学上讨论甲状腺及相关异常。

甲状舌管囊肿形成于甲状腺下缘，表现为颈部正中线上部肿块。这些囊肿经常发生感染并表现为脓肿。切开引流或简单的囊肿切除处理有较高的复发率，因此治疗上必须完整切除囊肿及其相关的管道。

外科住院医师教育委员会（SCORE™）将甲状舌管囊肿手术归类于"复杂的"小儿外科手术操作。

手术步骤

患者体位：颈部伸展，面部放低，遮盖口部

横切口（如为瘘管则包括瘘管）

收缩胸骨舌骨肌，暴露囊肿

仔细分离囊肿周围组织，将其与中间、旁边、头部、尾部周围组织分离清楚

找到并分离连接舌骨的纤维索状物

顺着纤维索状物找到舌骨并切除舌骨中段

顺着纤维索状物到舌头根部，必要时按压舌盲孔，结扎终末分支

解剖并发症

不完全切除造成的复发

结构列表

胚胎学结构及术语

甲状腺始基

咽弓

奇结节（第一咽弓）

联合突（第二咽弓到第四咽弓）

甲状舌管

成人结构

舌

舌盲孔

舌骨

舌骨上肌

下颌舌骨肌

颏舌骨肌

胸骨舌骨肌

颏舌肌

舌下神经（第 12 对脑神经）

三叉神经下颌支（第 5 对脑神经）

下颌舌骨肌神经

舌神经

甲状腺

锥状叶

甲状软骨

一、患者的体位及皮肤的切开（图 1-1）

【技术要点】

患者取仰卧位，颈部伸展，颏部向前。下半面部和唇部暴露于手术野（靠近口部有利于后续的清扫）。

在囊肿部位表面做皮肤横切口（图 1-1A）。如术前的引流在皮肤表面形成了瘘口瘢痕，则做包括瘘口皮肤在内的横向椭圆形切口。切口应平行或沿着皮肤纹理。提起皮瓣游离至颈阔肌平面，暴露覆盖于囊肿上方的颈深筋膜及双侧胸骨舌骨肌，沿中线切开筋膜。

【解剖要点】

甲状腺始基起始于胚胎发育第 4 周的内胚层上

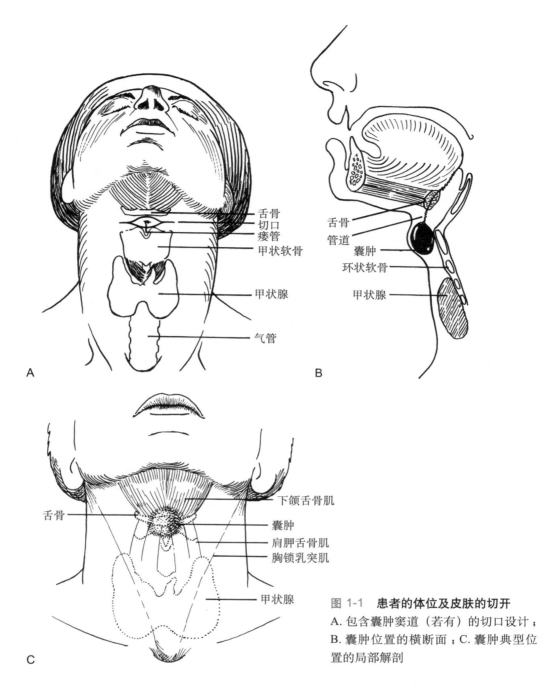

图 1-1　患者的体位及皮肤的切开
A. 包含囊肿窦道（若有）的切口设计；
B. 囊肿位置的横断面；C. 囊肿典型位
置的局部解剖

皮增厚，位于形成舌的部位——内胚层第二咽弓底部、奇结节（第一咽弓）与联合突（第一咽弓到第四咽弓）之间。随后始基快速外翻，参与形成心脏的动脉囊。由于差异生长，甲状腺从起源处——在成熟舌上以舌盲孔为标志（舌的前 2/3 与后 1/3 连接处），迁移至最终位置。迁移过程中，甲状腺与舌通过甲状舌管连接。迁移路线经过舌骨发育（双侧舌骨始基起源于第二咽弓，经过多次旋转，融合于腹中线）上方，由于与发育中舌骨的位置关系，甲状舌管可能与舌骨相关联，或包围于舌骨骨膜

或者舌骨，或在舌骨后方经过。随后，甲状舌管自行退化，近侧在舌盲孔处留下一短憩室，远侧形成甲状腺的锥状叶（通常位于正中面偏左）及其间的纤维束。若存在于纤维残留物中的不连续的上皮细胞分化并呈现出分泌功能，则甲状舌管囊肿形成。

任何位于颈部正中或正中旁处的肿物，特别是位于环状软骨上方且可随吞咽及伸舌时舌骨的偏移而移动的肿物，都有可能是甲状舌管囊肿。若肿物位于舌内，则考虑可能为舌异位甲状腺（通

常由于甲状腺下降不良造成）。这种情况，由于65%～75%的舌异位甲状腺患者无其他甲状腺组织，故必须在术前通过放射性核素显像加以判别。

二、囊肿的切除（图 1-2）

【技术要点】

牵拉两侧胸骨舌骨肌以暴露囊肿，仔细将囊肿与周围软组织分离。通常，囊肿下缘界线最明确。从下缘开始，分离任何可能与甲状腺锥状叶连接的附着物（图 1-2A）。寻找并辨认连接舌骨的管道。这一质地较硬的索状结构从上方穿过并相对直地伸向舌骨中部深处，较易发现（图 1-2B）。若囊肿紧密附着于舌骨且无法辨认管道，则直接整块切除囊肿及舌骨中部。

【解剖要点】

管道通常位于中线偏左，与甲状软骨并列。若涉及锥状叶，则须从其顶点开始向舌骨体切除。虽然通常管道经舌骨体后部上升再经其表面内弯至舌骨前表面，但必须强调，管道也有可能位于骨膜或骨体内，或可能并未弯行，直接以舌骨体后部上升至舌盲孔。

三、从舌骨至舌根部的切除（图 1-3）

【技术要点】

由舌骨上方分离下颌舌骨肌及深部的颏舌骨肌，由下方分离胸骨舌骨肌。用小而重的剪刀横向划分出舌骨。切除与囊肿及管道相连的舌骨中部骨（图1-3A）。继续向附近切除，切除纤维管道周围的核心组织（图 1-3B）。

【解剖要点】

因甲状舌管与舌骨位置关系存在变异性，故切除一部分舌骨及软组织以保证无任何甲状舌管残留。

四、连接舌盲孔的管道（图 1-4）

【技术要点】

左手戴上第二层比平常大半号的手术手套进行操作，或由助手完成。将该手的示指和中指插入口内向下按压舌盲孔附近。以口中的手为指引，继续向盲孔方向切开。切除管道。切勿从颈部切口切除舌盲孔。在舌盲孔下结扎缝合管道根部。

检查术野内是否已无出血。若仅切除小部分舌骨，则用单根不可吸收线缝合使切口两端靠近。若囊肿较大导致大部分舌骨切除，则将胸骨舌骨肌与其上方的下颌舌骨肌缝合以闭合缺口。缝合关闭颈筋膜及表皮。

【解剖要点】

当管道上升至舌盲孔时，周围组织沿管道呈"空心"状态。这部分包括下颌舌骨肌及其缝、颏舌骨肌、颏舌肌的中部。移除这一中核时切勿损伤附近的神经组织——舌下神经（第 12 对脑神经）或三叉神经（第 5 对脑神经）下颌支的下颌舌骨分支及舌分支，因其由后外侧向前外侧延伸，并同时前正中线横向延伸。

因为舌盲孔在舌骨后上方，手指按压舌盲孔不仅用于固定软组织，还强行使这些组织向前以扩大切除范围。

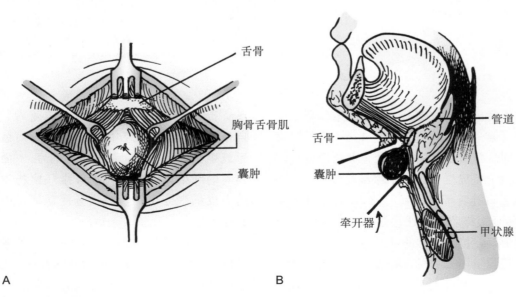

A

B

图 1-2　囊肿的切除

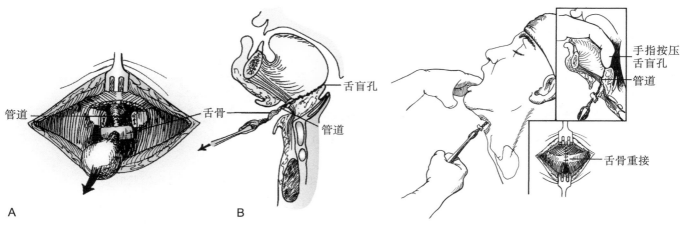

图 1-3　从舌骨至舌根部的切除

A. 手术视野下的囊肿；B. 切除部分舌骨以去除管道的横断面图

图 1-4　连接舌盲孔的管道

（李国林　译　陈汝福　校）

外科学参考文献

1. Acierno SP, Waldhausen JH. Congenital cervical cysts, sinuses and fistulae. *Otolaryngol Clin North Am.* 2007;40:161–176.
2. Bennett KG, Organ CH, Williams GR. Is the treatment for thyroglossal duct cysts too extensive? *Am J Surg.* 1986;152:602. (This clinical review confirms the need for excision of the midportion of the hyoid.)
3. Chon SH, Shinn SH, Lee CB, et al. Thyroglossal duct cyst within the mediastinum: An extremely unusual location. *J Thorac Cardiovasc Surg.* 2007;133:1671–1672.
4. Gupta P, Maddalozzo J. Preoperative sonography in presumed thyroglossal duct cysts. *Arch Otolaryngol Head Neck Surg.* 2001;127:200–202. (Discusses the use of preoperative ultrasound to confirm the existence of normally placed thyroid.)
5. Joseph J, Lim K, Ramsden J. Investigation prior to thyroglossal duct cyst excision. *Ann R Coll Surg Engl.* 2012;94:181.
6. LaRiviere CA, Waldhausen JH. Congenital cervical cysts, sinuses, and fistulae in pediatric surgery. *Surg Clin North Am.* 2012;92:583.
7. Maddalozzo J, Venkatesan TK, Gupta P. Complications associated with the Sistrunk procedure. *Laryngoscope.* 2001;111:119–123. (Wound complications dominate.)
8. Mussak EN, Kacker A. Surgical and medical management of midline ectopic thyroid. *Otolaryngol Head Neck Surg.* 2007;136:870–872.
9. Organ GM, Organ CH Jr. Thyroid gland and surgery of the thyroglossal duct: Exercise in applied embryology. *World J Surg.* 2000;24:886–890. (Reviews surgery and associated embryology.)
10. Sistrunk WE. The surgical treatment of cysts of the thyroglossal tract. *Ann Surg.* 1920;71:121. (Provides an original description of the classic procedure.)
11. Sistrunk WE. Technique of removal of cysts and sinuses of the thyroglossal duct. *Surg Gynecol Obstet.* 1928;46:109.

普通外科学参考文献

1. Brown RL, Azizkhan RG. Pediatric head and neck lesions. *Pediatr Clin North Am.* 1998;45:889–905. (Discusses this and other common lesions.)
2. Marshall SF. Thyroglossal cysts and sinuses. *Surg Clin North Am.* 1953;33:633. (Reviews the results of extensive experience with the Sistrunk technique.)
3. McClintock JC, Mahaffey DE. Thyroglossal tract lesions. *J Clin Endocrinol.* 1950;10:1108. (Discusses embryology with particular reference to development of the hyoid bone.)
4. Nichollas R, Girelfucci B, Roman S, et al. Congenital cysts and fistulas of the neck. *Int J Pediatr Otorhinolaryngol.* 2000;55:117–124. (Good review of branchial cleft and thyroglossal duct cysts.)
5. Sprinzl GM, Koebke J, Wimmers-Klick J, et al. Morphology of the human thyroglossal tract: A histologic and macroscopic study in infants and children. *Ann Otol Rhinol Laryngol.* 2000;109:1135–1139. (Reaffirms the need to excise part of the hyoid bone.)

胚胎学参考文献

1. Albers GD. Branchial anomalies. *JAMA.* 1963;183:399.
2. Boyd JD. Development of the thyroid and parathyroid glands and the thymus. *Ann R Coll Surg Engl.* 1950;7:455.
3. Gilmour JR. The embryology of the parathyroid glands, the thymus and certain associated rudiments. *J Pathol Bacteriol.* 1937;45:507.
4. Sgalitzer KE. Contribution to the study of the morphogenesis of the thyroid gland. *J Anat.* 1941;75:389.
5. Weller GL. Development of the thyroid, parathyroid and thymus glands in man. *Contrib Embryol.* 1933;24:93.
6. Wilson CP. Lateral cysts and fistulas of the neck of developmental origin. *Ann R Coll Surg Engl.* 1955;17:1.

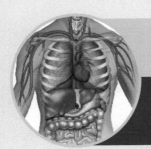

第 2 章

甲状腺腺叶切除术

Anuradha R. Bhama and Geeta Lal

甲状腺是体内最大的内分泌腺，位于颈中线，由两叶中线的峡部和锥状叶连接构成。它的颜色是紫粉色，通常重约20g。位于环状软骨之后，腺叶伸展超过甲状软骨侧方。甲状腺与脊柱的关系通常是由 C_5 到 T_1。它与喉上神经外支、喉返神经、甲状旁腺位置关系密切相关。甲状腺手术的成功需要仔细的剥离和止血，这些有利于辨认与保存重要结构。

外科住院医师教育委员会（SCORE™）将甲状腺部分切除或全切除术归类为"**基本的、常规的**"手术操作。

手术步骤	结构列表
调整椅位，伸展颈部和肩胛骨之间	甲状腺及邻近结构
环状软骨下方 1cm 做切口	甲状腺
胸锁乳突肌下平面牵起皮瓣	左、右叶
沿中线切开并分离颈部肌群	峡部
往内侧游离甲状腺并离断甲状腺中静脉	锥状叶
游离甲状腺上极并离断甲状腺上血管	甲状旁腺
结扎甲状腺下极的结构（由内至外）	上甲状旁腺
辨认喉返神经	下甲状旁腺
辨认并游离甲状旁腺	神经
骨骼化并离断直径供应甲状腺的下极动脉分支	迷走神经（第 10 对脑神经）
	面神经（第 7 对脑神经）
离断 Berry 韧带	脊髓副神经（第 11 对脑神经）
游离可能存在的锥状叶	喉返神经
钳夹离断靠近切除对侧叶的峡部（甲状腺部分切除）	喉上神经
	外支
如前所述游离对侧叶（甲状腺全切除）	内支
保留后面约 4g 腺叶组织（甲状腺次全切除）	颈袢
	肌肉
重建颈前肌群及颈阔肌	颈阔肌
关闭切口，无须引流	带状肌
	胸骨舌骨肌
解剖并发症	胸骨甲状肌
喉返神经损伤	甲状舌骨肌
喉上神经损伤	肩胛舌骨肌
甲状旁腺功能减退症	胸锁乳突肌

血管	甲状腺下动脉
颈外静脉	甲状腺最下动脉
颈前静脉	标志点
颈静脉弓	气管
颈内静脉	甲状腺软骨
颈总动脉	环状软骨
颈外动脉	胸骨切迹
颈内动脉	食管
甲状腺上静脉	气管前筋膜
甲状腺中静脉	Berry 韧带
甲状腺下静脉	舌骨
甲状颈干	Zuckerkandl 结节
甲状腺上动脉	

一、术前准备（图 2-1）

【技术要点】

需要甲状腺手术的患者应进行仔细的术前准备。

吸气　　　　　　发声

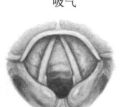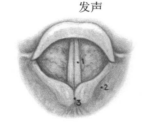

A. 正常

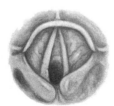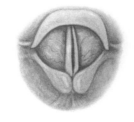

B. 旁正中位

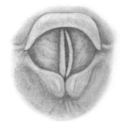

C. 正中位

图 2-1　**术前准备**（引自 Dedo HH.The paralyzed larynx: An electromyographic study in dogs and humans.Laryngoscope.1970;80:1455–1517.Wolters Kluwer/Lippincott Williams & Wilkins）（已授权）

这可能包括甲状腺功能检查、超声检查、穿刺检查及放射性核素扫描。为了避免甲状腺危象，甲状腺功能亢进症（甲亢）患者应给予抗甲状腺药物治疗、β 受体阻滞药及卢戈碘或过饱和碘化钾溶液，同时根据情况考虑类固醇激素。甲状腺髓样癌患者应筛查嗜铬细胞瘤和原发性甲状旁腺功能亢进症，这些病症是与多发性内分泌肿瘤相关。有颈前区手术病史或术前疑似声带功能障碍的患者，应进行直接或间接喉镜检查声带功能。

【解剖要点】

喉返神经损伤通常导致同侧声带处于旁正中位。喉上神经外支与喉返神经同时损伤则可导致声带处于正中位置，如图 2-1 所示。

二、患者的体位（图 2-2）

【技术要点】

患者应以调整后的"沙滩椅"姿势仰卧在手术台上，适当的头高脚低体位并膝盖弯曲。这有助于减少静脉压力。在肩胛骨间放置沙袋或卷垫，使双肩向后。伸展颈部，将头放置于颈后垫。

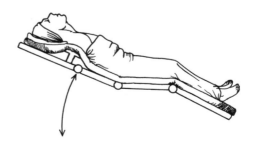

图 2-2　**患者体位**

【解剖要点】

准确定位甲状腺前上方，使腺体更容易剥离。不良的定位使暴露不充分，这可能会导致更大的切口。

三、皮肤切口的选择（图 2-3）

【技术要点】

在环状软骨下约 1cm 处，沿皮纹方向做一略弯的领式横切口。可用一根 2-0 缝合丝线压于皮肤表面以标记切口。注意测量切中两端到中线的距离以保证对称。通常切口长 4 ~ 5cm 较合适，但颈部较短、甲状腺较大或颈部的伸展度受限者可能需要较长的切口。切开皮肤、皮下组织、颈阔肌，通常沿横切口进入较易辨认颈阔肌纤维。

【解剖要点】

环状软骨尾侧 1cm 处的切口通常位于甲状腺峡上方。颈阔肌起自颈部浅筋膜与被覆胸大肌和三角肌的筋膜相连。它是从下颌骨或面部皮下组织延伸至锁骨的片状肌肉，其肌纤维在颏部成直角交叉并连接面部肌肉组织，它属面部表情肌之一，受第 7 对脑神经支配。

四、游离皮瓣（图 2-4）

【技术要点】

自颈阔肌下方的平面游离皮瓣。用直止血钳、皮肤拉钩、爪拉钩先提起皮肤。当皮瓣提起时，用手指、Kittner 或纱布对抗牵引，用电刀和（或）手术刀从中间开始向两端切开。有时，部分切口可能用 Kittner 钝切。 扩大至甲状软骨以上、胸骨上切迹以下平面。注意不要损伤颈阔肌深处的浅静脉网络——包括双侧颈前静脉、颈外静脉及交通支，它们位于颈阔肌以下、胸锁乳突肌及中间带状肌群以上。在切口皮缘处用无菌巾予以保护，用自动牵开器帮助暴露术野。

【解剖要点】

利用颈阔肌与潜在的浅静脉和带状肌群之间的无血管平面从颈阔肌下提起并游离皮瓣。甲状腺手术过程中，从颈阔肌下提起皮瓣后就可明显看到颈部肌群——包括胸锁乳突肌和双侧带状肌群（胸骨舌骨肌、胸骨甲状肌、甲状舌骨肌和肩胛舌骨肌）。

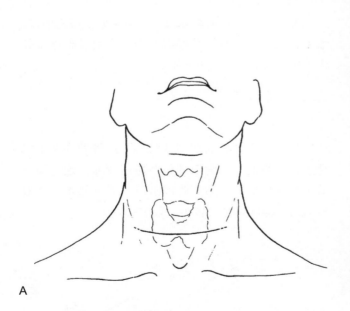

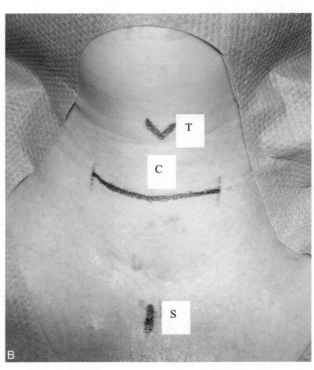

图 2-3　A. 皮肤切口的选择（引自 Clark OH，Caron.NR fine-needle aspiration of the thyroid: Thyroid lobectomy and subtotal thyroidectomy.In: baker RJ，Fischer JE，eds.Mastery of Surgery.4th ed.Philadelphia: Lippincott Williams & Wilkins; 2001）（已授权）；B. 手术照片展示切口位置的解剖标志（T：甲状软骨切迹；C：环状软骨；S：胸骨切迹）。若可行，切口通常位于已有皮肤褶皱内

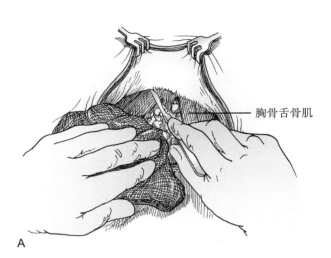

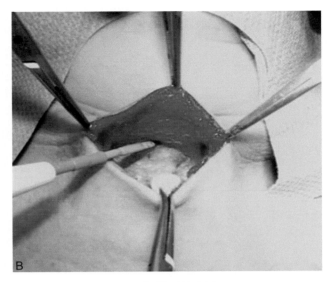

胸骨舌骨肌

图 2-4　用手术刀锐切 (A) 或用电刀（B）可从颈阔肌下游离皮瓣。海绵或 Kittner 用于提供对抗牵引

以胸锁乳突肌作为切口范围的标志。胸锁乳突肌有两个肌腹，分别起自胸骨和锁骨会合后止于乳突。胸锁乳突肌受脊髓副神经（第 11 对脑神经）支配。肩胛舌骨肌起自肩胛骨止于舌骨。通常术中只见其上肌腹。胸骨舌骨肌位于中线覆于胸骨甲状肌与甲状舌骨肌之上，起自胸骨止于舌骨。胸骨甲状肌起自胸骨止于甲状软骨，甲状舌骨肌起自甲状软骨止于舌骨。

浅表颈静脉一般位于颈阔肌之下，颈外静脉位于两侧胸锁乳突肌上方，颈前静脉位于胸骨舌骨肌正上方。有大量交通静脉连接颈前静脉与颈外静脉。颈静脉弓连接左、右颈前静脉，通常位于颈中下部，需将其结扎以使带状肌群能最好地暴露与分离。虽然结扎这些静脉不会带来严重的临床后果，但通常这都是可辨认并避免损伤的。

五、切断、游离甲状腺前肌群（图 2-5）

【技术要点】

辨认双侧带状肌群中缝。用电刀从胸骨切迹至甲状软骨分离双侧胸骨舌骨肌和胸骨甲状肌以暴露下方的甲状腺。从一侧开始，钝性分离胸骨舌骨肌和其下深部的胸骨甲状肌。这一过程通常需暴露辅助，尤其是切口较小时。尽可能辨认和保护舌下神经袢（行走于胸骨甲状肌外侧面）。然后，钝性分离胸骨甲状肌。缓慢侧向牵拉胸锁乳突肌，辨认颈内静脉。

有的情况下需要切开甲状腺前带状肌群以暴露甲状腺，特别是甲状腺肿较大时。在必须切开的情况下，位置尽可能高，以保护舌下神经袢的神经分布。这些切开的肌肉在手术末尾会一起缝合。若肿块直接侵犯带状肌群，则将带状肌群与其下的甲状腺组织整块切除。

【解剖要点】

甲状腺位于带状肌群深处。从中缝处分离左、右胸骨舌骨肌和胸骨甲状肌并向两侧牵引可暴露甲状腺。带状肌群中缝即表层颈深筋膜的汇集处。带状肌群是胸骨上切迹正上方最远处，因此是组织分离的最佳起始点。甲状舌骨肌由第一颈神经分支支配，其余带状肌群由舌下神经袢（$C_1 \sim C_3$）支配。虽然使带状肌群去神经化而无临床意义，但会给吞咽和面容带来细微的变化，因此需要保留舌下神经袢。舌下神经袢运动支由两个部位——近甲状软骨平面和胸骨切迹头侧——走行内。其下的甲状腺呈紫粉色，它周围的被膜从前后分离颈部气管前深筋膜。

六、辨认和离断甲状腺中静脉（图 2-6）

【技术要点】

游离甲状腺需分离甲状腺中静脉。用 Kittner 向后外侧清扫两侧组织的同时向前中收拉甲状腺，暴露并结扎甲状腺中静脉。甲状腺中静脉存在多支时，尽可能靠近甲状腺全部分离结扎。

【解剖要点】

约 50% 的患者存在甲状腺中静脉，且常常有多条。甲状腺中静脉自腺体两端经颈总动脉表面汇入

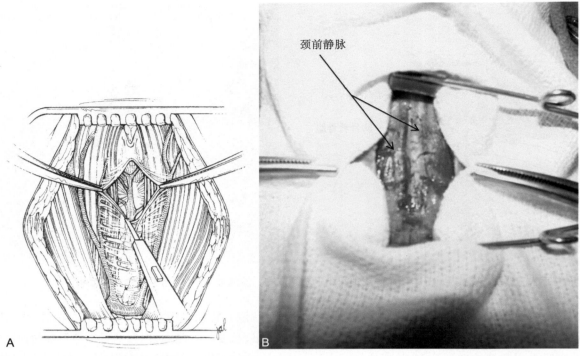

图 2-5　A. 切断、分离甲状腺前肌群（引自 Moore FH，Jr，Gawande AA.Parathyroidectomy for hyperplasia and secondary hyperparathyroidism.In: Baker RJ，Fischer JE，eds.Mastery of Surgery.4th ed.Philadelphia: Lippincott Williams & Wilkins; 2001）（已授权）；B. 颈前静脉容易在两侧中缝处辨认

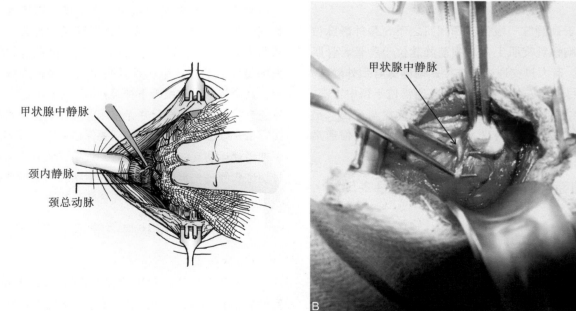

图 2-6　辨认和分离甲状腺中静脉
A. 解剖图 ；B. 手术照片

同侧颈内静脉。喉返神经和甲状腺下动脉紧邻甲状腺中静脉后侧。暴露外侧间隙——包括甲状腺下动脉、喉返神经和甲状旁腺，有助于离断甲状腺中静脉，从而游离甲状腺前中缘。甲状腺肿较大时，颈内静脉和颈中静脉可能受到挤压，以至颈内静脉和甲状腺间的平面难以辨认。

甲状腺血液也经平行于同名动脉的甲状腺上静脉和甲状腺下静脉流出。甲状腺上静脉同样也汇入颈内静脉，甲状腺下静脉则汇入头臂静脉。

七、甲状腺上极的游离（图 2-7）

【技术要点】

辨认中线的锥状叶及 Delphian 淋巴结。向旁侧及头侧牵拉颈前肌群以辨认甲状腺上极及腺叶。然后，向尾侧及旁侧牵拉上极，使上极血管紧张，易于辨认。保持解剖面尽可能接近甲状腺。个别于腺体上结扎上极血管。可在上极处用一夹钳提供向下的牵引并暴露上极血管，此法在甲状腺肿较大时尤其有用。须注意避免损伤喉上神经外侧支。血管离断后，清扫上极的后侧与旁侧组织，避免损伤上方甲状旁腺的供血血管。上极血管也可以在后续介绍的游离甲状腺下极并识认喉返神经后离断。

【解剖要点】

甲状腺上动脉、甲状腺上静脉及喉上神经外支毗邻甲状腺上极。神经与血管间的关系不定。Cernea 将喉上神经外支的位置分为三类。Ⅰ型：神经在甲状腺上极以上 1cm 以上的部位经过上极血管；Ⅱa 型：神经在甲状腺上极以上 1cm 以内的部位经过上极血管；Ⅱb 型神经在低于甲状腺上极的上缘经过血管，此类情况神经极易受到医源性损伤。安全起见，应尽量接近腺体操作及骨骼化分离每支血管。

喉上神经为迷走神经分支，于颈部升高至近颅底。其走行沿颈内动脉后转内，于舌骨角处分为内支和外支，内支穿过甲状舌骨膜接受咽部的感觉冲动，与喉返神经的感觉支汇合组成盖伦 (Galen) 循环。外支沿咽缩肌侧缘下降并进入环甲肌。外支为支配环甲肌的运动神经并可使声带紧张。喉上神经外支损伤会造成音调降低并可导致声音疲劳。

甲状腺上动脉是颈外动脉第一分支，于颈外动脉起始处附近发出，甲状腺上静脉走行靠近甲状腺上动脉并汇入颈内静脉。

八、甲状腺下极结构的结扎（图 2-8）

【技术要点】

至此可结扎甲状腺下血管。同样，紧贴甲状腺由中间向两侧分离。避免结扎过多组织以免损伤尚未辨明的喉返神经。甲状腺最下动脉仅在部分人出现，也进入下极，可结扎离断。

【解剖要点】

甲状腺下静脉由甲状腺下极附近发出，进入头臂静脉。这些静脉通常作为甲状腺叶中部的主要血管上行，并向下注入同侧头臂静脉。甲状腺最下动脉非存在于所有人，经头肱动脉、主动脉弓、右颈总动脉、胸廓内动脉或锁骨下动脉形成。偶尔，左

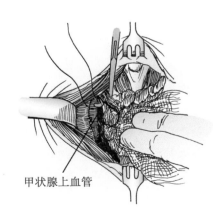

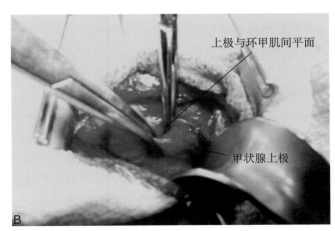

甲状腺上血管

上极与环甲肌间平面

甲状腺上极

图 2-7　甲状腺上极的游离
A. 解剖图；B. 手术照片

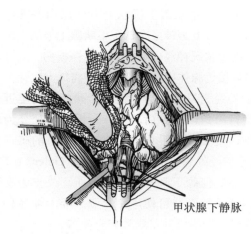

甲状腺下静脉

图 2-8　甲状腺下极结构的结扎

右甲状腺下静脉汇合形成一条甲状腺最下静脉，汇入左头臂静脉。

九、喉返神经、甲状旁腺的辨认与保护及甲状腺下动脉的结扎（图 2-9）

【技术要点】

接下来，辨认喉返神经，这一步也可在游离甲状腺下极前完成。此时，术野必须无出血。将甲状腺向中上牵引至术野。喉返神经通常在环状软骨水平近甲状腺悬韧带（Berry 韧带）处发现。用止血钳或直角夹从 Zuckerkandl 结节旁处开始解剖，喉返神经通常接近气管沟旁边的 Zuckerkandl 结节。甲状腺下动脉也是有用的标志，喉返神经与血管关系密切，可经其上方、下方或血管分支间通行。若喉返神经不易辨认，则可通过用止血钳钳夹甲状腺下动脉尾侧疏松纤维组织发现。用下述的神经刺激器也可有助于辨认。

有三个主要的技术监测喉返神经活动：①环后触诊时进行间歇喉返神经刺激；②解剖期间用喉镜或光纤内镜直视检查声带功能；③由放置在喉部或气管内导管的肌电图（EMG）电极进行连续的神经监测。其中，环后触诊神经刺激与和在气管内导管配置 EMG 表面电极是最常用的形式。使用 EMG 配置气管导管需要使电极表面接触真正的声带。直接喉镜检查或光纤镜检查可准确定位。可用单极普拉斯（Prass）或蒙哥马利（Montgomery）神经刺激器检测喉返神经功能，通常使用 1 ～ 2mA 电流，从监控屏幕上监测诱发电位。与观察诱发电位相反，环后触诊喉痉挛可直接评估喉返神经活动。喉返神经刺激后进行喉触诊是一个简单且易于操作的技术。仅仅神经刺激后直视检查并不足够。喉返神经运动支可支配咽下缩肌和食管肌肉，这些肌肉的收缩可能会混淆真正的喉收缩。将手指深插至环状软骨的后板可通过喉咽壁触诊到环杓后肌收缩情况。

成功辨认喉返神经后，沿其表面上分离至其入喉的终点处。喉返神经与甲状腺悬韧带（Berry 韧带）密切相关，25% 的患者的喉返神经在进入环甲膜之前，于环状软骨与甲状软骨下角间，穿越甲状腺悬韧带（Berry 韧带）。接下来，辨认甲状旁腺，它通常在喉返神经与甲状腺下动脉交叉处 1cm 以内可发现。上甲状旁腺位于上后部，而下甲状旁腺位于前下部。游离甲状旁腺，若技术上可行，连同其后外侧的血管蒂一同暴露。若甲状旁腺的血供无意中阻断，则用其一小块组织制备冷冻切片，以备自体移植。将腺体切成 1mm 的片段，在胸锁乳突肌中创造一个肌袋，自体移植这些小块组织于肌袋中。用金属夹标示缝线缝合的肌袋，以便术后辨认。

接下来，于腺体表面单根分离、排空、结扎甲状腺下动脉分支，注意不要损伤喉返神经或通向甲状旁腺的血管分支。辨认甲状旁腺和喉返神经后，将其分离清扫至紧邻甲状腺部位，以最好地保护这些结构。甲状腺下动脉从颈动脉后出现，向内侧进入甲状腺，横向收缩颈动脉有助于辨认甲状腺下动脉。保持无出血的术野很重要，然而，应避免盲目使用止血钳控制出血，用压迫止血而不可用电凝止血。

此时，结扎悬韧带，甲状腺离开气管升高。甲状腺下动脉的分支，甲状腺流出小静脉，喉返神经与悬韧带联系紧密。喉返神经在此处最常受伤，小心结扎血管，确保喉返神经已经明确辨认。

【解剖要点】

右喉返神经为迷走神经分支，并于锁骨下动脉前穿过，而左喉返神经穿行于动脉韧带，然后从前侧经过主动脉弓。它们上升至近气管食管沟处，于环甲肌尾侧附近进入喉部。右喉返神经穿行路线通常斜于左喉返神经。0.5% ～ 1% 的人，存在右喉不返神经。左喉不返神经是罕见的，但曾报道于有右侧主动脉弓或食管后左锁骨下动脉的患者。

喉返神经支配除了环甲肌（喉外神经支配）外的喉部肌肉运动。单侧损伤将导致患侧声带麻痹，使其停留于正中旁或外展位置。停留于正中旁位置会导致正常但虚弱的声音，然而，外展位置会导致

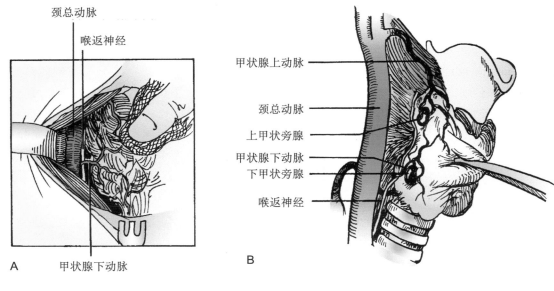

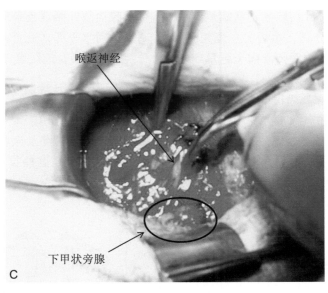

图 2-9 A. 喉返神经、甲状旁腺的辨认与保护及甲状腺下动脉的结扎；B. 侧面图展示甲状腺下动脉、喉返神经和甲状旁腺的关系；C. 手术照片显示下甲状旁腺和喉返神经之间的关系

声音沙哑和咳嗽无力。双边损伤可能导致气道阻塞或失声。如果双侧声带都处于外展位置，可能仍有气流，但是患者会咳嗽无力且增加误吸风险。甲状腺下动脉从前方、后方或者其分支之间穿过喉返神经，与其密切相关。喉返神经与甲状腺下动脉的交叉最常见于邻近悬韧带的环状软骨附近。喉返神经也和 Zuckerkandl 结节联系紧密。胚胎期后鳃体和甲状腺中间部分融合于甲状腺横向投影的中 1/3 处。此处增大时，可能形成结节，喉返神经通常穿行于其内。 Dedo 表明，喉返神经仅一个分支支配喉部肌肉组织，其余分支为感觉支。其中一分支可能与喉内神经的一个分支汇合形成 Galen 循环 (如前所述)。阻断咽部感觉支可能导致误吸。

甲状腺下动脉是甲状颈干的一个分支，起源于锁骨下动脉。甲状腺下动脉上升至斜角肌前方。然后从后面穿过颈动脉鞘，从颈动脉后方出现向内供应甲状腺。其通向腺体过程中，穿过喉返神经，以其分支向后、向前或围绕神经。靠近甲状腺的同时，甲状腺下动脉也发出了小分支通往上甲状旁腺和下甲状旁腺。尽管上甲状旁腺也可能有甲状腺上动脉分支流入，但甲状腺下动脉是上、下甲状旁腺主要的供血血管。

悬韧带来源于气管前筋膜，是甲状腺外侧筋膜连于气管的附件。它位于环状软骨尾侧。甲状腺下动脉的一小分支和甲状腺的小静脉分支经韧带折返，类似喉返神经。Zuckerkandl 结节——甲状腺组织的横向投影，往往在悬韧带水平掩盖或指向喉返神经。喉返神经可能位于悬韧带前侧、后侧或中间。这个区域内，出血应该用压迫止血，而不是盲目地使用止血钳。

十、锥状叶的游离及甲状腺的切除（图 2-10）

【技术要点】

注意再次转向了中线，如果发现了锥状叶则将其向尾侧牵拉，然后沿锥状叶向头部方向分离，沿锥状叶结扎和分离小血管。

清扫甲状腺后方的甲状旁腺和离断悬韧带后，可以切除甲状腺。如果执行叶切除术，从病灶侧夹闭峡部，将其与气管齐平分离。然后另一侧用 2-0 的缝合线缝合结扎。一些外科医师倾向于更早离断峡部（即在游离上极之前，尤其是当计划行叶切除术时）。这样可加强活动性和暴露程度，特别是当操作切口较小时。在离断峡部和整个过程中，缝合结扎经常使用如超声刀或 Ligasure 等设备。

【解剖要点】

60% 左右的个体存在一个锥状叶。它标志着残

余的甲状舌管从舌盲孔到颈部的尾端。

十一、甲状腺全切除术及次全切除术

【技术要点】

若施行甲状腺全切除术，则在另一侧重复叶切除术的过程。

为施行甲状腺次全切除术，首先分离和结扎上极血管，然后钳夹其余腺体并将其横切，留下大约 4g 的组织。分开剩余部分，注意不要损伤喉返神经。

十二、结束手术及皮肤缝合（图 2-11）

【技术要点】

很少需要放置引流。充分止血后，在中线处用可吸收缝线间断或连续缝合带状肌群。若带状肌群离断，则水平褥式缝合。使用吸收性缝线间断缝合颈阔肌。最后，连续表皮下缝合，关闭皮肤。

十三、微创甲状腺切除术（图 2-12）

微创甲状腺切除术包括小切口的开放手术、腔镜辅助的手术切除及全腔镜切除，取甲状腺标本所需的切口大小是这些技术的主要限制。甲状腺癌、甲状腺结节大于 3cm、甲状腺体积大于 30ml、甲状

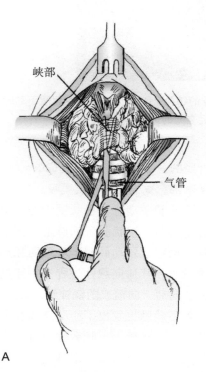

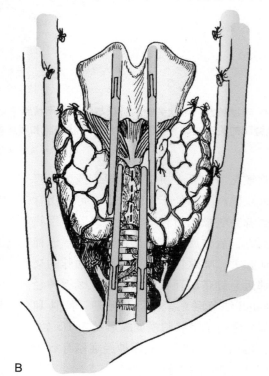

图 2-10　A. 峡部的游离；B. 可通过钳夹两侧，从中直接切开，横断峡部

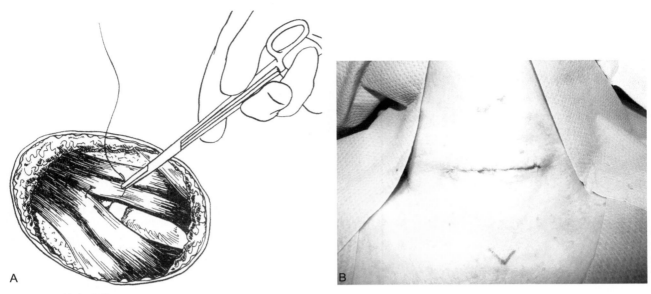

图 2-11　**结束手术**
A. 缝合带状肌群（引自 Clark OH，Caron NR.Fine-needle aspiration of the thyroid: Thyroid lobectomy and subtotal thyroidect-omy.In: Baker RJ，Fischer JE，eds.Mastery of Surgery.4th ed.Philadelphia: Lippincott Williams &Wilkins; 2001）；B. 皮肤缝合

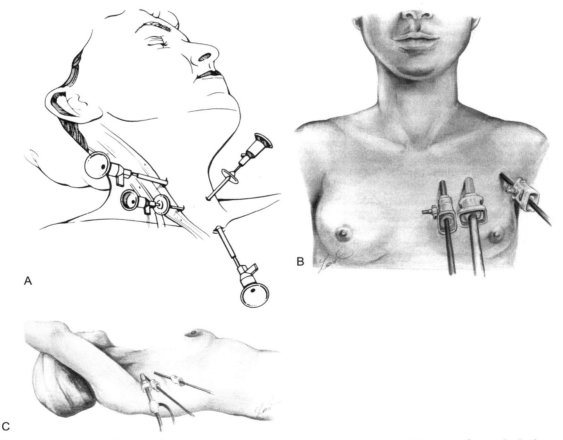

图 2-12　**微创甲状腺切除术**（图 A 引自 Inabnet WB，Gagner M.Endoscopic thyroidectomy: Supraclavicular approach. In: Gagner M，Inabnet WB，eds.Minimally Invasive Endocrine Surgery.Philadelphia: Lippincott Williams & Wilkins; 2002:45-54。图 B、C 引自 Takami HE，Ikeda Y.Endoscopic thyroidectomy via an axillary or anterior chest approach.In: Gagner M，Inabnet WB，eds.Minimally Invasive Endocrine Surgery.Philadelphia: Lippincott Williams & Wilkins; 2002:55-63）（已授权）

腺炎或颈部手术史通常被视为微创技术的禁忌证。其他患者群体的应用仍有待确定。

内镜技术大致可分为两类：颈部和非颈部入路。颈部入路中微创电视辅助技术是最常用的，它是一种内镜辅助技术，通过颈部中央一个小的横向切口操作。它使用与常规开放性手术相同的标志，减少了切口长度，允许两边切开，并且仅通过扩大切口就可转换为开放性手术。一些外科医师也提倡用内镜外侧进入，即切口位于颈部外侧。通过胸骨上切迹小切口和胸锁乳突肌沿线小切口进行内镜甲状腺全切除术也有报道（图 2-12）。非颈部入路将切口移至胸部、腋窝、乳房（图 2-12B、C）。虽然使可见瘢痕最小化，但所有这些全内镜方法需要解剖额外的组织层面。一些中心研究的机器人甲状腺手术得到了令人鼓舞的结果。长期的结局资料将最终确定这些技术在管理甲状腺疾病患者方面的作用。

（李国林 译 陈汝福 校）

参考文献

1. Bliss RD, Gauger PG, Delbridge LW. Surgeon's approach to the thyroid gland: Surgical anatomy and the importance of technique. *World J Surg*. 2000;24:891–897.
2. Cernea CR, Ferraz AR, Nishio S, et al. Surgical anatomy of the external branch of the superior laryngeal nerve. *Head Neck*. 1992;14:380–383.
3. Clark OH. Surgical treatment. In: Clark OH, ed. *Endocrine Surgery of the Thyroid and Parathyroid Glands*. St. Louis: C.V. Mosby; 1985:256–292.
4. Dhiman SV, Inabnet WB. Minimally invasive surgery for thyroid disease and thyroid cancer. *J Surg Oncol*. 2008;97:665–668.
5. Dozois RR, Beahrs OH. Surgical anatomy and technique of thyroid and parathyroid surgery. *Surg Clin North Am*. 1977;57:647–661.
6. Droulias C, Tzinas S, Harlaftis N, et al. The superior laryngeal nerve. *Am Surg*. 1976;42:635–638.
7. Duh QY. Presidential Address: Minimally invasive endocrine surgery—standard of treatment or hype? *Surgery*. 2003;134:849–857.
8. Friedman M, Vidyasagar R, Bliznikas D, et al. Intraoperative intact parathyroid hormone level monitoring as a guide to parathyroid reimplantation after thyroidectomy. *Laryngoscope*. 2005;115:34–38.
9. Gauger PG, Delbridge LW, Thompson NW, et al. Incidence and importance of the tubercle of Zuckerkandl in thyroid surgery. *Eur J Surg*. 2001;167:249–254.
10. Harness JK, Fung L, Thompson NW, et al. Total thyroidectomy: Complications and technique. *World J Surg*. 1986;10:781–786.
11. Henry JF, Audiffret J, Denizot A, et al. The nonrecurrent inferior laryngeal nerve: Review of 33 cases, including two on the left side. *Surgery*. 1988;104:977–984.
12. Hisham AN, Lukman MR. Recurrent laryngeal nerve in thyroid surgery: A critical appraisal. *ANZ J Surg*. 2002;72:887–889.
13. Hunt PS, Poole M, Reeve TS. A reappraisal of the surgical anatomy of the thyroid and parathyroid glands. *Br J Surg*. 1968;55:63–66.
14. Kandil EH, Noureldine SI, Yao L, et al. Robotic transaxillary thyroidectomy: An examination of the first one hundred cases. *J Am Coll Surg*. 2012;214:558–564.
15. Katz AD. Extralaryngeal division of the recurrent laryngeal nerve. Report on 400 patients and the 721 nerves measured. *Am J Surg*. 1986;152:407–410.
16. Lal G, Clark OH. Thyroid, parathyroid, and adrenal. In: Brunicardi FC, ed. *Schwartz's Principles of Surgery*. 8th ed. Chicago: McGraw-Hill; 2005:1395–1470.
17. Lennquist S, Cahlin C, Smeds S. The superior laryngeal nerve in thyroid surgery. *Surgery*. 1987;102:999–1008.
18. Mamais C, Charaklias N, Pothula VB, et al. Introduction of a new surgical technique: Minimally invasive video-assisted thyroid surgery. *Clin Otolaryngol*. 2011;36:51–56.
19. Nemiroff PM, Katz AD. Extralaryngeal divisions of the recurrent laryngeal nerve. Surgical and clinical significance. *Am J Surg*. 1982;144:466–469.
20. Pagedar NA, Freeman JL. Identification of the external branch of the superior laryngeal nerve during thyroidectomy. *Arch Otolaryngol Head Neck Surg*. 2009;135(4):360–362.
21. Pelizzo MR, Toniato A, Gemo G. Zuckerkandl's tuberculum: An arrow pointing to the recurrent laryngeal nerve (constant anatomical landmark). *J Am Coll Surg*. 1998;187:333–336.
22. Randolph GW, Kobler JB, Wilkins J. Recurrent laryngeal nerve identification and assessment during thyroid surgery: Laryngeal palpation. *World J Surg*. 2004;28:755–760.
23. Robertson ML, Steward DL, Gluckman JL, et al. Continuous laryngeal nerve integrity monitoring: Does it reduce risk of injury? *Otolaryngol Head Neck Surg*. 2004;131:596–600.
24. Rossi RL, Cady B. Surgical anatomy. In: Cady B, Rossi RL, eds. *Surgery of the Thyroid and Parathyroid Glands*. 3rd ed. Philadelphia: W.B. Saunders Company; 1991:13–30.
25. Ruggieri M, Straniero A, Genderini M, et al. The size criteria in minimally invasive video-assisted thyroidectomy. *BMC Surg*. 2007;25:2.
26. Schwartz AE, Friedman EW. Preservation of the parathyroid glands in total thyroidectomy. *Surg Gynecol Obstet*. 1987;165:327–332.
27. Sebag F, Palazzo FF, Harding J, et al. Endoscopic lateral approach thyroid lobectomy: Safe evolution from endoscopic parathyroidectomy. *World J Surg*. 2006;30:802–805.
28. Skandalakis JE, Droulias C, Harlaftis N, et al. The recurrent laryngeal nerve. *Am Surg*. 1976;42:629–634.
29. Thompson NW, Olsen WR, Hoffman GL. The continuing development of the technique of thyroidectomy. *Surgery*. 1973;73:913–927.
30. Tzinas S, Droulias C, Harlaftis N, et al. Vascular patterns of the thyroid gland. *Am Surg*. 1976;42:639–644.
31. Yeung GH. Endoscopic thyroid surgery today: A diversity of surgical strategies. *Thyroid*. 2002;12:703–706.

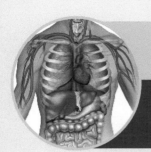

第 **3** 章

甲状旁腺切除术

Jarrett E.Walsh and Geeta Lal

在有经验的医生手中，甲状旁腺切除术治疗甲状旁腺功能亢进的成功率大于95%。甲状旁腺功能亢进可能源于一个腺体的过度活跃，如甲状旁腺腺瘤或甲状旁腺癌（罕见）的情况，或者它可能源于多种腺体的过度活跃，如弥漫性增生或多个腺瘤的情况。甲状旁腺切除术的目标是消除所有功能亢进的甲状旁腺组织。

甲状旁腺功能亢进的黄金标准手术操作是双侧颈部探查，需要辨认所有甲状旁腺。新的进展包括定位研究、使用术中甲状旁腺激素（甲状旁腺素）含量测定和微创且能更有针对性探查的内镜技术。本章将重点讨论标准、正规的四腺体探查。各种微创技术的使用也将简要地讨论。

外科住院医师教育委员会（SCORE™）将甲状旁腺切除术归类为"基本的、常规的"手术操作。

手术步骤

切口定位和暴露与甲状腺切除术（见第2章）
　　相似

标准的四腺体探查

结扎甲状腺中静脉及向内牵拉腺体

辨认和保护喉返神经

活检或切除前辨认双侧所有甲状旁腺

上甲状旁腺常见于喉返神经背侧和上甲状
　　腺囊后侧

下甲状旁腺常见于甲状腺下极附近的喉返
　　神经和甲状腺胸腺韧带前侧

若为单一腺瘤——切除

若为多腺疾病——甲状旁腺次全切除术，
　　或甲状旁腺全切除术，或自体移植

重点探查或再次手术

考虑经外侧切口行再次探查

进行超声指导下，放射性核素研究，或术
　　中测量甲状旁腺素水平

结束手术，不放置引流

解剖并发症

甲状旁腺功能减退

反复或持续的甲状旁腺功能亢进

喉返神经损伤

出血

结构列表

成人结构

甲状旁腺

　　上甲状旁腺

　　下甲状旁腺

甲状腺

甲状腺中静脉

甲状腺下动脉

甲状腺上动脉

喉返神经

胸腺

甲状腺胸腺韧带

纵隔

环状软骨

甲状软骨

食管

气管沟

胚胎学结构

第三对咽囊

　　腹翼

背翼	腹翼
第四对咽囊	背翼

需要进行甲状旁腺切除术的患者应适于进行全身麻醉。高血钙（即钙含量高于 3.12mmol/L）或临界肾功能异常的患者术前计划时应特别注意。具体地说就是，给这种患者呋塞米、磷酸盐或降钙素以降低血钙，同时必须补充足够的水。对那些已经怀疑可能出现声带功能障碍（即那些之前进行过颈部手术或发声改变的）患者，通过直接或间接喉镜检查记录声带功能，因为两侧声带受伤可能导致气道阻塞。

一、甲状旁腺的初始暴露

【技术要点】

考虑到患者颈部要充分暴露，颈部应置于一个环形垫上背向伸展，肩膀下放置豆袋坐垫，类似"沙滩椅"形状。采用头高脚低位以促进手术过程中颈静脉血液从颈部流出。在环状软骨以下约 1cm 处做一个切口（图 3-1）并从此切开皮下组织和颈阔肌。用电刀游离颈阔肌下皮瓣于甲状软骨切迹以上，胸骨上切迹以下。放置一个自留牵开器，从中线缝分离带状肌群（图 3-2A），并使其从甲状腺侧面游离。

将胸骨甲状肌与甲状腺和甲状腺前筋膜分离，注意小心止血。然后横向牵拉带肌群，暴露甲状腺中静脉。结扎分离甲状腺中静脉（图 3-2B）和向内牵拉甲状腺叶。有时甲状腺中静脉有多个分

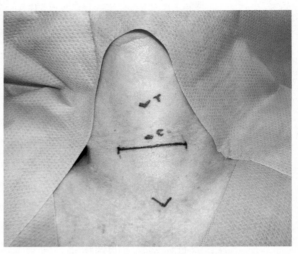

图 3-1   手术照片——展示解剖标志和环状软骨 (C) 以下大约 1cm 处的切口位置，甲状软骨 (T) 也可辨认

支，需要分别予以结扎离断。放置在甲状腺表面的 Kittner 或 2-0 缝合线可用于帮助向内牵拉甲状腺。钝性分离或温和地切开，以扩大甲状腺和颈动脉鞘间空间。如有必要，使用神经刺激器辨认和保护喉返神经。

大多数甲状旁腺位于甲状腺下动脉和喉返神经相交处 1cm 内。上甲状旁腺腺体通常位于喉返神经背侧和甲状腺囊上部后侧。下甲状旁腺腺体通常位于靠近甲状腺下极和甲状腺胸腺韧带的喉返神经的前侧。腺体的位置可以千差万别，反映出不同胚胎发育时的迁移程度和腺体增大的位移程度。在一个

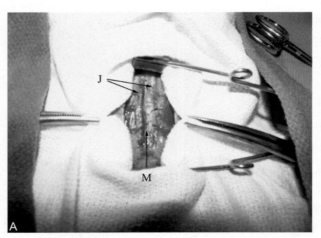
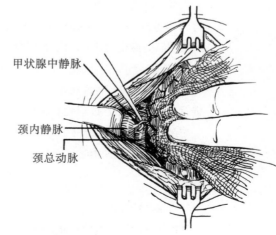

图 3-2   A. 手术照片显示中线缝 (M) 与两侧颈前静脉 (J)；B. 辨认和分离甲状腺中静脉

典型的甲状旁腺的位置，甲状旁腺可能隐匿于任何脂肪小叶，应该仔细评估。一个精细的弯雅各布森止血钳和腱剪或者手术刀可以用来切割所怀疑的脂肪小叶上被覆的筋膜，使甲状旁腺进入术野，这就是所谓的"浮动标志"。

辨认一侧甲状旁腺后，应该继续探查另一侧。当一侧腺位于正常位置，另一侧腺体通常位于类似的位置。80% 的患者双侧上甲状旁腺对称，70% 的患者下甲状旁腺对称。

理想情况下行四腺探查，在切除任何甲状旁腺组织前所有甲状旁腺均已辨认。行甲状腺切除术时，血管于甲状腺表面分离结扎（甲状腺外分离）。然而，行甲状旁腺切除术时，将横向扩大分离以更好地辨认甲状旁腺，避免误将其他血管阻断。对于甲状腺切除术，小心分离和细致止血至关重要，以免沾染血迹的组织妨碍甲状旁腺的辨认。

【解剖要点】

甲状腺中静脉因人而异且仅在半数患者中出现，经颈总动脉表面穿行后汇入同侧颈内静脉。分离甲状腺中静脉可使甲状腺向内游离，并使甲状腺和颈动脉鞘（包括颈动脉、颈内静脉和迷走神经）之间的空间得以暴露，这一空间包含了喉返神经、甲状腺下动脉和甲状旁腺。

正常甲状旁腺呈金黄色或浅棕色，颜色取决于腺体内脂肪和嗜酸性细胞含量及腺体的血管分布。通常每个腺体重 40 ~ 50mg，大小为 3 ~ 7mm。虽然甲状旁腺腺体通常从甲状腺下动脉的分支获得血供，但上甲状旁腺腺体约 20% 的血供来自甲状腺上动脉。

大多数人（约 84%）有四个腺体，13% ~ 20% 有超过四个腺体，3% 的人有少于四个腺体。上甲状旁腺通常位于甲状腺下动脉和喉返神经的交叉处背侧上方。下甲状旁腺通常位于交叉的腹侧下方（图 3-3）。

甲状旁腺腺体通常是柔软而可塑的，区分正常和细胞增生的腺体通常是困难的。一般来说，细胞增生的腺体体积更大（即 > 7mm）、颜色更深、质地更硬并且血管分布更多。术中密度测试可用来鉴别。当浸没在盐溶液中时，细胞增生的腺体往往下沉，而正常腺体通常漂浮。没有单一特征是可以 100% 区分正常腺体与细胞增生腺体的。因此，外科医师必须综合多种因素判断，这需要通过受过良好训练和有经验的眼睛来辨认。

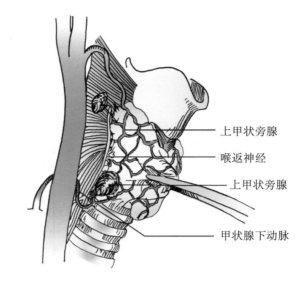

图 3-3　甲状腺下动脉、喉返神经和甲状旁腺之间的解剖关系

二、上甲状旁腺的辨认

【技术要点】

上甲状旁腺通常位于甲状腺后侧，甲状腺下动脉与喉返神经交叉处以上约 1cm 处。此腺体常发现于球形脂肪内。用 Jacobson 或直角钳仔细分离覆盖于腺体上的筋膜层通常有助于辨认。用 Kittner 轻柔地探查常可使腺体进入视野。如果脂肪小叶和腺体仍难以辨识，可以使用精细的剪刀或手术刀切一小块非腺门处的组织。甲状旁腺的切割面会有广泛渗出，而脂肪通常是从不同的小血管出血。如果辨认仍有问题，获得的组织样本也可以送冷冻切片分析。

如果广泛的探查后仍未发现上甲状旁腺，则应向后方进行解剖，检查气管食管凹和食管后间隙。通过将手指伸入食管和脊柱之间，可进入食管后间隙并进行钝性分离解剖。这一术野应先直视探查，然后用手指从喉到后纵隔部分触诊此间隙。解剖平面通常是位于喉返神经后方。甲状腺下动脉通常可以通过仔细与周围组织分离来避免损伤。甲状腺下动脉供应上甲状旁腺，追踪甲状腺下动脉，可有助于辨认上甲状旁腺。打开颈动脉鞘的同时通过肉眼观察和触诊探查这一间隙。如果上甲状旁腺仍然没有找到，它可能出现在甲状腺被膜以下或甲状腺实质内。用精细的剪刀切开甲状腺上极处被膜，并寻找被膜下腺体。甲状腺术中超声有助于辨认甲状腺内甲状旁腺，尤其是术前未进行超声检查。在所有其他腺体冷冻切片确认为正常细胞的甲状旁腺功能亢进患者中，进行同侧甲状腺叶切除术将腺叶切成面包条状或切成细小的部分以发现甲状腺内腺体。值得注意的是，若术前超声已排除甲状腺内结节，则不必进行这个操作。

【解剖要点】

胚胎学上，上甲状旁腺起源于从第四对咽囊的背侧（图3-4）。腹侧发展成后鳃体，进而发育为甲状腺周围组织和滤泡旁细胞。上甲状旁腺通常经过比下甲状旁腺短的路线下移至其在颈部的最终位置，因此它的位置更固定。大约80%的情况，上甲状旁腺位于环甲结附近，甲状腺下动脉与喉返神经交叉处上方约1cm的位置。它通常位于上甲状腺叶后方，覆盖于连接甲状腺上极与咽部的筋膜或在甲状腺被膜前下方。

偶尔也会出现上甲状旁腺异位的情况（图3-5A）。腺体的胚胎发育途径知识和对增生腺体沿网状组织平面移行的理解能有助于寻找"遗失"的腺体。

当上甲状旁腺增生，它们通常位于气管食管凹后方和食管后间隙尾侧或颈动脉鞘后方。有的上甲状旁腺甚至可能会下降到下甲状旁腺的下后方（图3-5B）。在极少数情况下，异位上甲状旁腺可能位于主动脉

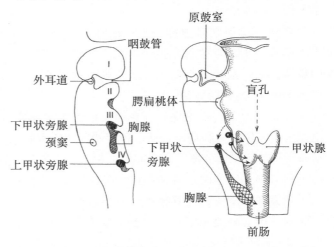

图3-4 甲状旁腺的胚胎学

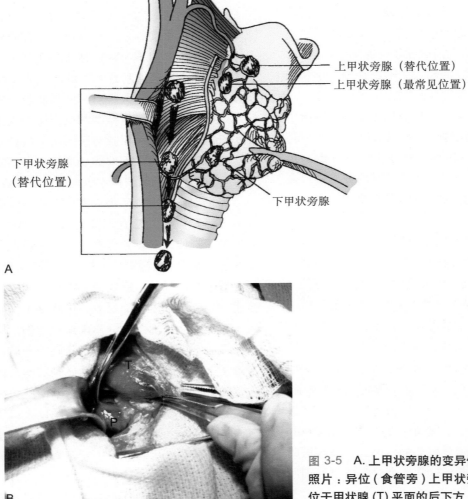

图3-5 A.上甲状旁腺的变异位置；B.手术照片：异位（食管旁）上甲状旁腺腺瘤（P），位于甲状腺（T）平面的后下方

肺动脉窗或后纵隔。罕见甲状腺内上甲状旁腺，发生率不到 0.5%。腺体存在这个位置的可能的解释是：上甲状旁腺胚胎期近后鳃腺（来自于第四咽囊），并形成甲状腺旁组织。

三、下甲状旁腺的辨认

【技术要点】

寻找下甲状旁腺应从彻底探查甲状腺下极开始。Jacobson 或精细的直角钳可用于扩展甲状腺下极周围间隙和脂肪组织。通常，下甲状旁腺可能存在于甲状腺下静脉分支间的脂肪组织。若下甲状旁腺未辨认，应该小心分离其下极和甲状腺胸腺韧带的交叉处，然后沿甲状腺下叶的后部进行解剖。应先直视探查气管食管间，然后用手指触诊上纵隔。如果腺体还未得到显露，可连续使用直角钳将胸腺向颅侧拉至颈部。胸腺上部可被切除和检查。应打开颈动脉鞘进行直视检查和触诊。如果下甲状旁腺还不能确定，而其他腺体都表现正常，则可以执行甲状腺叶切除术。甲状腺叶则可切成条状以检查异位腺。对于上甲状旁腺，若术前超声已排除甲状腺结节，则不必进行这个操作。

【解剖要点】

胚胎学上，下甲状旁腺起源于从第三对咽囊的背侧，并向尾侧移动到其甲状腺下极附近的最终位置（图 3-4）。腹侧形成胸腺并下降到上纵隔。因迁移路线较上甲状旁腺长，故其位置存在多变性。然而，超过 50% 的下甲状旁腺位于甲状腺下极。28% 的下甲状旁腺位于胸腺或甲状腺胸腺韧带（图 3-6）。甲状旁腺与胸腺都来源于第三咽囊，为此提供一个胚胎发育

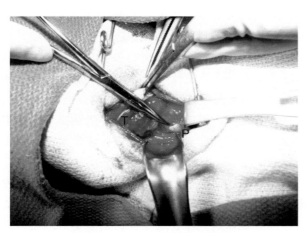

图 3-6　**手术照片：一个正常的低甲状旁腺 (P) 位于甲状腺胸腺韧带内、甲状腺 (T) 以下**

过程的解释。极少情况下，腺体向尾侧迁移失败，它可能出现在更高的颈部靠近颈动脉分叉处。当下甲状旁腺腺体增生时，往往沿网状组织平面迁移到前纵隔。

四、异常腺体的切除

【技术要点】

如果确认为单个大腺体，则使用锐性分离将其与周围的甲状腺组织分开并拉至术野（图 3-5）。周围的结缔组织可以用电刀进行解剖而仅保留血管蒂。血管蒂用右直钳钳夹并用 3-0 丝线缝合，或者也可使用小止血钳。然后切除甲状旁腺并送病理检查。

如果多个腺体肿大则用类似的方式移除。如果难以辨认腺体是否正常，可制冷冻切片送组织活检。小心分离周围结缔组织，保留腺体的血液供应。在腺体边缘放置一个小夹子并用精细的剪刀或手术刀取得小块活组织。

当四个腺体全部增大时，外科医师可以选择甲状旁腺次全切除术或甲状旁腺全切除术并自体移植。进行甲状旁腺次全切除术需要确定正常腺体的位置，然后钳夹腺体，用精细的剪刀或手术刀切除非腺体组织，留下 40 ~ 50mg 的残余组织，如果此处残余组织能存活，则将其余腺体组织全部切除；如果此处残余组织因供血阻断而不能存活，则在其余腺体重复以上过程。

自体移植时，移除全部甲状旁腺。残余的腺体切碎成大约 15 片，大小约 1mm 的组织。将这些片段植入非惯用手的两个或三个分开的肱桡肌肌袋（图 3-7）。于肘窝以下几厘米处做肱桡肌上方的水平或垂直皮肤切口。用弯止血钳轻轻分离肌纤，形成肌袋。把残余组织放入肌腹并用 3-0 血管缝线缝合闭合肌袋，并用夹子标记。

建议使用甲状旁腺次全切除术，因为甲状旁腺全切除术加自体移植，会使患者出现一段时期甲状旁腺功能减退。且有 5% 的自体移植发生失败。然而，两个方法的甲状旁腺功能亢进复发率是相似的。甲状旁腺全切除术的支持者认为，在甲状旁腺功能亢进复发的情况下，从前臂切除自体移植物组织比在原伤口处再次手术更容易。

在增生的情况下，我们也推荐执行上颈部的胸腺切除术，因为多达 20% 的患者会在此有额外腺体。用直角钳夹住甲状腺胸腺韧带（图 3-7B）。轻轻地牵引，连续使用直角钳将颈部胸腺提至颈部切口。注意

辨认和避免损伤喉返神经。用 Kittner 或手指钝性地分离胸腺与纵隔。由于靠近大血管，避免锐性分离。用 3-0 缝合线或止血钳于腺体的内侧和外侧结扎胸腺静脉。当没有胸腺组织可以进一步转移时，切除胸腺上部，用 2-0 缝合线结扎远端组织。

【解剖要点】

肱桡肌常用来储存自体移植的甲状旁腺残余组

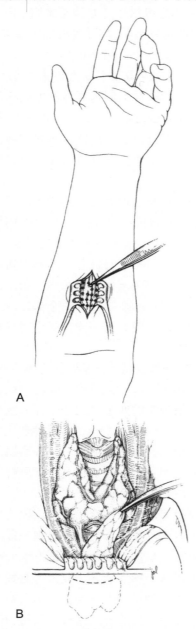

A

B

图 3-7　A. 甲状旁腺自体移植；B. 胸腺的游离（引自 Moore FD Jr，Gawande AA.Parathyroidectomy for hyperplasia and secondary hyperparathyroidism.In: Baker RJ，Fischer JE，eds.Mastery of Surgery.4th ed.Philadelphia: Lippincott Williams & Wilkins; 2001)（已授权）

织。肱桡肌起自肱骨外侧髁上嵴止于桡骨茎突底部。它很容易接触和辨认。其起始部为外上髁上一个圆形的隆起，并为前臂桡侧上部的突块。切口开于前臂桡侧，肘窝以下几厘米处，将可接触其肌腹。

异位下甲状旁腺腺体和多余的腺体常位于胸腺。胸腺与下甲状旁腺共同起源于第三咽囊可能解释这种情况。胸腺是一个双叶器官，位置不固定，但通常位于纵隔前上部。胸腺通常在童年时期比较明显，除病理状态，至成年应已退化。胸腺的主要供血动脉是甲状腺下动脉和胸廓内动脉。

五、结束手术及皮肤缝合

【技术要点】

很少需要放置引流。充分止血后，带状肌中线缝处用 3-0 可吸收缝线进行间断缝合。颈阔肌以类似的方式处理。随后，用 4-0 缝合线表皮下连续缝合关闭皮肤，或者也可使用 Michel 夹。切口处可涂以皮胶或免缝胶带，然后放置敷料。

六、微创甲状旁腺切除术

大多数情况下原发性甲状旁腺功能亢进继发于甲状旁腺腺瘤，使有限的探查可行。随着术前非侵入性成像技术，如 ^{99m}Tc 示踪甲氧异腈成像、高分辨率超声和快速术中甲状旁腺素检测（可以客观地评估切除的适当性），许多中心主张使用有限或"最低侵入性"的探查，而不是常规的双侧探查。支持者认为这样可以减少手术时间、降低住院时间和成本，且更美观。反对者认为，经验丰富者行常规双侧探查可达到 >95% 以上的成功率和低发病率，重点探查不太可能对此有所提高。此外，重点探查增加漏诊多腺体病变的风险。因此，应该非常小心地筛选那些有更高风险的多腺疾病的患者，如家族性甲状旁腺功能亢进或多发性内分泌瘤综合征 (MEN) 等疾病。这些患者需要进行如前所述的常规四腺体探查。此外，有限的、模棱两可的或虽然生化显示异常但影像学上未定位到异常腺体或多种成像技术结果不一致的情况下，需施行四腺探查。

尽管一些研究显示单侧和双侧颈部探查的复发率或疾病持久性没有区别，但部分研究使用不同方法和终点长期对此结论有争议。需要更多的长期随访数据来确定对大多数人而言最优的"微创"技术。话虽如此，微创技术已被广泛使用。最常见的微创技术描述如下。

（一）集中的甲状旁腺切除术

这种方法是最常见的"微创"甲状旁腺切除术。此方法开始于在做切口前取一个血液样本以检测甲状旁腺素。样品可取自周围静脉或颈静脉（若已暴露）。一般倾向于从置于肘前静脉的静脉导管测甲状旁腺素。在如前所述的环状软骨尾侧 1cm 处，沿皮肤折痕做的 2.5 ~ 3cm 的切口。在受影响的一侧（术前成像确定）继续探查，方法同前述的双侧探查。当甲状旁腺腺瘤确定后，将其与周围组织的分离、切除。甲状旁腺素水平在切除后 10min 立即下降。甲状旁腺素水平下降超过切除前最高水平的 50% 被认为是合适的，且可停止切除。有些患者在切除术期间由于腺体的控制，甲状旁腺素水平下降可能需要 20 ~ 30min。对于这些患者，可能需加送血液样品。

超声波和甲氧异腈检测辨认异常腺体的灵敏度分别是 65% 和 80%。研究中两者联合使用时，发现异常腺体的灵敏度增加到 95% 以上（图 3-8）。不一致的成像结果往往是由于甲状腺结节可能使结果复

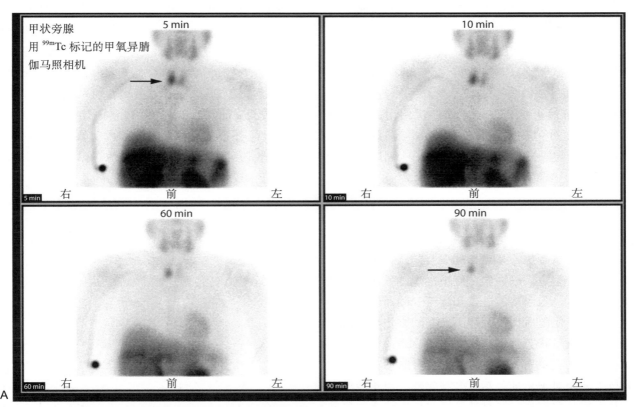

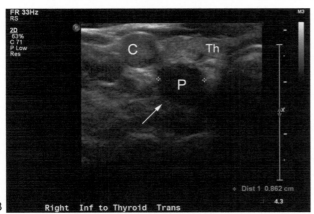

图 3-8　A. 甲氧异腈扫描显示右甲状旁腺吸收显影；B. 超声显示一致地判断为右侧甲状旁腺腺瘤（相比甲状腺的低回声区）；C：颈动脉；Th：甲状腺；P：甲状旁腺腺瘤

杂化。正是经过这些研究者的实践，现一般推行两项检测结果一致时行病灶探查。当患者为继发性甲状旁腺功能亢进或有家族病史提示为遗传性原发性甲状旁腺功能亢进，执行双侧探查，因为这些患者可能患有多腺体疾病。虽然我们建议在全身麻醉下施行病灶探查，但使用局部麻醉镇静也是可行的。

（二）放射引导的甲状旁腺切除术

这项技术涉及用手持 γ 探测器对患者进行甲氧异腈正片扫描以确定甲状旁腺腺瘤。术前 2h 内服用放射性核素。然后通过 2 ~ 3cm 切口向放射性最高的区域探查。体内切除的腺瘤放射性一般是背景的 20% 以上。有报道指出，此方法的优点包括：更容易定位，特别是对于再次手术的病人；同时对在局部麻醉或镇静下进行小切口手术较有优势。这种方法虽然可行，但并未被广泛使用，因为它往往难以区分"热"甲状旁腺腺瘤与背景中活动的甲状腺，也占用了示踪器。此外，术前准确的甲氧异腈扫描也有少许益处。

（三）内镜甲状旁腺切除术

完全内镜下和内镜辅助甲状旁腺切除术已被证明由经验丰富者施行是可行和安全的。很多不同的技术都曾有报道。早期尝试使用常规注气法行甲状旁腺切除术，但因碳酸过多和皮下气肿而使该技术开展受限，但随后传统的和不充气的方法均有成功报道。接触甲状旁腺可通过颈中部、颈外侧，甚至通过腋窝和前胸部（图 3-9）。完全内镜下和内镜辅助技术的相对禁忌证包括：多腺疾病、甲状腺肿大或并发甲状腺疾病。绝对禁忌证包括甲状旁腺癌和颈部再手术。内镜技术也一直被报道用于去除异位纵隔甲状旁腺腺体，它们比胸骨切开术侵入性更小。最近，机器人辅助技术也有报道。内镜和机器人技术未来在甲状旁腺手术中的角色仍有待确定。这些技术已被很多人证明是安全有效的，但相对于传统的开放性探查，减少切口长度的益处被夸大了，并且内镜技术通常会延长手术时间。

七、特殊情况

（一）外侧入路

甲状旁腺切除术外侧入路的方法多用于再行甲

状旁腺手术和术前检测明确辨认为上甲状旁腺肿大。于如前所述的位置或者沿胸锁乳突肌前缘正中处做一切口。锐性和钝性分离扩大胸锁乳突肌和带状肌群之间的平面。向外牵拉颈总动脉、颈内静脉，向内牵拉甲状腺。辨认喉返神经和肿大的腺体。如前所述移除腺体（图 3-10）。横向方法的一个明显缺点是：如果遇到多腺体疾病，要求做两个颈部切口。

（二）胸骨切开术

胸骨切开术只能在彻底的颈部探查后进行。一般来说，在初步颈部探查后是不执行胸骨切开术的，只在术前成像技术（如甲氧异腈检测，计算机断层扫描、磁共振成像或偶尔使用的血管造影）显示为纵隔肿瘤时考虑执行胸骨切开术。前纵隔通常可以通过颈部切口探查，但必要时，可从胸骨上切迹到第二或第三肋间隙做垂直切口（伴随部分胸骨离断）。应该小心不要损伤外侧的胸廓内动脉和后方的左无名静脉。后纵隔的异位甲状旁腺通常需要行完整胸骨切开术或胸腔镜方法。

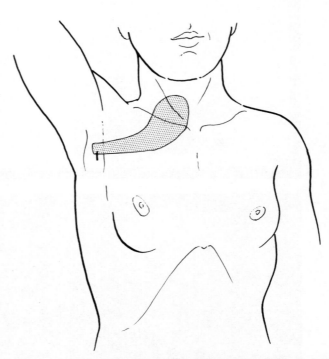

图 3-9　内镜甲状旁腺切除术（引自 Takami HE，Ikeda Y.Endoscopic thyroidectomy via an axillary or anterior chest approach.In: Gagner M，Inabnet WB，eds. Minimally Invasive Endocrine Surgery.Philadelphia: Lippincott Williams & Wilkins; 2002:55-63)(已授权)

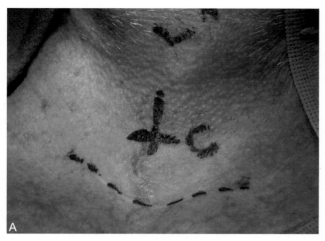
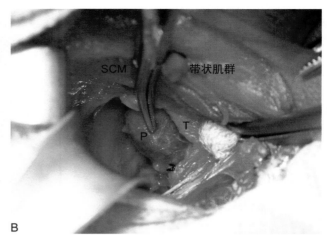

图 3-10　手术照片：持久性甲状旁腺功能亢进患者外侧入路。瘢痕处曾行颈部入路手术，(A) 组织分离在带状肌群和胸锁乳突肌之间的平面进行 (B)。SCM：胸锁乳突肌；T：甲状腺；P：甲状旁腺腺瘤

（李国林　译　陈汝福　校）

参考文献

1. Akerstrom G, Rudberg C, Grimelius L, et al. Causes of failed primary exploration and technical aspects of re-operation in primary hyperparathyroidism. *World J Surg.* 1992;16:562–568.
2. Arici C, Cheah WK, Ituarte PH, et al. Can localization studies be used to direct focused parathyroid operations? *Surgery.* 2001;129:720–729.
3. Bilezikian JP, Khan AA, Potts JT Jr, et al. Guidelines for the management of asymptomatic primary hyperparathyroidism: Summary statement from the third international workshop. *J Clin Endocrinol Metab.* 2009;94:335–339.
4. Duh QY. Presidential Address: Minimally invasive endocrine surgery–standard of treatment or hype? *Surgery.* 2003;134:849–857.
5. Duh QY, Uden P, Clark OH. Unilateral neck exploration for primary hyperparathyroidism: Analysis of a controversy using a mathematical model. *World J Surg.* 1992;16:654–661.
6. Edis AJ. Surgical anatomy and technique of neck exploration for primary hyperparathyroidism. *Surg Clin North Am.* 1977;57:495–504.
7. Edis AJ, Purnell DC, van Heerden JA. The undescended "parathymus": An occasional cause of failed neck exploration for hyperparathyroidism. *Ann Surg.* 1979;190:64–68.
8. Esselstyn CB Jr, Levin HS. A technique for parathyroid surgery. *Surg Clin North Am.* 1975;55:1047–1063.
9. Fraker DL, Doppman JL, Shawker TH, et al. Undescended parathyroid adenoma: An important etiology for failed operations for primary hyperparathyroidism. *World J Surg.* 1990;14:342–348.
10. Freeman JB, Sherman BM, Mason EE. Transcervical thymectomy: An integral part of neck exploration for hyperparathyroidism. *Arch Surg.* 1976;111:359–364.
11. Gagner M. Endoscopic subtotal parathyroidectomy in patients with primary hyperparathyroidism. *Br J Surg.* 1996;83:875.
12. Gilmour JR. The gross anatomy of the parathyroid glands. *J Pathol.* 1938;46:133–149.
13. Gilmour JR, Martin WJ. The weight of the parathyroid glands. *J Pathol Bacteriol.* 1937;44:431–462.
14. Inabnet WB 3rd, Kim CK, Haber RS, et al. Radioguidance is not necessary during parathyroidectomy. *Arch Surg.* 2002;137:967–970.
15. Irvin GL 3rd, Dembrow VD, Prudhomme DL. Clinical usefulness of an intraoperative "quick parathyroid hormone" assay. *Surgery.* 1993;114:1019–1022.
16. Kebebew E, Clark OH. Parathyroid adenoma, hyperplasia, and carcinoma: Localization, technical details of primary neck exploration, and treatment of hypercalcemic crisis. *Surg Oncol Clin N Am.* 1998;7:721–748.
17. Lee NC, Norton JA. Multiple-gland disease in primary hyperparathyroidism: A function of operative approach? *Arch Surg.* 2002;137:896–899.
18. Levin K, Clark OH. The reasons for failure in parathyroid operations. *Arch Surg.* 1989;124:911–914.
19. Liechty RD, Weil R 3rd. Parathyroid anatomy in hyperplasia. *Arch Surg.* 1992;127:813–815.
20. Moley JF, Lairmore TC, Doherty GM, et al. Preservation of the recurrent laryngeal nerves in thyroid and parathyroid reoperations. *Surgery.* 1999;126:673–677.
21. Nathaniels EK, Nathaniels AM, Wang CA. Mediastinal parathyroid tumors: A clinical and pathological study of 84 cases. *Ann Surg.* 1970;171:165–170.
22. Okamoto T, Obara T. Parathyroid: Bilateral neck exploration. In: Hubbard JG, Inabnet WB, Lo CY, eds. *Endocrine Surgery: Principles and Practice.* 1st ed. London: Springer-Verlag; 2009:279–289.
23. Pollock WF. Surgical anatomy of the thyroid and parathyroid glands. *Surg Clin North Am.* 1964;44:1161–1173.
24. Prinz RA, Lonchyna V, Carnaille B, et al. Thoracoscopic excision of enlarged mediastinal parathyroid glands. *Surgery.* 1994;116:999–1004.
25. Rossi RL, Cady B. Surgical anatomy. In: Cady B, Rossi RL, eds. 3rd ed. Philadelphia: W.B. Saunders Company; 1991:13–30.
26. Thompson NW, Eckhauser FE, Harness JK. The anatomy of primary hyperparathyroidism. *Surgery.* 1982;92:814–821.
27. Tolley N, Arora A, Palazzo F, et al. Robotic-assisted parathyroidectomy: A feasibility study. *Otolaryngol Head Neck Surg.* 2011;144(6):859–866.
28. Udelsman R. Six hundred fifty-six consecutive explorations for primary hyperparathyroidism. *Ann Surg.* 2002;235:665–670.
29. Wang CA. Surgical management of primary hyperparathyroidism. *Curr Probl Surg.* 1985;22:1–50.
30. Wang C. The anatomic basis of parathyroid surgery. *Ann Surg.* 1976;183:271–275.
31. Wang CA, Rieder SV. A density test for the intraoperative differentiation of parathyroid hyperplasia from neoplasia. *Ann Surg.* 1978;187:63–67.
32. Wells SA Jr, Farndon JR, Dale JK, et al. Long-term evaluation of patients with primary parathyroid hyperplasia managed by total parathyroidectomy and heterotopic autotransplantation. *Ann Surg.* 1980;192:451–458.

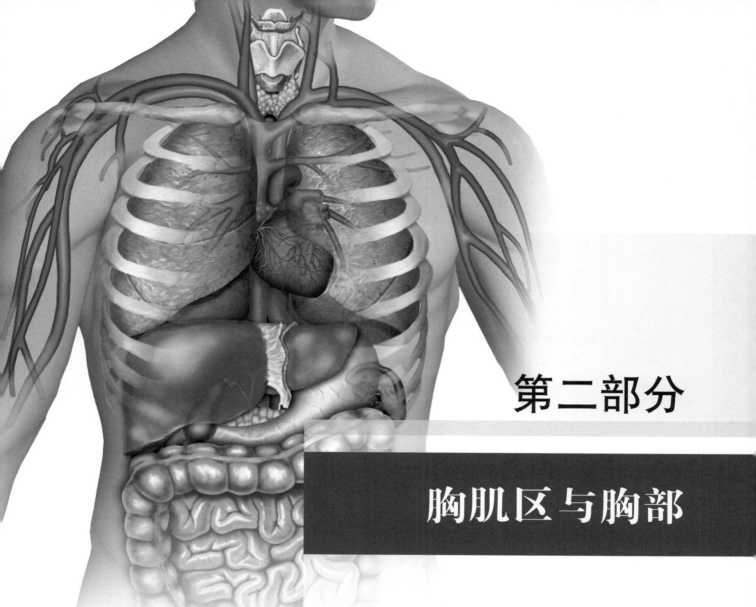

第二部分

胸肌区与胸部

本部分的内容由三个部分组成：胸壁区域、纵隔区域以及肺与食管。

首先介绍的胸壁区域主要为乳腺的相关解剖以及手术方式，包括超声引导下的介入治疗（第4章）和常见的乳腺切除手术（第5～6章），同时乳腺癌淋巴结清扫的范围及手术策略将在后续两章展开讨论（第7～8章）。

接下来是纵隔手术的手术方法及手术入路的选择（第9～10章）；胸腔置管引流及胸廓切开等基本技术在第11章详细讲解，最后是肺（第12～15章）和食管（第16～17章）的解剖以及常见的手术方式，包括开腹以及腔镜手术。

第1篇　胸壁区域

胸壁区域主要介绍超声引导下的乳腺介入手术、乳腺活检、乳房切除、腋窝淋巴结活检及清扫术等。乳房和腋窝的解剖结构将在各部分内容中一并介绍。

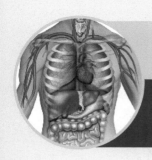

第 **4** 章

超声引导下的乳腺介入手术

本章主要介绍乳腺的超声解剖，以及如何使用超声引导不同的干预措施，包括囊肿吸引、细针穿刺活检和乳房肿瘤切除术。

外科住院医师教育委员会（SCORE™）将乳腺囊肿吸引术归为"基本的、常规的"手术操作。

手术步骤

超声引导的吸引术

使病灶可视化、建立符合人体工程声学设
　计、安全的无菌细针穿刺区域

消毒及皮肤麻醉

超声引导下行细针穿刺并记录图像

吸出液体直到囊肿消失并记录图像

如果囊肿是复杂的或疑为恶性，液体送检
　行细胞学检查并用夹子标记定位

超声引导下穿刺活检

使病灶可视化并按上述方法做好准备

在皮肤上用 11 号刀片切个小口

将弹簧芯穿刺活检针置于刚好接触病灶（超
　声定位）的位置并记录图像

激发装置并记录图像

移除穿刺针并取回内芯

用这种方式获得 6 个内芯

放一个夹子在活检位置

超声引导乳腺肿物切除术

用超声使病灶、活检腔或夹子标记处成像
　（在临床上已证实有能力进行确认）

在病灶上方皮肤做标记

用常规方式实施乳腺肿物切除术

通过超声结果、X 线结果或直接病理检查
　确认目标病灶的存在和足够的切缘

解剖并发症

穿刺入胸腔（针穿得太深）

未穿刺到病灶

结构列表

乳晕

胸廓内血管

胸肌筋膜

Cooper 韧带

肋骨

一、超声标志（图 4-1）

【技术和解剖要点】

本章将介绍正常的乳腺超声解剖，描述超声将如何引导不同的皮下组织的操作，包括乳腺囊肿吸引术、经皮穿刺病灶活检及血肿引流。在本章最后的参考文献中提供了更多的信息。那些由美国外科医师协会和美国乳腺外科医师协会提供的亲身试验课程对于了解如何在这个领域使用超声是相当必要的。

乳腺超声传感器通常是一个 7.5MHz 线性列阵换能器。两个标准方向（横向和垂直，可用于显示图表或象形图图像。放射状的传感器方向更为合适，尤其当扫描乳头附近的导管时。在这种情况下第二张图片的取得与第一张图片呈直角关系。外科医师通常进行聚焦性的（相对筛查而言）超声检查。将传感器放在重点需要检查部位的上方，例如一个可触及的病变上。

正常的乳腺超声解剖（图 4-1A）包括皮肤、皮下脂肪、Cooper 韧带、胸大肌和（或）肋骨、胸膜。

将传感器放置在感兴趣的部位上，并在该区域上方缓慢浏览。需注意，传感器可能快速地滑过一个可移动的病灶，如纤维腺瘤，使其很难超声显像。在这种情况下，可用非惯用手固定病灶，而惯用手操作传感器。

在病灶显像后，使用时间增益、分辨率和深度控制优化图像。记录两个正交视图作为医学记录。在不同的视角，放置标尺测量病灶大小。按照惯例，第一个标尺沿最大直径放置，第二个标尺与第一个呈直角关系。

注意测量物的性质，充满液体的结构，如囊肿和血肿为低回声（黑色），边界清楚，表现为后部增益和某种程度的边缘强化（图 4-1B）。它们通常可以被压缩，宽度大于高度。良性病变通常边界清楚，与相邻结构的占位效应强于侵袭性。相比之下，恶性病变是不规则的，有时侵犯邻近结构。它们通常是低回声的，表现出后尾影。使用多普勒探头可发现血管增多。它们通常不会被压缩而且长度大于宽度。切记：不要单纯根据病变表现来判断肿物的良恶性，因为你并不是放射科医师！可以使用超声引导进行诊断性的介入手术，如吸引术或细针穿刺活检。

二、超声引导下的吸引术（图 4-2）

【技术和解剖要点】

如果计划行超声引导下介入手术，需仔细找到最适宜的传导器放置处和皮肤穿入点。用几分钟建立一个让操作时舒服满意的布局。你应该舒服地面对屏幕站立或坐着。助手控制操作。

准备一个无菌区域，包括超声传感器的无菌覆盖。局部麻醉，在超声直视引导下穿入浅层。腰椎穿针尤其适用于此种操作。进针成角越小，屏幕上出现的穿刺针的亮光反射越强。

观察穿刺针进入充满液体的结构（图 4-2A），记录下图像。需要意识到超声束只有信用卡的厚度。超声束和细针必须在同一个平面，细针才可以被超声观察到。可以使用细针引导，但是大部分外科医师更偏向于徒手穿刺。

用细针在萎陷的囊肿或血肿中抽出液体并记录图像（图 4-2B）。

如果担心病灶可能为恶性，送抽出液行细胞学检查，并局部放置一个夹子（见下文）。否则你无法确定囊肿（现在已完全萎陷）的位置而进行后续的切除。

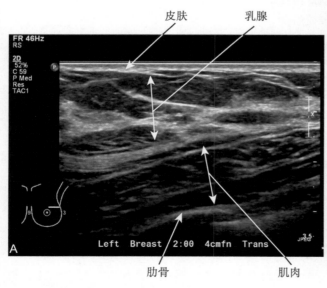

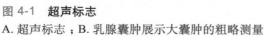

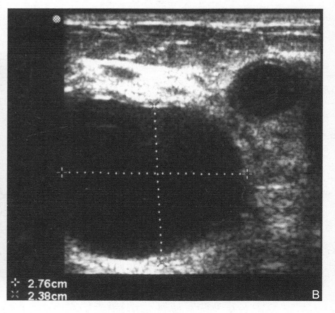

图 4-1 **超声标志**
A. 超声标志；B. 乳腺囊肿展示大囊肿的粗略测量

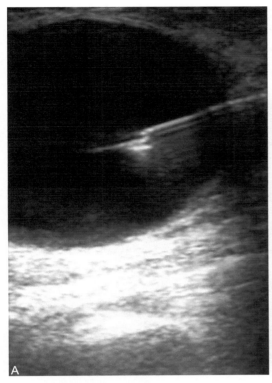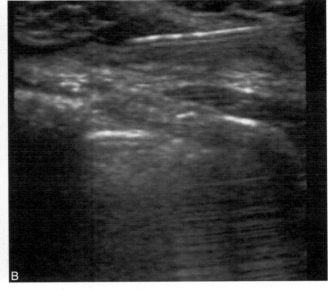

图 4-2　**超声引导下吸引术**
A. 细针刚好位于囊肿；B. 吸引术后囊肿几乎完全塌陷

三、病灶细针活检（图 4-3）

【技术和解剖要点】

各种各样的弹簧压缩和真空驱动活检设备均可使用。这部分描述弹簧压缩设备的使用。

了解你将使用的活检设备特点。尝试激发它，使病人能习惯它激发时的声音（同时有利于你熟练地使用该设备）。大部分设备均设计为贴近肿物放置。发动设备触发器使弹簧释放，向前射出细针，于一个合适的距离切割组织至内芯中。针射出去的距离叫作投掷，你必须清楚地知道使用设备的投掷距离。

确定病灶的位置，以及更容易接触肿块的放置传感器的位置。准备皮肤局部麻醉。充分麻醉皮下组织。通常需要 10 ~ 20ml 以浸润皮肤和整个操作轨迹。

用 11 号刀片在皮肤做一个小口。准备好设备把惯用手的示指或拇指准确地放在发动按钮上方。在超声引导下穿入活检针，直至正好触碰到病灶（图4-3）。记录图像。

提醒患者会听到嘀嗒声，激发设备。当细针进入病灶时（图 4-3B），记录第二幅图像。移除设备，

获得针芯，肿瘤组织趋于特定的白色或灰色（而不是脂肪的黄色），放入甲醛溶液中会沉下去（脂肪组织会浮起来）。尝试获取 6 个好的能沉下去的针芯内组织。

在病灶的中心区域放置一个夹子。与活检设备一样，也有多种不同的夹子可供使用。工作方式是相同的。在超声引导下将含有定位夹的空芯针穿入活检腔内，然后释放出夹子。某些设备会排出一些高回声的可吸收材料。这种方式可以使活检部位在超声引导下能轻易地再次找到。

比较超声检查结果和病理报告的一致性。对于疑似癌症的病灶进行活检，若病理未显示为癌，或诊断为纤维腺瘤，则必须再次进行活检。这时通常最安全的办法就是切除病变。

四、超声引导下乳腺肿物切除术（图 4-4）

当需要切除一个触摸不到的肿物时，超声可以提供手术前的穿刺定位（见第 5 章）。首先临床确定目标病灶的图像。如果不能在临床上明确病灶的图像，就不要在手术室尝试进行定位，而改为前述方式行细针穿刺活检。

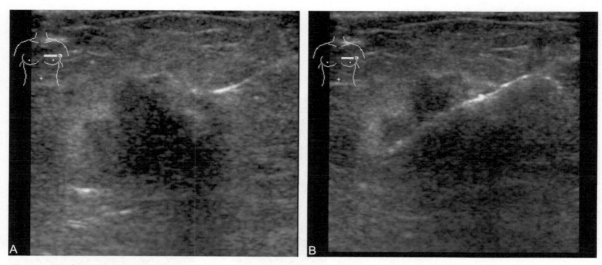

图 4-3　超声引导下组织芯活检

A. 细针在预计激发位置的前方；B. 细针在预计激发位置的后方

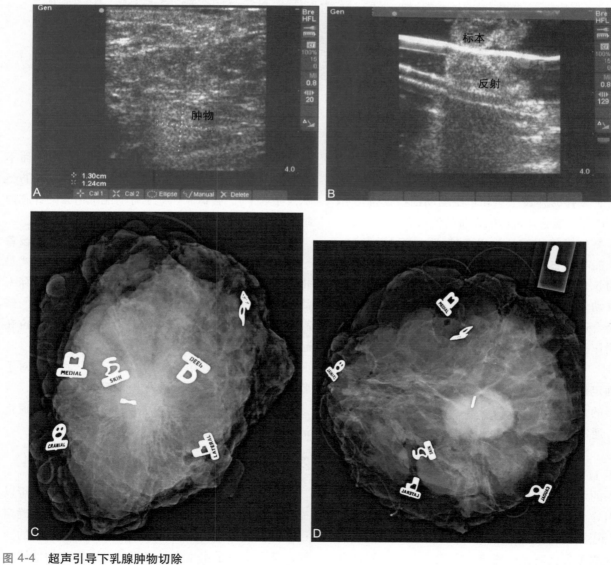

图 4-4　超声引导下乳腺肿物切除

A. 超声显示肿块；B. 样本超声；C.X 线下显示夹子和肿块，记录标记钉在样本中的方向；D. 另一个角度的样本 X 线图在手术室，消毒前先用超声行病灶定位（图 4-4A）。通过两个维度在皮肤上进行标记定位。做一个切口常规切除病灶。用以下方法明确准确的切除：切除标本的超声图像（图 4-4B），切除标本的 X 线照片（图 4-4C、D）或者直接送检病理实验室。注意使用的 6 个金属标志物以确定标本方向。这有助于评估靠近病灶的边缘，以及在病理实验室中明确标本方向。与细针穿刺活检定位一样，在手术时确认足够的切除范围是至关重要的。

某些外科医师喜欢将超声探头放置于无菌区，在它引导下进行病灶切除，希望可以提高切缘的控制。但究竟何种方法更有效还有待进一步研究。

（谢　绚　译　陈汝福　校）

参考文献

1. American Society of Breast Surgeons. Ultrasound certification program. Available online at: http://www.breastsurgeons.org/certification.shtml. (This site also gives information about courses in breast ultrasound.)
2. Arentz C, Baxter K, Boneti C, et al. Ten-year experience with hematoma-directed ultrasound-guided (HUG) breast lumpectomy. *Ann Surg Oncol.* 2010;17:378–383.
3. Cardenosa G. *The Core Curriculum: Breast Imaging.* Philadelphia, PA: Lippincott Williams & Wilkins; 2003.
4. Hernanz F, Regano S, Vega A, et al. Needle-wire-guided breast tumor excision. *J Surg Oncol.* 2006;94:165–166.
5. Kass RB, Lind DS, Souba WW. Chapter 5. Breast procedures. In: Souba WW, Fink MP, Jurkovich GJ, Kaiser LP et al., eds. *ACS Surgery: Principles and Practice.* 6th ed. Section 5. Breast Procedures. New York, NY: WebMD Professional Publishing; 2005.
6. Kopans DB. Breast ultrasound. In: Kopans DB, ed. *Breast Imaging.* 3rd ed. Philadelphia, PA: Lippincott Williams & Wilkins; 1998:555–606.
7. Larrieux G, Cupp JA, Liao J, et al. Effect of introducing hematoma ultrasound-guided lumpectomy in a surgical practice. *J Am Coll Surg.* 2012;215:237–243.

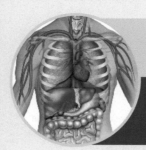

第 **5** 章

乳腺活检，乳房肿物和局部肿物切除术

本章描述如何切除能被触摸到和触摸不到的肿物。需要在手术前尽可能明确肿块的良恶性，以决定切缘的宽度。随着超声引导下皮下活检技术的成熟，包括细针吸引细胞学检查，已越来越少需要切除肿块来获得诊断了。

当病灶无法被触及，或活检后发现有必要将其切除时，则必须要放置钢丝定位病灶，或在放射或超声的引导下切除病灶（图 5-3）。超声引导定位已在第 4 章描述。

本章还描述了乳腺肿物切除术和乳腺部分切除术在乳腺癌和乳腺导管原位癌中的应用。

外科住院医师教育委员会（SCORE™）将有或没有细针定位的乳腺活检和乳腺部分切除术归类为"基本的、常规的"手术操作。

手术步骤

可触及的病灶

尽可能采用环乳晕切口

尽可能直接于病灶上方做切口

游离皮瓣

缝线固定牵引肿物

以合适的切缘切除肿物，确定标本方向

细针定位的无法触及的病灶

观察定位 X 线片和细针轨道，评估病变位置

在可疑的肿物表面做切口

乳晕周边的病灶可采用环乳晕切口

把定位导丝置入切口中

于定位线周围做缝合固定牵引

沿定位导丝的周围切除，将导丝的头端留置于切除物内部

明确病灶方向

X 线照片明确切缘是否足够

乳腺癌和乳腺导管癌需要更大的切除范围

止血

逐层关闭切口，不需要引流

解剖并发症

未切到病灶或定位失败

定位导丝损坏，需使用金属探头找回

血肿

结构列表

乳房

乳头乳晕

乳腺腺体尾叶

一、切口的选择（图 5-1）

【技术要点】

对于乳晕几厘米以内且容易触摸得到的病灶，可采用环乳晕切口获取标本。然而，对于使用这种切口不容易获得标本的可疑病灶，直接在病灶表面做切口可能更为合适。在这种情况下，切口通常略微弯曲，位于乳腺的上方或下方，在内侧或外侧象限应该是横向或接近横向的切口。这样可以使瘢痕能够被衣服遮盖或是包含在可能将要进行的全乳腺切除术的切口内。

辐射状切口曾经被提倡，因为它们平行乳房下的导管结构，但由于其较不美观，故应仅用于非常

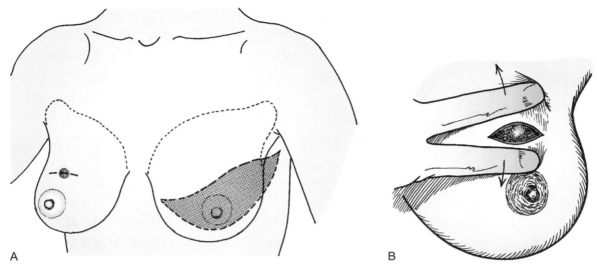

图 5-1　**切口的选择**
A. 切口尽量切在皮肤自然皱褶的最低处；B. 在能触碰到的肿物表面皮肤皱褶上做切口

靠中线或外侧的病变。在规划切口时需牢记，活检的切口必须位于随后的乳腺全切除术的皮肤切缘以内。正因如此，尽管乳腺下切口较为美观，但也应尽量避免。

选择一个部位作为切口，进行局部麻醉。如果皮肤消毒完成后发现肿块难以触及，可用生理盐水冲洗乳房皮肤，在湿润的皮肤上用戴手套的手指滑动触诊。

【解剖要点】

乳腺完全包含在浅筋膜内，从第二肋骨向下扩展到第六肋骨，从胸骨向外扩展到腋中线。Spence 腋尾是扩展到腋窝的乳腺组织。乳腺由 15 ～ 20 个乳腺小叶和脂肪组织组成，在乳头乳晕复合体周围放射状排列。它们被纤维隔膜分隔，其中纤维紧贴到皮肤的深面和浅筋膜的深层 (Spence 悬韧带)。小叶的腺体组织，每个基于一个输乳管引流至乳头，其位置更趋于中间，而脂肪组织倾向于位于外周。

环乳晕切口产生的瘢痕几乎隐藏在乳晕皮肤色素沉着变色的边缘。如果病灶的位置不可能使用这种切口，切口缝合时也应靠近皮肤的裂口。虽然这些线条向乳头方向聚集，但在乳房下垂时，重力的作用会影响切口的设计。外科医师应该知道乳腺导管潜在的辐射架构并限制这种皮肤切口的使用。

二、可触及肿块的活检（图 5-2）

【技术要点】

做一个环乳晕切口，在皮下组织和乳腺之间游

离皮瓣（一般 0.5cm 厚）。全乳腺切除术也是在这个平面进行。用拉钩撑开切口使其更接近肿块。通过触诊找到肿块，必要时切开表面的乳腺组织以暴露肿块。将 2-0 丝线通过肿块做一个 8 字缝合用于牵引(使用角针，因为坚韧、纤维化的乳腺组织会使圆针变弯)。向上牵引缝线，提起肿块。用小刀或梅奥剪锐性切除肿块。应避免在活检标本上过多地使用电刀，因为这将使切缘变得难以评估，特别是在评估交界性病变时。注意不要切得太深而损伤深筋膜，因为这些筋膜提供了一道天然屏障，如果随后要做乳腺全切除术，这将有助于防止肿瘤细胞溢出而污染术野。

通过触摸感觉切除的肿物和残余乳腺腔，确定病灶已被完全切除。如果诊断为癌，受体状态和肿瘤标志物均需要进行检测。一些实验室可能需要提供新鲜组织；请了解你们病理专家的要求。

如果肿块不甚明确或距离乳晕有一段距离，在肿物上方直接做切口是最安全的方式。在这种情况下做出准确的诊断优于美观的要求。用非惯用手的手指固定肿块，于肿块表面的皮肤行局部浸润麻醉。在做皮肤切口时继续固定肿块。用拉钩撑开，暴露下方的乳腺组织。在肿块上做一个缝合牵引。提起牵引缝线，以便于肿块的切除。

在早期乳腺癌中，可通过局部切除（乳房肿物切除术）做切除活检，注意勿因切开肿瘤而污染术野。移除病灶及其周围组织，连同肉眼下正常的乳腺组织，让病理专家进行样本的染色并判断切缘是否足够。送检时需确定样本的方向。

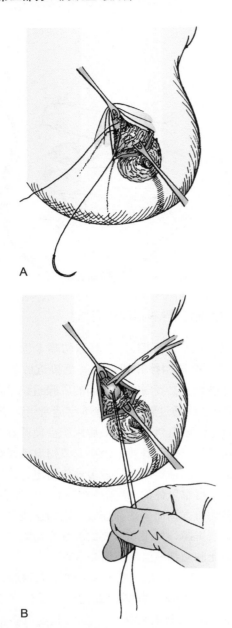

A

B

图 5-2 可触及肿块的活检
A. 良性肿块缝合牵引至低位切口；B. 切除被牵引的肿块

【解剖要点】

在游离皮瓣时，人们认为乳腺组织除乳头深部及乳晕外，到处均由脂肪"囊"包围着。然而，在整个囊中，结缔组织束连接叶间和小叶间隔到真皮的深面。较粗的结缔组织束构成 Cooper 悬韧带并且乳腺上半球多明显于下半球。

在皮瓣游离并打开脂肪囊后，会看到乳腺实质和间质。腺实质，在锥状叶有序的尖段朝向乳头，呈现为白色，这可与黄白色的脂肪相鉴别。虽然纤维结缔组织多位于小叶间，呈放射状排列，但这些

连续的小叶间隔和纤维分离脂肪组织腔，导致这种组织的不规则及海绵状分布。最后，结缔组织隔连接到浅筋膜的深层纤维。在筋膜层的深处，薄层疏松结缔组织和少量乳房层脂肪使深筋膜和乳腺分离，深达胸肌肌肉的筋膜区域。这种疏松的蜂窝组织提醒你即将暴露的深筋膜。

三、细针定位乳腺活检（图 5-3）

【技术和解剖要点】

放射科医师和（或）超声科医师与外科医师之间的密切沟通是必不可少的。同放射科医师一起查看定位前和定位后的胶片，从而确定你已经了解了皮肤入口、线轴，轴增厚部分、导丝钩尖和靶病变的三维关系。

标准的钢丝常用于乳房 X 线照相和超声的定位，这些钢丝都是相当结实的。但 MRI 定位所使用的钢丝则不太牢靠，很容易被电刀切断。

小心移开敷料，因为拽得太用力将导致钢丝脱落。给整个乳腺和钢丝进行消毒。轻轻地拉动外露导丝以感觉整条导丝所牵引的乳腺组织。通常，当导线被拽时，可通过注意乳房轻微的移动而辨别出目标病灶的位置。规划切口，在美容的同时尽量靠近丝线的尖端。也可以使用环乳晕切口，然而大多时候，最好使切口尽可能接近导线终端 2～3cm 的位置。通常，切口不应该在钢丝进入皮肤的位置。该位置通常距乳晕一段距离，也远离靶病灶。

沿导丝的方向游离皮瓣并暴露它。如果解剖变得困难，用小刀进行操作，因为剪刀可能剪断线。通过对钢丝的触觉，或注意对暴露的导丝进行试探后的小变化，来对导丝进行辨认。用止血钳固定导丝的远端，防止因疏忽而将其拉出，然后提拉导丝的近端。不定期地轻轻牵拉导丝，了解头端的可能位置。距导丝 1～2cm 开始向下平行进行解剖。从导丝的后面开始向头端进行解剖。通常情况下，术前不可触及的靶病变往往会随着手术的进行而逐渐触及。

完整的解剖通过导丝的头端后即可停止。请记住，最好一次性切除靶病变。当导丝被移除后，将失去方向的引导。将导丝和标本一并进行 X 线拍片检查，与术前的乳腺 X 线照片进行比较。探查空腔内任何可能残留的异常组织。空腔内切除的可疑残留组织也需要进行 X 线拍片检查。

明确病变已经完整切除后则可关闭切口。但如

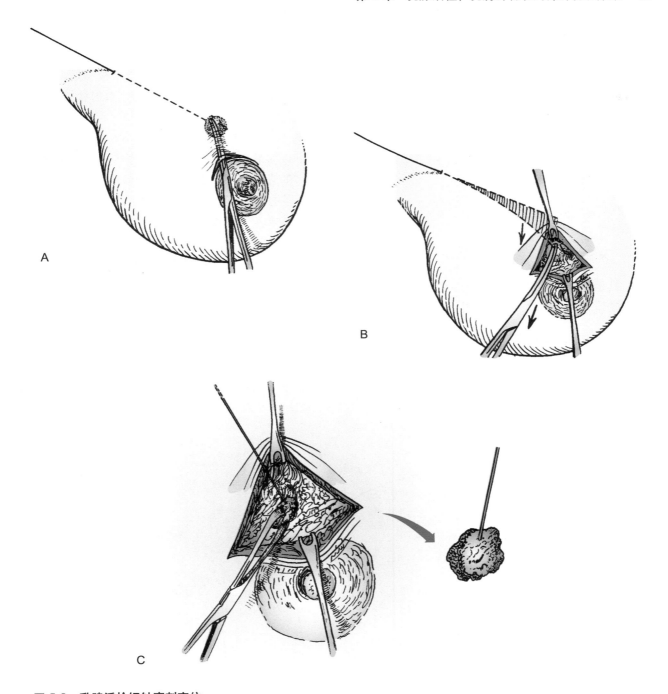

图 5-3　乳腺活检细针穿刺定位
A. 肿块上方的切口；B. 朝肿块和导丝进行解剖；C. 移除肿物和导丝

果错过了病灶，通过对定位片和标本 X 线片进行复查常常可提供一个线索，了解从空腔的哪一个壁继续进行切除可能包含目标区域。

四、关闭切口（图 5-4）

【技术和解剖要点】

冲洗术野，彻底去除血块，然后用皮钳提起腔壁，仔细检查进行止血。

对于小切口如纤维腺瘤的手术，大多数医生并不缝合深部的乳腺组织，或是试图"重建"乳腺。这种缝合会因拴住正常活动、充满液体的乳腺组织而产生形态上的畸形。用可吸收缝合线间断缝合皮下组织，皮内缝合关闭皮肤切口。一般很少需要引流。采用加压包扎，或一个紧贴舒适的胸罩将有助于防止血肿形成。

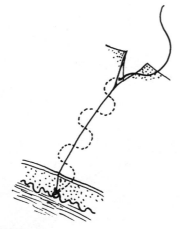

图 5-4　关闭切口

五、乳腺癌和乳腺导管内癌的部分乳腺切除术或乳腺肿物切除术（图 5-5）

【技术和解剖要点】

通过乳腺肿物切除术（部分乳腺切除术）进行癌症治疗的大部分技术同前所述。然而，仍然有一些重要的区别需要特别留意。首先切口的设计极为重要。通常切口直接位于病变的正上方。如果肿瘤特别靠近皮肤，有必要沿皮肤做一梭形切口从而获得足够的安全边界。最好是做一个放射状的切口（图5-5A），因为若平行于乳晕做切口，可能将使乳晕乳头复合体向切口牵拉。

许多乳腺癌发生于外上象限，因为这里聚集了最多的乳腺组织。在这个区域内一个长的放射状切口，若打算行前哨淋巴结活检，也可被用作活检的入口。或者也可另做一切口进行前哨淋巴结活检（见第 6 章）。

尽可能保持切口低于想象中的胸罩线，它一般由外侧的肩锁关节向内至剑突，因为这样瘢痕以后能够被衣服遮盖。若随后需行乳腺全切手术，这种切口也可一并切除。

通常乳腺组织切除深达筋膜。有时候需要切除部分筋膜甚至到达肌肉，以获得一个干净的切缘。

干净切缘的数量在充分治疗中的重要性仍存争

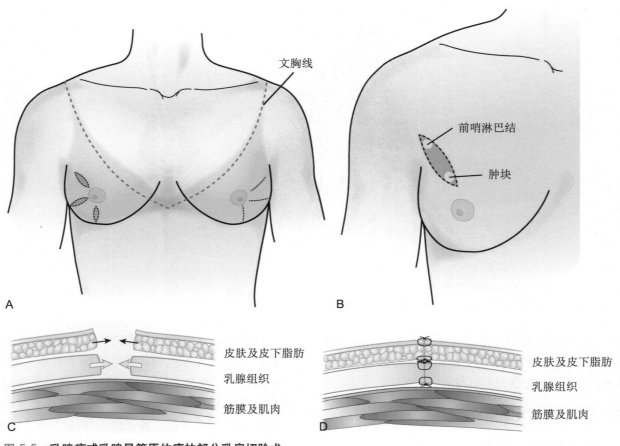

图 5-5　乳腺癌或乳腺导管原位癌的部分乳房切除术

A. 有需要时使用放射状切口允许切除部分皮肤而不用破坏乳房现状；B. 联合皮肤切除及前哨淋巴结活检的长放射状切口；C. 挖空各层以便关闭切口；D. 美容缝合关闭以消除无效腔及达到尽可能的美容效果

议，但不能获得足够的切缘，仍是返回手术室再次手术的主要原因。通常，需要切除比乳腺活检或良性肿物切除手术中更多的乳腺组织。这将导致形成一个较大的空腔。有些外科医师通过从筋膜下游离乳腺组织来填充关闭这个腔（图 5-5C），并进行深部的缝合以便重塑一个外观正常但相对较小的乳房。做一棱形切口切除表面的皮肤，实际上有助于消除皮下的无效腔。

对于绝大部分的患者而言，术后放射治疗是保乳手术的重要部分。术中放射治疗可在本章最后的文献中查阅。

几十年来，一直认为有必要于乳房肿瘤切除术腔放置夹子标记手术边界，以帮助放射肿瘤专家计划术后治疗。但目前的治疗计划技术已经很少需要这样进行标记了；然而，与放射肿瘤专家的密切沟通，了解他们对局部的要求，仍然是一件好事。如果肿瘤整形技术将导致组织的重构，放置夹子标记仍然是很有帮助的。

若有必要，安置夹子也很简单。使用止血夹标记内侧、外侧、头侧、尾侧和腔的深面。用钳子简单地捏起一些组织后夹上夹子。通常没有必要标记空腔的上界。需在关闭乳腺组织前放置夹子。

关闭术后切口，即使在同一切口进行前哨淋巴结活检，也不必放置引流。

（谢　绚　译　陈汝福　校）

参考文献

1. Arentz C, Baxter K, Boneti C, et al. Ten-year experience with hematoma-directed ultrasound-guided (HUG) breast lumpectomy. *Ann Surg Oncol.* 2010;17(suppl 3):378–383.
2. Baynosa J, Horst K, Dirbas FM. Chapter 72. Accelerated partial breast irradiation with intraoperative radiotherapy. In: Direbas FM, Scott-Conner CEH, eds. *Breast Surgical Techniques and Interdisciplinary Management.* New York, NY: Springer Verlag; 2011:883–897.
3. Biggers BD, Lamont JP, Etufugh CN, et al. Inframammary approach for removal of giant juvenile fibroadenomas. *J Am Coll Surg.* 2009;208:e1–e4.
4. Clough KB, Kaufman GJ, Nos C, et al. Improving breast cancer surgery: A classification and quadrant per quadrant atlas for oncoplastic surgery. *Ann Surg Oncol.* 2010;17:1375–1391. (Excellent description and careful explanation of oncoplastic techniques.)
5. Gainer SM, Lucci A. Oncoplastics: Techniques for reconstruction of partial breast defects based on tumor location. *J Surg Oncol.* 2011;103:341–347.
6. Henry-Tillman R, Johnson AT, Smith LF, et al. Intraoperative ultrasound and other techniques to achieve negative margins. *Semin Surg Oncol.* 2001;20:206–213.
7. Kaufman CS, Littrup PJ, Freeman-Gibb LA, et al. Office-based cryoablation of breast fibroadenomas with long-term follow-up. *Breast J.* 2005;11:344–350. (An alternative for biopsy-proven fibroadenomas that require intervention.)
8. Margenthaler JA. Optimizing conservative breast surgery. *J Surg Oncol.* 2011;103:306–312.
9. Nurko J, Mabry CD, Whitworth P, et al. Interim results from the Fibroadenoma Cryoablation Treatment Registry. *Am J Surg.* 2005;190:647–651.
10. Silverstein MJ, Recht A, Lagios MD, et al. Special report: Consensus conference III. Image-detected breast cancer: State-of-the-art diagnosis and treatment. *J Am Coll Surg.* 2009;209:504–520.
11. Thompson M, Henry-Tillman R, Margulies A, et al. Hematoma-directed ultrasound-guided (HUG) breast lumpectomy. *Ann Surg Oncol.* 2007;14:148–156.

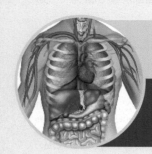

第 6 章

乳腺切除术：全切（单纯性）、改良式和经典根治术

全乳切除术（有时也称为单纯）是移除乳房的所有腺体组织。它有时用于广泛导管原位癌的治疗。双侧全乳切除术与重建手术相结合，有时用于一些高危人群的乳腺癌预防。

改良根治术在去除腋窝淋巴结及周围结缔组织的同时保留了上胸壁肌肉的轮廓。该手术由原来的或经典根治术改良过来，提高了美容效果而不影响疾病的控制。许多对初始的经典乳房切除术进行的变动已被描述。它们的不同在于组织切除的范围和腋窝淋巴结清扫的完全性。而本文中的改良术则包括了彻底的腋窝淋巴结清扫及肌肉轮廓的保留。而其他改良根治术技术详见参考文献。

经典根治术在一些罕见的情况下仍然使用，例如更广泛的胸肌切除可能提高肿瘤的局部控制。但由于新辅助化疗的使用，这种方法已越来越少用。

当为减少乳腺癌风险（有时称为癌症预防）或早期肿瘤而进行乳房切除术时，保留皮肤的乳房切除同时进行乳房重建一般认为是适合的。乳头乳晕保留的乳房切除术也可在适当的患者身上采用。对这些手术的技术考虑将贯穿于文中。

前哨淋巴结活检（见第 7 章）经常与乳房切除术一起进行，它可以通过外侧的切口进行，但如果在保留皮肤的手术中，也可以采取单独的腋窝切口。

外科住院医师教育委员会（SCORE™）将乳腺全切术和改良根治术归类为"基本的、常规的"手术操作，将经典的乳腺根治术归类为"基本的、非常规的"手术操作。

手术步骤

乳腺全切术

手臂向外摆放体位，必要时让手臂可自由活动

皮肤椭圆形切口，包括乳头乳晕复合体和肿瘤上方的皮肤，乳头乳晕复合体在某些患者身上也可保留

在皮下脂肪和乳腺脂肪囊之间游离皮瓣，内至胸骨，上至锁骨，下至腹直肌，外至背阔肌

从上内到下外侧将乳腺由胸大肌表面提起

若为癌症，则一并切除胸筋膜

若需立即行乳腺重建，则保留胸筋膜

识别并结扎（如有必要）胸廓内（乳腺）

血管的穿支

向下清扫所有脂肪组织

止血和确认无淋巴瘘后，放置两条引流管，关闭切口

V-Y 皮瓣法纠正"狗耳朵"

关闭切口中部

提起"狗耳朵"的顶端使组织形成锥形

切除多余的三角组织

缝合所产生的反向箭头

手术记录上记下"狗耳朵"的长度

改良根治术

游离皮瓣，如上所述将乳腺从胸大肌表面分离下来

保留乳腺的外侧仍有附着，并利用乳腺重

量用以牵引

切开胸大肌外侧缘的胸筋膜，提起肌肉

在胸大肌下进行解剖切除所有淋巴脂肪组织

保留胸正中神经

清扫侧面脂肪组织，暴露并保护胸长神经

找到腋静脉并向下清扫脂肪组织

向下清扫所有脂肪组织

止血和确认无淋巴瘘后，放置两条引流管，关闭切口

经典乳腺癌根治术

按说明摆好体位，消毒腹部或大腿以备植皮

如前所述游离皮瓣

由内至外切除胸大肌（上覆乳腺组织）

结扎胸廓内（乳腺）血管的穿支动脉

当暴露胸小肌时用同样的方法予以切除

如前所述的腋窝淋巴结清扫，但包括第三组淋巴结

如前所述关闭切口，若有需要将皮肤移植于切口中部的位置

解剖并发症

损伤胸长神经

损伤胸背神经

损伤肋间壁神经

损伤腋静脉

血肿形成

结构列表

胸大肌

胸小肌

锁骨下肌肉

胸锁筋膜

喙突

胸外侧神经

胸内侧神经

胸背神经

胸长神

腋动脉

腋静脉

胸肩峰动脉

胸背静脉

胸廓内（乳房）动脉

胸廓内（乳房）静脉

腋窝淋巴结

解剖标志

锁骨

前腹直肌鞘

背阔肌

胸骨

一、标准和改良乳腺切除术

（一）患者体位及皮肤切口的选择（图 6-1）

【技术和解剖要点】

在全身麻醉下进行手术。插管后应避免使用肌肉松弛剂，以便评估神经功能。患者仰卧位，同侧手臂伸展于托手板上（图 6-1A）。如有必要，可于肩下放置一个小的折叠片，以便暴露。避免肩关节过伸，以免造成神经损伤。一些外科医师常规将手臂覆盖，这样可使其在手术过程中能自由活动。

切口的选择取决于几个因素，包括病变的位置，现有的活检切口，以及乳腺重建的计划。当计划行一期重建时，设计皮肤切口需参与重建的整形外科医师协商。大多情况下，仅保留皮肤的皮瓣既符合肿瘤切除的原则，也能提供一个令人满意的美观结果。

当可能行后期重建时，一般选择横切口，因为它更有益于重建手术。当不准备行重建手术时，通常外高内低的斜切口能提供更好的暴露。这种切口皮瓣一般愈合非常好，并且因其最终形成一个平坦的胸壁使假体置入后可以很容易地适应。

对于一个标准的乳房切除术，皮肤切口应包括乳头乳晕复合体和覆盖在肿瘤上的皮肤，活检腔，以及任何现有活检切口（图 6-1B）。活检腔被认为会被肿瘤细胞污染并经常含有肉眼下的残留病灶。随着手术的进行，它必须被完全切除。因此，如果活检通过位于距肿块一定距离的切口进行，那么手

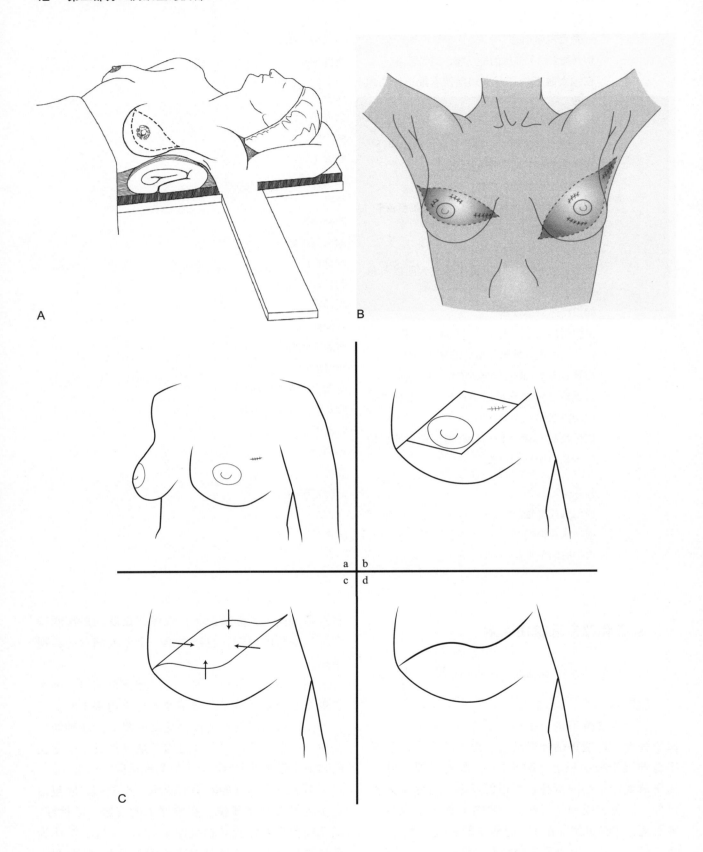

A

B

C

a | b
c | d

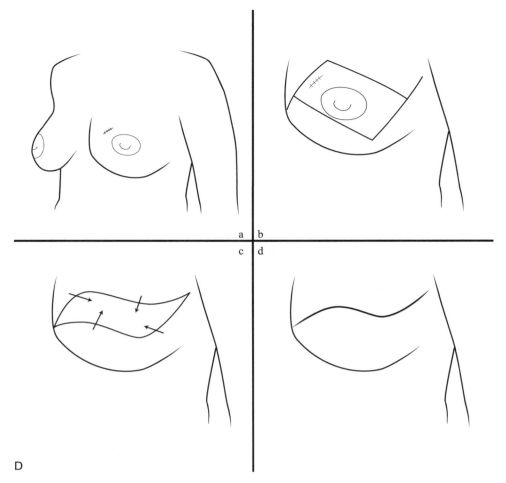

D

图 6-1 **患者的体位和皮肤的切口**
A. 患者的体位；B. 标准的椭圆形切口；C. 创建一个懒 S 形切口（分图 a ~ d 显示如何实现一个相对难度较高的病变，a. 病变位置；b. 不规则的四边形切口标记；c. 使四边形的边缘光滑化和从四个方向关闭切口；d. 关闭皮瓣后的切口）；D. 创建内上象限肿物的懒 S 切口（a. 肿物位置；b. 不规则四边形切口轮廓；c. 淡化及圆滑切口边缘；d. 皮瓣关闭后的切口）

术时将可能牺牲掉较多的皮肤。或者，也用椭圆形切口，单独的切除活检皮肤切口周围的组织。不要因为担心切口不能关闭而影响皮肤切口的设计。位于肌肉表面的皮片将会很好的愈合，必要时也可以使用。但若皮瓣设计得当，很少有这样的必要。

图 6-1C 和 D 显示了一个"懒 S"形切口所提供的皮瓣，可容纳各种位置的病变，并且能够以最小的张力关闭切口。创建"懒 S"形切口最简便的方法是先在乳头乳晕和肿瘤位置画一个菱形，然后使角的位置变得圆润一些。只要有可能，请记住尽量保持皮肤切口内低外高。这将使伤瘢能更容易的被患者的衣服掩盖，也有助于手术时乳房腋尾和腋窝淋巴结的暴露。

关闭切口时，将皮瓣两侧和上下对合起来。这

将使平滑的瘢痕能够被衣服所遮盖，即使是位于内上象限的病灶。

（二）游离皮瓣

【技术要点】

切开皮肤和皮下组织。可以看到乳腺被包裹在一个单独的皮下脂肪层，位于皮肤下方 0.5 ~ 1cm。通常，皮肤切开后该层可以轻易地辨认出来。将 Lahey 钳夹在上侧皮瓣的真皮层，让助手用力向上牵引（图 6-2A）。用手术纱巾将乳腺组织使劲向下及朝向自己牵拉而形成一种反牵引力。避免在活检位置上方操作乳腺。用尖刀或者电刀锐性分离皮瓣，如果使用尖刀时，则需要经常更换刀片。在适当的平面进行解剖是不出血的。若平面适当，可在皮瓣

的下方看到大量的皮下静脉网，这样的皮瓣是可以保存的。皮瓣下方偶尔出血可予以结扎（使用电刀游离皮瓣需要小心，因为它可能烧穿薄薄的皮瓣而损坏皮肤表面）。随着游离的进行，需要通过触摸来确认皮瓣的厚度。

另一种方法是使用稍张开的 Mayo 剪边推边切的技术进行皮瓣游离。这种方法尤其适用在皮肤切口较小的保留皮肤的乳房切除术中。

在腋窝游离皮瓣将会碰到毛囊和大汗腺，使用锐性分离或在较深的平面游离可以有效避开它们。皮瓣游离上达锁骨，下达腹直肌鞘，内达中线，外达背阔肌前缘（图 6-2B），其中背阔肌的前缘一般是最难找的。

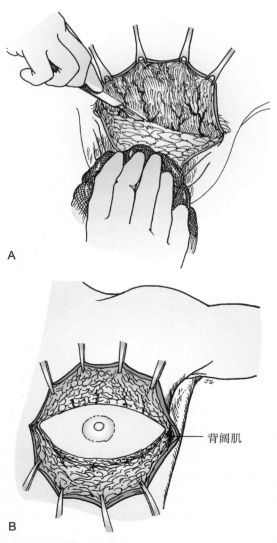

图 6-2　游离皮瓣
A. 于皮下层面游离皮瓣；B. 切除的外侧界为背阔肌

通过触诊肌肉组织的纵脊来识认背阔肌。向下锐性解剖，通过见到纵行肌纤维来确认，向上追踪肌肉直至腋窝。对上方的皮瓣进行止血后放置一块湿的血垫在皮瓣下。用 Lahey 钳夹住下方皮肤切口，并通过相同方法获取下方的皮瓣。在下方，乳腺和皮下组织之间的平面通常很难分辨清楚，除非十分小心，否则下方的皮瓣可能偏厚。为避免其发生，常常需要通过触诊来保证皮瓣的厚度。若皮瓣中包含了乳腺或乳腺悬韧带，则表明皮瓣太厚了，必须要将其切薄。用电刀在切除范围的周围切开筋膜，依次作为边界。这样能防止切除过多。再次检查皮瓣进行止血，皮瓣下方塞入温暖而湿润的血垫。注意在整个手术的过程中，均需避免让皮瓣下方的皮下脂肪暴露在外面而变得干燥。

【解剖要点】

乳腺组织学上是来源于外胚层的锥形结构，位于浅筋膜内。乳腺的基底部覆盖从第二至第六肋及胸骨边缘至腋中线范围的胸壁。锥形的乳腺还向两边的腋窝伸出一条舌状的乳腺组织——Spence 尾叶。它有时能穿过腋窝的深筋膜而到达胸群腋窝淋巴结。乳腺的浅面是浅筋膜浅层，深面为浅筋膜深层。皮下的脂肪小叶较小，很容易区别于乳腺较大的脂肪小叶。

随着皮瓣被游离，悬韧带（Cooper）也必须被切断。这些韧带穿行于腺体内的脂肪并与浅筋膜深层和真皮层相连，在乳腺的上部其发育得尤其发达。

由于皮瓣的范围与肌肉骨骼结构相关，因此必须要回顾这些结构的解剖。锁骨从胸骨柄的上外侧向外延伸到肩胛骨的肩峰。附着于锁骨并可触及的肌肉包括胸大肌的一部分（内侧半）、三角肌（外1/3）和胸锁乳突肌肌肉（中间1/3）。大多数乳腺均位于胸大肌浅面。该肌肉构成腋窝的前壁。其无附着的下部边缘则构成了腋前襞。除了锁骨部，胸大肌还有胸肋部和腹部。胸肋部附着于胸骨（柄和体）的前表面（实质上是中线）及肋软骨。腹部起源于腹外斜肌腱膜。广泛起源的肌纤维混合形成一个平面的肌腱向外止于肱骨结节间沟。因此锁骨部的肌纤维向下外侧斜行，胸肋部水平或向上外侧走行，而腹部的纤维则几乎垂直走行。

腹直肌附着于第五至第七肋软骨。其浅面被腹外斜肌构成的腹直肌鞘所覆盖。上腹直肌的外侧缘（也是腹直肌鞘）位于锁骨中线上。

背阔肌构成腋后襞。它直接来源于或来源于穿过
T₅ 至尾骨的所有椎体表面的腱膜、俯位的 3 ~ 4 根
肋骨、肩胛下角及髂嵴。肌纤维向外融合形成一条肌
腱止于肱骨结节间沟的小结节嵴。其最上方的肌纤维
几乎水平走行，下方的则以逐渐增加的角度斜行朝肱
骨走行。因此来源于髂嵴的肌纤维，特别是靠前方的
部分，几乎垂直走行。其外侧肌纤维构成腋后襞。背
阔肌肌纤维的走行方向是术中辨认它的关键。

（三）从胸大肌表面切除乳腺（图 6-3）

【技术要点】

上下皮瓣的内部放置一牵引器撑开以暴露中线。
皮钳钳住胸筋膜，由内至外切除乳腺及胸筋膜。小
心寻找、保留或结扎离断胸廓内（内乳）动静脉的穿
支，它们大多在解剖胸骨表面时碰到。一般来说，它
们位于距胸骨 1 ~ 2cm 的边缘，每个肋间均有一条。

请注意，一些游离皮瓣的重建技术要求与肋间
深处的这些血管进行吻合。

用刀将胸筋膜与乳腺一并切除干净。仅保留暴
露的胸大肌纤维。如果肿瘤局部固定于胸大肌表面，
将部分肌肉连同肿瘤一并切除。由内至外分离直至
暴露出胸大肌的边缘。沿该边缘分离能使固定的乳
腺向外脱垂。

向下外侧切除至胸大肌的过程中，注意保留一薄
层附着于下方肌肉的腺体组织。若计划行腋窝清扫，
这种做法将有助于进入正确的层面以保留胸长神经。

如果单纯行一个全乳腺切除手术，可用电刀分
离乳腺与腋窝组织。不行腋窝淋巴结清扫术。

【解剖要点】

乳腺的血液供应来自腋动脉、胸廓内（内乳）动
脉及肋间动脉。供应乳腺的腋动脉分支包括胸肩峰动
脉、胸外侧动脉及肩胛下动脉。胸廓内（内乳）动脉
是锁骨下动脉的一个分支，通常通过位于第二、三、
四肋间的较大穿支供应乳腺，而又以位于第二肋间的
穿支最大。最后，前部肋间动脉则发出小穿支供应乳
腺的深部组织。因此，乳腺的主要血供来源于上外侧
（腋动脉分支）和上内侧（胸廓内动脉分支）。

胸筋膜是胸大肌的深筋膜。尽管它通常很薄，
但它向外厚度逐渐增加，并形成腋窝的底，还可向
外延续为背阔肌筋膜和上臂的筋膜。筋膜层是胸筋
膜在一特定区域的名称，位于胸锁筋膜的浅面。后
者与胸小肌相关。

（四）改良根治术——胸大肌下切除和可选择的胸小肌切除（图 6-4）

【技术要点】

这个步骤开始于图 6-1 至图 6-3。抬起上肢使胸
肌松弛，将有助于接下来的腋窝清扫。嘱助手抬起
患者上肢并置于前胸壁。Allis 钳钳住胸大肌外侧缘，
嘱助手向上提起。清扫胸大肌深面的脂肪、腺体及
淋巴结周围组织，并暴露胸小肌。

辨认并保留支配胸大肌和胸小肌的胸内侧和胸
外侧神经。胸外侧神经穿过胸锁筋膜，而胸内侧神
经穿过胸小肌并于相对内侧的位置进入胸大肌。这
些神经的损伤将导致胸大肌萎缩，最终变成一条纤

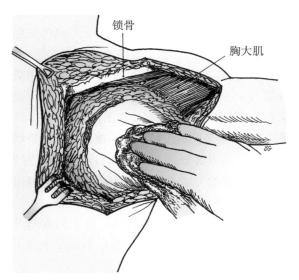

图 6-3　胸大肌表面切除乳腺

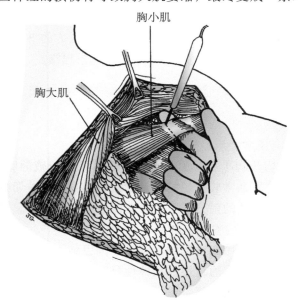

图 6-4　改良根治术——胸大肌下的解剖及胸小肌的切除

维条索，既影响外观，也影响功能。

如果需要清扫第Ⅲ组淋巴结，则可能需要切除胸小肌。这并没有形成共识，但在一些特殊情况下仍可施行。在术野的上部沿胸小肌的两侧切开胸锁筋膜。用手指穿过胸小肌后方。观察下面以确认深面的筋膜完整，并且没有不小心提起大血管。如果下方暴露肌肉困难，可用电刀将其直接从喙突离断。

【解剖要点】

胸大肌受胸外侧和胸内侧神经支配。这些神经是根据其各自起源于臂丛的外侧和内侧束而命名，而不是根据它们于前胸壁的相对位置。他们分别带着 $C_5 \sim C_7$ 及 $C_5 \sim T_1$ 脊神经纤维。胸外侧神经于前方跨过腋动静脉的第一部分（胸小肌的近端部分），并发出吻合支汇入胸内侧神经。主干则与胸肩峰动脉伴行穿过胸锁筋膜，并与该动脉的胸肌支伴行分布于胸大肌和胸小肌。胸内侧神经起源于臂丛内侧束，其位置比胸外侧神经更外侧，位于腋动脉的第二部分（胸小肌的背侧部分）。一般情况下，该神经穿过胸小肌（支配该肌肉）并发出分支到达胸大肌的深面。此外，它还常常发出 2 ～ 3 条分支，与胸外侧动脉伴行到达胸小肌的下缘，最终分支支配胸小肌。胸大肌的锁骨部与胸骨部，除了发育的不同造成的自然区别外，其神经支配也是有不一样的。胸外侧神经支配胸大肌的锁骨部，并常常支配胸肋部的上部。胸内侧神经有数条分支，其中一些进入胸小肌并支配它。另外一些分支则继续穿过胸小肌，除了分支于该肌肉的下缘外，还支配胸大肌的大部分胸肋部及腹部。

牵拉或牵引胸大肌能够为清扫其后方的淋巴结提供足够的空间，最终清扫所有腋窝淋巴结。

（五）腋静脉的辨认和初始的腋窝解剖（图 6-5）

【技术要点】

切开胸小肌筋膜，小心寻找其深面的腋静脉。它的位置通常较预想的低，尤其是当胸大肌被切除时。由静脉的前方外膜层面向内解剖至腋窝顶。离断跨过静脉的数条小血管。

最高的腋窝淋巴结是锁骨下淋巴结，位于术野内侧的顶端。通过锐性和钝性分离，清扫所有淋巴脂肪组织直至暴露胸壁。与标本一起，用电刀离断胸小肌与胸壁的附着，切除胸小肌（如果需要）。

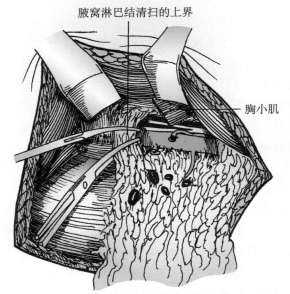

腋窝淋巴结清扫的上界

胸小肌

图 6-5　改良根治术——辨认腋静脉并开始腋窝淋巴结清扫

彻底干净地由内向外解剖胸壁。应该很好的暴露出肋骨和肋间肌。与乳腺一起，向外清扫脂肪组织并切除胸小肌。

【解剖要点】

胸锁筋膜包绕胸小肌。在肌肉下极，其延续为前锯肌筋膜和所谓的腋筋膜（主要是来自胸大肌筋膜）。其上内侧与肋间筋膜融合，而上外侧延续为一个致密的囊袋，分开包绕锁骨下肌。切开此筋膜时，需注意勿损伤胸肩峰动脉和胸外侧神经，它们常常向上穿过筋膜支配胸小肌。

离断胸小肌能够暴露出腋动静脉的所有 3 个部分。腋静脉是腋窝的血管神经结构中最下方（或内侧）的结构。臂丛神经与腋动脉紧密联系，故神经位于静脉和动脉之间适当的地方。腋鞘延续于斜角肌筋膜，包绕着动脉和神经，但不包绕静脉。

腋血管的暴露能为腋窝淋巴结（主要是腋中央组与腋顶组）的清扫提供完整的途径，这些淋巴结分别位于血管的第二和第一部分周围。

平均有 35 枚腋窝淋巴结松散的按组分布于腋动静脉周围。虽然大部分解剖学通常将淋巴结分为 5 组，但也许最好的分类系统是由 Haagensen 所提出的，他认为淋巴结可分为 6 组，如下所示：

1. 乳腺外淋巴结　平均 1.7 枚，位于胸大肌外侧缘的深面，胸外侧动脉周围。淋巴引流至中央组或锁骨下淋巴结。

2. 胸肌间淋巴结（Rotter）　平均 1.4 枚，位于胸肩峰动脉的胸肌支周围，在胸大肌与包绕胸小肌的胸锁筋膜之间的结缔组织中。淋巴引流至中央组或锁骨下淋巴结。

3. 肩胛淋巴结　平均 5.8 枚，位于肩胛下血管及其胸背支周围。由于肋间臂神经和胸背神经通过这组淋巴结，故清扫时可能需要牺牲这些神经。淋巴引流至中央组淋巴结。

4. 中央组淋巴结　平均 12.1 枚，位于腋前襞与腋后襞之间，腋窝中央的脂肪中。经常有一个或多个淋巴结位于皮肤和浅筋膜之间。淋巴引流至腋窝淋巴结。

5. 腋窝淋巴结　平均 10.7 枚，位于背阔肌肌腱与胸肩峰静脉终点之间的腋静脉周围。淋巴引流至锁骨下淋巴结。

6. 锁骨下淋巴结　平均 3.5 枚，位于胸肩峰静脉终点以内的腋静脉周围。它们位于腋顶处，锁骨下肌的深面，被胸锁筋膜所包绕。切除它们需要分开胸小肌及胸锁筋膜。它们接受来自其他所有组的淋巴引流，并引流至颈深组淋巴结或在颈静脉角附近直接注入静脉系统。至少从乳腺外科医生角度看来，这些淋巴结被认为处于最高、最顶端的位置。

（六）改良根治术——腋静脉的解剖和神经的辨认（图 6-6）

【技术要点】

向外侧游离腋静脉，离断所有跨过它的小血管及任何向下方走行的静脉分支。在胸壁弯曲而远离你的位置，于筋膜下寻找胸长神经。这是一条又长又直的神经。切开筋膜并通过用镊子轻柔地进行机械刺激或电刺激确认之。继续切开筋膜，轻轻将神经推离胸壁和腋窝后方。

继续向外侧于腋静脉的前外膜层面进行解剖。找到一条大的静脉分支——胸背静脉。结扎并离断这条静脉。这是该区域第二重要神经——胸背神经的标记。胸背动脉和神经于腋静脉层面大约 1cm 深的位置走行。胸背神经位于胸背动脉的深面并紧密靠近。通过温和的刺激确认神经。

向下清扫腋窝淋巴脂肪组织，保证神经一直位

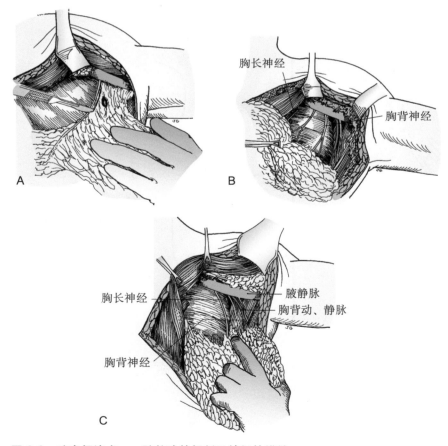

图 6-6　**改良根治术——腋静脉的解剖及神经的辨认**
A. 沿胸长神经切除淋巴脂肪组织；B 和 C. 解剖腋静脉及胸背干

于术野并保护它们。若被肿瘤侵犯，必要时胸背动脉可以被结扎，胸背神经也可以被切断。胸长神经应该保留，否则将影响机体的功能及外观。

【解剖要点】

当胸肌被牵开或离断时，这样一个三角形的术野几乎对应着腋窝的解剖边界。术野上外侧缘为腋静脉，下外侧缘为背阔肌，内侧为前锯肌，后方则有肩胛下肌、大圆肌及背阔肌。这个三角形的顶点位于上内侧，锁骨的深面。这里，最重要的需密切留意的，是腋静脉。

胸长神经由 $C_5 \sim C_7$ 构成的臂丛神经根于颈后三角的位置发出。它于静脉深面进入术野并在前锯肌的表面沿着胸壁弯曲走行。向下进入腋窝后位于臂丛的后方、腋血管的第一部分以及所有其他的神经血管结构。然后沿着前锯肌的表面继续下降，支配沿途的每个肌肉。胸长神经可在腋静脉经过第二肋的位置找到。损伤胸长神经将影响前锯肌的功能，导致不能伸展肩胛骨，尤其是肩胛下角。若肩胛骨

不能旋转，则上肢将无法抬至肩以上的水平。此外，前锯肌将肩胛骨的脊柱缘拉向躯干；因此其功能丧失后将失去这项功能而导致出现"翼状肩胛"。故该神经的损伤将同时影响功能与外观。

胸背或肩胛下中间神经的神经纤维来源于 $C_6 \sim C_8$。它来源于臂丛的后束，位于腋血管的第二部分后方，与肩胛下血管的胸背分支伴行于腋窝的后壁，支配背阔肌。它位于肩胛下肌和大圆肌上。该神经的损伤将使背阔肌麻痹，削弱上肢的内收、内旋和伸展的功能（如泳姿）。它也妨碍了按下肩胛骨的功能，这种功能在使用拐杖来支持身体的重量时相当重要。

（七）改良根治术——切口关闭及狗耳朵的矫正（若需要）（图 6-7）

【技术要点】

仔细止血，冲洗术野以去除血块和松散的脂肪颗粒。切口两侧各放置一皮肤钩，以相反的方向对合，

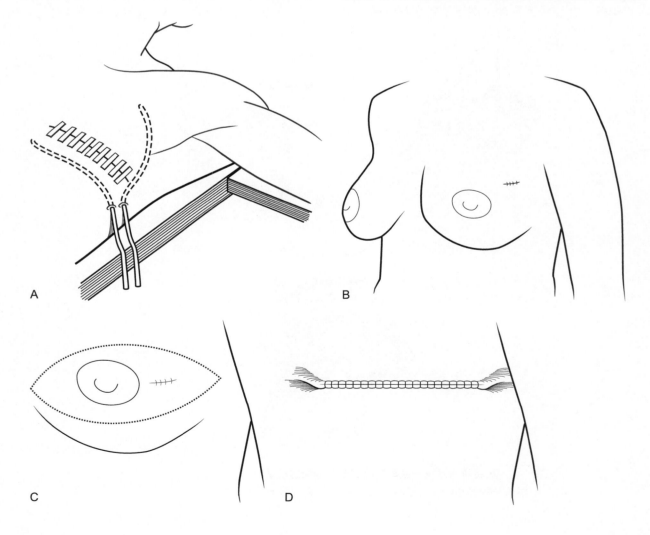

A

B

C

D

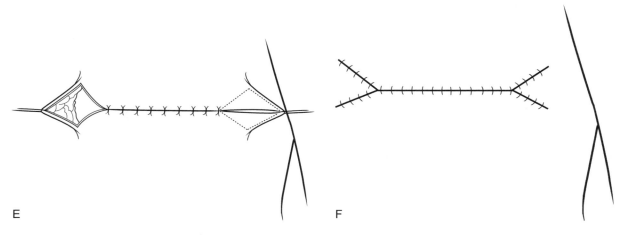

E　　　　　　　　　　　　　　　　　　F

图 6-7　改良根治术——切口的关闭及"狗耳朵"的矫正
A. 关闭切口放置引流；B. 外象限的乳腺癌可用横切口切除；C. 横切口的轮廓；D. 直接关闭时于两侧形成的"狗耳朵"；
E. 如图所示，切口两侧切除菱形组织；F. 完全缝合切口并如图所示缝合切口的两条腿（技术来源于 Mark A.Gittelman，
MD）

观察是否会形成"狗耳朵"及多余的皮瓣。

上下皮瓣各放置一引流管（图 6-7A）。切除多余的皮肤和"狗耳朵"，但需记住，额外的皮肤对于乳腺重建的整形手术可能非常重要。"狗耳朵"常见于切口的内侧和外侧，特别是做椭圆形皮肤切口时，它们的出现对患者造成极大的困扰。

如果关闭切口时将导致"狗耳朵"形成（图6-7B），可用 V-Y 皮瓣技术来平整两端。首先，关闭切口中部（图 6-7C）。提起内侧或外侧皮肤切口的顶点形成一个小的金字塔结构（图 6-7D）。尝试着将尖段沿着切口方向放平，以决定需要切除的皮肤范围（形成一个如图所示的三角形）。切除这些三角形（图 6-7E），缝合形成的反箭头样切口。最后形成一个平坦光滑的切口（图 6-7F）。手术记录中记下切口被延长的长度。其他的校正技术在文末的参考文献中有描述。

以多个细线间断缝合、皮肤钉或皮内缝合的方式关闭皮肤切口。用可吸收性缝合线行皮内缝合有助于关闭切口时减少张力。

二、经典的乳癌根治术

外科技术（图 6-8）

【技术与解剖要点】

以如前所述的方式做皮肤切口，并游离皮瓣。由于经典的乳癌根治术通常用于较晚期的病灶，故

可能需要切除更多的皮肤。准备并对大腿进行消毒，以备必要时行皮片移植。

于两侧皮瓣的中间放置牵引器，将胸大肌由内向外从胸壁上切下来侧。注意辨认和结扎胸廓内（内乳）动静脉的穿支，它们通常从肋间直接穿出来。对于任何回缩回肋间的血管均需进行缝扎止血。注意不要用止血钳的尖段去穿刺肋间，因为这样很容易会不小心进入胸腔。

由于胸大肌已被从胸壁上切除，故胸小肌将会被暴露出来。它应该同样被切除掉。向上外侧把胸大肌的锁骨端及肱骨端离断。如前所述将胸小肌由

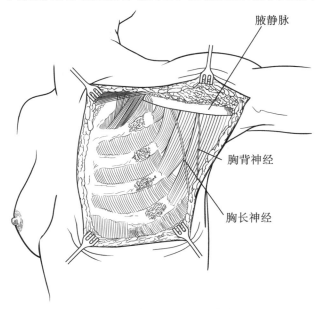

图 6-8　**经典的乳癌根治术——外科技术**

喙突附着处离断。使乳腺连同肌肉组织向外侧悬挂。

解剖腋静脉，如前所述辨别出各条神经（图 6-5 及图 6-6）。切口的关闭与改良根治手术相类似。如果皮肤切除范围过大导致皮瓣无法在没有过大张力的情况下对合，则先闭合切口内侧和外侧部分，暂留中间一个椭圆形的皮肤缺损区域。更换手术衣及手套，用另一套器械制作刃厚皮片。将皮片置于皮肤缺损处，与四周的皮瓣进行缝合，并将它们固定于胸壁上。常使用纱布缝合捆绑压迫皮片的方式。当然，尽管一个制作良好的皮片有助于闭合张力较大的切口，但仍然存在皮片坏死的风险。

（谢　绚　译　陈汝福　校）

参考文献

1. Bland KI, O'Neal B, Weiner LJ, et al. One-stage simple mastectomy with immediate reconstruction for high-risk patients. An improved technique: The biologic basis for ductal-glandular mastectomy. *Arch Surg.* 1986;121:221–225. (Provides a clear and concise description of a cosmetic yet biologically sound prophylactic mastectomy.)

2. Carlson GW, Bostwick J 3rd, Styblo TM, et al. Skin-sparing mastectomy. Oncologic and reconstructive considerations. *Ann Surg.* 1997;225:570–575. (Provides an excellent description of an increasingly popular alternative, particularly for early lesions.)

3. Ching-Wei DT, Howard H, Bland KI. Chapter 35. Mastectomy. In: Dirbas FM, Scott-Conner CEH, eds. *Breast Surgical Techniques and Interdisciplinary Management.* New York, NY: Springer Verlag; 2011:409–422.

4. Edlich RF, Winters KL, Faulkner BC, et al. Risk-reducing mastectomy. *J Long Term Eff Med Implants.* 2006;16:301–314.

5. Haagenson CD. *Diseases of the Breast.* Philadelphia, PA: WB Saunders; 1986. (Presents a clear description of classic radical mastectomy.)

6. Hoffman GW, Elliott LF. The anatomy of the pectoral nerves and its significance to the general and plastic surgeon. *Ann Surg.* 1987;205:504–507. (Presents a brief review of relevant anatomy.)

7. Kato M, Simmons R. Chapter 36. Nipple and areola-sparing mastectomy. In: Dirbas FM, Scott-Conner CEH, eds. *Breast Surgical Techniques and Interdisciplinary Management.* New York, NY: Springer Verlag; 2011:423–430.

8. Moosman DA. Anatomy of the pectoral nerves and their preservation in modified mastectomy. *Am J Surg.* 1980;139:883–886. (Reviews the variant anatomy of pectoral nerves.)

9. Nava MB, Cortinovis U, Ottolenghi J, et al. Skin-reducing mastectomy. *Plast Reconstr Surg.* 2006;118:603–610.

10. Patani N, Devalia H, Anderson A, et al. Oncological safety and patient satisfaction with skin-sparing mastectomy and immediate breast reconstruction. *Surg Oncol.* 2008;17:97–105.

11. Patani N, Mokbel K. Oncological and aesthetic considerations of skin-sparing mastectomy. *Breast Cancer Res Treat.* 2008;111: 391–403.

12. Patey DH. A review of 146 cases of carcinoma of the breast operated on between 1930 and 1943. *Br J Cancer.* 1967;21:260–269. (This is the original description of the Patey technique with resection of the pectoralis minor muscle.)

13. Roses DF, Harris MN, Gumport SL. Total mastectomy with axillary dissection: A modified radical mastectomy. *Am J Surg.* 1977;134:674–677. (Describes a modified technique involving division of the sternal head of the pectoralis major muscle for wide exposure of the apex of the axilla.)

14. Slavin SA, Schnitt SJ, Duda RB, et al. Skin-sparing mastectomy and immediate reconstruction: Oncologic risks and aesthetic results in patients with early-stage breast cancer. *Plast Reconstr Surg.* 1998;102:49–62.

15. Tubbs RS, Salter EG, Custis JW, et al. Surgical anatomy of the cervical and infraclavicular parts of the long thoracic nerve. *J Neurosurg.* 2006;104:792–795.

16. Weisberg NK, Nehal KS, Zide BM. Dog-ears: A review. *Dermatol Surg.* 2000;26:363–370. (Describes alternative methods for treatment of dog ear deformities.)

17. Wijayanayagam A, Kumar AS, Foster RD, et al. Optimizing the total skin-sparing mastectomy. *Arch Surg.* 2008;143:38–45.

18. Yano K, Hosokawa K, Masuoka T, et al. Options for immediate breast reconstruction following skin-sparing mastectomy. *Breast Cancer.* 2007;14:406–413.

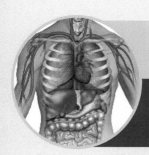

第7章

可触及的腋窝前哨淋巴结活检

Laura A.Adam

　　单纯淋巴结切除是用于可触及的淋巴结的切除以及联合以癌症分期为目的的前哨淋巴结注射。虽然这项技术仍然同以前基本相同，但是解剖必然是根据淋巴结切除的位置来分类的。大多数情况下，单纯的淋巴结切除是在腹股沟或腋下进行，然而可疑的浅表淋巴可以从任意的淋巴结陷窝上切除，包括颈索、锁骨上区、耳前区等。腋窝和腹股沟的外科解剖学分别详细见第 8 章和第 91 章。

　　外科住院医师教育委员会（SCORE™）将黑色素瘤的前哨淋巴结活检归类为"基本的、非常规的"手术操作。SCORE™ 没有将乳腺前哨淋巴结活检归类。

手术步骤

可触及的淋巴结

淋巴结上方做切口

切开腋下筋膜

把淋巴结拉出至切口处

钳夹或结扎淋巴结根部并取下淋巴结

止血并结扎淋巴管，逐层关闭切口

前哨淋巴结活检

术前进行淋巴结放射性胶体造影

如果需要可在手术区域注射蓝色染液

用通常方式在腋下和乳房处备皮

如果乳房过大覆盖了腋下，影响术野的暴露，可以用无菌胶布固定乳房，使之向中线与头侧偏移，提升手术可见性

使用无菌伽马探头，基于最大活动性确定切口位置，然后得出基准 Geiger 计数

分离腋下脂肪至腋筋膜

使用无菌伽马探头识别热点

找到蓝色的淋巴管并沿着它找到蓝色淋巴结（若使用了蓝色染液）

切除全部蓝色的、有放射性的或异常的表浅淋巴结

夹闭并离断淋巴管及其根部

获取淋巴结计数

检查切口基底的辐射——应小于最大淋巴结计数的 10%

重复上述过程，直到所有蓝色、放射性或异常节点已经被切除——但是在切除 6 个淋巴结之后需要考虑终止手术的问题了

止血并将淋巴液聚集，关闭切口，不需要留置导管

解剖并发症

淋巴管瘤

假阴性活组织检查

臂间神经或其他神经受损

结构列表

Langer 线

Kraissl 张力线

腋筋膜

胸大肌

背阔肌

前锯肌

腋窝悬韧带

胸锁筋膜

腋窝淋巴结 (Haagensen 系统)

侧组淋巴结（腋下）

肩胛下淋巴结（肩胛）

胸部淋巴结（乳腺外侧）

中央组淋巴结

顶端淋巴结 (锁骨下)

腹股沟浅筋膜

股阔筋膜	髂淋巴结
腹股沟淋巴结	腹股沟韧带
表浅腹股沟淋巴结	大隐静脉、股动脉和髂血管
深处腹股沟淋巴结	

选择性前哨淋巴切除指切除一个或少数几个淋巴结，这些淋巴结可被染料染色或淋巴造影技术分辨。前哨淋巴结切除是基于"肿瘤是以成系统的方式转移"这个理论的。由于阴性的前哨淋巴结很有可能提示全淋巴系统的阴性基础，所以患者可避免扩大的淋巴结清扫术。前哨淋巴结技术主要用于皮肤的恶性肿瘤和乳腺癌，但实际上它已经被应用于其他系统的癌症，包括直肠、胃食管、肺、泌尿系统、妇科、头颈部。本章探讨的是主要与乳腺癌相关的，腋窝处表浅淋巴结活检与前哨淋巴结活检（SLNBs）技术的改进。

单个淋巴结的切除活检很少应用，仅在仔细地考虑之后才可实行。我们通常会首先使用良好的针吸细胞学活检或空芯针穿刺活组织检查（若需要可用超声辅助），在难处理的手术中，这些方式不成功时则会用到切除活检。

在多个验证 SLNB 的试验中，前哨淋巴结的阳性率为 97%，其中有 9.8% 的假阴性率。此外，在以前其他受争议的乳腺癌病情中，SLNB 也被评估过，并在多中心与多病灶的乳腺癌患者中有高准确性。这可用于导管原位癌的乳腺切除术中。当只用了放射性胶体（非蓝色染液）的时候，SLNB 还可以用于妊娠30周后的妇女。对于 SLNB 阳性的患者，腋下淋巴结清扫术后哪些患者能从中受益，这仍有争议。

一、表浅淋巴结活检（图 7-1）

【技术要点】

患者取仰卧位，适当暴露四肢。对于腋窝淋巴结的切除，同侧手臂应伸展放在臂板上。若有必要，可在肩下放置一张小的折叠单以扩大暴露面积。腋窝的解剖和乳腺癌重要的淋巴组的位置如图 7-1 所示。

触诊并标记淋巴结要在术前准备之前做好，因

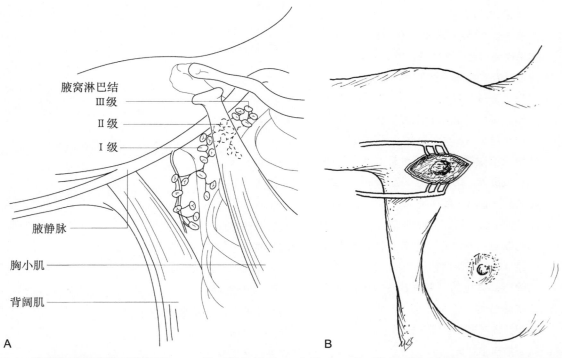

图 7-1　表浅淋巴结活检（引自 Morrow M，Khan S.Breast disease.In: Mulholland MW，Lillemoe KD，Doherty GM，et al.，eds.Greenfield's Surgery: Scientific Principles and Practice.4th ed.Philadelphia，PA: Lippincott Williams & Wilkins; 2006:1252）（已授权）

为在局部麻醉药渗透后，淋巴结有可能难以触及。在大多数情况，应设计好一个横向跨过表浅淋巴结的节点的切口，记住切口要包含在以后进行的淋巴结手术范围内。在切除腋下淋巴结的时候，应计划让切口位于腋毛覆盖区域的下层并提起一块皮瓣（若需要的话），以避开这一区域。

　　用局部麻醉药浸润麻醉并切开皮肤。开始解剖的时候，记住淋巴结经常感觉起来看似是表浅的。为了显露术野，需要时可以把皮瓣提起并放置一个固定牵开器来显露淋巴结（如图 7-1B）。用一条牵引缝线穿过淋巴结有助于将它从伤口中拉出来。将淋巴结周围的组织分离，并切下淋巴结。切除淋巴结之前，淋巴结根部的血管及淋巴管需要用血管夹或者缝线结扎起来。确保止血之后，用可吸收线分两层缝合切口。

【解剖要点】

　　切口应尽可能地靠近浅表淋巴结。考虑到美观，这里和其他地方一样应该用上 Langer 线。在腋窝和腹股沟区，线的走行大致是横向的。对应于皮肤松弛张力线，Langer 线与深处的肌纤维的运动线是垂直的。避开腋窝有毛的地方——这并不是外观原因，而是为了避免因该处潮湿且细菌多的环境导致发病。在腹股沟处这个操作更难进行，尤其是对于超重的个体。所以建议最好把切口定于直接跨过浅表淋巴结处。

　　简言之，腋窝淋巴结位于腋窝内侧，但外科医生通常用方位术语来描述。Ⅰ级淋巴结是最深的，位于胸小肌下；Ⅱ级淋巴结在胸小肌深部，Ⅲ级淋巴结在胸小肌中间，高于腋静脉。

二、前哨淋巴结活检——注射（图 7-2）

【技术要点】

　　首先，应决用什么方法识别淋巴结：蓝色染料，放射性示踪剂，或两者都用。都用的时候精度能达到最佳，这也是本篇描述的方法。

　　1%Lymphazurin（异硫蓝）染液在大多数条件下都易于得到。它有 0.7% 速发型过敏反应的风险。亚甲蓝染料较便宜，且不带速发型过敏反应的风险，但应该稀释，以避免皮肤坏死和无菌脓肿形成。对于定位这个目的，异硫蓝和亚甲蓝均有效。

　　放射性示踪剂需要核医学团队进行术前注射。使用的放射性胶体是使用的放射性胶体是 ^{99m}Tc 硫化

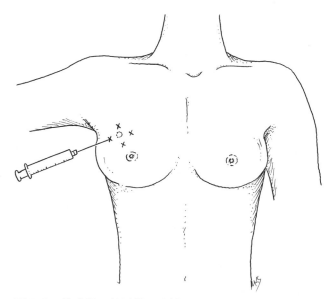

图 7-2　前哨淋巴结活检 - 注射

锑或 ^{99m}Tc 硫胶体，可能导致曾有磺胺类过敏患者的过敏反应。淋巴结切除和单个淋巴结活检的技术并没有明显不同，只要严格遵循并使用识别前哨淋巴结的技术。

　　如果准备对患者进行淋巴造影显像，应在送患者进手术室前完成染料注射。放射性胶体被前哨淋巴结滞留并保存，因为前哨淋巴结没有过滤能力。这个过程发生于注射后约 2h，在注射后 24h 仍然存在。

　　应考虑在切下原发肿瘤之前进行 SLNB，这样蓝色染液就可以连着标本一起切下来，从而提升外表。另外，可在切除原发肿瘤的时候进行接触性的准备（如果需要的话）。这可以打单次麻醉，因为手术没有延迟，也就是说，如果前哨淋巴结阳性转移，可以立即行淋巴切除术。如果同时执行乳腺癌乳房切除术，应考虑利用乳房切除术切口的横向面导通腋窝，行单纯手术切除。如果行保留皮肤的乳房切除术，可能需要一个小的单独的腋下切口。

　　定位患者和麻醉诱导后，用乙醇或氯己定消毒，位置为在肿瘤上方或乳晕外侧边界。皮内注射总共 1.5 ～ 5ml 麻药至肿瘤的四角或乳晕下组织四个象限。注意患者保暖，按摩注射区域促进淋巴流动。避免向外的多余的力，因为这可能减慢或者阻止淋巴液流动。淋巴流动取决于注射部位，也与注射次数不同有关。平均流量如下：头部和颈部 1.5cm/min，前面躯体 2.8cm/min，后方躯体 3.9cm/min，手臂和肩膀 2cm/min，前臂与手 5.5cm/min，大腿 4.2cm/min，腿 / 脚 10.2cm/min。流速越快，更有可能涉及二级

淋巴结。因此注入上肢深处蓝色染料后，应尽快行前哨淋巴结切除术，以防止切除不必要的淋巴结。

三、淋巴结的切除（图 7-3）

如果探索腋下受到大乳房的阻碍，可以用无菌黏合胶带把乳房向中间以及下方拉动。一般来说，对于一个体型较大的患者，找到前哨淋巴结最简单的路径是腋脂肪垫与乳房外侧的脂肪相交的那条曲线（图 7-3A）。这条线准确的位置可由伽马探头来定位。

首先暴露浅表淋巴结的大致位置。使用伽马探头来确定辐射水平最高的地方。这最好是通过确定 XY 轴各自的最大活动范围，然后在两轴范围的交集

设计好切口。伽马探头是照准的，所以它探测的范围是一个由探头尾部发射的窄圆锥形。利用这个照准性的优势，将探头斜行着远离之前注射的部位（如图所示）。大多数核医学中心标志着最大活动性的区域。然而，这可能有误导作用，因为患者在手术中未必处于和原来相同的位置。如本章前面所述，开一个横向切口。

偶尔有时，淋巴结会位于胸大肌外侧缘的深处，这种情况，沿外侧缘的斜行切口有助于识别淋巴结，特别是对于瘦高的患者。注意，阳性前哨淋巴结可能需要完整的腋窝解剖，相应的，切口也需要延长。

暴露并切下腋筋膜，通过纹理的变化识别淋巴

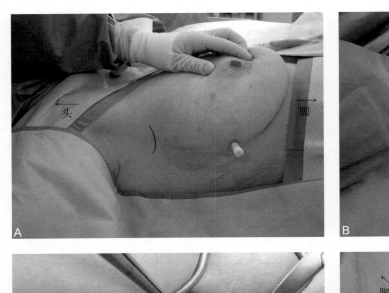
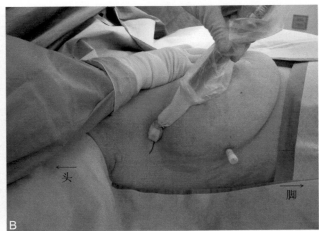
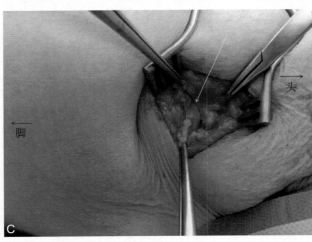
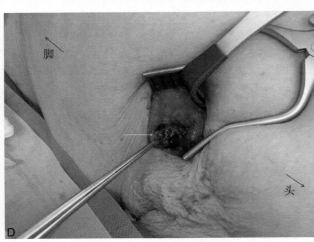

图 7-3　前哨淋巴结的切除

A. 沿皮纹的切口（引自 Bland KI，Klimberg VS.Master Techniques in General Surgery: Breast Surgery.Philadelphia, PA: Lippincott Williams & Wilkins; 2011）；B. 无菌伽马探头辨认阳性的淋巴结（引自 Bland KI，Klimberg VS.Master Techniques in General Surgery: Breast Surgery.Philadelphia, PA: Lippincott Williams & Wilkins; 2011）；C. 蓝色的淋巴管将引导至蓝染的前哨淋巴结（引自 Bland KI，Klimberg VS.Master Techniques in General Surgery: Breast Surgery.Philadelphia, PA: Lippincott Williams & Wilkins; 2011）；D. 蓝染的淋巴结已切除（引自 Bland KI，Klimberg VS.Master Techniques in General Surgery: Breast Surgery.Philadelphia, PA: Lippincott Williams & Wilkins; 2011）（均已授权）

结周围的脂肪。皮下脂肪通常是臃肿不平，然而腋
窝脂肪像内脏脂肪一般，纹理比较流畅。虽然偶尔
能在皮下脂肪（甚至是乳房的腋端）找到前哨淋巴
结，但是大多数还是在腋窝脂肪内。

　　在寻找填充了蓝色染液的淋巴管时，要沿着伽
马探头的动作向深处看（图 7-3C）。记住前哨淋巴
结是定义为"直接从肿瘤侧接受淋巴排出的任何淋
巴结"，有可能不是首个遇上的淋巴结。任何明显染
成蓝色或有放射性的淋巴结，都应该切下为标本，
直到总放射性计数下降 90%。

　　分离并切下怀疑的淋巴结。记住，被肿瘤完全
取代的淋巴结可能两种示踪剂都不能留下。因此，
重要的是在解剖中，遇到任何明显异常的淋巴结都
要切除。偶尔，多个淋巴结会难以比较。在这种情
况下，当已经切下 6 个淋巴结或解剖至腋静脉水平
的时候，通常的做法是终止解剖。

　　用夹子或缝扎确保淋巴管和淋巴结根部的安全，
防止淋巴管囊肿。检查基底活动性，看看其他的淋
巴结是否还有超出范围的高放射性（＞10% 基底放
射强度）。记住，美国外科医生肿瘤协会发现，年龄
≥ 70 岁和切除 ≥ 5 个淋巴结会导致腋窝血肿的发生
率增加。额外的并发症包括腋窝感觉异常（发生率
8.6%）；手臂运动范围变小（发生率 3.8%）；近端上
肢淋巴水肿（发生率 6.9%）。

（谢　绚　译　陈汝福　校）

参考文献

1. Cox CE, Salud CJ, Harrinton MA. The role of selective sentinel lymph node dissection in breast cancer. *Surg Clin North Am.* 2000;80:1759–1777. (The appendix lists technical "pearls" which are particularly valuable.)
2. Cunnick GH, Upponi S, Wishart GC. Anatomical variants of the intercostobrachial nerve encountered during axillary dissection. *Breast.* 2001;10:160–162.
3. Freeman SR, Washington SJ, Pritchard T, et al. Long term results of a randomised prospective study of preservation of the intercostobrachial nerve. *Eur J Surg Oncol.* 2003;29:213–215.
4. Giuliano AE, Hunt KK, Ballman KV, et al. Axillary dissection vs no axillary dissection in women with invasive breast cancer and sentinel node metastasis. A randomized clinical trial. *JAMA.* 2011;305:569–575.
5. Leong SP, Kitagawa Y, Kitajima M. *Selective Sentinel Lymphadenectomy for Human Solid Cancer.* New York, NY: Springer Science+Business Media, Inc; 2005.
6. Lopchinsky RA. Locating the axillary vein and preserving the medial pectoral nerve. *Am J Surg.* 2004;188:193–194. (Describes some tricks useful when operating through a very small incision.)
7. Loukas M, Louis RG Jr, Fogg QA, et al. An unusual innervation of pectoralis minor and major muscles from a branch of the intercostobrachial nerve. *Clin Anat.* 2006;19:347–349.
8. Loukas M, Hullet J, Louis RG Jr, et al. The gross anatomy of the extrathoracic course of the intercostobrachial nerve. *Clin Anat.* 2006;19:106–111.
9. Lyman GH, Giuliano AE, Somerfield MR, et al. American Society of Clinical Oncology guideline recommendations for sentinel lymph node biopsy in early-stage breast cancer. *J Clin Oncol.* 2005; 20:7703–7720.
10. O'Rourke MG, Tang TS, Allison SI, et al. The anatomy of the extrathoracic intercostobrachial nerve. *Aust N Z J Surg.* 1999;69: 860–864.
11. Pandelidis SM, Peters KL, Walusimbi MS, et al. The role of axillary dissection in mammographically detected carcinoma. *J Am Coll Surg.* 1997;184:341–345.
12. Pavlista D, Eliska O, Duskova M, et al. Localization of the sentinel node of the upper outer breast quadrant in the axillary quadrants. *Ann Surg Oncol.* 2007;14:633–637.
13. Taylor KO. Morbidity associated with axillary surgery for breast cancer. *ANZ J Surg.* 2004;74:314–347.
14. Torresan RZ, Cabello C, Conde DM, et al. Impact of the preservation of the intercostobrachial nerve in axillary lymphadenectomy due to breast cancer. *Breast.* 2003;9:389–392.
15. Van Zee KJ, Manasseh DM, Bevilacqua JL, et al. A nomogram for predicting the likelihood of additional nodal metastases in breast cancer patients with a positive sentinel node biopsy. *Ann Surg Oncol.* 2003;10:1140–1151. (One of several predictive models for likelihood of additional positive nodes.)

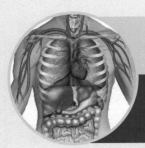

第**8**章

腋窝淋巴结清扫术

Laura A.Adam and Neal Wilkinson

腋窝淋巴结清扫通常是指更局限性地清扫方位上的Ⅰ组和Ⅱ组腋淋巴结（图8-1）。这是乳腺癌手术最常用的操作，也可以用于治疗黑色素瘤等其他恶性肿瘤。当结合乳腺切除术一起时，整个手术称作改良根治性乳房切除术（见第6章），但是它通常作为单独的腋淋巴结切除术，和乳房肿瘤切除术一起。前哨淋巴结活检经常会在腋窝淋巴结清扫之前进行，作为一个单独的程序或包含于上述手术的初始阶段。

本章首先讨论了单独行腋淋巴结切除术时需要的技术改进，再描述了更局限的、在乳腺癌分期之前进行的腋淋巴结抽样程序。在前哨淋巴结活检之后，这个术式已经很少用到了。

外科住院医师教育委员会（SCORE™）没有特别地将腋淋巴结清扫术归类。

手术步骤
让患者仰卧，手臂伸展放在臂板上
以毛发区域的下缘做横向切口，或胸大肌的外侧缘做斜行切口
提起皮瓣
确定胸大肌肌肉的横向边缘
在胸大肌下进行解剖，注意保护胸中部神经血管束
确定胸小肌并在下面进行解剖（有时胸小肌可被分离或切除以方便解剖）
辨认腋静脉并向外侧继续追踪
辨认胸长神经并切开其外侧筋膜，向中间游离神经
辨认胸背神经血管束并加以保护
从下侧和外侧清扫淋巴结周围的脂肪组织，保护神经和腋静脉
获取标本
止血并放置闭式引流
逐层关闭切口
腋部手术取样
相似但更短的切口

解剖程度限制在Ⅰ级和某些Ⅱ级淋巴结
如上所述保护好神经

解剖并发症
损伤胸中神经
损伤胸长神经（肩胛骨受伤）
损伤胸背神经
损伤腋静脉
离断或损伤肋间臂神经

结构列表
胸大肌
胸小肌
胸锁筋膜
外侧胸神经
内侧胸神经
胸背神经
胸长神经
腋动脉
腋静脉
胸肩峰动脉
胸背静脉

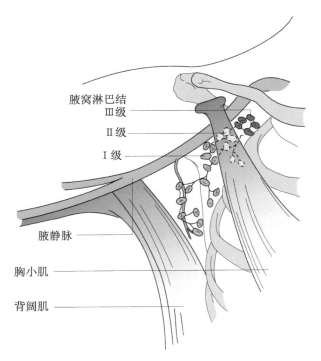

图 8-1　局部解剖：图示腋静脉、胸小肌及它们和Ⅰ～Ⅲ级淋巴结的关系

一、腋淋巴结清扫术

（一）切口的选择和皮瓣的游离（图 8-2）

【技术要点】

将患者体位摆好，把手臂放在臂板上，用一个垫子垫在肩下（见第 6 章）。若前哨淋巴结活检在较早之前已经执行，可设计一个切口，经过原来的瘢痕并将其延伸。总体来说，这将最容易保持前哨淋巴结解剖术野的宽度，并可以在该区域的新鲜组织周围进行解剖。切除旧的伤疤可以避免手术时再次触及多瘢痕的区域。如果前哨淋巴结活检是在同一手术过程中进行，结果回报为阳性，则可以单纯地将该活检切口向两个方向延伸。同样，总体最安全的做法是让后续的解剖通过未解剖的平面。

一个恰好过胸大肌外侧的斜行切口能很好地让解剖达到腋下，而且能使瘢痕位于肌肉后方不太明显的位置。切口也可以是一个更美观的横向或者 U 形切口。在腋毛覆盖的地方需要有一个横向的切口。患者的体质和前哨淋巴结的位置往往决定切口的选择。对于前哨淋巴结活检，在肥胖的患者中，位于腋下脂肪垫与乳房脂肪间的线上的切口可让解剖更简单地到达腋下。切开皮肤后，建立皮瓣以暴露皮下组织。

【解剖要点】

在腋下不需要分离表面和深层的筋膜。相反，腋筋膜（来源于胸大肌的筋膜、背阔肌、前锯肌，覆盖着手臂肌肉）是附着在浅筋膜上的，也是位于腋窝的凹陷处，与腋窝悬韧带并行，是胸锁筋膜的延续。

腋淋巴结主要位于内侧的腋神经血管束以及腋

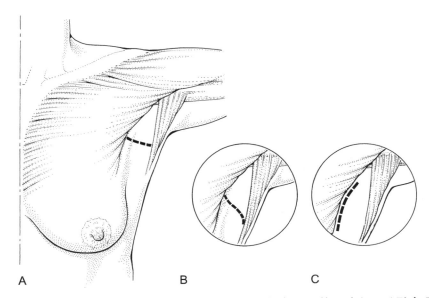

图 8-2　切口的选择和皮瓣的游离。图 ABC 展示数个不同的手术切口（引自 Dixon JM，Soon PSH.Breastconserving surgery.In: Fischer JE，Bland KI，eds.Mastery of Surgery.5th ed.Philadelphia，PA: Lippincott Williams & Wilkins; 2007)

窝内侧壁。命名是很复杂的，以系统而论就有解剖系统、Haagensen 系统（详见本章后面解释）、手术位置分级 I ~ III（图 8-1）。

腋神经血管束第三部分，即解剖学上所说的外侧组，引流上肢的淋巴。围绕于肩胛下动静脉的肩胛下组，引流肩部和后胸淋巴。沿胸大肌下侧边界走行的胸外侧血管以及胸组淋巴结引流前胸壁，包括乳房。这三组淋巴结汇入腋神经血管束的第二部分的中央组淋巴结，然后进一步和乳房外上象限的淋巴结汇合，流入肺尖组淋巴结。

外科医师通常使用不同的术语（方位上）描述腋淋巴结。I 组包括胸、肩胛下、横向淋巴结，这些是胸小肌外侧的淋巴结，II 组位于胸小肌下，对应中央淋巴结，而 III 组淋巴结在胸小肌内侧，对应肺尖淋巴结（图 8-1）。

（二）神经和腋静脉的暴露（图 8-3）

【技术要点】

若之前已行前哨淋巴结活检，要避免再次前哨淋巴结的手术腔。相反，我们要从新的组织平面开始，将之前的手术腔连同标本一并切下。首先，确定胸大肌的外侧缘，将肌肉下方的脂肪组织清除（图 8-3A、B），注意保护支配胸大肌的神经血管束，这个神经血管束起源较高，当被手指或 Kittner 解剖器推向中间和头侧的时候，一般它会回缩回视野，所以有必要在胸大肌下放置一个牵开器。确认胸小肌并将其两边的胸锁筋膜切开。如果必要的话，将胸小肌分离以帮助找到腋静脉。沿腋静脉前侧的外膜向中间解剖，直到腋窝顶，沿外侧将腋静脉周围的小静脉全部分离。总的原则是跨过或者终止于腋静脉的任何结构都可以安全地分离，因为运动神经在静脉下方经过。

感觉神经来自肋间，从胸壁到上臂这个术野经过。这包括肋间臂神经，它来自第二肋间，和其他几条较小的神经一样，发自肋间神经。这些神经以前是用普通方法分离的，会导致手臂内侧的麻痹。保护好这些神经不会增加局部肿瘤复发的概率，而且能够让感觉较前述术式有改善。

沿腋静脉外侧，把跨过它的任何血管以及在下方通过的全部静脉分支分离。当胸壁呈弧形下降远离你的时候，在筋膜下方找到胸长神经。确定这是一条又长又直的神经。切开筋膜，用镊子或电神经

刺激给予轻度机械刺激，确认神经的特性。向下延展筋膜的切口，轻轻向胸壁和后腋窝推动，远离标本。

继续沿腋静脉的前侧外膜的外侧解剖，寻找胸背静脉，一条相对较大的静脉支流大概在腋静脉下方 1cm 处经过。它是胸背神经的一个重要的解剖标志，为安全起见，静脉在此点需要包扎。胸背神经和胸背动脉靠得很近，一般来说恰好在旁边。确认这条神经的特性。找到那些经常经过这神经血管束、去往标本的全部小支流，并将其结扎或夹闭。

【解剖要点】

图 8-3C 指出了在解剖中要保护的主要结构，包括肋间臂神经。支配胸大肌的神经是由外侧和内侧的胸神经提供的。这些神经是根据它们在臂丛外侧和内侧的起源来命名的（并不是在前胸壁上的相对位置），分别携带了脊髓 $C_5 \sim C_7$ 和 $C_8 \sim T_1$ 的神经纤维。胸外侧神经跨过腋动脉和静脉的第一部分，胸中间神经在腋动脉的第二部分水平出现。两条神经都有数个分支并支配胸大肌和胸小肌。

胸锁筋膜是包裹着胸小肌的。在肌肉下方，它是前锯肌筋膜和所谓"腋筋膜"（主要来自胸大肌筋膜）的连续。然而它上内侧与肋间筋膜连续，向外侧它继续延伸，像一张高密度的布一样，分开并包裹锁骨下肌。分离次筋膜的时候，应小心不要损伤胸肩峰动脉或胸外侧神经，这两个结构先于胸小肌进入胸锁筋膜。

解剖时，胸小肌的分离可以让腋动静脉三个部分全部暴露。这使找到腋淋巴结更容易（主要是中央组和肺尖组），它们分别在腋血管第二部分、第一部分的旁边。清除腋窝由淋巴结覆盖的组织的时候，应记住，胸长神经是在颈前三角由臂丛 $C_5 \sim C_7$ 分支吻合而成，它是晚于臂丛、腋血管第一部分进入腋窝的。它继续沿着前锯肌的（腋）表面下降，在路程中供给这块肌肉的每个突起。损伤此神经足以引起前锯肌麻痹，这可从翼状肩胛骨和手臂不能由水平线上举看出来。

胸背神经携带 $C_6 \sim C_8$ 的神经纤维，它源于臂丛后束，在腋血管的第二部分后方，伴随着肩胛下动脉的胸背分支，沿着腋窝后壁走行，供应背阔肌的血供。胸背神经受损会导致背阔肌麻痹，从而使内收、内旋、手臂伸展都减弱（像是游泳姿势），并且限制了肩胛骨的一个功能，就是在使用拐杖时支撑身体的重量。

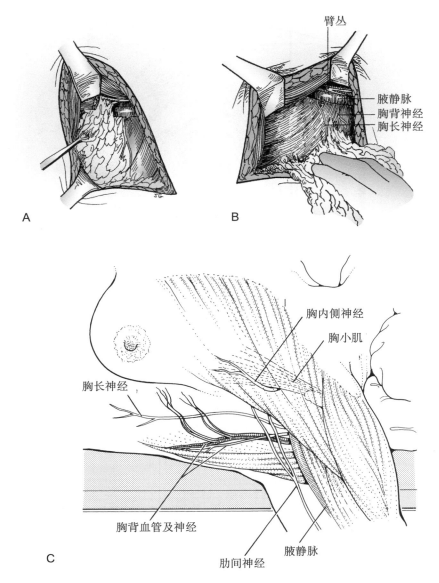

臂丛

腋静脉
胸背神经
胸长神经

胸内侧神经
胸小肌

胸长神经

胸背血管及神经

肋间神经

腋静脉

C

图 8-3　神经和腋静脉的暴露
A. 轻轻地从尾部收起脂肪垫，可暴露腋静脉；B. 当腋静脉显示清晰时，横向拨开组织并暴露神经；C. 局部解剖（图 C 引自 Dixon JM，Soon PSH.Breastconserving surgery.In: Fischer JE，Bland KI，eds.Mastery of Surgery.5th ed.Philadelphia，PA: Lippincott Williams & Wilkins; 2007)

（三）清扫完毕（图 8-4）

向下清扫腋窝内容物，让两条神经都在视线范围内并注意保护。如果有恶性的侵犯，胸背动脉和神经可以切除，但这比较少见。终止背阔肌处的解剖。解剖正确的话，肋骨和肋间肌可暴露得比较好。切除并定位切除标本的位置。检查止血并在皮瓣下放置闭式引流。用可吸收线分两层关闭切口。

腋窝从解剖来说，是一个三角形的区域。当胸部肌肉是收缩的，或者将腋窝人为分界，上外侧是

腋静脉，下外侧是背阔肌，内侧是前锯肌，后方是肩胛下动脉、小圆肌、背阔肌。这时此区域是连通的（图 8-4A）。腋窝三角的顶点在上内侧，深至锁骨。这里主要关注的解剖特征是腋静脉。

平均来说，有 35 个腋淋巴结，松散地以主要动静脉为分组排列。回顾本章前面所述，腋淋巴结有多种分类。虽然主流的解剖课本分为 5 组，但可能最好的分类系统是 Haagensen，分为 6 组如下：

1. 外侧乳腺淋巴结　平均 1.7 个淋巴结在胸大肌外侧缘的深处，与胸外侧动脉有联系。这些淋巴

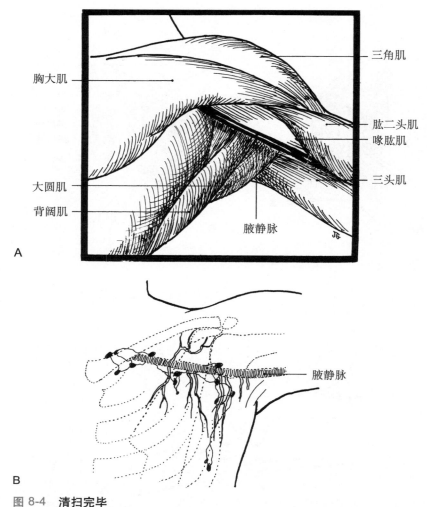

图 8-4　清扫完毕

A. 此区域腋静脉和肌肉的关系；B. 淋巴管的区域，清扫过程中已移除

结的引流经过中央或锁骨下淋巴结。

2. 胸肌间（Rotter 淋巴结）　平均 1.4 个淋巴结与胸肩峰动脉的胸部分支关联。这些淋巴结位于乳晕组织中，在胸大肌和包裹着胸小肌的胸锁筋膜之间。这些淋巴结的淋巴流向去到中央或锁骨下淋巴结。

3. 肩胛淋巴结　平均 5.8 个淋巴结和肩胛下血管及其胸背分支关联。因为肋间臂和胸背神经经过这组淋巴结，这些神经可能要切除，让淋巴结能够被清扫。这些淋巴结的淋巴引流至中央淋巴结。

4. 中央淋巴结　平均 12.1 个淋巴结位于腋窝中部至脂肪内，大致在腋窝皱襞前后两端的中间。经常是一个或更多的淋巴结位于皮肤和浅筋膜之间。这些淋巴结的淋巴引流至腋淋巴结。

5. 腋窝淋巴结　平均 10.7 个淋巴结与腋静脉紧密联系，从背阔肌肌腱到胸肩峰静脉的终点。这些

淋巴结的淋巴引流至锁骨下淋巴结。

6. 锁骨下淋巴结　平均 3.5 个淋巴结与腋静脉关联，靠近胸肩峰静脉的末端。这些淋巴结，位于腋窝顶，大部分是在锁骨下肌的前方，而锁骨下肌是被胸锁筋膜包裹的。这些淋巴结引流至深处的颈淋巴结或直接到颈 - 锁骨下静脉联合附近的静脉系统。这些淋巴结，至少从乳腺外科医生角度来看，被认为是最上游的或者最顶端的淋巴结。

二、腋淋巴结取样

切口及其延长（图 8-5）

【技术和解剖要点】

这个低腋窝清扫可用于前哨淋巴结定位失败时，它只是为了清扫最下游的淋巴结。做一个和前述完整腋窝清扫相似的切口，但相对较短（图

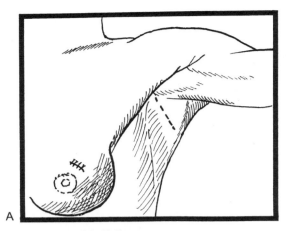

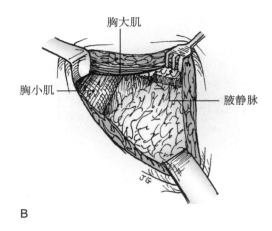

胸大肌

胸小肌

腋静脉

图 8-5　切口及清扫的范围

A. 切口；B. 暴露 I 组及 II 组淋巴结

8-5A）。提起皮瓣并暴露上述区域。从胸大肌的外侧缘开始解剖，从外侧把脂肪组织清出腋窝。在胸大肌下放一个拉钩以帮助胸小肌的暴露。解剖的目的是切下代表 I 组和某些 II 组腋窝淋巴结的样本。这些淋巴结位于乳房外侧，达到但未超过胸小肌内侧边界。切除脂肪组织直至胸小肌水平，但不要在此肌肉下方解剖。向腋窝外侧扫清含有淋巴结的脂肪组织。不要将解剖扩展得和一般的淋巴结切除手术一样太深。神经大致整体但没有正式辨认清楚，因此解剖必须保持相对表浅。检查止血情况，在皮瓣下放置一个小的闭式引流。在皮下水平单层缝合切口。

（谢　绚　译　陈汝福　校）

参考文献

1. Cunnick GH, Upponi S, Wishart GC. Anatomical variants of the intercostobrachial nerve encountered during axillary dissection. *Breast*. 2001;10:160–162.
2. Freeman SR, Washington SJ, Pritchard T, et al. Long term results of a randomized prospective study of preservation of the intercostobrachial nerve. *Eur J Surg Oncol*. 2003;29:213–215. (Preservation of this nerve provided a modest improvement in long-term symptoms.)
3. Gobardhan PD, Wijsman JH, van Dalen T, et al. ARM: Axillary reverse mapping – the need for selection of patients. *Eur J Surg Oncol*. 2012;38:657–661. (Use of tracer to identify and preserve lymphatics draining the arm, potentially minimizing lymphedema.)
4. Harris MN, Gumport SL, Maiwandi H. Axillary lymph node dissection for melanoma. *Surg Gynecol Obstet*. 1972;135:936–940. (Describes division of the sternal head of the greater pectoral muscle for wide exposure of the apex of the axilla; also discusses incontinuity wide excision of melanoma.)
5. Hoffman GW, Elliott LF. The anatomy of the pectoral nerves and its significance to the general and plastic surgeon. *Ann Surg*. 1987;205:504–507. (Presents a brief review of relevant anatomy.)
6. Khan A, Chakravorty A, Gui GP. In vivo study of the surgical anatomy of the axilla. *Br J Surg*. 2012;99:871–877. (excellent discussion of common anatomic variants.)
7. Luini A, Zurrida S, Galimberti V, et al. Axillary dissection in breast cancer. *Crit Rev Oncol Hematol*. 1999;30:63–70.
8. Margolese R, Poisson R, Shibata H, et al. The technique of segmental mastectomy (lumpectomy) and axillary dissection: A syllabus from the National Surgical Adjuvant Breast Project workshops. *Surgery*. 1987;102:828–834. (Describes axillary dissection through a small, separate incision when done as part of breast conservation surgery.)
9. McNeil C. Endoscopy removal of axillary nodes gains ground abroad, toehold in US. *J Natl Cancer Inst*. 1999;91:582–583. (Presents an alternative technique that is under development.)
10. Nos C, Kaufmann G, Clough KB, et al. Combined axillary reverse mapping (ARM) technique for breast cancer patients requiring axillary dissection. *Ann Surg Oncol*. 2008;15:2550–2555.
11. O'Rourke MG, Tang TS, Allison SI, et al. The anatomy of the extrathoracic intercostobrachial nerve. *Aust NZJ Surg*. 1999;69:860–864.
12. Pavlista D, Eliska O. Relationship between the lymphatic drainage of the breast and the upper extremity: A postmortem study. *Ann Surg Oncol*. 2012;19:3410–3415.
13. Temple WJ, Ketcham AS. Preservation of the intercostobrachial nerve during axillary dissection for breast cancer. *Am J Surg*. 1985;150:585–588.
14. Torresan RZ, Cabello C, Conde DM, et al. Impact of the preservation of the intercostobrachial nerve in axillary lymphadenectomy due to breast cancer. *Breast J*. 2003;9:389–392.

第2篇 纵隔结构及胸骨正中切开术的方法

纵隔是两个胸膜腔之间的胸部间隙，这个词的起源意思为隔膜。纵隔的范围由胸廓入口直到膈肌的上表面。纵隔下面的后界为纵行脊髓韧带的前部（背侧），前界为胸骨后方（腹侧）。尽管脊柱旁区域的肿瘤通常被认为是位于纵隔范围里，但实际上这个区域并不在纵隔的范围之内。

已有文献报道多种关于纵隔临床及影像学的分区，最为常见的是将纵隔分为四部分（上纵隔、前纵隔、中纵隔和后纵隔）或三部分（前上纵隔、中纵隔或内脏纵隔以及后纵隔）。

前纵隔的边界如下：上界为胸廓入口；前界为胸骨；下界为心包和脊柱（见定位图1）。每一部分往下延伸直达膈肌，侧面的边界均为各自胸膜壁层表面的纵隔。

在纵隔再细分的分区里是外科常常关注的一些结构，前上纵隔包含有丰富的淋巴结及淋巴管道，而且这里也是异位甲状旁腺组织、异位甲状腺组织以及一些良恶性肿瘤的好发位置。

这些区域淋巴结可以是原发性肿瘤引起的，或者是病理性的改变或更多的是由于恶性的肿瘤引起的区域性（或全身性）的转移。在这个区域其他的结构包括气管、大血管及他们近端的分支。中纵隔（内脏纵隔）的结构包括心、大血管近端、肺动静脉近端、淋巴结以及心包，后纵隔的结构包括奇静脉和半奇静脉、交感神经干、食管、胸导管、淋巴结以及降主动脉。

在这个章节，通过一系列的手术操作来介绍纵隔的局部解剖结构。经颈纵隔镜检查、前纵隔镜检查以及纵隔切开术（Chamberlain法）（见第9章）均为用作获取纵隔淋巴结的诊断性手段。这些有创性的操作目前已经极少应用在临床，他们基本已被

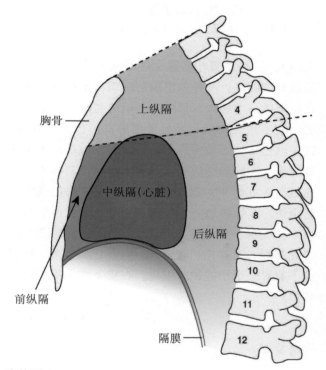

定位图1

超声引导的支气管镜活检以及各种影像学检查所替代。但由于他们能详细的阐明局部的解剖，其他方法均失败时仍然是一个不错的选择。

正中胸骨切开术（见第10章）为进入前纵隔以及心提供了良好的入路，目前它被广泛用于大部分的心手术、一些肺部手术、胸腺的暴露、大血管和近端上方血管的暴露，以及少用的辅助肝的暴露。后纵隔通常能通过侧方的开胸切口得到充分地暴露，因为心、肺以及大血管形成的屏障限制了从前方的入路。

食管是一个纵隔结构，但由于它位置靠后，通常其入路为开胸切口或联合颈部（腹部）切口，所以胸段食管的内容计入这本书的下一部分（肺及通过开胸切口入路的结构）。

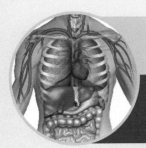

第 9 章

纵隔镜检查和纵隔切开术

M.Victoria Gerken and Phillip C.Camp, Jr.

外科医师可能偶尔需要手术评估纵隔淋巴结。这样做可能是为了诊断孤立的纵隔肿块或明显肿大的纵隔淋巴结。例如结节病（90% 以上表现为在肺门或者斜角肌内的非干酪样肉芽肿性淋巴结），或淋巴瘤（孤立的纵隔病变一般更有可能是霍奇金病）。

通常情况下，超声引导下经支气管活检可以更轻松地获得肺癌的分期信息。改良的成像方式如螺旋断层扫描、正电子发射断层扫描、磁共振成像、生长抑素成像、免疫抗体成像等，增加了评估纵隔的状态的能力。然而，没有任何无创性检查能达到淋巴结取样的敏感性和特异性。淋巴结Ⅱ、Ⅳ、Ⅶ区及Ⅴ区，可以安全地使用纵隔镜活检。

外科住院医师教育委员会（SCORE™）没有将纵隔镜检查和纵隔切开术归类。

手术步骤

纵隔镜活检

摆放好体位，让患者肩部抬高，使颈部充分伸展

切口位于胸骨上切迹头侧两指宽处

解剖至带状肌水平，切断任何遇到的静脉

沿中线分离结缔组织，直到遇到气管

用湿润的示指探入前纵隔，保持指甲靠近气管环

放入用生理盐水浸湿的纵隔镜

保持术野干燥，用钝长金属吸头钝性分离淋巴结

仔细分离并清扫淋巴结，在活检之前可以考虑用吸引，从而避免误伤重要血管

充分暴露淋巴结，在直视下进行活检

止血并用生理盐水检查术野，观察有无胸膜损伤

逐层关闭切口

纵隔切开术

在第 3 肋软骨表面切开皮肤

暴露及切除局部的肋软骨及肋骨

触诊及暴露升主动脉弓以及主动脉与肺动脉之间的间隙

置入纵隔镜，开始轻柔的解剖并辨认术前发现的淋巴结

进行活检

止血并检查有无气胸

逐层关闭切口

解剖并发症

主动脉或其他主要系统血管的损伤

肺动脉损伤

喉返神经损伤

胸膜穿孔

结构列表

气管

气管前筋膜

气管隆突

甲状腺

胸骨

胸骨柄

锁骨	主动脉
胸锁关节	无名动脉
上腔静脉	左颈总动脉
奇静脉	左锁骨下动脉
颈前静脉	右喉返神经
甲状腺下静脉	食管
胸腺	气管旁淋巴结
无名静脉	气管支气管淋巴结
胸膜	斜角肌淋巴结
喉返神经	软骨膜
胸锁乳突肌	骨膜
右肺动脉	胸廓内（内乳）动脉

一、纵隔镜检查

纵隔镜检查可用来评估气管前和气管旁的淋巴结状态。它通过在气管前和主动脉弓后建立一条通道或空间而完成。因此，它没有提供进入胸骨后、隆突下或者左肺门的空间。

整个过程在全身麻醉下进行。在特殊情况下，可以使用局部麻醉，但会大大增加了操作的难度和风险。

（一）皮肤切口和气管前筋膜的暴露(图 9-1)

【技术要点】

良好的头部体位可让术野暴露更好。颈部应该完全伸展，肩部抬高。整个颈部和胸部均应准备为手术术野，以防术中急需扩大操作范围。任何不对称的颈部瘢痕，均会导致不美观，事先对切口位置进行标记可让伤口闭合更满意。

皮肤切口位于胸骨上切迹头侧两指宽处。切口只需 2 ~ 3cm 宽，延伸到两侧胸锁乳突肌前缘，足够容纳纵隔镜即可。通过电切，把切口从皮下组织向深处的带状肌扩展。大静脉（颈前静脉）可能在组织间通过，需要用丝线进行结扎。颈白线是带状肌中间的一条淡黄色细线。用电刀或 Metzenbaum 剪刀向上和向下地切开此结缔组织，纵行分开带状肌群。锐性分离或用电刀将中线的结缔组织分离至

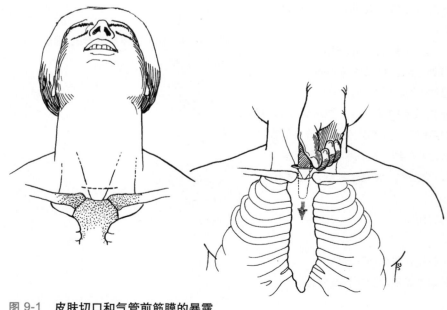

图 9-1　皮肤切口和气管前筋膜的暴露

气管。将气管前筋膜切开，到达正确的组织平面，正好位于气管前方。

【解剖要点】

手术操作时，气管暴露的位置与气管切开时相同，位于甲状腺尾侧。甲状腺下静脉经常位于术野中部并向头侧走行，需要对其进行仔细的游离并向两侧牵开。

当手术医生的手指位于胸骨柄下方时，可触及主动脉弓后发出头臂（无名）动脉的位置。可在患者右手手指放置一血氧计，从而监控术中头臂动脉的受压程度。

（二）纵隔通道的建立和纵隔镜的置入（图9-2）

【技术要点】

用生理盐水浸湿示指，伸入上纵隔，保持手指直接碰触到前气管软骨环。小心保持指甲紧贴气管，它作为一个引导，可避免分离时选择了错误的平面。当手指通过胸骨柄下部后，向两侧游离。即使在体查时未触及，肿大的深斜角肌淋巴结仍可在这个区域触及。继续轻轻地向下钝性分离，保持手指紧贴气管并尽量向远处前进。当手指完全伸入时，主动脉弓（左主支气管前）和头臂（无名）动脉搏动（中段气管前方向右侧走行）很容易会被手指的掌侧所感觉。仔细触诊有助于发现病变，但很少能准确判断出纵隔镜下的切除范围。偶尔，肿大的淋巴结会黏附在主动脉弓的背部，小心的触诊有助于判断该淋巴结的活检是否安全。继续用手指轻轻钝性分离

拓宽气管两旁的通道。不要强行通过粘连或硬化的地方，因为这可能导致主要血管损伤及大出血。

撤出手指，放入用盐水湿润的、已经接好光源的纵隔镜。调暗手术室灯光，因为强光可能影响视野。将纵隔镜置入已经由手指拓展的通道。应该能很轻松地通过。让镜的导管沿着气管表面滑动。通过困难的话，应取出镜子，用手指再进行钝性分离。

【解剖要点】

记住气管周围的解剖关系很重要。前方，气管和胸骨柄之间，有残留的胸腺、左头臂（无名）静脉，主动脉及两个分支（头臂/无名动脉和左颈总动脉），和心深丛。后方左边的某处是食管。右边是纵隔胸膜、右迷走神经、头臂（无名）动脉、右头臂静脉、奇静脉弓和上腔静脉。左边是纵隔胸膜、左喉返神经、主动脉弓、左颈总动脉和锁骨下动脉。气管旁淋巴结在气管两侧，支气管淋巴结位于气管分叉的尾部。良好的三维解剖意识可避免损伤并有助于淋巴结的定位。

（三）结构的辨认和淋巴结活检（图9-3）

【技术要点】

用长金属吸管（Jackson 管）保持术野干燥，并用它钝性分离淋巴结周围组织。必须用金属吸管充分地清理淋巴结周围，辨认清解剖结构。这很重要，因为静脉的深蓝色会与纵隔镜光源下的矽肺淋巴结颜色较容易混淆。将手指的"触诊"、轻柔的钝性分离、仔细的解剖辨识结合起来，有助于决定哪些结构适合做安全的活检。有些学者建议活检之前行常规的

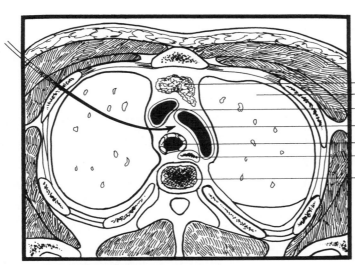

胸骨后的脂肪和胸腺
肺
上腔静脉
主动脉弓
气管
食管
椎体

图 9-2　纵隔通道的开展以及纵隔镜的置入

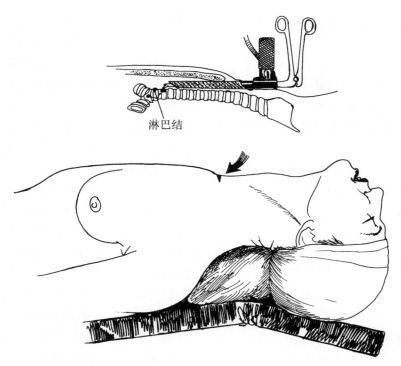

淋巴结

图 9-3   结构辨认和淋巴结活检

吸引，但我们认为除非解剖不清楚，否则常规吸引并无必要，而且患者也没有发生出血性并发症。活检钳应该是尖锐的，这样能较容易夹紧淋巴结。淋巴结应该要解剖得很清楚，否则活检钳很容易受周围组织牵绊。盲目活检是危险的，不应尝试。用钝的钳子拉拽淋巴结，想着将其撕扯下来，结果可能是灾难性的，因为炎症过程可导致淋巴结和纵隔深处的主要血管紧密粘连。通常，前一两次钳夹只是单纯地清除淋巴结包膜。继续耐心地用安全、小幅度的钳夹清楚辨认淋巴结组织，最终达到清除整个淋巴结的目标。

气管支气管上段（Ⅳ组）、气管旁（Ⅱ组）、气管支气管下段（隆突下，Ⅶ组）淋巴结可通过此技术获取。右气管旁淋巴结位于奇静脉近端，在气管旁筋膜以外。纵隔胸膜恰好位于这个淋巴站的外侧，应小心不要损伤以免气胸。气管支气管上段淋巴结在气管支气管角处，位于奇静脉稍远端。应该用吸管做小心的分离以保护奇静脉(右)和喉返神经(左)。

气管支气管下段（隆突下）淋巴结位于气管（下段）和右肺动脉主干（上段）之间。解剖时需要耐心仔细以免损伤出血。

止血材料（如吸收性明胶海绵或止血纱布）应该在术中准备好，用于局部的持续性出血。

在整个操作过程中，做到适可而止。你的目标只是活检而不是切除整个淋巴结。取得足够的活检标本后，不要再继续切除淋巴结，因为这不会有进一步发现但可能将大大增加此过程的风险。同样的，如果一个淋巴结暴露程度不满意，宁愿不获得这个标本，也不要冒紧急正中胸骨切开进行止血的风险。

完成此操作后，轻轻用生理盐水冲洗活检处。水中的气泡或伤口处灌洗液的消失往往提示着忽略了的胸膜损伤。可用电凝及吸引器进行止血，或者可以如前所述，采用填塞压迫止血的方法。

逐层关闭颈部切口，使带状肌聚拢回颈部中线。间断缝合颈阔肌或皮下组织。可吸收线做皮下缝合，可使瘢痕更为美观。术后行胸片检查，以排除小概率并发的气胸。

【解剖要点】

有几条血管在活检钳的操作范围内，包括头臂（无名）动脉、肺动脉、奇静脉、主动脉弓等，损伤这些结构将带来灾难性后果，让活检难以施行。然而若术者能小心仔细解剖，在进活检钳之前辨认清楚目标淋巴结，这个区域的淋巴结活检将会安全且高效。

胸膜位于术野外侧，在胸膜外，具有碳尘沉积的肺组织看起来和淋巴结较相似。需要再次强调的是，将目标淋巴结周围清理干净是显露出此结构真实性质的重要手段。

二、前纵隔镜检查和纵隔切开术（Chamberlain 法）

有些临床情况使用经颈纵隔镜检查并不能获得诊断。对于 V 组和 VI 组可疑淋巴结的病变，以及左上癌纵隔淋巴结的分期，往往需要从左前方进入纵隔。我们现在常规地使用这种方法来进行纵隔淋巴结分期。

传统的前纵隔切开方式，需要一个较大的切口以及部分肋软骨的切除，从而获得足够的空间进行淋巴结采样，但是我们同样可以通过在第二肋间用手指钝性分离后放置纵隔镜来解决。这种方式更为微创，且必要时可扩展至正规的纵隔切开术（Chamberlain 法）从而获得更大的术野。

纵隔切开术（Chamberlain 方法）（图 9-4）

【技术要点】

切口应该为第二肋间和第三肋的暴露提供足够的空间。Louis 角是很好的解剖标志。纵隔镜的放置仅需要一个很小的切口，足够容纳纵隔镜、手指，或两者一起即可。纵隔切开术，基本上是一个小型的前胸廓切开术，能够扩展纵隔镜的空间，暴露纵隔镜下难以到达的结构。

仔细观察胸片，决定切除哪些肋软骨可以获得最大的暴露空间。右侧第二、三、四肋软骨以及左侧第二、三肋骨均可用 Chamberlain 法切除后进行手术。

首先对患者麻醉、气管插管。前胸壁的消毒范围应该足够宽，必要时能够放置胸腔引流管（此步骤一般在经颈纵隔镜后进行）。在第三肋软骨上方切开皮肤，从胸骨边缘开始将皮肤切口向外延长 3～4cm。用电刀向深部分离，切开皮下组织及胸大肌后，暴露肋软骨的上缘。穿透筋膜并沿着肋软骨的上缘用电刀分开肋间肌，注意保持在胸廓内动脉的内侧。使用纵隔镜，胸廓内动脉基本都能保护完好。手指钝性向外侧分离纵隔胸膜。然后沿主动脉弓分离，最终在升主动脉、主动脉弓、肺动脉之间进行解剖。固定或肿大的淋巴结通常可在此处被触及。将纵隔镜轻柔地从 10 点到 11 点的方向置入。用长的金属管（Jackson）沿主动脉弓、肺动脉做钝性分离从而辨认淋巴结。与经颈纵隔镜检查相同，仔细的解剖和辨认淋巴结能够使整个活检过程更安全。

我们的经验表明这个方法成功率较高，一般不需要转换为正规的 Chamberlain 纵隔切开术。必要时，可用电刀沿着软骨前表面分开软骨膜直至肋骨表面，用骨膜分离器将骨膜、软骨膜从肋骨上剥离开来。将他们向外侧剥离至一个适当的位置后将其横断，并从内侧脱离。用手术刀打开后软骨膜，暴露胸膜。辨认并分离结扎胸廓内（内乳）血管。轻柔地用"花生米"向外侧剥离胸膜。

放置一个 Tuffier 拉钩（儿科肋骨扩开器）并将其扩至最大。外侧放置一个窄的 Deaver 拉钩，让胸膜腔内容物免于受损。轻柔地钝性分离前纵隔与肺门。这个区域的淋巴结活检可在这个时候进行。有时候可能需要进入胸膜腔，从而使肺门的暴露更为充分。总的来说，这种操作方法暴露是好的，但是仍有部分肿瘤可能与肺门关系密切，由于暴露有限而妨碍了活检的安全性。一个有经验的手术医师可

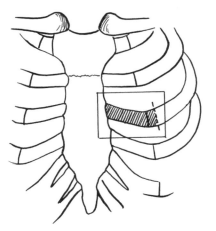
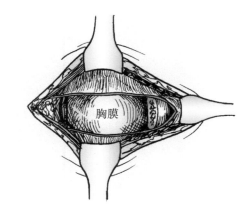

图 9-4　**纵隔切开术（Chamberlain 方法）**

能不需要通过组织来确认不能切除的临床判断，但获取于组织进行诊断及肿瘤的分期是仍有较大优势。

手术完成阶段，撤下拉钩。如果胸膜腔打开了，可向胸膜腔内放置一个中号的、红色橡胶导管（大约 16 号）。将红色橡胶导管的一端取出，用可吸收线闭合软骨膜。以类似的方法关闭胸筋膜。在红色橡胶导管出来的地方缝一针，但先不要打结。将管连接到吸引器上。当麻醉医师胀肺时，快速拉出导管，将上述缝线打紧。通过这种方式，可以避免出现气胸，而且不需担心胸管放置后的并发症。在恢复室行胸片检查，确认没有气胸。如果在活检中遇到化脓性病灶，或存在胸腔积液，同时放置胸管也极为容易。

纵隔镜手术中深层组织不需缝合。

皮肤和皮下组织可根据手术医师的个人习惯进行缝合。

【解剖要点】

胸部后前位片能够帮助确定手术位置。从前面观察肋骨可以让你更好、更准确地预测切除肋软骨后获得的暴露空间。第二肋软骨的切除有助于暴露肺门上结构，而切除第三肋软骨则会暴露肺门中到下部的结构。切除左侧第四肋软骨通常会直接面向心的心室面，而肺门暴露则不佳。

在右侧，下腔静脉能够在切口的内侧轻易辨认出来。肺动脉也同样可以在术野深处得以辨认。我们通过一段肋骨和肋软骨的切除来进入纵隔。肋间血管神经束走行于肋骨的上下缘（下缘的束更大），我们通过肋床（在软骨膜和骨膜的上下边界之间）进行操作，可以避免对肋间神经血管束的损伤。然而更重要的是需要时刻牢记，作为上部的前侧肋间

动脉来源的胸廓内（内乳）动脉，位于胸骨外侧 1 ～ 1.5cm 处的软骨膜深处。

（谢　绚　译　陈汝福　校）

参考文献

1. Carlens E. Mediastinoscopy: A method for inspection and tissue biopsy in the superior mediastinum. *Dis Chest*. 1959;36:343–352. (This is the original description of mediastinoscopy.)
2. De Leyn P, Lardinois D, Van Schil P, et al. European trends in preoperative and intraoperative nodal staging: ESTS guidelines. *J Thorac Oncol*. 2007;2:357–361.
3. Detterbeck FC, DeCamp MM Jr, Kohman LJ, et al. Lung cancer. Invasive staging: The guidelines. *Chest*. 2003;123:167S–175S.
4. Foster ED, Munro DD, Dobell AR. Mediastinoscopy: A review of anatomical relationships and complications. *Ann Thorac Surg*. 1972;13:273–286. (Presents good discussion of potential pitfalls.)
5. Gilbert C, Yarmus L, Feller-Kopman D. Use of endobronchial ultrasound and endoscopic ultrasound to stage the mediastinum in early-stage lung cancer. *J Natl Compr Canc Netw*. 2012;10: 1277–1282.
6. Kirschner PA. Cervical mediastinoscopy. *Chest Surg Clin N Am*. 1996;6:1–20.
7. Leo F, Venissac N, Pop D, et al. How to find the limit between station 2 and station 4 during mediastinoscopy. *Ann Thorac Surg*. 2006;81:1150–1152.
8. Lewis RJ, Sisler GE, Mackenzie JW. Repeat mediastinoscopy. *Ann Thorac Surg*. 1984;37:147–149. (Describes technique of reoperation.)
9. McNeill TM, Chamberlain JM. Diagnostic anterior mediastinotomy. *Ann Thorac Surg*. 1966;2:532–539. (This is the original description of the technique that now bears Chamberlain's name.)
10. Medford AR, Bennett JA, Free CM, et al. Mediastinal staging procedures in lung cancer: EBUS, TBNA and mediastinoscopy. *Curr Opin Pulm Med*. 2009;15:334–342.
11. Roberts JR, Wadsworth J. Recurrent laryngeal nerve monitoring during mediastinoscopy: Predictors of injury. *Ann Thorac Surg*. 2007;83:388–391.
12. Shields TW. Primary tumors and cysts of the mediastinum. In: Shield TW, ed. *General Thoracic Surgery*. Philadelphia, PA: Lea & Febiger; 1972.

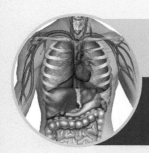

第10章
正中胸骨切开术和胸腺切除术

M.Victoria Gerken and Phillip C.Camp，Jr.

外科住院医师教育委员会（SCORE™）将纵隔肿瘤切除术归类为"复杂的"手术操作。

手术步骤

标记皮肤的正中线，从胸骨切迹到剑突下
　　1～2cm做一切口

分离结缔组织至胸骨板

确认为胸骨的正中线，切开骨膜

将腹部筋膜分开数厘米

轻柔地解剖胸骨两端结构

用胸骨锯切开胸骨板

在胸骨的切口处止血并放置胸骨拉钩

胸腺切除术

须将所有脂肪组织一并切除

从胸腺下级开始切除，将胸腺及周围的脂
　　肪组织由心包表面提起游离

如果胸腺边界不清，可以切割至双侧膈神
　　经处

在胸腺上极，用夹子或线结扎头臂静脉的
　　各个分支

沿着胸腺分叶追踪至颈部，此处胸腺成为
　　纤维带

分离并结扎胸腺上极

止血

根据情况放置胸管或者闭式引流

用胸骨缝线间断缝合闭合胸骨

逐层关闭切口

解剖并发症

损伤头臂静脉

胸腺切除术中损伤膈神经

胸骨裂开或感染

缝合胸骨时损伤胸廓内（内乳）动脉

结构列表

胸骨

胸骨体

胸骨柄

剑突

Louis角

锁骨间韧带

胸锁乳突肌

胸大肌

内外斜角肌的腱膜

左右头臂（无名）静脉

胸廓内（内乳）动脉

心包

胸膜

胸腺

一、正中胸骨切开术

正中胸骨切开术能够快速、良好地暴露前中纵隔，多用于心脏、胸腺及双侧胸膜的手术。双侧肺切除术，比如肺大疱或肺转移瘤，也可以通过该切口施行。但是很难进行标准的肺叶切除术。胸骨切开，包括部分或上部胸骨切开，不仅可用于胸腺切除术，还可进行隆突水平以上的气管手术。作为颈部切口的延展，部分或完整的胸骨切开术可以为切除胸骨后甲状腺肿提供足够的暴露空间。后纵隔气管（食管和降主动脉）的暴露空间则非常有限。闭合后胸骨总体上是稳定的，裂开很少发生。比起标准的后外侧切口，正中胸骨切开能明显地减少疼痛，任何年龄段的患者均能较好地耐受这一术式。呼吸功能只是受到轻微的影响。

（一）切口（图 10-1）

【技术要点】

在切割之前标记皮肤的正中线，确保皮肤切口在中线上。切口由胸骨切迹延至剑突下 1 ～ 2cm 处。用电刀分离结缔组织，直至胸骨。偶尔会有一层薄的交叉的胸肌覆盖在胸骨上方的中线。将其分离，并用电刀剥离外层胸骨骨膜。认真地用非优势手的拇指和示指触诊确定胸骨外侧缘，将胸骨切口也准确地保持在中线。在 Louis 角（胸骨柄连接处），用镊子或血管钳辨别胸骨外侧缘。之所以这样建议，是因为胸部肌肉并不总是能确定胸骨中线。偏离中线的话，将导致胸骨牵开器往薄的一边"踢"，并且还会影响胸骨的愈合。

向尾侧切开骨膜至剑突的尖端。沿中线切开一小段腹部筋膜，注意不要穿透腹膜。向上切开骨膜至胸骨切迹，仔细感觉可以在胸骨后方发现一紧绷的韧带结构。用电刀小心地分离此韧带（电

动胸骨锯经常会卡在这种组织上）。用示指分别从胸骨切迹和剑突处伸入胸骨下方。在锯开胸骨之前，轻柔解剖游离胸骨后组织。请麻醉师暂停呼吸，让胸膜尽可能地移向后方。可以从任何一端起，用胸骨锯将胸骨分成两半。多数外科医师喜欢从头侧开始，这样可以使头臂（无名）静脉得到最大程度的保护。

锯开胸骨时，需将其轻轻提起来，从而降低胸骨深面结构损伤的风险。用电刀沿胸骨下缘电凝止血。因为软组织在胸骨切开之后会稍微回缩，所以需保证能电凝凝至胸骨切缘后的几毫米。胸骨的切缘经常可见骨髓中的渗血。使用含有血小板的软膏、吸收性明胶海绵或相似材料可以达到止血并保持术野干净的作用。

将绿色铺巾沿胸骨的边缘放置，并放入胸骨牵开器。当放置牵开器的时候，记住越向头侧摆放，臂丛的损伤风险就越高。当胸骨很紧或暴露空间有限时，适度地切开腹筋膜（腹膜外），将起到一定的作用。

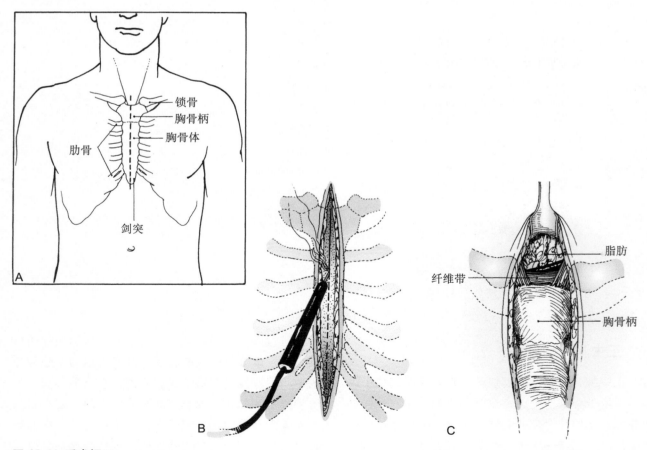

图 10-1　手术切口
A. 切口相关的局部解剖；B. 用电刀通过切开骨膜并加深切口；C. 胸骨柄上方的纤维带

【解剖要点】

胸骨正中切口如果恰好在中线上，就应该不会切割到任何胸骨前的肌纤维。若切口偏离中线，则可能切断一些胸锁乳突肌的肌纤维（来自胸骨柄）、胸大肌（来自胸骨柄和胸骨体）以及腹内斜肌和腹外斜肌的腱膜（白线）。真正的从中线分开胸骨同样不应该涉及任何附着在胸骨深面的肌纤维。然而，在稍稍偏中线外侧的地方，胸骨舌骨肌和胸骨甲状肌附着于胸骨柄，胸横肌的各条纤维附着于胸骨体。通常，膈肌的各条纤维附着于剑突的两侧。

比附着在胸骨上的肌肉更重要的是胸骨和纵隔各结构的关系。从尾侧到头侧，可依次见到下列结构：①锁骨间韧带；②头臂干（无名动脉），有时恰好在甲状腺下静脉（和甲状腺最下动脉，如果存在的话）的深面；③左头臂静脉（无名静脉）；④胸腺；⑤右胸膜腔和肺；⑥心包腔和升主动脉；⑦右心房和心室；⑧膈；⑨腹腔和肝左叶。胸骨左侧从尾侧到头侧：①甲状腺左叶；②左头臂静脉覆盖在左颈总动脉表面；③胸腺位于心包和升主动脉表面；④左侧胸膜腔和肺；⑤心包覆盖在左、右心室表面；⑥膈；⑦腹腔和肝左叶。胸骨右侧从尾侧到头侧：①甲状腺右叶；②胸腺；③右头臂静脉；④右侧胸膜腔和肺在上腔静脉表面；⑤右侧胸膜腔和肺在心包和右心房表面；⑥膈；⑦镰状韧带、腹腔和肝左叶。

（二）胸骨切开术切口的缝合（图 10-2）

【技术要点】

手术完成后，在前纵隔放置一条或两条胸管。胸管应该放进纵隔筋膜中线的深面，然后在中线的稍外侧，穿过筋膜拉出来。胸管的顶端应该低，以避免合拢胸骨时压迫头臂（无名）静脉。

用 5 号不锈钢线闭合胸骨。虽然线必须刺过胸骨柄的缝法比较常用，但实际上把线绕着胸骨更好，因为如果穿过胸骨的话，闭合的稳定性会降低。这种方法的优点是骨皮质的强度可以促进胸骨的稳定性并降低胸骨裂开的风险。缝合过程需小心谨慎以免误伤胸廓内（内乳）血管。将 2 根不锈钢线穿过胸骨柄，"8" 字环绕胸骨体 5 周。最上方的 "8" 字应该跨过胸骨柄和体的连接处。拉紧线，并剪至适当长度。将管口埋在软组织中。许多外科医师选择使用单一的胸骨钢线（3 根用于胸骨柄、5 根用于胸骨体）。然而我们认为，"8" 字缝合技术更能有效地

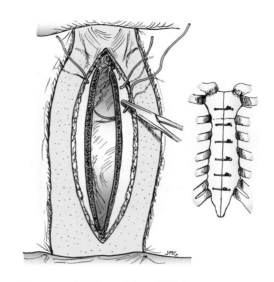

图 10-2　胸骨切开术切口的关闭

降低胸骨裂开的风险。

用可吸收线将腹部筋膜重新缝到剑突，然后用牢固的可吸收线越过反折缝合胸部筋膜边缘。继续向下缝合，于中线上重新缝合腹白线。缝合皮下组织和皮肤边缘。

【解剖要点】

头臂（无名）静脉正好位于胸骨柄下方带状肌的深处。心包位于剑突或者胸骨体的后方。除非是二次胸骨切开术，否则并不容易损伤这些组织，但若是二次手术，就比较可能发生这种损伤。因此二次手术的胸骨切口不能采用这种方法。

在开胸或关胸时胸膜极易受损，但这种损伤很少引发大问题。任何一侧的胸膜破损形成一个小洞时，最好扩大它，这样气体就可通过位于前纵隔的胸管排出。纵隔管的末端也可以斜着放进胸腔以防止气胸。

头臂（无名）和左颈总动脉刚好从胸骨柄外侧经过，因此在关胸时，若手术医师选择让线环绕而不是穿过胸骨柄，就可能损伤这些血管。

胸骨和纵隔结构的关系已经在图 10-1 中进行描述。在这一点上，有必要再次强调胸廓内（内乳）动脉（锁骨下动脉的分支），走行于肋软骨深面，大概位于胸骨边缘外侧 1cm 处，但这个距离并不固定。

二、胸腺切除术

胸腺切除术通常用于治疗重症肌无力或胸腺肿瘤。治疗肌无力时，有些手术医师通过颈部切口切

除胸腺，以避免在患者情况不佳时进入患者胸腔。然而，最近关于治疗重症肌无力手术失败的讨论，其焦点越来越多地聚集在切除范围不足的可能性上。因此，经胸骨切口的手术重新成为可选择的术式。

胸腺的切除（图 10-3）

【技术要点】

用胸骨正中切口打开胸腔。放置胸骨牵开器后，胸腺通常很容易辨认。老年患者中，胸腺经常很大程度上由脂肪取代。就算肉眼下似乎全为脂肪，但

有必要进行充分的切除。辨认胸腺下叶的尾端并将其用锐性分离或者电刀从心包上分离下来。这种操作往往会一直追溯到膈肌水平。用电刀分离胸腺时，往往会闻到一种不常见但具有特征性的气味（"三文鱼饼"味）。当胸腺两侧边界不清时，可将两侧所有软组织都切掉，包括在两侧膈神经以内的胸膜。应该非常仔细地辨认膈神经，以避免在距神经 2cm 以内的地方使用电刀。锐性分离和轻轻地钝性分离就足够了。膈神经损伤和膈肌瘫痪对重症肌无力患者来说是灾难性的。当两侧的胸腺下极都分离之后，

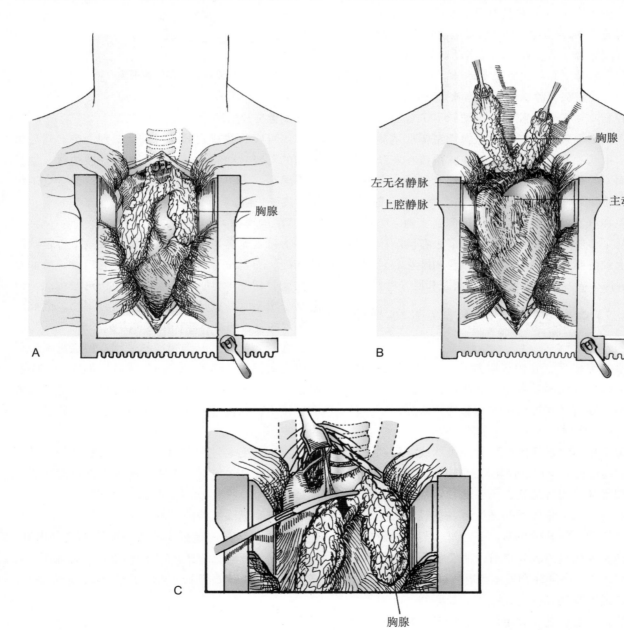

图 10-3　胸腺的切除

A. 胸腺的暴露；B. 开始从下缘进行检剖；C. 游离胸腺剩余的附着结构

将腺体向上提起并从心包表面分离胸腺背侧。仔细地向头侧解剖时，注意辨别胸腺后方由腺体到头臂（无名）静脉的静脉分支。用丝线或血管夹结扎这些微小静脉。损伤从头臂（无名）静脉来源的任一分支，都会引起大出血。沿着分叶向上一直追踪到颈部，在那里胸腺最终变成细长的纤维条索。在此处将其分离并结扎。

许多外科医师建议心包的前表面两侧膈神经之间的全部胸腺组织均应予以清除。这样的话，一侧或双侧胸膜通常会被无意中打开。如果你注意到了这点，只要小心地从胸膜腔抽走全部的冲洗液体，这并不会造成严重后果。如果胸膜开口很小，那就将它扩大，这样里面存在的气体均可以通过纵隔胸管排出。在没有胸膜侵犯或没有漏气的年轻患者中，我们已经采用易弯曲的管（Blake，Jackson-Pratt）作为可选择的另一引流方法。

【解剖要点】

胸腺位于心包的前表面，延伸至左头臂（无名）静脉的前表面，其后方有一到四条小静脉汇入无名静脉。供应胸腺的动脉部分来自胸廓内（内乳）动脉很微小的分支。这些血管非常小，行胸腺切除时无须特别关注。其他的分支来自甲状腺下动脉。

胸腺作为免疫和内分泌器官，从内胚层组织（主要是第三咽囊）发育而来，第三咽囊同时也发育产生甲状旁腺下部。有时候，发育为上甲状旁腺的第四咽囊，也可能产生一些胸腺组织。胸腺由双侧的颈部来源，下降至纵隔，将甲状旁腺下部也一并"拉"进来。

胸腺的大小与体重的比例 2 岁前最大，此时胸腺重量为 10 ~ 15g。青春期时胸腺达到最大体积，重量达 30 ~ 40g。在此之后，胸腺逐渐被脂肪组织渗透、取代，但功能性组织依然存在。

在成人中，胸腺通常有一个明显的被膜，位于前纵隔，从颈根部延伸到第四肋软骨水平。通常，甲状腺胸腺韧带连接着甲状腺和胸腺。

胸腺前方与胸骨甲状肌、胸骨舌骨肌、胸骨板以及形成肋膈隐窝的壁层胸膜相连接。后方与气管、左头臂静脉、主动脉弓及其分支、心包相近。它的血供主要来自胸廓内（内乳）动脉，以及甲状腺下动脉的额外分支。静脉回流主要通过两条回流至头臂（无名）静脉的大静脉，以及胸廓内静脉、甲状腺下静脉。

手术医师应该意识到其他正常或变异的胸腺组织的位置。在大约 75% 的患者中，胸腺位于纵隔内心包外的结缔组织中。此外，腺体的一或两叶可能（大约 6%）位于左头臂静脉的后面。还有文献报道，异位胸腺组织可位于甲状腺前面或与甲状腺组织有联系（胸腺组织可能来源于第四咽囊），或位于左主支气管、肺实质、后纵隔和肺门。因为腺体的正常位置以及潜在可能上述异位组织，可以选择使用正中胸骨切开术作为完整切除胸腺的方法。

（谢　绚　译　陈汝福　校）

参考文献

1. Austin EH, Olanow CW, Wechsler AS. Thymoma following transcervical thymectomy for myasthenia gravis. *Ann Thorac Surg.* 1983;35:548–550. (Discusses inadequate excision through the transcervical route.)
2. Freeman RK, Ascioti AJ, Van Woerkom JM, et al. Long-term follow-up after robotic thymectomy for nonthymomatous myasthenia gravis. *Ann Thorac Surg.* 2011;92:1018–1022.
3. Hankins JR, Mayer RF, Satterfield JR, et al. Thymectomy for myasthenia gravis: 14 year experience. *Ann Surg.* 1985;201:618–625. (The discussion after this article provides a good description of a cosmetic inframammary incision for median sternotomy in young women.)
4. Hirai K, Ibi T, Bessho R, et al. Video-assisted thoracoscopic thymectomy (VAT-T) with lateral thoracotomy for stage II and III thymoma. *Ann Thorac Cardiovasc Surg.* 2012 Jul 31 (Epub ahead of print).
5. Johnston MR. Median sternotomy for resection of pulmonary metastases. *J Thorac Cardiovasc Surg.* 1983;85:516–522. (Includes a discussion of mobilization of the lungs when this approach is used.)
6. Losanoff JE, Basson MD, Laker S, et al. Subxiphoid incisional hernias after median sternotomy. *Hernia.* 2007;11:473–479.
7. Masaoka A, Nagoaka Y, Kotake Y. Distribution of thymic tissue at the anterior mediastinum. Current procedures in thymectomy. *J Thorac Cardiovasc Surg.* 1975;70:747–754. (Presents the anatomic rationale for performing median sternotomy rather than using the transcervical approach.)
8. Ohta M, Hirabyasi H, Okumura M, et al. Thoracoscopic thymectomy using anterior chest wall lifting method. *Ann Thorac Surg.* 2003;76:1310–1311.
9. Schimmer C, Reents W, Elert O. Primary closure of median sternotomy: A survey of all German surgical heart centers and a review of the literature concerning sternal closure technique. *Thorac Cardiovasc Surg.* 2006;54:408–413.
10. Shrager JB, Nathan D, Brinster CJ, et al. Outcomes after 151 extended transcervical thymectomies for myasthenia gravis. *Ann Thorac Surg.* 2006;82:1863–1869.
11. Tomulescu V, Popescu I. Unilateral extended thoracoscopic thymectomy for nontumoral myasthenia gravis – a new standard. *Semin Thorac Cardiovasc Surg.* 2012;24:115–122.
12. Urschel HC, Razzuk MA. Median sternotomy as a standard approach for pulmonary resection. *Ann Thorac Surg.* 1986;41:130–134.
13. Zielinski M, Kuzdzal J, Szlubowski A, et al. Comparison of late results of basic transsternal and extended transsternal thymectomies in the treatment of myasthenia gravis. *Ann Thorac Surg.* 2004;78:253–258.

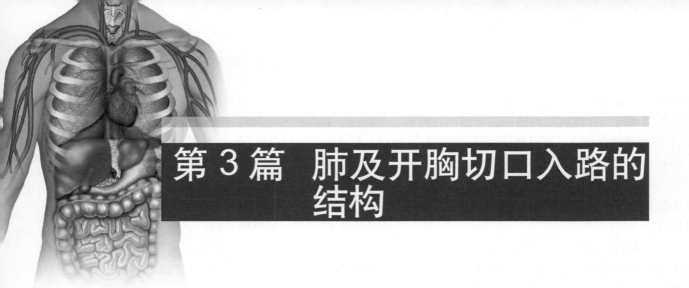

第3篇 肺及开胸切口入路的结构

第11章主要介绍了侧胸壁的解剖结构，在介绍胸腔置管引流术以及开胸的过程中描述肋间隙的解剖结构。肺的解剖在后面的章节中进行了进一步的讨论（第12～15章），最后在第16～17章介绍部分食管的常见手术方式，包括开放手术以及胸腔镜手术。

胸部大血管手术、胸腔镜、后纵隔肿瘤切除术以及不常见的食管手术可查阅章末列选的参考文献。

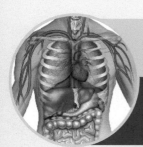

第11章

胸腔置管引流术、胸廓切开术、肺部分（楔形）切除术及胸膜固定术

M.Victoria Gerken and Phillip C.Camp, Jr.

这一章，胸腔置管引流术的基本过程（胸管放置）是用来介绍胸壁解剖学的。这里详细描述了基本胸外科手术切口 - 后外侧胸廓切口，它是一种痛苦相对较小的保留肌肉的手术方法。然后介绍了两种常见的、简单的开胸手术：肺楔形切除术和胸膜固定术。

外科住院医师教育委员会（SCORE™）将放置胸管归类为"基本的、常规的"手术操作，将开胸探查术归类为"基本的、非常规的"手术操作，将部分肺切除术管理为"复杂的"手术操作。

手术步骤

胸腔置管引流术

位置（肋间）是由引流物的性质决定的

施加充足的局部麻醉和稍大面积的术野准备，铺巾

检查器材，包括引流用具，保证全部准备好

在预计肋间以下一个肋间做一个切口

轻轻地把组织向头侧分离直到下一肋骨上缘

分离肋骨上缘的肌肉，进入胸腔的时候控制好钳

扩大切口，直到它足够伸入手指

用手指探查胸腔，分离任何小腔或粘连，并通过触诊膈肌确认胸腔内的情况

往胸腔内置入胸管，需插入至让最后一个孔能在胸腔内

连接引流装置，并固定好胸管

标准的后外侧开胸术

将患者摆放为侧卧位，放好护垫，保证患者安全

半侧胸廓消毒并铺巾

站在患者的背侧，划一个从腋前线（以第6肋间为切口的开胸手术可使用乳房下皱襞）到肩胛下角以下 2～3cm 的切口，再向上轻轻延长到肩胛冈和胸椎的中点

分离皮下组织以及肌肉，保护椎旁肌肉

根据手术部位确定是通过第 3、第 4 或第 5 肋间进入胸腔

分离肋间肌，进入胸腔

延长肋间的切口，放置肋骨牵开器

手术的结尾，检查有无漏气并在直视下放置胸管

撤掉肋骨牵开器，肋骨旁行 6～8 针 8 字缝合复位肋骨

缝合胸壁肌肉

缝合皮下组织和皮肤，确保固定好胸管

保留肌肉的开胸手术

取相同的切口，但后侧切口长度更短

分离皮下组织，从背阔肌筋膜上游离

松解背阔肌肌肉和前锯肌，使之能牵拉

进入胸腔

用两个小的肋骨牵开器以直角放置

肺部分（楔形）切除

确定要切除的部分

通过上提肺钳以暴露病变部位

用切割缝合器切除该部位（通常需要两次切割，互成直角）

胸膜磨损固定术

切除肺大疱（如果存在），用楔形切除，检

查有无漏气

用干海绵快速摩擦胸膜表面

解剖并发症

肺或膈肌的损伤（在胸廓造口置管术中）

肋间神经血管束的损伤

在楔形切除中出现坏死或者无气残肺

结构列表

胸膜

胸腔

肋间

肋间外肌

肋间内肌

肋间最内肌

肋神经血管束

肋间静脉

肋间动脉

肋间神经

膈肌

肋缘

剑突

前锯肌

胸内筋膜

背阔肌

肩胛骨

斜方肌

听诊三角

菱形肌

竖脊肌（棘突旁肌）

胸长神经

一、解剖方位（图 11-1）

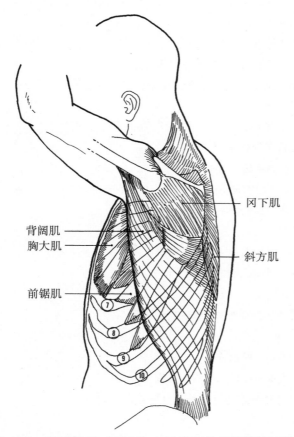

冈下肌

背阔肌

胸大肌

斜方肌

前锯肌

7
8
9
10

图 11-1　区域解剖，图示 7 ~ 10 肋及外侧胸壁的肌群，这些结构会在使用外侧切口的术式（放置胸管和开胸术）中碰到

二、胸腔穿刺置管术

胸腔置管的位置（图 11-2）

【技术要点】

胸腔穿刺置管引流，这个操作虽然相对简单，但仍需要注重细节。操作不当将可能会导致患者不适甚至造成肺部损伤，可能需要开胸或剖腹来挽救。

在过去，为气胸而放置的胸管位于前胸部，给患者造成太多不必要的不适，并大幅增加了前胸壁出血的风险。现在的病例表明，对于简单的胸腔积液、血胸或气胸，胸管可放置在腋前线和腋中线之间，让患者获得最佳治疗效果和最小疼痛。气体或液体的多发空腔可能需要经常变更操作方式，这不在本章讨论范围中。

足够的镇痛是胸腔置管顺利引流成功的关键。在低于预计的穿刺口约一肋间宽度的地方，用 0.5% ~ 1% 利多卡因打一个 2 ~ 3cm 的皮丘。后续或序贯浸润注射利多卡因（5mg/kg 为最大剂量）于肋骨骨膜、肋间肌肉和胸壁胸膜，将使术程变得顺利，患者更舒适。

皮肤广泛消毒并铺巾。在大多数情况下，胸管从第 6 肋间进入是合适和安全的。为了在拔管的时候防止气胸，可让皮肤切口低于你原本打算进入胸腔的位置整一肋间。这样，管将通过表皮和肋骨间入口之间的皮下 2 ~ 3cm 长的通道。因此，皮肤切口应在第 7 肋间。

用手术刀切开皮肤，然后用长弯钳分离皮下通道。反复轻柔地撑开直到和你的手指宽度相等，胸管就有足够的空间置入了。用钳辨别肋骨上缘，分开紧贴在其上表面的肋间肌。小心控制弯钳，这样当你"刺穿"胸膜时，钳子尖端不会伤害到其胸腔内的组织。钳还在胸腔内的时候，将尖端分开，扩大肋间切口。把示指通过这个切口伸进去，"扫"清所有粘连物，感受肺膜、胸内异物和血凝块。通过触诊膈肌上表面，确定低位胸管的摆放位置。

用弯钳尖端夹住胸管头部，将其如图（图 11-2A）所示置入胸腔。将管置入足够的深度，使得最后一个管孔也位于胸腔内。另一种方法就是把你的手指伸入通道，引导胸管伸至手指旁边。指尖是钝的，这让胸管能更准确地找准具体方向。无论哪种方式，一边推进，一边逆时针方向旋转胸管，有助于防止管扭曲打结和放错在某个裂隙中。

用粗的丝线将管固定在皮肤上。缝合应该是 U

形或者是单个水平褥式缝合，这使皮肤在闭合时对合较好（图 11-2B）。将胸管连接到胸腔引流吸引装置，比如 Pleurovac。适当地用敷料覆盖。

胸管管理在文章最后的引用有描述，同时也讲了在特定的情况下用小口径导管代替胸管放置的方法。

拔管最好由 2 个人完成。将凡士林放在 4cm×4cm 的纱布上，做成闭合敷料。暴露胸管位置并拆线。让患者在深吸气后屏住呼吸。将敷料有凡士林的一面对着切口。迅速拔管，将留置线打紧，将敷料用胶带紧紧固定到胸壁上。

【解剖要点】

无意中将管置放在膈下是胸腔穿刺置管术的潜在并发症之一，可通过分析膈肌的结构和形态来避免。膈肌将胸腔和腹腔完全的分隔开。在后方，膈肌起源于上两个或三个腰椎的前外侧表面。它还有一个肋骨处的起源，为下 6 根肋骨表面以及肋缘处的肋软骨。因此，当从前面操作时，膈肌的来源逐渐变得越来越靠近头侧。在前方，它有两小条肌肉

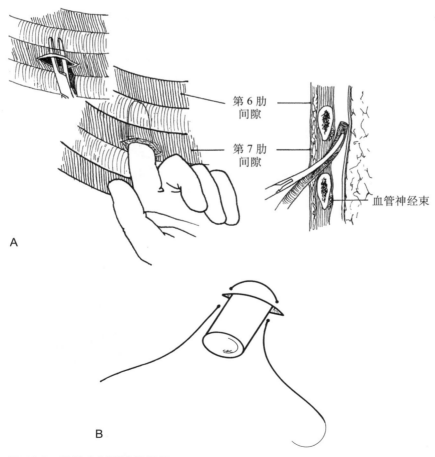

第 6 肋间隙

第 7 肋间隙

血管神经束

图 11-2　**胸腔穿刺引流的置管**
A. 胸腔穿刺管的置入；B. 固定管的一种方法

起源于剑突深面。从这开始，肌肉纤维插入广阔的、有腱膜覆盖的中央腱。

膈肌的上缘位于乳头水平，或第4肋间水平，所以它是圆顶形状的。由此，胸腔外围部分逐渐缩窄，形成一个锐利的肋膈隐窝。在锁骨中线，膈肌的胸膜在体表的投影位于第8肋骨水平，而在腋中线，这投影位于第10肋骨水平。由于这种投影和膈肌的圆顶形状，第8肋以下的切口有可能不是进入胸膜腔，而是很容易穿过膈肌进入腹腔。锐利的肋膈角正好可以解释，为什么进入胸腔时，一定要精确地控制钳尖。过于鲁莽的穿刺，极易通过相邻的膈肌而进入腹腔。湿滑的膈顶容易与横膈混淆。用手指触诊横膈和肺膜有助于准确定位。

另一个主要风险是肋间神经血管束的损伤。每个肋间神经血管束均位于肋骨沟中（在肋骨下表面），这有利于对其进行保护。从上到下，神经血管束的结构是静脉-动脉-神经。最下方的神经是最容易有医源性损伤的。要避开肋间神经血管束，让切口接近下一肋的上缘，而不是上一肋的下缘。

在腋中线上，进入肋间神经血管束平面之前，肌纤维必须分离，包括前锯肌、肋间外肌、肋间内肌。肋间神经血管束位于最深处的肋间最内肌层和表面的肋间内肌层之间。肋间最内肌的深部是胸内筋膜，薄薄的一层，肋胸膜附着在它上面。

三、标准后外侧切口开胸术

（一）患者的体位和切口选择（图 11-3）

【技术要点】

正确的患者体位是保证此手术安全的关键。术中若患者略向前或向后翻滚，即使是最好的结果也是极其令人沮丧的，而最坏的情况则会造成相当大的危险。

让患者侧卧，在支撑侧的腋窝下放一卷垫，保护肩膀和腋窝。一般情况下，卷垫的直径应该接近上臂直径。卷垫保持平行，恰好放在支撑臂的根部，后者在肩膀处弯曲90°。卷垫要支撑起胸壁，让肩膀能垂下来，从而减轻臂丛的压力。一个常见的误解是：垫子应该夹到腋下，这是不正确的。把软枕头对折，放在手臂上方。上面的手臂放在枕头上并铺巾，或把该手臂向支撑臂的头端挂在吊索上。

之前置于患者下方的、一个主动通气的沙袋，应调整至能支撑患者一侧的躯干和臀部，并对其通气直到胀满。或者放置一个4.5kg（10lb）的沙袋在患者的腹部前方，把所有膜性结构支撑起来。把较低位支撑腿伸直。较高位的腿在髋关节和膝关节均

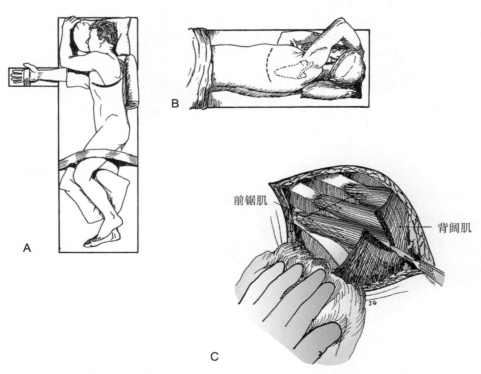

图 11-3　患者的体位和切口
A. 病人的体位；B. 皮肤切口；C. 肌肉的分离

屈曲 90°。用两个枕头支撑小腿。宽的胶带有助于稳定患者体位。胶带应该从一侧的台边跨过臀部及弯曲大腿，直到对侧台边。注意不要将胶带缠在较高那条大腿的腓骨头上，因为这会造成腓总神经的压迫。此外，避免使用胶带时过度用力。

患者体位摆放稳定后，对跨过中线前后的区域进行消毒铺巾。术野准备应该扩展到第 7 颈椎棘突并覆盖暴露的肩膀，以及术侧的乳头。向下应达到髂嵴水平。

站在患者的背侧。画一个切口，女性从腋前线乳房下皱襞的水平开始，男性为乳头下 6cm 的点，向外侧延长切口，使之经过肩胛下角 2～3cm 的下方，然后稍微弯向头侧，在肩胛骨与胸椎的中间停止。切开皮肤。

用电刀分离皮下组织至肌肉，暴露并分离背阔肌。向后，以同样的方式暴露斜方肌的外侧缘。辨别听诊三角，它正好在肩胛下角的下后方，然后分开薄层结缔组织。将手伸入前锯肌的后缘。

将前锯肌用电刀分离，或者辨明后分离其与胸壁的附着组织。这些附着组织的暴露需要使用自动牵开器牵开分离好的背阔肌下缘。

在后方，用电刀分离菱形肌的外侧缘。将手从肩胛骨下方向上滑动，辨清肋骨。第 1 肋很少被触及，因此，通常从第 2 肋开始计数，它的表面具有扁平的特点。感觉到锁骨下肌和前斜角肌的附着有助于辨认第 2 肋。

一般来说，从胸部第 3、第 4 还是第 5 肋间进胸，这取决于所执行的手术。很少有必要切除肋骨，除非存在广泛增厚致密的胸膜粘连，或需进行肋骨移植。

分离肋间内外肌，保持始终位于下一肋的上方，以免损伤神经血管束。当你靠近胸膜壁层时，请麻醉师把肺"下降"，或者说把肺的气放掉，以减少损伤下方肺实质的风险。用止血钳的尖端，或通过手术刀精细的操作，穿破胸膜。将示指或塑料的 Yankauer 吸管伸入胸膜腔，将肋间切口向前扩展，电刀始终保持在手（或抽吸导管）之上，以保护其下方的肺组织。保持切口一直位于下一肋的上缘。如果肋间太窄而致手指不舒服，可把最小号 Richardson 拉钩的叶片放在肋间来扩大空间。向后，用电刀延长肋间切口至棘突旁肌的前边界。不要分离棘突旁肌，这些肌肉决定了后方软组织切除的内容。辨认并用电刀暴露这些肌肉的前缘。用一个大的骨膜剥离器，把肌肉从肋骨的外表面剥离起来，然后滑进一个小的 Army-Navy 拉钩，以保持此空间的暴露。

用肋骨撑开器"抓住"或牵住肩胛骨的顶端，以防止其突出进入你的视线。沿肋间撑开，小心不要把离肋骨最前方内侧面 1～2cm 处的内乳动脉离断。直视下将肋间肌肉（通过肋骨撑开器）分离，这将会有极好的术野暴露，不需要分离覆盖在上方的肌肉，避免为暴露而分离肋骨，最大限度减少预料以外的肋骨骨折。

【解剖要点】

与其他地方一样，计划切口时，体表解剖学的知识非常重要。腋前皱襞由胸大肌的下外侧边界形成，而腋后褶皱由背阔肌的外侧缘形成。这两种肌肉之间，胸壁是由前锯肌和外斜肌交错覆盖。对于男性和小乳房的女性，乳头通常位于第 4 肋间。肩胛下角通常覆盖住第 8 肋骨，而肩胛冈的根部则位于大约第 3 肋间水平。

皮肤切开后，下一步就是辨认后胸壁相关的肌肉和肩胛骨。在后正中线旁、距离不等的地方，位于外上侧的最表面的肌肉纤维，是斜方肌的下缘。斜方肌来源于枕骨的上项线和所有胸椎颈椎的棘突，插入肩胛骨尖和外侧锁骨。下部的斜方肌纤维叠覆在背阔肌的水平上纤维之上。背阔肌来源广泛，包括下 6 个胸椎的棘突、腰椎和骶棘以及髂后上棘，附着于胸腰筋膜上，髂后上棘位于竖脊肌的外侧。背阔肌纤维聚合形成平坦的肌腱，插入到肱骨结节间沟的外面。

分离斜方肌较低处的肌纤维和背阔肌上部的肌纤维能有效地增大听诊三角，三角的底边为背阔肌上缘，两条斜边分别为斜方肌的下外侧缘及肩胛骨的脊柱缘。分离斜方肌和背阔肌纤维，可以增加肩胛骨下部的活动度。切口应保持经过肩胛下角下方 2～3cm 处，从而使伤口能完全对合，不留无效腔。

前锯肌的解剖关系是容易混淆的。它来自上方 8～10 根肋骨前外侧的肌肉的指状突起，然后向后通过胸壁和肩胛骨之间，插入整个肩胛骨的脊柱缘。它受胸长神经支配。该神经源于臂丛的 C_5～C_7 神经根，向下大约在腋后线走行于前锯肌外侧表面，表面有深筋膜覆盖。胸长神经在其行程的下方，有肩胛下动脉伴行。在腋窝上方，胸小肌深面，神经向后方经过胸外侧动脉的起始处，这种解剖关系有助于该神经的辨认。

在计数肩胛骨深处的肋骨时可能会遇到一些困难。这里，像身体前方一样，可简单地从第2肋间开始计数。该肋可以通过触诊上后锯肌的附着部位来辨别，因为这是该肌肉可附着的最高位肋骨。

"棘突旁肌"指的是脊柱的上提肌肉。这些肌肉包括位于棘突旁的内侧棘肌肌群，棘肌肌群与下位肋骨角之间的最长肌群，以及附着于肋骨角的外侧髂肋肌群。髂肋肌纤维和棘肌纤维的分离，不应该影响这些肌群的功能，因为它们的神经支配，是通过脊髓神经后方主干（后支），来分支分段支配的。然而，实际上这些肌肉群很少需要分离，应尽量避免。

（二）开胸切口的闭合（图 11-4）

【技术要点】

手术结束前，要求麻醉师把肺完全膨胀。这是膨胀术中不张的肺的最好时机。若没有在手术室处理好，肺不张在术后处理相当困难。

此时，注入盐酸丁哌卡因到后侧肋间，通常包括切口上下方各2或3个肋间。若无使用区域麻醉或镇痛，这一方法有助于控制术后疼痛。

完成手术时，胸腔内放置一到两条胸管，这些管尾部穿出胸壁，并且位于腋中线前方，以使患者感觉舒适。如果放置两条管，则一条置于后方，以利于低位液体引流。而前胸管头端置在胸腔顶。用粗丝线把管固定在表皮上。

用粗的可吸收线，做六到八针8字肋间缝合以对合肋骨。为最大程度减少意外刺伤，可使用一个大的"肝"针（钝头、大180°曲线）做间断缝合。我们发现这快捷而相对安全。缝合后，充分胀肺，对合肋骨。同样，注意避开肋间神经血管束。尽管有一些术者在把上述缝线打结的时候，喜欢使用Bailey肋骨对合器来对合肋骨，但是打滑结就能使肋骨对合好，并且不会有损伤肋间血管的可能。用粗的可吸收性缝合材料，按解剖层次分别独立缝合前锯肌、菱形肌、背阔肌和斜方肌。

以可吸收线缝合皮下组织，用皮肤钉或表皮下连续单线缝合皮肤。

【解剖要点】

使用局部麻醉注射对切口上下方两到三个肋间行局部镇痛，部分是根据神经节段支配的解剖学原理。似乎只有所切开的肋间需要进行镇痛，因为它位于一个完整的皮节中。然而，皮节会有重叠，这意味着，大约一半的神经支配至少有一部分来自给定的节段神经，还有另一半来源于另外上升的皮节。

前胸管放置时，应该放在肺尖端，从锁骨内侧的1/3向头约2.5cm。下胸管恰好放在腋后线的前方。如果放得尽可能低，会位于第8或第9肋间。再次说明，应该小心防止膈肌或腹部内容物的损伤。

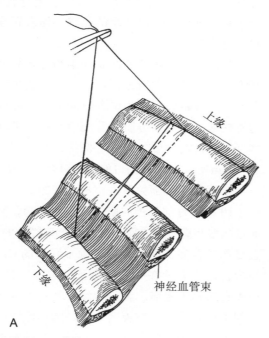

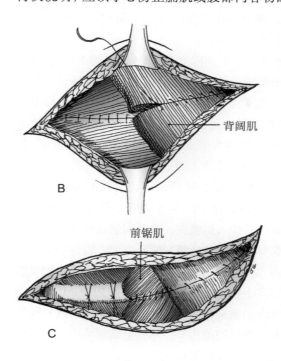

图 11-4　关胸

A.肋骨的关闭；B.缝合肌肉层；C.完成深层关闭

（三）保留肌肉的开胸手术（图 11-5）

【技术要点】

背阔肌的离断可造成严重的术后疼痛，这常常会导致需要固定胸壁以减轻疼痛，恢复期延长，肺功能受影响以及延长术后阶段。当胸内的操作（胸膜擦损、楔形切除、活检）不需要最大暴露时，保留肌肉的开胸手术由于其并发症发生率不高，可以在多种情况下施行。

使用标准的开胸手术相同的皮肤切口，但不要让后方切口这么长。分离皮下组织，从背阔肌的筋膜表面开始向上下游离皮瓣，上方至肩胛骨，下方至髂嵴。

游离背阔肌的前缘及其深面组织。以类似的方式游离前锯肌，使背阔肌可以自如的向后方牵引，前锯肌向前方牵引，暴露肋骨。

如前所述的方法通过肋间进入胸腔。使用两个小的肋骨牵开器，第一个用来分离背阔肌和前锯肌的游离缘，第二个用来放在肋间。这会建立一个窗口，手术即可通过此窗口执行。

手术完成时，把胸管和肋间缝线如前所述放置。在肌瓣下放一个扁平引流管，通过一个单独的皮肤伤口引出。对齐皮下组织并缝合皮肤。

【解剖要点】

再一次强调，请注意肋间血管神经束，包括肋间静脉、动脉和神经，它们在内侧和低处走行到相关肋骨的下缘。此结构很容易在关胸的时候受损。

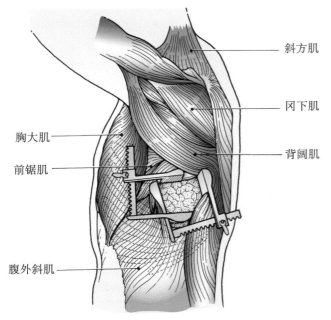

图 11-5　保留肌肉的开胸术

斜方肌

冈下肌

背阔肌

胸大肌

前锯肌

腹外斜肌

（四）部分肺（楔形）切除（图 11-6）

【技术要点】

许多操作很容易通过胸腔镜实行，但根据病变的性质、患者稳定性，或单侧肺通气的情况，可能更倾向于开放手术的方法。肺部操作通常从胸腔探查开始。与半边结肠切除术前应先探查腹腔一样，在肺叶切除、肺段切除或者楔形切除之前也应该检查整个肺门、肺、胸膜表面、前后纵隔。以诊断为目的而做楔形切除的肺组织（弥漫性浸润性疾病、急性呼吸窘迫综合征）可以尽量减小切口，因这种切口的大小也会限制胸腔探查完成的程度。这种方法有助于明确，相比于简单的活检而言，根治性切除和姑息切除谁更适合。

对于小的胸膜下（外周）肿物，用肺钳夹着肺的任意一侧。提起该区域，"撑起"病变部位。使用切割缝合器将病变从下方分离。用牛心包补片加固切割吻合口，有可能减少术后肺漏气。

肺漏气。当楔形切除肺较厚部分的组织时漏气可能会更严重。大的或位于肺实质深处病变，可能需要采用两次打钉的方法来"楔形切除"病灶。这些病例中，必须牢记肺段的解剖。楔形切除的肺组织若累及残余肺支气管或血管的交通支，将可能发生灾难性的后果。这种无通气、无灌注的肺可能成为脓毒症的源头。行肺楔形切除后，缩小剩余的肺，然后叫麻醉师再胀肺，确认所有剩余肺有足够的功能。

【解剖要点】

肺段解剖学至关重要。它在讲述支气管镜（见第 11 章）以及肺叶切除术（见第 13 章）的章节中有详细讨论。因为非解剖性的楔形切除超越了亚肺段切除的范畴，故手术中相邻肺段的肺实质通气情况必须确认好。

（五）胸膜固定术（图 11-7）

【技术和解剖要点】

反复自发性气胸通常发生于其他方面都很健康的年轻人。在第二次发生后，大多数外科医师推荐行胸腔造口术或开胸术。本章探讨开放手术。

这是保留肌肉的开胸手术的理想适应证。沿第 5 或第 6 肋间打开胸腔，检查肺实质，看胸膜下有无肺大疱。这些肺大疱常常发生在上叶的顶端、沿着肺下叶上段顶边，还有少部分沿着肺裂。如果看

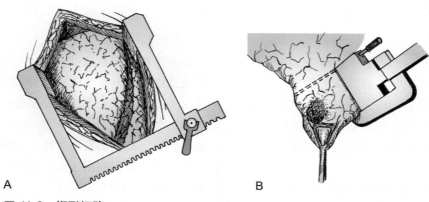

图 11-6　楔形切除

A. 区域的暴露；B. 楔形切除结节（切割闭合器）

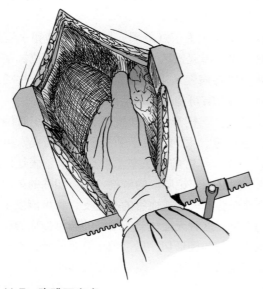

图 11-7　胸膜固定术

到了肺大疱，用切割缝合器予以切除。如果只涉及少量肺实质，没有必要切除太多组织。用无菌生理盐水冲洗胸腔，并将肺膨胀到 30 ~ 40cmH$_2$O 的压力。所有超过最小空气泄漏量的部位，都应加缝一层或重新打钉。

　　吸走胸腔内所有生理盐水。用干海绵迅速地擦伤胸膜壁层。海绵被浆液湿润就换另一个干的继续。还可使用研磨垫（我们使用的是专门为清洁电刀而使用的一次性的电刀擦）造成胸膜表面众多小的裂伤。胸膜磨损成功的关键是造成两胸膜之间显著的炎症反应，从而消灭潜在的间隙。

　　对于肺尖大疱导致复发性气胸的情况，我们将采用切除胸顶处胸膜的方法。这是一个更积极的方法，必定会在肺的病变部位造成坚固的瘢痕。以确保成功，所有的胸膜被擦伤后都应导致轻微出血，这非常重要。包括隔膜和胸腔顶部。在关闭胸腔之前，用 5g 滑石粉均匀地撒在胸壁内部表面。

　　常规位置放两条胸管并关胸。有必要将胸管独立连接并保持吸引状态，如果要达到与预计一样的粘连，脏层和壁层胸膜的表面必须保持直接接触对合。

　　　　　　　　　　　　（谢　绚　译　陈汝福　校）

胸腔穿刺置管术参考文献

1. Cooke DT, David EA. Large-bore and small-bore chest tubes: Types, function, and placement. *Thorac Surg Clin.* 2013;23:17.
2. Millikan JS, Moore EE, Steiner E, et al. Complications of tube thoracostomy for acute trauma. *Am J Surg.* 1980;140:738.
3. Peters J, Kubitschek KR. Clinical evaluation of a percutaneous pneumothorax catheter. *Chest.* 1984;86:714. (Describes the "dart" percutaneous technique for simple pneumothoraces.)
4. Silver M, Bone RC. The technique of chest tube insertion. *J Crit Illness.* 1986;1:45.
5. Torres U, Lancy RA. Chapter 8. Chest tube insertion and care. In: Irwin RS, Rippe JM, Lisbon A, et al., eds. *Irwin & Rippe's Procedures, Techniques and Minimally Invasive Monitoring in Intensive Care Medicine.* 5th ed. Philadelphia, PA: Wolters Kluwer Lippincott Williams & Wilkins; 2012:83–89.

开胸术参考文献

1. Bayram AS, Ozcan M, Kaya FN, et al. Rib approximation without intercostal nerve compression reduces post-thoracotomy pain: A prospective randomized study. *Eur J Cardiothorac Surg.* 2011;39:570.
2. Burlew CC, Moore EE, Moore FA, et al. Western trauma association critical decisions in trauma: Resuscitative thoracotomy. *J Trauma Acute Care Surg.* 2012;73:1357.
3. Seamon MJ, Chovanes J, Fox N, et al. The use of emergency department thoracotomy for traumatic cardiopulmonary arrest. *Injury.* 2012;43:1355.
4. Ziyade S, Baskent A, Tanju S, et al. Isokinetic muscle strength after thoracotomy: Standard vs. muscle-sparing posterolateral thoracotomy. *Thorac Cardiovasc Surg.* 2010;58:295.

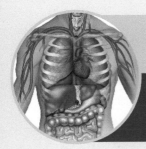

第12章

胸腔镜检查及胸腔镜下
肺楔形切除术

Kemp H.Kernstine, Sr.

开胸手术的切口创伤大且较痛，常常给患者留下一个不好看的瘢痕。2% 的患者术后会出现难以忍受的疼痛，持续时间可超过一年，4% 的患者伴有上肢功能障碍，另有 40% 有持续轻到中度不适。小切口并且避免使用肋骨牵开器，似乎能减少创伤、疼痛及功能障碍。而胸腔镜手术即能达到上述目标。本章探讨胸腔镜手术的基本原则及其在两个常见疾病中的应用。

外科住院医师教育委员会（SCORE™）将含或不含活检的胸腔镜检查术以及胸腔镜胸膜固定术归类为"复杂的"手术操作。

手术步骤

如果能耐受，首选单肺通气

手术体位大多是侧卧位，部分情况可能需要俯卧或者仰卧位以方便获取病变

手术室内必须要有影像学检查

进镜孔的位置位于腋前线第 5 到第 7 肋间

按需求做好其他操作孔

肺组织活检时，尽量获取足够多的组织以获得病理诊断，应用影像学、透视、触诊、线钩等多种方法来确定目标部位

肺活检应该尽量在最靠头部及肺边缘的地方进行，从而降低长期漏气的风险

切除后注意检查有无漏气

关闭切口，在该处放置小胸管或球囊吸引

对于自发性气胸

用切割缝合器切除肺大疱

擦伤壁层胸膜或切除第 4 肋间到肺尖水平的壁层胸膜

胸管放至肺尖区持续 2 ~ 3d

解剖并发症

难以确定目标病变

漏气

三种胸腔镜术式可供使用

1. **胸膜腔镜** 通常使用单一的穿刺伤口作为观察、活检及切除的入口。可通过直视的镜头比如 Pilling 或 Storz 纵隔镜直接观察，或用数码镜头间接观察。直视的镜头视野有限，但比较高效，可通过同一入口进行观察和操作。胸膜腔镜适合用于评估和治疗胸腔积液或胸腔肿物。它也可以帮助确定胸管放置位置。尽管胸膜腔镜常在全身麻醉下实施，但如果计划只用快速少量的操作，它也可以在局部麻醉下相当平稳地执行。

2. **胸腔镜检查** 使用 2 个或者更多的开口，用于观察、分离解剖及切除。

3. **视频辅助下胸腔镜手术（VATS）** 需要多个开口，或加上小切口。所有能在直视的开胸手术下进行的操作，都可以通过内镜完成。这种未经肋骨撑开的切口，可用于进行操作并获取手术标本。为了减小痛苦，不需使用肋骨牵开器。胸腔镜检查和 VATS 可用于多种手术操作中：肺活检，楔形切除，胸部肿物切除，胸膜内、胸膜外、肺门以及纵隔肿物的切除，食管壁肿物的切除、食管部分切除及食管肌层切开术。

在任何胸腔镜手术前，均需完善胸部 CT 检查。这有利于三维手术计划的制订并确定适当的手术入口。最适合胸腔镜检查或 VATS 的是那些没有做过开胸手术、胸腔足够大、无呼吸机依赖以及不肥胖的患者。最适合的病灶是小于 3cm 及定位于外周的病灶，但随着技术进步，部分病变较大及中央型的病例也可通过此方法切除。术前肺功能测试有助于术中和术后的处理。

麻醉插管的选择与手术计划有关。有 3 种主要方式：①单腔插管，暂停呼吸或注入二氧化碳人工气胸；②双腔插管；③支气管封堵。对于短时间的胸腔内操作，呼吸暂停可能更为合适。呼吸机依赖的患者可能需要注入二氧化碳进行人工气胸，需注意避免过高胸膜腔内压力和低血压。无论使用双腔支气管插管或支气管封堵器进行单肺通气均是可取的，这种方法能扩大胸腔内术野空间，减少呼吸运动，减少肺实质出血，并减少肺及其血管的损伤。手术过程越复杂，越需要注意这些影响因素。

一、患者体位摆放和腔镜孔位置（图 12-1）

【技术要点】

患者一般摆放为侧卧位，偶尔也可能需要俯卧或仰卧位。备好影像学资料，以便术中查看。

开 5 ~ 10mm 的切口。对于使用胸膜腔镜的病例，特别是恶性间皮细胞瘤或其他局部肿瘤复发的病例，通常在腋前线第 5 ~ 7 肋间做切口。切口位置要计划好，以便行胸膜外全肺切除术或是胸膜剥脱术（包括开口所在胸壁区域的切除）。利用胸壁局部解剖标记，比如肩胛骨顶端、胸骨柄体连接处和剑突，与胸部 CT 上的胸壁标志做比较，确定对应目标手术区的切口位置。对于比较小的肺部肿物，特别是小于 5mm 且位于胸膜表面深度 1 ~ 2cm 者，术前 CT 引导下放置导线标记，有助于检查出胸腔镜或 VATS 下可能无法触及的病变。

当使用多个切口时，第一个切口通常做于前下胸壁的腋前线上，再置入 0° 或 30° 胸腔镜。如前所说，在单孔手术时，若术野暴露不佳，可采用直视下的腔镜，比如纵隔镜。可根据需要添加操作孔，特别是当手术较为复杂时。胸腔镜的切口位置设计就像棒球场一般，腔镜孔位于本垒的位置，钳取活检孔位于一垒和三垒，而目标区域则位于二垒的位置。

所需的器械由计划好的手术过程决定。当器械需要经常更换而出入操作孔时，为防止胸壁和肋间神经损伤，可使用塑料和橡胶保护套。抓取、牵开、分离、缝合、钳夹等所需的器械均可使用。我们更喜欢用卵圆钳来夹肺。内镜下切割缝合器用于切除肺后修补肺残端非常有效。

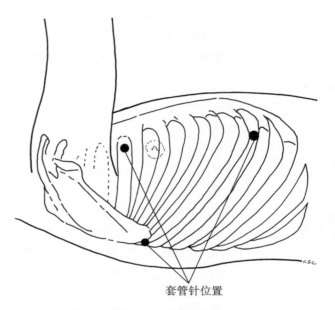

套管针位置

图 12-1 **患者体位摆放和腔镜孔位置**

二、肺组织活检（图 12-2）

【技术要点】

胸部 CT 可用于辨认肺中病变最大的区域。切口必须设计得能对病肺进行操作。这对于病变不易触及或看见的病灶尤为重要。必要时可行 CT 引导下导线定位，在荧光镜引导下切除病灶。

扩大腋部切口，用手指触诊，并用抓钳将肺拉至视野内（图 12-2B）。钝性分离粘连，在粘连紧密时可用电刀。可用钳或者标准的切割缝合器做楔形切除进行活检。如果可能，活检应尽量切除靠肺顶或肺边缘的区域，获取足够多的组织，并降低术后漏气的可能性。通常情况下，没必要用电刀烧灼切割缝合后切缘的出血点。对于比较脆的肺组织，

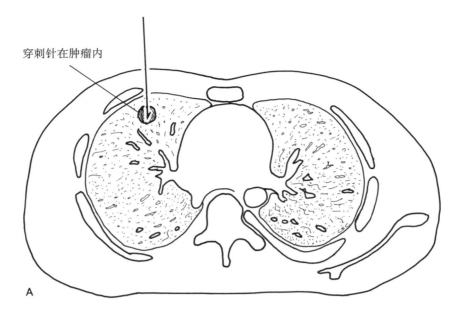

穿刺针在肿瘤内

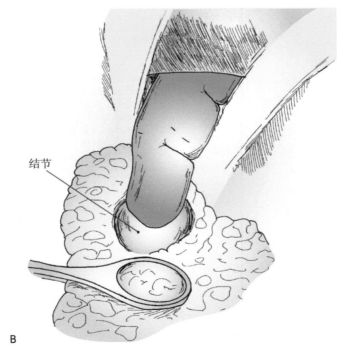

结节

B

图 12-2　**肺穿刺活检术**
A. 穿刺针位于肿物内（横截面管）；B. 通过直接的触诊确认肿物

可使用加固的切割缝合器（心包或者其他合成材料）。缝合不牢固或者有出血的部位可使用不含切割刀的缝合器闭合之。

　　胸管引流可放可不放，这取决于患者肺的健康状况和功能。我们仍然比较保守，常规留置一条胸管，从而避免术后出问题时再放管。近年来，我们一直放置 19 号以上的引流管，并连接于吸引球。如果不巧存在肺漏气，将引流管接至胸腔闭式引流装置也会十分方便。

三、自发性气胸（图 12-3）

【技术要点】

　　三个切口如下：腋前线下部的视频（镜）孔，腋中线 3 ～ 4 肋间切口以及肩胛骨和后棘突之间背部中线上方的切口。彻底检查肺表面有无肺大疱，因为漏检是导致气胸复发的最常见原因之一。肺大疱最常见于上叶尖端，接着是下叶的上段，右中叶的尾段，下叶的底部靠近肺韧带处。患侧肺和胸腔均需进行处理，以获得最佳的治疗效果。

在所有的肺大疱检出后，精确地切除（用切割缝合器）之。在大多数年轻患者中，肺尖均有必要切除，但仍有部分患者因其他部位的病变而导致气胸复发，这部分患者均可通过再次胸腔镜手术而成功治愈。

切除所有肺大疱后，剥离或者擦伤顶壁的胸膜。

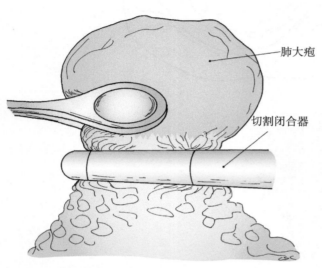

肺大疱

切割闭合器

图 12-3　**自发性气胸**

我们倾向于将从第 4 肋水平到肺尖水平的胸膜剥离，以确保我们已经完整剥离了顶壁胸膜。

在胸腔顶放置胸管。应留置 48h，让肺组织与暴露的胸膜最大限度地粘连起来。很少患者需要吸引超过 3d。近年来，我们放置两条引流管，一条胸管，另一条则连接吸引球，术后 24h 内拔除胸管，此后让患者带着吸引球出院。复发率一般低于 2% ～ 3%。

（谢　绚　译　陈汝福　校）

参考文献

1. Basso SM, Mazza R, Marzano B, et al. Improved quality of life in patients with malignant pleural effusion following videoassisted thoracoscopic talc pleurodesis. Preliminary results. *Anticancer Res.* 2012;32:5131–5134.
2. Deshmukh SP, Krasna MJ, McLauglin JS. Video assisted thoracoscopic biopsy for interstitial lung disease. *Int Surg.* 1996;81:330–332.
3. Kakuda J, Omari B, Renslo R, et al. CT guided needle localization for video-thoracoscopic resection of pulmonary nodules. *Eur J Med Res.* 1997;2:340–342.
4. Pursnani SK, Rausen AR, Contractor S, et al. Combined use of preoperative methylene blue dye and microcoil localization facilitates thoracoscopic wedge resection of indeterminate pulmonary nodules in children. *J Laparoscendosc Adv Surg Tech A.* 2006;16:184–187.
5. Sortini D, Feo CV, Carcoforo P, et al. Thoracoscopic localization techniques for patients with solitary pulmonary nodule and history of malignancy. *Ann Thorac Surg.* 2005;79:258–262.
6. Yim AP, Liu HP. Video assisted thoracoscopic management of primary spontaneous pneumothorax. *Surg Laparosc Endosc.* 1997;7:236–240.

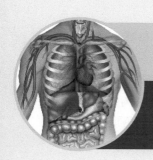

第 13 章

全肺切除术

全肺切除术最常用于肺癌或肺空洞性疾病后的阻塞和坏死肺。这一章主要描述左右全肺切除术的操作以及左右肺门的解剖。

外科住院医师教育委员会（SCORE™）将全肺切除术归类为"复杂的"手术操作。

手术步骤

后外侧切口，第 4 或第 5 肋间开胸

探查并确定病变范围

向下牵引肺组织，切开奇静脉下方的胸膜（右侧）或肺门上沿的胸膜（左侧）

辨明并游离出肺动脉主干，小心地分离并切断它（缝线结扎或血管钉）

于肺门前方切开反折的胸膜

解剖出并分离切断上肺静脉（缝线结扎或血管钉）

向前和向上牵引肺组织

辨明并游离下肺韧带到下肺静脉水平

小心地分离并切断下肺静脉

向前方后方切开反折的胸膜，暴露支气管

用切割缝合器离断支气管

用胸膜覆盖支气管残端

关胸，不放胸管

解剖并发症

支气管残端瘘（阻断血供）

膈神经损伤

结构列表

纵隔

奇静脉

半奇静脉

副半奇静脉

上腔静脉

膈神经

心包膈动脉

迷走神经

喉返神经

食管

主动脉

心包

右肺

右肺动脉

右主支气管

右上肺静脉

右下肺静脉

支气管动脉

右支气管静脉

左肺

下肺韧带

左肺动脉

左上肺静脉

左下肺静脉

左主支气管

一、解剖方位（图 13-1）

二、右全肺切除术

（一）暴露肺门和分离肺动脉（图 13-2）

【技术要点】

做标准后外侧切口，从第 4 或第 5 肋间进入胸腔。检查纵隔和肺门，确认病变范围并未扩大至纵隔、胸壁或胸顶，可以完整切除。将肺向下方牵引，暴露上肺门。在奇静脉下方，用 Metzenbaum 剪刀或电刀小心切开胸膜。

辨认出肺动脉主干，并用"花生米"小心地分离。将直角钳小心穿过肺动脉，准备双重结扎。为安全起见，首先用粗丝线（通常为 1 号线）结扎肺动脉近端。于上述手打结的远端进行一道缝扎（通常比徒手打结线小一号）。徒手打结结扎肺动脉远端（标本侧），离断肺动脉。另外，也可用离断血管的线性切割缝合器缝合血管近端，从而避免损伤这条大且易撕裂的血管。

【解剖要点】

手术开始前，回顾纵隔结构的位置以及肺根内主要结构的关系。需要关注的纵隔结构包括奇静脉、上腔静脉、膈神经、迷走神经和食管。不成对出现的奇静脉可作为一个可靠的右上肺门的标志。这条静脉位于胸椎椎体的旁边，供应右侧肋间，接收左半奇静脉的血流，然后拱形向前走行，恰好在肺门

解剖定位

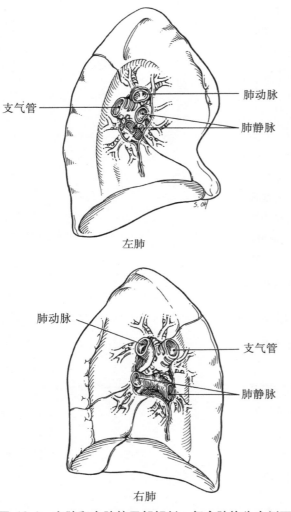

图 13-1　左肺和右肺的局部解剖。每个肺均为内侧面（肺门）观，显示肺动脉、肺静脉和支气管的相对位置

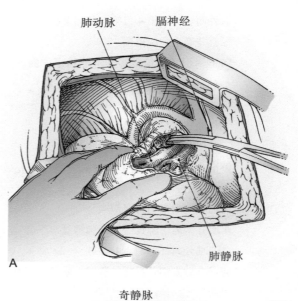

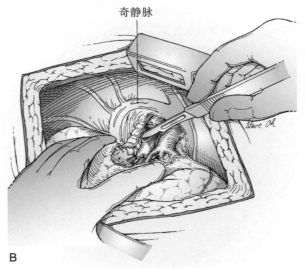

图 13-2　肺门的暴露和肺动脉的分离
A. 肺门暴露；B. 分离已结扎和缝合的肺动脉

的上方汇入上腔静脉。供应肺实质的右支气管静脉，也汇入奇静脉。由于胸壁静脉有充足的代偿回流，故必要时奇静脉也是可以离断的。

右肺动脉恰好位于右主支气管前方，是从上到下进行解剖时最先遇到的肺门结构。上腔静脉恰好位于奇静脉终止处的上方，仍然位于心包外。它紧贴在右肺动脉的前方。

（二）肺上静脉和肺下静脉的分离（图 13-3）

【技术要点】

主要关注前纵隔。于胸膜反折处锐性切开纵隔胸膜。切割线应该在膈神经后方。小心进行钝性分离，清理上肺静脉周围组织。于靠近心包处夹闭上肺静脉，再次用钉或者缝线小心谨慎地结扎静脉。血管钉具有单次过血管就可以结扎好的优点。远端应常规位于分支水平进行控制，从而给血管的分离留下足够空间（图 13-3C）。

向上向前牵引肺组织，确定下肺韧带。将其向上分离至下肺静脉水平，用类似分离上肺静脉的方法保护并分离之。分离此韧带时，由于需对肺向上牵引会导致远端食管的暴露。用电凝进行止血。

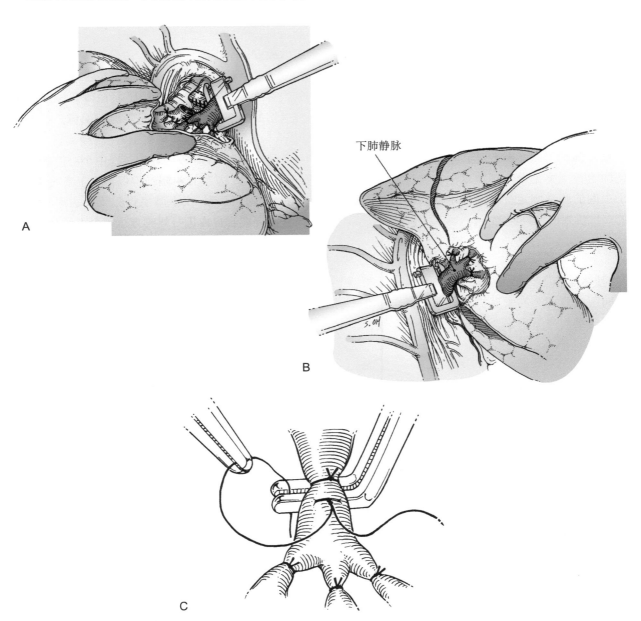

图 13-3　**上肺静脉和下肺静脉的分离**
A. 分离上肺静脉；B. 分离下肺静脉；C. 建议缝扎肺静脉（使用切割闭合器的另一种方法）

【解剖要点】

右膈神经及伴行的心包膈动脉走行于覆盖上腔静脉和心包的纵隔胸膜内。它们是唯一纵向走行跨过肺根前方的结构。需小心牵拉肺及其相关组织,不包括膈神经,因为膈神经位于不同的组织平面。

位于上纵隔内的迷走神经与气管联系紧密。在气管分叉附近,此神经的主要部分在后方通过,并继续穿过纵隔,与食管伴行。分离奇静脉时有可能损伤迷走神经,因为其位于奇静脉和气管/左支气管之间。另外,为获得足够的暴露肺门的空间,开始牵引肺时可能会导致"遮盖"迷走神经肺丛。

食管及其伴行的右迷走神经位于肺门后方。在肺门下方,肺韧带的纵隔侧刚好位于食管前方。

肺血管——包括动脉和静脉——都是相对脆弱的。丰富的淋巴结、疏松的结缔组织、自主神经纤维围绕着肺门区的主要气管血管。支气管动脉供应肺实质和支气管,不一定能分辨清楚,但支气管动脉以及分支与支气管树联系密切,这一点需牢记。

在右肺肺门内,肺静脉在最前方,同时可根据它们的走行主要是向内下侧这一事实进行辨认。而位于中间的肺动脉走行大多数是横向的,肺门最后方的支气管则向上外侧走行。

(三)支气管的分离(图 13-4)

【技术要点】

向下向后切开胸膜反折,将支气管作为唯一剩下的连接结构暴露出来。要安全地封闭支气管,应

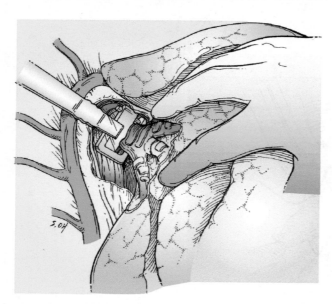

图 13-4　支气管的分离

该钝性清扫以及小功率的电刀清除大多数的附着结缔组织。避免过度清扫支气管周围组织,因为这可能使支气管根部去血管化。严重时,还可能并发残端破裂及支气管胸膜瘘。多年来,使用丝线结扎支气管还是比较成功的。然而,鉴于切割缝合器能显著降低支气管胸膜瘘的发生率,现多建议选择后者。将弯曲的支气管软骨与膜部支气管对合是成功闭合支气管的关键。胸腔内灌注无菌生理盐水,将另一个肺压力胀至 $30 \sim 40cmH_2O$,以查看支气管钉合处的气密性。任何漏气均必须进行再次封闭并用肌瓣覆盖残端。

如果可能的话,可用一胸膜瓣覆盖支气管残端闭合口。在冲洗止血后,关胸,不放置胸管。往胸腔内放置一个小导管,排出管中的空气,让压力平衡。拍一个胸片,确定纵隔结构确实在中线上。如果胸腔内存在较多脓液,或者由于凝血障碍导致止血困难(例如外伤),可能需要进行胸腔引流。在这些情况下,将胸管连接到"平衡压力吸引系统"(通常是三瓶的装置),在呼吸循环的过程中小心控制胸腔内负压的压力,从而使纵隔结构保持位于中线。

有些情况下,由于肿瘤侵犯或炎症疾病,使肺血管需要在心包内进行暴露方可安全的结扎。此时,应从肺门前、膈神经后打开心包。这会使血管充分暴露,从而做到分别结扎。

【解剖要点】

奇静脉位置很固定,它后纵隔向上腔静脉走行,恰好在肺门头侧经过。在肺结核年代,外科医师们就开始将此血管作为标记,在他们分离肺尖处的致密粘连时,靠它来"预测"肺动脉的位置。

膈神经在心包表面、肺门结构的前方走行。迷走神经走行在后纵隔中,通常直接与食管伴行。

三、左全肺切除术

左肺的解剖及左全肺切除术(图 13-5)

【技术要点】

从第 4 或第 5 肋间进胸,放置牵开器。检查病灶的可切除性,然后将肺向下牵拉,暴露上肺门。分离胸膜,钝性分离干净肺动脉周围组织。用缝合器或者缝线按前述方法离断动脉。把肺向后牵拉,在膈神经后方分离前胸膜。清理上肺静脉,结扎、离断之。

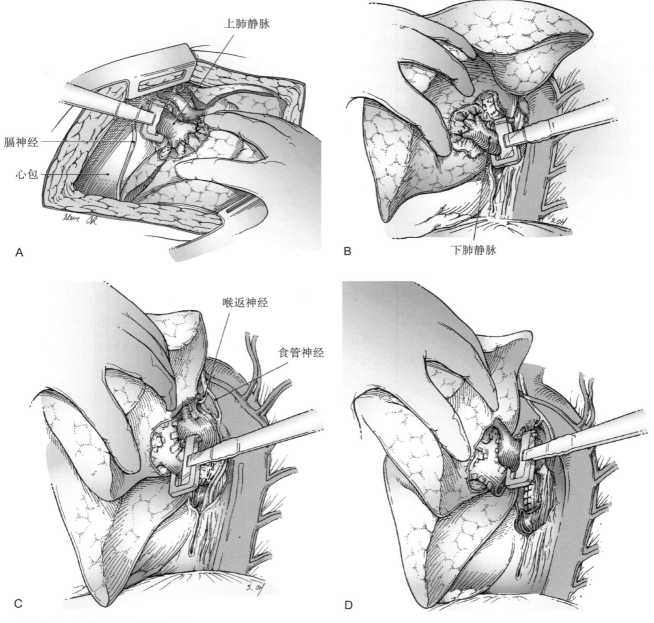

图 13-5　左肺和左全肺切除术

A. 上肺静脉的分离；B. 下肺静脉的分离；C. 支气管的分离；D. 肺动脉的分离

向上牵引肺组织，让下肺韧带产生张力，分离它到下肺静脉水平。然后离断下肺静脉。接着支气管就很好暴露了。清理其至满意的程度（不要太过），用缝合器离断之。用无菌生理盐水冲洗胸腔并胀肺至 30～40cmH₂O，检查钉合处有无问题。需重视任何支气管残端闭合口的漏气。充分止血后，通常可使用胸膜覆盖在肺门结构上。

如前所述，关胸后，从胸腔中吸出空气，以防纵隔移位偏离中线。

【解剖要点】

左侧重要的纵隔结构包括半奇静脉、副半奇静脉以及它们的交通支、迷走神经及其喉返神经分支、膈神经、主动脉和食管。注意，左边没有奇静脉从上方跨过肺门。尽管半奇静脉走行和奇静脉不同，仔细检查还是可以发现半奇静脉的。记住，在左胸，接受肋间以及支气管静脉回流的纵行静脉是半奇静脉与副半奇静脉系统的一部分。除了与右侧的奇静脉相连，它通常还和左上肋间静脉在接近左颈总动脉和锁骨下动脉水平有一个大的连接。这种静脉系统并不提供什么解剖标志给外科医师。左迷走神经，可在位于左颈总动脉和锁骨下动脉之间的区域辨认出来，并且向下跨过主动脉弓的左侧。在主动脉弓的下方，也应注意到与动脉韧带密切联系的喉返神经。在这个位置，它可能会在左全肺切除术中受损，特别是在肺动脉周围没有仔细清理干净的情况下放置血管缝合器。左迷走神经接着向下走行于左肺动脉和主动脉弓之间，最终离开术野，在心包后和主动脉右侧与食管伴行。损伤不难避免。降主动脉很明显，在全肺切除术中容易避开。在分离下肺韧带后，食管也通常能够轻易辨认出来。

膈神经位于颈总动脉的前方，故而也位于迷走神经的前方，其与血管周围组织和心包膜密切联系。它与术野前方有相当的距离。与右侧向对应的，它是唯一在肺根前方的纵向结构。

回顾肺门的结构应该以标记肺门淋巴结、自主神经纤维和动脉外膜为先。小支气管动脉与支气管周外膜相联系，也应注意。

在肺门处，肺动脉干位于支气管和肺静脉的上方。在该侧可以很明显地看到，肺动脉最初位于前方，然后在分支之前拐过支气管。与右侧相同，肺静脉在肺门的前方和下方，而支气管位于后方。需要再次指出，肺动脉和静脉相对是比较脆弱的。

（谢　绚　译　陈汝福　校）

参考文献

1. Connery P, Knoetgen J 3rd, Anagnostopoulos CE, et al. Median sternotomy for pneumonectomy in patients with pulmonary complications of tuberculosis. *Ann Thorac Surg*. 2003;75:1613–1617.
2. D'Andrilli A, Venuta F, Menna C, et al. Extensive resections: Pancoast tumors, chest wall resections, en bloc vascular resections. *Surg Oncol Clin N Am*. 2011;20:733–756.
3. Gorenstein LA, Sonett JR. The surgical management of Stage I and Stage II lung cancer. *Surg Oncol Clin N Am*. 2011;20:701–720.
4. Hood RM. *Techniques in General Thoracic Surgery*. Philadelphia, PA: WB Saunders; 1985.
5. Kirby TJ, Fell SC. Pneumonectomy and its modifications. In: Shields TW, LoCicero J, Ponn RB, eds. *General Thoracic Surgery*. Philadelphia, PA: Lippincott Williams & Wilkins; 2005:470–485.

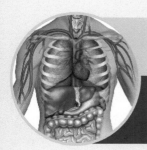

第**14**章

肺叶切除术

Phillip C.Camp，Jr.and M.Victoria Gerken

　　肺叶切除术最常见用于肺癌的切除。局限性的肺组织切除，可最大限度保留肺功能。而更局限的肺段或亚肺段切除术也是可行的，这些术式现在大部分都在胸腔镜下进行，在本文最后的引用文献中有讲所描述。

　　外科住院医师教育委员会（SCORE™）将部分肺切除术（开胸），归类为"复杂的"手术操作。

手术步骤

单侧肺通气，横向卧位，后外侧的开胸

右上肺叶的切除

向下后方牵引肺组织

切开肺门周围胸膜

暴露上肺静脉，向远端游离，保留中叶静脉

游离肺动脉

向前方牵引肺，切除覆盖在上叶和中间支气管分叉处的胸膜

离断上肺动脉，接着离断肺上静脉

离断远端肺动脉分支，如果必要的话完整分离肺裂

把肺向前牵引，离断支配上肺叶的迷走神经分支

用 4.8mm 钉仓的切割缝合器离断支气管

最后，离断后升支动脉

清除所有剩下的附着组织

游离下肺韧带，让残肺可以向头侧移动

检查止血和有无漏气

关闭切口，留置胸管

右中肺叶的切除

在肺水平裂和斜裂交界处开始解剖

游离出肺动脉的中叶分支并将其离断

向后牵引肺组织，切开纵隔胸膜

游离并离断上肺静脉供应中叶的分支

将切割缝合器跨过支气管，准备切割缝合离断之

在激发之前，确认残肺的基底段仍然可以膨胀

离断支气管

如前所述闭合切口

右下肺叶的切除

从肺裂交界处开始解剖

辨认出肺动脉

打开覆盖在叶间动脉上的胸膜

游离出肺动脉

结扎并分别离断肺动脉背段和基底段分支

切开下肺韧带，切除覆盖在下肺静脉和中间支气管上的胸膜

游离并于心包反折处离断下肺静脉

打开后纵隔胸膜，离断支气管

必要时可用切割缝合器处理裂隙

左上肺叶的切除

向下牵引肺组织，打开覆盖在肺门上方的胸膜

暴露左肺动脉主干，控制好血管近端

切开覆盖于上肺静脉表面的胸膜

必要时将肺裂完整分离

游离并离断肺动脉的分支，接着离断上肺静脉

离断支气管

离断下肺韧带，让残肺上移充盈胸膜腔

左下肺叶的切除

向前牵引肺，从支气管水平向下切开胸膜

至下肺韧带水平	右上叶支气管
分离肺韧带到下肺静脉水平	*中间支气管*
必要时将肺裂完整分离	中叶支气管
游离肺动脉，结扎供应下叶的分支	右下叶支气管
以同样的方式分离肺静脉的分支	肺斜裂
用切割缝合器夹闭支气管，检查剩余肺膨	肺水平裂
胀功能	肺中叶
激发钉仓	下肺韧带

解剖并发症
支气管残端瘘
肺动脉或静脉的损伤
分离支气管时误伤邻近支气管，导致部分
　肺通气障碍

结构列表
右肺动脉主干
上分支
后肺段动脉
右上肺静脉
前段和尖段的分支
后段静脉
右下肺静脉

左肺动脉
肺尖后段动脉
肺前段动脉
舌段动脉
肺下叶背段动脉
基底段动脉
左下肺静脉
左上肺静脉
肺尖后段静脉
舌段静脉
前基底段静脉
左下叶支气管
左肺上叶支气管

一、定位（图 14-1）

左右肺动脉的分支如图 14-1 所示。肺叶和相应支气管的解剖如图 14-2 所示。

二、右上肺叶切除术

（一）肺动脉的结扎（图 14-2）

【技术要点】

确保双腔管左支气管内的通畅，让术中实现单侧肺通气。患者体位摆放为左侧卧位，做右侧后外侧切口开胸。保留肌肉的开胸手术也是一个可行的选择，但不应该阻碍手术的进行。

向后下方牵引肺组织，分离肺门周围胸膜。

辨认出上肺静脉，沿着血管分离直到远侧的肺实质。在适当的平面游离血管周围。辨认并保护肺中叶静脉，它通常是汇入上肺静脉的。警惕有无异常的静脉血流，包括偶尔与腔静脉的直捷通路。

肺动脉恰好位于静脉后上方（图 14-1）。轻柔地建立适宜的平面，分别向近端和远侧解剖。肺动脉是一个极其精巧且不能损伤的血管。需要非常小心并注意细节，这有助于成功的游离。游离肺动脉一周，将一条棉线松松地系在上面，以便于出血时控制近端。

远端的分离可辨认出前干（尖前支）分支。解剖应该围绕血管进行，避免波及周围组织。轻轻通过一个钝的弯钳有助于确定平面。不要在有阻力的情况下通过弯钳。当你位于正确的平面时，"花生米"是常用的更好的确认解剖结构的方法。从上叶的血管分支中游离出上肺动脉以及所有奇静脉的附件。

向前方牵引肺，切除覆盖在上叶和中间支气管分叉处的胸膜。小心使用电刀，有利于控制此区域的支气管小血管（出血）。在该处常常可发现一个淋巴结，向前面清除干净。淋巴结前方是肺下叶动脉的上段分支，在这个方位观察比在前面看要好得多。当你辨认清楚这一分支后，就可以用切割缝合器分离其后的肺斜裂。这种从后面探查上段分支的方法很有效并改进了对解剖层次的辨认（图 14-1B）。

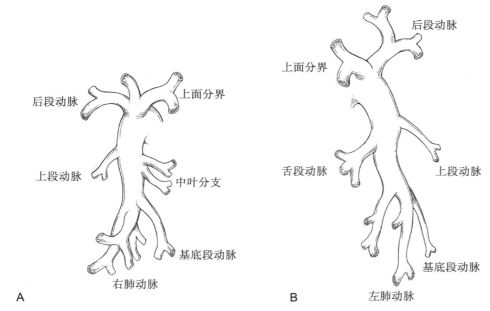

图 14-1　A.右肺动脉的分支；B.左肺动脉的分支

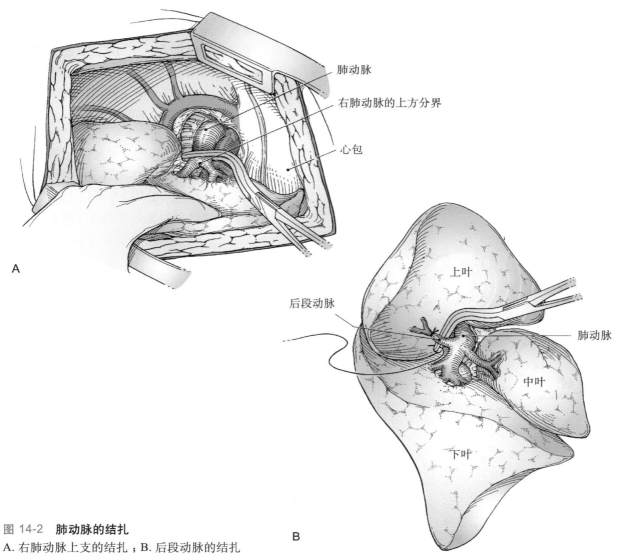

图 14-2　肺动脉的结扎
A.右肺动脉上支的结扎；B.后段动脉的结扎

用血管夹夹闭或丝线结扎跨过前段动脉的尖段静脉。

用血管夹夹闭或丝线结扎离断上段动脉主干。结扎尖段分支。

【解剖要点】

请记住，奇静脉呈弓形从后方跨到前方，恰好位于右肺根的上方，而且，至少从概念上讲，肺部主要的静脉位于动脉前方。右肺动脉，在离开心包腔处，是在右主支气管前面稍下方的。它进入水平裂，向下外侧经过上叶支气管的前方。在差不多进入肺小裂之前，它从上面分出一条上支，可以满足肺上叶所有三段的血供。然而上支的主干经常只供应尖段和前段，后段由一动脉升支供应，此血管在肺动脉主干的上面分出，甚至位于上支的远处。

（二）剩余血管附件的分离（图 14-3）

【技术要点】

接下来，用血管切割缝合器或血管夹离断上肺静脉。静脉离断后，远端肺动脉很容易在后方暴露。辨认出肺动脉的肺中叶分支和后段分支，并以其作为标记，辨认出水平裂（通常效果不佳），并用切割缝合器分离之。

剩下的肺动脉分支以及后升支（90% 的病例中都有），从多个方向均可探查到，但逆向进行探查是最容易的方式。

【解剖要点】

请记住，右侧肺有上下两条静脉血供，各自独立进入左心房。虽然中叶静脉通常于下方汇入上肺静脉，但有时其也可单独进入左心房。

因为上肺静脉位于肺动脉前方，所以它最容易从前面暴露。它总是供应上叶的尖段和后段，并且也常供应前段。然而，前段静脉也可汇入肺中叶静脉。

肺动脉上支是肺动脉的第一个分支；它分支供应尖段和前段。后段是第二个分支，通常在肺中叶分支和肺下叶分支上段的上方 1 ~ 2cm。

上肺静脉引流上叶和中叶的血液。它的分支并不总是恒定的，不过即使有变异也很容易发现和处理。

（三）支气管和剩余血管蒂的分离（图 14-4）

【技术要点】

向前牵引肺组织。分离迷走神经支配上肺叶的分支。从上叶支气管周围组织中将其游离出来，需牢记剩下的动脉分支恰好位于支气管深面。接着可以用 4.8mm 钉仓的切割闭合器离断支气管。将离断的上叶支气管向上轻轻牵引，就可以把后方的升动脉从结缔组织暴露出来，并离断之。然后，剩下的肺裂用线性切割闭合器完整打开。将肺中叶固定在下叶上，避免肺扭转这一潜在灾难性并发症的发生。把下肺韧带分离，让残余肺叶胀满胸腔。

完成止血后，检查闭合支气管处的气密性，通过往该侧胸腔灌注无菌生理盐水并保持 30 ~ 40cmH$_2$O 压力胀肺。产生的如果是从肺裂处的肺组织出来的小气泡，是可以接受的，但从支气管出来的较大漏气，虽然罕见，也必须通过重新闭合支气管残端或使用

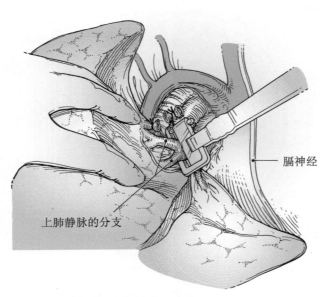

图 14-3 **剩余血管附件的分离**

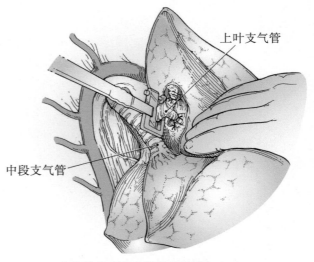

图 14-4 **支气管和剩余血管蒂的分离**

肌皮瓣覆盖来修补。放两条胸管，前面的管头端几乎到胸腔顶后面的管（通常是直角管用于后侧沟的引流）。常规关胸。

【解剖要点】

上叶支气管和主干几乎成 90°，使准确的放置线性切割缝合器较为容易。

肺斜裂通常是完整的，但偶尔会有下叶上段与上叶融合。肺水平裂变化较大，不完整发育的情况相对普遍。

在纵隔和肺门结构中，支气管是位于最后方的，小支气管动静脉多位于支气管的后方。在分离胸膜暴露支气管树的时候必须小心，因为右迷走神经与食管一道，恰好在胸膜反折线的后方。上叶支气管向外侧从主支气管分出，约成 90°。主支气管在这之后，被称为中间支气管，再分开为中叶和下叶的支气管。

三、右中肺叶切除术（图 14-5）

【技术要点】

很少把肺中叶切除术作为单独的手术实行。在没有抗生素的年代，肺中叶切除术常常用于治疗支气管扩张的患者。现在，肺中叶切除术常常联合右上或下叶的切除，作为双肺叶切除，用于治疗恶性肿瘤。

通过第 5 肋间进入右胸腔。从肺斜裂和水平裂的融合处开始解剖。这里，肺动脉容易识别，而且肺中叶分支正好在肺下叶上段的正对面。偶尔，中

叶会有两个分支从肺动脉直接分出来。然而，更常见的是只有一个分支，但很快就分为两支。把它结扎离断。将肺向后牵引，分离膈神经后的纵隔胸膜。暴露上肺静脉。识别、结扎、离断汇入中叶的血管。

检查两个肺裂。通常，水平裂发育很成熟，只需要简单的操作便可将中叶从下叶上分出来。然而肺水平裂通常是不完整的，必须用 TA-60 或 TA-90 线性切割缝合器分离。用手指从动脉所在区域直到前纵隔开出一条通道，以便于通过切割缝合器。注意要十分小心避开上肺静脉的上叶分支，它靠得很近。

清理支气管周围，然后把切割缝合器放好，夹闭。在激发之前，要完全胀肺，保证切割缝合器的位置不会影响基底段的通气。用一到两个丝线结固定上叶和下叶。

如前所述充分止血并检查支气管闭合情况。留置胸管并关胸。

【解剖要点】

因其是从肺动脉主干向前分出来的，故中叶动脉血供很容易辨认出来，虽然它通常是单独一条血管，但也可能偶尔会直接从主干分出 2 ～ 3 个分支。轻柔的向远端分离，可将其充分地暴露。

供给中叶的静脉血流分支流入上肺静脉。造成这一静脉受损的最大风险，并不是在对适当的分支血管进行结扎时，而是在用切割缝合器分离不完整的水平裂时。

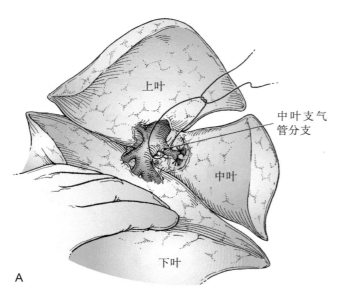
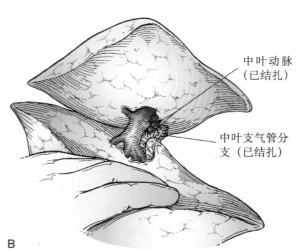

图 14-5　右肺中叶切除术

A. 肺中叶动脉的结扎；B. 肺动脉和支气管已被安全结扎离断

四、右下肺叶切除术（图 14-6）

【技术和解剖要点】

右下肺叶切除可能是最简单的肺叶切除术。在第 5 或第 6 肋间进入胸腔。从肺裂的融合处开始解剖，辨认好肺动脉。叶间动脉位于斜裂和水平裂融合区域的深处。为让术野暴露更好，可把肺上叶向上、下叶向下牵引。在辨认清楚动脉之前，应避免用切割缝合器处理肺裂。脏层胸膜在叶间动脉上面打开，游离肺动脉。上段分支正好正对中叶动脉，因此必须分离后结扎和离断。之后，通常可将基底段动脉作为一个单位结扎和离断。徒手用丝线结扎，贯穿缝合或可用 TA-30 血管切割缝合器均可。

接下来，向前向上牵引肺组织。游离下肺韧带。分离肺门下半部分的胸膜反折，暴露下肺静脉和中间支气管。于心包反折处游离后离断肺静脉。注意不要剩下一个静脉根部，因为这可能促进左心房血凝块的形成。

打开后纵隔胸膜，辨认出支气管。清理其周围，用切割缝合器离断，打钉前要确保器械的位置不干扰肺中叶的胀气。少数情况下，也许有必要单独钉合下叶上段支气管，来保护肺中叶。

有时，可能有必要用切割缝合器处理肺斜裂。与上叶切除术类似，水平裂必须检查清楚，以避免潜在的中叶扭转。丝线打结可以用来固定此两肺叶，但大多情况下是没有必要的。

在充分止血以及确定支气管闭合良好后，留置胸管并关胸。

五、左上肺叶切除术（图 14-7）

【技术要点】

左肺叶切除术应该在左单侧肺通气下实施。患者体位摆为右侧卧位，左后外侧切口开胸。与右侧开胸一样，保留肌肉的开胸技术也可用于左肺切除术，但原则是不应让其影响手术切除的安全性。

向下牵引肺组织，打开覆盖在上肺门的胸膜，暴露左肺动脉主干。建议掌控住肺动脉的近端。切开心包外侧上肺静脉表面的胸膜。沿迷走神经向后方切开胸膜。

轻轻地从周围结缔组织游离肺动脉干，确定好动脉和上肺静脉之间的平面。用手指轻柔地分离，接着用直角钳绕过肺动脉，留置棉线以备必要时控制肺动脉血流。

把肺上叶向前面牵引。沿着斜裂打开胸膜以暴露肺动脉。如果斜裂的后表面是发育不完整，可用线性切割缝合器把剩下连着的肺实质打开。完成这些之后，肺动脉及其分支就暴露好了。

轻柔的解剖暴露动脉干的中段部分，可见后段动脉正对着上段动脉。此外，沿肺动脉做更多的远端解剖，可暴露出舌叶动脉（可能有很多条）。在把肺下叶的基底段分支识别清楚之后，肺动脉的解剖就足够了。

继续把上叶向上牵引。游离并双重结扎切断舌叶血管分支。轻轻顺时针旋转上叶，便于以类似的

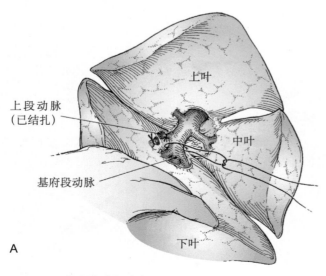

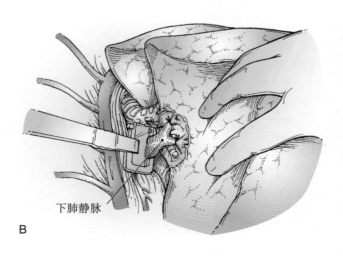

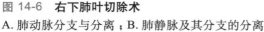

图 14-6 **右下肺叶切除术**
A. 肺动脉分支与分离；B. 肺静脉及其分支的分离

方式游离、结扎、离断后段动脉。偶尔，可以使用腔镜下切割缝合器同时离断并排的多条血管。

最后注意到尖后段血管分支，它来自近端肺动脉的凸面。分支通常很短，但通常可以用血管切割缝合器成功离断。如果不行，就把血管仔细地双重结扎后锐性离断之。把肺动脉远离支气管，排除残留任何的异常血管分支。

把肺向后方牵引。辨认上肺静脉，清理周围组织至合适的长度。血管近端可以安全地用血管缝合器结扎，但远端分支应在分离血管之前用丝线结扎好。

把上肺叶向前牵引，暴露出上叶支气管。使用切割缝合器，在器械头端对合好之后就胀肺。在左下叶支气管检查确认能让肺在膨胀足够后方能激发。

用电刀分离下肺韧带，让下肺叶能够膨胀得更好，以充满该侧胸腔。

将无菌生理盐水灌入胸腔并把肺膨胀到 $30cmH_2O$ 的压力大小，以测试支气管闭合（是否严密）。明显的漏气必须修补。适当止血后，放置胸管并关胸。

【解剖要点】

与右边不同，肺门处位于最上方的主要结构是肺动脉。暴露这条动脉，需要沿肺门上方切开胸膜反折，同时注意避开肺根前方的膈神经，以及左迷走神经及其喉返神经分支，它们与肺动脉非常接近。主支气管在该动脉的下后方，上肺静脉在该动脉的前下方、恰好在支气管前方。然而下肺静脉与右侧一致，位于肺根主要结构的最下方。

供应上叶的动脉分支数量从 3 到 7 根不等。最常见的形式是左肺动脉发出三个分支。去往前段的分支从靠近纵隔的前表面附近分出，而尖后段的分支和去往两舌叶的分支，位于肺叶间裂胸膜附近，从后方更容易暴露。因为解剖多变，所以在钉合支气管之前需仔细解剖肺动脉的全长，注意是否还存在未结扎的异常动脉。

因为静脉位于前面，最好的暴露方向是从前方暴露。静脉往往和动脉平行，然后在肺根前方表面附近的一条垂线处分散开。通常，尖后段静脉是独立的，单独汇入到上肺静脉，前段静脉也是如此。而舌叶静脉则通常汇合后再进入上肺静脉。手术医师应该注意到，引流前基底段的静脉汇入舌叶静脉可能性要大于汇入下肺静脉。左侧上肺静脉的这种解剖好坏参半。首先，因为舌叶不是一个单独的肺叶，上肺静脉可在靠近心脏处进行结扎，而不像右侧那样必须解剖出独立的分支。然而，上肺静脉恰好在支气管上面，又非常靠近左肺动脉的根部。在存在炎症的情况下，必须非常小心清理血管周围以避免造成灾难性损伤的后果。

左上叶支气管与相对应的右上叶支气管一样，从支气管主干呈大约直角发出。把左肺上叶向前牵引可使支气管的暴露更佳，因为支气管树位于肺门结构的最后方。需牢记支气管动静脉紧密附着于主

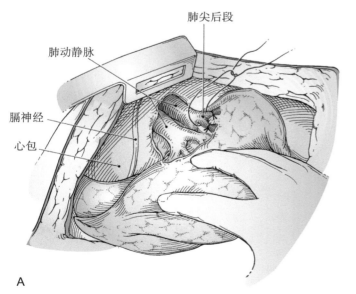

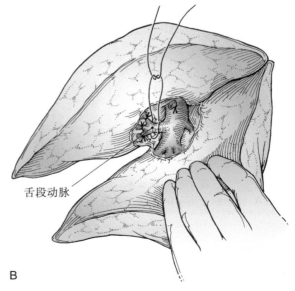

A　　　　　　　　　　　　　　　　　　　　　　　B

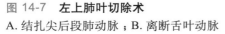

图 14-7　**左上肺叶切除术**

A. 结扎尖后段肺动脉；B. 离断舌叶动脉

支气管的后表面。

与在右边一样，膈神经和迷走神经，在远离术野的地方通常就可以很容易辨别出来。喉返神经有被损伤的风险（在第 13 章的左全肺切除术有详述）。

六、左下肺叶切除术（图 14-8）

【技术要点】

在斜裂完整的前提下，左下肺叶切除术可能是最简单的胸腔手术了。把肺向前牵引，从支气管水平切开胸膜至下肺韧带。用电刀向上切开下肺韧带，直至下肺静脉的水平。

向下后方牵引肺下叶，上叶则向前上方牵引。如前一小节（左肺上叶切除术）中所述，用切割缝合器把所有未分开的肺实质沿着斜裂分离下来。

小心地打开肺动脉鞘，轻轻游离下叶的血管。上段动脉发自叶间动脉的后外侧面，紧邻于上叶后段动脉。解剖一直进行至基底段动脉水平。

做双重结扎并把上段、基底段动脉都离断，或使用血管切割缝合器。注意不要影响上叶的血管。

接下来游离下肺静脉，沿着心包反折分离胸膜。用血管切割缝合器沿着静脉最内侧面将其离断，减少无效腔，避免左心房内血凝块形成。

当切割缝合器放置好但尚未激发时，通过对残肺胀气来检查残余肺的膨胀情况。少数情况下，可能需要把（下叶）上段支气管单独钉合，然后把基底段支气管钉合，以留给舌叶通气的空间。

检查肺门和胸腔止血，如前所述测试支气管闭合情况，留置胸管。然后关胸。

【解剖要点】

肺动脉在肺斜裂中是观察得最清楚的。这里，上叶动脉源自肺动脉的上表面，而供应下叶的动脉分支源于肺动脉下表面及其远端。上段的分支几乎总是独立于基底段的分支，而且明显比后者更靠近端。它通常位于尖后段分支的对面。不管是直接源于肺动脉主干的基底段动脉，抑或是肺动脉分成两条动脉，都分为两个主干，一个供应前基底段，另一个供应后外侧基底段。其他供应方式也是可能的，但这是最常见的方式。

分离下肺韧带暴露下肺静脉，在左边比右边更为安全，因为膈神经是在前方一个安全的距离上，食管和主动脉也在相对遥远的后方。由于下肺静脉完全独立于上肺静脉，因此其可被快速而安全地离断。

与前所述一致，支气管从后面暴露最为清楚。然而，它恰好在上肺静脉的后方约呈直角横跨而过。

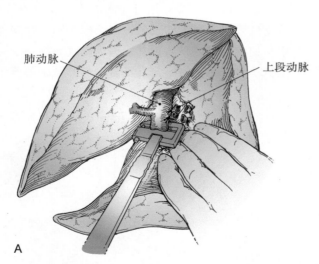
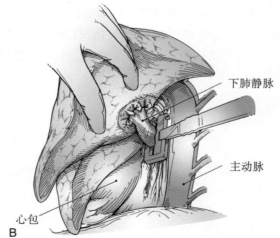

肺动脉　　　　　　　　　　上段动脉

下肺静脉

主动脉

心包

A

B

图 14-8　左下肺叶切除术

A. 肺动脉分离；B. 肺静脉的分离

（谢　绚　译　陈汝福　校）

参考文献

1. Donington J, Ferguson M, Mazzone P, et al. American college of chest physicians and society of thoracic surgeons consensus statement for evaluation and management for high-risk patients with stage I non-small cell lung cancer. *Chest.* 2012;142:1620–1635. (Describes alternatives to formal lobectomy in high risk patients.)

2. Gorenstein LA, Sonett JR. The surgical management of Stage I and Stage II lung cancer. *Surg Oncol Clin N Am.* 2011;20:701–720.

3. Ravitch MM, Steichen FM. *Atlas of General Thoracic Surgery.* Philadelphia, PA: WB Saunders; 1988.

4. Sabiston DC, Spencer FC, eds. *Gibbon's Surgery of the Chest.* 5th ed. Philadelphia, PA: WB Saunders; 1999.

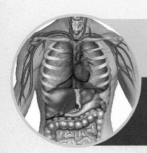

第15章

胸腔镜下肺叶切除术和肺段切除术

Kemp H.Kernstine, Sr.

　　胸腔镜下肺叶切除术或其他解剖性肺切除术，在其他胸腔镜操作中已经有所讲述（见第12章）。我们曾经需要比常规手术花多 30 ～ 60min 以完成一台胸腔镜手术，但现在通常 2 ～ 3h 就可以完成一台胸腔镜肺叶切除手术。学习曲线相当重要，因此这些术式必须由有经验的胸腔镜手术医师来完成。理想的行微创肺叶切除的患者，其肿瘤应小于3cm，CT 所见不侵犯肺门血管或主支气管，同时几乎没有肺门瘢痕和淋巴结肿大。对于严重粘连、暴露困难、胸壁或肺门受侵的患者，应选择常规的开胸手术。对于有肺门处病变，也许需要全肺切除的患者，我们倾向于进行常规的开胸手术进行探查，从而决定是否需要行全肺切除或是袖状切除术。

　　外科住院医师教育委员会（SCORE™）将开放或腔镜下的部分肺切除手术均归类为"复杂的"手术操作。

手术步骤

可能需要 3 ～ 5 个 Trocar

首先辨清静脉回流

确定余肺的静脉回流是正常的

于靠近心包处将静脉分离出来

将一条丝线绕过静脉用于牵引，然后用腔镜下切割缝合器离断静脉

手术步骤的先后根据不同的肺叶决定

右上叶：分离静脉 然后分离动脉分支和支气管

右中叶和下叶：分离静脉，然后到支气管和肺动脉分支

左上叶：分离静脉，然后到上肺动脉分支，将下肺叶动脉旁边的支气管分离，避免切掉肺门/纵隔深处的左主支气管，然后切掉剩余的肺动脉分支

左下叶：分离静脉，然后分离上段肺动脉

分支、支气管，以及基底段动脉分支在此处行相关淋巴结清扫

辨认出要切除的肺段支气管

通过气管内插管看清支气管内结构

标记要切除的肺段范围

将切割缝合器关闭，但先不激发

请麻醉师配合，将病人肺部通气，确定要切除的肺组织萎缩，正常的肺组织膨胀

切除邻近淋巴结组织

对于肺叶或肺段切除，放置 28 ～ 32 号的胸管到肺尖

解剖并发症

肺动脉损伤

肺静脉损伤

离断错误的支气管

术后漏气

一、Trocar 的放置（图 15-1）

【技术和解剖要点】

完全的胸腔镜手术一般需要 5 个操作孔。有时，采用腋下的切口（可延展至 4～5cm 作为"探查"切口）和 1～3 个的腔镜孔也可完成。然而，即使是全腔镜下手术，腋下的切口仍然很可能需要延长，从而让标本方便取出。

我们更倾向于施行完全的胸腔镜手术，2 个后侧的孔用于牵引，3 个前侧的孔用于分离和观察，但实际上任何孔都可以用来做上述的任何操作。3 个前侧的切口沿着腋前线排列：第一个为观察孔，位于第 6～7 肋间；第二位于胸中部水平；第三个则位于最上上方，在腋毛线处，通常在第 2～3 肋间。如前所述，为将标本通过这个孔取出，开口可能需要扩大。两个后侧开口距离 10～15cm，位于肩胛骨后部和后棘突之间中点的连线上。上叶和下叶相比，后方的两个开口会相对高一些。开口设好后，任何切口均可用于检查或分离。

二、肺门结构的离断（图 15-2）

【技术要点】

无论哪个肺叶的切除，都必须首先辨认静脉血流。必须肯定切除后剩余的肺组织仍保留静脉血供。虽然罕见，但有些患者可能有静脉解剖变异。意识到这点并多加小心，将有助于避免肺血供不足而造成的肺实质或肺叶坏死。一旦确定静脉后，将其游离至靠近心包处。将钝的直角钳绕过静脉，仔细操作避免损伤下方的肺动脉和（或）支气管（对上叶

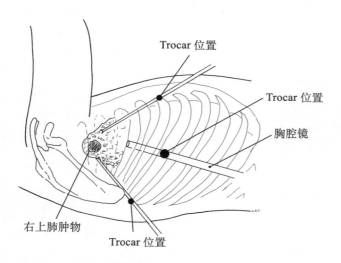

图 15-1 **Trocar 的放置**

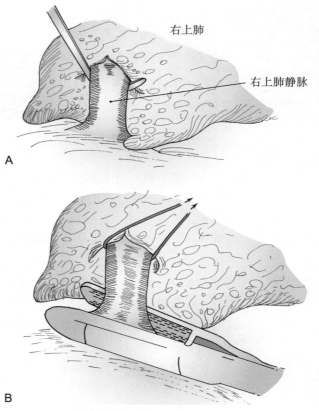

图 15-2 **肺门结构的离断**

和中叶而言），或头侧的支气管和动脉（对下叶而言）。接着，将一条丝线绕过静脉，上提以暴露一条通道，然后让内镜下血管（2.5mm）切割缝合器通过，离断静脉。

我们采用塑料的 Yankauer 吸引器和内镜下"花生米"从周围的纵隔组织中分离出相邻的肺动脉或支气管。通过后侧操作孔，使用 Forrester 卵圆钳或其他的内镜下牵引器，牵拉肺组织以使肺动脉稍微伸展。要十分小心，因为牵拉太紧可能会撕脱或撕裂肺动脉。辨明肺动脉的分支后，用钝的直角钳绕过它，并按前述方法放置丝线。用内镜下血管切割缝合器或 Hemolock 离断肺动脉。不推荐使用 5mm 或 10mm 的血管夹，因为它们可能会卡住切割缝合器，导致切割故障，或者会经常在解剖过程中脱落。血管被离断后，用内镜"花生米"和剪刀清扫相关淋巴结。

【解剖要点】

分离动脉时，要注意可能存在的动脉解剖变异。对于右上叶，有 5%～10% 的患者上叶动脉和叶间动脉的分叉点出现在肺门内。因此，离断右上叶动脉时，可能会意外的离断肺动脉主干。想避免此问题，

可按前述方法先离断静脉。在离断上叶动脉前，务必要求医师先分辨清楚供应中叶和下叶的叶间动脉。切断上叶动脉后，分离返支动脉，以免在分离肺裂或切割缝合肺组织时撕脱之而导致大出血。

三、完成切除（图 15-3）

【解剖和技术要点】

除非能很清晰地暴露出解剖结构，否则不要轻易切断支气管或血管。通常，换一视角进行暴露会获得更佳的视野而使手术更安全。另外，支气管的断端应靠近主气道，但又不能太靠近以免造成阻塞、压窄或者牵拉主气道。这种并发症可以通过在横切支气管前做支气管镜检查来避免，并另外告诉麻醉师胀肺，确保剩余没切的肺能够胀缩自如。彻底的淋巴结清扫及周围纵隔结缔组织的切除也同样能有利于外周的彻底检查。可以用内镜下"花生米"或 Yankauer 软头吸引器来进行操作。与开胸手术不同，肺裂是最后用内镜下线性切割缝合器来分开的。

操作时很容易会丧失三维成像感。因此要非常小心，保证切除的是适当的肺组织。在肺段切除及支气管解剖不清楚时，肺实质边缘用 EndoGIA-60 4.8mm 的钉仓来切割缝合。在这些病例中，实质分离后，肺段支气管往往更容易辨明。在术中，很容

易不小心就离断了错误的支气管，因此，执行下面两个操作来避免误认是非常有必要的。

第一，用支气管镜通过气管插管观察对应的支气管（图 15-3A），当支气管镜的灯光透照肺段支气管时就可通过胸腔镜确定清楚。

第二，将内镜下切割缝合器放置于目标点夹闭支气管，但不要激发。叫麻醉师给切除侧剩余的肺胀气。切除的肺段不会胀气，而余下的肺组织应该胀缩自如。令人惊讶的是，在最后切除的步骤中，非常容易将主支气管和叶支气管混淆。切除支气管方面，用 3.5mm 的钉仓切肺叶支气管，4.1mm 的钉仓切主支气管或变厚的气道（图 15-3B）。

过去，我们在肺叶或肺段术后，将一条 28 号或 32 号的胸管放在肺尖，但现在，我们更普遍的使用可弯曲的引流管连上一个可携带的吸球，并按需要使用一个持续吸引装置。在肺气肿的患者中，我们更倾向于放胸管。我们并不常规在全肺切除术后放胸管。在大量进行过纵隔清扫或担心胸腔内积液填充过快的患者中，我们会放胸管过一夜——但很少会放置更久。

（谢　绚　译　陈汝福　校）

参考文献

1. Burfeind WR, D'Amico TA. Thoracoscopic lobectomy. *Oper Tech Thorac Cardiovasc Surg.* 2004;9(2):98–114.
2. Cheng D, Downey RJ, Kernstine K, et al. Video-assisted thoracic surgery in lung cancer resection: A meta-analysis and systematic review of controlled trials. *Innovations: Techn Tech Cardiothor Vasc Surg.* 2007;2(6):261–292.
3. Downey RJ, Cheng D, Kernstine K, et al. Video-assisted thoracic surgery for lung cancer resection: A consensus statement of the International Society of Minimally Invasive Cardiothoracic Surgery (ISMICS)2007. *Innovations: Techn Tech Cardiothor Vasc Surg.* 2007;2(6):293–302.
4. Ishikawa N, Sun YS, Nifong LW, et al. Thoracoscopic robot-assisted bronchoplasty. *Surg Endosc.* 2006;20:1782–1783.
5. Lewis RJ, Caccavale RJ. Video-assisted thoracic surgical non-rib spreading simultaneously stapled lobectomy (VATS(n)SSL). *Semin Thorac Cardiovasc Surg.* 1998;10(4):332–339.
6. McKenna R Jr. Vats lobectomy with mediastinal lymph node sampling or dissection. *Chest Surg Clin N Am.* 1995;5(2):223–232.
7. Nicastri DG, Wisnivesky JP, Little VR, et al. Thoracoscopic lobectomy: Report on safety, discharge independence, pain, and chemotherapy tolerance. *J Thorac Cardiovasc Surg.* 2008;135:642–647.
8. Rothenberg SS. First decade's experience with thoracoscopic lobectomy in infants and children. *J Pediatr Surg.* 2008;43:40–44.
9. Swanson SJ, Herndon JE 2nd, D'Amico TA, et al. Video-assisted thoracic surgery lobectomy: Report of CALGB 39802–a prospective, multi-institution feasibility study. *J Clin Oncol.* 2007;25(31):4993–4997.

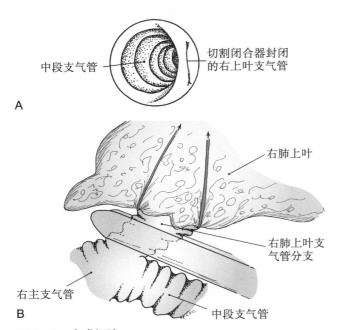

图 15-3　完成切除
A. 支气管镜显示中段支气管；B. 切割闭合器离断右上叶支气管

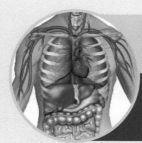

第16章

食管切除术：食管胃切除术及 Ivor Lewis 术式

　　食管下段到中 1/3 的病灶可通过胸腹腔切除。下段食管通过左胸很容易进行分离，但中段食管用这种方法却行不通。食管胃切除（切除食管和胃上部）可用于贲门食管连接部的肿瘤。而位于此水平以上的肿瘤，用 Ivor Lewis 入路（开腹＋开右胸）切除更好，有利于分离整个胸段食管。

　　由于开胸手术潜在的并发症风险，发展出了数种可选择的术式。经膈肌法可通过腹部与颈部切口进行手术（不需要开胸）。其他可选择的手术方式，比如不开胸的食管手术和微创食管切除术，在随后的章节或参考文献中有详细描述。

　　外科住院医师教育委员会（SCORE™）将全食管切除以及胃食管切除术归类为"复杂的"手术操作。

手术步骤

食管胃切除术

左胸腹联合切口（从腹部开始，彻底腹腔探查）

沿胃大弯处开窗以游离胃

保留胃大弯和小弯的血供

切开幽门行幽门肌切开术

以科克尔法游离十二指肠

将左肺上提，切开下肺韧带到下肺静脉的水平

切开附在食管上的胸膜，制作胸膜瓣

切除位于纵隔内的肿瘤，活检附近的淋巴结

在近端食管缝两针留置线并离断食管

用 4.8mm 钉仓的线性切割缝合器切除胃

检查止血

将胃切开，置入 EEA，经胃近端部分的前胃壁穿出

将钉砧头置入食管并进行荷包缝合

完成吻合

沿吻合口切割线将胃向上悬吊加固吻合口

检查止血并放置胸管

用 3-0 缝线以 8 字缝合闭合膈肌

将胃固定于膈肌裂孔

将鼻胃管通过吻合口伸到幽门处，检查安全性

常规闭合胸腹切口

Ivor Lewis 术式

仰卧位，臀部平放，右胸上提至开胸体位，暴露右颈部

上腹中线切口，探查腹腔

如前所述游离胃

右侧开胸，第五肋间切口

切除食管上附着的胸膜

辨认奇静脉并切除附着胸膜，结扎并离断静脉

于肿瘤上端用潘氏管环绕食管

小心从纵隔中切除肿瘤，包括淋巴结

决定是在胸部还是颈部做吻合

胸腔内吻合

用切割缝合器切除胃

在近端食管缝两针留置线并离断食管

检查纵隔，止血

如前所述做吻合，将鼻胃管放入

将胃固定于胸膜壁层

放两条胸管，关闭胸腔

常规关腹

颈部的吻合

暴露颈段食管并将其游离

沿食管向下分离至胸腔，将颈部和胸部术
　　野连通

离断颈部食管

将胃食管做两层的手工吻合

放置两条胸管，关胸

放小的潘氏管在颈部切口引流，闭合切
　　口

关腹，不需放置引流

解剖并发症

膈神经的损伤（横膈切口）

奇静脉损伤

吻合口漏

气管膜部损伤

结构列表

食管

膈肌

膈神经

胸廓内（内乳）动脉

膈肌动脉

腹壁上动脉

腹直肌

下肺韧带

下肺静脉

胃

幽门

贲门

胃短血管

脾

胃网膜左血管

胃网膜右血管

胃十二指肠动脉

胃结肠韧带

大网膜

小网膜

胃右动脉

胃左动脉

冠状静脉

膈下动脉

主动脉

奇静脉

胸导管

颈内静脉

胸锁乳突肌

肩胛舌骨肌

甲状腺中静脉

喉返神经

一、解剖定位（图 16-1）

二、食管胃切除术

切口和初步探查（图 16-2）

【技术要点】

把患者摆放为改良的左侧开胸体位。患者臀部平放于手术台上。抬起左肩，给予左臂支撑。理想状况下，肩部应处于完整的开胸术体位，而保持骨盆水平。脊柱活动性较差的患者可能接受不了这种体位。这时应允许患者骨盆随着上部躯干适当转动。

胸腹联合切口为沿第 8 肋间切口至脐稍上方及远方位置的一直线切口。做好皮肤标记。开始时先切开腹部部分，在将切口延至胸部前先探查肿瘤的可切除性。

沿切口直线切开腹壁的筋膜和肌层。穿过腹壁肌层时用电凝止血。将切口延至肋弓上缘以上数厘米，但不要切开肋弓。

通过触诊食管贲门部的肿瘤，估计其活动性，衡量是否可切除。检查肝和其他腹腔内脏器，看是否有种植转移。腹腔干旁可触及的淋巴结并不意味着不可切除，而是能够降低该区域的手术难度。明确病变可切除后，将切口延长至胸部。切开肋软骨并切除大约 1cm 的一小块。在沿第 8 肋间切口开胸并完成肋间肌的止血后，放置自动拉钩或 Finochietto 型拉钩，牵开肋骨。

以曲线外侧切口（可避开膈神经）切开膈肌。锐性分离下肺附着组织，将左肺提起。留置的鼻胃管或食管听诊器应可在食管处触及。

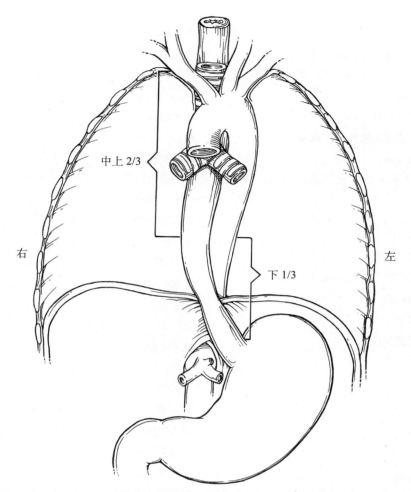

图 16-1　局部解剖，图示食管下 1/3（左胸入路）和上中部 2/3（右胸入路）

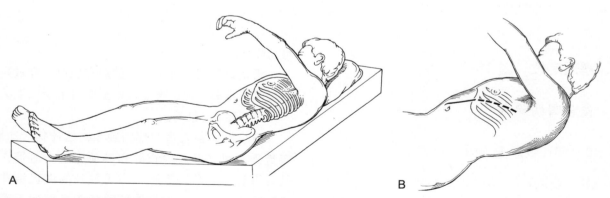

图 16-2　切口和初步探查
A. 患者体位；B. 切口显示腹部部分（实线）和胸部部分（虚线）

【解剖要点】

设计一个胸腹联合切口时，需确保胸部部分的切口通过适当的肋间隙。第一肋因为锁骨的原因触及不到，因此，必须从第二肋开始计数，它与胸骨连接于 Lewis 角。切口应在胸大肌、胸小肌的下方。

任何胸部切口都应沿着下一肋的上缘分离肋间肌，以避开肋间神经血管束。记住，肋弓下缘的前部是由第 8 到第 10 肋的肋软骨向上互相联结而成的，连接胸骨的最低肋软骨是第 7 肋。

胸腹联合切口将切断胸廓内（内乳）动脉的终束。

其中一条分支肌膈动脉，向下外侧走行经过第 7 ～ 9 肋软骨的后方。另一条分支腹壁上动脉，在切开腹直肌时被离断。两条动脉都与其他的动脉有吻合通路。

膈肌的分离必须考虑膈神经的位置以及它的三个主要分支。左膈神经进入恰好位于左心包表面外侧的右半膈的肌肉部分。它穿过膈肌的时候，分出一个胸骨支，走行在胸骨的前内侧，一个前外侧分支，向外走行于中央腱的前方，一个后侧分支，走行在中央腱的后方，支配食管裂孔的左侧膈脚纤维到，无论食管裂孔是完全被右侧膈脚还是左右两侧膈脚所包围。

肺韧带的纵隔根部位于食管前方。此韧带的分离可让肺能够向上牵引，从而在左侧胸腔中暴露远端食管。然而必须小心谨慎，因为脆弱的肺下静脉就位于下肺韧带的顶部。

三、胃的游离和幽门肌切开术（图 16-3）

【技术要点】

沿胃大弯侧的大网膜开一个窗口，从而游离胃。脾也可能要切除送检。胃的游离与全胃切除术所描述（见第 29 章）的步骤本质上是一样的。保留网膜可在手术结束时将一部分网膜包裹在吻合口周围，从而保证胃的良好血供。将胃从幽门到食管贲门部

充分游离。

采用 Kocher 手法游离十二指肠，切开十二指肠外侧的腹膜，将十二指肠用钝性及锐性分离的方法从腹膜后提起来。这应是个无血管的平面，允许十二指肠能绕着中线旋转。胰头也会随着十二指肠一起被提起来。

行幽门肌切开术。用 2-0 线在幽门两侧缝两条留置线，相隔 1cm。提起缝线，切开幽门处的环形肌约 2cm 长。完全分离幽门处肌肉，小心不要损伤黏膜。最后，幽门环应该摸起来像一个损坏的（不再完整）戒指。如果黏膜在手术中不小心穿破了，则需改行幽门成形术。这时应该完整地切开幽门全层，以及近端距离胃较近、远端十二指肠的一部分区域。在切口边缘处充分止血。用 2-0 丝线以纵切横缝的方式间断缝合切口。缝合使边缘轻微内翻，以保证边缘准确地对合以及缝合的密闭性。

【解剖要点】

沿胃大弯游离胃，需要在两个结扎线之间分离胃短及胃网膜左血管（来自脾血管）。从胃十二指肠血管分出来的胃网膜右血管则一定要保护好。分离胃结肠韧带，同样需要在两个结扎线之间，分离网膜分支，然而应该小心保护好该韧带的血供，以便用它来包裹吻合口。另外，也要小心避免损伤结肠中动脉，它与胃网膜右动脉很接近。

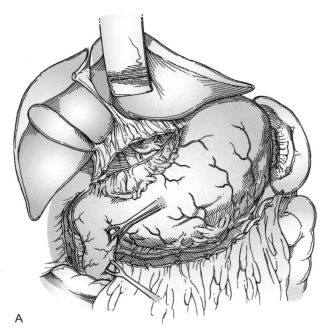
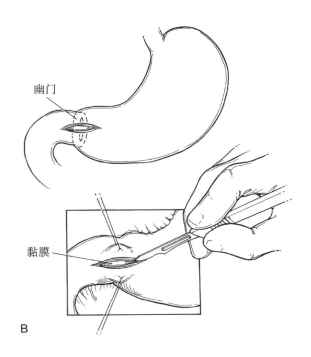

图 16-3　**胃的游离和幽门肌切开术**
A. 胃的游离；B. 幽门肌切开术

沿胃小弯的游离，需要分离小网膜。分离好之后，应该保护好从肝动脉或者其中之一分支所发出的胃右动脉。来自胃左动脉的变异的肝分支也应离断。胃左动脉的离断，应在两个结扎线之间，尽可能靠近动脉根部，以确保侧支动脉的血供。

裂孔处的食管血管支也应离断。这包括冠状静脉、胃左动脉的食管分支，以及（56% 的病例中）一条相当大的膈下动脉分支。

Kocher 手法能使十二指肠充分的游离，使幽门和远端胃旋转出来，从而加长了能够拉进胸腔的胃的长度。此过程的解剖学原理，是形成一个位于十二指肠和胰腺后面，由于十二指肠系膜和浆膜的融合及退化而形成的无血管平面。行幽门肌切开术或幽门成形术的原因是由于食管的切除，也会需要切断双侧迷走神经干。

四、食管的游离（图 16-4）

【技术要点】

向上提起左肺，直到暴露左下肺静脉。这也是该手术方式所能够暴露术野的上界。这种暴露上的局限性解释了为什么只有食管贲门连接处的病变可以用食管胃切除术来处理。在纵隔内探查肿瘤上方的食管。切开覆盖在食管上的胸膜，形成胸膜瓣。通过锐性和钝性分离，游离肿瘤上方的食管，并用潘氏管围绕牵引。然后，在全胃及肿瘤上方食管全周游离的情况下，钝性及锐性分离肿瘤。切除纵隔中靠近肿瘤的所有淋巴结，一同作为标本送检。当肿瘤完全游离好之后，就可以准备切除了。

【解剖要点】

食管的暴露通过游离从后方至肺韧带纵隔根部的胸膜来实现。肺韧带并不延伸至膈肌，所以胸膜必须要向下游离，越过韧带的止点。

游离食管可能会破坏一些食管的供养血管。虽然远端食管大部分血供来自胃左动脉的食管分支，但也有分支来自主动脉。

五、切除（图 16-5）

【技术和解剖要点】

让麻醉师将鼻胃管退出至近端食管，明显位于术野上方。用 TA-90 线性切割缝合器，在胃的上 1/3 处离断之。用 Kocher 钳钳住要切除的胃体部分。确定近端食管作为吻合的区域。用 2-0 丝线在食管两侧缝好留置线。锐性离断食管。切除标本。

在行吻合之前，仔细检查纵隔及胃床以明确止血情况。

六、吻合（图 16-6）

【技术和解剖要点】

EEA 切割缝合器的使用（后面有述），极大地提升了食管吻合技术。另外，也可用标准的手动缝合、双层吻合技术。

检查并确保胃能舒服地在没有张力的情况下到达食管残端。用 2-0 聚丙烯纺织纤维线，以交锁缝合的方式在残留食管的近端做荷包缝合。食管的上皮易于回缩，因此，每次缝合时都必须小心的连同上皮一起缝住。处理上皮组织次数要尽可能少，以免造成撕裂。

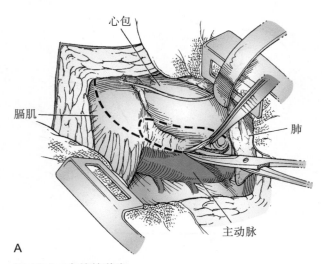

A

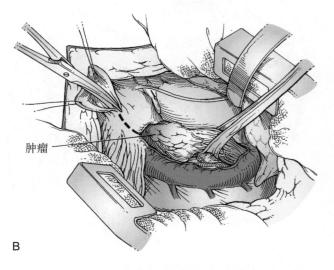

B

图 16-4　食管的游离
A. 切开胸膜；B. 潘氏管绕过近端食管（虚线示膈肌切口）

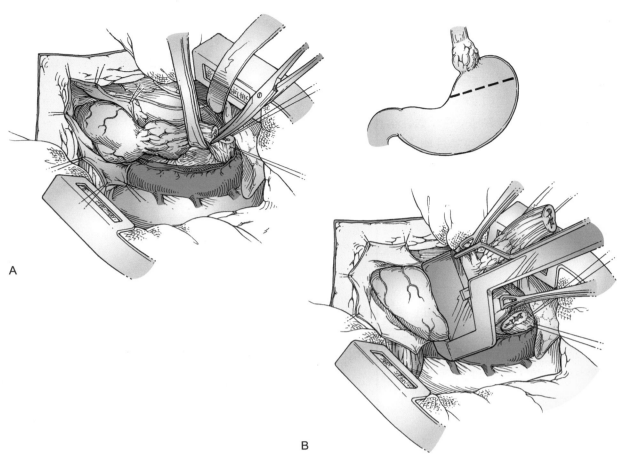

图 16-5　**切除**
A. 近端食管离断；B. 远端胃的离断

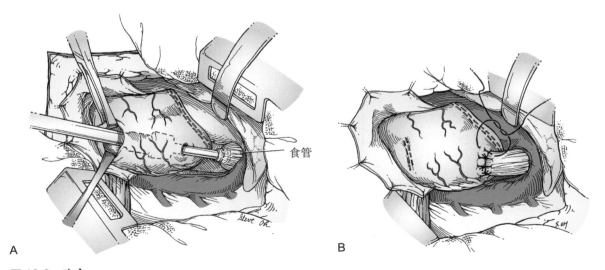

图 16-6　**吻合**
A. EEA 切割缝合器的置入；B. 包埋缝合将胃提起环绕吻合口

用 EEA 的量尺调整食管的尺寸，以决定使用何种型号的切割缝合器。在胃底做创口，放入不带钉砧头的 EEA 切割缝合器。于近端胃将切割缝合器的尖端刺出，装上钉砧头。轻柔地把钉砧头放入食管残端，打好荷包结。关闭 EEA 切割缝合器，注意确保食管和胃在器械中很好地交错。激发切割缝合器，然后松开。用两条 2-0 丝线越过吻合口行 Lambert 缝合。不要剪线，用于牵引。拉线，当退出吻合器时将吻合的前壁提起离开吻合器，有助于避免损伤吻合口。

轻轻地一边旋转一边拉，取出切割缝合器。检查并确保有两个完整的组织环。用 3-0 丝线做多个间断 Lembert 缝合，将胃向上环绕吻合口以加固缝合处。用线性切割缝合器闭合胃切口。

另一种缝合技术，使用 GIA 切割缝合器完成的胃食管吻合口较前者更宽。这种技术通常用于食管很小而不适用大的 EEA 切割缝合器时。关于此技术更详细的叙述可在 Chassin 的文章里面找到。

七、切口的关闭（图 16-7）

【技术要点】

再次检查有无出血。用大网膜包绕吻合口。在左胸的适当部分放置两条大胸管，通过切口下方的两个独立穿刺口分别穿出。腹部放置两条闭式引流管在食管裂孔附近，分别将两条管经单独的穿刺口穿出。常规关闭腹部切口。

用 1 号 Mersilene 线做多个 8 字缝合，重新对合膈肌。围绕胃周围充分关闭食管裂孔，但不要过度缩紧胃。用 3-0 丝线做间断缝合，将胃固定于食管裂孔。将鼻胃管伸入，穿过吻合口，达到幽门部。在经过吻合口时，可通过胸腔内的触诊控制鼻胃管。

确认它放好后，叫麻醉师将其稳定牢固。

让麻醉师重新膨胀左肺。往左胸腔倒入温生理盐水，检查有无漏气。用 1 号 Vicryl 线做多个 8 字缝合，关闭胸部切口。用 1 号和 0 号 Vicryl 线连续缝合，关闭胸壁肌层。确定胸管引流位置良好后，缝合皮肤。

【解剖要点】

再次强调，需牢记住肋间神经血管束位于肋骨的下方，而不是上方。因此，肋间肌肉的分离最好沿肋骨上缘进行。

八、Ivor Lewis 术式

患者体位的摆放（图 16-8）

【技术要点】

让患者仰卧，臀部平放，右胸轻微上抬，成改良开胸术的体位。Ivor Lewis 手术是通过上腹正中切口和右胸开胸术来进行的。上腹应与水平面成 30°，胸部则要尽量与之成 90°。摆体位受限于患者脊柱的活动度和灵活性，对于年龄大的患者特别要注意。

右颈部消毒铺巾，用于颈部行食管胃吻合。

做上腹中线切口，探查腹腔有无转移性病变。腹腔广泛转移的患者无切除必要。如图 16-3 所示游离胃，并行幽门肌切开术。

【解剖要点】

上腹中线切口，与先前所述的胸腹联合切口不同，不需离断任何腹壁上动脉的主要分支。

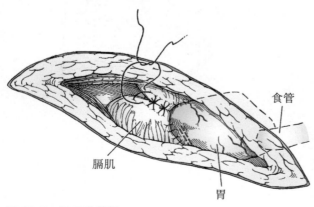

图 16-7　切口的关闭

食管

膈肌

胃

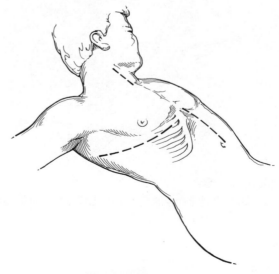

图 16-8　患者体位的摆放

九、开胸以及食管游离（图 16-9）

【技术要点】

通过第 5 肋间行开胸术。对胸壁肌层止血，放置自固定的肋骨牵开器。评估病灶的活动度。切除食管上覆盖的胸膜。触诊留置的鼻胃管或食管听诊器，以及肿瘤。

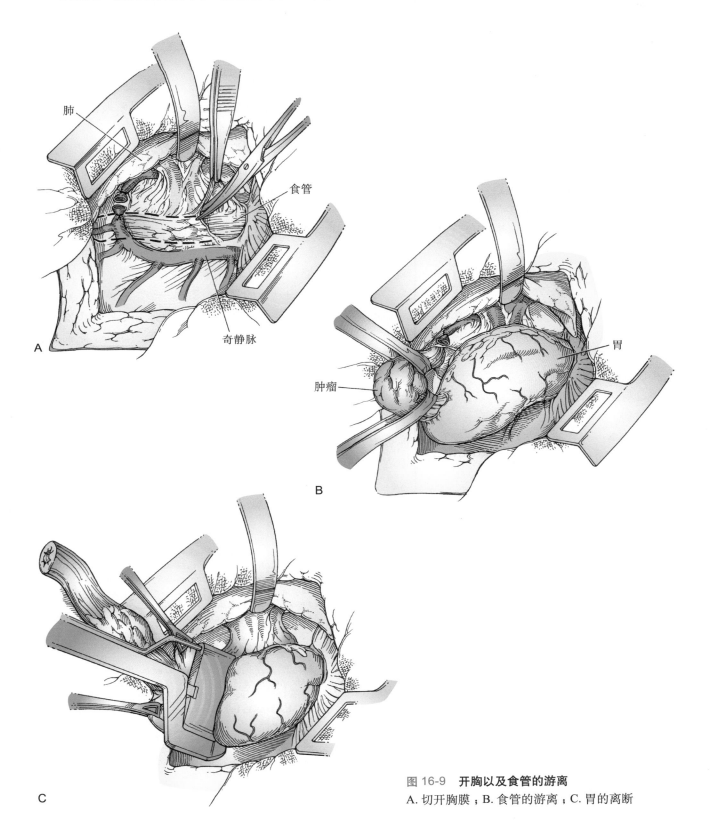

图 16-9　**开胸以及食管的游离**

A. 切开胸膜；B. 食管的游离；C. 胃的离断

辨认上纵隔的奇静脉。切除奇静脉上覆盖的胸膜，向上向内游离右肺。双重结扎并离断奇静脉。

用潘氏管于肿瘤上方环绕食管。游离近端食管，仔细切除位于纵隔中的肿瘤，将所有可见的和可触及的淋巴结一并切除送检。在完全游离肿瘤后，判断在颈部还是胸部完成吻合。在吻合颈部需要切除到更高的位置，但对患者而言则相对安全，因为吻合口瘘发生在颈部比胸部要好得多。此方法被大多数外科医师所采用。

用 TA-90 切割缝合器离断胃部。如果在胸部吻合，用 2-0 丝线在食管近端缝两根留置线，然后将食管离断。切除标本后，检查纵隔，充分止血。将胃拉至胸腔。胃应该能比较轻易的，无张力的到达胸部，甚至是颈部。如果胃有张力，则应再检查一次十二指肠游离是否足够。用与食管胃切除术相似的方式做吻合。

如果行颈部吻合，做一个独立的右颈部切口，暴露食管。

顺着食管向下探至胸腔，将胸部和颈部连通起来。切掉病变食管。将胃向上拉至颈部切口并做吻合。一般来说，多采用手工缝合两层吻合的方式。将一条小的潘氏管放在吻合口附近，从颈部切口下方通过小口刺穿出来。常规关腹、关胸。

【解剖要点】

与往常一样，胸部切口应在肋骨上缘，而不应在下缘。这可防止肋间神经血管束的损伤，因为它们位于肋骨下缘的肋沟中。

探查右纵隔时需注意，与左胸不同，此侧主要的纵向血管结构都是静脉。奇静脉沿着脊椎椎体走行于后方，收集右侧肋间的血流。在紧接着肺根的上方，曲线向前走行，最终汇入上腔静脉。在奇静脉的终止部分的始处，可看见供应上方两到三个肋间的支流。

切开胸膜和游离肺以暴露食管和奇静脉之前，需要游离下肺韧带，因为胸膜皱褶恰好在食管前方。肺韧带的上方必须注意，因为下肺静脉位于该韧带的上部。胸膜的分离最好在肺根后方完成，因为需要向前侧和内侧提起肺。

奇静脉的离断必须在跨过肺根的终止段部分完成，用两个稳定的结进行结扎。此方法再加上沿右纵隔的纵隔胸膜的切口，可将食管从胸部入口暴露到几乎膈肌的位置。此区域广泛的静脉旁路保证了奇静脉分离后不会有不良后果。

胸内食管的游离显然需要离断大多数的食管血供。在下方，食管的血供来自胃左动脉的食管分支，一条或多条来自主动脉的分支，然后经常也有左膈下动脉的一条分支。食管中段的血供则来自一条或多条来自主动脉的额外分支以及支气管动脉的食管分支。

潜在的食管游离后的并发症包括位于胸导管的破裂，它位于食管后方，并穿过大多数纵隔组织。然而，这个易破的管道与主动脉联系最密切，它位于主动脉和奇静脉之间的组织中；在主动脉弓水平，沿着左锁骨下动脉的内侧上升入颈部。在颈部，它向外侧转，在颈总动脉和颈内静脉的后方，弯曲向下，在锁骨下动脉的前方，汇入左锁骨下静脉和颈内静脉汇合的静脉系统。因此，仔细游离食管时，应尽可能靠近食管，就应该不会有损伤胸导管的风险。然而，如果胸导管损伤了，因为存有广泛的淋巴侧支通路，也可以将其进行结扎。

颈段食管的暴露，需要一个沿右胸锁乳突肌前界的切口，接下来是肩胛舌骨肌和甲状腺中静脉的断离。要小心避免左右喉返神经的损伤，它们位于气管食管沟附近。右喉返神经的位置变异较大，据报道离气管食管沟外侧有 1cm 之多。左喉返神经更多地位于气管食管沟内，但它的位置也很多变。在颈部区域，食管的血供来自左、右甲状腺下动脉。

（谢　绚　译　陈汝福　校）

参考文献

1. Ajani JA, Barthel JS, Bentrem DJ, et al. Esophageal and esophagogastric junction cancers. *J Natl Compr Canc Netw.* 2011;9: 830–887.
2. Akiyama H, Miyazono H, Tsurumaru M, et al. Use of the stomach as an esophageal substitute. *Ann Surg.* 1978;188:606–610. (Includes photographs of injected specimens showing blood supply.)
3. Bates BA, Detterbeck FC, Bernard SA, et al. Concurrent radiation therapy and chemotherapy followed by esophagectomy for localized esophageal carcinoma. *J Clin Oncol.* 1996;14:156–163.
4. Belsey R, Hiebert CA. An exclusive right thoracic approach for cancer of the middle third of the esophagus. *Ann Thorac Surg.* 1974; 18:1–15. (Describes elegant technique of mobilization through the chest.)
5. Chassin JL. Esophagogastrectomy: Data favoring end-to-side anastomosis. *Ann Surg.* 1978;188:22–27. (Describes technique using GIA stapler to create wide lumen.)
6. Chu KM, Law SY, Fok M, et al. A prospective randomized comparison of transhiatal and transthoracic resection for lower-third esophageal carcinoma. *Am J Surg.* 1997;174:320–324.
7. Connors RC, Reuben BC, Neumayer LA, et al. Comparing outcomes after transthoracic and transhiatal esophagectomy: A 5-year prospective cohort of 17,395 patients. *J Am Coll Surg.* 2007;205: 735–740.

8. Donahue PE, Nyhus LM. Exposure of the periesophageal space. *Surg Gynecol Obstet.* 1981;152:219–220.

9. Ellis FH. Esophagogastrectomy for carcinoma: Technical considerations based on anatomic location of lesion. *Surg Clin North Am.* 1980;60:265–279.

10. Fisher RD, Brawley RK, Kieffer RF. Esophagogastrostomy in the treatment of carcinoma of the distal two-thirds of the esophagus: Clinical experience and operative methods. *Ann Thorac Surg.* 1972; 14:658–670.

11. Furst H, Hartl WH, Lohe F, et al. Colon interposition for esophageal replacement: An alternative technique based on the use of the right colon. *Ann Surg.* 2000;231:173–178.

12. Gavriliu D. Aspects of esophageal surgery. *Curr Probl Surg.* 1975; 12:1–64. (Advocates reversed gastric tube for reconstruction.)

13. Gray SW, Rowe JS, Skandalakis JE. Surgical anatomy of the gastroesophageal junction. *Am Surg.* 1979;45:575–587.

14. Loinaz C, Altorki NK. Pitfalls and complications of colon interposition. *Chest Surg Clin North Am.* 1997;7:533–549.

15. Meguid RA, Hooker CM, Taylor JT, et al. Recurrence after neoadjuvant chemoradiation and surgery for esophageal cancer: Does the pattern of recurrence differ for patients with complete response and those with partial or no response? *J Thorac Cardiovasc Surg.* 2009;138:1309–1317.

16. Merendino KA, Johnson RJ, Skinner HH, et al. The intradiaphragmatic distribution of the phrenic nerve with particular reference to the placement of diaphragmatic incisions and controlled segmental paralysis. *Surgery.* 1956;39:189–198. (Provides excellent review of pertinent anatomic considerations.)

17. Nguyen NT, Schauer P, Luketich JD. Minimally invasive esophagectomy for Barrett's esophagus with high-grade dysplasia. *Surgery.* 2000;127:284–290.

18. Ratzer ER, Morfit HM. Cervical esophagostomy. *Surg Clin North Am.* 1969;49:1413–1420.

19. Reynolds JV, Muldoon C, Hollywood D, et al. Long-term outcomes following neoadjuvant chemoradiotherapy for esophageal cancer. *Ann Surg.* 2007;245:707–716.

20. Sicular A. Direct septum transversum incision to replace circumferential diaphragmatic incision in operations on the cardia. *Am J Surg.* 1992;164:167–170. (Describes alternative diaphragmatic incision.)

21. Skandalakis JE, Ellis H. Embryologic and anatomic basis of esophageal surgery. *Surg Clin North Am.* 2000;80:85–155.

22. Williams DB, Payne WS. Observations on esophageal blood supply. *Mayo Clin Proc.* 1982;57:448–453.

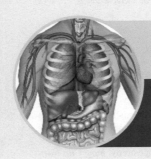

第 **17** 章

胸腔镜食管手术

本章描述了两个术式：胸腔镜食管括约肌切开术和食管游离切除术。它们展示了胸腔镜下的纵隔结构以及食管的手术路径。对于开放食管手术（见第 16 章），只有远端 1/3 食管可以通过左胸游离。而近端 2/3 食管手术需要经右侧胸腔镜进行，并可作为首选手术方式。本文两者都有记述，文章末尾的引用文献有其他术式的相关信息。

胸腔镜的左后纵隔视图如图 17-1 所示。一般来说，只有下段食管能够进行食管手术。并且只有最远端的食管易于从左边游离。图 17-1B 展示了相应的右后纵隔视图。可以注意到更长的食管以及周围组织，均能够较好的游离出来。如第 16 章所述，这正是为何大多数食管切除手术均经右胸进行的原因。

外科住院医师教育委员会（SCORE™）将 Heller 肌切开术和食管切除术归类为"复杂的"手术操作。

手术步骤

胸腔镜下食管括约肌切开术

单肺通气，体位摆放同左侧开胸术

腔镜开口 4 ～ 7 个，呈钻石形分布

分离下肺韧带，把肺牵向头侧

切开覆盖在食管上的胸膜

助手将食管镜放入食管，必要时偏转镜头
　　方向以帮助解剖

轻轻分离食管周围组织

用潘氏管围绕之并拉向头侧

在肌肉增厚、方便手术的地方开始切开肌
　　层

在切开处暴露出整圈食管上皮的管状结构

将切口向头尾两侧延长，切开所有肌层增
　　厚的地方

用镜下直视食管，确认足够的肌层切开

检查有无穿孔（生理盐水的气泡）

必要时可以留置胸管，闭合开口

食管游离及切除

单肺通气，患者体位与右侧开胸术一样

腔镜开口 4 ～ 7 个，呈钻石形

游离下肺韧带，将右肺向头侧向内侧牵引

切除在奇静脉上的纵隔胸膜

切开纵隔胸膜暴露奇静脉

轻柔的游离静脉，用血管钉缝合离断它

向头侧和尾侧切除胸膜，暴露食管

提高食管，以潘氏管围绕之

切除食管全长及周围淋巴结

解剖并发症

胸导管损伤

食管全层裂伤（食管肌切开术）

不适当的切除

迷走神经损伤

气管膜部损伤

结构列表

食管

迷走神经

下肺韧带

纵隔胸膜

下肺静脉

膈肌

肌肉部分

中央腱性部分

裂孔	胸内筋膜
心包	膈食管筋膜
主动脉	腹横筋膜
主动脉弓	腹膜
左锁骨下动脉	奇静脉
支气管动脉	半奇静脉
膈下神经	胸导管
食管膈膜	

一、胸腔镜下食管括约肌切开术：初始的暴露及食管的游离（图 17-2）

【技术要点】

单肺通气后，将患者体位摆放为左侧在上的开胸体位。胸腔镜开如图所示（图 17-2A）。

用超声刀分离下肺韧带，将塌陷的肺组织用肺拉钩拉向头侧。注意不要损伤下肺静脉中。

切掉位于心包和主动脉之间的纵隔胸膜，暴露食管（图 17-2B）。让助手将胃镜伸入食管。轻轻地将镜头偏转，会将食管从心包后的槽中拉起，有利于进行解剖（图 17-2C）。

环绕食管放置一小段潘氏管，以便牵引。将潘氏管向头侧牵引，把胃食管连接部提至食管裂孔上方。注意，远端食管和胃上部的暴露可能较困难，因此，胸腔镜方法只适用于当食管肌层切开段向头部延伸较长的时候

【解剖要点】

下肺韧带是单纯的胸膜反折，有助于固定肺。

其向上可分开来，环绕左肺门。因此，下肺静脉会在此韧带的头侧边界。纵隔胸膜包裹心包、主动脉、食管。

食管不仅可在下纵隔暴露（用于食管肌层切开术），也可以在纵隔的最上端暴露。食管在左胸所处的位置被称为食管三角。在下方，Truesdale 三角的边界分别为膈肌、心包及降主动脉；在上纵隔，第二个食管三角底边在椎体上，两个近似相等的边则由下方的主动脉弓和左锁骨下动脉构成。

左胸远端食管的血供来自从主动脉直接分出的食管动脉降支。其他的血供来自膈下、胃左、脾动脉等的分支。一般来说，远端食管可以在膈肌裂孔附近环绕而不会碰到任何血管。

从上面看，膈由中央的肌腱部分和外侧的肌部组成。膈下神经穿行于膈肌裂孔的腹侧，无法从上方视及。膈食管膜在胸腔和腹腔之间形成一个紧密的封口。它由胸膜、胸内筋膜、膈食管筋膜、腹横筋膜和腹膜组成。它是食管胃结合部的一个粗略标志，但在食管裂孔疝的患者中经常变细或

解剖定位

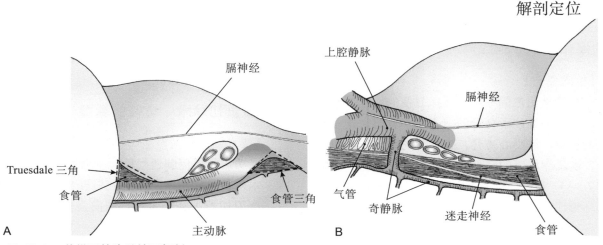

图 17-1　前纵隔的胸腔镜下解剖

A. 左侧胸腔入路只能暴露大部分的远端食管；B. 右侧胸腔入路能暴露大部分的食管

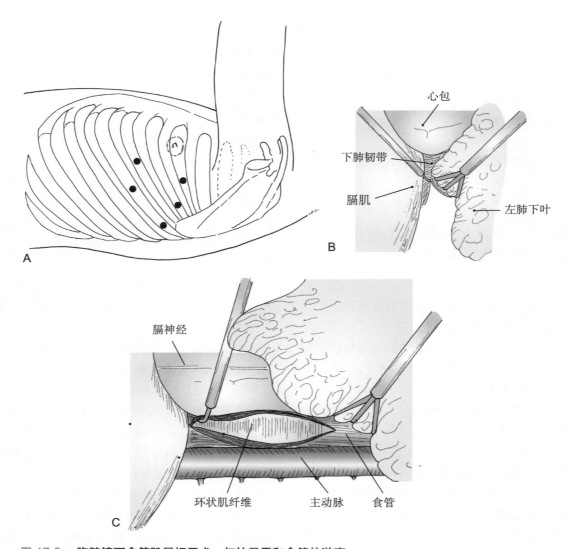

图 17-2　胸腔镜下食管肌层切开术：初始暴露和食管的游离

A. Tracar 的放置；B. 分离下肺韧带；C. 通过切开表面的纵行肌层暴露环形肌层

者扭曲。

二、胸腔镜食管括约肌切开术：肌层切开术的操作（图 17-3）

【技术要点】

在食管增粗段的中部，选择方便的地方开始手术。左迷走神经位于食管的前表面，看起来是一条白色的粗索，需小心避开。将外侧的纵行纤维向外拨开，以暴露增厚的环形肌。用电钩提起并离断之（图 17-3A）。观察食管的上皮层，它会突入食管腔内。确保环形肌切至近端胃 1～1.5cm，并向头侧切至左肺门（图 17-3B）。

用温生理盐水灌洗胸腔，并用食管胃镜将气体吹入食管腔内。若胸腔内未见气泡溢出，可确认没有穿孔。

【解剖要点】

迷走神经丛在远端食管并入前后迷走神经干。虽然只能看到一条神经干，但在这个平面仍然存在许多小分支，很容易被忽视掉。

三、食管切除术：食管的暴露（图 17-4）

【技术要点】

成功进行单侧肺通气后，将患者摆放为右侧开胸手术体位。如图所示做胸腔镜开口（图 17-4A）。用超声刀切断下肺韧带，将肺向头侧及内侧牵引，暴露整个后纵隔。

分离奇静脉上的纵隔胸膜（图 17-4B）。轻轻游离静脉并用内镜下线性切割缝合器离断之（图 17-

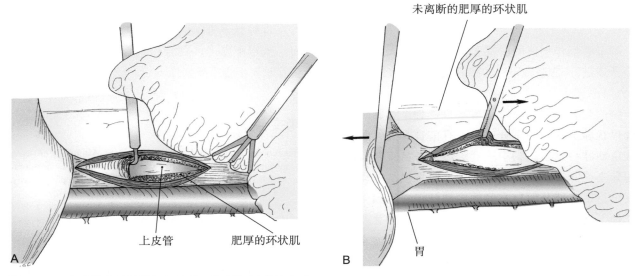

图 17-3　胸腔镜食管括约肌切开术：肌层切开术的方式
A. 食管括约肌切开术；B. 轻轻地向头侧牵引，暴露远端区域肥大的肌层

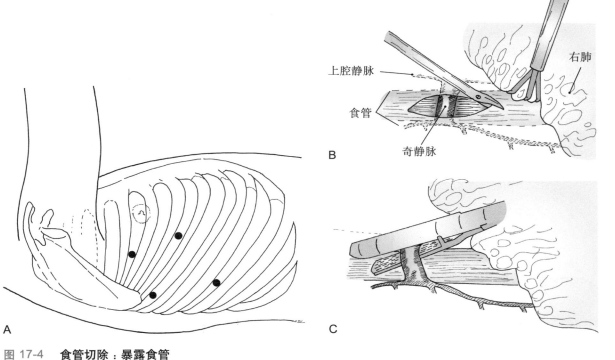

图 17-4　食管切除：暴露食管
A. 腔镜开口；B. 切除胸膜；C. 分离奇静脉

4C）。

　　继续向近端和远端切开胸膜，暴露食管。

【解剖要点】

　　纵隔胸膜覆盖在奇静脉和食管上，然后分开覆盖肺门，或向下延伸为下肺韧带。在右肺门，下肺静脉同样是从下往上首先见到的结构。

　　奇静脉呈弓形跨过食管，从后方汇入上腔静脉。

丰富的旁支确保了此结扎不会导致不良后果。

四、右胸入路食管的游离（图 17-5）

【技术要点】

　　用潘氏管环绕食管提起来，有助于之后的游离。用超声刀在食管和纵隔之间的沟槽中轻柔地分离，直到整条胸段食管被游离出来。在食管和支气管树的区域可找到大量淋巴结。它们都应随标本一并切除送检。

剩下的操作（胃的游离和吻合重建）大致如第16章所述进行，腹腔镜下胃的游离已在前面章节描述。

【解剖要点】

胸段食管上部的血供主要来自锁骨下动脉的分支或甲状腺下动脉的下分支。也有前食管支气管动脉从主动脉弓发出。胸中段食管血供来自支气管动脉的升支或降支。而支气管动脉可能直接从主动脉弓发出。也有部分源自右胸廓内动脉、右肋颈干或右锁骨下动脉的血供。尽管存在很多食管动脉的潜在血供，但实际上食管的血供是相当少的，通常只由 1 或 2 条主要的血管供血。

食管上 2/3 的静脉血流，是通过流入奇静脉或半奇静脉的小血管汇入体循环的。下 1/3 血流通过胃左静脉、脾静脉或膈下静脉汇入门脉循环。

上 2/3 食管的淋巴液去往气管旁、肺门、隆突下、食管旁、主动脉周和心包淋巴结。远端 1/3 则流向沿胃小弯、胃左动脉和腹腔干的淋巴结。但这种流向模型并不可靠。

胸导管从食管右侧上升，初始时离食管有一段距离；在 $T_6 \sim T_7$ 水平，胸导管从食管后方跨过，继续从左侧上升。它很少能真正的见到，但在游离食管过程中可能损伤它。透明或乳白液体漏入术野时，应尽快寻找受损的胸导管，如果找不到或没有

结扎起来，会导致乳糜胸。

在奇静脉下方，食管位于隆突和右主支气管的后面。该水平以上，食管和气管后壁紧密附着，游离食管时要小心不要损伤气管。

（谢　绚　译　陈汝福　校）

参考文献

1. Benzoni E, Bresadola V, Terosu G, et al. Minimally invasive esophagectomy: A comparative study of transhiatal laparoscopic approach versus laparoscopic right transthoracic esophagectomy. *Surg Laparosc Endosc Percutan Tech.* 2008;18:178–187.
2. Benzoni E, Terrosu G, Bresadola V, et al. A comparative study of the transhiatal laparoscopic approach versus laparoscopic gastric mobilization and right open transthoracic esophagectomy for esophageal cancer management. *J Gastroint Liver Dis.* 2007;16:395–401.
3. Chevallier JM, Vitte E, Derosier C, et al. The thoracic esophagus: Sectional anatomy and radiosurgical applications. *Surg Radiol Anat.* 1991;13:313–319.
4. del Pino DM, de Hoyos A, Luketich JD. Minimally invasive esophagectomy. In: Scott–Conner CEH, ed. *The SAGES Manual: Fundamentals of Laparoscopy, Thoracoscopy, and GI Endoscopy.* 2nd ed. New York, NY: Springer Verlag; 2006:771–786.
5. Fabian T, Martin J, Katigbak M, et al. Thoracoscopic esophageal mobilization during minimally invasive esophagectomy: A head-to-head comparison of prone versus decubitus position. *Surg Endosc.* 2008;22:2485.
6. Guo W, Zou YB, Ma Z, et al. One surgeon's learning curve for video-assisted thoracsocopic esophagectomy for esophageal cancer with the patient in lateral position: How many cases are needed to reach competence? *Surg Endosc.* 2013;27(4):1346–1352.
7. Ichikawa H, Miyata G, Miyazaki S, et al. Esophagectomy using a thoracoscopic approach with an open laparotomic or hand-assisted laparoscopic abdominal stage for esophageal cancer: Analysis of survival and prognostic factors in 315 patients. *Ann Surg.* 2013;257(5):873–885.
8. Kernstine KH, Dearmond DT, Shamoun DM, et al. The first series of completely robotic esophagectomies with three-field lymphadenectomy: Initial experience. *Surg Endosc.* 2007;21:2285.
9. Levy RM, Trivedi D, Luketich JD. Minimally invasive esophagectomy. *Surg Clin North Am.* 2012;92:1265.
10. McAnena OJ. Oesophagectomy. In: Walker WS, ed. *Video-assisted Thoracic Surgery.* Oxford, UK: Isis Medical Media; 1999:189–199.
11. Skandalakis JE, Ellis H. Embryologic and anatomic basis of esophageal surgery. *Surg Clin North Am.* 2000;80:85–155. (Provides exhaustive review of anatomy.)
12. Zeng J, Liu JS. Quality of life after three kinds of esophagectomy for cancer. *World J Gastroenterol.* 2012;28:5106.
13. Zucker KA. Minimally invasive surgery for achalasia. In: Zucker KA, ed. *Surgical Laparoscopy.* 2nd ed. Philadelphia, PA: Lippincott Williams & Wilkins; 2001:467–491.

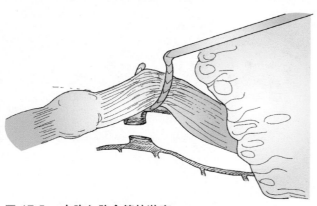

图 17-5　右胸入路食管的游离

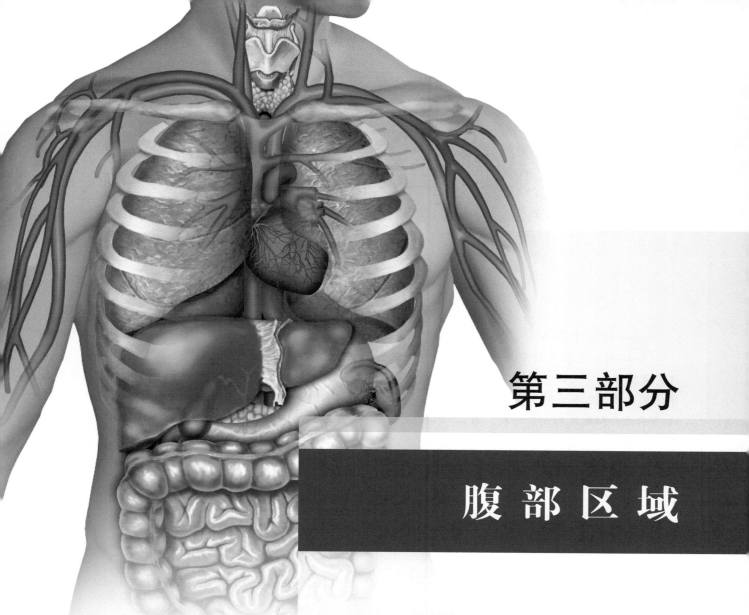

第三部分

腹部区域

这是此书中最大的一部分，在普通外科医师的训练和实践等方面，反映了腹部手术的复杂性和多样性。这部分被分为如下几篇进行论述。

第4篇，第18～25章，即基本的腹部操作和腹部概述，讲述前腹部和腹膜的解剖，以及腹膜腔的大体分布。

第5篇，第26～47章，即上消化道和左上腹结构，继续讲述已在第16章介绍过的结构的解剖。主要描述食管末端、胃、十二指肠及脾脏。

第6篇，第48～63章，即右上腹的肝、胆道、胰腺，讲述肝外胆道和肝的手术方式。严格上，胰腺属于腹膜后器官，由于胰腺手术和胆道手术经常

交叉，且按照惯例，也在此部分一并讲述。

第7篇，第64～76章，大小肠，进一步讨论消化道，描述小肠、大肠的解剖。为了描述这些器官，将从手术和内镜两种方式都进行讲述。其中第65章，讲述了肠系膜上动脉栓子切除术。

第8篇，介绍通过腹会阴部和直肠低前位切除等手术方式（第77～78章）。

第9篇，第79～86章，腹膜后腔，讲述肾、肾上腺手术和主动脉手术。

最后，第10篇（第87～91章），腹股沟区部分，将过渡到此书的下一部分：骶部与会阴。

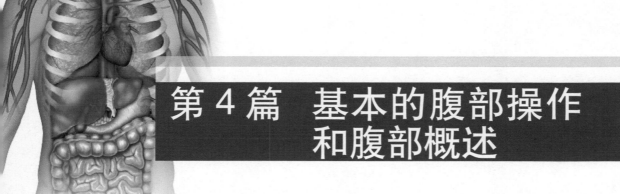

第4篇 基本的腹部操作和腹部概述

在前面的第18～22章，将对前腹壁的肌肉和筋膜层的解剖做详细的介绍。腹腔灌洗是这部分首先描述的内容，因为它常常是低年资住院医师或医学生的第一台"剖腹手术"。在第18章将会介绍腹腔的一般结构。第20～22章介绍腹部内容物之间的关系以及在外伤剖腹术中系统性探查腹腔的方法。侧腹壁的内容可能在特殊手术的章节中介绍，例如第70章的阑尾切除术将描述特殊的腹部切口。

前腹壁的薄弱部分可能引起疝的形成。脐部先天性薄弱可能导致脐疝的形成，剖腹术缝合不良可能导致切口疝的形成。在第23～25章将会介绍疝修补术。其他少见的腹部疝及其修补在这些章节后面的参考文献中提到。

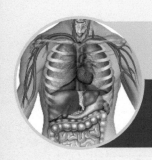

第 **18** 章

腹腔灌洗：腹腔透析管的置入

腹腔灌洗是一种诊断性的操作，往腹腔中插入一条导管，并抽出液体。应注意液体的特征，包括是否存在血液、胆汁、食物残渣及其气味。如果无法抽出液体，注入 1L 林格盐溶液，待其与腹腔内的任何液体充分平衡后，再次抽液。尽管腹腔灌洗已经很大程度上被其他诊断手段取代，比如 FAST(腹部创伤定点 B 超检查) 或 CT，在某些特定情况下，腹腔灌洗仍有指导意义。

暂时或永久的腹膜透析管用于急性或慢性肾衰竭患者的腹膜透析治疗。

在此章中，首先讲述诊断性腹腔灌洗导管的放置，然后阐述放置永久导管的必要性。腹腔灌洗用于介绍前腹壁的解剖及腹膜腔的形态。

外科住院医师教育委员会 (SCORE™) 将腹腔透析管置管术归类为"基本的"手术操作。

手术步骤——诊断性腹腔灌洗

定位：正中切口偏低处（避开陈旧性瘢痕）

充分止血，辨认筋膜

辨认并提起腹膜

切开一小口，插入导管，直至盆部

必要时行荷包缝合

确定导管进入腹腔，即导管内有来自腔内的液体自由流动

抽液——游离血或液体提示阳性结果

否则，注入 1L 林格盐溶液或生理盐水，使其保持在体内

连接一个袋子置于地上，收集流出物，送实验室检测

手术步骤——Tenckhoff 导管的置入

通过一个小旁正中切口进入腹膜腔

在腹膜上行荷包缝合

插入导管，必要时使用导丝引导至盆部

将一个旋转套置于皮下组织，将第二个旋转套置于腹膜表面

收紧荷包缝合，并缝合切口

解剖并发症

导管置于腹膜腔外

进入腹腔或放置导管时损伤肠道

结构列表

腹白线

脐

直肠膀胱陷凹

直肠子宫陷凹（道格拉斯陷凹）

锥状肌

腹直肌

腹直肌鞘

耻骨

腹膜透析管的放置可利用盆部深处的陷凹。图18-1展示女性和男性盆部的横截面解剖。注意女性盆部最深陷凹在子宫、输卵管、卵巢的后面。

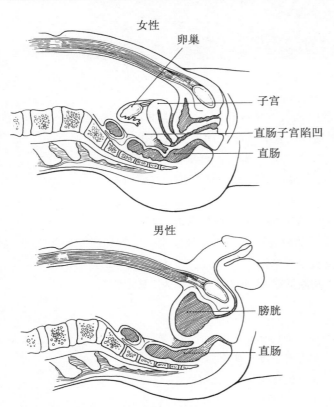

图 18-1　女性和男性盆部的横截面

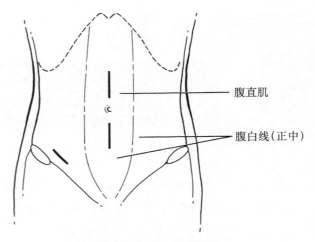

图 18-2　诊断性腹腔灌洗：位置的选择

一、诊断性腹腔灌洗：位置的选择（图18-2）

【技术要点】

标出所有以前腹部手术的瘢痕。因为在陈旧性瘢痕下方形成的腹腔粘连最浓密，故此尽量避开这些区域。避开陈旧性瘢痕或骨盆骨折的地方，最佳的位置位于下腹部正中线，脐下4～5cm处。其他可供选择的位置，分别为正中线偏上（骨盆骨折患者）或右下腹区。确保患者膀胱空虚，即患者是有意识、合作的，或留置有尿管的。对选好的切口位置进行备皮、清洁、消毒。使用含肾上腺的利多卡因做麻醉可使切口出血最小化，并可以降低假阳性结果的概率。整个过程中的充分止血是非常重要的。

在中线切开一个长约5cm的切口。放置一个自固定牵开器，往切口深部继续切开直至看到腹白线。

【解剖要点】

腹白线从耻骨联合到肋缘的过程是变化的。脐以下，腹白线比较薄弱，因为腹直肌直接附在毗邻的耻骨联合上。腹直肌中间的纤维起始于腹白线或更下方，一侧的肌腱纤维与对侧的相互交叉。锥状肌位于腹直肌鞘内，并且就在腹直肌前方。这些成对的肌肉起始于耻骨前表面和耻骨韧带，插入到腹白线。这些肌肉纤维在脐与耻骨之间附于腹白线。脐以上，腹直肌较宽（但更薄），远离中线，附于第5～7肋的肋软骨上。此处，腹白线宽1.5～2cm。

根据腹部在矢状位的局部解剖，常选择脐下4～5cm做切口。此位置在第5腰椎或第5腰椎与第1骶椎之间的前方。由于腹主动脉分叉及右侧髂总动脉越过中线，无重要动脉有受损的风险。然而，左侧的髂总静脉在重要动脉更低处越过中线，有可能受损。如果膀胱空虚，在腹膜后腔与腹膜壁层前方之间的应该是肠系膜（大网膜）或者被肠系膜悬浮（小肠或横结肠或乙状结肠）。

二、导管的放置（图18-3）

【技术要点】

待牵引器完全打开，在腹白线上做1～2cm长的纵向切口。用局部麻醉药浸润腹膜前的脂肪组织。用止血钳撑开腹膜前的脂肪组织，直到看到腹膜层。用两把止血钳抓住，用手术刀在中间切开。把导管放进切口，轻轻地滑进去，直至导管的侧孔全部在腹腔内。

用一个带有中心套针的腹膜透析管做半闭合穿刺。在腹白线上做一缺口，往腹膜伸进导管-套针，将导管滑进盆部，然后，撤掉套针。

导管应该不会受到阻力，很容易滑进盆部。控

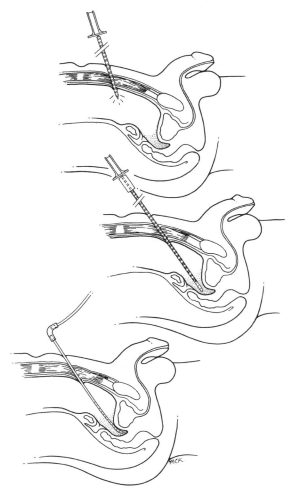

图 18-3　**导管的放置**

制导管，使其进入盆部的陷凹中。然后，抽液。如果能抽出血液或者胆汁或者肠内容物，则结果为阳性，操作到这里便可结束了。

如果无法抽出液体，可注林格盐溶液，进行正式的腹腔灌洗。在导管周围的腹膜做荷包缝合，并收紧。在伤口处放置一块纱布，这样既可以降低因切口出血而污染灌洗结果的可能，也可以覆盖切口。

将透析导管连接上静脉输液管，注入 1L 林格盐溶液。因重力作用，溶液应该可以流进导管。如果溶液不能轻易地进入，导管可能在腹膜前的脂肪组织内，而不是在腹腔中。在这种情况下，停止注液，剪开荷包缝合，移除导管，并清洁导管上的血迹。检查切口，确认已进入腹膜腔，即肉眼可看到大网膜或肠。重新放置导管，并缝合。

等待 5min，使液体在腹腔内平衡。然后，接一个袋子放在地上，由于重力作用，液体可从腹腔内

排出。如果静脉输液的输液管有单向阀的话，液体就不会排出。在这种情况下，剪掉输液管，使灌洗液流进放在地上的盘子内。将灌洗液送检，并作细胞计数。

逐层关闭切口。如果灌洗液明显为阳性，需要进一步剖腹手术，那么就不必缝合切口了。

【解剖要点】

导管放置点应该尽可能是腹腔的最低点。对于男性来说，这个最理想的位置是直肠膀胱陷凹，在女性中则为直肠子宫陷凹（又称道格拉斯陷凹）。

三、慢性肾衰竭透析患者的 Tenckhoff 导管插入（图 18-4）

【技术要点】

一旦放置了长久性的导管，必须采取特别护理（无论什么外来装置被置入）以确保无菌。许多外科医师偏好于旁正中切口，因为这种方法能更好愈合切口。

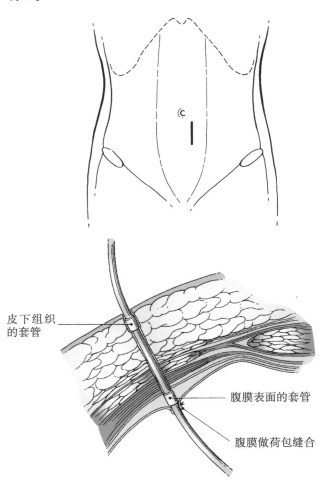

图 18-4　**慢性肾衰竭透析患者 Tenckhoff 导管的插入**

或者，在腹腔镜引导下放置导管（详见章节最后的参考文献）。

手术可以选择局部麻醉或全身麻醉。

Tenckhoff 慢性腹膜透析导管用于长期的腹膜透析。该导管有 2 个涤纶套，能使组织向内生长并阻止细菌沿导管迁移。放置导管时，必须正确放置好这两个涤纶套。深处的涤纶套应置于腹膜表面，而浅部的涤纶套应该置于皮肤下的皮下组织。

做一小旁正中切口，用 4-0 Dexon 缝线在腹膜上做荷包缝合。将 Tenckhoff 导管插入至盆腔膀胱直肠陷凹（男性）或道格拉斯子宫直肠陷凹（女性），必要时可用导丝。将第一个套置于筋膜表面。

收紧荷包后，慢慢灌入液体，确保无液体渗出。如果有，再做一缝合以保证无液体渗出。关闭导管周围筋膜，在皮下位置筋膜表面放置第二个涤纶套。从外科切口打通一小段隧道至导管出口处。保证导管在正确位置。

（韦禄胜　译　周泉波　校）

参考文献

1. Asif A, Gadalean F, Vieira CF, et al. Salvage of problematic peritoneal dialysis catheters. *Semin Dial.* 2006;19:180–183.

2. Borazan A, Comert M, Ucan BH, et al. The comparison in terms of early complications of a new technique and percutaneous method for the placement of CAPD catheters. *Ren Fail.* 2006;28:37–42.

3. Crabtree JH. Selected best demonstrated practices in peritoneal dialysis access. *Kidney Int Suppl.* 2006;103:S27–S37.

4. Crabtree JH, Burchette RJ, Siddiqi NA. Optimal peritoneal dialysis catheter type and exit site location: An anthropometric analysis. *ASAIO J.* 2005;51:743–747.

5. Frost JH, Bagul A. A brief recap of tips and surgical manoeuvres to enhance optimal outcome of surgically placed peritoneal dialysis catheters. *Int J Nephrol.* 2012;2012:251584.

6. Gajjar AH, Rhoden DH, Kathuria P, et al. Peritoneal dialysis catheters: Laparoscopic versus traditional placement techniques and outcomes. *Am J Surg.* 2007;194:872–875.

7. Harissis HV, Katsios CS, Koliousi EL, et al. A new simplified one port laparoscopic technique of peritoneal dialysis catheter placement with intra-abdominal fixation. *Am J Surg.* 2006;192:125–129.

8. Hodgson NF, Stewart TC, Girotti MJ. Open or closed diagnostic peritoneal lavage for abdominal trauma? A meta-analysis. *J Trauma.* 2000;48:1091–1095. (Results show no difference between open and closed technique.)

9. Jwo SC, Chen KS, Lee CC, et al. Prospective randomized study for comparison of open surgery with laparoscopic-assisted placement of Tenckhoff peritoneal dialysis catheter – a single center experience and literature review. *J Surg Res.* 2010;159:489–496.

10. Numanoglu A, McCulloch MI, Van Der Pool A, et al. Laparoscopic salvage of malfunctioning Tenckhoff catheters. *J Laparoendosc Adv Surg Tech A.* 2007;17:128–130.

11. Tenckhoff H, Schechter H. A bacteriologically safe peritoneal access device. *Trans Am Soc Artif Intern Organs.* 1968;14:181–187. (This is the original description of device that bears Tenckhoff's name.)

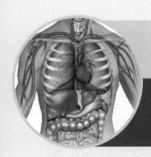

第 19 章

创伤的 FAST 检查

创伤的重点超声评估法（FAST）检查已经广泛取代腹腔灌洗，应用于多重外伤患者的首次评估。FAST 检查由创伤医师在创伤室中操作。对检查部位的超声解剖的准确把握对准确判断病情至关重要。FAST 的关键是四个检查部位中有一处发现有液体存在，提示着存在某种内部损伤需要更多检查或剖腹探查术。如果首次 FAST 检查结果为阴性，保守起见，应 30min 后重复此检查。

外科住院医师教育委员会（SCORE™）把 FAST 检查归类为"基本的、非常规的"手术操作。

手术步骤

选择 3 ～ 5MHz 的超声探头

患者取仰卧位，夹闭导尿管

剑突下检查

探头置于上腹部，剑突下方

向下施加压力，使声波越过剑突

将探头向头侧调整并指向患者左肩

右上腹检查

将探头置于腋中线右肋缘下方

识别右肾，然后向上调整探头角度寻找肝

如果难以找到，可尝试将探头位置往后稍
  移动

左上腹检查

将探头置于腋中线肋缘下方

稍稍向下调整探头角度，识别左肾，然后
  慢慢向上调整探头角度，寻找脾

耻骨上检查

保证患者膀胱充溢

将探头置于耻骨上方区域

识别膀胱两边的陷凹

解剖并发症

假阴性检查结果

由于肠道气体覆盖，无法得到图像

由于骨骼或肺组织覆盖，无法得到图像

结构列表

剑突

心包

肝

左、右肾

膀胱

膀胱旁陷凹

一、施行 FAST 检查的探头定点位置（图 19-1）

【技术要点】

FAST 检查，需要一个 3 ～ 5MHz 的探头，依次放置于以下位置：剑突下（为了获得心包的图像）、右上腹、左上腹、耻骨上。检查前，确保患者膀胱充盈，如果已放置尿管，可夹闭尿管使膀胱充盈。此检查的目的是简单地确定检查部位是否存在液体，液体可能是血液、胃内容物、胆汁或体液。此检查并不是用于最后的诊断。FAST 检查结果必须结合临床表现和其他的影像学检查。在某些情况下，重复 FAST 检查非常有帮助，因为血液或液体在这些位置中积累需要一定的时间。

【解剖要点】

选择这四个位置基于两个原因：第一，它们提供良好的超声视窗进入腹膜腔；第二，它们是创伤后液体可能出现的位置。

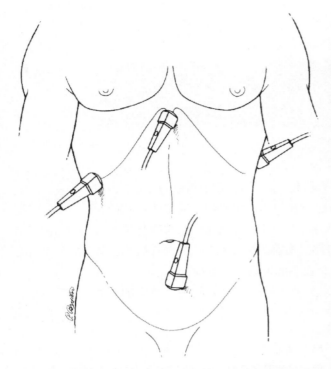

图 19-1 腹部创伤定点 B 超检查的探头定点位置（引自 Rozycki GS, Ballard RB, Feliciano DV, et al.Surgeon-performed ultrasound for the assessment of truncal injuries.Lessons learned from 1540 patients. Ann Surg.228;4:557-567）（已授权）

声学视窗的概念非常简单。超声会被液体或组织与空气（如肺）或骨骼之间的界面极大反射，且反射使更深处结构的图像变暗。良好的视窗避开这些界面。因此，从剑突下检查心包避免了肋骨或肺组织重叠的可能，需要利用第 17 章展示的解剖图解。

游离液体绝大多数情况下反映了脾或肝出血。起先，血液可能聚集在这些器官下，此处可被 Morrison 囊检查到，或者聚集在脾肾间隙。血液亦可能聚集在盆腔，通过耻骨联合上检查能发现。尽管血液也可能在小肠周围或结肠沟检查到，但是对于非放射专业医生来说，这些部位检查难度更大。

二、剑突下检查（图 19-2）

【技术及解剖要点】

将探头置于剑突下，向头侧调整角度，并非常轻微地移向患者左肩。向下施加一定压力，使声波越过剑突进入心包。必须获得心脏四腔搏动的图像（图 19-2A）。通常在探头与心包之间可以看到肝。心包内的液体会在心脏与心包之间产生一个黑影（图 19-2B），并提示创伤造成了紧急的心包填塞。

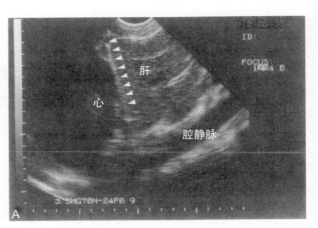

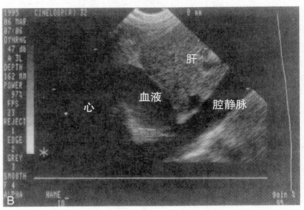

图 19-2 剑突下检查
A. 正常解剖；B. 在心与肝之间可见心包内有血液
（引自 Rozycki GS, Ball ard RB, Feliciano DV,et al. Surgeon-performed ultrasound for the assessment of truncal injuries, lessons learned from 1540 patients.Ann Surg.228;4:557-567）（已授权）

三、右上腹检查（图 19-3）

【技术要点】

在腋中线将探头置于右肋缘下方，稍稍向头侧调整角度。首先识别右肾有助于检查右上腹，可在横截面看到一个椭圆形结构，其内部回声与肾窝一致。确定已识别右肾后，向头侧调整探头去寻找肝。获取肝下底面与右肾上表面之间的界面图像，非常重要。在右肾与肝之间应该可见到一条细亮线（图 19-3A）。新月形黑影则提示液体存在（图 19-3B）。对于大部分患者来说，这是最容易获取图像的方法，因为在肋缘下方可看到肝和右肾。

【解剖要点】

右面观，肝右叶覆盖在右肾上方，如图像所示。前面观，由于结肠肝曲和降结肠的存在，图像无法清楚辨认。为了看清此解剖区域，应将 B 超探头尽量移向后方。如果难以获取肾脏的图像，应将 B 超

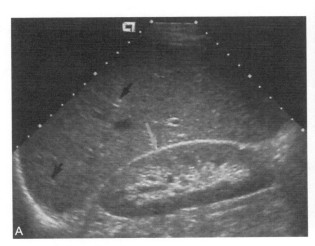
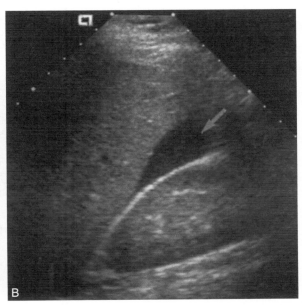

图 19-3　右上腹检查

A. 正常人图像，显示上方的肝和下方的肾；B. 肝与肾之间的血液（灰色箭头所示）（引自 Brant WE.Ultrasound: The Core Curriculum.Philadelphia，PA: Lippincott Williams & Wilkins; 2001）（已授权）

探头放在更后的位置，以避开结肠内气体的影响。

四、左上腹检查（图 19-4）

【技术要点】

通常，这是最难获取的图像。将 B 超探头置于左肋缘、腋中线上，稍稍向下调整角度。识别肾后，将探头上移，寻找到脾。正如右上腹的图像，正常人在肾与脾之间有一条亮线（图 19-4A）。新月形黑影提示有液体存在（图 19-4B）。

【解剖要点】

正如肝下间隙，获取此图像的关键是将 B 超探

头放在足够后方。并能使声波无阻地通过结肠脾曲与左结肠覆盖的区域。

五、耻骨上检查（图 19-5）

【技术及解剖要点】

将 B 超探头置于耻骨上位置，获得膀胱的图像，它应该是一个大的黑色的结构（充盈情况下）。然后，获取膀胱两边陷凹的图像（图 19-5A）。为看清陷凹情况，可能需要稍微向下调整探头。如前面讲述，无回声区（B 超图中黑色）提示有液体存在（图 19-5A、B）。

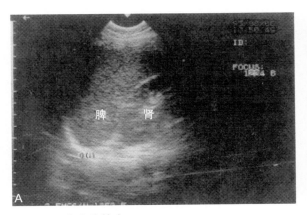
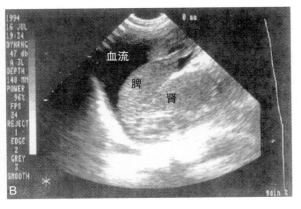

图 19-4　左上腹检查

A. 正常人的肝和脾；B. 在脾上方和肝下方的血液（不可见，在图像左上方）（引自 Rozycki GS，Ballard RB，Feliciano DV，et al.Surgeon-performed ultrasound for the assessment of truncal injuries.Lessons learned from 1540 patients.Ann Surg.228;4: 557-567）（已授权）

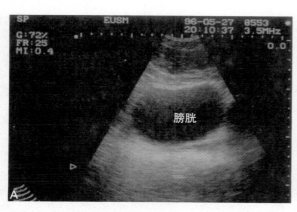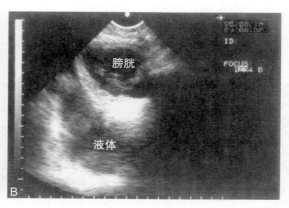

图 19-5   耻骨上检查

A. 正常人的膀胱；B. 膀胱后侧的血液或其他液体（引自 Rozycki GS，Ballard RB，Feliciano DV，et al.Surgeon-performed ultrasound for the assessment of truncal injuries.Lessons learned from 1540 patients.Ann Surg.228;4:557-567）（已授权）

（韦禄胜 译 周泉波 校）

参考文献

1. Brooks AJ, Price V, Simms M. FAST on operational military deployment. *Emerg Med J.* 2005;22:263–265.
2. Jang T, Kryder G, Sineff S, et al. The technical errors of physicians learning to perform focused assessment with sonography in trauma. *Acad Emerg Med.* 2012;19:98–101.
3. McKenney KL, Nunez DB Jr, McKenney MG, et al. Sonography as the primary screening technique for blunt abdominal trauma: Experience with 899 patients. *AJR Am J Roentgenol.* 1998;170: 979–985.
4. Nagdev A, Racht J. The "gastric fluid" sign: An unrecognized false-positive finding during focused assessment for trauma examinations. *Am J Emerg Med.* 2008;26:630.
5. Quinn AC, Sinert R. What is the utility of the focused assessment with sonography in trauma (FAST) exam in penetrating torso trauma? *Injury.* 2011;42:482–487.
6. Rozycki GS, Ballard RB, Feliciano DV, et al. Surgeon-performed ultrasound for the assessment of truncal injuries: Lessons learned from 1,540 patients. *Ann Surg.* 1998;228:557–567.
7. Rozycki GS, Newman PG. Surgeon-performed ultrasound for the assessment of abdominal injuries. *Adv Surg.* 1999;33:243–259.

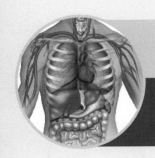

第20章

剖腹探查术

根据手术计划、可能损伤的部位、患者的身体状态及是否存在陈旧瘢痕，选择不同的剖腹探查术的切口。选择的切口，必须能提供良好的暴露，能根据手术需求扩大切口，并可愈合良好。此章，将以正中切口作腹部切口的原型进行讨论，McBurney 切口、Rockey-Davis 切口、Kocher 切口、旁正中切口、横切口、斜切口将结合最常用手术的手术步骤进行讨论。同时，也讨论粘连松解术和外伤剖腹术的一般原则。

外科住院医师教育委员会（SCORE™）将开放剖腹探查术和开放粘连松解术归类为"基本的、常规的"手术操作。

手术步骤
正中切口提供最好的入路
当进入腹腔后，提起腹壁，可看到肠道
用锐器，小心解除所有粘连
必须彻底探查腹内状况
外伤情况下，要考虑进行创伤治疗性的手术
将大网膜置于切口下方和吻合周围
关闭筋膜，注意保留一定的缝线
当遇到严重的污染，保持皮肤敞开或者使用真空吸引

解剖并发症
遗漏病变或损伤
进入腹腔时损伤肠道

结构列表
腹外斜肌及腱膜
腹内斜肌及腱膜
腹横肌
腹膜外脂肪
腹膜
腹白线
脐正中襞（脐尿管）
膀胱

一、定位

正中切口可供多种手术选用，能快速得到，能提供到达腹部各象限的平等入路。在中线位置，很少遇到血管，且不会损失神经（图 20-1）。对于那些需要到达多处部位的创伤或者病灶在任何位置都可能等情况，这种切口比较适合。这种切口的潜在缺点是，只有一层筋膜关闭，腹壁肌肉的收缩可能会将切口扯开（对比横切口或肌肉裂开的切口，肌肉拉扯也不会分开筋膜切口边缘）。正中切口可延伸到胸部，即胸骨正中切开，提高创伤患者的暴露范围。

二、正中切口（图 20-2）

【技术要点】
为确保切口平直，在切口两边施加均等的力度牵引，用锐利的手术刀利索地切开皮肤及皮下组织。根据手术需要，决定切口偏中线上部、中线下部或延长切口从剑突到耻骨上。注意切口在脐左边拐弯，以避免分开肝圆韧带。随着切口加深，放置腹钩于皮下脂肪，施加较强的牵拉与反牵拉力以帮助暴露。在非常肥胖的患者身上，强牵拉力则可能拉扯掉脂肪组织。这种看似粗暴的做法有助于在几乎无血管

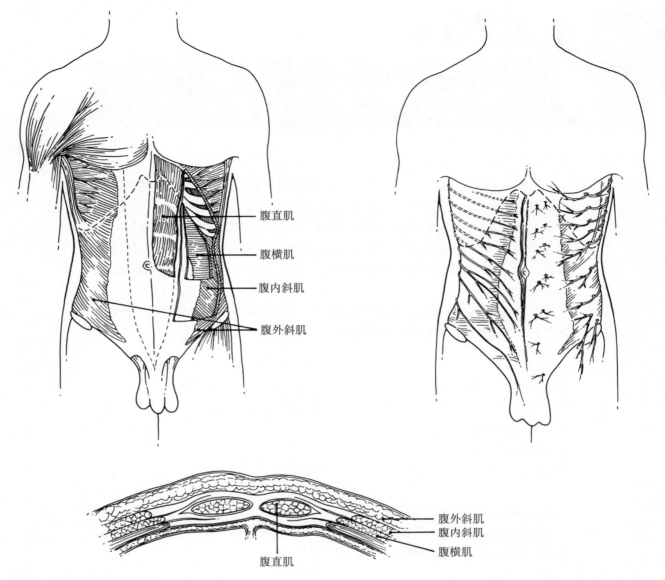

腹直肌
腹横肌
腹内斜肌
腹外斜肌

腹外斜肌
腹内斜肌
腹横肌
腹直肌

图 20-1　前腹壁的解剖

的腹中线维持方向，并直接到达腹白线。清理中线两边的脂肪白线，有助于辨认准确的中线位置及促进闭合。通过腹白线上交叉的纤维，确认中线位置。检查出血点，用电刀止血。

　　切开与切口等长度的腹白线，连通腹膜。（通常，在中线上部有一个透明区域可辨认，即可看到腹内脏器。）当切开腹白线和腹膜时，最好提起筋膜。这个动作造成腹内负压。当进去腹腔时，空气流入腹腔，底下的肠道尽可能远离手术刀。相反，进入腹腔时压在筋膜上将增加腹内压力，造成肠道被推向小切口，从而增加损伤可能性。腹膜前脂肪在脐下变厚，到达耻骨后，有可能碰到膀胱。因此，应该在中线上部进入腹腔，排除损伤膀胱的可能。用腹

钩打开整个切口。如果切口延长至中线下部，首先切开筋膜，直接推挤腹膜前脂肪和膀胱以分开筋膜。筋膜打开之后，用拇指和示指挤压腹膜前脂肪组织使之变薄，感受膀胱肌层。若不确定，可感受导尿管的气囊，拉扯气囊并确认膀胱的前壁。通常来说，脂肪组织变薄后肉眼可见退化的脐尿管，并可辨认一块横向脐尿管的游离区。

　　【解剖要点】

　　前腹壁的关键皮节包括 T_5 和 T_6（剑突）、T_9 和 T_{10}（脐）及 L_1（耻骨）。每一皮节均接受连续的脊神经的双重支配，即上一节脊神经与下一节脊神经。因此，想要形成去神经支配的皮肤区域，切口必须切除至少两个连续的脊神经的分支。

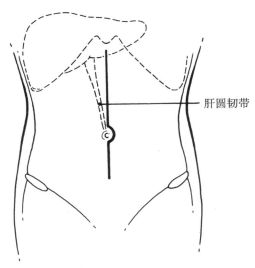

图 20-2　正中切口

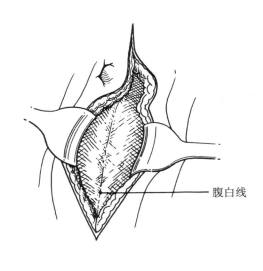

腹白线

真正的正中切口，只会伤及细小的神经和动脉。而不会遇到重要的神经和动脉，因为神经和动脉侧向进入腹壁（脊神经和节间动脉）或侧向中线（腹壁上动脉和腹壁下动脉）。尽管接近脐部有大量表浅静脉，它们都是最低级的。通常，这些血管是不需结扎或烧灼的。

深入到腹白线，附于前壁的是两个重要胚胎器官的残留物。在脐上，闭塞的左脐静脉形成的肝圆韧带或肝圆韧带从脐部经过，直到分开左右两肝的肝裂，进入镰状韧带游离缘。由于肝裂位于中线右侧，导致圆韧带偏向右侧。镰状韧带黏附于肝基底部到中线，但它却位于右侧。所以，它的左表面与肝左叶相连，右侧与腹壁相连。脐下方，脐正中韧带即退化的脐尿管起于脐部，止于膀胱顶。脐尿管是一个狭窄的管道，来源于后肠的膀胱尿道部分，它与膀胱发展为尿囊有关。在远端，脐尿管及完整的胚胎外尿囊经过脐带继续延伸。

最后，应该认识到盆腹腔器官位于从剑突到耻骨的腹白线深处。其大部分上部及一定范围的下部是肝左叶。紧贴肝下方的是胃窦，附于薄薄的胃结肠韧带，通常可看到横结肠。从横结肠前边缘起（大概是剑突与脐部的中间处，但位置不定），大网膜位于前面的腹膜壁层与小肠环之间，其厚度与长度是不定的，大网膜向下延伸，多数情况延伸至盆骨缘。到了盆骨缘，可触及腹膜外的膀胱。当膀胱空虚，典型的膀胱顶仍高于耻骨，因此，即使膀胱完全排空，仍有可能触及膀胱顶。

三、既往有腹部手术史患者的开腹（图 20-3）

【技术及解剖要点】

通常，粘连最厉害的地方是有外物（缝线、线头、滑石）的地方或损伤和缺血的地方。一般来说，任何旧切口下方的脏器和网膜都会有粘连。如果条件允许，选择旧切口上下方的区域进入腹腔。如果条件不允许，通常下，切口选择是那些进入腹腔后，切口上极首先是肝左叶而不是结肠或小肠，这样的切口比较合适。

打开进入腹腔的开口之后，用 Kocher 钳夹住筋膜并提起筋膜。用另一个手拿腹钩拉开，并形成对抗的牵引。用梅氏剪刀或手术刀除掉小肠环或网膜与腹壁之间的粘连。别用梅氏剪刀去剪筋膜、稠密的纤维粘连或陈旧的缝合材料，为避免其刀片变钝，应该用它来剪软组织。在游离切口下方肠环和网膜的粘连时，扩大腹膜切口直至遇到更多粘连。

当打开整个切口，将 Kocher 夹放置于筋膜的一边，让助手拉起筋膜。用纱块向下压粘连于腹壁的肠环和网膜。迅速除掉粘连，必要时，可去掉肠环间的少许腹膜组织，以避免无意中的损伤。一般来说，从切口旁开始，粘连逐渐疏松，且有可能可以用左手手指通过肠环间粘连以更清楚地确认解剖结构并进行暴露。粘连通常是无血管的（门脉高压除外）。肠管浆膜出血可用纱块压迫止血，腹壁出血可用电刀止血。

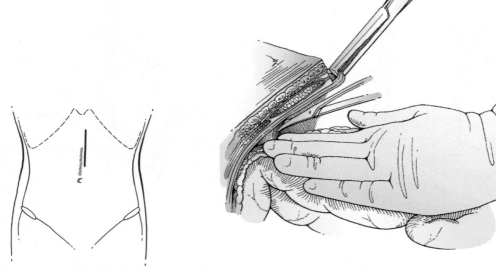

图 20-3   既往有腹部手术史患者的开腹

四、正中线切口的替代选择（图 20-4）

【技术要点】

接下来将结合最常见的手术方式讨论替代切口的具体情况。以下是一些常见的切口，以及其各自的优缺点。所有切口讨论的都是，直接在病灶上方做切口的潜在优点和限制其他位置暴露的潜在缺点。

1. Kocher 切口   Kocher 切口是一种在右上腹平行于肋缘下方 4cm 处的切口。它为肝和胆道手术提供了良好的暴露（详见第 48 章），它可以延伸至部分或完全超过中线，比如用于胰手术的 V 形切口（图 20-4A）。

这个切口的缺点在于术后疼痛（由于切断了肌肉），以及长 Kocher 切口切断数支皮节神经可能导致的腹壁肌肉萎缩。

左边的 Kocher 切口为选择性脾切除术提供了良好的暴露，即小脾或仅仅轻度的脾大（详见第 46 章）。

2. McBurney 和 Rocky-Davis 切口   这两种密切相关的切口是阑尾切除术的标准切口（详见第 70 章）。延长切口，可为盆腔手术和右结肠切除术提供良好暴露。这两切口愈合良好，由于腹壁的每块肌肉或腱膜层在其纤维方向是分裂的，形成疝的概率很小；因此，肌肉收缩趋于闭合切口而不是扯开切口。唯一的缺点是暴露不充分，尤其是上腹部。故仅在明确病灶局限在右下腹的情况下应用此切口（图 20-4B）。

3. 横切口   横切口为右结肠切除术提供良好的暴露（详见第 75 章）。成人的其他腹部手术通常不采用此切口，婴儿则例外。横切口通常愈合良好，因为腹壁肌肉的拉扯趋于闭合切口（图 20-4C、D）。潜在的缺点在于，如果要求造口，比较困难。

4. 左下腹侧切口或斜切口   这些切口为左结肠切除术提供良好的暴露，且偏向应用于肥胖患者或需要患者取侧卧位进行手术的情况（详见第 77 章）。对右上腹的暴露特别不充分，因此，这些切口仅仅在一些非常特殊的情况下才使用（图 20-4E、F）。

5. 旁正中切口   旁正中切口是平行于中线数厘米处的一种垂直的切口，在腹白线的左边或右边（图 20-4G、H）。腹直肌前鞘切开，然后腹直肌向旁边收缩，暴露腹直肌后鞘。切开腹直肌后鞘进入中线。

旁正中切口的优点之一在于它是一种有两层闭合的垂直切口（而不像正中切口那样只有一层闭合），提供了一些额外的闭合力。同时，另一个次要的优点在于通过移动切口从中线到旁正中位置从而获得更好的暴露中线左侧或右侧的结构。左旁正中切口可用于左结肠切除术、脾切除术、某些胃部手术。右旁正中切口可用于肋角狭窄患者的胆道手术。下腹的旁正中切口愈合差，因其腹直肌后鞘较薄弱，故而非常少用。右下旁正中切口可能用于右下腹疼痛病因不明确的情况。此切口的潜在优点在于可延长切口以获得更好下腹的手术暴露。通常来说，此切口不用于阑尾切除术，

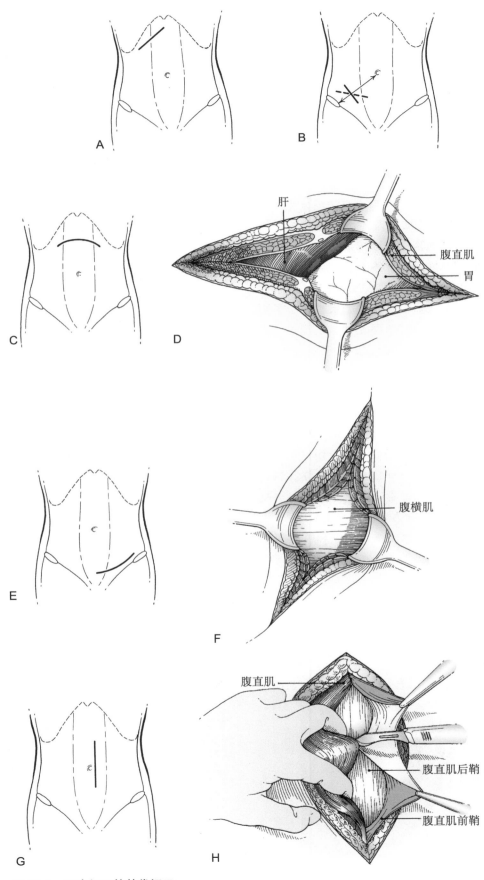

肝

腹直肌

胃

腹横肌

腹直肌

腹直肌后鞘

腹直肌前鞘

图 20-4　正中切口的替代切口

因为它与伤口并发症高发相关。只有在可疑情况下，才可能偏向采用旁正中切口。

旁正中切口的主要缺点在于增加了进入腹腔的时间。由于两层结构必须缝合，关闭切口也比其他切口要慢。因此它并不是急诊手术的合适选择。长旁正中切口限制了二次腹部手术的入路选择；如果以后的手术选择正中切口，旧的旁正中切口与新的正中切口之间的腹壁带可能没有足够的血供供应完全愈合。

【解剖要点】

1. Kocher 切口　Kocher 切口近直角地分离腹直肌纤维。也切除了腹壁侧面肌肉。分开腹壁上动脉，其典型走向位于深层肌肉上方或内部，更偏向中线而不是侧方。此切口通常切除第八胸神经，即其向中下方延伸至第九肋软骨的上方处。然而，由于部分神经分布重叠，结果影响较小。如果也切断了更大的第九胸神经，部分腹直肌便无神经支配了，且将出现肌肉萎缩。当遇到这些神经，必须引起注意，它们属于神经血管束的组分之一，有必要使用电刀烧灼或结扎来止血。

2. McBurney 和 Rocky-Davis 切口　通常这些切口做于麦氏点上（脐与髂前上棘连线的中至外 1/3 之间），最有可能是阑尾炎的位置。由于切口是肌肉劈开的而不是肌肉分离的，有必要记得此位置的肌肉纤维走向。腹外斜肌纤维走向中下方，腹内斜肌纤维走向中上方（几乎与腹外斜肌成直角），腹横肌纤维几乎横向走向；这些肌肉常常可以和腹内斜肌

一起劈开，因为这些纤维在这个位置的走向几乎一致。记住，神经血管束出现在腹内斜肌与腹横肌之间。

3. 横切口　横切口通常是有些倾斜的，这样可使皮肤切口接近 Langer 氏皮纹的走向，从而达到良好的美容效果。当遇到肌肉层时，可在纤维走向方向劈开这些肌肉而不是分离它们，获得与 McBurney 切口一样的效果。加之，横切口接近神经血管束的走向位置，因此会破坏少许神经和血管。

4. 左下腹侧切口或斜切口　这些切口也会劈开腹直肌鞘一直向下至弓状线（道格拉斯线），此处无腹直肌鞘。腹壁下血管在此线处从下侧方进入腹直肌鞘，必须结扎并离断。

5. 旁正中切口　这些垂直切口与腹直肌纤维走向一致。腹直肌腱划附于腹直肌前鞘而不是后鞘。应该注意小心向侧方拉缩腹直肌，尤其是预期暴露扩大时，以阻止腹直肌中间的去神经化。不能向中间拉缩腹直肌，因为神经血管束从侧方进入且可能无意中损坏。

五、腹部探查：选择性剖腹术（图 20-5）

【技术及解剖要点】

剖腹术提供了一个独特的机会去观察和系统触诊所有腹腔内脏器的机会。剖腹术的第一步是全面、系统的探查。在仔细检查未知的全腹之前，别集中在已知的病灶。类似的，全面的探查完成前，别放置固定的牵开器。

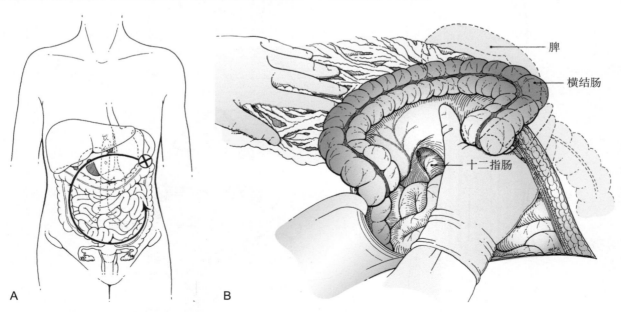

图 20-5　腹部探查：选择性剖腹术
A. 一种系统性探查全腹的图解；B. 掏出横结肠和大网膜，检查结肠脾曲、降结肠、左腹膜后腔

探查从左上腹开始，在左上腹放置一个理查德森牵开器，让助手牵开它。伸另一个手进入左半横膈下方，感受脾，评估其大小、活动度及有无结节。值得注意的是，脾通常是由上方的横膈、后方的腹膜后腔、中间的胃和下方的结肠来固定的。脾是一个果肉状、有少许张力压缩的充满血液的器官。用力地牵拉或触诊很容易损伤脾。

接下来，伸手进胃前方的肝左叶，并向上移至食管裂孔。腹主动脉（应可据其形状进行辨认）的强力搏动可帮助定位。食管位于主动脉前方，稍稍偏向主动脉左方。由于大多数剖腹手术都会放置鼻胃管，应该可以很明显地感受到内在的鼻胃管，并帮助辨认食管。食管经过的食管裂孔应该至少能容纳一个手指。如果患者有裂孔疝，食管裂孔可能会扩大，如果出现这种情况，通过其所能容纳的手指数来明确其大致大小。然后，感受食管胃部及胃有无包块，手游至幽门处。检查有无变薄部位或瘢痕形成，这次可能提示有溃疡。

用各手指感受肝左叶，评估肝左叶是否均匀，有无结节或包块。别疏忽检查膈下底面，是卵巢癌的常见转移灶。

逆时针继续探查肝右叶。牵开器置于右上腹壁，伸手至右膈下，尽量远。正常情况，可到达这个潜在空间，但是既往腹膜炎所致的粘连可限制到达此空间。或者，膈下脓肿在肝右叶与膈之间产生粘连，也可导致无法探查此处。再感受胆囊，有无结石。伸一个手指进去网膜孔（Winslow 孔），可及胆总管和肝动脉。我们也应该检查胰头有无包块。（全胰腺的系统性检查，可依据第 60 章的内容。）然后，检查右肾，注意其大小及活动度。

接下来检查右下腹，检查回肠末端、阑尾和盲肠。触诊右结肠，向上至肝曲。提起大网膜离开腹腔，检查大网膜，评估有无转移性沉积物或囊肿。注意，由于横结肠是在大网膜下表面行走，必须检查这个表面。检查肝曲，包括向上检查升结肠和从中横结肠检查至大网膜底面。肝曲和脾曲的损伤容易疏忽，因为它们的行走比我们想象的要高且更横向（几乎在腹膜后腔）。沿着横结肠到左腹，检查脾曲，然后检查降结肠和乙状结肠。检查左肾，感受其大小和活动度。

沿着乙状结肠进入盆腔，检查上直肠。检查膀胱，确认导尿管气囊的位置。女性患者，还要评估子宫、卵巢和输卵管。检查盆腹膜上有无结节性转移癌沉积物。

接下来，在十二指肠悬韧带处识别十二指肠。然后，在助手协助下，检查小肠。方法如下：用两个手抓起一段 10 ~ 15cm 长的小肠，从一面到另一面观察小肠，然后把此部分小肠递给助手，主刀继续检查下一段。使用这个方法，助手可帮助主刀保持检查顺序，避免损伤被疏忽或无法与远端作参考。检查整个小肠，直至回盲瓣。将大网膜、小肠和大肠按顺序重新放回腹内。

最后，感受腹主动脉和左右髂总动脉、髂内外动脉，评估每条动脉的搏动强度、动脉粥样硬化斑块和动脉瘤膨胀。如果存在腹膜后淋巴结病（腹主动脉旁或髂节点扩大），应该能注意到。

六、外伤的腹部探查（图 20-6）

【技术及解剖要点】

任何剖腹手术第一步都是全面、系统地腹部探查。尽管有必要迅速识别并控制外伤患者的出血点，关腹之前仍必须进行全面探查。系统性探查有助于阻止遗漏损伤这灾难性错误的发生。

稳定的外伤患者能进行对发现的所有损伤有确定性治疗。不稳定的患者则受益于损伤控制性剖腹术。它联合了全面的探查，目的是暂时控制受伤。因为此手术能迅速完成，允许外科医师花费最少的时间在手术室，而一天或两天后患者在温暖、苏醒情况及最佳条件下，按计划返回来执行更精准的手术治疗方案。有时候必须施行数次连贯的手术。此部分将在章节最后及参考文献中讨论。

挖出血块或半凝固物质，收集于盆。找出并迅速控制出血，以及空腔器官上的穿孔，以减少污染。

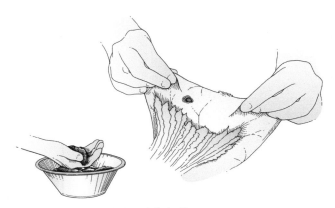

图 20-6　剖腹探查术：腹部损伤

如果肠内容物已经引起了污染,对腹水进行培养。然后,充分灌洗腹腔,并系统性进行探查,切记注意下面列出的要点。

外伤剖腹术必须事先了解受伤的过程。在贯穿性外伤中,了解清楚或估计致伤物的可能轨迹。然后,应意识到其预测价值是有限的。受伤或攻击的相关位置、受伤时的呼吸相(影响膈的高度)和所有空腔性器官的活动,都是未知的因素。寻找线索,例如血液、胆汁或腹膜后腔的气体,不应该仅仅包括腹膜内器官,也要包括腹膜后腔的结构,比如十二指肠。

如果需要暴露损伤的可能位置,可调动或松开某器官。胃的前表面情况比较明显,暴露后表面则需要广泛打开胃结肠韧带。同时也暴露了胰腺的体部和尾部。

十二指肠的完全暴露需要调动右结肠即右结肠部分切除术。下刀需沿着侧向结肠的无血管的 Toldt 线。这条线是胚胎时期结肠系膜游离缘、右表面的腹膜脏层和部分腹膜融合的结果。重建胚胎时期的条件,会遇到一些重要的血管。向中、向上扫除结肠和小肠系膜(向患者左肩方向),暴露十二指肠。如果结肠有潜在性损伤,对涉及的结肠段行结肠切除,从而所有位置都可检查到。

小心处理腹膜后腔血肿。骨盆骨折所致的包裹性血肿另当别论。打开肾周血肿之前,应控制肾动静脉血管。局部的血肿可能是腹膜后位十二指肠、胰腺或结肠损伤的唯一线索。

永远记住寻找穿透性损伤内脏的入口和出口。无论什么时候发现奇数个伤口,都应高度怀疑,因为有可能无意中遗漏一个伤口。

损伤控制性剖腹术应用填充物去控制肝损伤,切除损伤的肠道而不是重新吻合伤处,并可能使用皮肤缝合器去缝合脏器上的小孔。总而言之,腹部被填充保持开放,有助于二次入路(图 20-8)。通常 24h 或更长时间后,实施第二次手术。

七、关腹(图 20-7)

【技术及解剖要点】

仔细检查并止血,确保无外来物留在腹内(如纱布块、止血钳)。拉下大网膜,尽可能使其置于内脏与切口之间。

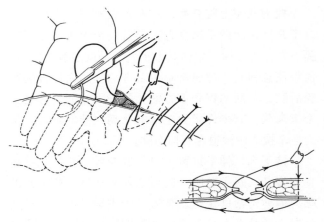

图 20-7 关腹

用 Kocher 钳提起筋膜。通常,用连续缝合关闭切口。更好的替代方法是 Smead-Jones 缝合法。这种缝合方法可交错缝合,并包含了一些"内保留"缝合,有助于防止筋膜裂开。这种缝合方法也可以做连续缝合。

理想的缝合材料应该保持切口闭合直至切口完全愈合,然后完全溶解。目前,可吸收尼龙线材料比如 PDS 最符合此标准。选择足够大的型号,通常是 1 号线或 0 号线,提供足够的力量。

为完成典型的 Smead-Jones 缝合,联想每一个缝合都是不对称的 8 字形,包括"远针"(包埋保留区的缝针)和"近针"(提供了准确的筋膜对合)。Blunt 斜针头穿透缝合筋膜最有效率,并在闭合中最小化发生损伤。可替代的是,使用"fish"(一种有弹性的塑料器官牵开器)或者可塑牵开器的一端来代替,避免用手。

让助手收紧皮肤和皮下脂肪以尽量暴露更多筋膜,由外到里进第一个远针,此针应至少离筋膜切缘 2cm。然后钩针,在另一侧由里到外出第二个远针。继续在距离切口 1cm 处由外到里进一近针(距离边缘约 1cm)。从另一侧由里到外出此近针,从而完成一次缝合。

正如所提,关腹有许多种方式,但很少有真正的数据证明哪一种是最好的。连续缝合适合很多缝合方式,距切口距离合理,也有合理的间隔。很多外科医师为此青睐于双环人造尼龙可吸收线缝合。

一定数量的可吸收缝线可能用于皮下组织以消灭无效腔。只有这样才能避免大的腔隙。外来材料的存在增加了细菌引起感染的机会。

八、暂时性关腹（图 20-8）

损伤控制准则广泛应用于外伤，应用于其他紧急情况也大大增多，比如需要再次手术或初次关腹会因腹外压力导致不可接受的风险出现等情况。

有一种系统已经被设计出来。此处描述的真空关腹系统允许最大化解压，控制分泌（有助于护理和记录分泌量），非常敏捷，允许重复影像学检查，并可在外科重症监护室床边调整。本节将讲述如何由容易获得的成分来构建装置。商用的预装真空敷料装置也可行，并已广泛应用。

首先，小心安置器官，使尽量多结构被大网膜保护，并远离中线。如果损伤已被填塞，小心留意填塞位置和数量。然后，尽量使大网膜覆盖器官。

将一块大塑料罩（有时候叫"10-10"罩）置于大网膜上、腹壁下。并放置一块绿色的手术巾在其上，在筋膜与手术巾之间的空隙每边放一条直径大的导管。用塑料薄膜罩覆盖整个装置，小心避免褶皱形成，使整个装置水密封。水密封闭合确保分泌物能被导管有效收集，更容易使患者保持干燥和舒适，更准确测量伤口引流量。

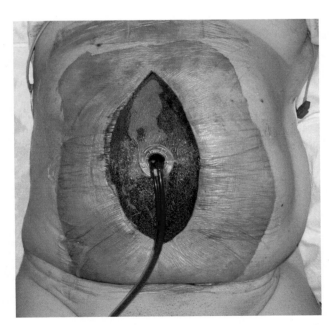

图 20-8　用商用真空海绵装置暂时性关闭腹壁。照片由 Evgeny V. Arshava 博士提供

如果最后关腹可在数天内完成，有可能出现以上所述的初级关腹。如果最后关腹延迟，筋膜边缘通常收缩，可能需要更复杂的闭合（如分开部分，用圈套临时闭合）。此部分技术详见第 23 章。

（韦禄胜　译　周泉波　校）

参考文献

1. A-Malik R, Scott NA. Double near and far Prolene suture closure: A technique for abdominal wall closure after laparostomy. *Br J Surg*. 2001;88:146–147.

2. Ballinger WF. Unexpected findings at laparotomy. *Probl Gen Surg*. 1984;1:1. (The entire issue is devoted to the unforeseen and how to deal with it.)

3. Bjorck M, D'Amours SK, Hamilton AE. Closure of the open abdomen. *Am Surg*. 2011;77(suppl 1):S58–S61.

4. Cattell RB, Braasch JW. The surgeon at work: Technique for the exposure of the third and fourth portions of the duodenum. *Surg Gynecol Obstet*. 1960;111:378–379. (Discusses wide exposure of the right retroperitoneum and entire duodenum.)

5. Cohn SM, Giannotti G, Ong AW, et al. Prospective randomized trial of two wound management strategies for dirty abdominal wounds. *Ann Surg*. 2001;233:409–413. (Reaffirms value of delayed primary closure for dirty wounds.)

6. Cothren CC, Moore EE, Johnson JL, et al. One hundred percent fascial approximation with sequential abdominal closure of the open abdomen. *Am J Surg*. 2006;192:238–242.

7. Fantus RJ, Mellett MM, Kirby JP. Use of controlled fascial tension and an adhesion preventing barrier to achieve delayed primary fascial closure in patients managed with an open abdomen. *Am J Surg*. 2006;192:243–247.

8. Franchi M, Ghezzi F, Benedetti-Panici PL, et al. A multicentre collaborative study on the use of cold scalpel and electrocautery for midline abdominal incision. *Am J Surg*. 2001;181:128–132. (Reports that the incidence of complications is similar.)

9. Miller PR, Meredith JW, Johnson JC, et al. Prospective evaluation of vacuum-assisted fascial closure after open abdomen: Planned ventral hernia rate is substantially reduced. *Ann Surg*. 2004;239:608–614.

10. Miller PR, Thompson JT, Faler BJ, et al. Late fascial closure in lieu of ventral hernia: The next step in open abdomen management. *J Trauma*. 2002;53:843–849.

11. Parantainen A, Verbeek JH, Lavoie MC, et al. Blunt versus sharp suture needles for preventing percutaneous exposure incidents in surgical staff. *Cochrane Database Syst Rev*. 2011;9:CD009170. (Confirms decreased injuries with blunt needles.)

12. Roberts DJ, Zygun DA, Grendar J, et al. Negative-pressure wound therapy for critically ill adults with open abdominal wounds: A systematic review. *J Trauma Acute Care Surg*. 2012;73:629–639.

13. Seiler CM, Bruckner T, Diener MK, et al. Interrupted or continuous slowly absorbable sutures for closure of primary elective midline abdominal incisions: A multicenter randomized trial (INSECT: ISRCTN24023541). *Ann Surg*. 2009;249:576–582.

14. Shapiro MB, Jenkins DH, Schwab CW, et al. Damage control: Collective review. *J Trauma*. 2000;49:969–978.

15. Soteriou MC, Williams LF Jr. Unexpected findings in gastrointestinal tract surgery. *Surg Clin North Am*. 1991;71:1283–1306.

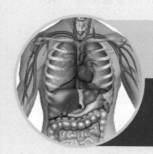

第21章

腹部脓肿的开放性引流

如今大部分腹内脓肿是通过影像引导下的经皮引流及抗生素来治疗。只有当经皮引流治疗失败或者经皮引流不可行时，或者当开腹手术过程中遇到脓肿时，才会运用开放性引流。开放性引流可经腹膜内，也可经腹膜外进行。

腹膜外引流主要用于引流单个脓肿，比如单个的膈下脓肿。这种方法的主要优点在于不会侵犯整个腹膜腔。实际上，这也是这种方法的缺点。因为无法对腹腔进行探查，从而不能解决引起脓肿的根本原因。如今，大部分符合腹膜外引流适应证的脓肿都是经皮引流治疗的。

腹膜内引流运用于多个脓肿或者存在必要手术解决的病因(如穿孔或吻合口瘘)。

这章节主要论述在第18章已介绍过的腹膜腔陷凹，并介绍几种常见脓肿的腹膜内和腹膜外引流方法。在最后的参考文献中，将讨论少见脓肿的治疗，并将在第63章讨论感染性胰腺坏死。

外科住院医师教育委员会 (SCORE™) 将开放腹腔脓肿引流归类为"基本的、非常规的"手术操作。

手术步骤

膈下脓肿的腹膜内引流

探查腹腔

放置牵开器，暴露右上腹

探查肝游离缘与膈之间的粘连

轻轻地将肝从膈部往下拨

注意小心，别伤及肝实质

准备吸机，吸掉脓液

进入并探查膈下

收集脓液，送培养

破坏消灭脓腔

灌洗，放置引流管

经前位腹膜外引流方法

平行肋缘下方 2cm 处做切口

进入腹膜外间隙

轻轻地将腹膜往下松动

将吸机伸进腹腔，并边吸边辨认脓肿

进入脓肿，如下步骤同上

经后位腹膜外引流方法

患者取侧卧位

经第十二肋做切口

从肋骨提起骨膜，并切除

将胸膜反折地往头侧推

扩大腹膜外间隙

吸机边吸边辨认脓肿，如下步骤同上

解剖并发症

损伤肝

漏失第二处脓肿

损伤肋间神经

经后位时进入胸膜腔

结构列表

肝

膈

腹膜

第十二肋骨

第十一、十二肋间神经

在上腹部，膈下面与肝膈面之间有一空隙，术语叫作左右膈下间隙。吸力作用使液体从腹腔其他部位流向此处，正常情况下由膈淋巴管清除。这种吸力效应解释了这些部位是如何在下腹部受感染后形成脓肿的。在上腹部右侧，包括右侧的占大部的膈下间隙和肝下间隙（如图 21-1A 所示）。在左侧，则是左侧的占小部的膈下间隙和肝下间隙，也包括小网膜囊位置（如图 21-1B 所示）。在中腹部，可能沿着侧沟或在肠道之间形成脓肿（术语叫作肠间脓肿）。在盆腔，男性在直肠与膀胱之间的深部陷凹，女性在直肠与子宫之间的深部陷凹，形成脓肿。

一、右膈下脓肿的腹膜内引流（图 21-2）

【技术及解剖要点】

正常情况下肝右叶游离缘附于膈的下表面而形成脓腔的前界限。充分探查腹部并排除其他病因之后，轻轻探查此黏附处，向肝游离缘剥开。最好避开胆囊区，避免损伤胆囊。通常，最好从胆囊侧面开始操作。

由于脓液可能会向各个方向涌出，此时让助手准备好吸机。当向肝剥离粘连时，确保不会进入肝实质。持续谨慎的解剖分离最终将产生一个进入膈下脓肿腔内的开口。抽吸脓液，并送培养。用你的另一个手的手指伸进洞内，向旁向内清扫，使肝松

动，并形成一个足够宽的开口。没必要使肝完全松动，但有必要确保所有分腔打开，脓腔彻底被灌洗。在腔内放置闭合的吸管。

二、右（或左）膈下脓肿的腹膜外引流——前入路（图 21-3）

【技术及解剖要点】

平行肋缘下方 2cm 处做一切口，以第十一肋的中点垂线为中点，向两方延长 10 ~ 15cm，打开肌肉层、筋膜层，至腹膜外间隙。轻柔地扩宽腹膜外间隙，将腹膜从膈上推下来，直至膈及下方的肝被推下来。脓肿区一般比正常组织要固定、质地硬。充分暴露后，用一个大容量的针头穿过腹膜抽吸，以确认脓液的位置，然后将腹膜开窗以获得进入脓腔的通道。探查脓腔有无分腔，灌洗，放置引流管。部分或完全关闭切口。

三、右（或左）膈下脓肿的腹膜外引流——后入路（图 21-4）

这种方法是一种真正依赖性的引流，因此，当闭式吸引引流失败、必须放置更大的引流管的时候，就需要这种方法。这种入路也可以用于引流肾周脓肿、部分肝内脓肿。正如图 21-1 所示，对于右膈下脓肿，由于其位置较前，这是一种困难的方法，但对于左膈下脓肿则相对容易。

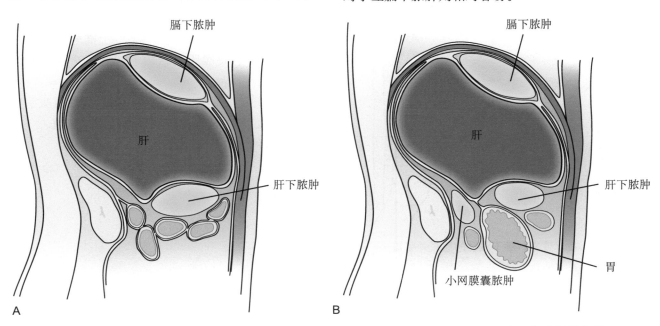

图 21-1　A. 右侧上腹部潜在的脓肿形成位置，包括了大部分右侧膈下和右侧肝下间隙；B. 左侧上腹部潜在的脓肿形成位置，包括左侧膈下、左侧肝下（指胃前）及小网膜囊（胃后）

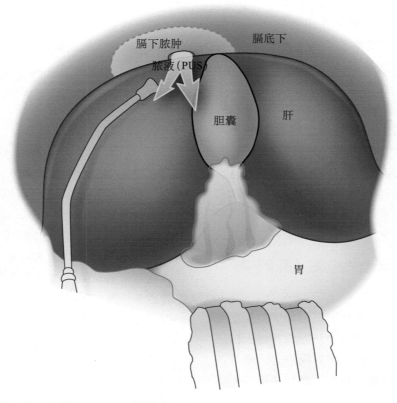

图 21-2　右膈下脓肿的腹膜内引流

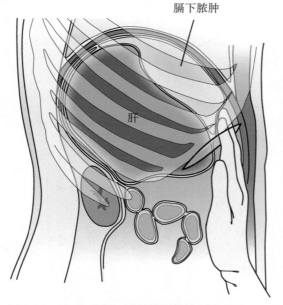

图 21-3　右（或左）膈下脓肿的腹膜外引流——
前入路

【技术及解剖要点】

患者取侧卧位，患侧朝上。在第十二肋上方做切口，解剖至肋骨（图 21-4A）。在中间横向提起肋骨膜。分开并切除一长段肋骨。此时，胸膜将向头侧反折（图 21-4B）。轻轻将胸膜往上推至安全地方，以免损伤。扩展腹膜后结构与腹壁肌肉层之间的平面。

相似地，移向头侧引流膈下脓肿。通过吸引来识别脓肿位置。按上述方法进入脓腔并引流。一般来说，这种切口将保持敞开。

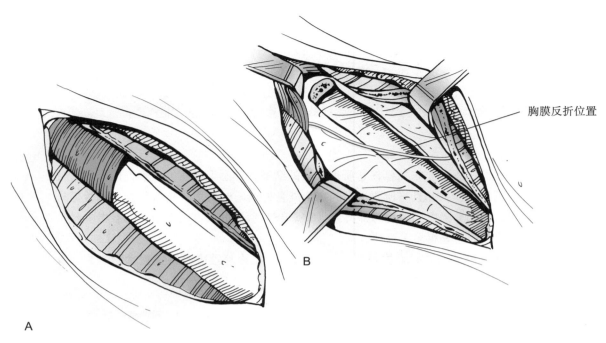

胸膜反折位置

图 21-4　切除第十二肋，达到后位腹膜外脓肿引流

A. 切口已经暴露第十二肋骨；B. 轻轻将胸膜推向头侧后，在肋骨底进入腹膜外间隙。有必要分离横跨术野的肋间神经。(引自 Alexander JW. Chapter 107. Drainage of hepatic，subphrenic，and subhepatic abscesses. In: Fischer's Mastery of Surgery. Philadelphia，PA: Wolters Kluwer Lippincott Williams & Wilkins; 2011)

（韦禄胜　译　周泉波　校）

参考文献

1. Alexander JW. Chapter 107. Drainage of hepatic, subphrenic, and subhepatic abscesses. In: *Fischer's Mastery of Surgery*. Philadelphia, PA: Wolters Kluwer Lippincott Williams & Wilkins; 2011:1182.
2. Bosscha K, Roukema AJ, van Vroonhoven TJ, et al. Twelfth rib resection: A direct posterior surgical approach for subphrenic abscesses. *Eur J Surg.* 2000;166:119–122.
3. Boyd DP. The subphrenic spaces and the emperor's new robes. *N Engl J Med.* 1966;275:911–917. (Classic description of the left and right subphrenic spaces.)
4. Scott-Conner CEH (ed), Chapter 108. Operations for infected abdominal wound dehiscence, necrotizing fasciitis, and intra-abdominal abscesses. In: Scott-Conner (ed), *Chassin's Operative Strategy in General Surgery.* 4th ed. Springer Verlag; (inpress)
5. Spain DA, Martin RC, Carrillo EH, et al. Twelfth rib resection. Preferred therapy for subphrenic abscess in selected surgical patients. *Arch Surg.* 1997;132:1203–1206.
6. Yu SC, Ho SS, Lau WY, et al. Treatment of pyogenic liver abscess: Prospective randomized comparison of catheter drainage and needle aspiration. *Hepatology.* 2004;39:932–938.
7. Zerem E, Hadzic A. Sonographically guided percutaneous catheter drainage versus needle aspiration in the management of pyogenic liver abscess. *AJR Am J Roentgenol.* 2007;189:W138–W142.

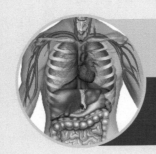

第 22 章

腹腔镜探查：手术入路和暴露准则

腹腔镜手术要求加倍注意所用仪器的细节。熟悉手术室的仪器，确保所有仪器能正常工作，并且将所要用到的东西准备好或随时可用。常备一张仪器故障排查表，比如美国胃肠内镜医师协会（SAGES）所制的表（附于最后的参考文献），问题出现时就显得至关重要。

外科住院医师教育委员会（SCORE™）将诊断性腹腔镜探查术归类为"基本的、常规的"手术操作。

手术步骤

患者摆位，装好显示器

外科医师应站在病灶（手术区）对侧，主要显示器直接面对术者放置

选择入路位置

闭合入路

在入路位置做一小切口

提起筋膜

穿气腹针进腹腔内（通常感受两次）

抽吸，确保没有血液或液体

生理盐水能自由流下

针内流下的生理盐水能吸进腹腔内

按所需压力，打气

用 Hasson 套管插入

做一小切口并进入腹腔

在切口两边的腹膜和筋膜各缝一针

插入套针和腹腔镜

探查腹腔

解剖并发症

首次插针时伤及肠道

插入过程中伤及腹膜后血管

入路选择不佳，造成后面操作的困难

结构列表

腹白线

腹直肌

脐

脐正中襞（脐尿管）

镰状韧带

腹壁上动静脉

患者摆位和仪器布局可能促进腹腔镜手术也可能极大地使其复杂化。将主显示器直接放于外科医师对侧，在其视线直视范围。图 22-1A 显示的是右上腹手术（腹腔镜下胆囊切除术、穿孔性溃疡折叠术、肝活检术或其他类似手术）的典型设置。第二显示器摆在一助对面，通常他站在手术台对侧。安置好鼓气机、光源、电刀或其他能源、吸机等，必要时还可能从手术台一侧转到另一侧。

对于下腹手术，比如腹腔镜下阑尾切除术（见第 71 章），最好把手臂收在手术台侧。可允许外科医师和一助有更大的空间可移动，而不会因手臂板而拥挤（图 22-1B）。妇产科腹腔镜检查通常将患者置于马镫上，可从下方操作，比如，可提高宫颈以更清楚地观察盆腔器官。

经食管裂孔入路的高级腹腔镜手术，比如腹腔镜下胃底折叠术（见第 29 章）或食管切除术（见第 31 章），手术时最好展开患者双腿，外科医师可站在患者两腿间操作（图 22-1C）。这样提供了最直接的术野视线，能让两位助手分别站在两侧。详细情况会在此章节的特殊手术中讲述。最后的参考文献有关于仪器摆放和故障排除的详细信息。

解剖定位

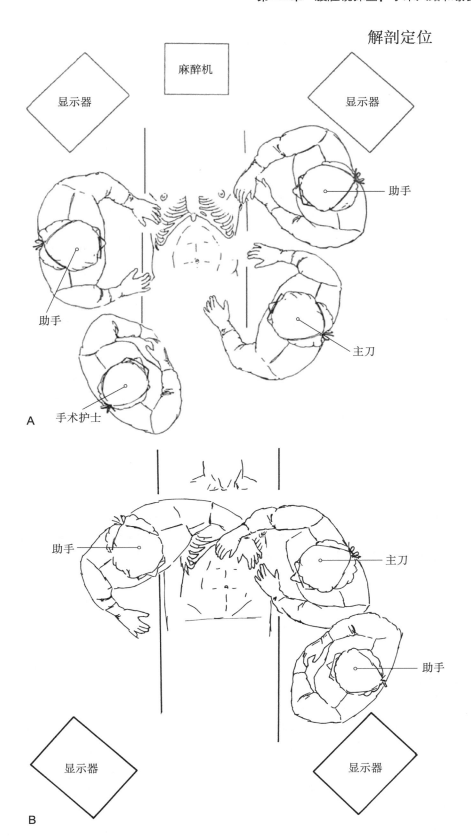

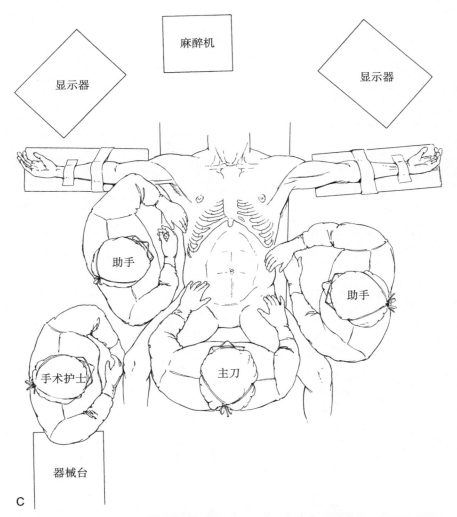

图 22-1　A.右上腹腹腔镜手术的摆位。B.右下腹腹腔镜手术的摆位。注意收双臂，使主刀和助手向头侧移动时无妨碍。C.食管裂孔手术的摆位

一、使用气腹针，进入密闭的腹腔（图 22-2）

【技术及解剖要点】

脐部是常见的首选入路位置。在脐上做"微笑"形状或脐下做"皱眉"形状切口，在正常皮肤褶皱内，愈合时几乎看不见（图 22-2A）。如果中转为开放式剖腹术的可能性较大，垂直方向做环脐切口是非常好的入路，这样很容易延长做中线垂直切口。

为了观察腹内病灶的位置，并且考虑病灶与脐的位置关系。由于脐平面位置在个体中差异很大，必要时不用犹豫，可使入路稍偏上脐或偏下。如果脐在腹壁低位而目标位置在上腹，有必要在脐上方做切口。相反地，在瘦小的患者身上做脐下切口可为腹腔镜胆囊切除术提供最好的视野。在其他条件同等情况下，采用微笑形切口更容易进入腹腔，因为可避免触及镰状韧带。以计划所用的套针直径略长 1 ~ 2mm 做切口。深入切口皮肤和皮下组织，直至脐下的筋膜。如果是肥胖患者，用 Kocher 钳夹在脐下沿并提起。由于脐部皮肤粘于筋膜，这样做可提起筋膜。筋膜两边放置 Kocher 钳，主刀和一助各拿一把提起。

检查气腹针，确保针头能轻易缩进（图 22-2B）。稍加稳定压力，留意 Veress 针穿过筋膜和腹膜时的落空感（图 22-2C）。当 Veress 针位置正确，轻轻拔出针芯时，尖端能自由从一边转到另一边。

在针上接一装满生理盐水的注射器，抽吸，观察有无气体、血液或肠液。如果针位置正确，应该遇到的是真空。注射生理盐水，应该无阻力。注射后，使针芯形成一个半月形液面，移去注射器。提起两把 Kocher 钳，观察半月形液面，生理盐水应因此造

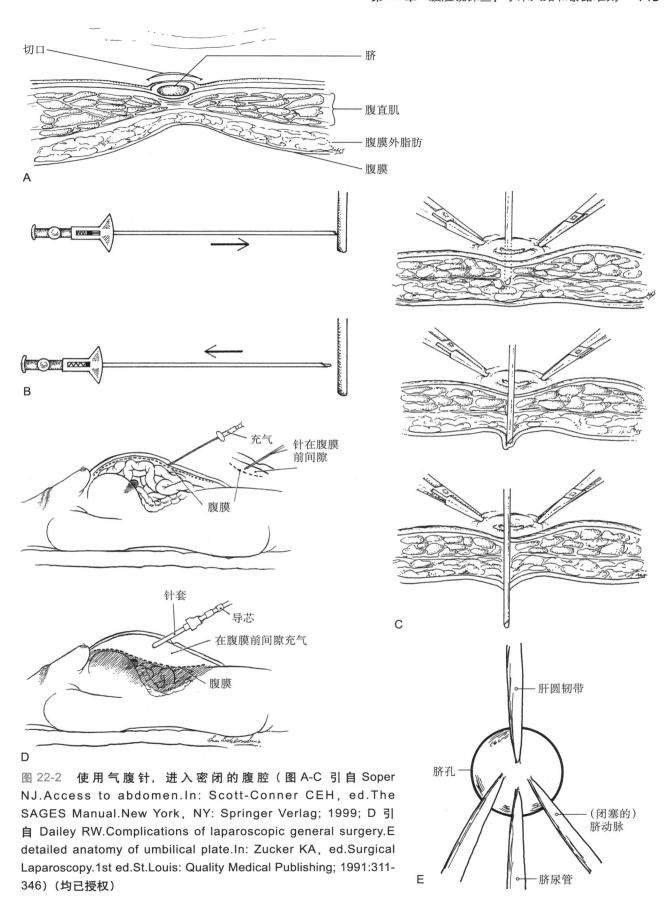

切口
脐
腹直肌
腹膜外脂肪
腹膜

A

B

充气
针在腹膜
前间隙
腹膜

针套
导芯
在腹膜前间隙充气
腹膜

D

C

肝圆韧带
脐孔
（闭塞的）
脐动脉
脐尿管

E

图 22-2　使用气腹针，进入密闭的腹腔（图 A-C 引自 Soper NJ.Access to abdomen.In: Scott-Conner CEH, ed.The SAGES Manual.New York，NY: Springer Verlag; 1999; D 引自 Dailey RW.Complications of laparoscopic general surgery.E detailed anatomy of umbilical plate.In: Zucker KA，ed.Surgical Laparoscopy.1st ed.St.Louis: Quality Medical Publishing; 1991:311-346）（均已授权）

成的负压作用而落入腹腔内，证明了针头位于腹腔内。往腹腔吹气。花费时间去确认正确位置非常重要，以避免内脏损伤。在另一方面，如果 Veress 针不够深，腹膜前间隙可吸收大量 CO_2 气体，造成随后的进入腹腔更困难（图 22-2D）。

【解剖要点】

脐成为一个容易入路位置，因为皮肤、筋膜和腹膜位置非常接近，间夹的脂肪最少，即使在肥胖的患者身上也是如此。集于脐上的四种结构都是胎儿时期发育的残余物（图 22-2E）。

头侧，进入的是肝圆韧带和闭塞的脐静脉，两种情况下在脐上进入腹腔复杂化。第一，高脂肪的圆韧带和镰状韧带横向，从脐稍向头侧偏移，难度增加。第二，因患者的门脉高压，附属静脉扩张，脐静脉重新开通，从而与体循环连通（腹壁前静脉）。在这些患者身上，脐上入路时可能一直伴随出血（即使脐下入路同样有出血）。

在下方，汇集了脐正中襞（脐尿管）和成对的闭塞的脐动脉，而无机械问题。

如果卵黄管残余物还存在，也可在此遇到。

前腹壁邻近下方大血管的主要在骶岬前突（图 18-1）。直接插 Veress 针进盆腔有助于血管损伤最小化。

二、使用 Hasson 套管做开放式入路（图 22-3）

【技术及解剖要点】

Hasson 套管允许利用小切口做开放式入路。如上述方式，做环脐切口。皮肤切口应有数厘米长，能轻易暴露筋膜。做筋膜切口约 2cm 长。仔细止血，放置牵开器（图 22-3A）。提起腹膜并切开（图 22-3B）。直视下确认已进入腹膜，或插入示指确认。在切口两边各做一个 8 字缝合。这两个缝合将在腹腔镜探查时固定套管，且可在移去套管后收紧，以关闭筋膜。

插入套管，并将锥形内钻推进筋膜，使套管能紧密。将刚才预留的缝线固定于内钻的凹槽上（图 22-3C），使 CO_2 气体逸出最少。

三、可替代的穿刺点（图 22-4）

【技术要点】

在中线位置无法利用的情况下，肋缘抬起前腹壁的左右上腹的位置可作为气腹针的替代穿刺点（图 22-4A 和 B）。选择一个接近肋缘而无瘢痕的位置，在锁骨中线上最理想。做一横切口，切口大小能适应所用的套管。切口深入至筋膜层。用另一个手抓住切口下放的全层腹壁并提起，按上面的方法插入气腹针，并确认进入腹腔内。

【解剖要点】

这种方法取决于下肋弓，能提供气腹针所引起的负压和抵抗。通常来说，左上腹涉及的只有胃（鼻饲管减压），而在右上腹，则是肝、胆囊或结肠。这种入路位置常用于病态肥胖患者，因为其上腹的血管通常更细小，或者用于侧卧位的手术。

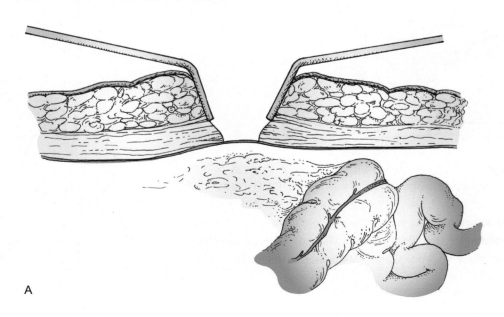

A

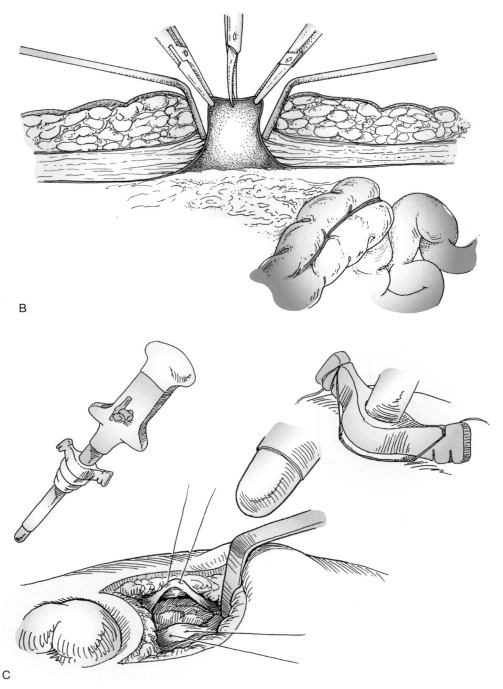

B

C

图 22-3　使用 Hasson 套管做开放式入路（图 A 、B 引自 Soper NJ.Access to abdomen. In: Scott-Conner CEH，ed.The SAGES Manual.New York，NY: Springer Verlag; 1999, with permission; C 引自 Wind GG.Special Operative Considerations.Baltimore: Williams & Wilkins; 1997）（已授权）

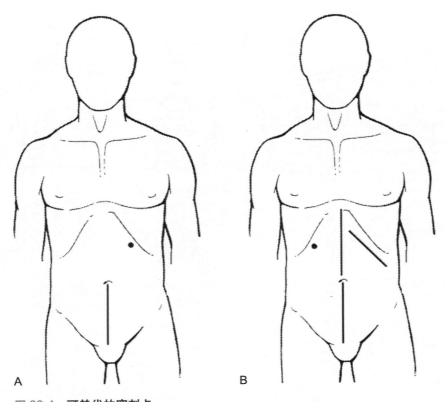

图 22-4　可替代的穿刺点

A. 下腹切口的左肋下穿刺点；B. 中线或左肋缘下切口的右肋下穿刺点

四、腹部探查，放置其他套管（图 22-5）

【技术要点】

插入腹腔镜并系统性观察腹腔。需要触诊和处理肠环时，放置次套管。次套管位置取决于预期的特殊病灶或手术方式。熟悉腹腔镜直视（0°）及成角度视线（30°和45°）的使用。成角腹腔镜允许外科医师多角度观察结构（图 22-5A）。如果直视下看不清，可尝试成角视线。或者，移动腹腔镜的位置看不同的视点。

想象在腹腔内活动的空间为三角形。腹腔镜为三角形的顶点，相当于你的眼睛。腹腔镜左右工作的两个孔，通常比腹腔镜端更接近手术目标，两个孔相当于你的左右手。如果孔挨得太近，就会很难操作各仪器（图 22-5B）。此书中每个腹腔镜的章节描述了常见孔的位置。有时，因个体差异对孔的位置做调整。

调整手术台和监视器，使监视器在主刀和一助的直视下（图 22-5C）。确保手术台高度合适，由于仪器有一定长度，通常比正常情况下稍调低手术台。

在上腹，孔可置于无明显出血危险的任何地方。

在脐下，为了避免损伤腹壁上血管，孔不在中线就在腹直肌鞘两侧。尽管理论上可能在中线下段损伤开放性脐尿管，实际中并不会出现。术前放置留置尿管减压，避免损伤膀胱。

上腹部探查，设置手术台头高脚低位，重力作用下内脏向骶侧移。检查膈（常见的肿瘤转移位置）、肝、胆囊、胃和脾。

设置手术台使患者取左侧卧位，检查右结肠、盲肠和阑尾。只有提起大网膜才能看到横结肠。

整个小肠可用两个无损抓手或 Babcock 钳进行系统性的检查。

再次调整使患者取右侧卧位，检查降结肠。特伦伯格卧位（头低足高卧位）对于看清盆腔结构非常重要。每个区域的详细正常腹腔镜下解剖在下面的特定章节中介绍。

【解剖要点】

腹壁上下血管在腹直肌后方进入腹直肌鞘。通常，只有腹壁下血管是不确定的。

在侧边，要注意肌膈动脉（图 22-5D），但是这些血管在腹腔镜手术中很少遇到。

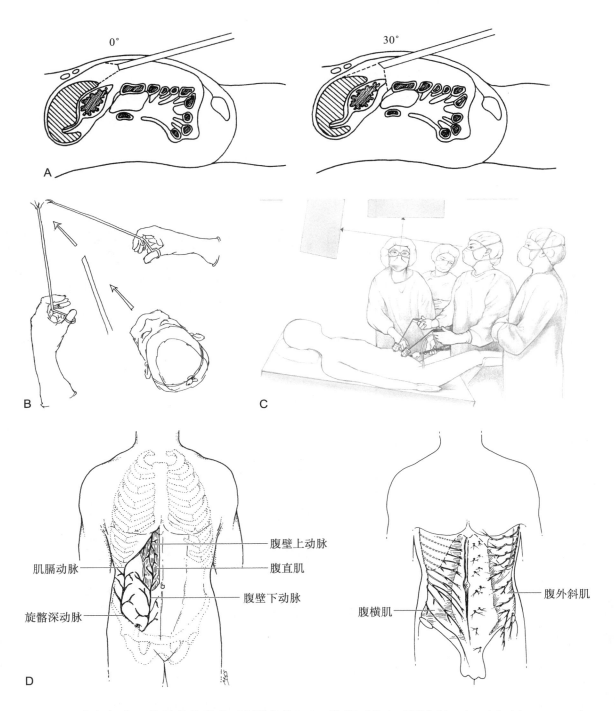

图 22-5　腹部探查，放置其他套管（A 引自 Romanelli JR, Litwin DEM. Handassisted laparoscopic surgery. Probl Gen Surg. 2001;18:45–51, 已授权；B 引自 Wind GG. Special Operative Considerations. Baltimore: Williams & Wilkins; 1997, 已授权；C 引自 Scott-Conner CEH. Choice of laparoscope:Straight versus angled? In: Chassin's Operative Strategy in General Surgery. 3rd ed. New York, NY: Springer; 2002, 已授权；D 引自 Scott-Conner CEH, Cuschieri A, Carter FJ. Anterior abdominal wall. In: Minimal Access Surgical Anatomy. Philadelphia, PA: Lippincott Williams & Wilkins; 2000:1-5, 已授权）

五、腹腔镜下的解剖标志（图 22-6）

【技术及解剖要点】

运用开放式手术相同的腹部探查相似的方式来系统性检查腹腔（图 20-5）。注气后在内脏与前腹壁之间形成一个空间。任何腹腔镜手术第一步都应该是常规检查放置套管过程损伤的证据。因此，用腹腔镜扫视四周，寻找血液或其他液体，尤其是入路的位置。然后仔细观察左上腹（图 22-6A），检查胃、脾和膈。观察时最好稍抬高患者头部（重力作用使内脏下拉）。如果仍无法做到，让麻醉师放置暂时性的口胃管，胃肠减压。

在右上腹（图 22-6B），原始观是肝和胆囊的上层。只有当肝被肝牵开器提起或肝圆韧带被提起，包括十二指肠第一段的肝下间隙才能被看到（图 22-6C）。

沿着右结肠至右下腹，调整手术台，使患者头低位，左侧卧位，以获得最好视线。观察女性盆腔（图 22-6C），最好微微提起两边的附件，或从下方操作子宫颈。

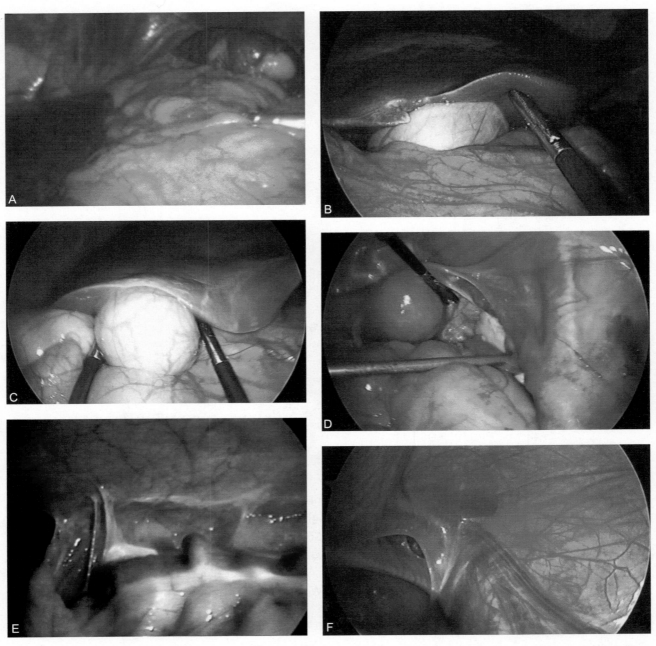

图 22-6　A. 左上腹的镜下观；B. 原始右上腹直观图；C. 肝被提起的右上腹图；D. 女性盆腔；E. 左结肠；F. 偶然发现的腹股沟斜疝（图片来自 Hui Sen Chong，MD，University of Iowa.）

注意无症状的腹股沟疝也是常见的，应告知患者，但是不应企图去关闭它们，除非与目前的问题有关。

（韦禄胜 译 周泉波 校）

参考文献

1. Ahmad G, O'Flynn H, Duffy JM, et al. Laparoscopic entry techniques. *Cochrane Database Syst Rev.* 2012;2:CD006583.
2. Blichert-Toft M, Koch F, Neilson OV. Anatomic variants of the urachus related to clinical appearance and surgical treatment of urachal lesions. *Surg Gynecol Obstet.* 1973;137:51–54.
3. Easter DW. Diagnostic laparoscopy for acute and chronic abdominal pain. In: Zucker KA, ed. *Surgical Laparoscopy.* 2nd ed. Philadelphia, PA: Lippincott Williams & Wilkins; 2001: 97–102.
4. Jiang X, Anderson C, Schnatz PF. The safety of direct trocar versus Veress needle for laparoscopic entry: A meta-analysis of randomized clinical trials. *J Laparoendosc Adv Surg Tech A.* 2012;22:362–370.
5. MacVay CB, Anson BJ. Composition of the rectus sheath. *Anat Rec.* 1940;77:213–217.
6. Milloy FJ, Anson BJ, McFee DK. The rectus abdominis muscle and the epigastric arteries. *Surg Gynecol Obstet.* 1960;110: 293–302.
7. O'Malley E, Boyle E, O'Callaghan A, et al. Role of laparoscopy in penetrating abdominal trauma: A systematic review. *World J Surg.* 2013;37:113–122.
8. Orda R, Nathan H. Surgical anatomy of the umbilical structures. *Int Surg.* 1973;58:454–464.
9. Oshinsky GS, Smith AD. Laparoscopic needles and trocars: An overview of designs and complications. *J Laparoendosc Surg.* 1992;2: 117–125.
10. Riza ED, Deshmukh AS. An improved method of securing abdominal wall bleeders during laparoscopy. *J Laparoendosc Surg.* 1995; 5:37–40.
11. Romanelli JR, Litwin DE. Hand-assisted laparoscopic surgery: Problems in general surgery. *Probl Gen Surg.* 2001;18:45–51.
12. SAGES Guidelines for the optimum placement and adjustment of the operating room table and the video monitor during laparoscopic surgery. Available online at: www.sages.org.
13. SAGES Laparoscopy Troubleshooting Guide. Available online at: www.sages.org.
14. Schafer M, Lauper M, Krahenbuhl L. A nation's experience of bleeding complications during laparoscopy. *Am J Surg.* 2000;180: 73–77. (Describes major vascular injuries.)
15. Scott-Conner CEH, Cuschieri A, Carter FJ. Anterior abdominal wall. *Minimal Access Surgical Anatomy.* Philadelphia, PA: Lippincott Williams & Wilkins; 2000:1–5.

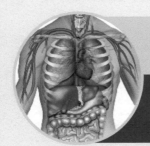

第 23 章

腹壁疝开放修补术

Evgeny V.Arshava

腹壁疝分为原发性(根据解剖位置又可分为上腹部疝、脐疝、半月线疝和腰疝)和术后继发性两种。大部分的腹壁疝都属于后者,即发生在前次手术的切口位置。对于大部分没有症状或者症状很轻的腹壁疝患者,尤其是在高危、腹壁缺损较大的患者中可采取保守观察的策略。但大部分有症状的腹壁疝通常需通过择期手术来修补,出现急性嵌顿的病例需进行急诊手术。对于择期手术的患者,在术前应尽可能妥善控制内科的并发症,鼓励患者戒烟,必要时要求患者减肥。

目前关于腹壁疝的修补方法有很多,但其中并无一种完美的方法。选取何种修补要具体根据腹壁缺损的大小、组织的质地、患者的并发症、此前的手术史及可施加手术的条件来综合判断。小的腹壁缺损可按照剖腹手术通常的做法,即打开瘢痕的切口,游离、理清腹壁筋膜的层次和边界后直接关闭缝合切口。然而通常情况下腹壁的缺损并不止有一个,因此必须仔细探查整个切口。如果缺损太大并难以在理想大小的张力下关闭缺损,就需要通过使用人工合成或生物补片材料来获取一个可靠的修补。目前市面上存在一系列的补片,各有各自的优劣势,但没有任何一种产品能够取代其他产品满足所有的需求,因此有必要了解和熟悉各种产品的不同特征,然后根据具体的患者和术中的情况来决定使用何种材料。例如,在术野存在污染的情形时(如有活动性感染、肠管切除、存在既往感染等)应禁止使用合成材料。又如没有防粘连涂层的补片应禁止放置在可跟肠管脏器发生直接接触的位置。

组织结构分离的技术延长了肌肉腹壁筋膜皮瓣的长度,并使之能够以较小的张力到达腹中线,因此可联合补片使用或者作为替代使用补片的一种修补方法。

本章主要从介绍腹壁的解剖开始,进一步描述目前处理腹壁疝的开放式方法。然而需明确的是,即使是最为细致的修补也依然存在复发的风险,而目前存在各种修补方法的现状也从侧面佐证了腹壁疝修补术的这一难点。另外,章末列举的参考文献中有关于各种腹壁疝修补方法的具体手术细节、材料、技巧、结果等内容。

腹壁疝的腔镜下修补术目前正逐渐得到普及,成为开放性术式的一个很好替代,并被证明在适当的患者中可获得更好的结果(见第 25 章)。不过需要明确的是,对于缺损大于 10cm 的病例应禁忌选择腔镜进行手术。

外科住院医师教育委员会(SCORE™)将腹壁疝开放修补术归类为"基本的、常规的"手术操作,将组织结构分离和腹壁重建及其他腹壁疝的修补术归类为"基本的、非常规的"手术操作。

手术步骤

在疝的位置切开并延长切口(通常在原来的手术瘢痕上)

尽可能保持在腹膜前的平面操作以避免损伤附近的肠管

把皮瓣向各个方向牵开以充分暴露和确认

所有的缺损

游离粘连，把疝内容物还纳并游离出腹壁
筋膜的边界。尽可能地保持疝囊的完整
性

选择修补的方法——如条件允许避免使用
合成的补片材料

直接修补

沿张力最小的方向关闭腹壁筋膜的缺损

使用组织分离技术修补

广泛游离皮瓣或做外侧横切口

切开腹外斜肌腱膜松弛切口

在中线上关闭腹壁筋膜

在皮瓣下放置密闭的引流

使用合成或生物补片材料修补

把补片缝合固定在腹壁筋膜上

如有可能把补片前方的腹壁筋膜层关闭

脐疝的修补

沿脐的皱褶切开，必要时切除多余的皮肤

确认并还纳疝内容物，同时尽可能保护疝
囊

沿张力最小的方向关闭腹壁筋膜的缺损

对于较大的缺损需使用补片

缝合腹壁筋膜与皮肤层，恢复肚脐正常的
外观

解剖并发症

手术部位感染

分离时损伤肠管

由于张力过大或遗漏腹壁的继发性缺损而
导致复发

腹壁的解剖比较复杂，各层次见图 23-1。文献
中用于描述皮下组织的术语并不一致，有时会发生
混淆。腹壁浅筋膜层（Scarpa 筋膜）是一层可在手
术分离时和影像资料下明显鉴别出来的纤维结缔组
织层，覆盖整个腹壁并延伸到背部的棘突。在腹正
中线和脐的周围区域，该组织层稍不明显。在大部
分的个体中，浅表脂肪层（通常也被称为 Camper
筋膜）更厚，由大量结构稳定、弹性较好的脂肪小
叶构成，这些小叶被垂直走向的纤维带所分隔。而
深部脂肪层虽然也由类似的脂肪小叶构成，但质地
更柔软、易变形，在体型消瘦的个体中通常不明显。
深部斜行走向的纤维带使得该层在外科手术中更好
切除，更容易与底层的肌肉层分离。

成对的腹直肌形成了腹壁肌肉的骨架，被称为
"构成腹壁的主角"。它们从剑突和第 5、6、7 肋骨
一直延伸到耻骨嵴。两侧的腹直肌在腹正中融合于
腹白线，因此该线是从剑突延伸到耻骨联合并连接
两侧肌肉腱膜的桥梁。总体上腹白线在脐以上更宽，
因此在第一次开腹手术时经此位置是最容易的。锥
状肌是三角形小扁肌，位于腹直肌下端的前面与腹
直肌鞘前壁之间，起自于耻骨嵴，止于腹白线下部。

腹外斜肌是腹壁三层扁斜肌中最浅表的一层。
由肌性部和腱膜部组成。在上方，肌纤维起自于下
8 肋，并与前锯肌和背阔肌的肌腹交织，从外上走

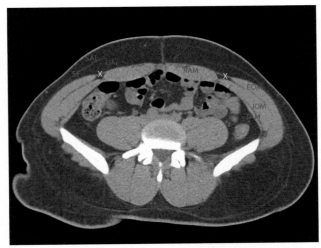

图 23-1 CT 显示第 5 腰椎（L$_5$）椎体水平的腹壁解剖。
SF. 腹壁浅筋膜；SAL. 浅表脂肪层；DAL. 深部脂肪层；
EOM. 腹外斜肌；IOM. 腹内斜肌；TAM. 腹横肌；RAM.
腹直肌；X. 半月线（显示组织结构分离时切断腹外斜肌的
位置）

向内下，下方肌束垂直下行止于髂嵴前半。腹外斜
肌的肌性部占据了腹壁的大部分，其余肌纤维在髂
前上棘与脐连线以下、半月线的外侧移行为腱膜。
腱膜向内侧走行与对侧在腹正中线上融合形成腹白
线，上方与肋缘、胸大肌的下方的起始部纤维融合，
腱膜下缘增厚，在髂前上棘和耻骨结节间卷向后上
方形成腹股沟韧带。

腹内斜肌位于腹外斜肌深面，比后者更薄、更小，其肌纤维发源并呈扇形走行于下 3 肋骨、胸腰腹壁筋膜、髂嵴及腹股沟韧带的外侧 1/2。腹内斜肌的腱膜部较窄，在腹股沟处发出提睾肌的纤维，在内侧方与腹直肌的边缘相连续。

腹横肌位于腹内斜肌深面，起自下 6 肋软骨的内面，胸腰腹壁筋膜、髂嵴和腹股沟韧带的外 1/3。肌纤维由后向内横行，在腹直肌的外侧缘移行为腱膜。在腹股沟内环上方，腹横肌腱膜致密的下缘与腹内斜肌的下缘共同形成了腹股沟镰，后者可视作腹股沟管的"屋顶"。

腹直肌的肌鞘由上述腹壁的三层扁肌的腱膜共同构成。各肌腱膜在腹直肌外缘附近粘连在一起，形成一凸向外的、连接第 9 肋软骨到耻骨结节的弧形，称半月线。鞘分前后两层。前层由腹外斜肌腱膜和腹内斜肌腱膜的前层构成，后层由腹内斜肌腱膜和腹横肌腱膜构成。在髂前上棘平面以上，腹内斜肌的腱膜分为前、后两层，分别经腹直肌的前面和后面止于腹白线。但在脐下 3 ~ 5cm 处，3 层肌肉的腱膜均转至腹直肌前方，在此处形成一弧形的游离下缘，称弓状线或半环线（图 23-10A）。因此由于弓状线以下无腹直肌鞘后层，使得腹壁相对变弱，导致弓状线和半月线的交点成为半月形疝最常发生的位置（在后面会简略讨论）。

腹壁的神经支配主要由下 5 对肋间神经 (T_7 ~ T_{11})、肋下神经 (T_{12})、髂腹下神经及髂腹股沟神经组成。肋间神经主要走行于胸部的肋间最内肌和肋间内肌的平面，该平面在腹部与腹内斜肌和腹横肌之间的平面自然相通（图 23-2A）。肋下神经、髂腹下神经及髂腹股沟神经在穿过腹直肌之前走行在腰方肌顶部。在腋前线上，肋间神经分成支配肌肉的分支和皮下支。肋间神经在走行于腹内斜肌和腹横肌之间时分支支配这些肌肉，并继续在内侧穿过腹直肌后鞘后支配腹直肌，最后穿过前鞘成为具有皮肤感觉的神经皮支。

腹直肌主要由腹壁上血管和腹壁下血管供血，该血管走行在腹直肌鞘内并在脐附近形成吻合支。在弓状线下方，由于腹壁下血管直接与腹直肌后方相贴，很容易在开腹或腹腔镜手术中损伤。

腹壁肌肉的血供进一步由肋间、肋下、膈下、腰以及环髂动静脉血管的分支所组成的丰富的血管网络补充。该网络主要位于腹内斜肌和腹横肌之间，

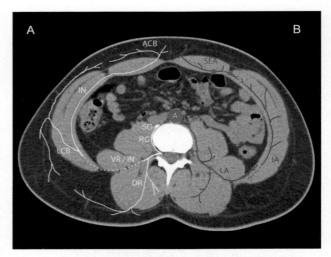

图 23-2　CT 显示第三腰椎 (L_3) 椎体水平的腹壁解剖
A. 腹壁的神经支配。DR. 后支；VR/IN. 肋间神经前支；RC/SG. 交通支 / 交感神经节；LCB. 外侧皮支；ACB. 前皮支。B. 腹壁的血供。A. 主动脉；SEA. 腹壁上动脉；IA. 肋间动脉；LA. 腰动脉。虚线所示意的是从胸壁下行到腹壁的血管神经的走向

并发出穿支到周围的组织中，另外，该网络与腹壁血管也通过穿通腹直肌鞘的穿支形成侧支吻合。丰富的血供使得出血的并发症比起缺血并发症更可能发生（图 23-2B）。

因此，如果采取外斜式切口切断扁平肌肉，可能切断神经，导致感觉障碍，甚至使肌肉失去神经支配，导致令人困扰的突出的"肿块"。因此，在切断腹外斜肌腱膜时，需要特别注意保护腹内斜肌以及底下的神经、血管。

一、腹壁疝修补

一般情况较好的、疝体积较小的手术只需通过局部麻醉和腰麻，缺损较大的病例需要进行全身麻醉并辅以肌松，以及开放相应的静脉通道。疝手术对皮肤的无菌程度要求较高，术前需进行较严格的备皮和消毒，必要时使用透明的切口保护贴，尤其是可能需要使用补片时。对需要使用抗生素的病例在切口切开前 1h 内应完成静脉抗生素的输注。为减轻腹部张力，还可进行肠道准备。对于复杂的病例，术前 CT 扫描有助于了解评估腹壁的缺损以及半月线、腹直肌、腹外斜肌等结构的完整性，以制订手术计划，决定修补的方法。

暴露各层腹壁筋膜以明确腹壁缺损（图23-3）

通常选取在上次手术瘢痕的位置上切开皮肤。采用梭形切口切除手术瘢痕可促进术后伤口的愈合并改善术后的外观美容度。对于可触及的半月形疝和上腹部疝，也可选择沿松弛的皮肤褶皱线横行切口。对于合适的患者，也可同时行腹壁脂肪切除。

小心地逐层切开，直至找到疝囊。通常疝囊位于距皮肤表面较近的位置，可能与旧瘢痕粘连。一般疝周围的组织平面血供不丰富，较易游离。疝出的腹膜前脂肪由于缺乏真疝囊，看起来像一团脂肪瘤，容易连同周围的组织被一起切除。

围绕疝囊一周环形游离，并逐层切开各层腹壁筋膜直至见到疝囊颈部。理清缺损边界周围的完整腹壁筋膜，并将皮肤和皮下组织向外尽可能翻卷。在大多数情况下，必须探查原来的整个旧切口，以免遗漏可能同时存在的多个缺损。由于先前的缝线切割可能导致的外侧缺损也应仔细排除。

将疝囊与腹壁筋膜尽可能地分开，注意保护疝囊或将其进行修补以便能够与疝内容物一起还纳。这样在不需要使用补片的情形时就能够完全在腹膜外进行修补。然而这样并不容易做到，通常需要切除疝囊。切除疝囊及瘢痕组织直至四周显露整个缺损的健康腹壁筋膜的边界。无论是直接修补还是补片修补，均需注意的是注意把腹壁筋膜下方的组织理清以防止在修补时误将肠管缝合。通常如果存在多个相近的缺损应把它们之间的间隔切断打通成为一个大的缺损。

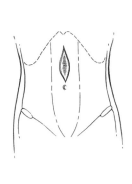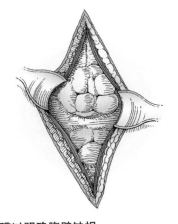

图 23-3　暴露各层腹壁筋膜以明确腹壁缺损

二、直接修补腹壁疝

如果腹壁的缺损比较小（小于 3cm），或虽然较长，但呈细窄状，并且没有明显的张力，则可尝试使用非可吸收线在张力最小的方向直接修补缺损。使用连续缝合或间断缝合均可，但需保证缝线长度/伤口长度的比值至少大于 4：1。注意避免产生张力，如果腹壁筋膜的边界也存在张力，通常修补可能会失败。然而由于全身麻醉或腰麻导致肌肉松弛，因此术中难以真正评估张力的大小。因此，在仍然存在张力或不能保证组织的质量的情况下，需考虑进行组织结构分离或使用补片修补。

三、补片修补腹壁疝（图 23-4 ～图 23-6）

和直接修补相比，补片修补技术可提高修补缺损较大的腹壁疝的成功率，并减少复发的发生率。其中预测修补成功最重要的预测因子就是补片覆盖超过疝缺损的宽度。因此补片四周至少超过 5cm 的覆盖是修补成功的保证。

疝的还纳及腹壁筋膜缺损边界的游离所使用的技术与直接修补术中相同。

补片可放置在不同的位置（图 23-4）。覆盖（图 23-4A）或者插入（图 23-4B）的放置方式较不可靠，失败率较高，因此应尽量避免使用。而衬底放置的方式由于复发率低，目前最为推荐。所谓的"三明治式"（联合使用覆盖和衬底放置的补片）修补方法现在已经极少使用。

衬底放置的方式根据补片与腹膜和腹壁筋膜的位置关系可进一步分为腹膜内、腹膜外及腹直肌后3 种。由于补片侵蚀大肠导致肠瘘在术后几年仍可能发生，为了避免这一灾难性的并发症，须避免在腹膜内放置人工合成补片或缺少防粘连涂层的补片与腹腔脏器直接接触。

（一）腹直肌后补片修补

在腹直肌后方放置补片修补是比较经典的、可靠的一种方法，该方法复发率较低，并可避免脏器与非保护的补片如单纯聚丙烯或聚酯材料的补片相接触。一般在腹壁缺损的两边都使用电刀切开腹直肌鞘的边缘，以全层显露缺损。沿着腹直肌后鞘的外侧和弓状线以上的肌肉平面游离腹膜和肌肉之间的间隙。

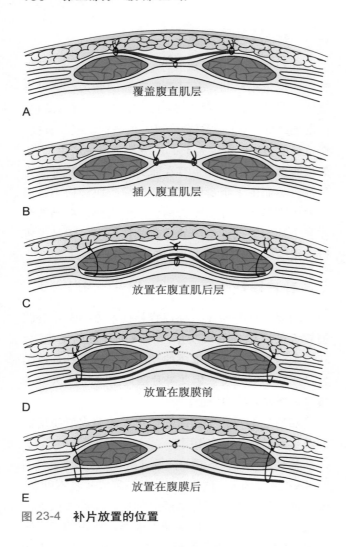

A
覆盖腹直肌层

B
插入腹直肌层

C
放置在腹直肌后层

D
放置在腹膜前

E
放置在腹膜后

图 23-4　补片放置的位置

由于此前的手术，有时腹直肌的完整性会遭到破坏，使得腹直肌后方的间隙难以较好地放置 4～5cm 的补片，因此必须延伸空间到腹直肌鞘外。通常具有以下两种选择。一种是腹膜外行进的方式，切开半月线内侧的腹直肌后鞘，然后延伸腹膜和腹横肌之间的间隙。另一种是采取肌间行进的方式，可在腹直肌鞘的外侧边缘切开，然后延伸腹横肌与腹内斜肌的间隙。注意在腹直肌外侧边和肌间行进的方式可能会切断穿过的血管和神经的分支，从而永久性地切断了腹直肌的神经支配。为了获取腹壁缺损上下方足够的衬垫间隙，必要时可在剑突和耻骨后方继续分离。在闭合腹直肌后鞘之前最好能够已经充分分离获得放置补片的间隙，这样就可从腹腔内修补腹膜的缺损并避免损伤底下的肠管。

在四周游离获得足够的空间后，把大网膜覆盖在大肠后即可把腹膜和腹直肌后鞘作为分开的两层

进行连续缝合。然后裁取适当大小的、其四周的边缘能超过缺损边界至少 5cm 的补片覆盖在腹直肌后，避免折叠和起皱。放置平整的补片由于压力条件能在肌肉腱膜层中保持位置，并且只需要在补片的周围通过几针缝合与筋膜稍作固定，进一步缝合，保持合适的张力。如补片延伸跨过腹正中线，一旦关闭筋膜后即可有效防止补片发生内折叠。把补片直接缝合在腹直肌后鞘上的做法具有可能损伤底下肠管的风险，更安全的做法是使用大弯针或者勒韦丹针穿过补片和腹直肌及其前鞘来进行 U 形缝合。对于游离创面较大的病例，可考虑放置腹直肌后的引流，然后关闭补片前方的腹直肌。

对于侧方的切口疝可考虑使用上述术式的改良方法。首先取疝的横行切口，明确疝的缺损，找到腹斜肌与腹横肌或者两层斜肌之间的肌间隙（根据具体的疝的解剖位置）（图 23-5）。如有必要可向内侧延长该平面并切开腹直肌鞘的外侧边缘，继续游离腹直肌与后鞘后方的间隙。

（二）腹膜外补片修补

在疝囊可保留并用来覆盖腹腔内脏器的病例中，如腹直肌后放置补片的方法不可行或难以实施，可采用腹膜外放置补片的策略（图 23-4D）。该技术方法在腹膜外的平面沿着缺损四周的腹壁筋膜游离，分出空间来保证补片边缘有足够的覆盖面积。沿补片四周使用贯穿缝合将补片与肌肉腱膜层进行固定后，再在补片上逐层关闭各层腹壁筋膜。

（三）腹膜腔内补片修补

随着补片材料质量的提高如防粘连内侧面的改进，腹膜内放置补片的方法由于较为简单，逐渐受到欢迎（图 23-4E）。可使用连续缝合或间断缝合的方法来固定补片。如采用连续的垂直褥式缝合可将补片与腹壁筋膜之间的间隙完全闭合，从而消除了术后早期发生腹腔内疝的风险。然而，联合缝合的方式由于不能充分地折叠补片，因此难以保证足够的补片覆盖。因此，一般多次使用穿过腹壁筋膜的 U 形缝合来固定补片。和腹直肌后放置补片的方法不同，腹膜内放置由于不能依靠腹壁筋膜层之间额外的压力和摩擦力来固定补片，因此需要在补片四周多缝合几针以避免补片发生移位。另外，针距不应该超过 1.5～2cm，以避免肠管疝入到补片和腹

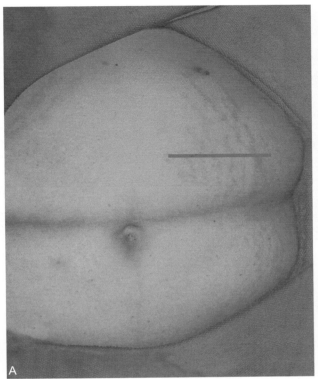

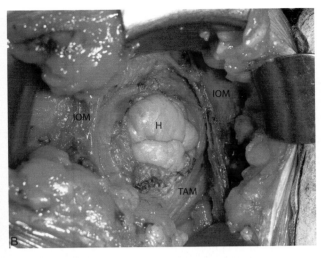

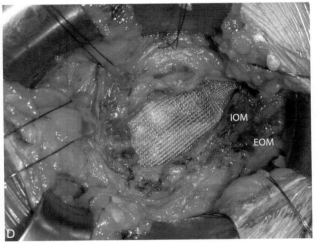

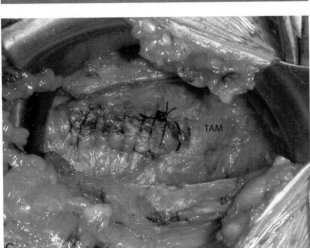

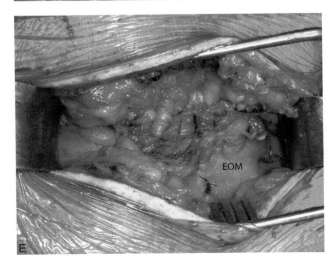

图 23-5　修补侧切口疝（腹腔镜的穿刺孔）

A. 切开皮肤；B. 游离侧腹壁的缺损，切除疝囊并将疝出的结肠还纳（TAM. 腹横肌；IOM. 腹内斜肌；H. 疝出的结肠）；C. 将腹膜及腹横肌缝合；D. 补片覆盖腹横肌填补原来疝的腔隙，使用 U 形缝合与斜肌层固定（EOM. 腹外斜肌）；E. 缝合腹外斜肌及腹内斜肌层

膜重叠的间隙中。

（四）腹直肌后、腹膜后及腹膜内补片的固定（图 23-6 及图 23-7）

掌握如何平整放置补片、与缺损有足够的覆盖并能妥善地与腹壁固定等技巧是防止补片移位和确保其与周围组织较好地整合在一起的关键。由于大部分情况下腹壁筋膜层是在补片上关闭，因此在张力不大的情况下将补片延伸经过腹正中线可防止补片内折并使得在关闭腹壁筋膜后腹内压力能够平均地分布在整个腹壁上。

在摆放好补片位置后最好能够在 9 点、12 点、3 点、6 点钟的方向或尽可能多的方向缝合（不打结），这样补片在一开始就能较好地伸展开，同时也有助于判断接下来需增加缝合的位置和数量。在打结之前用小弯钳夹住这些缝线，直视下再在原来的缝线之间增加必要的缝合，上述缝合可使用大弧度缝针或勒韦丹针。

对于这 3 种修补方法，在补片放置进体内之前就在体外沿着补片的一周设置缝线是一项比较好的技术（图 23-6）。接下来可使用一些腹腔镜穿刺孔关闭的器械将这些不带缝针的线穿过腹壁筋膜，暂时用钳子固定，最后才全部打结。需要注意的是在最后打结之前，需注意检查（看或触诊）缝线之间的针距不应太宽，确保补片和腹壁筋膜之间无脏器被缝住或卡住。

确保补片平整地跨过缺损并且固定补片的缝

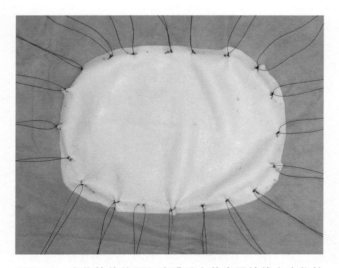

图 23-6　在将补片放置入腹膜腔之前先用缝线在生物补片的四周缝合一圈

线与腹壁筋膜缺损边界至少要有 5cm 的距离。有些术者在术中可能需要分离较宽的皮瓣以获取足够的腹壁筋膜边界来游离和还纳疝，这并不是很严重的问题，但是需注意到大的切口同时也增加了手术并发症的发生率，并且需要进行封闭负压的切口引流。

如靠近缺损的腹壁筋膜层和皮肤相贴比较紧密，最好不要游离该腹壁筋膜的皮瓣。在这种情况下，可使用 11 号刀片在缺损的周围 6 ～ 8cm 的位置开几个小切口，然后单独地把缝线尾端穿过腹壁全层缝合补片，最后在皮下打结，但此过程必须注意要妥善固定补片于腹壁上，防止出现可能会疝入肠管的间隙（图 23-7）。这一方法在腹腔镜下切口疝的手术中也会用到。

补片上的腹壁筋膜需要进行闭合，因为即使是没有了疝的缺损，补片的某些位置还可能会膨出，这可能跟合成补片的大小或生物补片的张力不理想有关。腹壁筋膜层的关闭可进一步保证长期腹壁有较好的外观，另外，这也增加了切口的闭合力并且在发生最可怕的术后伤口感染时，这也相当于在补片和外界环境之间额外增加了一个阻挡的组织平面。

（五）网状补片的修补（图 23-8）

要想把补片平整地摆放、折叠和固定在腹壁筋膜下常常需要适当延长疝的缺损。对于较小的疝，为了减少这些延长和游离，现在市面上专门出现了一些规格大小不同的、做成蘑菇形状或者伞状的补片。这些材料可能还具有伸展的记忆功能，或部分结构可吸收，在与脏器接触的一面也有防粘连涂层，因此被放置在腹膜内或者腹膜外层均可。将补片无保护涂层的一面放置面向腹壁筋膜底层，可促进组织的融合。

游离疝的缺损并尽可能保护疝囊。腹膜前的间隙可通过手指或与补片相适应的适当大小的海绵来进行钝性分离。腹膜内放置补片时需确保完全解除缺损腹壁筋膜边缘的粘连。选取适当大小的补片以确保有足够的宽度够与缺损覆盖。抓着补片残留在切口外的"尾巴"做牵引，同时把折叠的补片引入到腹壁筋膜里面。确保补片能够平整地展开，避免补片折叠。然后采用连续缝合或间断缝合以竖向或横向关闭各层腹壁筋膜，同时与补片"尾巴"相固定。注意皮下组织层不应残留补片"尾巴"，多余的

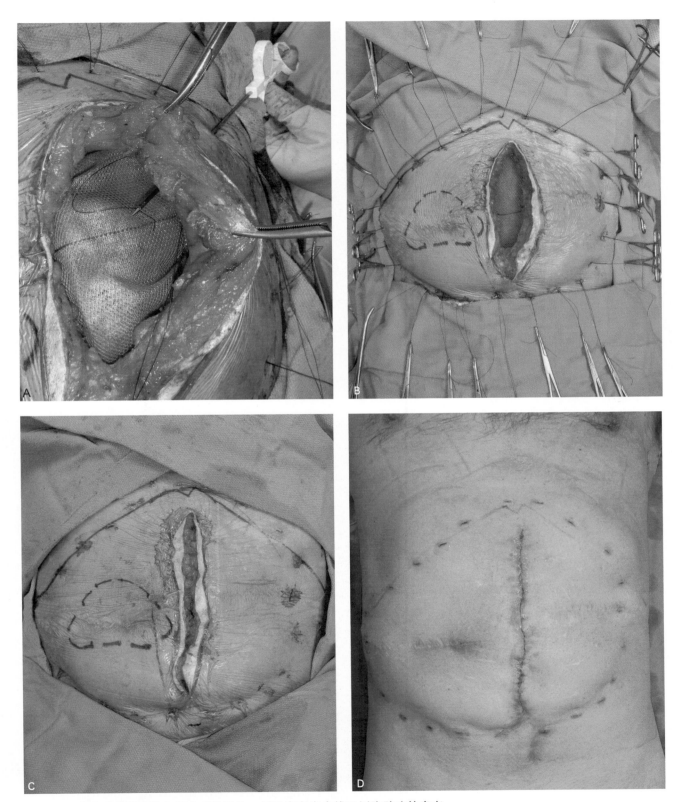

图 23-7　在腹膜放置大块包覆合成补片为一例具有多发中线及侧腹壁疝的患者

A. 沿补片四周进行腹壁全层缝合；B. 完成所有缝合并把补片固定在腹壁上才进行打结；C 和 D. 在补片上方仔细地将各层腹壁筋膜和皮肤缝合

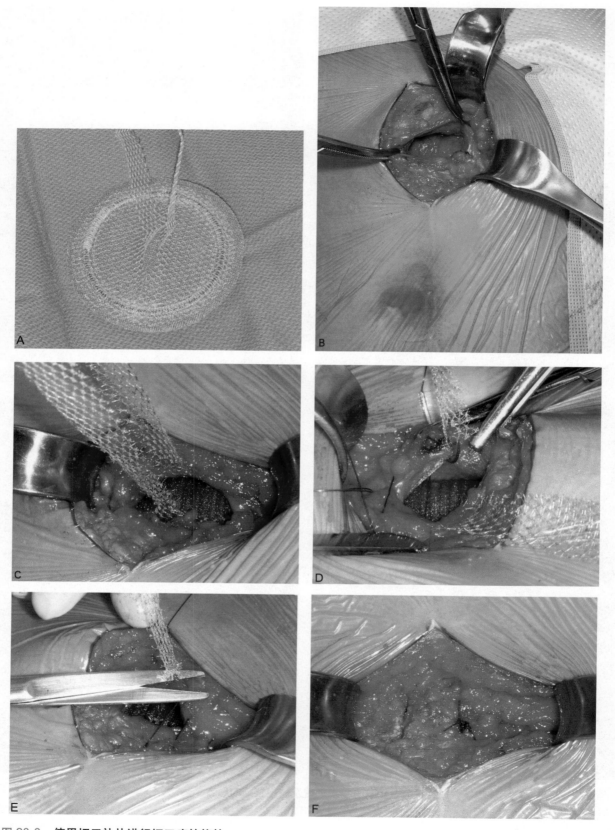

图 23-8 使用切口补片进行切口疝的修补

A. 疝补片装置展示;B. 游离并理清腹壁筋膜缺损的边界,游离出腹膜前间隙;C. 将补片放置在腹膜前间隙中;D. 将腹壁筋膜层和补片的前层进行连续缝合;E. 减掉补片的尾端;F. 闭合腹壁筋膜层需予以切除，以防止出现浅表切口的小感染进一步扩散波及补片。接下来和直接修补手术一样关闭切口。另外值得一提的是上述这些补片材料也可用于脐疝、上腹壁疝及半月线疝等的修补。

四、组织结构分离技术（图 23-9 ～图 23-11）

组织结构分离技术主要的理论依据是除中线区域的腹直肌外，腹外侧壁的肌性结构主要由腹外斜肌及其腱膜、腹内斜肌和腹横肌 3 层结构相互重叠构成。沿半月线切断腹外斜肌及其腱膜，将其分离后可延长单侧的肌肉腱膜皮瓣，使其具有更小的张力来到达腹正中线。这样腹壁的完整性主要由腹壁的其他结构（主要是腹内斜肌和腹横肌的完整）来保持。而由于主要的神经血管主要走行在腹内斜肌下方，因此该技术也能保持原有的血供和神经支配。

用前面所述的技术，游离腹壁缺损并还纳疝内容物。疝囊既可保留也可切除。尽量切除边缘的瘢痕组织直至获得健康的腹壁筋膜组织。

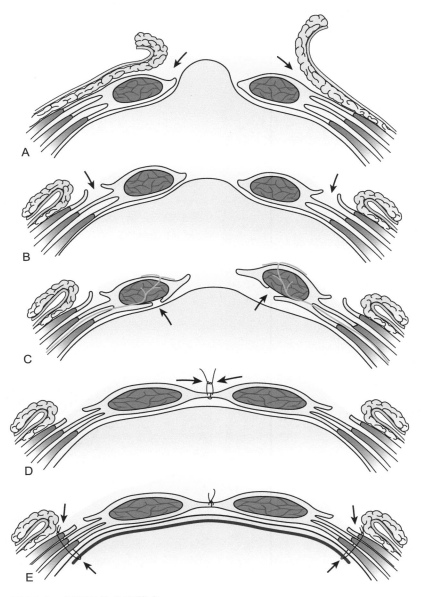

图 23-9　组织结构分离技术
A. 沿着腹壁筋膜缺损游离出皮瓣，并将皮瓣翻卷超过半月线；B. 切开腹外斜肌腱膜；C. 必要时切开腹直肌后鞘；D. 在腹中线上缝合各层腹壁筋膜；E. 在腹外斜肌腱膜的分隔处通过贯穿缝合将底层的补片进行额外加固

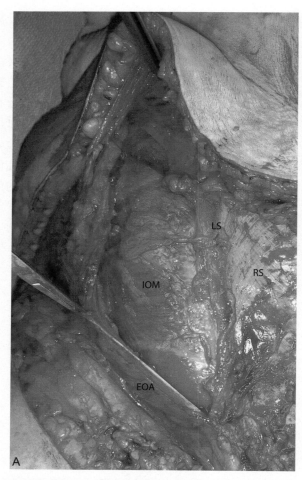

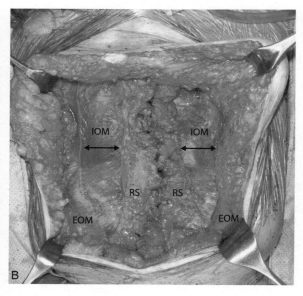

图 23-10　A. 在右侧进行组织结构分离（EOA. 腹外斜肌腱膜；IOM. 腹内斜肌；RS. 腹直肌鞘；LS. 半月线）；B. 双侧组织结构分离，在腹正中线缝合腹壁筋膜缺损。箭头所指为切断的腹外斜肌腱膜的边缘（EOM. 腹外斜肌）

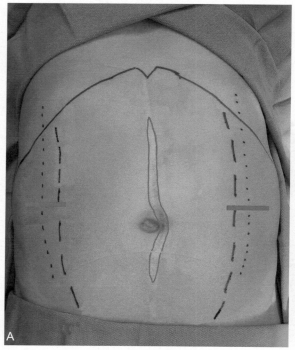

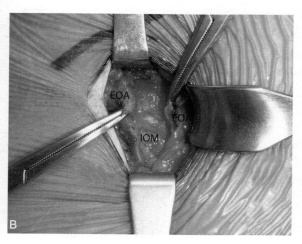

图 23-11　组织结构分离微创技术
A. 红线所示为皮肤切口以切除旧瘢痕及处理切口疝。黑色短划线为腹直肌外侧边缘所对应的轮廓。宽红线为外侧皮肤切口。黑色虚线为可能的双侧腹外斜肌释放。蓝线表示弓状线的投影。B. 释放腹外斜肌腱膜，使用拉钩将皮瓣向头侧、尾侧拉伸暴露术野

在疏松的皮下组织层使用电刀或者拉钩牵引游离皮瓣（图 23-9A）。皮瓣游离的范围应超过腹直肌的外侧边缘。游离的过程中可能会碰到血管的穿透支，予以切断即可。在腹直肌外侧 1～2cm 沿边缘平行的方向用电刀或剪刀切开腹外斜肌腱膜（图 23-10）。由于在内侧三层扁平肌腱膜融合，应注意不要太靠内侧，否则可能导致腹壁筋膜的全层缺损。在腹外斜肌和腹内斜肌间的无血管平面之间通过电刀进行分离，向上下方延伸，即可较容易地获得外侧游离的肌肉腱膜组织（图 23-9B）。注意不能切到腹内斜肌层，否则这可能成为未来再发疝的薄弱区域。

腹外斜肌腱膜在斜上方一直延伸到肋骨下缘，由于需根据疝缺损的大小来决定游离释放的程度，对于一些游离程度大的可能需延伸到下几根肋骨。

完成游离释放后，需重新评估游离的腱膜的活动度。需记住的是在患者全身麻醉加肌松的情况下如仍存在张力，在患者术后苏醒后以及呈直立位置时，该张力会进一步加大。因此如闭合仍存在张力，可考虑在腹直肌后鞘进行额外的松解释放（图 23-9C）。然而这个额外的操作可能会进一步削弱已经较为薄弱的腹壁筋膜，因此一般不建议使用。

在存在肠造口，尤其是造口并不经过腹直肌，而位于半月线上或以外的位置时，建议只需在该侧进行不完整或不对称腹外斜肌的分离释放，否则大多数情况下应行双侧的组织结构分离。双侧的完全腹外斜肌的分离释放可保证将宽度大于 15cm 的缺损闭合。在达到分离释放的目的后应在腹正中线使用连续缝合或间断缝合关闭腹壁筋膜（图 23-9D）。由于皮下组织分离面大，为避免术后形成皮下积液引发感染，在缝合皮肤之前需于两侧的皮下分别放置引流管，当引流量较少时才能予以拔除。

一种替代上述方法的操作是在中腹部双侧半月线的外侧通过切开 2～3cm 的横切口来获取腹外斜肌腱膜的充分释放（图 23-11）。如两侧腹直肌的边界难以触诊到，需通过术前的 CT 来指导和决定切口的位置。使用较深、窄的拉钩来拉开头、尾端的皮肤获得暴露后，对于大部分患者都可在直视下完成肋下缘到弓状线水平腱膜切断。一般这些切口不应与腹正中线的切口相通，以防止其中的伤口在术后发生感染。外侧的横切口应分别闭合，通常不需要放置引流。比起最近提出的内镜辅助下使用气囊切除的组织结构分离的技术，上述方法其实更为简单便宜。

因此，在需要二期关闭切口或由于禁忌证不能使用补片材料来修补大的缺损等情形时，组织结构分离技术是一项绝佳的关闭切口的技术。然而，必须记住的是在大型切口疝中单独使用该技术来修补后的复发率据报道高达 1/3。

因此该技术常常需要联合使用合成或生物补片来修补，通常选择衬底放置的方式，这一过程称之为腹壁的再加强。在腹外斜肌腱膜游离线外侧通过穿过腹壁筋膜的缝合将衬底的补片与三层扁平肌妥善固定（图 23-9E）。另外也可使用贯穿缝合，不一定穿过所有腹壁筋膜层，但均必须在腹外斜肌腱膜切断线的外侧。

【解剖要点】

腹直肌在上腹部比下腹部更宽，因此，在下方进行切口延伸时，注意沿着其对应的弧度进行。虽然腹内斜肌和腹横肌均延伸至腹股沟韧带和髂嵴，由于腹直肌后鞘在弓状线下方缺如，使得下方的腹壁相对薄弱。因此为了避免导致释放位置的医源性疝形成，腹外斜肌腱膜的切断点不应低于弓状线下方的水平（图 23-11）。

【关闭切口】

无论是使用上述何种方法，尤其是使用了合成补片的情况时，仔细地进行切口关闭非常重要。如切口缘对合不好形成缺血或血肿，可能会导致切口裂开或进一步导致补片感染，必须予以清除。尽可能避免直接在补片上或邻近的腹壁筋膜层放置引流管，即使补片上皮瓣的条件不是很理想。大方切除多余的皮瓣不仅可改善腹壁的轮廓外形，减少无效腔形成，更重要的是能保证剩下的皮缘有理想的血供。把深层的皮下组织或浅腹壁筋膜作为独立的一层有助于清除无效腔。仔细的皮肤对合是手术取得成功的最后一个关键点。

五、脐疝的修补（图 23-12～图 23-14）

（一）切口

对于较小的脐疝，尤其是体型消瘦的患者，可通过脐旁的小弧形切口完成修补。该切口术后能较美观地隐藏瘢痕。然而对于大的、导致皮肤隆起拉长的脐疝，或发生在体型肥胖的患者，可能需要通过椭圆形切口来切除整个肚脐（图 23-12A 和图 23-14A）。

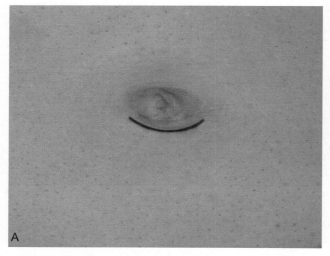

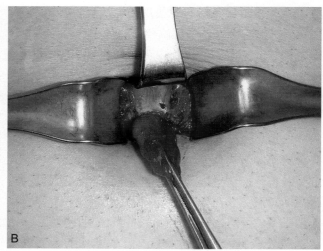

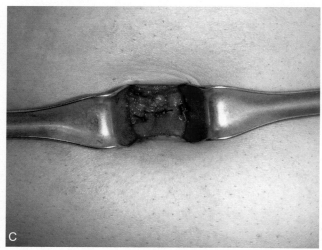

图 23-12　示例较小的脐疝的修补

A. 弧形切口（在脐上下方均可）；B. 环周游离出疝囊及确认腹壁筋膜的缺损；C. 还纳疝囊后通过横向的间断缝合关闭腹壁筋膜缺损

（二）确认并分离疝的缺损

沿切口逐层切开皮下组织直至找到疝囊。在有些脐旁疝的病例中，只有腹膜前的脂肪疝出，缺乏疝囊。把脐的皮肤与疝和腹壁筋膜层充分游离。继续向下沿着疝四周游离腹壁筋膜，解除疝囊与腹壁筋膜的粘连并尽可能保护疝囊完整，直至能明确这个腹壁筋膜缺损的边界（图 23-12B）。但有时需将疝囊或疝出的腹膜脂肪切除（图 23-14B）。对于嵌顿肠管的病例，需将疝一边或两边的腹壁筋膜切开，扩大缺损，以还纳肠管，同时使圆形的缺损变成横行的缝以减少缺损关闭的难度。

（三）直接闭合腹壁筋膜缺损

如前述腹壁疝的内容，理清腹壁筋膜的边界。

经典的做法是使用间断的不可吸收线横向地按照"背心套裤子"的方式进行垂直褥式缝合（图 23-13）。

首先，距离上方筋膜边缘 1 ~ 1.5cm 由外及里贯穿缝合，接着距离下方筋膜边缘 1 ~ 1.5cm 由外及里行贯穿缝合，然后距离上方筋膜进针位置约 1cm 由里及外贯穿缝合。当所有缝线都放置完毕再开始打结，将上方筋膜覆盖至下方筋膜表面。在上方筋膜游离缘间断缝合第二排缝线，注意避免损伤下方的肠管。

下方的脐部钉合在筋膜层重建其形状，关闭皮下组织及皮肤，放置负压引流以消除局部的无效腔并维持其倒立的轮廓。

现在这种传统的"背心套裤子"的修补方法在大的疝中已经很少使用。对缺损小于3cm的脐疝，沿着张力较小的方向使用简单的间断缝合或连续缝合，这样既不烦琐，也可取得比较理想的结果。

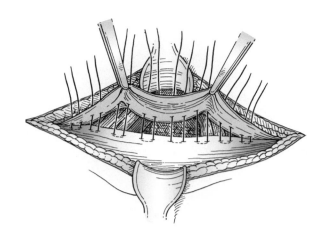

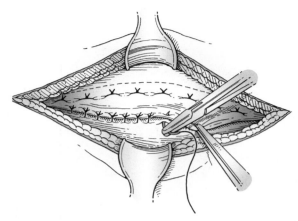

图 23-13　脐疝的 Mayo 修补法

（四）脐疝的补片修补

在缺损大的或者组织质地不好的脐疝中采用直接修补的方式复发率较高，因此如病例合适，应采用补片修补的方式来降低修补失败的风险。

除了补片的选择，脐疝补片修补的基本操作原则和切口疝相似。对缺损较大的疝，采用切口疝部分所描述的贯穿缝合的方法将补片固定在腹膜内或者腹膜外层。由于脐旁的切口更容易撕裂和崩解，因此最好避免在皮下组织层放置补片，以避免感染导致切口裂开。

（五）肝硬化的患者

肝硬化患者如合并脐疝的急性嵌顿或伴有腹水漏的情形时处理较为棘手，需要进行急诊手术（图23-14）。在这些病例中，应使用横向椭圆形的切口将脐完全切除，这样可使切口的愈合更快。如难以将肠管还纳，需在缺损的边角处横行切开腹壁筋膜。在需要进行肠管切开或肠管切除的情形时应禁止使用补片来修补。

应采用各种方法尽可能地减少腹水漏的风险：如在闭合切口前，在切口外侧钻孔放置腹腔引流管，并在术后 7 ～ 10d 才予以拔除，注意把腹膜作为单独的一层使用可吸收缝线进行连续缝合关闭，确保静脉吻合支的出血要妥善止血，采用"背心套裤子"方式或连续缝合来关闭腹壁筋膜，妥善关闭皮下组织层，避免残留无效腔，连续缝合关闭皮肤。另外，积极的门静脉高压内科治疗也具有极为重要的影响。

由于急诊手术发生并发症和死亡的风险较高，因此对于内科处理情况稳定的肝硬化患者应尽量选择择期手术。

（六）解剖及胚胎学要点

脐实际上是腹直肌的腱膜围绕发源脐带的组织在腹正中线上融合所形成的。在妊娠第 6 周，中肠发育移行到腹腔外进入到脐带中。在妊娠第 10 ～ 12 周，中肠发生旋转，同时返回腹腔中。在和脐带分离后，脐环缩小并在随后由于愈合形成了一个致密的脐盘组织。脐盘的下部由闭塞动脉和脐尿管支撑，上部由圆韧带支撑，因此下部更为强韧。另外腹横腹壁筋膜在脐环处不同程度增厚强化形成脐腹壁筋膜，因此在脐的位置缺乏皮下组织层，皮肤直接覆盖在腹壁筋膜层上。

如上述胚胎发育的过程出现问题，会在新生儿中导致两种特殊的先天性腹壁缺损，即脐膨出和腹裂。脐膨出是由于肠管旋转和返回腹腔失败而导致肠管疝入脐带。脐膨出表面覆盖透明的囊膜，内层为壁腹膜，外层为羊膜。除非膨出的囊壁破裂，一般可等待择期手术修补。而腹裂是由于腹壁发育缺损，肠管从该缺损疝出，通常在发生在脐右侧，表面缺乏有效的保护性覆盖。腹裂需要立即进行手术治疗。

如脐环在发育过程中不能很好地闭合就可能发展成为先天性脐疝。它们通常发生在脐的位置，由一层与皮肤直接相贴的腹膜囊覆盖。大部分在 2 岁左右可自行修复闭合。

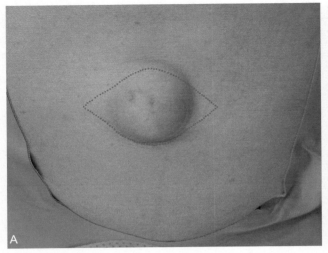

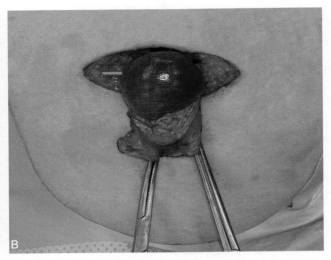

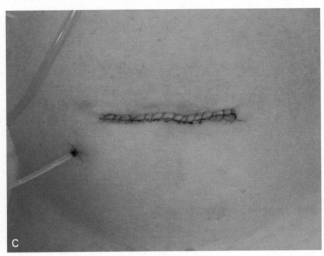

图 23-14　所示为一例发生脐疝急性嵌顿的肝硬化患者的修补术

A. 通过椭圆形切口来切除多余的皮肤和疝囊；B. 评估嵌顿肠管的活力，横向或垂直切开腹壁筋膜以帮助肠管还纳（以红线标记）；C. 放置腹腔引流管后逐层关闭腹壁筋膜及皮肤

后天获得性脐疝和脐旁疝发生于脐盘薄弱的位置，被认为是由于伴随年龄增大、肥胖、多次妊娠或腹水等情形时反复的应力或长期的腹压增加所导致。通常发生在脐盘上部的薄弱处，只有一层皮肤直接覆盖。通常还会合并腹直肌分离。除此之外，先天性脐疝和成人获得性脐疝无其他明显的差异。

脐旁的皮下组织比起前腹壁其他地方血供更为丰富。虽然这些脐旁血管丛主要是静脉，但有时也会有小动脉分支穿行，必要时需进行电凝烧灼。在肝硬化门静脉高压的患者中，脐旁的静脉是重要的门 - 腔静脉侧支循环，因此在手术时常常会遇到淤血肿大的静脉，如不慎损伤可能导致较大的出血。

六、其他类型疝的修补要点

（一）上腹壁疝修补

上腹壁疝可发生于剑突与脐连线的腹白线上的任何位置。通常上腹壁疝只包含腹膜前脂肪，没有真性疝囊，所以也不能在腹腔镜下看到。少见的具有较大缺损和腹膜性疝囊的上腹壁疝通常也只有大网膜疝出。

手术时通过竖切口或横切口均可。通常缺损表现为一个横向的椭圆形。在理清腹壁筋膜边界时，需要把嵌顿的脂肪组织切除或还纳。小的缺损通过横向的间断缝合闭合即可。上腹壁疝可能也会合并腹直肌分离发生，并且腹壁筋膜组织的质量一般较差。在这种情况下或缺损也较大，可采用脐疝中所描述过的补片修补的方法来进行修补。

（二）半月线疝修补

半月线疝发生于半月线和弓状线相交的最宽、最薄弱的位置。在其发展的早期，除非已经突破了三层扁平肌肉的腱膜，否则一般不能触诊到。

沿着皮肤松弛时的张力线进行斜切口一般就能保证较好的术野暴露以及较美观的瘢痕效果。在疝进展的早期腹外斜肌的腱膜一般已经受累及变薄，手术中需要切开。游离疝囊，确认腹壁筋膜缺损的边界。疝囊处理的基本原则同其他腹壁疝。如可进行直接修补，使用非可吸收缝线将外侧的斜肌和内侧的腹直肌鞘缝合。对于复发风险较高的病例也可采用前述的补片修补技术。对肥胖患者，由于难以触诊到疝，腹腔镜的术式可能可提供更好的术野。

（三）造口旁疝

修补造口旁疝的方法无论哪一种均有高达 50% 复发率，因此最好是一次就修补成功。

如采取局部腹壁筋膜修补的方法，在造口旁进行横向的切口。逐层切开到达腹壁筋膜层直至能还纳疝及疝囊，无须游离造口与其腹壁筋膜的粘连。间断缝合几针，缩窄腹壁筋膜的缺损，注意打结不要太紧，以防影响肠管的血供和通畅性。该法虽然最简单，但并不可靠。关闭造口旁的皮肤。如皮瓣较大，可放置一个小的负压引流管或敞开切口的边角，以防止二次打开。

需重新改变造口位置的需要采取腹正中切口，进入到腹腔后解除必要的粘连，沿着造口进行环周的切口，沿着无血管平面游离肠管直至能把疝内容物及造口本身还纳回腹腔。采用术者喜好的方式关闭原来的造口，并在经过腹直肌鞘的不同位置进行新造口。

补片的修补从腹正中线切开，应注意妥善覆盖造口，并尽量远离其进行操作。从腹腔内侧解除粘连，将疝内容物还纳，腹壁筋膜的缺损也应从腹腔内侧关闭。选取一个合适的合成或生物补片放置在造口隧道的腹膜内侧，确保补片各个方向均有较好的覆盖宽度。造口的肠管应从补片的一侧走行。注意避免在补片上进行剪口，否则将成为一个新的薄弱位置并可能会增加补片侵蚀导致肠瘘的风险。在补片的四周固定。腹腔镜的补片修补术也应采用上述同样的策略。

（李英儒 译 李国林 校）

参考文献

1. Arroyo A, García P, Pérez F, et al. Randomized clinical trial comparing suture and mesh repair of umbilical hernia in adults. *Br J Surg*. 2001;88(10):1321–1323.
2. Berry MF, Paisley S, Low DW, et al. Repair of large complex recurrent incisional hernias with retromuscular mesh and panniculectomy. *Am J Surg*. 2007;194:199–204.
3. Chan G, Chan CK. A review of incisional hernia repairs: Preoperative weight loss and selective use of the mesh repair. *Hernia* 2005;9(1):37–41.
4. den Hartog D, Dur AH, Tuinebreijer WE, et al. Open surgical procedures for incisional hernias. *Cochrane Database Syst Rev*. 2008; 16(3):CD006438. (Extensive review on outcomes of incisional hernias repair by technique used, position and types of the mesh from several large studies.)
5. Dietz UA, Hamelmann W, Winkler MS, et al. An alternative classification of incisional hernias enlisting morphology, body type, and risk factors in the assessment of prognosis and tailoring of surgical technique. *J Plast Reconstr Aesthet Surg*. 2007;60:383–388.
6. Halvorson EG. On the origins of components separation. *Plast Reconstr Surg*. 2009;124(5):1545–1549.
7. Harth KC, Rosen MJ. Endoscopic versus open component separation in complex abdominal wall reconstruction. *Am J Surg*. 2010; 199(3):342–346; discussion 346–347.
8. Mayo WJ. An operation for the radical cure of umbilical hernia. *Ann Surg*. 1901;34(2):276–280. (Original description of the technique.)
9. Paul A, Korenkov M, Peters S, et al. Unacceptable results of the Mayo procedure for repair of abdominal incisional hernias. *Eur J Surg*. 1998;164(5):361–367.
10. Ramirez OM, Ruas E, Dellon AL. "Components separation" method for closure of abdominal-wall defects: An anatomic and clinical study. *Plast Reconstr Surg*. 1990;86:519–526.
11. Sauerland S, Walgenbach M, Habermalz B, et al. Laparoscopic versus open surgical techniques for ventral or incisional hernia repair. *Cochrane Database Syst Rev*. 2011;16(3):CD007781.
12. Shah BC, Tiwari MM, Goede MR, et al. Not all biologics are equal! *Hernia*. 2011;15(2):165–171. Epub 2010 Dec 28.
13. Skandalakis PN, Zoras O, Skandalakis JE, et al. Spigelian hernia: Surgical anatomy, embryology, and technique of repair. *Am Surg*. 2006;72(1):42–48. Review.
14. Shell DH 4th, de la Torre J, Andrades P, et al. Open repair of ventral incisional hernias. *Surg Clin North Am*. 2008;88(1):61–83, viii.
15. Stumpf M, Conze J, Prescher A, et al. The lateral incisional hernia: Anatomical considerations for a standardized retromuscular sublay repair. *Hernia*. 2009;13(3):293–297. Epub 2009 Feb 12.
16. Sugarbaker PH. Peritoneal approach to prosthetic mesh repair of paraostomy hernias. *Ann Surg*. 1985;201(3):344–346.
17. Varshney S, Manek P, Johnson CD. Six-fold suture: Wound length ratio for abdominal closure. *Ann R Coll Surg Engl*. 1999; 81(5):333–336.
18. Williams RF, Martin DF, Mulrooney MT, et al. Intraperitoneal modification of the Rives-Stoppa repair for large incisional hernias. *Hernia*. 2008;12(2):141–145.
19. Xourafas D, Lipsitz SR, Negro P, et al. Impact of mesh use on morbidity following ventral hernia repair with a simultaneous bowel resection. *Arch Surg*. 2010;145(8):739–744.

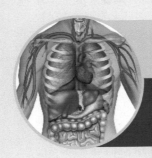

第**24**章

小儿脐疝的修补

Raphael C.Sun and Graema J.Pitcher

脐疝是小儿最常见的疝。由于出生后仍存在过大或薄弱的脐环，其中非洲裔美国儿童疝更常见，但原因未明。大多数的小儿脐疝，在一定的时间可以自发闭合修复，不需要手术干预。因此治疗原则是学龄前再行修补。如果疝缺损大到足以容纳两个手指以上，不太可能自发闭合，当孩子2～3岁的时候就可以手术修补了。由于嵌顿和绞窄的风险极低，脐疝是可以保守治疗的。

外科住院医师教育委员会（SCORE™）将儿童的脐疝修归类为"基本的"手术操作。

手术步骤

在脐皱褶处做切口，以筋膜缺损为指引。

　　通常在脐下切口，有时候也可以脐上切口（筋膜缺损处位置较高）

逐层切开真皮，皮下组织

找到疝囊和腹直肌鞘之间的平面，清晰暴露肌筋膜缺损的边缘

游离位于筋膜边缘的疝囊

把疝囊从皮肤分离

彻底止血

确保筋膜与疝囊和（或）肠内容物分离

横向或纵向间断缝合筋膜；很多外科医师更喜欢用荷包缝合关闭小疝囊

将脐皮肤底部缝于筋膜闭合处形成新脐

关闭皮肤切口

解剖并发症

肠损伤

没能正确找到筋膜边缘导致用疝囊组织修补致修补效果欠佳

分离疝囊时切破皮肤

一、切开皮肤和最初的分离（图 24-1）

【技术要点】

首先，触摸筋膜缺损处，确定切口脐上或脐下，做弧形切口（图 24-1）。

接着，结合电切和钝性剥离技术分离切口皮下组织。找到皮下组织和疝囊之间的解剖平面。接下来，寻找疝囊并分离出来（图 24-2）。有时候，放置一个血管钳于筋膜与疝囊之间，打开疝囊，更好地分辨解剖结构。足够的肌松和麻醉深度有利于操作，防止肠管被挤压出来。仔细将疝囊与皮肤分离以免皮肤穿孔。

用止血钳固定筋膜平面，在筋膜下方切除疝囊

（图 24-3）。

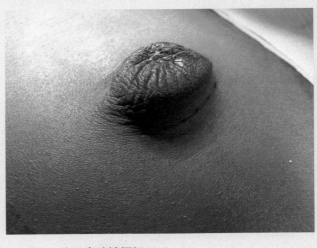

图 24-1　脐下皮肤皱褶切口

【解剖要点】

小儿脐疝是先天性的，由于出生后脐环没有自发闭合所致。疝囊是由腹膜黏附于脐皮肤真皮层形成。很多时候你可以发现一个大"鼻子"样的皮肤表面突出物，但这个现象和筋膜缺损的大小没有联系。

沿着正确的平面分离，很少会遇到血管，一般情况下，沿着这个正确平面分离并不难。唯一可能遇到的较大血管一般位于腹膜缺损边缘的下面。在这个部位用电凝止血的时候同样需要小心。

镰状韧带的胚胎残留结构（脐静脉）和内侧脐韧带（脐动脉）在疝修补术中通常是看不到的，除非是一个大缺损需要更大的手术视野暴露。

二、筋膜缺损的修补和缝合

【技术及解剖要点】

可吸收缝线如 PDS（聚二恶烷酮）是最理想的，但薇乔也是一种可接受的替代品。对于小型疝，用 PDS 做荷包缝合，连续缝合筋膜边缘并收紧就足够了（图 24-4）。对于较大的缺损（大于 2cm 直径），可以用一系列的垂直或水平间断缝合关闭（图 24-5）。要逐针收紧缝线。保持缝合过程中缝线的张力可以使得额外增加的缝合更加顺利。大多数脐疝足够小，可以直接关闭，补片材料通常是不需要的。

通过将多余的皮肤底面缝合固定于筋膜来重建脐（图 24-6）。需要植皮是非常罕见的。常常可以通过将保留多余皮肤（而不是切除）来获取一个更好地美容效果（图 24-7）。少数患者可以加压包扎可以预防血肿和血清肿（图 24-8）。用皮内缝合关闭皮肤切口。

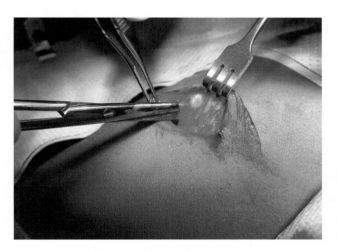

图 24-2　在疝囊周围用剪刀分离

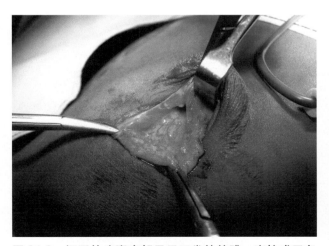

图 24-3　切开的疝囊底部显示正常的筋膜，牵拉成三角状以准备行荷包缝合

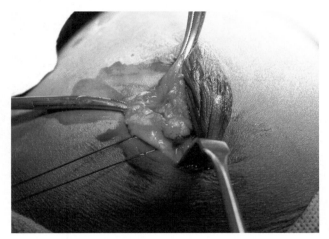

图 24-4　行荷包缝合

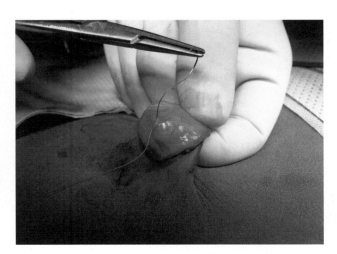

图 24-5　用可吸收缝线将脐皮肤固定于疝囊的底面——这可以紧贴之前的筋膜以消除无效腔

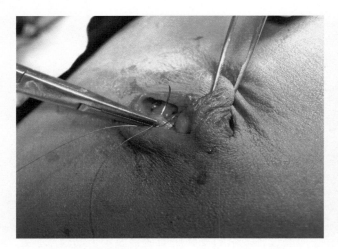

图 24-6　关闭皮下层面

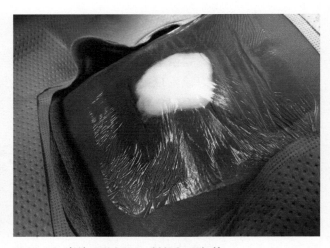

图 24-8　海绵覆盖切口，封闭加压包扎

（李英儒　译　李国林　校）

参考文献

1. Zendejas B, Kuchena A, Onkendi EO, et al. Fifty-three-year experience with pediatric umbilical hernia repairs. *J Pediatr Surg.* 2011; 46:2151–2156.

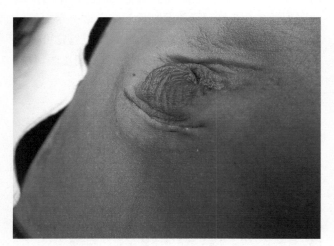

图 24-7　完全皮内缝合

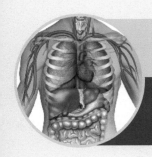

第**25**章

腹腔镜切口疝修补术

腹腔镜切口疝修补的理论基础是由于筋膜薄弱或缺损，因此从腹腔内部可以获得很好的手术视野。这种技术的适应证还存在争议，目前来讲，它非常适合那些缺损相对较小且没有使用过补片修补（因而没有大块组织粘连）。患者过于肥胖、狭窄性肠梗阻是相对禁忌证。

外科住院医师教育委员会（SCORE™）将腹腔镜下腹疝修补术归类为"基本的、常规的"手术操作。

手术步骤
设计进入腹腔的腔镜路径
将前腹壁上所有粘连组织松解
找出所有薄弱/缺损
用骨髓针将这些缺损定位
剪一块可以覆盖所有缺损/薄弱的合适大小的补片
标记补片并，方便将它放置在筋膜旁边并卷曲
补片每个角做水平褥式缝合线
将补片、缝线放入腹腔内
将补片展开，贴着腹膜展平
将补片一角处缝线钳起并穿过腹壁，打结

其他三条缝线相同处理
缝线之间的间隙打钉固定
将直径大于 5mm 的戳卡孔缝合

解剖并发症
进入腹腔或者松解粘连腹膜时损伤腹膜
补片未能覆盖所有薄弱部位
术后慢性疼痛

结构列表
腹白线
腹直肌
腹壁下血管

一、手术入路和粘连松解

【技术与解剖要点】

选择远离缺损及旧切口的进入点，这可能要用到哈桑穿刺套管（Hasson cannula）（详见第 22 章，图 22-3）。有时也可以用气腹针在左上象限盲穿进入腹腔。这种方法很依赖进针时肋缘提供足够阻力，因而适用于左上象限没有陈旧性瘢痕或者既往此区域手术造成的可能粘连（例如脾切除术）。

选择与疝囊合适距离并近左肋缘的点（图 25-1A），用布巾钳将进针点处腹壁拉起。做个皮肤切口，插入气腹针，确认常规的腹壁进针口，插入腹腔镜，

检查腹腔（30°腹腔镜更适合观察前腹壁）。

疝囊内可能有网膜或者肠管，放入第二个套管，将内容物推入腹腔（图 25-1B），用电刀或者超声刀将粘连分离。通常，气腹造成的腹壁膨胀已经将疝内容物推回腹腔了。检查前腹壁找到所有的薄弱部位。通常可找到多个薄弱部位。

二、准备及固定补片

【技术与解剖要点】

选小号脊髓针，从疝缺损边缘进针穿过腹壁，保证皮肤进针点与实际的筋膜薄弱部位边缘相符合，并将进针点用标记笔标记。沿薄弱部位周围多个点

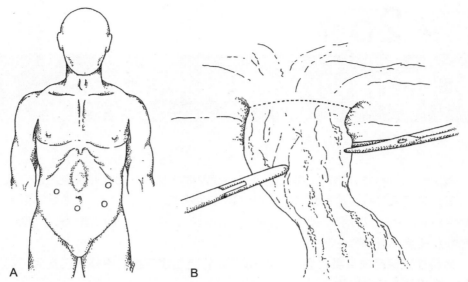

图 25-1 手术入路及粘连松解（图 A、B 引自 Larson GM.Laparoscopic repair of ventral hernia.In: Scott-Conner CEH，ed.The SAGES Manual.New York，NY: Springer Verlag; 1999:379-385）（已授权）

重复此过程，从而在皮肤表面形成一个能显示筋膜薄弱部位的轮廓图。若有其他缺损，重复此过程。

剪一块能覆盖所有缺损并超出边缘 2cm 的双重补片，用标记笔将四个角标为 1、2、3、4（补片为圆形者例外），腹膜面也要标记（保证腹腔镜下可见）。

在皮肤上对于位置标记同样数字以确保补片准确放置。补片的腹膜面应朝向网膜和肠管（图 25-2A）。

补片四个角各放一条水平褥式缝线。在皮肤标记这些缝线在补片放置之后的出针口。然后将补片卷曲经戳卡孔放入腹腔。打开补片，调整方向和正

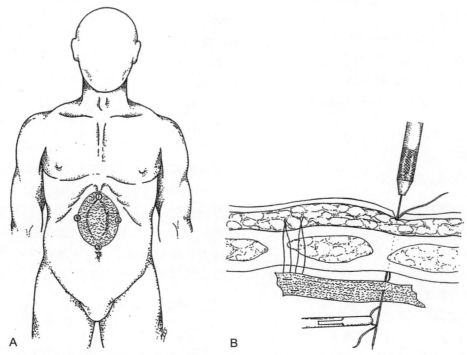

图 25-2 准备及固定补片（图 A and B 引自 Larson GM.Laparoscopic repair of ventral hernia.In: Scott-Conner CEH，ed.The SAGES Manual.New York，NY: Springer Verlag; 1999:379–385）（已授权）

反面，确保标记的数字对应并且腹膜面朝向肠管。有可能此过程中无法看清补片，可先将两个角尽可能地靠近腹腔镜。

选择一个角，在原先标记的皮肤出针口位置做一个长约 1cm 的皮肤切口，将导丝穿过切口一端和腹膜，把缝线一端顺着导丝穿过腹壁，另一端也相同处理，确保两个进入点大约相隔 1cm。（图 25-2B）将缝线打结并埋于皮下组织，打结时用腹腔镜观察补片，确保补片贴合腹壁。

将其余三个角同样处理，确保补片贴合腹壁并覆盖所有薄弱部位，补片腹膜面应朝向脏腹膜。

用疝钉固定装置将 4 条缝线之间的补片边缘钉住在腹壁，确保肠管不会沿着缝隙再次形成疝。

拔出腹腔镜，关闭戳卡孔和皮肤切口。

（李英儒　译　李国林　校）

参考文献

1. Brill JB, Turner PL. Long-term outcomes with transfascial sutures versus tacks in laparoscopic ventral hernia repair: A review. *Am Surg*. 2011;77:458–465.
2. Deeken CR, Faucher KM, Matthews BD. A review of the composition, characteristics, and effectiveness of barrier mesh prostheses utilized for laparoscopic ventral hernia repair. *Surg Endosc*. 2012;26:566–575.
3. Fortelny RH, Petter-Puchner AH, Glaser KS, et al. Use of fibrin sealant (Tisseel/Tissucol) in hernia repair: A systematic review. *Surg Endosc*. 2012;26:1803–1812.
4. Gurusamy KS, Allen VB, Samraj K. Wound drains after incisional hernia repair. *Cochrane Database Syst Rev*. 2012;2:CD005570.
5. Larson GM. Laparoscopic repair of ventral hernia. In: Scott-Conner CEH, ed. *The SAGES Manual*. New York, NY: Springer Verlag; 1999:379–385.
6. LeBlanc KA. Laparoscopic incisional hernia repair: Are transfascial sutures necessary? A review of the literature. *Surg Endosc*. 2007;21:508–513. (Because transfascial sutures can cause chronic pain, alternatives have been sought. This article details alternatives and problems.)
7. Sauerland S, Walgenbach M, Habermalz B, et al. Laparoscopic versus open surgical techniques for ventral or incisional hernia repair. *Cochrane Database Syst Rev*. 2011;16:CD007781.
8. Selzer DJ. Taking LVHR beyond the learning curve. *Contemp Surg*. 2005;61:224–233.
9. Tong WM, Hope W, Overby DW, et al. Comparison of outcome after mesh-only repair, laparoscopic component separation, and open component separation. *Ann Plast Surg*. 2011;66:551–556.

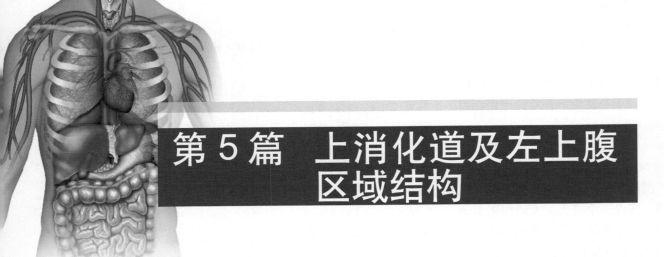

第5篇 上消化道及左上腹区域结构

众所周知，如果把腹部划分成4个象限时，左上腹器官不单只是包含上消化道和脾（例如还包含胰腺），而幽门和十二指肠也从这个象限穿出。可能由于这部分组织结构都是腹部查体（参见20章）时被容易触及的器官，因此它们很自然地被归为一类，外科医师通常将这些组织结构连同左半肝划分在一起。

在这部分，我们将介绍食管以下区域里的器官，包括食管裂孔、胃、十二指肠、迷走神经和脾。首先我们介绍上消化道内镜使用流程，并展示食管、胃和十二指肠的大体形态和管腔内表现（见第26章）。通过第27～30章介绍的食管裂孔修补术来介绍食管裂孔区域解剖结构，而食管裂孔就是食管穿过膈肌进入腹腔的孔。在第31章，通过讲述腹腔镜食管肌层切开术来继续介绍远端的食管。而这整个区域器官的讨论放在迷走神经切断术的章节里（见第41章）。

胃手术部分从介绍简单的胃造口术及空肠造口术开始（参见第33～34章），在介绍这两术式时我们会一同讲解外科基础操作、腹腔镜技术和内镜技术，顺带我们还会讲解另一项相关的操作，空肠造口术以及经空肠造瘘管营养支持。在关于溃疡穿孔折叠修补术的章节里（第35～36章）我们会讲解幽门和十二指肠球部的解剖，以及从传统入路和腹腔镜入路肝下和膈下的空间结构。接着，通过讲解胃切除术（第37～38章），治疗胃创伤的两种术式（幽门旷置和十二指肠憩室化）（第42章）以及治疗肥胖症胃切除的相关术式（第44～45章）来完成胃和十二指肠解剖和术式的讨论（经十二指肠括约肌成形术以及胆总管十二指肠吻合术将在另一部分予以介绍）。

最后，第46～47章介绍开放和腹腔镜脾切除和脾修补术（脾损伤修补）结束这部分的讨论。

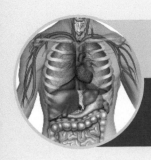

第 26 章

上消化道内镜检查

上消化道内镜，又称食管胃十二指肠镜，常被用来诊断和治疗。这章节将介绍上消化道内镜下解剖和安全的可视化操作技术。想了解详细关于内镜发现、指征、活检技术以及上消化道内镜下治疗方面的信息，可以阅读参考文献中几篇相关的文章。

外科住院医师教育委员会（SCORE™）将传统的食管胃十二指肠内镜检查归类为"基本的、常规的"手术操作。

手术步骤

进行充分的咽喉表面麻醉

通常辅以静脉镇静

采用左侧卧位

轻柔引导镜头进入口腔，利用轻微弧度将镜头推入食管（注意打开控制器）

在声带构成的三角底部将见到狭缝状的食管

当患者做吞咽动作时将镜头推进通过食管括约肌

看到食管腔 - 在直视下推进镜头通过远端的食管括约肌

轻柔将镜头推进进入胃

充气使胃膨胀，然后检查胃所有区域，包括通过折返镜头显露贲门

顺着胃腔弯度通过幽门显露十二指肠

术中小肠内镜：外科医师在镜头尖处做一个气囊，通过推开镜头前方的小肠推进镜头，在肠管外表面用细丝线标志每一

处病变

解剖并发症

穿孔

因没充分检查导致遗漏病变

结构列表

喉

鼻咽

口咽

喉咽

食管

胃

贲门

胃体

胃底

幽门

十二指肠

小肠

一、患者体位和开始推送内镜（图 26-1）

【技术要点】

充分的喉咽部表面麻醉很重要，检查过程中患者最好面向检查者并手持弯盆进行。

将患者摆成左侧卧位，这时患者最好辅以静脉镇静。除了内镜自带的吸管，还要在患者头端准备

杨克吸引器以防患者呕吐导致的误吸。

在患者口放置防咬器，再次检查确定内镜镜头控制器已经打开，将镜头推送至后咽喉部，用左手的示指和中指引导镜头，保持其在中线水平。嘱咐患者做吞咽动作，当感觉到吞咽开始而试管括约肌打开后轻轻推进镜头。由于这操作过程完全是靠感

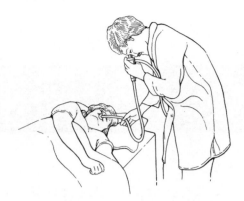

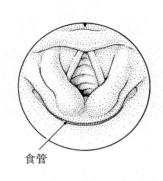

食管

图 26-1   患者体位和开始推送内镜

觉进行，动作必须很轻柔。如果镜头偏移了中线，镜头很可能会进入两边的憩室盲端 - 左右梨状窝；如果强力的推送可能会导致穿孔。有时候因为患者咳嗽，镜头会进入到喉部。

【解剖要点】

咽喉部，从颅骨的底部呈管状垂直向食管开始部延伸，是鼻腔、口腔和喉腔交汇的开放式区域。它习惯被分成三部分：鼻咽部（软腭以上区域）、口咽部（从软腭的上方延伸到舌骨的下方区域）及喉咽部（从舌骨到环状软骨下缘之间的区域）。

鼻咽部分别与咽鼓管（其开口于鼻咽部侧壁）和鼻腔（通过鼻后孔）相通。喉咽部的扁桃体（腺体）位于鼻咽部的后壁。这里是咽部最宽的位置，其通常处于开放状态。

口咽部，有时又称后咽，前面与口腔广泛相通，其腔域正对着舌头的咽侧面。上腭扁桃体位于前面腭舌弓前和后面腭咽弓之间的外侧壁。这些淋巴组织群，连同鼻咽部的咽扁桃体和舌咽部的淋巴腺样组织（舌扁桃体）共同构成瓦耳代尔扁桃体环。口咽峡部能通过回缩舌头封堵于腭舌弓之间而被关闭。这种舌部运动还可以在吞咽时将食团上的口咽腔封闭。

咽喉部向前与喉部开口相通。在喉部开口的两侧侧壁，分别有一细长的小窝，称为梨状窝。咽喉部向下与食管相连接，两者的结合处是喉部最狭窄的部分。

在咽食管结合处的咽部肌肉组织是由咽下缩肌构成，这是咽部最厚的缩肌之一。这部分肌肉理论上可分为甲状咽上肌群和环状咽下肌群，甲状咽上肌群的肌纤维起源于甲状软骨，向上直接连接于后中脊上，而环状咽下肌群的肌纤维起源于环状软骨，

水平方向连接于后中脊上。在吞咽过程中，甲状咽肌的收缩能推动食物团的下咽，而环状咽肌则是扮演括约肌的角色。如果在吞咽过程中环状咽肌松弛失败将会导致两个下缩肌之间的黏膜疝（森克尔憩室），或者在行内镜检查时容易发生食管穿孔。

二、食管（图 26-2）

【技术要点】

当内镜进入食管后，显示管腔并在直视下将内镜头推进至食管贲门交界部。这是一个非常直顺的操作，只需进行轻微的调整。间断性地充气能保持管腔处于打开状态，以利于设备器械的通过。通过鳞状柱状上皮交界（Z 线）颜色的改变来确认食管贲门交界。通常食管贲门交界距门齿约 40cm。食管下括约肌通常是处于关闭状态，它没有固定的解剖标志，同时也是生理性的高压区域。除非远端食管因肿瘤或者其他原因存在狭窄，否则稍稍加力即可将内镜头送入胃部。

【解剖要点】

食管开始于环状软骨下缘，长约 25cm。食管在颈椎椎体前方向下通过颈部及胸部。它在大约第 10 胸椎水平穿过膈肌，在约第 11 胸椎水平结束于胃贲门部。食管开始居中，食管在颈部向下延伸轻微向左偏移直到颈根部。在颈根部，它又开始逐渐向右偏移，所以大约在第 5 胸椎水平食管再次回到中线位置。在第 7 胸椎水平，它又开始向左偏移，最后向前在膈肌穿过食管裂孔。胸段食管根据脊柱的走行同样出现前弯和后弯改变。腹部食管极度向左偏移与胃衔接。

食管的毗邻解剖十分重要。在颈部，食管位于气管的后面、颈椎与椎前肌之间，颈部食管和气管

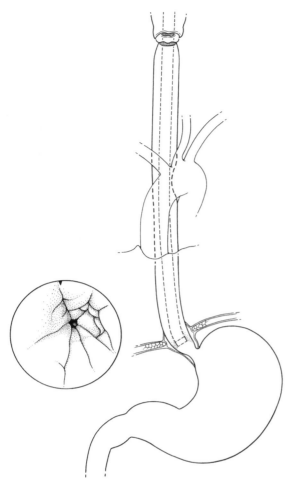

图 26-2 **食管**

两旁伴行的是喉返神经（在食管气管沟里或附近）、颈总动脉和甲状腺；在下颈部，胸导管向上穿越到气管的左侧；在纵隔，从上到下，食管有以下的毗邻结构：

前面：气管、左主支气管、右肺动脉、心包里的左心房以及膈肌。

后面：脊柱、椎前肌、主动脉弓的右肋间动脉、胸导管、奇静脉和半奇静脉以及靠近膈肌的主动脉。

右侧：右侧胸膜壁层、奇静脉弓交叉处以及右迷走神经（构成食管后神经丛）。

左侧：左锁骨下动脉和胸导管、左喉返神经、主动脉弓的末端、左侧胸膜壁层、左迷走神经（通常构成食管前神经丛）以及降主动脉。

在腹部，食管位于左膈肌以及左膈下动脉的前面。

食管有 4 个狭窄段，分别为环甲食管结合部（距离切齿约 15cm）、主动脉弓横跨食管处（距离切

齿约 22cm）、左主支气管横跨食管处（距离切齿约 27cm）以及食管穿过膈肌处（距离切齿约 40cm）。

虽然食管远端的括约肌不能很好地从解剖上区分出来，但它还是被认为是食管胃结合部上约 2cm 的高压区。就在这生理括约肌的远端，是食管胃结合部（Z 线或锯状缘）。在内镜下，通过辨认粉灰色食管黏膜到黄橘色胃黏膜的变化来确定食管鳞状上皮向胃柱状上皮的过度。

三、胃（图 26-3）

【技术要点】

首先向胃充气，在胃壁膨胀时要留意胃壁的活动性。确认在胃小弯的切迹（角切迹）。将镜头推进通过胃切迹，这时可以将镜头推向进入胃幽门或者折返从下向上检查食管胃结合部。在这时采用双管思维很有好处。当你在切迹点来查看时，第一"管"就是查看到幽门，而第二"管"就是折返查看贲门。通过充气将胃涨起并令胃大弯远离胃切迹。这时相对固定的胃小弯就像一层隔膜，产生出双管的表现。轻微调整镜头尖的角度就能控制镜头进入幽门或者折返查看贲门部。

首先将镜头进入官腔后通过引导镜头朝向贲门来折返镜头。当你想让镜头尖部急剧成角转弯时，你可以同时向远离你的方向按住两个控制并将镜头向回拉。找到从贲门开始显现的黑色内镜管道，通

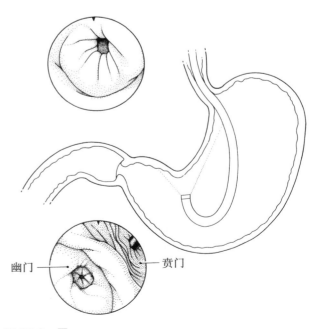

图 26-3 **胃**

过扭转和调节镜头尖部角度来完全显示贲门和胃底，然后通过推进镜头和伸直内镜头尖部来让镜头回到胃切迹区域。

通过相对变少的褶皱来辨认出胃窦部。紧贴着胃小弯向幽门推进镜头并进行探查。除非是由于溃疡或者肿瘤导致狭窄，幽门一般处于有节律的开和关状态，大体呈圆形的管腔。继续推进镜头显示幽门的面貌。当幽门开放时，轻轻推送镜头通过幽门。在这时，管腔的视野通常会消失，因为镜头进入了十二指肠球部的受限区。记下内镜管道在患者切齿位置的度数。如果插入的长度超过60cm，则要轻轻拉出镜头来伸直胃内多余的镜头管道。

【解剖要点】

胃的形态变化巨大，在饱或空不同状态会改变其大小和形状。但是部分解剖特点通常是，或者几乎都可以被看见。胃大弯是处于左前方而胃小弯是处于右后方。

在贲门孔处食管开口于胃。相对于食管，胃的后食管部分急剧扩大，成为贲门窦。在连接胃的食管左缘在胃大弯处急剧成角，构成贲门切迹。胃底就是贲门切迹以上胃组织。沿着胃小弯往下靠近末端有一个不同的切迹，称为角切迹。从角切迹向胃轴线垂直做一条直线线，该线为胃体和远端稍扩张的幽门窦之间的分界线。幽门均位于一道浅沟（界沟）的右边。在界终沟远端就是终末胃很短的与体格节段，称为幽门管。幽门管终结于幽门括约肌，也就是成为幽门环的狭窄肠腔。幽门管是最末端胃管腔的一部分，延续为十二指肠管腔。

本质上，胃黏膜和黏膜下组织具有厚折叠皱褶的特点。沿着胃小弯以及在幽门管里，褶皱都是纵向分布的，这也是胃腔的一部分，也称作"胃管"。在其他地方皱褶被呈蜂窝状。

从内镜检查我们可以看到，胃切迹就是胃小弯向腔内突出的一道新月形皱褶。将镜头向远处推进，进入胃窦部。这里具有以下特点：越向远处，与胃纵轴平行的皱褶就相对越少，但不是蜂窝状。幽门很容易辨认，因为胃壁均在这里汇聚，因此这里的管腔直径小，并会节律地张开和关闭。当折返镜头，我们会看到镜头穿过胃食管括约肌。胃食管括约肌同样是具有管腔直径突然变小的特点，也被称为贲门环，它由一群向胃食管结合部放射状分布的皱褶构成。

四、十二指肠（图26-4）

【技术要点】

稍微回抽胃镜以伸直胃中的内镜并使镜头尖向前。在镜管伸直后，在充气的状态下轻轻推进镜头，将会看到圆周状的十二指肠皱褶。如果镜头从幽门弹回到胃，则再次将镜头穿过幽门。在十二指肠通常能看到胆汁，由于通常被一层黏膜皱襞盖住，用端视型内镜很难能查看到壶腹部。尽可能地将镜头往下推送，记住十二指肠的病灶通常位于第一段和第二段。

当回退镜头时，仔细探查十二指肠球部。这箭头状的腔室缺乏像其他段十二指肠那样的环状褶皱。由于这区域很小而且很难扩张，所以需要反复几次通过幽门才能准确显示这区域。

在回抽镜头时，再次一次检查胃和食管。当检查完后，使用内镜的吸管来替胃减压。

【解剖要点】

十二指肠是小肠中最宽、最短而且是最固定的一部分，长度通常为20～25cm。它起源于幽门，向后、向上和向右走行约5cm（首段或上段）。这一部分相对游离，影像学上称为十二指肠球部。与黄橘色的胃黏膜相比，十二指肠的黏膜呈黄灰色，十二指肠近端的黏膜皱褶是确实的，但随着十二指肠第二段的临近，将出现典型的小肠环状皱襞。

接着，十二指肠往下急剧转弯形成十二指肠上曲，并经过脊柱椎体右侧以及胰头，这段长度为8～10cm。这部分十二指肠，又称为第二段或降段，胆总管和胰管汇合（壶腹部）后在肠壁内斜行开口

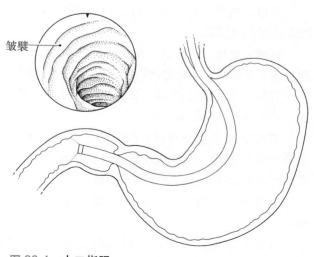

皱襞

图26-4　十二指肠

于此段十二指肠。壶腹部开口于十二指肠大乳头的顶点，大约距离幽门 10cm 处，它经常被一黏膜帽覆盖着。在乳头的远处，常见到单一的或者双纵向黏膜皱褶。而在十二指肠其他部分，通常可见到典型的皱襞环，在十二指肠大乳头约 2cm 的远端常可见到十二指肠小乳头，在它的尖部，副胰腺管经过它向十二指肠排空。

十二指肠第三段，又称水平部，开始于十二指肠下角（弯），急剧弯向左侧通过脊柱椎体。第三段长约 10cm，在内镜下除了看到环形皱襞没有其他特殊的结构。

十二指肠升部，即第四部分，是十二指肠最短的一段（长约 2.5cm）。在它的末端，十二指肠升段突然转向前，并中止于十二指肠空肠曲。十二指肠空肠曲通过悬肌或者十二指肠韧带（即 Treitz 韧带）来保持其空间位置。

五、胃切除术后的胃（图 26-5）

【技术及解剖要点】

胃的手术改变了了胃的外貌。幽门成形术和毕Ⅰ式胃部分切除术都会导致幽门扩张或者幽门缺失。（毕Ⅰ式和毕Ⅱ式重建术将在第 29 章介绍，幽门成

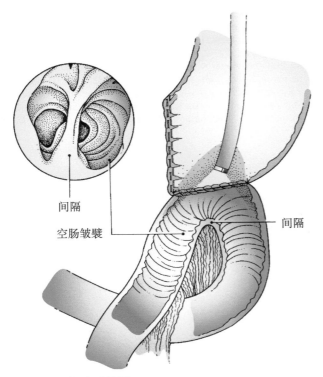

图 26-5　切除后的胃

间隔

空肠皱襞

间隔

形术在第 32 章介绍）。在这种情况内镜检查按正常步骤进行，通过手术改变后的幽门进入十二指肠。特别要留意吻合口的表观（如果能够辨认出）。通常，只有十二指肠首段会被手术改变。

毕Ⅱ式重建术后通常看到由一个间隔分出两个出口（分别为输入袢和输出袢）。虽然有时很难确认出哪个是输入袢或输出袢，但是一般输入袢会有丰富的胆汁涌出而输出袢则没有。两者均伸入镜头进行探查。

一个简单的胃空肠吻合术后（保留胃窦和幽门），胃窦和幽门在内镜下样子相近，但通常两者还是能够被区分开的。

六、术中上消化道内镜检查（图 26-6）

【技术要点】

位置未明的上消化道出血需要急诊剖腹探查时常常需要辅助进行术中上消化道内镜检查，尤其在明确小肠的出血位置时帮助更大。

在无意识、气管插管下的患者进行安全的内镜推送需要一定技巧和稳定而轻柔的触觉。麻醉师需固定以及保护好气管内管道以防意外脱出。将左手置入后咽的深部、气管内导管的前面，往前把气管内导管、下颚和舌推开，将内镜插入喉后部并用左手手指引导它在正中往前推送。有时候，留置的食管听诊器或者鼻胃管会"引导"进入食管，但这种情况也不会轻易发生。

如前所述，使用轻柔的力度让镜头穿过食管括约肌并继续推送镜头（图 26-2 ～图 26-5）。要记住患者在仰卧体位，内镜下毗邻解剖结构会发生变化。如果腹部已经切开，胀气的胃会突出到切口，进而会扭曲了胃和十二指肠的角度。而且，幽门会比正常的位置更靠后。

在腹部的无菌区的助手轻轻挤压远端的空肠，以限制气体通入远处的肠道。如果整个小肠都胀满气体，关闭腹部切口则会很困难。如果在十二指肠韧带远端没有找到出血来源，利用小肠镜检查将会非常有帮助。通常助手可以辅助将镜头通过十二指肠进入远端的小肠。一套长的内镜，例如结肠镜，能从口穿过整个小肠到达回盲瓣。助手应用双手缩起小肠，以便内镜通过。充气膨胀整个小肠充气是不必要的，也是不可取的。让助手在镜头前后的肠管使用轻柔的力度封住肠管，使充气段小肠成香肠

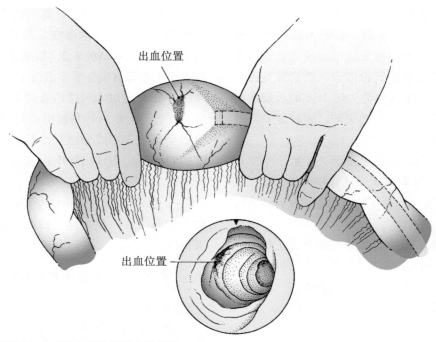

出血位置

出血位置

图 26-6　术中上消化道内镜检查

段样。当助手发现浆膜出现血管突出或者其他异常的小肠时，通过内镜查找出血点。

【解剖特点】

整个小肠最主要的特点是环形皱襞。除此以外，要记住在内镜下和直视下，从空肠的起始端到回盲瓣，肠道的直径会逐渐减小。

（陈柏深　译　陈汝福　校）

参考文献

1. Freeman RK, Ascioti AJ, Mahidhara RJ. Palliative therapy for patients with unresectable esophageal carcinoma. *Surg Clin North Am.* 2012;92:1337–1351.
2. Holster IL, Kuipers EJ. Management of acute nonvariceal upper gastrointestinal bleeding: Current policies and future perspectives. *World J Gastroenterol.* 2012;18:1202–1207.
3. Jairath V, Barkun AN. Improving outcomes from acute upper gastrointestinal bleeding. *Gut.* 2012;61:1246–1249.
4. Laine L, Jensen DM. Management of patients with ulcer bleeding. *Am J Gastroenterol.* 2012;107:345–360.
5. Mellinger JD, Ponsky JL. Endoscopic evaluation of the postoperative stomach. *Gastrointest Endosc Clin N Am.* 1996;6:621–639. (Gives specific pointers relevant to postsurgical anatomy.)
6. Pearl RK, ed. *Gastrointestinal Endoscopy for Surgeons.* Boston: Little, Brown; 1984:21.
7. Richardson JF, Lee JG, Smith BR, et al. Laparoscopic transgastric endoscopy after Roux-en-Y gastric bypass: Case series and review of the literature. *Am Surg.* 2012;78:1182–1186. (Describes a way to access the bypassed stomach and duodenum).
8. Stanley AJ. Update on risk scoring systems for patients with upper gastrointestinal haemorrhage. *World J Gastroenterol.* 2012;18: 2739–2744.

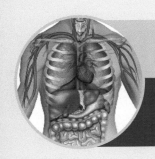

第 **27** 章

食管裂孔疝修补

食管裂孔疝修补的目的是加强食管下括约肌的功能，以有效防止胃内容物反流到食管，但保留吞咽、打嗝和呕吐的功能。

大多数裂孔疝手术是通过腹腔镜完成的（见第 29 章）。当腹腔镜手术失败或者无法进行腹腔镜手术时还是需要开放手术。经腹胃底折叠术也会在这章节介绍。在修补时，我们将胃底 360° 包裹在远端食管形成一个功能性的瓣。当胃压力增大时，在食管周围的裹层压力也会变大，从而关闭远端的食管。开放食管旁疝的处理在第 28 章介绍。其他裂孔疝修补的手术技术细节请查看参考文献。

外科住院医师教育委员会（SCORE™）将开放抗反流术归类为"基本的、非常规的"手术操作。

手术步骤

暴露食管裂孔（这需要游离肝左叶）

切开覆盖在食管上的腹膜

轻柔将食管从周围组织分开并将潘氏引流
　　管置于其后方

离断胃短血管以充分游离胃底

经食管将扩张器传送至裂孔区（或将扩张
　　器直接放置在手术视野，参照下面）

将胃拉到食管后面

将黑格扩张器放在食管旁（如果之前扩张
　　器没传送过来）

在扩张器和食管表面将胃与其自身缝起来

锚定一到两个包括食管壁的缝合点

解剖并发症

损伤食管

损伤迷走神经

损伤脾

胃短血管出血

进入一侧或两侧胸腔

结构列表

剑突

肋缘

膈肌

正中镰状韧带

食管裂孔

纵隔

心包

膈下神经

左右胸腔

胸导管

下腔静脉

主动脉

左膈下动脉（静脉）

腹腔动脉干

胃左动脉

脾动脉

胃短动脉

胃网膜左动脉

肝

左叶

左三角韧带

食管

一、食管贲门结合部的暴露（图 27-1）

【技术要点】

右优势手的外科医师应该在患者的右侧。做上腹部正中剖腹切口，往上延伸切口至剑突左侧，以增加额外的一点暴露空间。夹闭和结扎在剑突以及肋缘之间三角区经常遇到的血管。不要切开剑突，因为这不能增加很多暴露空间，却可能会刺激在切口形成以为骨。探查腹部，确定鼻胃管是在食管贲门结合部。放置一个固定的牵引器(例如欧姆尼系统)将左肋缘向头侧拉开，另外放置拉钩片让切口保持正中拉开。如果没有这类牵引器，还可以在左上切缘使用"优势手"型牵引器或者在切口正中使用巴尔佛牵引器。改为头高脚低体位，利用重力辅助将上腹部的器官往左下拉至术野。

通常在肝下使用拉钩片将肝向上拉起能得到理想的暴露。如果这种这种暴露仍然不足，则通过切断三角韧带来游离左肝。将手伸进左半肝下缘周围，抓住并往下牵拉。三角韧带是一层薄的、结实的膜状结构，沿着肝后上方走行，可使用电设备离断三角韧带。随着往右侧推进游离，可见三角韧带分为前后两页，之间可见疏松的结缔组织，在这里继续

用梅岑鲍姆剪刀小心切开一直到肝左叶能向下折暴露出食管贲门结合部为止。放置一块腹腔镜湿纱布以及哈灵顿牵引器将肝左叶扒开。

这时膈肌下方以及食管贲门结合部将会清楚的被看到。通过触诊鼻胃管来确定食管的位置，食管位于食管裂孔主动脉的前面稍靠左，剪开覆盖在食管上的腹膜以暴露食管，但注意尽量避免损伤迷走神经干。

【解剖要点】

膈肌在前面通过两肌条（胸骨端）连接到剑突的内侧面。而肋骨端是起源于肋软骨和邻近的第 7～12 肋骨的内侧面。第 7 肋软骨是连接到胸骨剑突交界处的最后一根肋骨。腹壁上动脉，作为胸内（内乳）动脉的终末分支，在膈肌胸骨端和肋骨端间隙（称作 Morgagni 孔或 Larrey 间隙）中进入腹直肌鞘。这里的"缺陷"会导致胸骨后或胸骨旁疝的发生。因此，胸骨旁的切口基本不可避免会切断腹壁上动脉或其分支。该动脉在腹直肌鞘里与腹壁下动脉相吻合，如果该动脉出血已经控制了，是否离断就显得无关轻重了。

钳夹后离断左三角韧带的游离缘，这韧带通常会包含血管组织，有时可能同时含有胆小管（80%）

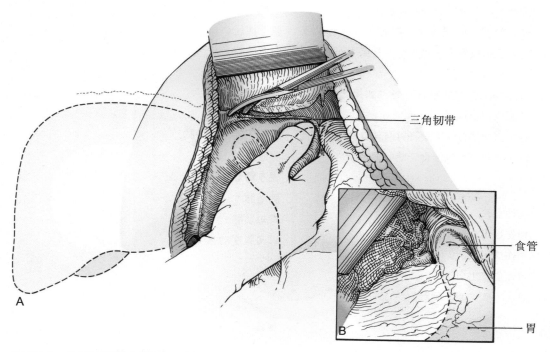

图 27-1　食管贲门结合部的暴露

A. 游离肝左叶来暴露裂孔；B. 当肝牵起后，沿着食管胃交界处切开小网膜

和肝间质组织（60%）。一般来说，左三角韧带的后层延续为食管系膜，大约垂直于腹膜反折。因此仔细分离左三角韧带应可引导至食管。

分离食管贲门结合部的腹膜，注意避免损伤食管前迷走神经干和后迷走神经干。约 88% 的病例在食管裂孔含有单一的前迷走神经干和单一的后迷走神经干。两条主干均位于食管中线的右边，前迷走神经干在食管前行走，而后迷走神经干在食管正后面或食管后面靠右约 2cm 处。因此要注意不要损伤迷走神经，特别是后迷走神经主干。

二、食管的游离（图 27-2）

【技术要点】

在纵隔中钝性游离远端食管。在胃小弯处不要清扫太多组织，因为这些组织有助于防止包裹的脱落。使用一长的潘氏引流管包绕食管及迷走神经以帮助后续的游离。

【解剖要点】

纵隔的解剖游离需要了解食管裂孔区域的局部解剖，包括纵隔腹腔及胸腔侧的结构。左膈下动脉及静脉位于左膈脚，并从食管后方通过，有时候左膈下静脉从食管裂孔前方通过，最终汇入下腔静脉。

正中的弓形韧带把主动脉裂孔与食管裂孔分隔开，腹腔干在这弓形韧带的区域发自主动脉。下腔静脉位于右膈脚，而胸导管位于主动脉右侧的蜂窝组织及脂肪组织里面。

在食管裂孔的上方，位于食管与主动脉之间左右胸膜靠近形成食管系膜，这是一个相当宽广的韧带，左右胸膜之间有丰富的蜂窝组织。如果发生穿孔，通常受累的是右侧的胸膜腔，这是因为右侧胸膜腔与地位食管关系紧密，而左侧胸膜腔则相对位置较远，同时两侧胸膜腔受累的情况极为罕见。在食管裂孔的水平，食管的正前方就是心包，而左膈神经正好位于心包的左侧，钝性分离的时候不能损伤上述的结构。不管如何，当后面逐渐接近裂孔前壁边缘的时候，缝合时要特别注意避开上述的结构。

三、胃短静脉的游离（图 27-3）

【技术要点】

胃大弯与脾之间 3 ～ 4 支的胃短血管必须要予以离断，游离从最低的一支胃短静脉开始，逐渐朝食管方向进行。确认胃网膜右动脉终止在大弯侧的位置，分离结扎上述的伴行动静脉后打开进入小网膜囊，通过打开的位置继续往前分离，连续上钳、

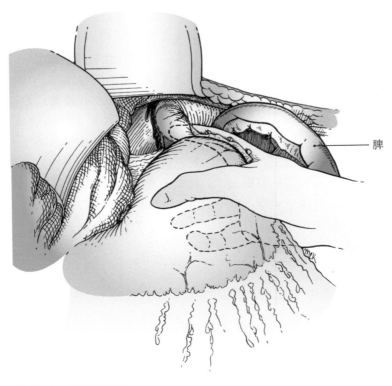

图 27-2　食管的游离

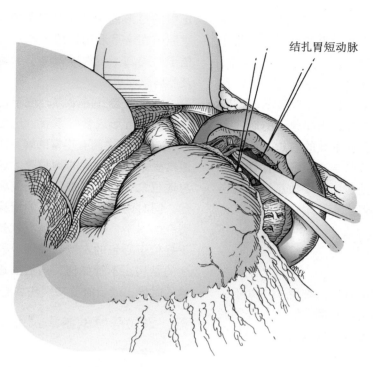

结扎胃短动脉

图 27-3　胃短血管的离断

分离并结扎血管直达食管。注意避免过度牵拉胃引起脾薄膜的撕裂。完全游离大弯侧以确保能形成一个良好的包裹外套。提起胃及食管暴露薄层的胃胰皱襞并锐性离断。

外套通常通过一个标本的探条进行，以下是两种可行的方法：一种是从上方放置一个 40F 的食管扩张器；另外一种是在食管旁边放置一直 Hegar 扩张器。如果是从上方通过一个 Hurst-Maloney 扩张器，则需要在此时放置并通过直接的触诊确认其位于食管内，而通常情况下需要同时拔除鼻胃管。

【解剖要点】

胃短动脉是脾动脉或其终末部分的分支，这些动脉通过胃脾韧带供应胃底，而进入胃底后与胃左动脉及胃网膜左动脉的分支相吻合，这些动脉也可以在胃脾韧带内予以结扎离断，但切记牵拉，否则容易引起脾包膜的撕裂

四、外套的构建（图 27-4）

【技术及解剖要点】

在食管后方放置一把 Babcock 钳并抓起胃大弯，

以便更好地到达游离的部分。使用 Babcock 钳轻柔的牵拉胃使游离好的胃大弯置入食管后方。拉下并取走潘氏引流管，在食管后方、贲门食管结合部上方将胃环绕食管形成外套，如果胃不能拉至食管后方，则继续游离剩下的胃大弯。

如果之前没有从上方通过置入 Hurst-Maloney 扩张器，则在食管旁边放置一个 40F 的 Hegar 扩张器（同样带有鼻饲管）。

使用 0 号或 2-0 丝线从左侧将胃与右侧的游离好的胃大弯间断浆肌层缝合 4 ~ 5 针以构建外套，最下方的两针缝合时应该带上食管浆肌层，但注意避免进入食管腔内。打紧缝线，确认外套是可伸展且没有明显张力，去除 Hegar 或 Hurst-Maloney 扩张器。如果先前已拔出鼻饲管，需要予以重置。检查出血并常规关腹。

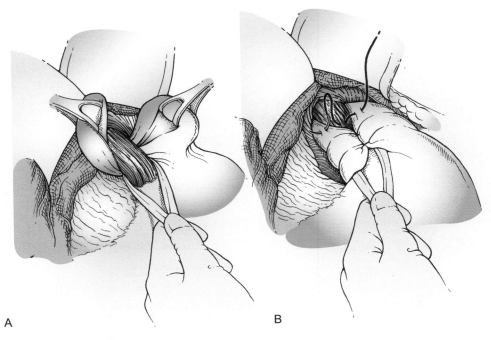

A　　　　　　　　　　　　　　　　　　　　B

图 27-4　**外套的构建**
A. 随着食管牵向下方，在食管后方牵拉胃底形成外套；B. 最上面一针缝至食管肌层，以便固
定外套

（陈柏深　译　陈汝福　校）

参考文献

1. Deschamps C, Trastek VF, Allen MS, et al. Long-term results after reoperation for failed antireflux procedures. *J Thorac Cardiovasc Surg.* 1997;113:545–550.
2. Draaisma WA, Rijnhart-de Jong HG, Broeders IA, et al. Five-year subjective and objective results of laparoscopic and conventional Nissen fundoplication: A randomized trial. *Ann Surg.* 2006;144:34–41.
3. Gray SW, Rowe JS Jr, Skandalakis JE. Surgical anatomy of the gastroesophageal junction. *Am Surg.* 1979;45:575–587.
4. Horgan S, Pohl D, Bogetti D, et al. Failed antireflux surgery: What have we learned from reoperations? *Arch Surg.* 1999;134:809–815.
5. Houghton SG, Deschamps C, Cassivi SD, et al. The influence of transabdominal gastroplasty: Early outcomes of hiatal hernia repair. *J Gastrointest Surg.* 2007;11:101–106.
6. Luostarinen ME, Isolauri JO. Randomized trial to study the effect of fundic mobilization on long-term results of Nissen fundoplication. *Br J Surg.* 1999;86:614–618.
7. McLean TR, Haller CC, Lowry S. The need for flexibility in the operative management of type III paraesophageal hernias. *Am J Surg.* 2006;192:e32–e36.
8. Ohnmacht GA, Deschamps C, Cassivi SD, et al. Failed antireflux surgery: Results after reoperation. *Ann Thorac Surg.* 2006;81:2050–2053.
9. Peillon C, Manouvrier JL, Labreche J, et al. Should the vagus nerves be isolated from the fundoplication wrap? A prospective study. *Arch Surg.* 1994;129:814–818.
10. Peters MJ, Mukhtar A, Yunus RM, et al. Meta-analysis of randomized clinical trials comparing open and laparoscopic antireflux surgery. *Am J Gastroenterol.* 2009;104:1548–1561.
11. Polk HC Jr. Fundoplication for reflux esophagitis: Misadventures with the operation of choice. *Ann Surg.* 1976;183:645–652. (Provides excellent review of technical pitfalls.)
12. Richardson JD, Larson GM, Polk HC Jr. Intrathoracic fundoplication for shortened esophagus: Treacherous solution to a challenging problem. *Am J Surg.* 1982;143:29–35.
13. Rieger NA, Jamieson GG, Britten-Jones R, et al. Reoperation after failed antireflux surgery. *Br J Surg.* 1994;81:1159–1161.
14. Salminen PT, Hiekkanen HI, Rantala AP, et al. Comparison of long-term outcome of laparoscopic and conventional Nissen fundoplication: A prospective randomized study with an 11-year follow-up. *Ann Surg.* 2007;246:201–206.
15. Wald H, Polk HC Jr. Anatomical variations in hiatal and upper gastric areas and their relationship to difficulties experienced in operations for reflux esophagitis. *Ann Surg.* 1983;197:389–392.

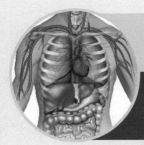

第 **28** 章

开放食管旁疝修补术

Kevin A.Bridge and Hui Sen Chong

　　大多数的食管旁疝是无临床症状的，但如果经过内科保守治疗后仍反复出现症状的患者就应该接受手术治疗。手术的目的是减少疝内容物并建立一个有功能的食管下括约肌来防止反流。如今大多数的食管旁疝手术都是腹腔镜下完成（见第 30 章）。这一章，我们主要介绍经腹通过 360°Nissen 胃底折叠术进行食管旁疝修补的操作步骤。

　　食管旁疝的发生是由于膈肌上食管裂孔的扩大，腹腔脏器经食管裂孔以疝的形式进入胸腔。图 28-1 显示了三种常见的裂孔疝类型。胃食管结合部后移的单纯的食管旁疝（Ⅱ型）很少见，占裂孔疝的 3%～5%。还有一种Ⅳ型疝，这种疝由于缺损很大，整个胃（甚至有时候还会带上其他脏器）均疝入胸腔。除了Ⅱ型疝以外，其他类型的疝都会出现胃食管结合部的移位而导致反流。这就是在疝修补时需加做抗反流步骤的原因。

　　外科住院医师教育委员会（SCORE™）将开放食管旁疝修补术归类为"基本的、非常规的"手术操作。

手术步骤
牵起肝左叶暴露裂孔
切开肝胃和膈食管韧带
切开疝囊
切断胃脾韧带和离断胃短血管
游离远端食管
关闭裂孔缺损
权衡是否需使用生物补片
将胃底置于食管后面
置入探条
完成胃底折叠
权衡是否需要锚定胃底折叠包埋组织以及
　固定胃

解剖并发症
损伤：食管、迷走神经、胃、结肠、脾
胃短血管出血
胃底折叠包埋过紧
疝缺损复发

结构列表
剑突
肋缘

膈肌
食管
食管裂孔
肝
肝左叶
肝尾状叶
左三角韧带
胃肝韧带
纵隔
胃
希氏三角
心包
膈神经
迷走神经
左右胸腔
下腔静脉
主动脉
左右胃网膜动脉
胃短动静脉
脾动脉
左膈下动静脉
胃左动脉

一、食管裂孔的暴露

【技术要点】

患者取平卧位，稍微头高脚低以便腹部器官在重力作用往下坠。主刀站在患者的右侧。行上腹部正中剖腹切口有，如果需要可向头侧延长至剑突左侧。探查腹腔，留置胃管，并确定胃管放置到胃里。放置一个固定的牵引器将肋缘向头侧牵拉。

找到肝左叶并将其牵起暴露食管裂孔。如果上述的操作还不能提供良好的裂孔暴露，可以切开左三角韧带来进一步游离左叶（图 27-1）。找到胃肝韧带，在切开胃肝韧带前要寻找确认所有异常的脉管系统并注意保护好。切开胃肝韧带后通过触诊胃管来确定食管的位置。切开右膈脚表面的腹膜来将膈肌右脚从食管上解剖分离开。这样就能进入纵隔切开疝囊和拉下疝内的脏器。参照第 27 章，图 27-2 介绍的方法在此处或参照下面的方法在缩减疝囊内容物后游离食管。

【解剖要点】

膈肌是将胸腔和腹腔分隔开的圆顶状的肌性组织。在呼吸的时候，膈肌中心部分随呼吸移动而周围附着部分保持固定。膈肌有三处起源：第 2、3 腰椎、7 ～ 12 肋软骨以及剑突的内侧面。膈肌的纤维组织在中心汇聚成三叶状腱膜，称中心腱。下腔静脉就是通过中心腱进入心脏。

膈肌的两侧面分别由不同的血管供血。上面是由膈上动脉和内乳动脉的分支供血（心包膈动脉和肌膈动脉）。下面是由腹主动脉分出的膈下动脉供血。膈上面的静脉通过心包膈静脉和肌膈静脉回流，最后汇入下腔静脉。而膈下经过膈下静脉回流，最后

汇入下腔静脉和左肾上腺静脉。膈肌受起源于第 3、4 和 5 颈神经的中央分支——膈神经支配。

在 65% 的患者中，走行于肝胃韧带中变异的左肝动脉是一种替代性的左肝动脉，只要外科医师意识到这种变异的存在，在肝胃韧带中是很容易辨别出这条动脉的。当我们遇到这条动脉时，应在这变异的动脉表面打开肝胃韧带，并逐渐延向食管裂孔方向延长。大多数情况，这变异的血管很容易牵开暴露术野，因此外科医师应保留它以保证左半肝的供血。如果为了暴露术野而必须结扎这动脉，在离断之前应先做临时的夹闭，以评估左半肝缺血的改变。

通常，在食管裂孔只有 1 条前迷走神经干和 1 条后迷走神经干。左迷走神经干一般位于食管前面，部分神经干可能会埋在食管肌层里。右迷走神经干位置多变，它走行在食管后面，多数位于远端食管旁 2cm 附近。在大多数的患者中，右迷走神经干是一独自走行于远端食管的弦样结构，但它同样可以分布于食管后面周围的组织里。这些解剖上的变异加上在食管旁疝导致纵隔的粘连因素，使得右迷走神经干更容易发生医源性损伤。

二、疝囊的解剖和食管的游离（图 28-2）

【技术要点】

可以尝试通过轻柔的向下牵拉胃来还纳疝。但在 Ⅲ 型疝中，这种方法很难完全消除疝。将疝囊与左右膈脚分离开来，剪开右膈脚表面的腹膜进入右侧纵隔。通过联合使用电凝和钝性的分离方法从纵隔中游离出疝囊，并完全还纳疝囊内的器官。嵌顿过的胃是脆弱的，因此需要尽量减少医源性损伤。

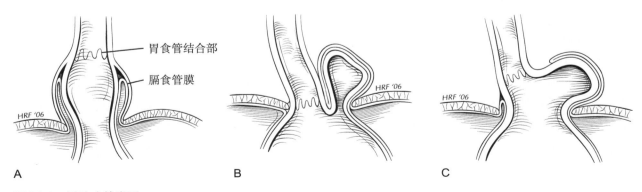

图 28-1　裂孔疝的类型

A. Ⅰ型（滑动型）；B. Ⅱ型（单纯型）；C. Ⅲ型（混合型疝）；Ⅳ型（未图示）巨大型疝，大部分的胃以及相关器官进入胸部（引自 Melvin WS，Kyle A.Chapter 62，Open repair of paraesophageal hernia.In: Fischer's Mastery of Surgery.Philadelphia，PA: Wolters Kluwer Lippincott Williams & Wilkins; 2013:760.）

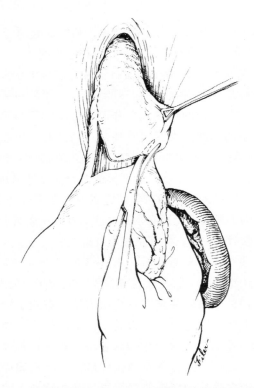

图 28-2　当疝囊逐渐回纳，并从纵隔解剖游离下来时轻柔牵拉胃（引自 Melvin WS，Kyle A.Chapter 62，Open repair of paraesophageal hernia.In: Fischer's Mastery of Surgery.Philadelphia，PA: Wolters Kluwer Lippincott Williams & Wilkins; 2013:760.）

在疝囊内的脏器回纳后，游离远端食管，然后环绕食管贲门的结合部放置潘氏引流管以提供无损伤的牵拉。这将有助于远端食管周围的进一步游离，以保证腹腔内足够的食管长度。食管需要游离到主动脉弓水平，这样才能无张力的暴露足够长的腹腔内的食管长度。

在切开纵隔时，避免粗心导致的食管损伤需要遵循以下要点：①避免直接用外科器械抓持食管；②尽量在远离食管的地方解剖以减少食管血供的损伤；③尽量在解剖层面上进行解剖，特别是在尝试打开食管后间隙的时候；④正确而轻柔地插送鼻胃管或探条，如果怀疑有撕裂，用生理盐水进行气泡试验。进行分层缝合法修补撕裂位置并用后续的 Nissen 胃底折叠加固修补处。

【解剖要点】

食管裂孔是一个椭圆形的裂孔，其中有食管和前后迷走神经干通过。在大多数病例里，它起始于第 10 胸椎的右膈脚处，但有时左膈肌的浅束也参与构成食管裂孔的右边界。食管裂孔是在主动脉裂孔

的左上方。在游离食管时了解主动脉的位置很重要，尽量要避免医源性损伤。

在食管的上 1/3，食管壁由横纹肌构成，而在下 1/3 则由平滑肌构成，中间部分则由两者混合肌群构成。与小肠不同，食管没有浆膜层。

三、胃大弯的游离（见第 27 章，图 27-3）

【技术要点】

部分胃大弯通过脾胃韧带与脾相连。胃短血管就位于脾胃韧带中。必须先结扎离断胃短血管才能游离胃大弯，为行 Nissen 胃底折叠术创造一个无张力的空间。找出沿胃大弯行走的胃网膜右动脉终结点，在这水平剪开脾胃韧带进入网膜囊。接着向头侧推进，结扎离断脾胃韧带内的胃短血管直到希氏角。

【解剖要点】

大网膜是覆盖在胃大弯的折返腹膜，解剖上它被分为脾胃韧带和胃结肠韧带。胃是由多组并行的血管灌注，包括左右胃动脉、左右胃网膜动脉和胃短动脉。胃短动静脉是脾动静脉的分支，它们穿过脾胃韧带和胃结肠韧带（网膜的不同部分）并与胃左动脉和胃网膜左动脉的分支相吻合。脾是腹腔干动脉分支脾动脉最后灌注的器官。从胃动脉、网膜动脉和胰腺动脉发出多组并行的血管供血脾周组织。因此在 Nissen 法胃底折叠修补时离断胃底血管后很少会出现脾缺血的并发症。

四、裂孔修补、胃底折叠加胃固定术（图 28-3）

【技术及解剖要点】

在充分游离胃底后，确认左右膈肌脚的边缘。拔除胃管和潘氏引流管，小心将 56 ～ 58 F 的探条插入胃。

根据外科医师的喜好和缺损的大小来选择行单纯修补还是补片修补。单纯修补是通过用不可吸收缝线将左右膈脚做间断缝合几针进行小心对合拉紧。具体如图 28-3A 所示在食管后用缝线将左右膈脚做间断缝合进行小心对合拉紧。

如裂孔缺损很大，可考虑在做单纯修补后在行补片来加固。将生物补片裁剪成 U 形垫片，并缝在食管后缺损修补处进行加固（图 28-3B）。同时，如图 28-3C 所示那样在膈脚修补处利用补片进行加固

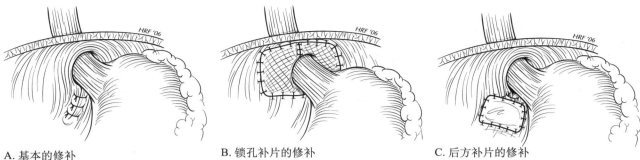

A. 基本的修补　　　　　　　　B. 锁孔补片的修补　　　　　　　C. 后方补片的修补

图 28-3　裂孔修补
A. 通过间断缝合做基本修补；B. 用补片做 U 形加固；C. 只在裂孔覆盖补片（引自 Melvin WS，Kyle A.Chapter 62，Open repair of paraesophageal hernia.In: Fischer's Mastery of Surgery.Philadelphia，PA: Wolters Kluwer Lippincott Williams & Wilkins; 2013:760.）（已授权）

（如果是选择非生物补片，则通常需要做这一步来防止补片破入到食管）。

一旦食管裂孔缩窄对合好，则将游离好的胃底从食管后左侧向右侧穿过并行折叠。（见第 27 章，图 27-3 和图 27-4）。"擦鞋"操作能防止胃底折叠组织的扭转。接着用 2-0 缝线做约 3 针间断浆肌层缝合。间断浆肌层缝合应将食管表面缝到折叠胃组织上。但不要做食管厚壁缝合，因为这样会增加食管漏的风险。

如果胃是很松的，则需要在胃前行胃固定术来减少疝气复发的风险。胃固定术可以通过将胃缝合固定好前腹壁或通过胃造瘘管来固定。一项研究结果显示一组 28 例的患者经过前为固定术后随访 2 年未发生复发。

拔除探条，止血满意后，常规关闭腹部切口。不需要留置胃管。一些外科医师在术后第 1 天常规行口服食管造影来排除食管漏。

（陈柏深　译　陈汝福　校）

参考文献

1. Evans S. *Surgical Pitfalls: Prevention and Management.* 1st ed. Philadelphia, PA: Saunders Elsevier; 2009:175–189.
2. Ferri LE, Feldman LS, Stanbridge D, et al. Should laparoscopic paraesophageal hernia repair be abandoned in favor of the open approach? *Surg Endosc.* 2005;19:4–8.
3. Lee YK, James E, Bochkarev V, et al. Long-term outcome of cruroplasty reinforcement with human acellular dermal matrix in large paraesophageal hiatal hernia. *J Gastrointest Surg.* 2008;12:811–815.
4. Melvin WS, Kyle A. Chapter 62, Open repair of paraesophageal hernia. In: *Fischer's Mastery of Surgery.* Philadelphia, PA: Wolters Kluwer Lippincott Williams & Wilkins; 2013:760.
5. Moore KL, Dalley AF. *Clinically Oriented Anatomy.* Philadelphia, PA: Lippincott Williams & Wilkins; 1999:289–295.
6. Ponsky J, Rosen M, Fanning A, et al. Anterior gastropexy may reduce the recurrence rate after laparoscopic paraesophageal hernia repair. *Surg Endosc.* 2003;17:1036–1041.
7. Schauer PR, Meyers WC, et al. Mechanisms of gastric and esophageal perforations during laparoscopic Nissen fundoplication. *Ann Surg.* 1996;223:43–52.
8. Scott-Conner CE, Dawson DL. *Operative Anatomy.* 3rd ed. Philadelphia, PA: Lippincott Williams & Wilkins; 2009:319–323.
9. Wilkinson NW, Edwards K, Adams ED. Splenic infarction following laparoscopic Nissen fundoplications: Management strategies. *JSLS.* 2003;7(4):359–365.

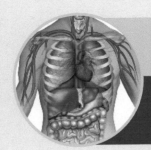

第29章

腹腔镜 Nissen 胃底折叠术及裂孔疝修补术

Isaac Samuel

患有胃食管反流、药物保守治疗效果不佳而且合并胃食管反流并发症（Barrett食管，消化道狭窄）或者持续有肺部症状的患者适合行抗反流手术。部分患者虽然药物治疗有效，但由于药物昂贵、用药不方便以及考虑生活质量等原因而选择行手术治疗。术前需要食管、胃、十二指肠镜检查来评估是否有食管炎、食管上皮化生、食管不典型增生、裂孔疝或者食管缩短、狭窄，必要时还需取活检。食管测压并不是必需的，但可以有助于检测出是否存在食管下括约肌功能缺失以及评估食管的活动度。24h pH 检测试验一般只在食管胃十二指肠镜检查未发现食管炎、食管测压正常时才需要进行，以此来确定食管下括约肌暴露在酸性环境下，但有些外科医师是术前常规做这项检查。胃排空试验能评估患者经过修补后是否有迷走神经损伤。

这里将介绍腹腔镜 Nissen 胃底折叠术，这是一种成功而修复效果确切的微创术式，其手术方法与开放手术基本一致（见第 27 章）。有研究报道，部分胃底折叠术能获得与全胃底折叠术相同的抗反流效果，而且 5 年的吞咽困难、胃肠胀气和嗳气等发生率更低，但长期效果的数据目前仍不清楚。部分胃底折叠术将在第 31 章介绍（腹腔镜下食管肌层切开术）。同时食管旁疝的微创治疗方法会在第 30 章介绍。对于重度肥胖合并胃食管反流的患者（BMI>35 kg/m^2），由于行胃底折叠失败率高，所以可以选择 Roux-en-Y 胃旁路术。

外科住院医师教育委员会（SCORE™）将腹腔镜抗反流术归类为"基本的、常规的"手术操作。

手术步骤

建立手术入路，通常使用 5 孔法

将肝向膈肌方向拉起

助手抓起食管脂肪垫并向下方牵拉暴露食管裂孔

剪开膈食管韧带和小网膜的透明部分

清除覆盖在左右膈脚上的腹膜，显露迷走神经并轻轻牵拉食管

将器械穿到食管后面，引导短节的潘氏引流管穿过食管后面

间断缝合关闭食管裂孔的缺损

离断胃短血管

将探条穿进胃

将胃底绕过食管后

将包绕食管的胃底做缝合（其中两针带上食管缝合）

关闭穿刺孔

解剖并发症

损伤食管

损伤迷走神经

损伤胃

气胸

损伤脾

包埋过紧

通过食管裂孔缺损再次发生疝

损伤下腔静脉和主动脉	纵隔
结构列表	左膈下动脉和静脉
膈肌	胃短动脉
左右膈脚	食管
食管裂孔	迷走神经
膈食管韧带	肝
胃脾韧带	左叶
胃膈韧带	第Ⅱ、Ⅲ段
胃	尾叶（Ⅰ段）
胃底	左三角韧带

一、裂孔的解剖和膈脚的关闭（图 29-1）

【技术及解剖要点】

采用 5 孔法（图 29-1）。要根据所使用的设备来决定孔径的大小。通常需要开 5 个孔，一个为镜头观察孔，一个用作牵引肝，一个给助手使用，而另两个给主刀使用。如果有 5mm 的设备（例如 5mm 的肝牵引器和镜头），对应的孔使用小穿刺套管。

在脐上正中放置一穿刺管做镜头观察孔。这对获得充分的裂孔视野很重要。使用带 45° 角的镜头来行裂孔解剖。在右腋前线肋缘下置入另外一个穿刺管来放置肝牵引器（或者上腹部的切开来放置 Nathanson 牵引器），在左腋前线肋缘下置入另外一个穿刺管来供助手使用。最后两孔分别选在镜头锁骨中线两边肋缘下 7.62cm 处。这使手术医师能在镜头和视野间有较好角度进行双手操作。同时也可以将镜头孔选择靠中线的左侧，两个操作孔均在右上象限。头高脚低位倾斜 35° ～ 45°。主刀医师站在患者的右侧，而助手站在患者的左侧。有些主刀医师喜欢采用改良的截石位而站在患者两腿之间。

使用肝牵引器将肝左叶往膈肌方向牵拉，并不一定要离断左三角韧带，但要求能在肝下清楚看到胃和膈下表面。脂肪垫通常是胃食管交界部的标志而且经常挡住食管。

助手将食管脂肪垫抓住并向前牵拉来暴露膈食管膜。当裂孔缺失很大时，就会看到一个通向胸腔的开口。切开膈食管膜以暴露裂孔的顶部。继续向右膈脚解剖，回纳疝囊内所有内容物（图 29-1B）。解剖和确定右膈脚时一定要集中注意力。

切开覆盖肝尾状叶表面小网膜的透明部分，注意避免损伤前迷走神经的肝支。有些患者会从胃左动脉发出变异的左肝动脉，解剖这一部分时要小心。让助手将胃向左前牵起。将腹膜从腹壁表面和右膈脚的裂孔边上解剖开。

轻轻解剖开后纵隔的疏松组织显示远端食管。将远端食管向前移开、将右膈脚拨向一边来找到右迷走神经干。用器械柄将食管轻轻向前拨开而不要直接钳夹食管。隐形的食管损伤导致的腹膜炎或者纵隔炎是致命的并发症。用同样的方法将食管拨向前腹壁在食管后面解剖并找到左膈脚。

将食管拉向右侧，从左侧到达左膈脚。将胃底往下拉，通过分离开覆盖在左膈脚、希氏角和胃底上的腹膜来对解剖食管的一周。牵拉胃时要轻柔，要用无损伤钳来抓胃。粗暴地牵拉会导致胃穿孔。同时要避免损伤裂孔旁的膈下血管。

将一小段潘氏引流管放进腹腔用来环绕牵拉远端食管（图 29-1C）。牵拉引流管来使食管向左前方牵开。清除食管周围疏松的组织来解剖食管裂孔，并清理食管的边界（图 29-1D），解剖游离没必要越过后纵隔，以免损伤胸膜导致气胸。在食管后面从下向上用不可吸收线做 3 ～ 4 针的缝合来将膈脚拉近（图 29-1E）。在行开放 Nissen 胃底折叠时，如裂孔疝并不明显的话这一步通常是可以省略的。在行腹腔镜手术时这一步是需要的，因为行腹腔镜过程中容易进行高强度的膈脚游离以及缺乏粘连的因素使得术后容易形成裂孔疝。

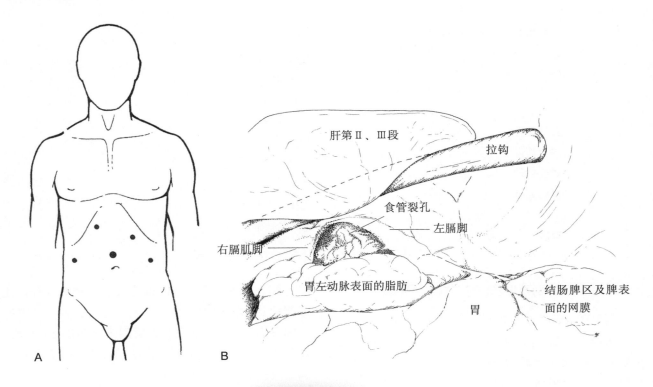

A B

肝第Ⅱ、Ⅲ段

拉钩

食管裂孔

左膈脚

右膈肌脚

胃左动脉表面的脂肪

胃

结肠脾区及脾表面的网膜

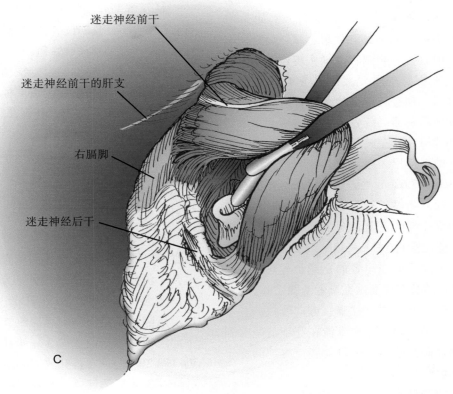

迷走神经前干

迷走神经前干的肝支

右膈脚

迷走神经后干

C

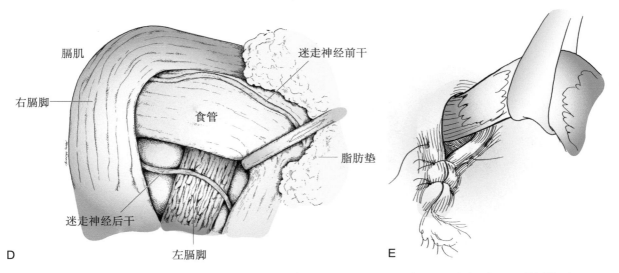

图 29-1　**裂孔的解剖和膈脚的关闭**（图 B、D 引自 Scott-Conner C，Cuschieri A，Carter FJ.Diaphragm，hiatus，and esophagus.In: Minimal Access Surgical Anatomy.Philadelphia，PA: Lippincott Williams & Wilkins; 2000；图 C、E 引自 Wind GG.The stomach.In: Applied Laparoscopic Anatomy: Abdomen and Pelvis. Baltimore，MD: Williams & Wilkins; 1997）（已授权）

二、胃底的游离和 Nissen 胃底折叠术（图 29-2）

【技术及解剖要点】

充分游离胃底是进行无张力 Nissen 胃底折叠的关键。这就需要对胃短血管、脾胃韧带和胃膈韧带进行仔细的分离（图 29-2A）。

将胃底向右下牵拉，在胃大弯上 1/3 开始离断胃短血管，并向上推进（图 29-2B）。在这过程最好使用超声刀来分离。在将胃底向右侧牵拉，确认已经游离足够的胃底。

用 Babcock 钳从食管后穿过夹起游离好的胃底部分（图 29-2C），并将胃底后壁经食管后绕过食管至其右侧。将胃底后壁缝至前壁来进行对远端食管

和胃食管交接部做包埋（图 29-2D）。使用不可吸收缝线做间断缝合。在胃食管交界处水平以及上方 0.5 ～ 1cm 处带上食缝合管二针,注意避开迷走神经。在这两针的上下各缝一针完成包绕（图 29-2E），注意后两针不要缝到食管的组织。折叠组织应同时把两条迷走神经干包绕上。但有些外科医师喜欢将右（后）迷走神经置在包绕组织之外，但这样做会容易限制食管后间隙的空间。用 56F(+/-4F) 探条限定包绕组织的大小，使其不要长于 2cm。包绕组织过紧或是过长都会导致吞咽困难。可以通过充分游离胃底来避免包绕组织过紧。确保包绕组织没发生扭转以及包绕组织后壁不会在狭窄的后间隙中发生缺血。

拔除探条，留置鼻胃管。关闭穿刺套管口。

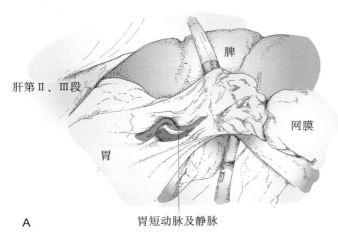

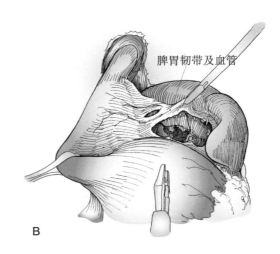

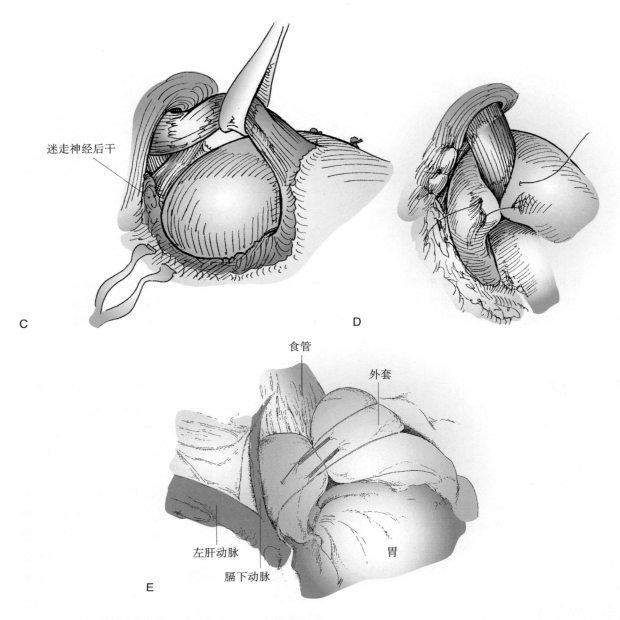

图 29-2 胃底的游离和 Nissen 胃底折叠术（图 A 引自 Scott-Conner C，Cuschieri A，Carter FJ.Stomach and duodenum.In: Minimal Access Surgical Anatomy.Philadelphia，PA: Lippincott Williams & Wilkins; 2000; 图 B ~ D 引 自 Wind GG.The stomach.In: Applied Laparoscopic Anatomy: Abdomen and Pelvis.Baltimore，MD: Williams & Wilkins; 1997; 图 E 引自 Scott-Conner C，Cuschieri A，Carter FJ.Diaphragm，hiatus，and esophagus.In: Minimal Access Surgical Anatomy.Philadelphia，PA: Lippincott Williams & Wilkins; 2000）（已授权）

（陈柏深 译 陈汝福 校）

参考文献

1. Allaix ME, Herbella FA, Patti MG. Laparoscopic total fundoplication for gastroesophageal reflux disease. How I do it. *J Gastrointest Surg.* 2012 Nov 6 (epub ahead of print).

2. Lubezky N, Sagie B, Keidar A, et al. Prosthetic mesh repair of large and recurrent diaphragmatic hernias. *Surg Endosc.* 2007;21: 737–741.

3. McKernan JB, Champion JK. Minimally invasive antireflux surgery. *Am J Surg.* 1998;175:271–276.

4. Mickevicius A, Endzinas Z, Kiudelis M, et al. Influence of wrap length on the effectiveness of Nissen and Toupet fundoplications: 5-year results of prospective, randomized study. *Surg Endosc.* 2013;27:986–991.

5. Peters JH, DeMeester TR, Crookes P, et al. The treatment of gastroesophageal reflux disease with laparoscopic Nissen fundoplication: Prospective evaluation of 100 patients with "typical" symptoms. *Ann Surg.* 1998;228:40–50. (Provides detailed description of patient selection, preoperative evaluation, surgical tech-

nique, and assessment of postoperative physiologic alterations.)

6. Peters JH, Heimbucher J, Kauer WK, et al. Clinical and physiologic comparison of laparoscopic and open Nissen fundoplication. *J Am Coll Surg.* 1995;180:385–393.

7. Ringley CD, Bochkarev V, Ahmed SI, et al. Laparoscopic hiatal hernia repair with human acellular dermal matrix patch: Our initial experience. *Am J Surg.* 2006;192:767–772.

8. Scott-Conner C, Cuschieri A, Carter FJ. Diaphragm, hiatus, and esophagus. In: *Minimal Access Surgical Anatomy.* Philadelphia, PA: Lippincott Williams & Wilkins; 2000. (Provides extensive illustration and description of regional laparoscopic anatomy.)

9. Trus TL, Peters JH. Gastroesophageal reflux disease. In: Zinner MJ, Ashley SW, eds. *Maingot's Abdominal Operations.* 11th ed. New York, NY: The McGraw-Hill Companies, Inc.; 2007: 231–270.

10. Varin O, Velstra B, De Sutter S, et al. Total vs partial fundoplication in the treatment of gastroesophageal reflux disease: A meta-analysis. *Arch Surg.* 2009;144:273–278. (This paper and several other useful publications are referenced on the Society of American Gastrointestinal and Endoscopic Surgeons' website under the "Publications" tab in "Guidelines for surgical treatment of GERD.")

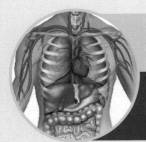

第30章

腹腔镜食管旁疝修补术

Hui Sen Chong and Samy Mokhtar Maklad

食管旁裂孔疝是指胃以及其他器官通过裂孔上升并进入纵隔（见第28章，图28-1）。与传统的开腹和胸腔入路相比，腹腔镜修补创伤更小，并成为越来越受欢迎的手术方式。这章将介绍这种微创的修补方式，其手术要点跟第28章描述的开放修补术相同。食管旁疝修补手术成功的要点如下：完全回纳疝囊内器官；游离足够长的食管使至少有3cm长远端食管能无张力的拉到腹腔；无张力修补膈脚；抗反流的处理。在这章我们将只讨论腹腔镜食管旁疝修补技术方面的内容。而解剖相关的内容请参详第28章。

外科住院医师教育委员会（SCORE™）将腹腔镜食管旁疝修补术归类为"基本的、非常规的"手术操作。

手术步骤

建立5个腹腔镜穿刺孔

牵拉肝左叶暴露食管裂孔

剪开肝胃韧带和膈食管韧带

剪断疝囊和纵隔的粘连

将疝囊内器官从胸腔回纳

暴露和确定左右膈脚

分离胃短血管

游离远端食管和建立食管后间隙窗

评估食管长度，看是否需要性改良 Collis 成形术

用不可吸收线间断缝合来缩窄食管裂孔

考虑是否需要用生物补片做加强

通过放置探条来行 Nissen 胃底折叠术

如果需要行术中食管、胃、十二指肠镜检查

解剖并发症

损伤：

变异的肝左动脉

胃左动脉

胃

食管

迷走神经

脾

心、肺或者主动脉

食管游离不充分

裂孔缩窄不充分

折叠包绕组织过紧

疝复发

结构列表

膈肌

左右膈脚

食管裂孔

肝胃韧带

肝左动脉

胃脾韧带

胃短动脉和静脉

胃底

胸膜

主动脉

食管

左右迷走神经

肝左叶（Ⅱ和Ⅲ段）

肝尾页（Ⅰ段）

一、患者体位和腹腔镜穿刺管的放置（图 30-1 和图 30-2）

【技术要点】

将患者摆成改良截石体位或双臂展开的分腿位。围术期应使用抗生素和肝素。垫好所有受力位置，将患者固定好后，联合使用 5mm 和 10mm 穿刺管建立 5 个穿刺孔：一个脐上 5mm 穿刺孔以置入 5mm 的 30° 腹腔镜镜头，这个穿刺孔位于脐和剑突中点稍靠向左的位置，以避开镰状韧带。在右锁骨中线肋缘下 7.62 ～ 10.16cm 放置一个 5mm 穿刺管并置入一个肝自动拉钩。

常规探查腹腔。置入一个肝牵引器将肝左叶牵起来暴露裂孔并将其固定在固定装置（图 30-2）。在大多数情况下，肝牵引器能充分暴露裂孔的同时能让左三角韧带维持在原来的位置。接着，分别在左、右锁骨中线肋缘下放置一个 10mm 及 5mm 的穿刺管，这两个主操作孔应尽量靠近头侧以便于解剖纵隔，右肋缘下 5mm 穿刺管正好在镰状韧带左侧以及在拉起的肝下缘。最后，在左腋前线放置一个 5mm 穿刺管供助手用。

如果还需要另一个孔做牵引用，在左下腹比镜头孔稍低的地方放置另外一个 5mm 穿刺管。术者

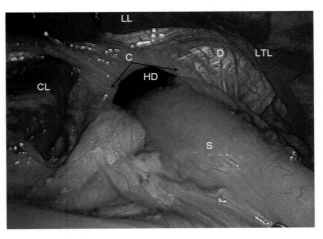

图 30-2　裂孔的暴露

当提起肝左叶（LL）时，就可以看到膈肌（D），肝尾叶（CL），左右膈脚（C），左三角韧带（LTL）以及裂孔的巨大缺损（HD）。疝囊内的胃（S）已经回纳至腹腔

站在患者两腿间进行手术，而助手如第 22 章、图 22-1C 所示站在手术床的左侧。

二、裂孔的解剖和胃底的回纳（图 30-3）

【技术要点】

通过主操作孔用无创抓钳轻柔将容易回纳的疝内容物回纳至腹腔。在主刀用超声刀分离肝胃韧带时助手从侧面牵引疝囊内的胃组织（图 30-3）。肝胃韧带是含血管的组织，经胃小弯和肝联系在一起。在 10% ～ 15% 的人群中，变异的肝左动脉起源于胃左动脉并走行在肝胃韧带中。变异的肝左动脉垂直于肝胃韧带走行，所以很容易辨认它。通常，可以用超声刀在变异肝左动脉的头侧分离肝胃韧带，这样暴露裂孔时能使这动脉远离术野。与此同时要避免损伤位于肝胃韧带的后面的胃左动脉。

接着从右侧剪开右膈食管韧进一步暴露并确认右膈脚的位置（参见第 29 章，图 29-1）。膈食管韧带在胃食管交界区水平将食管和膈肌连接在一起的富含血管组织的结构，首先剪开右膈食管韧带的浅层。因为如果将超声刀戳进这韧带将容易导致邻近食管的医源性热损伤或穿刺伤。当膈食管韧带分开后，钝性将食管从右膈脚解剖开，这有助于进入纵隔进一步解剖疝囊和回纳疝囊内器官。可以同时使用内镜用"花生米"做钝性分离或使用超声刀做锐性分离来解剖纵隔。

接着向前纵隔解剖，越过含胃组织的疝囊前壁，直到左膈脚。

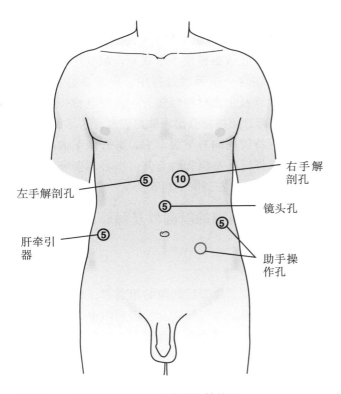

图 30-1　相对解剖体表标志穿刺点的位置

左手解剖孔

右手解剖孔

镜头孔

肝牵引器

助手操作孔

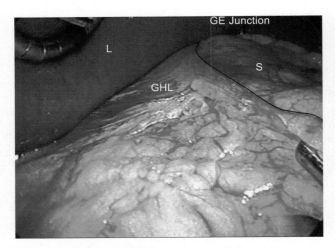

图 30-3　肝胃韧带的暴露
用自动拉钩提起肝左叶暴露肝胃韧带（GHL），胃食管交界处以及黑线标出的胃小弯（S）；肝（L）

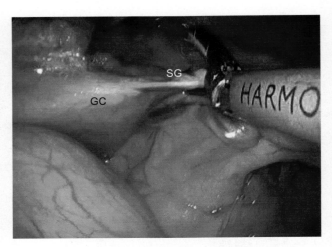

图 30-4　用超声刀从胃大弯（GC）上离断胃短血管（SG）

在解剖纵隔期间，助手需轻柔而稳固抓住疝囊内的胃组织，直到疝从纵隔解剖开。牵引方向应向足端，与手术的方向相反，也就是说，在解剖右侧纵隔时，应将疝囊内胃组织向脚端和左下腹部的方向牵引。

当在解剖纵隔时，手术者要注意解剖界面。辨认食管的位置很重要，这样才能避免由于大意而导致的损伤。壁层胸膜很经常从侧面紧贴疝囊。为了避免损伤壁层胸膜而发生二氧化碳性气胸，手术者应通过钝性分离来将壁层胸膜拨开至术野以外。最后，有些患者在纵隔里会有条索状粘连，游离这些粘连带时需逐层离断，以免横断迷走神经。

这时，大部分裂孔疝的解剖工作已经完成，除了胃后壁及其黏附在后纵隔的结构，大部分疝囊内胃组织也已经回纳至腹腔。

三、胃底的游离（图 30-4）

【技术要点】

现在我们的注意力要放在胃底和贲门的游离，为行胃底折叠术做好准备。完成这一步需要离断行走在胃脾韧带的胃短血管（参见第 29 章，图 29-2）。胃脾韧带是大网膜的一部分，它沿着胃大弯行走并与脾门相连接。

将超声刀转到从左肋缘下的 10mm 穿刺管进。将胃大弯从侧面向右下腹牵引同时助手应将胃脾韧带做对抗性韧带。使用超声刀沿着胃大弯从最低的胃短血管开始进行离断胃脾韧带。在距离胃大弯约

1cm 处剪开胃脾韧带以避免胃组织的热损伤。此时，超声刀应在无张力的状态下，合理的凝闭血管后予以离断。

当剪开胃脾韧带后，将会进入小网膜囊。主刀用左手抓住胃后壁并从侧方牵引使胃脾韧带进一步展开，以增加手术暴露的区域。继续向头侧朝希氏角进行解剖。常常在希氏角附近也有胃短血管，在部分患者中，随着胃脾韧带的充分伸展开，这些胃短血管将更容易暴露和处理。然而在另外部分患者，希氏角和胃脾韧带之间的空间有限，由于手术视野差，在这位置的出血将很难控制。一旦发生出血，迅速用超声刀重新向脾的方向夹住血管并凝烧。任何的迟疑将导致血模糊手术视野，减少定位出血点的机会。在这一步手术过程中，应准备好外科夹、止血棉纱以及止血材料以防万一。一旦胃短血管被处理，脾部分上极将会出现缺血表现，这不需在意。

最后将胃底向右下腹牵引，剪开余下的膈食管韧带，并将胃从左膈脚游离开。小心不要分进左膈脚或损伤覆盖在左膈脚的腹膜。

四、食管后间隙的解剖以及膈脚的修补（图 30-5）

【技术要点】

这时，除了食管后间隙的附着带，胃底和食管已经完全游离。为了建立食管后间隙窗，助手用抓钳抓住胃食管交界处并头侧牵引，从右边暴露左膈脚。小心保持在左膈脚的前层游离。如果太向头侧解剖，很可能由于不小心进入左侧胸腔或食管前壁。接着在直视下经食管后间隙窗穿绕潘氏引流管，环

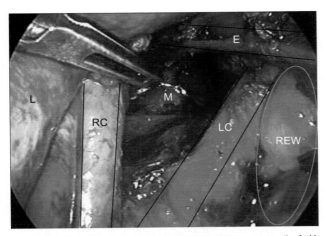

图 30-5　将食管（E）向前牵引暴露后纵隔（M）和食管后间隙（REW）。一旦远端食管完全游离和确定，右膈脚（RC）和左膈脚（LC）之间就会显露出后膈脚纤维的 V 形交汇点；肝（L）

绕胃食管交界处（参见第 29 章，图 29-2C）。用套圈或夹子将潘氏引流管两末端固定在一起。助手抓住潘氏引流管并向胃食管交界处进一步向前和向脚端牵引。这将可以提供良好的暴露以完成余下后纵隔的解剖和远端食管的游离。一旦完全解剖开，将会看到左右膈脚 V 形的后交汇点，这是膈脚修补的起点位置。

一旦拉到腹内食管部分已经足够时（长度超过3cm），用不可吸收缝线间断缝合拉紧左右膈脚来进行膈脚修补（图 30-6）。需要留心，主动脉很靠近左右膈脚 V 形的后交汇点。在直视下完成所有的缝合，特别是后面缝合的第一针。如果裂孔缺损很大，还

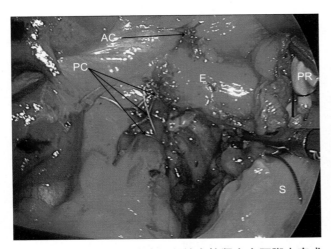

图 30-6　用不可吸收缝线间断缝合拉紧左右膈脚来完成膈脚修补，从后面开始，并向食管（E）推进。这里展示 3 针不可吸收性缝合线向食管方向拉紧后膈脚（PC）和前膈脚（AC）；胃（S）；牵引胶管（PR）

需要从前面对两膈脚做 1 ～ 2 针的缝合来闭合两膈脚。用 56 ～ 58F 的探条穿进胃来使远端食管伸展开。在这时评估一下膈脚的修复，以保证膈脚间足够拉近。修复要使裂孔紧到只能一个钝性抓钳通过。如果修复过紧，将会导致术后长时间的吞咽困难。

五、生物补片加固膈脚的修补

【技术要点】

最近报道指出在食管旁疝修补时使用生物补片能降低复发率。作者建议使用补片做膈脚修补的后加固。补片不应全周性地环绕裂孔以免术后的吞咽困难。

选用大小约 6cm×8cm 的补片，剪成 U 形孔用以包绕食管，参照第 28 章图 28-3B 那样放置。补片通过 10mm 的穿刺管送进腹腔，然后放在后膈脚上，缝 3 针来固定好，其中 2 针分别在补片两边做缝合，另一针缝在补片后中部（图 30-7）。这几针缝合时需缝到底下的膈脚，但要注意在打结时不要撕裂膈肌。还可用喷洒组织修补黏合剂来进一步使补片贴在组织上。

六、食管长度以及是否需要行改良 Collis 胃成形术的评估

【技术要点】

这手术最容易犯的错误之一就是游离食管不足，使得在腹腔的食管长度不够。这种情况常见于合并慢性食管炎的患者，他们的食管通常因为瘢痕化而变短。在完全游离远端食管后，测量腹腔内食管需超过 3cm 才能继续进行下一步的 Nissen 胃底折叠术。

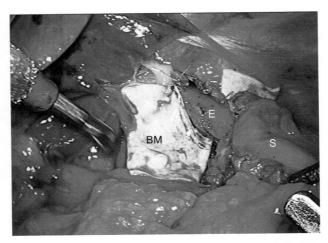

图 30-7　用 U 形生物补片（BM）加强；胃（S）；食管（E）

如果尽最大限度游离远端食管仍然达不到这要求，则就要行改良 Collis 胃成形术来延长食管。

首先助手左下肋缘下的穿刺管要换成 12mm 的穿刺管。将探条插进胃，并向胃小弯相反方向翘起。将胃底从侧面牵起，用多个 3.5mm 的内镜用直线切割闭合器切除部分胃底组织做成远端管胃（图 30-8）。在每一次激发之前，需将探条进出滑动以防缝合器夹到探条。

七、Nissen 胃底折叠术（图 30-9 和图 30-10）

【技术及解剖要点】

一旦腹腔内食管长度足够，拔除潘氏引流管。从右边暴露食管后间隙，将胃底拖到食管后面（图 30-9）。这时做搭鞋动作以保证做 360° 胃底组织包绕时不会发生扭转。在胃食管交界处用不可吸收缝线做 3 针缝合拉紧胃底两端，使胃底绕着探条形成 2cm 的松软折叠包绕带（图 30-10）。

在行后缝合时需要带上部分厚的食管壁以防折叠包绕带滑脱。如果不做补片加强修补时，笔者建议胃底的两边分别缝合固定在各自的膈脚上，或者行胃固定术，以减少胃进入纵隔形成疝的风险。

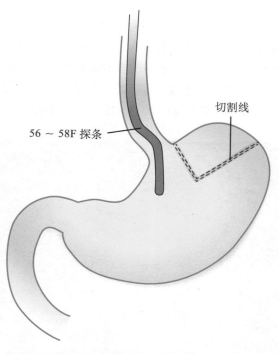

图 30-8 使用改良 Collis 胃成形术做成管胃延长食管

56～58F 探条

切割线

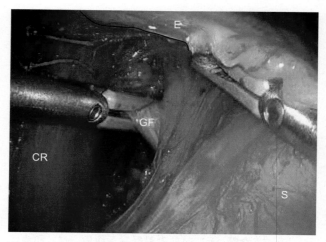

图 30-9 从右侧暴露食管后间隙，并抓住胃底（GF）从食管（E）后间隙穿过。图中同时显示膈脚修补（CR）和胃（S）

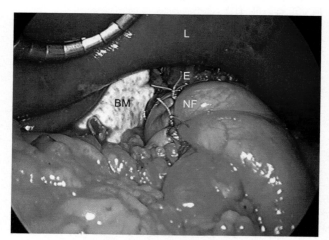

图 30-10 完成的 Nissen 胃底折叠术
肝左叶（L）被提起，显示完成的 Nissen 胃底折叠（NF），以及生物补片（BM）；食管（E）

八、术中行食管胃十二指肠镜检查

【技术要点】

在这时，外科医师可能会选择行术中食管、胃、十二指肠镜检查。首先，能检查食管腔是否有出血点以确定是否发生医源性食管损伤。接着查看胃食管交界处的分界线 Z 线并确定胃底折叠是在这水平进行。将镜头反折查看折叠包绕松紧是否适合。最后，施行渗漏实验以排除胃或食管的厚壁损伤。

在吸干胃液后，拔出内镜。检查无明显出血后，在直视下移除肝牵引器。直视下移除所有套管，排空气腹，关闭所有的穿刺孔。

（陈柏深 译 陈汝福 校）

参考文献

1. Andujar JJ, Papasavas PK, Birdas T, et al. Laparoscopic repair of large paraesophageal hernia is associated with a low incidence of recurrence and reoperation. *Surg Endosc*. 2004;18(3):444–447.
2. Awais O, Luketich JD. Management of giant paraesophageal hernia. *Minerva Chir*. 2009;64(2):159–168.
3. Evans RTS. *Surgical Pitfall: Prevention and Management*. Philadelphia, PA: Saunders Elsevier Health Sciences; 2009.
4. Fischer J. *Mastery of Surgery*. Philadelphia, PA: Lippincott Williams & Wilkins; 2007.
5. Kaiser L, Kron I, Spray T. *Mastery of Cardiothoracic Surgery*. Philadelphia, PA: Lippincott Williams & Wilkins; 2007.
6. Nason KS, Luketich JD, Witteman BP, et al. The laparoscopic approach to paraesophageal hernia repair. *J Gastrointest Surg*. 2012;16(2):417–426.
7. Oelschlager BK, Pellegrine CA, Hunter JG, et al. Biologic prosthesis to prevent recurrence after laparoscopic paraesophageal hernia repair: Long- term follow-up from a multicenter, prospective, randomized trial. *J Am Coll Surg*. 2011;213(4):461–468.

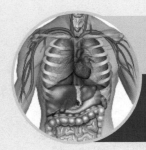

第31章

腹腔镜食管肌层切开术

腹腔镜食管肌层切开术是利用微创的外科方式进行放大而精细的解剖，切开导致食管失迟缓的远端食管肥厚肌层的术式。这术式已经基本取代了旧式经胸 Heller 术（需要左侧开胸）。这腹腔镜的术式也常被称为"Heller"肌层切开术，尽管它是经腹。在最后的参考文献有对经胸食管肌层切开的详细介绍（现在通常是胸腔镜做），如果在需要进行距离很长的肌层切开时这种式会很有效。由于食管失迟缓通常是发生在远端的食管，所以通过腹腔镜暴露已经足够。

根据需要还可以加做部分胃底折叠。这里所介绍的术式是将胃底拉到前面加固切开肌层后的食管。在食管由于不小心分破进行修补后，这一步骤特别有效。

外科住院医师教育委员会（SCORE™）将腹腔镜下 Heller 肌层切开术归类为"复杂的"手术操作。

手术步骤

建立手术入路——通常采用 5 孔法

将肝向膈肌牵起

剪开食管脂肪垫，清除食管前表面的腹膜

在增厚的远端食管合适的位置开始切开肌层

向远端胃延伸 1.5 ~ 2cm，近端直到薄肌层的食管

通过术中穿入食管、胃、十二指肠镜检查来确认已经切开足够的食管肌层

考虑加做部分胃底折叠——Dor 术或 Toupet 术

Dor 术——胃底包绕切开食管，缝合胃底组织形成包裹结构

Toupet——游离食管后间隙并将胃底拉到食管后面

将胃缝合到切开肌层的边缘

结构列表

膈肌

左右膈脚

食管裂孔

正中弓状韧带

食管

胃

Belsey 脂肪垫

Belsey 动脉

膈食管韧带

肝

I 段——尾叶

肝左叶

II 段和III 段

冠状韧带

左三角韧带

肝圆韧带

镰状韧带

膈下间隙

大网膜

小网膜

结肠

心包

膈神经

膈下动脉和静脉

左右迷走神经

解剖并发症

损伤食管

损伤迷走神经

损伤胃

一、远端食管和近端胃的暴露（图 31-1）

【技术要点】

如腹腔镜下胃底折叠术所描述的那样建立手术空间（参见第 29 章），穿刺套管的位置和最初的暴露都是一样的。要避免过度解剖食管的后壁，只要在食管后面建立一个小间隙允许潘氏引流管穿过做牵引即可（图 31-1A、B）。当用潘氏引流管将食管向下牵引时解剖食管的前面和侧面。

在视野下确定增厚变窄的食管段，将食管游离并拉到腹部直到看到近端扩张的食管。

用电刀或超声刀剪开 Belsey 脂肪垫（图 31-1C、D），这将使我们能顺利地到达胃食管结合部。

【解剖要点】

如需要做更广泛解剖食管（如建立足够的食管后间隙）的腹腔镜下 Nissen 胃底折叠术不同，本术式的解剖主要局限在食管前壁和侧壁。对于 Nissen 胃底折叠术，要通过理清膈脚来进行解剖。这些膈脚一起构成 2 ~ 3cm 长的肌性通道，食管和迷走神经通过此通道进入腹部。食管裂孔纤维性和肌性部分构成食管周围套索纤维的方式通常存在变异。事实上，在解剖食管的前面和侧面是很少受这些变异所影响。正中弓状韧带从头端向腹腔干方向跨过主动脉的情况并不常见。

左膈下动脉沿左膈脚行走，可能会发出变异的分支跨过食管。右膈下动脉从下腔静脉后面穿过，手术时很少遇到。

覆盖在食管裂孔和食管前面的膈食管韧带更多的是一个膜状结构，它是由腹腔内筋膜构成，必须要剪开它才能看到食管。在暴露裂孔边缘肌性纤维时自然会涉及分离上述结构，进而暴露食管。

Belsey（裂孔下）脂肪垫覆盖在胃食管结合部上，内含有 Belsey 动脉，这是胃左动脉和左膈下动脉一个小交通支。

二、肌层切开（图 31-2）

【技术要点】

在增厚变窄的远端食管中间选择合适位点开始切开食管肌层，注意不要损伤迷走神经。用电钩向远端剪开，而用腹腔镜剪刀向近端切开，平行于纵行肌纤维在食管前表面做一切口。在食管内置入探条抬起和张开食管的各层来确保各层完全的分开。

使用无损伤抓钳轻柔抓住两边的纵行肌纤维并向外下拉开（图 31-2A）。

用同样的方式将食管增厚的环状肌层切开直到看见食管黏膜为止。通过黏膜苍白的颜色以及食管肌纤维的消失很容易判断已经分到食管黏膜。继续向近端和远端切开肌层，直到切开足够长的肌层（图 31-2）。这一般需要往远端切开胃 1.5 ~ 2cm，向近端一直到食管肌层变薄（图 31-2）。如果在胃部分延伸太下则很容易引起术后胃食管反流，如果在近端食管肌层切开过长似乎不会出现不良后果。如果肌层切开不充分，则不能很好地缓解症状。通过伸入食管、胃、十二指肠镜检查远端食管来确定肌层是否切开足够，没看到血证明没发生食管损伤，而胃食管结合部应该是张开的状态。推送镜头时需十分小心以防食管穿孔。在进行这些操作时关闭腹腔镜光源，以免腹腔镜光透过食管黏膜干扰内镜检查。

接着，向远端食管充气，在腹腔有生理盐水浸泡的前提下观察有无气泡出现来确保没发生食管损伤。还可以使用亚甲蓝检查来确认有没有发生小破口。修补所有的破口并做部分胃折叠（参见下一章）来做额外的加固。如果发生食管损伤，要勇于中转开胸，因为这是修补食管损伤最好的方法。

冲洗腹腔，确保无出血，然后常规关闭腹腔穿刺套管切口。

【解剖要点】

食管是没有腹膜覆盖的，食管的外层是由纵行肌纤维构成，在远端食管一般很少超过 1mm。远端的食管括约肌是生理性而不是解剖性结构，因此在远端食管通常不会增厚。正常食管的环状肌一般是 1mm 厚。在失迟缓时这一层通常会增厚。在环状肌下的黏膜下层含有发育很好的静脉丛。上皮管（鳞状黏膜）是白色的，通过以下三个特征很容易辨认：

1. 白色，与粉红色的肌层形成明显对比。

2. 在松开肌纤维后很容易膨出。

3. 表面分布着黏膜下小静脉丛。

大多数情况下迷走神经在食管裂孔附近转换成前干和后干。前干呈白色的条带并有小静脉在其上面行走，在食管前面可能会看到。如果能看到，则容易避开。后干一般很难看到而且很少出现损伤。

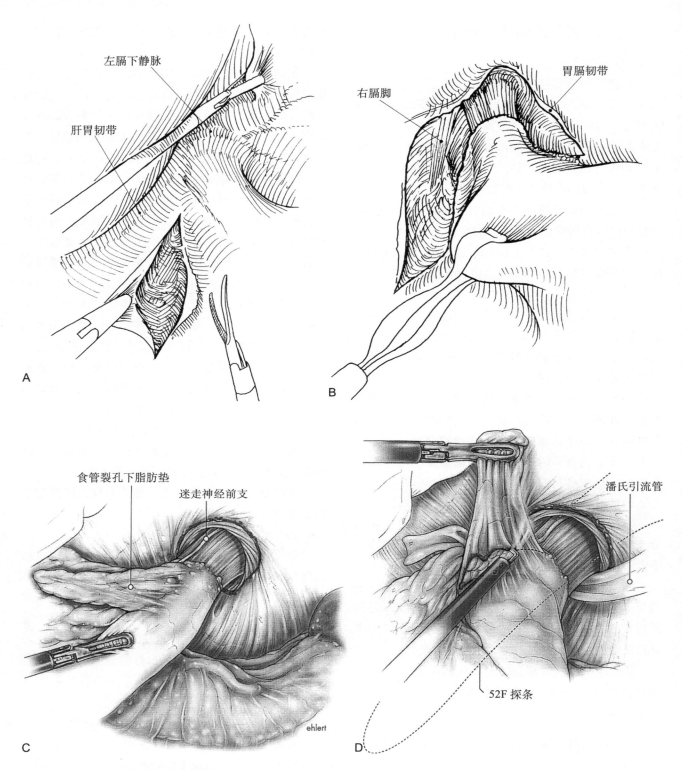

左膈下静脉

肝胃韧带

A

右膈脚

胃膈韧带

B

食管裂孔下脂肪垫

迷走神经前支

C

潘氏引流管

52F 探条

D

ehlert

图 31-1　远端食管和近端胃的暴露（图 A、B 引自 Wind GG.The stomach.In: The Applied Laparoscopic Anatomy: Abdomen and Pelvis.Baltimore，MD: Williams & Wilkins; 1997，图 C、D 引自 Pellegrini CA，Eubanks TR.Minimally invasive treatment of achalasia and other esophageal dysmotility.In: Baker RJ，Fischer JE，eds.Mastery of Surgery.4th ed.Philadelphia，PA: Lippincott Williams & Wilkins; 2001:803–812）（均已授权）

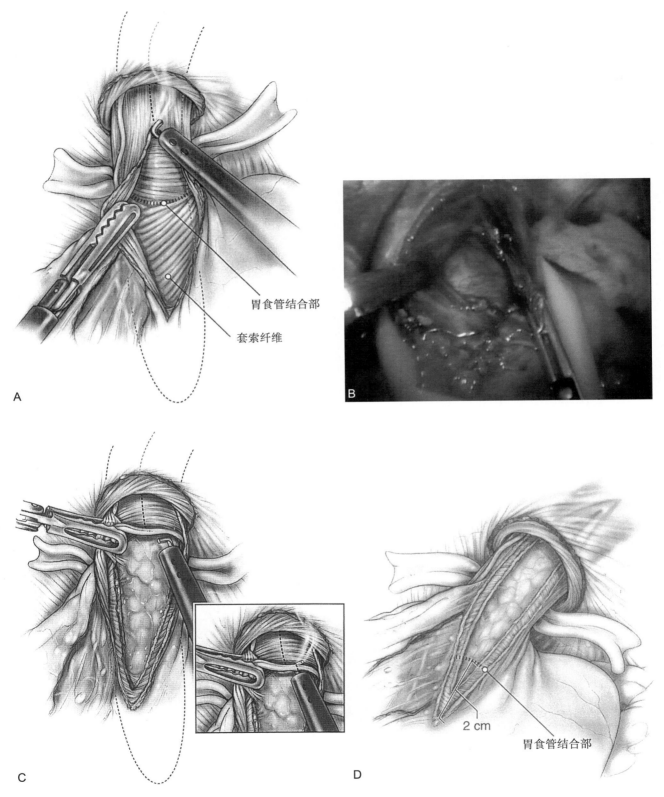

胃食管结合部

套索纤维

A

B

C

D

2 cm

胃食管结合部

图 31-2　切开肌层（图 A、C 及 D 引自 Pellegrini CA，Eubanks TR.Minimally invasive treatment of achalasia and other esophageal dysmotility.In: Baker RJ，Fischer JE，eds.Mastery of Surgery.4th ed.Philadelphia，PA: Lippincott Williams & Wilkins; 2001:803–812）（已授权）

三、选行部分胃底折叠术（图 31-3）

【技术及解剖要点】

部分胃底折叠术的支持者认为部分胃底折叠在恢复期能保持肌层的分开，减少复发的概率。同时它还能对抗胃食管反流。而且，胃底折叠组织是损伤修补很好的加固。这需要稍微游离胃和离断一些胃短血管。

确保食管全周被游离，并建立足够的食管后间隙窗。必要时离断胃短血管来充分游离胃底（参见第 29 章）。将胃底拉到食管后面并缝合到切开的肌

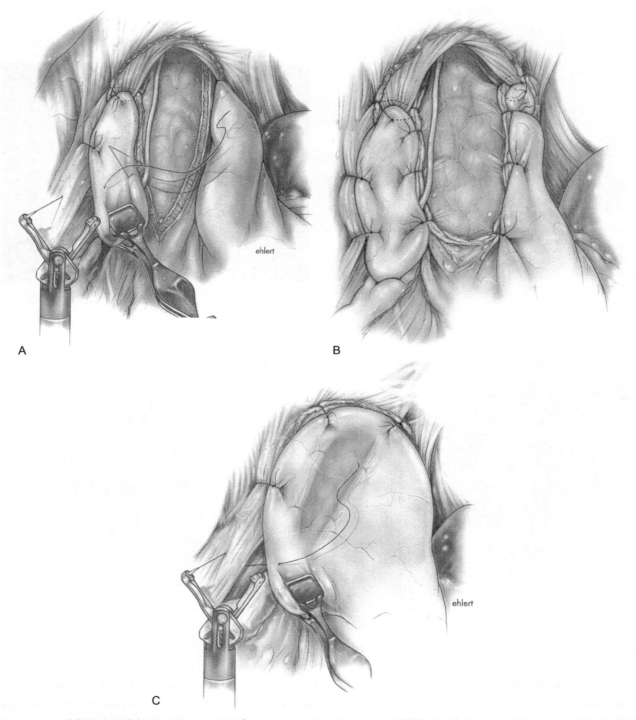

A

B

C

图 31-3　可选做部分胃底折叠（图 A ~ C 引自 Pellegrini CA，Eubanks TR.Minimally invasive treatment of achalasia and other esophageal dysmotility.In: Baker RJ，Fischer JE，eds.Mastery of Surgery.4th ed.Philadelphia，PA: Lippincott Williams & Wilkins; 2001:803–812）（已授权）

层边缘上，而不是缝合两边（图 31-3A）。这会构成一个部分包绕结构，使切开的食管肌层边缘保持分开。在缝合小心不要撕裂脆弱的上皮层（图 31-3B）

接着，将疏松的胃底前壁跨过切开的肌层，并通过几针间断缝合将其缝在包绕组织的右边（图 31-3C）。不要缝到上皮管上，因为它很脆弱而容易撕裂，相反，要将胃组织缝在食管的肌层上。

（陈柏深　译　陈汝福　校）

参考文献

1. Anselmino M, Perdikis G, Hinder RA, et al. Heller myotomy is superior to dilatation for the treatment of early achalasia. *Arch Surg.* 1997;132:233–240.
2. Beck WC, Sharp KW. Achalasia. *Surg Clin North Am.* 2011;91:1031–1037. (Excellent review.)
3. Boeckxstaens GE, Annese V, des Varannes SB, et al. Pneumatic dilation versus laparoscopic Heller's myotomy for idiopathic achalasia. *N Engl J Med.* 2011;364:1807–1816.
4. Kashiwagi H, Omura N. Surgical treatment for achalasia: When should it be performed, and for which patients? *Gen Thorac Cardiovasc Surg.* 2011;59:389–398.
5. Nussbaum ME. Chapter 73. Minimally invasive treatment of achalasia and other dysmotility. In: Fischer J, et al. eds. *Fischer's Mastery of Surgery.* 6th ed. Philadelphia, PA: Wolters Kluwer Lippincott Williams & Wilkins; 2007:875–885. (Excellent review.)
6. Oddsdottir M. Laparoscopic cardiomyotomy (Heller myotomy). In: Scott-Conner CEH, ed. *The SAGES Manual: Fundamentals of Laparoscopy, Thoracoscopy, and GI Endoscopy.* 2nd ed. New York, NY: Springer-Verlag; 2006:238–246.
7. Wiener DC, Wee JO. Chapter 8. Minimally invasive esophageal procedures. In: Ashley SW (editorial board chair) *ACS Surgery: Principles & Practice.* BC Decker; 2012. Available at: http://www.acssurgery.com
8. Pechlivanides G, Chrysos E, Athanasakis E, et al. Laparoscopic Heller cardiomyotomy and Dor fundoplication for esophageal achalasia: Possible factors predicting outcome. *Arch Surg.* 2001;136:1240–1243.
9. Rosati R, Fumagalli U, Bonavina L, et al. Laparoscopic approach to esophageal achalasia. *Am J Surg.* 1995;169:424–427. (Describes the use of dilated balloon to facilitate myotomy, with a clear illustration of Dor fundoplication.)
10. Vogt D, Curet M, Pitcher D, et al. Successful treatment of esophageal achalasia with laparoscopic Heller myotomy and Toupet fundoplication. *Am J Surg.* 1997;174:709–714. (Discusses the use of Toupet fundoplication.)

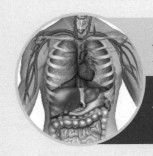

第 **32** 章

食管穿孔的处理

食管穿孔有很多处理方法。位置（颈段、胸段或者腹段）、损伤的性质（医源性、呕吐源性）、食管组织的性质（正常、病态）、穿孔发生后时限（即时的还是延后的），这些因素都影响处理方式的选择。这章将介绍修复的基本概念。这附带介绍关于食管裂孔周围的外科知识，因为在解剖过程中都有可能发生损伤，因此任何在这区域进行手术的外科医师都需要懂得如何处理医源性食管损伤。当然也可以不修补或食管切除＋即时或延迟重建，只是单纯用大管引流（参见第 15、16 章）。

外科住院医师教育委员会（SCORE™）将食管穿孔的修复／切除术归类为"复杂的"手术操作。

手术步骤

确定穿孔位置

延长肌层切口，必要时，暴露整个黏膜撕裂口

进行逐层修补

用周围血供好的组织加强修补处

如果是下段食管，用胃

如果是胸段食管，用胸膜瓣

引流

解剖并发症

完全修复撕裂失败

未能完全显露黏膜撕裂口

黏膜撕裂口比肌层撕裂口长

加固修补处失败

结构列表

食管

胃

胃底

胃短血管

胸膜顶

肋间肌

一、远端食管穿孔的处理（图 32-1）

在食管裂孔周围做解剖时（例如进行食管裂孔疝手术），都有可能发生食管穿孔。在这些情况中，伤口是新鲜的，组织的质量好，应该进行即时的修补和加强缝合。

完全游离食管以显露穿孔的地方。首先你要看到整个黏膜撕裂口。初始的损伤景象可能会低估了真实撕裂的长度（图 32-1A）。不要嫌麻烦地延长肌层的撕裂口直到黏膜撕裂口的全长都能看到（图 32-1B）。施行手工双层吻合。

通过施行 Nissen、Dor 或 Toupet 胃底折叠来

用胃底加固修补处（参见第 27 章和第 29 章），或者可以用膈肌瓣缝合到撕裂处，但后一种方式很少采用。

在这区域的穿孔也可能发生在呕吐之后（呕吐源性或 Boerhaave 综合征）。这些病例需要不同的处理方法，因为在这种情况，纵隔污染通常很严重，而且手术很难及时。一般采用充分引流会比较合适。

在狭窄处扩张或活检时也可能医源性穿孔。如果食管已经出现病变，切除则是最好的办法。

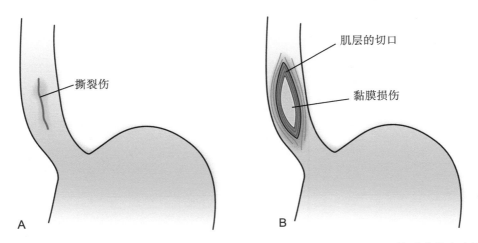

图 32-1　A. 很明显肌层损伤比黏膜撕裂的长度短；B. 将肌层撕裂向两侧延伸后才能完全暴露损伤的程度

二、中段食管（胸段）穿孔的修补（图 32-2）

胸段食管最好经右胸来暴露。大部分修补是通过开放术式而不是胸腔镜方式完成。如食管切除（见第 16 章）那样游离食管。将食管损伤的区段用潘氏引流管提起（图 32-2A）。如前所述沿头端和尾端剪开肌层完全显露穿孔（图 32-2B），分两层修补穿孔（图 32-2C）。

如果组织很脆，选择改道或引流是更好的选择。有些穿孔不适合修补，则可以在穿孔口放置 T 管引流。这可以将损伤转化成可控的瘘管。

三、胸部修补的加固（图 32-3）

利用周围血供好的组织对修补处进行加固。如图 32-3A 所示那样在修补处做一胸膜瓣进行加固或者如图 32-3B 所示那样做一肋间肌瓣进行加固。无论采用何种方式，都需轻柔包绕修补处并通过缝合几针来固定。

在修补处放置大直径的胸管引流。

四、颈段食管穿孔的手术入路

颈段食管的损伤一般是由于外伤或设备导致的穿孔。引流是最好的方式。图 32-4A 显示了两种引流的路径。图 32-4B 显示了用于修补或引流的颈段食管的暴露方法。可以从颈部任何一侧来暴露。

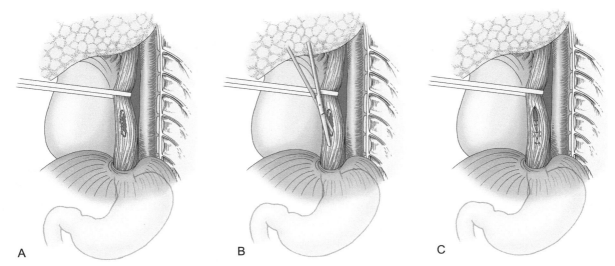

图 32-2　A. 穿孔的暴露；B. 延长肌层撕裂口来暴露黏膜破口的全长；C. 双层修补（引自 Fischer's Mastery of Surgery.6th ed.Philadelphia，PA: Lippincott Williams & Wilkins，2012）

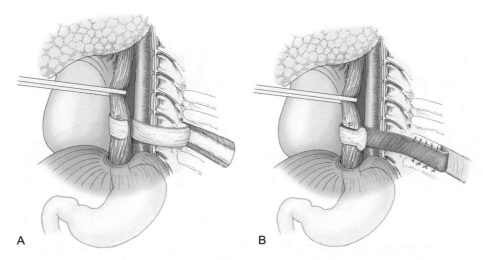

图 32-3   A. 用胸膜瓣加固修补处；B. 用肋间肌瓣加固修补处（引自 Fischer's Mastery of Surgery.6th ed.Philadelphia，PA: Lippincott Williams & Wilkins，2012）

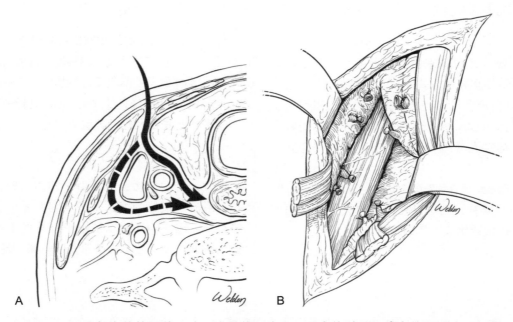

图 32-4   A. 颈部食管的两种入路。这两种入路可以用来外科暴露或者放置引流；B. 暴露好的颈段食管（引自 Wu J，Mattox K，Wall MJ Jr.Esophageal perforations: New perspectives and treatment paradigms.J Trauma.2007;63(5):1173–1184.）（已授权）

（陈柏深　译　陈汝福　校）

参考文献

1. Bufkin BL, Miller JI Jr, Mansour KA. Esophageal perforation: Emphasis on management. *Ann Thorac Surg.* 1996;61:1447–1451.

2. Gupta NM, Kaman L. Personal management of 57 consecutive patients with esophageal perforation. *Am J Surg.* 2004;187:58–63.

3. Panieri E, Millar AJ, Rode H, et al. Iatrogenic esophageal perforation in children: Patterns of injury, presentation, management, and outcome. *J Pediatr Surg.* 1996;31:890–895.

4. Salminen P, Gullichsen R, Laine S. Use of self-expandable metal stents for the treatment of esophageal perforations and anastomotic leaks. *Surg Endosc.* 2009;23:1526–1530.

5. Vogel SB, Rout WR, Martin TD, et al. Esophageal perforation in adults: Aggressive, conservative treatment lowers morbidity and mortality. *Ann Surg.* 2005;241:1016–1021.

6. Wu JT, Mattox KL, Wall MJ Jr. Esophageal perforations: New perspectives and treatment paradigms. *J Trauma.* 2007;63:1173–1184.

7. Younes Z, Johnson DA. The spectrum of spontaneous and iatrogenic esophageal injury: Perforations, Mallory-Weiss tears, and hematomas. *J Clin Gastroenterol.* 1999;29:306–317.

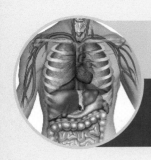

第 **33** 章

胃造口术和空肠造口术

　　胃造口术用于肠内营养或胃肠减压。最简单的造口方式是 Stamm 术式，经皮内镜下胃造口术（PEG）是另一可选择术式，也是本章介绍的内容。经腹腔镜胃造口术将在第 34 章介绍（同时讲述一种永久性黏膜管道的造口术，即詹伟胃造口术），其他胃造口方法可以参阅相关文献。

　　随着技术的成熟，一种低廉的纽扣样装置可以代替医用管道。这种小型装置也有利于患者及家属的护理。可在门诊或办公室进行护理，并且不需要麻醉。

　　对于有胃食管反流症，意识障碍或胃肠动力不足的患者，空肠造口术有时优于胃造口术。但是目前尚未有明确证据说明空肠造口术比胃造口术更具优势。

　　外科住院医师教育委员会（SCORE™）将开腹和经皮胃造口术、开腹空肠造口术归类为"基本的、常规的"手术操作。

结构列表	空肠
胃	回肠
胃底	盲肠
胃窦	肝
幽门	肝左叶
胃小弯	大网膜
胃大弯	横结肠
十二指肠	胃结肠韧带
十二指肠悬韧带（Treiz 韧带）	

一、胃造口术

（一）切口（图 33-1）

【技术及解剖要点】

　　患者取仰卧位，根据患者的体形可做上腹正中切口、左旁正中切口或左横切口。如果既往上腹正中线已有手术切口瘢痕，那么左横切口可以避免粘连部位到达手术区域。

　　优先选择全身麻醉，但是如果患者为恶病质或很虚弱，则局部麻醉更为安全。如果选择局部麻醉，则选择上腹正中切口，因为此切口分离肌肉组织较少。采用局麻浸润皮肤和皮下组织，逐层分离，切开腹膜前在筋膜下注射局部麻醉药来麻醉腹膜。

手术步骤——胃造口术

做一上腹部小切口

将胃置于手术视野

用（2-0）丝线于胃前壁做 2 个同心圆荷包

缝合，保留缝针

在前腹壁选择出口

在皮肤上做一小切口，将导管插入腹腔

在荷包中心做一切口，并将导管插入胃腔

拉紧荷包缝线，使胃壁包绕导管

在腹壁导管入口处缝合四针将胃固定于前
　腹壁

用先前的 2 根荷包缝线做固定

完成时胃应该完全覆盖导管

覆盖网膜

缝合切口并固定导管

解剖并发症——胃造口术

损伤结肠，甚至将导管插入结肠

如果用 Foley 管作为导管，造口位置离幽门
　较近可能致幽门梗阻

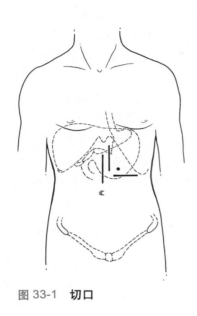

图 33-1　切口

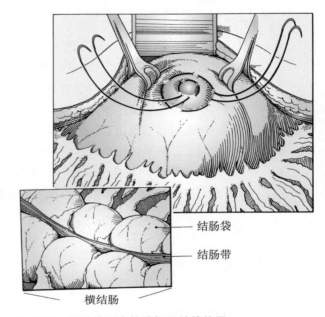

结肠袋

结肠带

横结肠

图 33-2　**胃壁造口点的选择及缝线位置**

（二）选择胃壁造口点及缝合位置（图 33-2）

【技术要点】

观察胃，查看肌肉厚度，有无结肠袋，结肠带，及胃大小弯的血管。用 Babcock 夹夹住胃壁，置于手术野，选择胃前壁最接近幽门处，游离并便于操作的位置作为造口点。

用 2 根 2-0 线做同心荷包缝合，保留缝针。开始和结束时要保证一根缝线在切口的头部，一根在尾部。

【解剖要点】

记住上腹部重要器官的位置，他们的附属结构以及怎么区分它们。胃体表投影位于左季肋区及上腹部，幽门位于脊柱右侧。胃小弯及邻近部分位于肝左叶深部。胃体位于前腹壁的深部。肝左叶的边缘特征性的位于脐与剑突连线中点位置，穿过第八肋软骨后方向左侧走行。大网膜与胃大弯相连，覆盖在横结肠及大部分小肠。

横结肠与胃大弯通过胃结肠韧带（由大网膜发育而来）相连，与胃后壁通过横结肠系膜相连。由于横结肠及其韧带长度变化大，所以横结肠在上腹部的位置不固定。一般情况下它位于胃的下方和小肠的上方，但它也可能位于胃和腹壁之间，或至盆腔。在探查小肠时，大网膜、横结肠、横结肠系膜需向头侧翻转。

尽管腹部手术切口很小，大肠可因有结肠袋、结肠带及肠脂垂而易与其他脏器区分开。小肠通过较小的直径与胃区分，因没有上述大肠特征性结构而与大肠区分。

不像大肠，胃没有结肠袋和结肠带。尽管胃可以扩张并且有活动性，但是重要的是胃小弯与肝通过肝胃韧带相连，胃大弯通过胃结肠韧带与横结肠相连，近端与食管相连，远端与十二指肠相连。从近端至远端的韧带、毗邻内脏多有内脏神经血管走行，所以在胃前壁上做切口时应注意，确保为可扩张的胃壁，对于内脏及神经血管组织应避开。

（三）导管的位置（图 33-3）

【技术和解剖要点】

可选择大的 Malecot 导管或者蕈伞状导管，根据需要可扩大导管上的小孔。在上腹壁选择一出口，并做一个小的切口。用钳子戳穿腹壁，如果选择的局部麻醉，则该位点也需进行局部麻醉。

将导管穿过腹壁，用电刀在荷包的中央切开胃壁，并用止血钳扩大切口。

用 Kelly 钳将导管末端拉直，将导管放入胃腔，通过灌注及引流生理盐水确保导管是否伸入胃腔。

拉紧内侧荷包的缝线包埋洞口后再拉紧外侧的缝线，不要剪断缝针，后面用来将胃造口处固定在腹壁。准确的放置并打结，保证胃壁包绕导管。

利用牵引器来暴露导管进入腹腔的位置，在插入导管前，在胃的近幽门处缝一根 2-0 线，然后用荷包缝线上下缝合固定胃。最后在导管的入口处做缝合，打结所有缝线，可以将大网膜覆盖在胃造口处周围，然后关闭切口。

二、经皮内镜胃造口术

提拉技巧（图 33-4）

手术步骤——经皮内镜胃造口术

将胃镜置入胃中，充入气体。

关闭手术室的灯，寻找上腹壁的透光点

通过用手指按压此处，内镜下可见胃壁向下凹陷来确定位置

此处进行局部麻醉

用 PEG 专用穿刺针置入胃内，通过胃镜，并见气体逸出确认

内镜医师将圈套器置于穿刺针周围，但不收紧圈套器

用 11 号刀片扩大皮肤及筋膜切口

将单股缝线（专门配置）通过穿刺针管进入胃腔使内镜医师可以抓住它

内镜医师用圈套器将单股缝线经口腔取出，同时退出内镜

内镜医师将缝线环绕于 PEG 导管，外科医师将其拉回胃腔并从腹壁拉出

在固定前内镜医师可以通过旋转圈套器来确定 PEG 管的位置

内镜医师确认 PEG 导管位置后，固定导管

解剖并发症——经皮内镜胃造口术

损伤结肠

过早拔除导管，导致腹膜炎

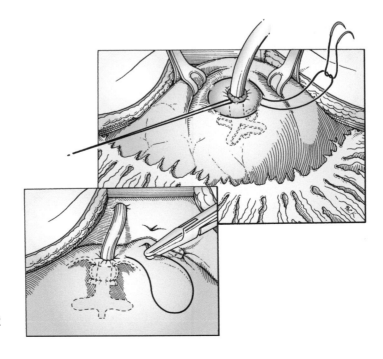

图 33-3　**导管的放置**

【技术和解剖要点】

PEG 基于胃膨胀时紧贴上腹壁,将结肠向下挤压,从而可以直接插管。需对口咽部,造口处进行局部麻醉,最好给予一定的镇静药。

助手站在手术台的头侧,无菌区域外行胃镜插管,当胃镜进入胃内后需进行简单、全面的检查。对胃充气使其膨胀,关闭头顶的灯,内镜医师在内膜下看贲门食管交界和幽门的连线中下 1/3 交界处的胃前壁。内镜的光很容易在脐与左肋缘外侧连线中点处透过腹壁。在光线最亮处反复按压皮肤和前腹壁。内镜医师应该可以看到胃壁也相应地移动。这样就能确定胃壁紧贴前腹壁,两者之间无其他脏器。

打开手术灯,对刚才确定的点进行局部麻醉,随后用 PEG 专用穿刺针平稳地、轻柔地、螺旋着进入胃内。进入胃内后会有气体从穿刺针释放出来。内镜医师在可视下确认胃内穿刺针的位置。

用 11 号刀片扩大皮肤和筋膜切口,切口的开口方向邻近穿刺针。将专用单股缝线顺着穿刺针进入胃内。内镜医师用活检钳或圈套器夹住缝线尾部(图 33-4C),将内镜和缝线从患者的口腔拖出(图 33-4D)。然后由内镜医师用缝线将 PEG 管固定。缓慢、平稳地牵拉腹壁的缝线直到 PEG 管被拖出(图 33-4E)。

内镜医师需要通过内窥镜的观察来确定蕈伞状的 PEG 管紧贴胃前壁,不能太紧以免导致胃组织坏死(图 33-4F)。PEG 管需要固定牢固,因为过早拔管(在窦道形成前)胃液和食物会进入腹腔,这常常是致命的。

三、空肠造口术

这里介绍标准术式 Witzel 空肠造口术及由此衍生的穿刺空肠造口术。

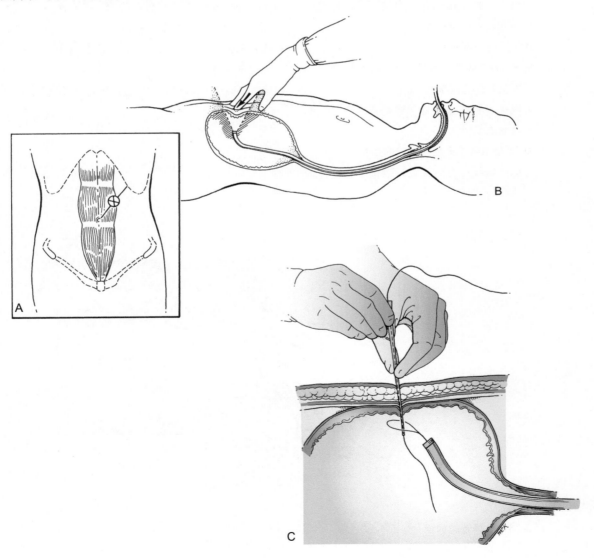

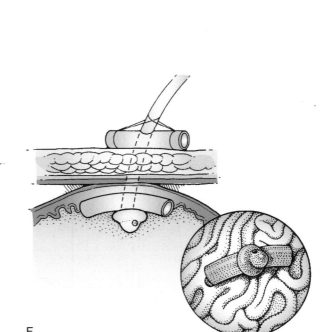

D

E

F

图 33-4 **经皮胃造口术的提拉技术**

手术步骤——空肠造口术

上腹部切口

辨认十二指肠悬韧带（Treiz 韧带）来确定近端空肠

选择离前腹壁距离最合适的空肠曲

做一荷包缝合

在上腹壁确认出口，并插入导管

切开荷包缝合的中心，将导管插入至远端小肠

拉紧缝线，固定导管

在导管的入口周围做朗贝尔缝合，将导管连同荷包缝合置于两侧肠壁折叠而形成的隧道内，不要缝合而产生狭窄

将小肠固定在前腹壁，避免小肠扭曲，并完全覆盖导管

大网膜覆盖手术区域

确定导管固定好后缝合切口

解剖并发症——空肠造口术

套管插入回肠而不是空肠

小肠固定处发生扭转致肠梗阻

Witzel 隧道导致的肠梗阻（导管太粗，缝合太宽）

（一）空肠造口术的位置选择及切口（图 33-5）

【技术要点】

管饲空肠造口术一般作为复杂的上消化道手术的附加手术。当单独做此手术时，多采用正中切口或者左旁正中切口。手术切口要足够长才能达到十二指肠悬韧带（Treiz 韧带），从而确定空肠。尽管在特殊条件下局部麻醉也是可以的，仍多采用全身麻醉。

在左上腹部向头侧翻转横结肠及大网膜后暴露小肠，沿小肠找到十二指肠悬韧带（Treiz 韧带）。

在距此韧带 40 ~ 60cm 处近端空肠做造口。

在上腹壁选择一个可以到达空肠并不会致空肠扭转的合适入口，穿过一根红色橡胶导管或者 Broviac 导管。用一对 babcock 钳拉起选定的空肠袢在系膜游离缘用 3-0 线做荷包缝合。切开空肠，沿肠蠕动的方向插入导管，通过向空肠内注入和吸出空气来确定导管进入肠腔而不是黏膜下，用荷包缝线打结，保留缝针。

【解剖要点】

小肠各部分不仅生理功能不同，解剖结构也不同。小肠在十二指肠悬韧带处直径最大，向远端逐渐变窄，到回盲部最窄。

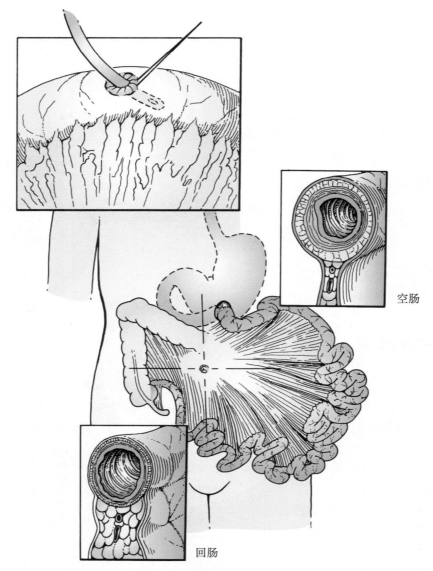

图 33-5　空肠造口术的位置选择及切口

　　小肠系膜沿斜角从左上腹十二指肠悬韧带向右下腹回盲部走行，将导管尽量放置在近端，从而保证下游小肠最大限度地吸收营养物质，当然也可以在小肠直径最大的地方放置导管。

（二）构建 Witzel 隧道和固定口术（图 33-6）

【技术和解剖要点】

　　构建 Witzel 隧道是通过间断浆肌层缝合导管两旁的小肠壁，用导管两旁的小肠壁覆盖导管。拉紧缝线，保留缝针。在导管进入肠管入口处再缝合几针，注意缝线不可太紧以免致肠腔狭窄。

　　沿 Witzel 隧道将空肠造口区缝合固定至腹壁，缝合时避免肠管扭曲，固定 1.5 ~ 2cm 肠段避免因固定在同一地方而发生扭曲。

（三）穿刺空肠造口术（图 33-7）

【技术和解剖要点】

　　这一快速的方法是作为复杂的上消化道手术后，需要短期营养支持的附加手术。因为穿刺针很细，故只适合于要素饮食，不适合长期营养支持。

　　选定空肠曲做荷包缝合（图 33-5）用穿刺针穿刺腹壁并插入导管，软导丝先进。

　　取第二根穿刺针，在荷包缝合中心穿刺小肠的

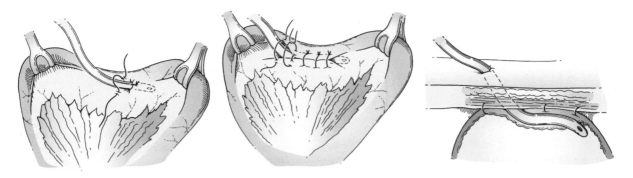

图 33-6　**构建 Witzel 隧道和固定造口**

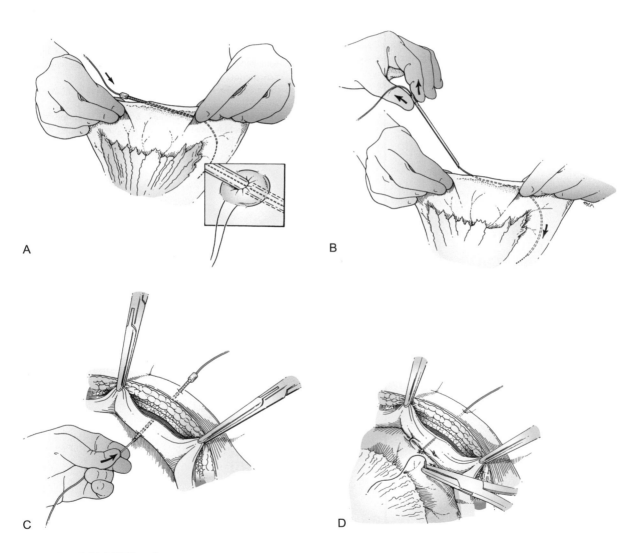

图 33-7　**穿刺空肠造口术**

A. 导丝穿过空肠，在空肠入口处做荷包缝合；B. 导丝向下穿入远端；C. 导管穿过腹壁；D. 沿线将空肠缝于腹壁防止肠扭转

浆肌层，用针的斜面向下穿刺以防止将肠腔刺穿。使针在黏膜下移行 2～3cm 形成隧道，使针斜面向上进入肠腔。

将导管和导丝通过穿刺针进入肠腔，利用导丝调整导管的位置，将其向下 20～30cm。

移去导丝，注入空气确认导管插入肠腔。将造口处与腹壁多点缝合避免肠扭转，可以用制造商提供的器械将导管与皮肤固定牢固。

（李文竹　译　李国林　校）

参考文献

1. Bergstrom LR, Larson DE, Zinsmeister AR, et al. Utilization and outcomes of surgical gastrostomies and jejunostomies in an era of percutaneous endoscopic gastrostomy: A population-based study. *Mayo Clin Proc.* 1995;70:829–836.
2. Castagnetti M, Patel S. A simple adjunct for safer change of PEG. *Pediatr Surg Int.* 2006;22:274–276.
3. Cosentini EP, Sautner T, Gnant M, et al. Outcomes of surgical, percutaneous endoscopic, and percutaneous radiologic gastrostomies. *Arch Surg.* 1998;133:1076–1083.
4. Fujita K, Ozaki M, Obata D, et al. Simple and safe replacement technique for a buried percutaneous endoscopic gastrostomy tube using a laparoscopic surgery device. *Surg Laparosc Endosc Percutan Tech.* 2012;22:546–547.
5. Heberer M, Bodoky A, Iwatschenko P, et al. Indications for needle catheter jejunostomy in elective abdominal surgery. *Am J Surg.* 1987;153:545–552.
6. Joehl RJ. Gastrostomy. In: Ritchie WP Jr, ed. *Shackelford's Surgery of the Alimentary Tract.* 3rd ed. Philadelphia, PA: WB Saunders; 1991:121. (Provides good description of Janeway gastrostomy and other techniques for creating permanent, mucosa-lined tubes.)
7. Morrison JJ, McVinnie DW, Suiter PA, et al. Percutaneous jejunostomy: Repeat access at the healed site of prior surgical jejunostomy with US and fluoroscopic guidance. *J Vasc Interv Radiol.* 2012;23:1646–1650.
8. Ponsky JL, Gauderer MW. Percutaneous endoscopic gastrostomy: Indications, limitations, techniques, and results. *World J Surg.* 1989; 13:165–170.
9. Steichen FM, Ravitch MM. *Stapling in Surgery.* Chicago: Year Book Medical Publishers; 1984:95. (Shows Janeway gastrostomy construction with GIA stapler.)
10. Yarze JC. One-step button PEG. *Gastrointest Endosc.* 2007;65: 556–557.
11. Zickler RW, Barbagiovanni JT, Swan KG. A simplified open gastrostomy under local anesthesia. *Am Surg.* 2001;67:806–808.

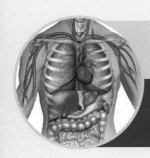

第**34**章

腹腔镜下胃造口术和空肠造口术

这些术式无论是作为其他腹腔镜手术附带的操作（如腹腔镜下食管周围疝修补联合胃造口术）还是其他手术方式难以实施时均非常实用。本章节提到的采用闭合器的 Janeway 胃造口术，在需要做永久性胃造口时，也可作为一种开放术式进行操作。当胃黏膜窦道形成后，患者的胃造瘘口不需留置导管，平时不用的时候只需简单用敷料覆盖即可。

外科住院医师教育委员会（SCORE™）将肠内营养用的腹腔镜下空肠造口术归类为"基本的、常规的"手术操作。

手术步骤——腹腔镜下胃造口术

在左上腹选择腹腔镜入路和皮肤穿刺点。

单纯性胃造口术

于穿刺点做 1cm 长的皮肤切口

将穿刺针通过皮肤切口穿刺进入胃内，进气以确保腔内操作

采用 Seldinger 技术依次置入导丝、扩张器和鞘管

从鞘管内置入细的 Foley 导管

采用 T 形固定器将胃固定于前方腹壁

固定导管，关闭直径大于 5mm 的套管孔

Janeway 胃造口术

放置 12mm 套管于右上腹穿刺点，用腔镜 Babcock 将胃抓起

于右上腹套管置入腔镜下直线型切割闭合器，用其在胃上做一个舌状结构

将此舌状结构的顶端提至左上腹套管，撤走套管并将胃提出腹壁外

将此舌状结构顶端切除，将胃黏膜固定于皮肤

将导管插入

固定导管，关闭大于 5mm 的套管孔

结构列表

胃

幽门

十二指肠悬韧带（Treitz 韧带）

空肠

一、腹腔镜下单纯性胃造口术（图 34-1）

【技术和解剖要点】

取脐下切口作为观察孔，确认胃，于右上腹穿刺点（图 34-1A）放置第二个套管并置入无损伤抓钳，逐步牵拉胃体直至抓住胃底适合穿刺的部位，确认该部位可以很容易提至左上腹穿刺点处的腹壁。

解剖并发症——腹腔镜下胃造口术

损伤肠管和脏器

胃造口管位于黏膜下（而不是胃腔内）

Janeway 胃造口术——吻合口瘘

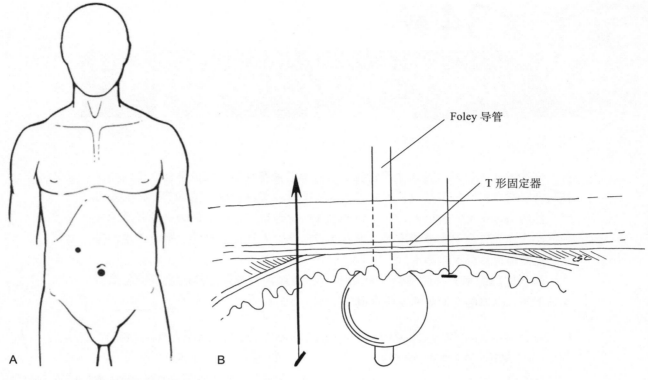

图 34-1　腹腔镜下单纯性胃造口术

　　在预先选定的位置做一个 1cm 的皮肤切口,用 14 号的穿刺针经此切口插入,直视下在胃上选定的部位穿刺入胃,此时需要用抓钳固定好胃,辅助穿刺针穿刺入胃。注射空气或生理盐水以确认穿刺针在胃内,从穿刺针置入导丝进入胃腔,采用 Seldinger 技术,依次置入扩张器、鞘管,最后将 18F 的胃造口管(通常称为 Foley 导管)经由鞘管置入胃腔,拔出鞘管,将球囊充气。向外牵拉导管,使胃壁和腹壁紧密贴合,此时可能需要去除一定的气腹,使腹壁更加贴近胃。

　　T 形固定器是一种简单地将胃壁与腹壁固定的方法。穿刺针穿过腹壁和胃置入 T 形固定器。或者用数针 3-0 丝线简单缝合将胃与腹壁固定。这两种方法均可减少胃瘘的机会,由于添加了额外的保护性措施,可增加此术式的安全性,使得在恢复的过程中胃和腹壁处于紧密贴合的状态。

　　将大网膜提至上腹部,包裹造口区,关闭套管孔。将胃造口管接引流。

二、腹腔镜下 Janeway 胃造口术(图 34-2)

【技术和解剖要点】

　　放置观察孔和探查胃的操作如前所述。于右上腹穿刺点放置一个 12mm 套管,置入无损伤抓钳帮助暴露胃壁上适合造口的位置,确认胃造口的最佳穿刺点,于此处上方皮肤做一切口,置入 10mm 套管,用腔镜 Babcock 钳将此处胃壁提起。

　　从右上腹套管置入腔镜下切割闭合器,切割闭合胃壁,形成一个胃"舌"(图 34-2A),使其长度足以通过腹壁。注意,胃"舌"需要足够宽度以放入胃造口管,因此,在距离胃边缘 1cm 左右进行切割闭合。由于需要足够长度,可能要进行多次的切割闭合操作。

　　用腔镜 Babcock 钳抓住胃"舌"的顶部提出腹壁,去除套管,应该轻松地无张力地将胃从腹壁拖出,尤其注意吻合线分叉处不能有过多的张力,当心胃口。如果胃"舌"不够长,难以无张力地拖出皮肤外,

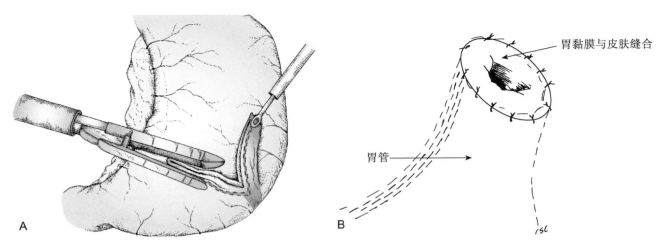

胃黏膜与皮肤缝合

胃管

图 34-2　腹腔镜下 Janeway 胃造口术（图 A 引自 Gadacz T.Laparoscopic gastrostomy.In: Scott-Conner, CEH, ed.The SAGES Manual.New York, NY: Springer-Verlag; 1999:227–232）（已授权）

那就将其塞回腹部，重复之前的切割闭合步骤，加长胃"舌"。

将胃"舌"打开，用 4-0 薇乔或 PDS 将其与皮肤进行数针间断缝合（图 34-2B）。

三、腹腔镜下空肠造口术（图 34-3）

手术步骤——腹腔镜下空肠造口术	采用 Seldinger 法将导管经导丝进入肠腔
布置套管	将导管向下放入空肠 20 ~ 30cm，注入空气或盐水确认在管腔中
确认近端空肠，做一荷包缝合	将空肠与腹壁固定若干处，防止扭转
选择腹壁上的造口位置	固定导管，关闭 > 5mm 的套管针孔
将穿刺针（空肠造口穿刺导管套件中配置的）由腹壁穿刺进入腹膜	
放入导丝，先悬空	解剖并发症——腹腔镜下空肠造口术
采用第二个穿刺针穿刺进入空肠	损伤肠道或内脏
将导丝置入穿刺针	空肠造口管留置在黏膜下层（不是管腔内）
	固定点肠扭转导致小肠梗阻

【技术和解剖要点】

脐下设置观察孔，分别在右上腹和左下腹各布置 1 个套管（图 34-3）。选择一段靠近十二指肠悬韧带（Treitz 韧带）的空肠，这样可以提出腹壁做造口（通常选择左上腹）。

从腹壁穿入 4 条缝线，以穿刺点为中心排列成正方形。这些缝线可以采用直针（Keith）通过小穿刺器置入。首先，以穿刺器作为皮肤入口，将 Keith 针穿过筋膜，在腹腔内用腹腔镜持针器夹住 Keith 针，在空肠上做浆肌层缝合，再将 Keith 针穿出腹壁外，必要时可将穿刺器退出（图 34-3B）。

然后，采用空肠造口穿刺导管套件中配置的穿刺针在选定的空肠造口点穿刺，也就是在之前缝线形成的正方形中心处。在腹腔镜引导下，将穿刺针穿刺进入空肠上正方形的中心点。

必要时在肠壁上打一隧道再进入肠腔。常规方法置入扩张器和造口管。这一术式在第 33 章进行了更为详细的阐述。

通过注射盐水或者吸出胆汁样液体确定造口管是否在空肠肠腔内，如果仍然不确定造口管的位置，可通过造影确定。确认无误后，将 4 条缝线分别打结固定。

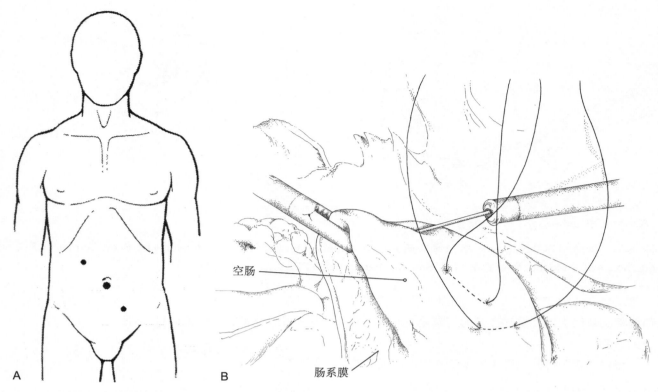

空肠

肠系膜

A   B

图 34-3 腹腔镜下空肠造口术（图 B 引自 Schirmer BD.Placement of jejunostomy tube.In: Scott-Conner，CEH，ed.The SAGES Manual.New York，NY: Springer-Verlag;1999:267-274）（已授权）

　　确保空肠肠袢没有扭转，并且无张力的贴合在腹壁下。置入数条缝线，将此部分空肠固定，防止术后肠扭转。最后固定造口管，去除气腹，关闭套管针孔。

（韦金星　译　李国林　校）

参考文献

1. Arnaud JP, Casa C, Manunta A. Laparoscopic continent gastrostomy. *Am J Surg*. 1995;169:629–630.
2. Duh QY, Senokozlieff-Englehart AL, Choe YS, et al. Laparoscopic gastrostomy and jejunostomy: Safety and cost with local vs general anesthesia. *Arch Surg*. 1999;134:151–156. (Discusses use of local anesthesia for these procedures.)
3. Duh QY, Senokozlieff-Englehart AL, Siperstein AE, et al. Prospective evaluation of the safety and efficacy of laparoscopic jejunostomy. *West J Med*. 1995;162:117–122.
4. Jimenez Rodriguez RM, Lee MR, Pigazzi A. Trocar guided laparoscopic feeding jejunostomy: A simple new technique. *Surg Laparosc Endosc Percutan Tech*. 2012;22:e250–e253.
5. Mellinger JD, Gadacz TR. Laparoscopic gastrostomy. In: Scott-Conner CEH, ed. *The SAGES Manual*. 2nd ed. New York, NY: Springer-Verlag; 2006:257–262.
6. Molloy M, Ose KJ, Bower RH. Laparoscopic Janeway gastrostomy: An alternative to celiotomy for the management of a dislodged percutaneous gastrostomy. *J Am Coll Surg*. 1997;185:187–189.
7. Murayama KM, Johnson TJ, Thompson JS. Laparoscopic gastrostomy and jejunostomy are safe and effective for obtaining enteral access. *Am J Surg*. 1996;172:591–594.
8. Schirmer BD. Placement of jejunostomy tube. In: Scott-Conner CEH, ed. *The SAGES Manual*. 2nd ed. New York, NY: Springer-Verlag; 2006:342–349.

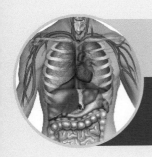

第 **35** 章

十二指肠溃疡穿孔修补术

十二指肠小的前壁溃疡穿孔可以通过 Graham 网膜补片覆盖完成修补，或者有时候可以通过腹腔镜来完成（见第 28 章）。大的穿孔可能需要幽门成形或胃切除来治疗。

在本章节中，将介绍肝下间隙及其内容物的局部解剖，而脓肿好发的膈下间隙也会重点提及。

外科住院医师教育委员会（SCORE™）没有将十二指肠穿孔修补术归类。

手术步骤	结构列表
上腹正中或右上腹旁正中切口	肝
探查及清理腹腔，尤其是膈下间隙及盆腔	冠状韧带
	三角韧带
提起肝暴露十二指肠，洗清污染物	镰状韧带
显露穿孔，仅当穿孔较小且位于前壁时采用 Graham 补片覆盖修补	圆韧带
	左、右膈下间隙
如有需要，确认并游离网膜以便轻松能拉至穿孔位置	肝下间隙
	小网膜囊
使用 2-0 丝线间断缝合将大网膜覆盖于穿孔位置	十二指肠
	大网膜
引流并关腹	胃网膜血管

解剖并发症
覆盖不完全（穿孔太大）

一、穿孔位置的确认（图 35-1）

【技术要点】

通过上腹部正中或右上腹旁正中切口进入腹腔（图 35-1A）并彻底探查腹腔。通常穿孔位置会被下垂的肝及网膜所覆盖甚至封闭。探查左膈下间隙（胃及脾表面）、右膈下间隙（肝表面）以及剩余腹腔时不要随意掀动封闭的位置。留取腹腔内液体送检培养并通过冲洗尽可能的清楚腹腔的污染物。然后再提起肝以暴露十二指肠。

肝下放置 "S" 勾并往上提起肝，通过往下轻轻牵拉胃及十二指肠以暴露肝下间隙（图 35-1B）。通常左肝会下垂压迫封闭典型穿孔的位置，即幽门或十二指肠第一部分。轻轻拨开封闭的位置以暴露穿孔，此时常可见胆汁流出。

如果穿孔位置在胃壁或者穿孔较大，则不适合行补片覆盖修补，此时选择胃切除（见第 37 章）或幽门成形术（见第 41 章）关闭穿孔更为合适。

【解剖要点】

从形态学上看，肝将从上面膈肌到下面的横结肠及其系膜的上腹部区域分为更小的膈下间隙及肝下间隙，而这些间隙又可以通过腹膜皱褶及反折进

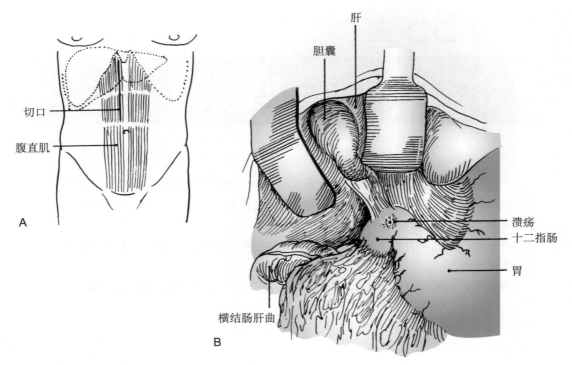

图 35-1 穿孔位置的确认
A. 切口；B. 典型的穿孔位置

一步的细分为三个有重要临床意义的间隙，因为这些地方常容易形成局部脓肿。在肝的正上方、冠状韧带及三角韧带前叶的前方，镰状韧带和包含其中的圆韧带将以上间隙细分为左上间隙及右膈下间隙。而右膈下间隙的边界分别为冠状韧带前层、肝膈面以及腹壁。

肝下缘由肝圆韧带和静脉韧带及其系膜皱褶分开成左右两侧的区域，右侧的区域为较大的右肝下间隙，其边界为肝、横结肠及其系膜，以及圆韧带；而左侧的区域为肝与胃表面及小网膜之间相对狭小的间隙。小网膜囊的边界包括：上方的肝、前方的胃及小网膜、后方的覆盖在后腹膜建构表面的腹膜壁层。小网膜囊也是消化道穿孔在胃周脓肿的好发位置。如果是胃或十二指肠的贯穿穿孔，在其他两个膈下间隙也是容易形成脓肿。

二、缝合的放置（图 35-2）

【技术要点】

通常胆汁会持续从穿孔位置流出至术野，让助手吸引以保证清晰的术野。如有需要，选择一片合适的网膜游离缘，并将其拉至穿孔位置附近。

通过穿孔使用 2-0 丝线间断单纯或外翻缝合缝合 3 ~ 4 针（图 35-2A、B），将网膜放至丝线下方并打结（图 35-2C）。由于穿孔周围的组织炎症水肿，不要强行通过缝合将穿孔位置完全并拢，否则缝线可能切割局部组织。如有需要，将术野浸满无菌生理盐水，让麻醉师往胃管充气以测试修补位置的严密性，正常情况下不要看见气泡产生。

此时可根据需要进行选择性迷走神经切断术。完成迷走神经切断术后应该再次检查网膜补片以确保在解剖游离的过程中没有移位。

关腹前再次冲洗腹腔以确保没有胆汁自修补位置流出，于肝下间隙放置引流管。

【解剖要点】

大网膜的血供来自数个长的胃网膜弓的下降分支，游离网膜补片时需注意保护局部的血管弓。

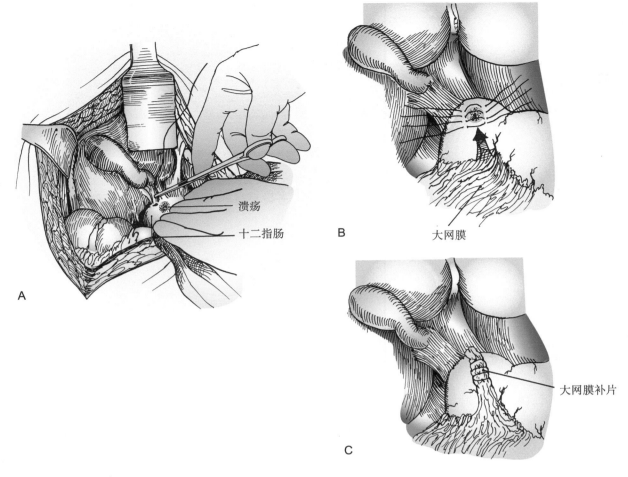

图 35-2 **缝合的布局**

A. 在十二指肠穿孔一侧进行初始的缝合；B. 完成所有缝合但暂不打结；C. 覆盖大网膜并打结

（李国林　译　陈汝福　校）

参考文献

1. Bonin EA, Moran E, Gostout CJ, et al. Natural orifice transluminal endoscopic surgery for patients with perforated peptic ulcer. *Surg Endosc*. 2012;26:1534–1538. (Completely new approach to the problem.)

2. Donovan AJ, Berne TV, Donovan JA. Perforated duodenal ulcer: An alternative therapeutic plan. *Arch Surg*. 1998;133:1166–1171. (Discusses role of therapy for *Helicobacter* species and other intensive medical therapy versus vagotomy.)

3. Graham RR. The treatment of perforated duodenal ulcers. *Surg Gynecol Obstet*. 1937;64:235–238. (Presents original description of the technique that bears the author's name.)

4. Ng EK, Lam YH, Sung JJ, et al. Eradication of *Helicobacter pylori* prevents recurrence of ulcer after simple closure of duodenal ulcer perforation: Randomized controlled trial. *Ann Surg*. 2000; 231:153–158.

5. Sharma R, Organ CH Jr, Hirvela ER, et al. Clinical observation of the temporal association between crack cocaine and duodenal ulcer perforation. *Am J Surg*. 1997;174:629–632.

6. Stabile BE. Redefining the role of surgery for perforated duodenal ulcer in the *Helicobacter pylori* era. *Ann Surg*. 2000;231:159–160.

7. Svanes C, Lie RT, Svanes K, et al. Adverse effects of delayed treatment for perforated peptic ulcer. *Ann Surg*. 1994;220:168–175.

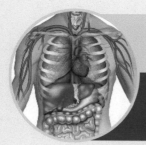

第**36**章
腹腔镜十二指肠溃疡穿孔修补术

使用腹腔镜处理十二指肠前壁小穿孔是一种简便有效的办法。

外科住院医师教育委员会（SCORE^TM）并没有将腹腔镜下治疗十二指肠穿孔进行归类。

手术步骤

像腹腔镜下胆囊切除术那样建立气腹

建立腹腔镜入路

探查腹腔，冲洗腹腔内污染物

抬高肝左叶

辨别穿孔位置及判定合适的手术方式（十二指肠前壁小穿孔，边缘清楚）

提起大网膜游离缘，覆盖穿孔

缝合穿孔

经鼻胃管充气检测有无漏气

在肝下考虑放置引流管

关闭 75mm 的套管穿刺孔

解剖并发症

腹腔器械进入腹腔后损伤脏器

缝合穿孔时线节松脱

结构列表

肝

　镰状韧带

　肝圆韧带

　肝 S Ⅱ段

　肝 S Ⅲ段

　肝 S Ⅳ段

胆囊

左、右膈下间隙

肝下间隙

小网膜囊

十二指肠

幽门前静脉

大网膜

一、暴露右上腹及肝下间隙（图 36-1）

【技术要点】

类似于腹腔镜下胆囊切除术那样建立空间（见图 40-1A），选择肚脐下作为穿刺孔进入腹腔并探查。吸机吸取右上腹漏出物。通常情况下，穿孔部位常常被肝覆盖。用吸机吸取漏出物及探查其他地方完成之前尽量不要探查穿孔部位。注意其他可能的病变如阑尾炎、憩室炎等。如果探查结果与十二指肠前壁穿孔相似，则按图 36-1 放置第二个穿刺孔。

轻轻地提升肝暴露穿孔。从右侧口放置抓钳并小心地抬起肝镰状韧带是一种很简便的方式。提高镰状韧带将肝抬高。检查肝下间隙。放置肝牵开器获得稳定的工作空间。

【解剖要点】

腹腔左上象限的腹腔镜探查显示为肝镰状韧带、大网膜、结肠和胆囊（图 36-1B）。将肝升高，可见到胃和十二指肠（图 36-1C）。幽门前静脉提供了一个方便的胃与十二指肠视觉分割点。十二指肠上动脉有时可在此区域出现。当腹腔镜近距离观察时，则可见到胆囊及覆盖在十二指肠第一段和第二段的第四段肝。

十二指肠通常分为 4 个部分。第一部分从幽门至胆囊与十二指肠重叠处。这部分是腹腔镜下最方便观察的区域。大部分十二指肠前壁溃疡发生在这部分，将肝抬高后是很容易的观察到的。第二部分从胆囊到 L_3 或 L_4 右侧。它包含壶腹。第三部分

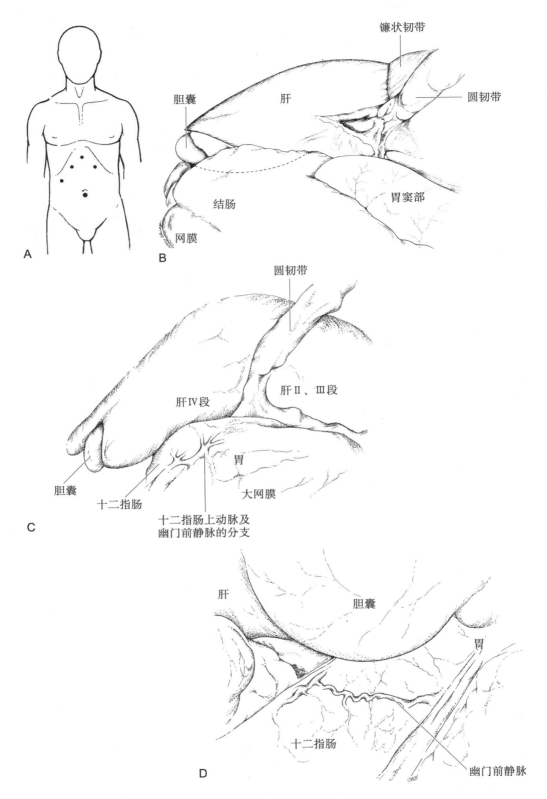

图 36-1 A. 穿刺孔位置；B. 腹腔镜探查景象；C. 抬高肝暴露肝下间隙；D. 十二指肠和胃分界线是幽门前静脉（Mayo 静脉）
（图 B 引自 Scott-Conner CEH，Cushieri A，Carter FJ.Right upper quadrant: Liver, gallbladder, and extrahepatic
biliary tract.In: Minimal Access Surgical Anatomy.Philadelphia, PA: Lippincott Williams & Wilkins; 2000:101–137；
图 C 引自 Scott-Conner CEH，Cushieri A，Carter FJ.Stomach and duodenum.In: Minimal Access Surgical Anatomy.
Philadelphia, PA: Lippincott Williams & Wilkins; 2000:79–100）（已授权）

十二指肠从腰椎右侧移行到左侧，并从主动脉前方跨过。十二指肠的第四部分则上升至十二指肠悬韧带（Treitz 韧带）。为了充分暴露十二指肠，有必要如第 57 章所述所述移动结肠。在开放手术中治疗十二指肠溃疡穿孔需要充分暴露。

胃溃疡常发生在胃小弯处，常可用幽门前静脉进行辨别。这种情况下常选择开放手术。

相关空间包括肝下间隙，小网膜，这些在第 22 章进行详述。腹腔镜下暴露小网膜在第 40 章进行详述。

二、暴露穿孔（图 36-2）

【技术和解剖要点】

轻轻用肝牵开器或牵引镰状韧带抬起肝，使用冲洗器冲洗纤维蛋白碎片并充分暴露穿孔（图 36-2A）。仔细检查穿孔处和确认穿孔小且位于十二指肠表面（图 36-2B）。确定穿孔的整个区域通过冲洗后可充分观察到。清洗穿孔边缘处任何纤维蛋白碎片。应注意有时候较大的穿孔延伸到十二指肠腹膜后区域。在这种情况下，很难进行完整的缝合。所以能够观察到整个穿孔是很重要的。有必要使用 30° 镜观察十二指肠表面。

三、大网膜的应用（图 36-3）

【技术和解剖要点】

选择能够容易到达穿孔出的大网膜。一般来讲，靠近穿孔处的大网膜由于炎症增厚，所以最好使用远离穿孔的位于边缘的大网膜，因为其质地更柔软。

缝合固定方式：

使用 2-0 或者 3-0 丝线从视野的远端到近端进行 3 ~ 4 针的间断缝合（图 36-3）。首先将缝线放置好，然后把大网膜放置在上面并打紧线节。如有其他缝合请注意勿损伤大网膜。

固定钉固定方式：

疝气吻合器（不是螺旋钉枪）是一种可代替缝线缝合的安全缝合方式（图 36-3）。

四、完成网膜固定（图 36-4）

【技术和解剖要点】

术后应保证穿孔处得到完整覆盖。让麻醉师从鼻胃管注入空气，观察有无气泡从穿孔处逸出。必要时加固缝合。

吸净所有内容物，在肝下放置引流管。留置鼻胃管 24h。

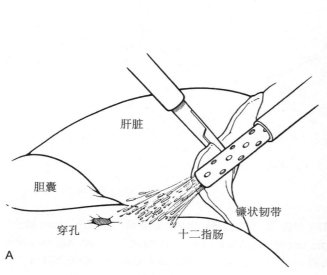

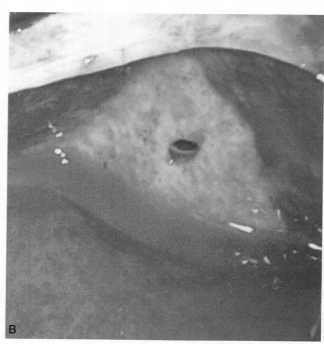

图 36-2　暴露穿孔位置（图 A 引自 Thompson AR，Hall TJ，Anglin BA，et al.Laparoscopic plication of perforated ulcer: Results of a selective approach.South Med J.1995;88:185-189；图 B 由 Hui Sen Chong，MD 提供）（已授权）

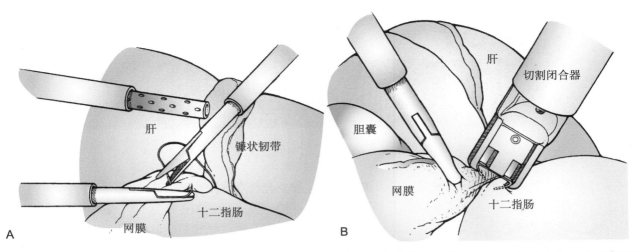

图 36-3　大网膜的应用（图 A、B 引自 Thompson AR，Hall TJ，Anglin BA，et al.Laparoscopic plication of perforated ulcer: Results of a selective approach.South Med J.1995;88:185-189).

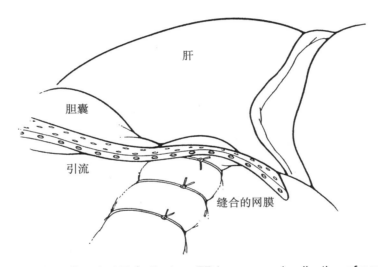

图 36-4　完成网膜固定（引自 Gadacz TR.Laparoscopic plication of perforated ulcer.In: Scott-Conner CEH，ed.The SAGES Manual: Fundamentals of Laparoscopy and GI Endoscopy.New York，NY: Springer-Verlag; 1999: 233-235)（已授权）

（来　伟　译　李国林　校）

参考文献

1. Androulakis J, Colborn GL, Skandalakis PN, et al. Embryologic and anatomic basis of duodenal surgery. *Surg Clin North Am.* 2000;80:171–199. (Provides excellent review of relevant anatomy.)
2. Gadacz TR. Laparoscopic plication of perforated ulcer. In: Scott-Conner CEH, ed. *The SAGES Manual: Fundamentals of Laparoscopy and GI Endoscopy.* New York, NY: Springer-Verlag; 1999:233–235.
3. Thompson AR, Hall TJ, Anglin BA, et al. Laparoscopic plication of perforated ulcer: Results of a selective approach. *South Med J.* 1995;88:185–189.
4. Scott-Conner CEH, Cushieri A, Carter FJ. Stomach and duodenum. In: *Minimal Access Surgical Anatomy.* Philadelphia, PA: Lippincott Williams & Wilkins; 2000:79–100. (Provides laparoscopic photographs and drawings illustrating regional anatomy.)

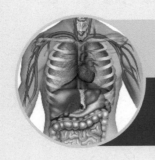

第 **37** 章

胃良性疾病的胃大部切除术

　　胃切除术是现在胃癌的主要治疗方法。对于良性溃疡性疾病，在以前，通常在紧急情况或被忽视情况下，是一个胃切除的主要指征，如今依然有时候会作为一种治疗手段。目前有很多改进的手术方法存在修改，它们的区别在于切除范围和胃肠道连续性重建方法的不同。这个章节描述主要介绍胃良性疾病的胃切除和胃肠消化道重建的基本技术。下一个章节（第 38 章），紧接着描述胃癌的切除术。

　　外科住院医师教育委员会（SCORE™）将部分胃切除术归类为"基本的、常规的"手术操作。

手术步骤

胃良性疾病的胃大部分切除术

上腹部正中切口和彻底的腹部探查

鉴别 Mayo 幽门前静脉和评估瘢痕溃疡程度

连续夹、扎和剥离胃网膜右血管及分支，
　　从胃大弯开始切除大网膜

提起胃，并分离胃胰皱襞

通过分离胃左动静脉进行简单清除胃小弯
　　区域

用两把直钳将胃钳起，用 4.8mm 的线性缝
　　合器闭合

分离幽门后和游离十二指肠

毕 I 式重建术

缝合十二指肠末端与胃切口（两层缝合）

毕 II 式重建术

用钉或缝合线关闭十二指肠残端，确
　　定近端空肠的循环（超过 Treitz 韧带
　　20 ～ 30cm），通过结肠前或横结肠系膜
　　的孔（结肠后）胃空肠吻合

确定空肠到残胃吻合一侧的循环

用传统方式关腹，不用引流

解剖并发症

胆总管损伤

如果脾切除与胃左动脉高位结扎，发生残

胃坏死

幽门窦残留（解剖时未游离幽门后，采用
　　毕 II 式重建）

结构列表

食管

胃

胃小弯

胃大弯

胃窦部

贲门食管连接部

幽门

十二指肠

肝胰管壶腹部

十二指肠悬韧带

脾

结肠

肠脂垂

胃右静脉

幽门前静脉

横结肠系膜

大网膜

小网膜

肝十二指肠韧带

结肠中动脉

结肠缘动脉	胃左动脉
胰	胃网膜左动脉
副胰管	胃左静脉（冠状静脉）
胆总管	门静脉
腹腔动脉	肝
肝总动脉	肝左叶
肝固有动脉	三角韧带
胃十二指肠动脉	脾肾韧带
胃网膜右动脉	脾胃韧带

胃切除的程度取决于病理结果，消化性溃疡采用胃窦切除术（切除胃窦），一般伴随迷走神经干的切除。胃大部切除术需要切除额外的胃，其一般的切除范围就如同图 37-1A 所示切除的范围（切除 60% 的胃组织）。对于根治性胃大部切除，一般是对于癌症，需要切除网膜和清扫局部淋巴结（参考第 38 章）。局部淋巴结一般沿着胃大弯、胃小弯分布，而且根据血管而命名。全胃切除术，同样一般作为癌症的治疗方法，切除整个胃和周围淋巴、结节附带组织。对于胃癌手术中，为清扫脾门淋巴结的，脾可能一并切除。

部分胃切除后最简单的重建方法是直接将残胃与十二指肠吻合（毕Ⅰ式重建术），如图 37-1B。这种术式能够形成形态上类似于一个小胃，而且适用于当剩余胃与十二指肠能够无张力吻合的情况。而此种术式不适用于胃癌的手术，因为切除的程度常阻碍了此种重建术式，而且复发的疾病能够导致出口的梗阻。

毕Ⅱ式的重建术（图 37-1C）能够消除经扩大切除术后引起的张力问题，同样可以通过关闭十二指肠残端和通过胃空肠吻合引流残胃，从而消除疾病复发的可能。由毕Ⅱ式术式产生的两条肠袢分别被命名为输入袢和输出袢，输入袢是引流十二指肠残端，输出袢是将残存在胃里面的食物过入到小肠。胆汁和胰液通过输入袢持续通过残胃，有时会引起胃炎，而 Roux-en-Y 重建术式可以克服这个问题。

在这个章节里，对于胃良性疾病进行部分胃切除或胃大部切除术，第一次出现对毕Ⅰ式和毕Ⅱ重建术的方法进行讨论。根治性胃大部切除和全胃切除将在接下来的第 38 章进行讨论。像近端胃切除术，很少有相同的步骤（目前很少），将会在最后一章节

的参考文献里讨论。

胃大部分切除术

（一）胃大弯的游离（图 37-2）

【技术要点】

通过上腹正中切口开腹，并探查，通过有标记意义的 Mayo 幽门前静脉找到幽门的位置，并探明瘢痕性、以往的或者新近活跃的溃疡的范围是否改变解剖结构，尤其是幽门和十二指肠的区域。确认胃管的位置。如果行迷走神经切断术，首先做这一步（见第 41 章中的图 41-1）。然后开始沿着胃大弯连续分离和切断多分支的胃网膜右动静脉来游离胃。让一个小的有自由空间的网膜囊腔开口变得明显。因为这个空间相比较进入右边，更容易进入左边，因为有多层网膜，如果从胃窦和横结肠系膜去分离，会变得困难。

注意贴近横结肠系膜（和结肠中动脉）到大网膜，然后通过辨别横结肠系膜并下拉来检查你已经在一个正确的位置。继续贴近胃大弯解剖到胃切断线的选择点。左右胃网膜的拱廊转换点形成一个容易在胃大弯辨认的解剖标志，对应于约 60% 胃切除。

继续解剖远侧端就会变得很容易。直到分离到幽门，因为溃疡性疾病引起的慢性炎症，或许会使解剖分离变得困难。如果是这样的情况，最好是先把胃完全游离后再做这一步。这样增加的活动性会使幽门和十二指肠区域的分离变得更加容易。

在胃大弯远端放置一个 Babcock 夹并提起，将胃后壁与胰之间的无血管的粘连组织用 Metzenbaum 刀或电刀分离。密集黏附于胰的胃后壁溃疡最好用"锁孔"方式处理在胰上的溃疡口，而不是试图去切

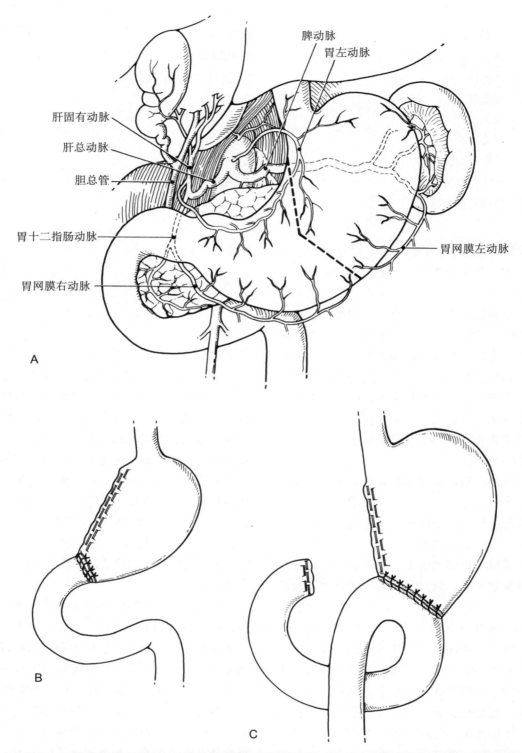

图 37-1　A. 经典的部分胃切除术的局部解剖和切除的范围；B. 毕Ⅰ式重建术；C. 毕Ⅱ式重建术

除（或许会导致胰损伤）。

【解剖要点】

　　虽然胃主要位于左上腹，但幽门位于右侧第 7 肋骨，相当于第 1 腰椎水平。Mayo 幽门前静脉是胃右静脉的分支，而且胃右静脉有助于帮助识别 Mayo 幽门前静脉。

　　胃十二指肠动脉是通常出现在十二指肠上部后面，胆总管的左边，而胃网膜右动脉是胃十二指肠动脉的终末分支。它的位置基本上与胃相接触，位置将近有 1cm 的差距，而胃的分支主要从胃前面和

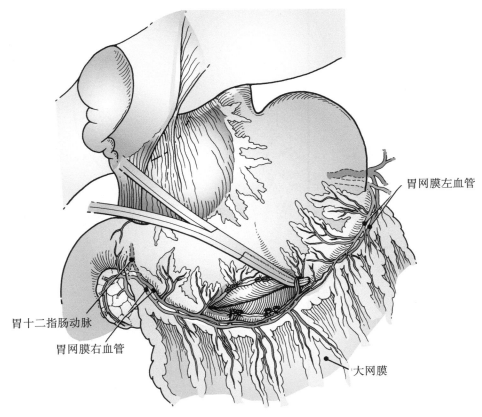

胃网膜左血管

胃十二指肠动脉

胃网膜右血管

大网膜

图 37-2　胃大弯的游离

后面通过。

简要描述大网膜的发展，能对这个结构的联系和上腹部各种腹膜反折有个理解。大网膜来源于胃系膜。胃从原始的矢状位旋转成成熟的位置，然后根据它的长轴旋转成或多或少的横向位置。原始的左边变成前面位，原始的右边变成了后面位。胃系膜不成比例的增长长度并从前面延伸至横结肠。部分胃系膜主要是与腹膜壁层融合联系，然后与浆膜层合并。胃系膜移行至横结肠系膜和横结肠，然后包被其表面，与浆膜层合并。网膜囊的前后内层浆膜相互接触、融合，最后合并在一起。因此，大网膜是没有空腔的，而是由原来前面和后面网膜无血流融合的平面。这样形成胃结肠韧带，连接胃大弯和横结肠系膜。因为从胃到横结肠的大网膜的紧密联系，也因为胃结肠韧带（组成网膜囊的部分）和一层横结肠系膜（中有结肠中动脉）都与胃系膜的发展有关，这些动脉都与之紧密相连。结肠中动脉一般在胰颈更低的边缘经过结肠系膜，而大网膜右动脉出现在更低边缘的十二指肠前面，轻微往中间靠拢。结肠中动脉与胃网膜右动脉的三维关系事实上是联系一起的，因为它们能够形成一个更大的吻合动脉连接起来。

文字和图片总是结合描述胃网膜囊，然而，真正的融合一起的在所有范例中有 10% 的缺失。而当没有融合时，典型的出现无明确的胃网膜左动脉，取而代之的是几个小的由胃网膜右动脉相似大小的分支组成。在另外的 90% 里面，胃网膜左、右动脉的来源主要由胃的分支来源的改变而决定。

（二）胃小弯的游离（图 37-3）

【技术要点】

辨认清胃左动脉分支，直角钳分离血管，切断并双重结扎。分离小弯侧至所需高度，将一根 2-0 丝线置于小弯上端做朗贝尔缝合牵引。确定鼻胃管于胃囊上方及高于横断线。用 2 把 Kocher 钳在预断处跨过胃大弯，用刀在钳之间切开胃。这就是残胃新的出口，并需调整相应大小。（毕 I 式重建约 3cm，或十二指肠大小，毕 II 式 4 ～ 5cm）。

通过切开的胃残端，置入直线切割闭合器（4.8mm）形成 Hofmeister 支架，吻合器垂直尽可能达胃小弯高度。在胃小弯用缝线牵引标记小弯侧切除的上限。击发闭合器，将胃小弯由吻合器和

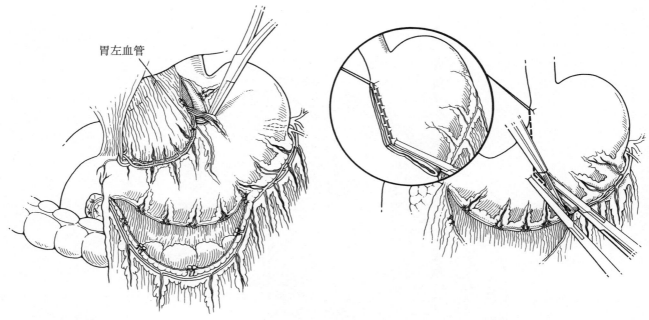

图 37-3　胃小弯的游离

Kocher 钳分离，检查吻合缘出血点。将一块湿纱布垫于残胃近端，并回纳左上腹。

【解剖要点】

胃小弯最重要的血管是胃左动脉，这条腹腔动脉的最小分支首先经过腹膜后侧再到胃左，随后靠近胃食管交界，向上形成食管分支，向下沿着胃小弯与更小的胃右动脉支吻合。有时候（约 25%）它会经过小网膜上形成或汇入肝左动脉。更常见的（42%）情况是分出前支和后支。

胃右动脉通常是肝动脉的一分支，尽管也常源于左肝动脉或胃十二指肠动脉。与胃左动脉一样，它也常分为前支或后支。

胃静脉与动脉伴行并汇入门静脉其不同水平极少单独的存在分支。这些静脉没有静脉瓣，由于胃左静脉（冠状静脉）与食管下静脉丛与下腔静脉吻合，因此，这些血管在门脉高压症中有重要的作用。

小网膜中还发现迷走神经的前支和后支，一根或多跟迷走神经前支的肝分支穿过上缘的韧带，从食管水平到达肝门胆管。迷走神经前支胃分支起于食管贲门交界处（此时则不能从胃小弯处找到）或从 Latarjet 神经伴随血管（胃左动脉）传至胃。一根 Latarjet 后支也伴行于胃小弯至胃。腹腔的主要分支（包括半数以上的神经）伴随胃左动脉到达腹腔神经丛。胃分支至胃的方式与胃前支相类似。

小网膜最右端连接十二指肠及肝，因此称作肝

十二指肠韧带。该部分小网膜形成网膜孔前壁，其中包含胆总管、肝动脉和门静脉。门静脉在后侧，肝动脉在前侧，偏门静脉的左侧。胆总管在前侧，偏靠韧带右侧边。

（三）胃窦部远端及十二指肠残端的解剖（图 37-4）

【技术要点】

沿着远端胃窦周围切除，向下十二指肠直到柔软组织，通过直接触摸环状结构或上方的 Mayo 静脉辨认幽门。如果因溃疡或之前手术导致瘢痕严重并影响解剖结构，则通过切缘冷冻切片确认已达十二指肠。Brunner 腺体是十二指肠的特征，病理检验较容易辨别。

若沿十二指肠向下切除超过 1cm 会见到胃十二指肠动脉，切除超过该部分时需特别小心以免副胰腺导管或胆总管损伤。切断十二指肠，离断胃。

【解剖要点】

胃及胃窦的游离，如果游离胃大弯和小弯没问题则基本不会有更多的困难。但是在十二指肠则不同，因为其在幽门括约肌远端不远处成为腹膜后器官。因复杂的解剖结构而导致的并发症也起于该部分。如果从左向右切除，下方的张力作用于胃远端，优先幽门控制胃右静脉能控制 Mayo 幽门静脉出血。随后游离深部到右侧，需暴露至十二指肠第

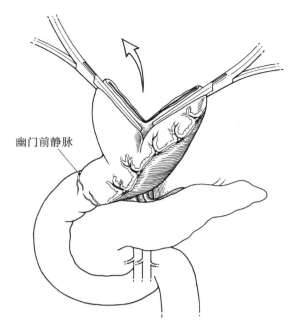

幽门前静脉

图 37-4 胃窦部远端及十二指肠残端的解剖

一段后背部，到达肝总动脉及其两条分支，肝固有动脉和胃十二指肠固有动脉。要记住胆总管在肝固有动脉右侧和门静脉前方，都位于胃十二指肠动脉韧带内并紧接在十二指肠后部，该区域胆总管被胰腺组织或胰和十二指肠间的筋膜所包绕，需要谨慎处理。

如果切除范围达到十二指肠第二段，术者需记住胰重要的发育特征。胰头上部和胰颈、胰体由背胰芽发育而来，原始于十二指肠背部的一个憩室。憩室伸长形成圣托里尼式管。腹胰芽开始于憩室的胆总管发育。随着前肠旋转和生长分化，腹胰芽迁移至紧邻背胰芽尾，在该处进一步分化出钩突和胰头部下方。其附于胆总管的 Wirsung 导管保留下来，随后导管合并，胰管由远端（颈部、体部、尾部）圣托里尼式导管和近端（头部和钩突部）Wirsung 导管形成。成人胰管开口于十二指肠，通常经过十二指肠乳头处与胆总管末端共同的小室（Vater 壶），约在第 2 腰椎水平十二指肠肠腔凹侧后方。圣托里尼氏管近端通常作为副胰导管（70%），开口于比主胰管的十二指肠更前方，一般超出十二指肠乳头 2cm。约 10% 情况下，副胰管是唯一的胰排出导管。

该位置是胆道，肝、十二指肠、胰腺血供，门静脉分流的结构及解剖关系多发变异区。为预防解剖变异造成的并发症，总的规则是在切断结扎前仔细辨认、准确识别该区域所有的管状结构。

（四）毕 I 式重建（图 37-5）

【技术要点】

通过 Kocher 手法游离十二指肠，用丝线间断缝合十二指肠与胃残端（见第 48 章，图 48-5）。在 Hofmeister 架与缝线汇合处以合适的角度，做一针三角缝合，如图 37-7 所示。将三角缝合的针口看作"悲伤角"向周围牵拉形成的三角形边界。用 3-0 可吸收缝线将内边由后壁开始做成活动性针锁，随后沿着前方做 Connel 缝合，形成黏膜对合。随后前排用 3-0 丝线间断缝合完成吻合。

【解剖要点】

Kocher 手法将十二指肠和胰送回至胚胎期中线位置。十二指肠最初为肠道中线节段，由背侧十二指肠系膜悬吊，背侧胰泡（定向发育为胰头上部及颈部和体部）在该处发育。随着上部胃肠的旋转，最开始十二指肠和胰的右侧来到腹膜壁层背侧的位置。并列的浆膜层退化并融合，剩余则发展至十二指肠和胰后方的无血管区。此外，原始的十二指肠系膜对侧、壁腹膜、十二指肠左侧浆膜层都一并融合在一起。

前肠来源的十二指肠固定后，中肠环位置开始变化（继发于扭转、生理性疝及复位，这些部分固定后定向于腹膜后位）。因此横结肠系膜根部通常附着在十二指肠第二段前壁和胰腺前壁表面。术者需向内下方牵拉结肠肝曲以暴露十二指肠上部的 C 环。此处术者要识别结肠中血管，因为其经常紧随十二指肠第二段前方。通过识别这些血管，沿着十二指肠外侧腹膜手指顿性分离的方式做十二指肠后部及胰头部的无血管区的切口，需要使该部分器官具足够的活动性，并少量出血甚至不出血。

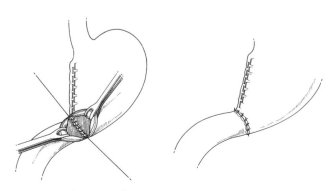

图 37-5 毕 I 式重建

（五）毕Ⅱ式重建——关闭十二指肠残端（图 37-6）

【技术和解剖要点】

如果计划行毕Ⅱ式重建，先用以下方式关闭十二指肠残端的两层：先从十二指肠残端下段做 Connel 缝合，在顶部，缝线自身缝合或调转缝合线并水平褥式缝合到原点的方式关闭线口，随后外层用 3-0 丝线行间断缝合。此外，简单的十二指肠残端可以用 3.5mm 吻合器关闭。

复杂的十二指肠残端，由溃疡引起瘢痕，可以通过多种方法进行关闭。一般来说，柔韧的十二指肠前壁向下反折，而如果需要，将其与胰囊缝合。十二指肠吻合管通过一个单独的切口放入，用可吸收线荷包缝合固定，能形成一个可控制性瘘口。

十二指肠残端关闭前将大网膜包裹入，如果放了十二指肠造口管，则将一个封闭的负压引流管置于造口管周围，其他情况下则不行引流。

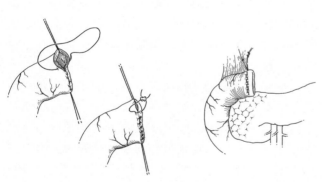

图 37-6　毕Ⅱ式重建——关闭十二指肠残端

（六）毕Ⅱ式重建——胃空肠吻合（图 37-7）

【技术要点】

胃空肠吻合可以采用结肠前或结肠后式，本段描述常规的结肠前胃空肠吻合，并对结肠后式进行点评。

找出空肠近端 Treitz 韧带，向下 20 ~ 30cm 定位，使空肠到残胃无明显张力。回路畔尽可能靠近 Treitz 韧带。空肠袢被拖至大网膜左侧，大网膜则被拉至右侧包裹十二指肠残端及环绕胃十二指肠造瘘口。

标准的两层缝合空肠袢与残胃。需特别注意夹紧并结扎胃黏膜下层多个小动脉分支，它们可能在术后引起胃肠道出血。于"悲伤角"做一针三角缝合。输入袢转向左侧，输出袢转向右侧，使胃肠吻合口升至左上腹，保持无张力及无扭曲的状态。

【解剖要点】

严格来说，结肠前吻合可以分为简单的两个步骤。胃空肠吻合于结肠前，所以不需更多的切除。如果做结肠后胃空肠吻合则需在结肠中动静脉左侧和肠系膜下动脉主干右侧切开横结肠系膜。注意不要损伤结肠系膜边缘的动脉，该区域基本没有血管供应。

（七）使用切割闭合器的胃空肠吻合术

许多外科医师习惯于使用切割闭合器进行重建，此时，如前所述游离近端胃，分别在近端胃及空肠打开小口（图 37-8A），插入长的直线切割闭合器并激发，检查吻合口有无出血，如有活动性出血则使用 PDS 线行"8"字缝合。

常规使用缝合或切割闭合器关闭打开的切口（图 37-8B）。

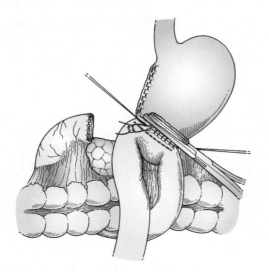

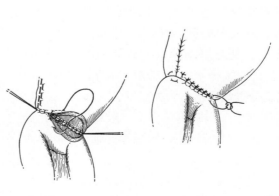

图 37-7　毕Ⅱ式重建——胃空肠吻合

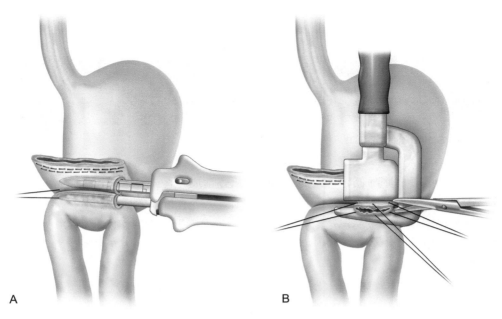

图 37-8　毕 II 式重建——使用切割闭合器的胃空肠吻合

A. 将切割闭合器的臂分别插入胃及空肠；B. 关闭打开的切口（引自 Chapter 17: Subtotal gastrectomy and D2 resection.In: Nussbaum MS，ed.Master Techniques in Gastric Surgery. Philadelphia，PA: Wolters Kluwer Lippincott Williams & Wilkins; 2013).

（来　伟　译　陈汝福　校）

参考文献

1. Besson A. The Roux-Y loop in modern digestive tract surgery. *Am J Surg*. 1985;149:656. (Describes the history and multiple applications of this technique.)
2. Burch JM, Cox CL, Feliciano DV, et al. Management of the difficult duodenal stump. *Am J Surg*. 1991;162:522–526. (Compares various techniques.)
3. Dempsey D. Chapter 24. Bile (alkaline Reflux) Gastritis. In: Nussbaum MS, Fischer JE, eds. *Master Techniques in Gastric Surgery*. Philadelphia, PA: Wolters Kluwer Lippincott Williams & Wilkins; 2013:253.
4. Eagon JC, Miedema BW, Kelly KA. Postgastrectomy syndromes. *Surg Clin North Am*. 1992;72:445. (Provides good review of problems that occur after gastric resection and their management.)
5. Gingrich GW. The use of the T-tube in difficult duodenal stump closures. *Am Surg*. 1959;25:639. (Provides good description of tube duodenostomy.)
6. Harrower HW. Closure of the duodenal stump after gastrectomy for posterior ulcer. *Am J Surg*. 1966;111:488.
7. Hermann RE. T-tube catheter drainage of the duodenal stump. *Am J Surg*. 1973;125:364.
8. Powers JC, Fitzgerald JF, McAlvanah MJ. The anatomic basis for the surgical detachment of the greater omentum from the transverse colon. *Surg Gynecol Obstet*. 1976;143:105.
9. Steichen FM, Ravitch MM. Operations on the stomach. In: Steichen FM, ed. *Stapling in Surgery*. Chicago: Year Book Medical Publishers; 1984:173. (Describes a variety of procedures by pioneers in surgical stapling.)

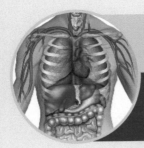

第**38**章

胃腺癌切除联合 D2 淋巴结清扫术

Hisakazu Hoshi

由于胃癌的发病率降低，胃大部分切除术正逐渐成为普外科医师较少施行的胃癌手术之一。与手术相关的淋巴结清扫的范围是一个有争议的话题，但是目前的国际指南仍建议行区域淋巴结清扫。本章综述了远端胃和全胃切除联合 D2 淋巴结清扫术的解剖及相关方法。胃癌切除术的其他技术和毕 I 及毕 II 式消化道重建已在第 37 章中述及。

外科住院医师教育委员会（SCORE™）将传统的胃部分切除及全胃切除术归类为"基本的、非常规的"手术操作。

手术步骤

胃大部分切除联合 D2 淋巴结清扫术（共同部分）

上腹正中切口，彻底探查腹腔

评估可切除性，检查有无转移病灶

向头侧牵拉胃大弯并将其从横结肠上分离，保留结肠系膜

分离幽门下淋巴结并离断胃网膜右血管

结扎胃右动脉并清扫幽门上淋巴结

切割闭合器离断十二指肠

离断小网膜至胃食管连接部

沿着肝动脉清扫淋巴结

提起胃并在根部离断胃左动脉

清扫腹腔干和近端的脾淋巴结

远端胃切除

清扫贲门右淋巴结和胃小弯淋巴结

结扎胃网膜左血管并清扫胃大弯淋巴结

距离肿瘤边缘 3 ~ 5cm 处横断胃

全胃切除术

结扎胃网膜左血管并通过结扎所有的胃短血管离断胃脾韧带

游离远端食管并离断

Roux-en-Y 重建

在十二指肠悬韧带远端 20 ~ 30cm 处离断上段空肠

将空肠上提与胃或者食管（如果行全胃切除术）做吻合

结肠前，或者通过横结肠系膜的孔（结肠后）

用管形吻合器行食管 - 空肠端侧吻合或者胃 - 空肠端端吻合术（吻合器或者人工缝合）

吻合口下方 40 ~ 50cm 处的空肠 - 空肠侧侧吻合术

解剖并发症

损伤

胆总管

腹腔干分支

门静脉或者脾静脉

脾

胰

因脾动脉损伤所致的残胃坏死

结构列表

食管

右膈脚

胃

胃小弯

胃大弯

胃窦

食管胃连接部

幽门

十二指肠

十二指肠悬韧带

脾

横结肠

横结肠系膜	肝总管
大网膜	肝固有动脉
小网膜	脾动脉
网膜囊	胃后动脉
肝十二指肠韧带	胃左动脉
结肠中血管	胃左静脉（冠状静脉）
副右结肠静脉	胃网膜左动脉
胃网膜右静脉	门静脉
胃结肠干	脾静脉
胃网膜右动脉	肝
胃右动脉	肝左外叶
胰	肝尾状叶
胆总管	胃脾韧带
腹腔干	胃短动脉

一、淋巴结分站以及 D1/D2 淋巴结清扫的定义

日本胃癌协会（JGCA）出版的日本胃癌分类对胃周围的淋巴结进行了解剖学定义和数字分类（如图 38-1，表 38-1）。胃周淋巴结依次编号为 1～6，区域淋巴结编号为 7～12。除了 14v 组淋巴结外，编号高于 12 的淋巴结一般被认为是远处淋巴结且在标准的 D2 淋巴结清扫中并不被清扫。

淋巴结清扫的范围，以字母"D"表示，这是由JGCA 的指南定义的。尽管经典的 D1 淋巴结清扫术被定义为完全清除第一站淋巴结 [这取决于原发病变的位置，目前的西方文献中通用的 D1 淋巴结即胃周淋巴结（第 1～6 组）与之最为符合]，由于在早期胃癌患者中观察到胃左动脉淋巴结存在较高的转移率，日本的最新（2010）的 D1 淋巴结清扫术除了胃周淋巴结以外还包括了胃左动脉淋巴结（第 7 组）。

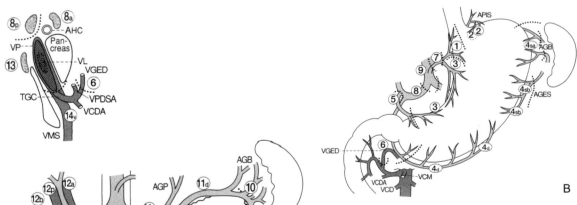

图 38-1　A，B. 日本胃癌协会定义的淋巴结的位置和边界（经授权引自 Japanese Gastric Cancer Association. Figure 7.In: Japanese Classifications of Gastric Carcinoma.14th ed.Tokyo，Japan: Kanehara & Co.Ltd.）

VGED：胃网膜右静脉；VCDA：副右结肠静脉；VCD：右结肠静脉；VCM：结肠中静脉；AGES：胃网膜左动脉；AGB：胃短动脉；APIS：左膈下动脉；AHC：肝总动脉；Pancreas：胰腺；VP：胰静脉；VL：脾静脉；VGED：胃网膜右静脉；VPDSA：胰十二指肠下前静脉；VCDA：副右结肠静脉；TGC：胃结肠干；VMS：肠系膜上静脉；ACD：右结肠动脉；AJ：空肠动脉；VJ：空肠静脉；ACM：结肠中动脉；AGP：胃后动脉；AGB：胃短动脉

表 38-1 淋巴结的解剖学定义

数字	定 义
1	贲门右 LNs，包括沿着胃左动脉升支的第一分支的 LNs
2	贲门左 LNs，包括沿着左膈下动脉的食管贲门分支的 LNs
3a	胃小弯侧沿着胃左动脉分支的 LNs
3b	胃小弯侧沿着胃右动脉二级分支及其远端部分的 LNs
4sa	胃大弯左侧沿着胃短动脉（胃周区域）的 LNs
4sb	胃大弯左侧沿着胃网膜左动脉（胃周区域）的 LNs
4d	胃大弯右侧沿着网膜右动脉的二级分支及其远端部分的 LNs
5	幽门上沿着胃右动脉一级分支及其近端部分的 LNs
6	幽门下沿着胃网膜右动脉的一级分支及其近端部分的 LNs
7	沿着腹腔干并分布在其根部至升支起点之间的 LNs
8a	肝总动脉前上方的 LNs
8p	肝总动脉后的 LNs
9	腹腔干 LNs
10	脾门淋巴结，包括在胰尾远端靠近脾门的 LNs，以及在胃短动脉根部和沿着胃网膜左动脉近端至其第一分支的 LNs
11a	脾动脉近端从起点至起点和胰尾末端之间中点的 LNs
11p	脾动脉远端从起点和胰尾末端之间中点至胰尾之间的 LNs
12a	肝十二指肠韧带内沿着肝固有动脉，在左右肝管汇合部至胰腺上缘的下段 1/2 之间的 LNs
12b	肝十二指肠韧带内沿着胆总管，在左、右肝管汇合部至胰腺上缘的下段 1/2 之间的 LNs
12p	肝十二指肠韧带内沿着门静脉，在左、右肝管汇合部至胰腺上缘的下段 1/2 之间的 LNs
13	胰头后，靠近十二指肠球部头侧的 LNs
14v	沿着肠系膜上静脉的 LNs
15	沿着结肠中静脉的 LNs
16a1	膈肌动脉裂孔处的主动脉旁 LNs
16a2	腹腔干起点上缘至左肾静脉下缘之间的主动脉旁 LNs
16b1	肠系膜上动脉起点上缘至肠系膜下动脉起点上缘之间的主动脉旁 LNs
16b2	肠系膜下动脉上缘至主动脉分叉处之间的主动脉旁 LNs
17	胰头前并位于胰腺鞘膜下方的 LNs
18	沿胰体下缘的 LNs
19	主要沿膈下动脉分布的膈下 LNs
20	膈肌食管裂孔处的食管旁 LNs
110	下胸部食管旁 LNs
111	与食管分开的膈上淋巴结
112	与食管和食管裂孔分开的纵隔后 LNs

经授权引自：日本胃癌协会。表 5. 日本胃癌分类 .14 版 .Tokyo，Japan: Kanehara & Co.Ltd.

二、D2 淋巴结清扫术的技巧（远端胃和全胃切除术的共同部分）（图 38-2 和图 38-3）

（一）胃大弯和幽门下淋巴结清扫

【技术要点】

通常 D2 淋巴结清扫是从胃大弯开始，网膜切除术是其中一部分。通过将大网膜从横结肠上离断进入网膜囊。充分游离大网膜后，要注意大网膜和横结肠系膜前叶在右侧融合（图 38-2），这一部分被认为是网膜囊的"右侧缘"，沿着如图 38-2 所示的黄线分离腹膜，从而进一步将网膜从横结肠系膜上

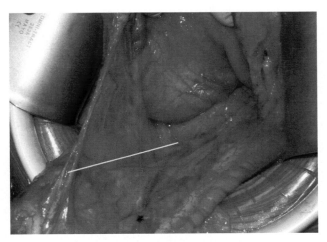

图 38-2 网膜囊的右侧缘。黄线所指为了进一步分离胃大弯和横结肠系膜所做的腹膜切口（引自 Hoshi H.Standard D2 and modified nodal dissection for gastric adenocarcinoma.Surg Oncol Clin N Am.2012;21(1):57–70）

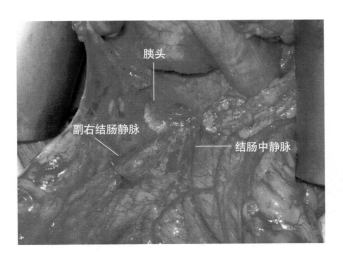

胰头

副右结肠静脉　　结肠中静脉

图 38-3 结肠中静脉和副右结肠静脉（引自 Hoshi H.Standard D2 and modified nodal dissection for gastric adenocarcinoma.Surg Oncol Clin N Am.2012;21(1):57-70）

分离下来，这样可以离断网膜囊"右侧缘"并以此接近第 6 组淋巴结。

分离完成后，将可以看到结肠中静脉和副右结肠静脉（图 38-3）。沿着结肠中静脉追踪至肠系膜上静脉（SMV）的前表面。胰下缘覆盖在 SMV 上表面的软组织被归类为第 14v 组淋巴结。如果肿瘤位于胃窦部，那么这组淋巴结将包括在清扫范围内（见详后面的讨论部分）。

第 6 组淋巴结位于副右结肠静脉和胃网膜右静脉汇合部的近端（见下面【解剖要点】）。为了完全清扫第 6 组淋巴结，需在汇合处离断胃网膜右静脉，然后分离覆盖在胰头至幽门前表面的所有软组织。

在胃网膜右静脉头侧 5mm 至 1cm 处，可能会看到位于胰头部的胃网膜右动脉（图 38-4）。离断这一动脉，并从胰腺向十二指肠下壁的方向清扫所有的软组织。

【解剖要点】

小网膜腔（网膜囊）是由前方的胃后壁，后方的胰腺前表面，下方的横结肠系膜左侧和上方的肝尾状叶围成的一个盲囊。它通过肝十二指肠韧带后的网膜孔与腹膜腔相通。可以通过从横结肠左侧无血管区开始离断大网膜进入网膜囊。网膜囊的右边界是由大网膜和横结肠系膜前叶融合形成的。当"右侧缘"在离断腹膜后被游离出来，横结肠及其系膜与大网膜、幽门、甚至是胰头的连接将能被完全游离。

在这一部分的横结肠系膜中，可以找到结肠中静脉和副右结肠静脉（图 38-3）。副右结肠静脉位于横结肠系膜的右侧并与胃网膜右静脉汇合。这一静

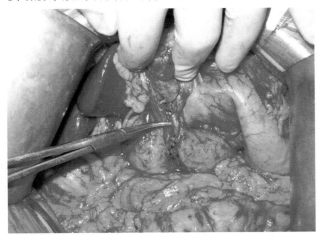

图 38-4 胃网膜右动脉（引自 Hoshi H.Standard D2 and modified nodal dissection for gastric adenocarcinoma.Surg Oncol Clin N Am.2012;21(1):57-70）

脉流经胰头后形成胃结肠干。然后，这支相对较大的静脉直接汇入SMV（图38-5）。有些文献将副右结肠静脉称为"副结肠干"，但在本章节中采用的是由JGCA统一命名的"副右结肠静脉"。

胃网膜右动脉是胃十二指肠动脉的终末支，位于胰头和十二指肠连接部的下缘。这一动脉应该在胰头水平予以离断，同时将围绕该动脉的软组织从十二指肠下壁上分离下来，并向幽门进一步游离（幽门下淋巴结）。

（二）幽门上淋巴结清扫及十二指肠的离断（图38-5）

【技术要点】

在胃小弯侧，沿着距离肝约1cm的韧带离断小网膜，并一直延伸至食管裂孔处。如果存在副肝左动脉，应该可以在这一区域找到它。如果胃癌相对比较早期并且侵犯胃左淋巴结的可能性很低，可以通过清扫副肝左动脉周围的所有软组织而保留该动脉。

在肝十二指肠韧带左侧，向肝总动脉方向清扫覆盖在肝固有动脉前方的软组织（第12组淋巴结）。游离解剖肝总动脉时，可以看到胃右动脉的起点。在起始处离断该动脉并沿着该动脉从肝十二指肠韧带和胰头向十二指肠上壁方向清扫幽门上部的软组织（第5组淋巴结）。

将十二指肠从胰颈部附近游离移出来并予以离断，十二指肠残端的处理已在第37章进行了详细的描述（图37-6）。

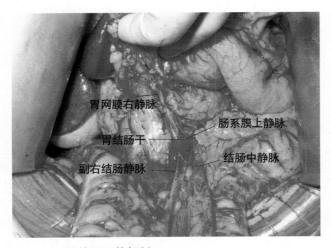

图38-5 **胃结肠干的解剖**

【解剖要点】

小网膜从胃小弯延伸至肝十二指肠韧带以及肝左叶与尾状叶之间的肝。作为连接门静脉左支和下腔静脉（IVC）的残余静脉导管（Arantius导管）是小网膜连接肝的一部分。在这一薄层膜状结构里走行有迷走神经的肝支和可能存在的起源于胃左动脉的副肝左动脉。离断这部分后则可进入网膜囊上部，此时肝尾状叶、右膈脚、肝总动脉、腹腔干和胰体就可以暴露出来。

胃右动脉一般从肝固有动脉分出，但如果肝固有动脉在肝十二指肠韧带下端分出肝左、右动脉，那么胃右动脉有可能起自肝左动脉。而这种情况下，肝左动脉很可能被误认为是胃右动脉。

（三）胃次全切除术或全胃切除术的淋巴结清扫（图38-6～图38-9）

【技术要点】

进行腹膜后清扫时可不离断十二指肠，但离断后暴露效果更佳。开始腹膜后分离作为前面的肝固有动脉淋巴结清扫术的延续。沿着胰腺上缘向左离断腹膜并分离覆盖在肝总动脉上的软组织（第8a组淋巴结）。分离的上缘是右膈脚。

解剖确认胃左动脉后，清扫环绕其远端的软组织并在其根部离断。然后沿着脾动脉继续清扫。对于除早期胃癌外的所有胃癌，均应该清扫靠近胃后动脉起点的淋巴组织（第11组淋巴结）（图38-6）。对于全胃切除术，清扫胃后动脉远端的淋巴组织（第11d组淋巴结）。在离断胃短动脉充分游离胃底后清扫这部分将会更加容易。

在腹膜后腔，找到右膈脚的边界并打开覆盖在上面的腹膜（如图38-7，黄箭头所示）。这可以为进入主动脉前壁与沿胃小弯分布的淋巴组织之间的区域提供路径。从右向左分离该平面并清扫第1组（贲门右），第3组（胃小弯），第7组（胃左动脉）和第9组淋巴结（腹腔干）。最后，食管裂孔左侧被完全暴露，其清扫平面应该和之前的胃左动脉和脾动脉的清扫平面相连（如图38-8）。

沿胃大弯侧继续离断从横结肠至脾曲的大网膜。在脾下极完全游离以前，注意不要牵拉大网膜来暴露这一区域，以防撕裂脾被膜。在脾的下极和胰尾部，可以找到胃网膜左动脉和静脉的根部。离断这些血管以完全清扫大网膜左侧的淋巴组织（第4sb组淋巴结）。

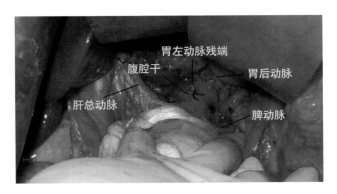

图 38-6　腹腔干、肝动脉和脾动脉的解剖（第 8a、9、11p 组淋巴结）

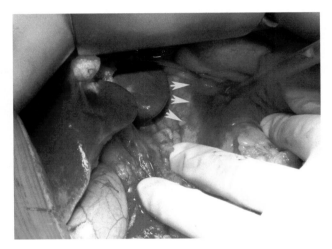

图 38-7　后腹膜上缘的解剖。黄箭头指出了沿右膈脚的后腹膜切开线（引自 Hoshi H.Standard D2 and modified nodal dissection for gastric adenocarcinoma.Surg Oncol Clin N Am.2012;21(1):57-70)

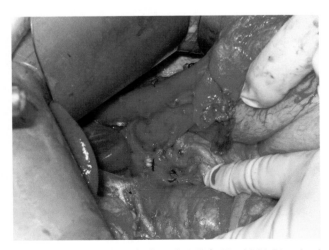

图 38-8　清扫后的后腹膜区域（引自 Hoshi H.Standard D2 and modified nodal dissection for gastric adenocarcinoma.Surg Oncol Clin N Am.2012;21(1):57-70)

对于远端胃次全切除术，胃大弯和胃小弯需在清扫淋巴结后再行横断。胃大弯侧胃网膜左动脉的第一分支至计划横断部位的所有胃网膜左动脉的终末支都要在胃壁侧离断。保留胃短动脉可以防止残胃坏死。

在胃小弯侧，之前清扫出来的淋巴组织需要与胃壁分离。可以通过离断从胃食管连接部至横断位点或与之相反的胃左动脉终末支来达到这一目的。

完成上述步骤后，可离断胃并将所有的清扫的淋巴组织连同切下的胃一并移出。为了在正确的平面彻底的清扫淋巴结，建议将腹腔淋巴结全部切除，除非因为副肝左动脉而需要保留胃左动脉。

对于胃全切除术，目前不建议为了清扫淋巴结而行常规行脾切除。在结扎胃网膜左血管后，结扎并离断靠近脾韧带的胃短血管。位于胃脾韧带的淋巴结被归为第 4sa 组淋巴结。一旦结扎并离断了胃脾韧带，可以将胃底从后腹膜和脾处完全托出。最后，清扫沿脾动脉远端的淋巴组织（第 11d 组淋巴结）和脾门淋巴结（第 10 组淋巴结）。为了避免损伤脾动脉和胰尾，应该沿着之前在腹腔干处的解剖平面进行清扫。离断包绕食管的迷走神经前后支。离断食管后，可以将所有清扫的淋巴组织和整个胃一并移出（如图 38-9）。

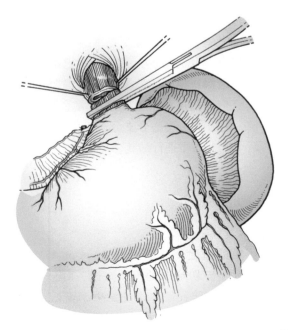

图 38-9　通过离断食管完成全胃切除。保留食管上的缝线以防止食管回缩

【解剖要点】

清扫肝总动脉淋巴结的时候，在淋巴组织和胰腺实质之间有一个特殊的平面。应该尽量找到这一平面，并在此平面进行清扫以免损伤胰腺。在这些淋巴结和胰上缘之间存在着很多小血管，应该在横断之前找到并凝固这些小血管。除非沿着肝动脉走向存在大量的转移淋巴结，否则该解剖平面应该位于血管周神经丛的外侧。

胃左静脉一般存在于肝总动脉周围，但也可能位于肝总动脉前。胃左静脉注入脾静脉或者门静脉，它与胃右静脉在胃小弯形成血管弓。因此，这一静脉弓通常被称为冠状静脉。由于该静脉的损伤容易造成难以控制的大出血，所以需小心解剖并于离断前结扎血管。

胃左动脉是腹腔干三个分支之一，也是供应胃的主要血管。10%～15%的患者存在起源于胃左动脉的副肝左动脉。在横断胃之前应该对此了解清楚。在远端胃切除术时，结扎胃左动脉后，残胃开始依靠来自脾动脉/胃短动脉供血。40%～97%的患者有一支来自脾动脉中部的胃后动脉用以供应胃底后壁。这支血管近端（腹主动脉旁）的淋巴组织被归为第11p组淋巴结（近端），而远端（脾门旁）的淋巴组织被归为第11d组淋巴结（如图38-6）。

胃网膜左动脉是脾动脉的一个分支，有时起源于脾动脉在脾门最靠近尾部的分支。它从胰尾部靠近脾下极的地方分出。

胃左动脉有升支和降支，它们供应GE连接部和胃小弯相应部分的血供。贲门右淋巴结围绕升支分布。对于远端胃切除术，通过结扎胃壁和食管的终末支，完全清扫这些淋巴结是非常重要的。胃左动脉有前、后分支，这些分支分布于相应的胃表面，所以，两个分支都要进行结扎。

（四）胃切除术后的 Roux-en-Y 重建（图38-10 和图39-11）

【技术及解剖要点】

最简单的重建就是做一个 Roux-en-Y 空肠袢。即使对于远端胃切除术的重建来说，Roux-en-Y 引起的吻合口瘘和胆汁性胃炎的发生率更低。如果需要进行毕Ⅱ式重建，按照第37章所述进行操作。

为了进行 Roux-en-Y 吻合术，首先找到近端空肠并追踪至十二指肠悬韧带。由十二指肠悬韧带开始向远端测量 20～30cm 的肠管，游离一段空肠袢。提起空肠袢，观察它的系膜并找到空肠的血管弓。在血管弓的中点处离断空肠，这样两端都有好的血供。在系膜上做一切口并离断长约10cm的系膜，或者离断至系膜根部。用一个直线切割闭合器离断空肠。

Roux 臂（远端臂）应该轻松的提至食管或者残胃端。最短路径是结肠后，穿过横结肠系膜的小开口。然而，如果肿瘤在胃床复发，这很可能造成梗阻。如果可能，将 Roux 臂从结肠前穿过，尤其是对于行远端胃切除术的患者。

采用单层的 Gambee 缝合或者标准的双层缝合术行胃空肠端端吻合（如图38-10）。

食管空肠吻合可使用标准的单层缝合技术来完成。一般情况下，最好将胃的残端与距空肠末端几厘米处的对系膜缘行端侧缝合。完成后壁缝合后，麻醉师将鼻胃管放至吻合口以下，然后跨过鼻胃管缝合前壁。

或者，使用管形吻合器行器械吻合（食管末端和空肠侧壁）是比较流行的做法（如图38-11）。通过术者的引导，麻醉师缓慢地将鼻胃管放至吻合口以下 10～15cm 处的空肠。

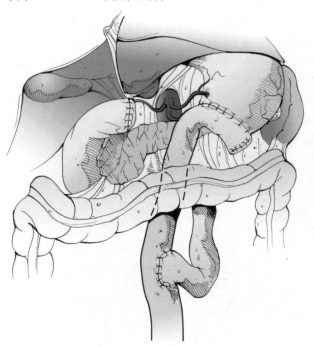

图 38-10　远端为切除术后的 Roux-en-Y 重建（引自 Merado MA.Chapter 83.Distal gastrectomy.In: Fischer's Mastery of Surgery.Philadelphia，PA: Lippincott Williams & Wilkins; 2012, 已授权）

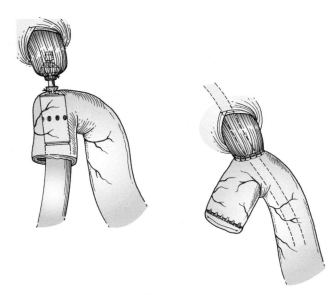

图 38-11　全胃切除术后的重建

用一个带有 3.5mm 钉仓的直线切割闭合器关闭空肠祥的末端。

在靠近食管空肠吻合口的两侧各放一个引流管。

最后，通过缝合或者器械吻合胃食管或者食管空肠吻合口以下 40～50cm 的 Roux 祥近端的盲端（引流分泌的胰液和胆汁）完成 Roux-en-Y 重建。关闭小肠系膜间隙。

（手术描述部分改编自 Surgical Oncology Clinics of North America,2012 Jan;21(1):57-70，Hoshi,

Standard D2 and Modified Nodal Dissection for Gastric Adenocarcinoma）

（韩庆芳　译　李国林　校）

参考文献

1. Hoshi H. Standard D2 and modified nodal dissection for gastric adenocarcinoma. *Surg Oncol Clin N Am.* 2012;21(1):57–70.
2. Japanese Gastric Cancer Association. Japanese classification of gastric carcinoma: 3rd English edition. *Gastric Cancer.* 2011;14: 101–112.
3. Japanese Gastric Cancer Association. Japanese gastric cancer treatment guidelines 2010 (ver. 3). *Gastric Cancer.* 2011;14: 113–123.
4. Kawasaki K, Kanaji S, Kobayashi I, et al. Multidetector computed tomography for preoperative identification of left gastric vein location in patients with gastric cancer. *Gastric Cancer.* 2010;13: 25–29.
5. Loukas M, Wartmann CT, Louis RG Jr, et al. The clinical anatomy of the posterior gastric artery revisited. *Surg Radiol Anat.* 2007;29:361–366.
6. Natsume T, Shuto K, Yanagawa N, et al. The classification of anatomic variations in the perigasric vessels by dual-phase CT to reduce intraoperative bleeding during laparoscopic gastrectomy. *Surg Endosc.* 2011;25(5):1420–1424.
7. Okabayashi T, Kobayashi M, Nishimori I, et al. Autopsy study of anatomical features of the posterior gastric artery for surgical contribution. *World J Gastroenterol.* 2006;12(33):5357–5359.
8. Sasako M. D2 nodal dissection. *Oper Tech Gen Surg.* 2003;5: 36–49.
9. Songun I, Putter H, Kranenbarg EM, et al. Surgical treatment of gastric cancer: 15-year follow-up results of the randomized nationwide Dutch D1D2 trial. *Lancet Oncol.* 2010;11(5):439–449.
10. Yamaguchi S, Kuroyanagi H, Milson JW, et al. Venous anatomy of the right colon: Precise structure of the major vein and gastrocolic trunk in 58 cadavers. *Dis Colon Rectum.* 2001;45: 1337–1340.

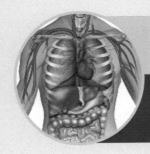

第 **39** 章

腹腔镜下胃空肠吻合术

腹腔镜胃空肠吻合术是一个适用于解除恶性上消化道梗阻的简单操作。它与开腹手术有着同样的缺点，但它偶尔可用于不可切除性胰腺癌患者，用于缓解胃的流出道或者十二指肠梗阻。

外科住院医师教育委员会（SCORE™）没有将腹腔镜下胃空肠吻合术归类。

手术步骤

确定腹腔镜入路并探查腹腔

选择一段能与胃进行无张力吻合的近端空肠袢

切开胃

将内镜直线切割闭合器的一臂置入胃切口内并轻轻夹闭

在空肠上做同样的切口并与胃对齐

将闭合器的另一臂置入空肠

使闭合器开口间的胃和空肠排齐，夹闭闭合器并激发

检查切割线有无出血（用冲洗器）

用吻合器或者手缝关闭胃及空肠切口

检查有无吻合口瘘

缝合 5mm 以上的套管孔道

解剖并发症

进入腹腔时损伤肠道或内脏

误用回肠做吻合

结构列表

胃

胃大弯

胃小弯

小网膜

胰

胃左动脉

胃网膜动脉

幽门前静脉

空肠

回肠

幽门

十二指肠悬韧带（Treitz 韧带）

一、腹腔镜下胃空肠吻合术——定位及规划（图 39-1）

【技术及解剖要点】

如果需同时行胃空肠吻合及胆道分流术（见第 42 章），可以改变套管的常规放置方式（图 39-1A）。彻底探查腹腔，确定病变范围。原始图像如图 39-1C。选择一段能在无张力的状态下与胃接触的近端空肠袢（图 39-1B）。如图 39-1D 所示，通过追踪小肠袢至十二指肠悬韧带（Treitz 韧带）来确定近端空肠的位置。在胃大弯侧找一个适当位置进行吻合，

如有必要可以游离部分大弯侧的网膜。在使用超声刀时，注意保护胃网膜血管的分支（见第 61 章的图 61-1B）。

二、腹腔镜胃空肠吻合术——使用切割闭合器的胃空肠吻合（图 39-2）

【技术和解剖要点】

在胃壁上做一切口并放入内镜吻合器的一臂。轻轻夹闭，但不激发。这既能关闭胃的部分切口以减少内容物漏出，又能将胃的切口固定在吻合器上。

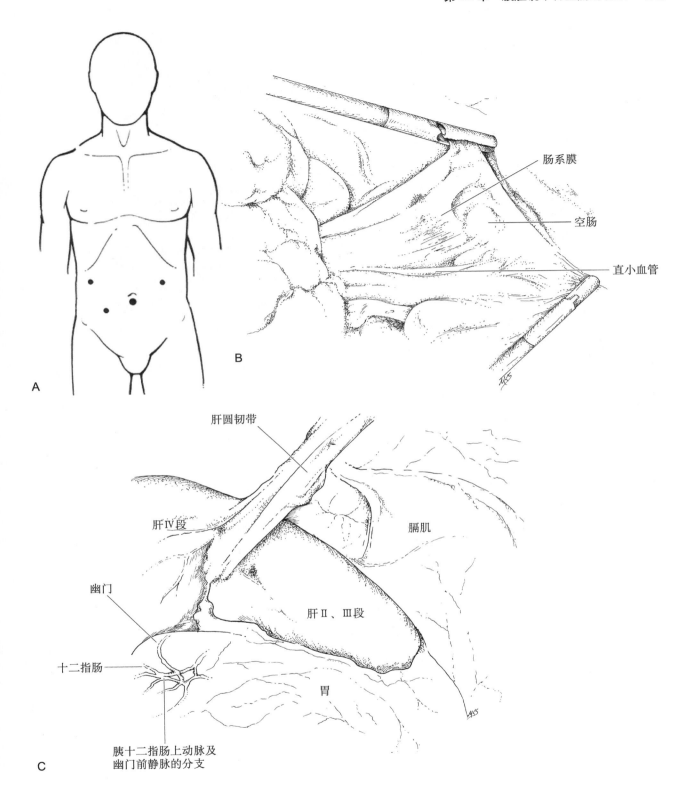

肠系膜

空肠

直小血管

肝圆韧带

肝Ⅳ段

膈肌

幽门

肝Ⅱ、Ⅲ段

十二指肠

胰十二指肠上动脉及
幽门前静脉的分支

胃

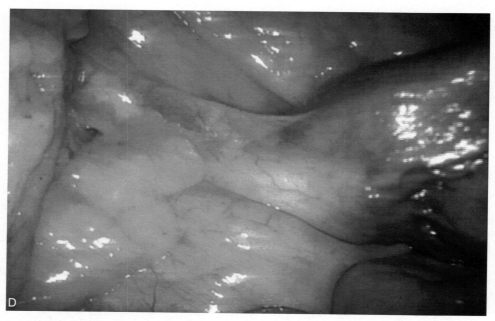

图 39-1　腹腔镜下胃空肠吻合术——定位及规划

（图 B 引自 Scott-Conner CEH，Cuschieri A，Carter FJ.Small intestine and appendix.In: Minimal Access Surgical Anatomy. Philadelphia，PA: Lippincott Williams & Wilkins.2000:164-184.

图 C 引 自 Scott-Conner CEH，Cuschieri A，Carter FJ.Stomach and duodenum.In: Minimal Access Surgical Anatomy. Philadelphia，PA: Lippincott Williams & Wilkins.2000:79-100）（已授权）

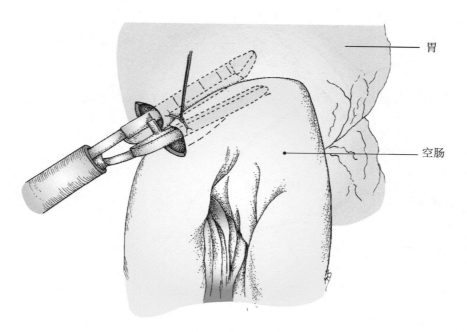

图 39-2　腹腔镜胃空肠吻合术——使用切割闭合器的胃空肠的吻合（引自 Scott-Conner CEH.Laparoscopic cholecystojejunostomy，laparoscopic gastrojejunostomy.In: Scott-Conner CEH，ed.The SAGES Manual: Fundamentals of Laparoscopy and GI Endoscopy.New York，NY: SpringerVerlag; 1999:314-325）（已授权）

同样的，在空肠上做一切口并将其靠近胃，打开吻合器，放进另一臂，将胃和空肠放进吻合器开口中。夹闭并激发吻合器。如有必要建立更大的腔可以重复这一操作。

移走吻合器，用冲洗器检查吻合线有无出血。

三、腹腔镜胃空肠吻合术——完成吻合（图39-3）

【技术及解剖要点】

胃和空肠上的两个开口现在已经合并成为一个

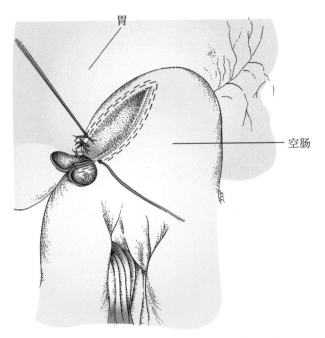

图 39-3　**腹腔镜胃空肠吻合术——完成吻合**（引自 Scott-Conner CEH.Laparoscopic cholecystojejunostomy，laparoscopic gastrojejunostomy.In: Scott-Conner CEH，ed.The SAGES Manual: Fundamentals of Laparoscopy and GI Endoscopy.New York，NY: Springer-Verlag；1999:314-325)（已授权）

前壁切口。可以缝合或者使用内镜直线闭合器关闭此切口。再次确定吻合处没有张力。追踪小肠祥以确定没有打结或扭转。充分止血并关闭切口。

（韩庆芳　译　李国林　校）

参考文献

1. Rhodes M, Nathanson L, Fielding G. Laparoscopic biliary and gastric bypass: A useful adjunct in the treatment of carcinoma of the pancreas. *Gut.* 1995;36:778–780.
2. Scott-Conner CEH. Laparoscopic cholecystojejunostomy, laparoscopic gastrojejunostomy. In: Scott-Conner CEH, ed. *The SAGES Manual: Fundamentals of Laparoscopy and GI Endoscopy.* New York, NY: Springer-Verlag; 1999:314–325.
3. Scott-Conner CEH, Cuschieri A, Carter FJ. Stomach and duodenum. In: *Minimal Access Surgical Anatomy.* Philadelphia, PA: Lippincott Williams & Wilkins; 2000:79–100.
4. Wind GG. Stomach. In: *Applied Laparoscopic Anatomy: Abdomen and Pelvis.* Baltimore, MD: Williams & Wilkins; 1997: 143–186.

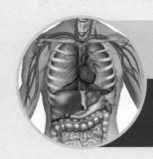

第 **40** 章

腹腔镜胃切除术

　　腹腔镜辅助胃切除术用于良性疾病或者恶性疾病的姑息性治疗。腹腔镜部分手术可能只限于游离切除过程，并在体外完成吻合术。虽然完全的体内吻合术是可行的，但操作困难且需要另做切口以取出标本，使得此手术方式不能成为令人满意的选择，尤其是在胃次全切除术后的吻合重建。本章描述了采用标准的（开放）消化道重建方式的腹腔镜胃次全切术以及采用体内吻合术的腹腔镜全胃切除术。手术切除范围、胃切除的同时是否切除网膜以及重建的方式均不应该因为采用腔镜技术而发生改变。腹腔镜淋巴结清扫也在讨论的范围，但使用腔镜技术来治愈胃癌尚未得到证实。

　　本章的参考文献对其他手术方式进行了详细描述，包括手辅助技术及完全体内吻合技术。

　　外科住院医师教育委员会（SCORE™）没有将腹腔镜下胃切除术归类。

手术步骤

建立入路及探查腹腔

通过离断大网膜完全游离胃大弯

提起胃，离断胃胰皱襞

打开小网膜的无血管区，绕胃穿一小段潘
　　氏引流管

继续向两侧游离，根据需要离断血管

游离幽门，使用直线切割闭合器在幽门远
　　端离断十二指肠

如果行胃次全切除术

使用直线切割闭合器离断近端胃

做一小的正中或左旁正中切口取出标本，
　　常规方式开腹完成消化道重建

如果行全胃切除术

切除覆盖远端食管的腹膜

离断胃短血管

离断食管，取出标本（如前所述）

按常规方式用吻合器进行消化道重建

关闭小切口及大于 5mm 的套管孔道

解剖并发症

损伤肠道或内脏

切除不完全

结构列表

食管

胃

胃小弯

胃大弯

幽门

十二指肠

大网膜

小网膜

胃左动脉

胃网膜左、右动脉和静脉

胃短动脉

脾

胰

胃胰皱襞

一、腹腔镜胃切除——游离胃（图 40-1）

【技术及解剖要点】

切除范围决定了需要游离的范围。套管位置图 40-1A。

无损伤钳提起胃并沿着胃大弯离断胃网膜血管的分支，打开胃大弯侧的网膜后进入小网膜囊（图 40-1B；也见第 61 章的图 61-1B）。向近端和远端扩大切口以完全游离胃大弯（图 40-1C）。提起胃并锐性分离无血管的胃胰皱襞。

打开小网膜的无血管区（图 40-1D）。用一小段潘氏引流管通过胃大弯和小弯的开口，从胃后包绕胃并用以无损伤的提吊牵拉胃（图 40-1E）。

二、胃次全切除术：血管的离断（图 40-2）

【技术和解剖要点】

根据需要向近端和远端解剖。首先离断剩余的所有胃网膜弓的分支。这一阶段结束时，胃应该可以从其下方的结构（包括胰）中被完全提起（图 40-2A）。胃左动脉和静脉应该是可以看得到的。根据计划切除的范围，在这些血管起点处离断（全胃切除术）或者找到胃左动脉的降支并离断（次全切）。结扎或者夹闭这些大血管以确保安全（图 40-2B）。

在这一阶段结束时，胃应该可以从其下方的结构（包括胰）中被完全提起。以 Mayo 幽门前静脉和胰十二指肠上动脉作为定位幽门的标志（见第 36 章的图 36-1C 和 第 39 章的图 39-1C）。

三、腹腔镜胃次全切除术——切除（图 40-3）

【技术及解剖要点】

钝性环形游离幽门以保证足够的空间置入内镜直线切割闭合器。在幽门远端靠近幽门的位置用切割闭合器离断十二指肠（图 40-3A）。

同样的，用内镜直线切割闭合器离断胃近端（图 40-3B），如有需要，使用多个钉仓以完成横断。

如第 37 章所述，采用常规的开腹方式，做一短的正中或旁正中切口以取出标本并完成重建（毕 I 式、毕 II 式或者 Roux-en-Y）。

四、腹腔镜全胃切除术（图 40-4）

【技术及解剖要点】

在食管裂孔的位置，可采用第 29 章及第 31 章所描述的方法游离食管。仔细的完全离断胃胰皱襞（图 40-4A）及胃短血管（图 40-4B），并根据需要将胃向后旋转。胃短血管也可以通过图 40-4C 及第 29 章的图 29-2 介绍的前入路方法离断，如果前面没有

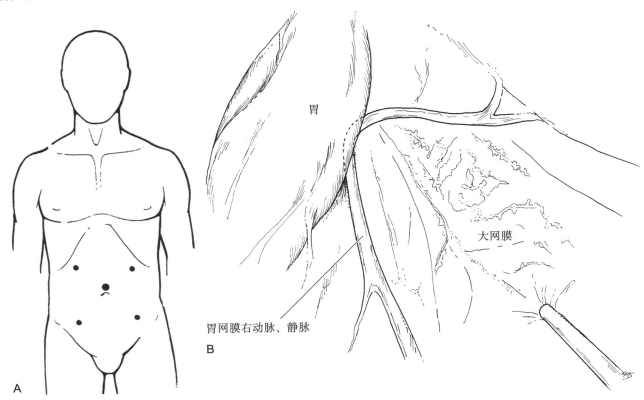

胃

大网膜

胃网膜右动脉、静脉

A

B

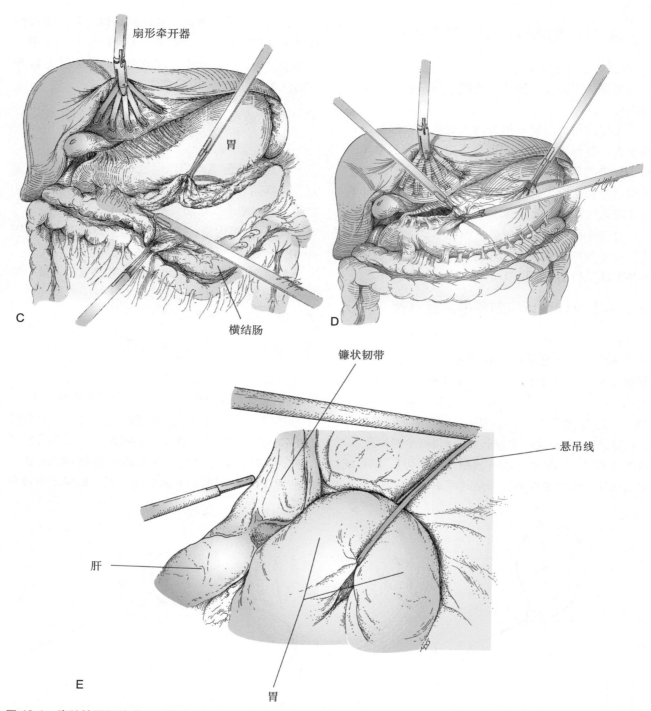

扇形牵开器

胃

C

横结肠

D

镰状韧带

悬吊线

肝

胃

E

图 40-1　腹腔镜胃切除术——游离胃（图 B 引自 Scott-Conner CEH，Cuschieri A，Carter FJ.Stomach and duodenum. In: Minimal Access Surgical Anatomy.Philadelphia，PA: Lippincott Williams & Wilkins; 2000:79-100; 图 C 和 D 引自 Goh PMV，Cheah WK.Laparoscopic gastrectomy for cancer.In: Zucker KA，ed.Surgical Laparoscopy.2nd ed.Philadelphia，PA: Lippincott Williams & Wilkins; 2001:531-541;　图 E 引　自 Cuschieri A.Gastric resections.In: Scott-Conner CEH，ed.The SAGES Manual: Fundamentals of Laparoscopy and GI Endoscopy.New York，NY: Springer-Verlag; 1999:314–325)（均已授权）

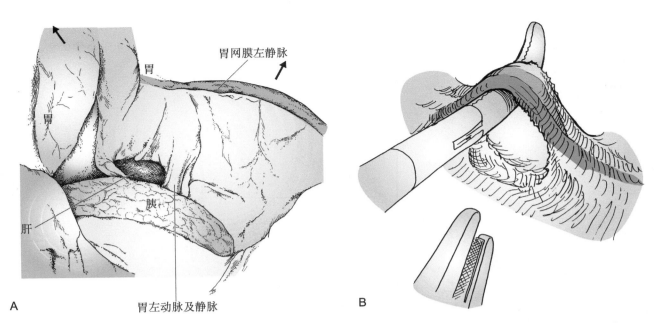

图 40-2　**胃次全切除术：血管离断**（图 A 引自 Scott-Conner CEH，Cuschieri A，Carter FJ.Stomach and duodenum. In: Minimal Access Surgical Anatomy.Philadelphia，PA: Lippincott Williams & Wilkins；2000:79–100；图 B 引 自 Wind GG.Stomach.In: Applied Laparoscopic Anatomy: Abdomen and Pelvis.Baltimore，MD: Williams & Wilkins；1997:143–186）（均已授权）

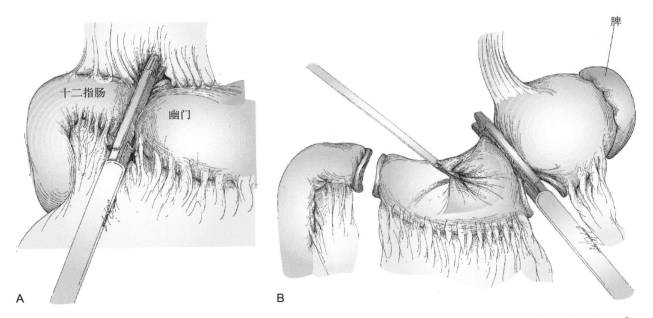

图 40-3　**腹腔镜胃次全切除术——切除**（图 A 和 B 引自 Goh PMV，Cheah WK.Laparoscopic gastrectomy for cancer.In: Zucker KA，ed.Surgical Laparoscopy.2nd ed.Philadelphia，PA: Lippincott Williams & Wilkins；2001: 531–541）（已授权）

处理胃左动脉，可提起胃充分显露后并将其离断。

　　完全游离胃后，在幽门及胃食管连接部离断胃。做一个小切口取出标本。根据需要，可以按常规方

式使用管形吻合器和内镜直线切割闭合器（图40-4D、E）在体内或者体外完成消化道重建。

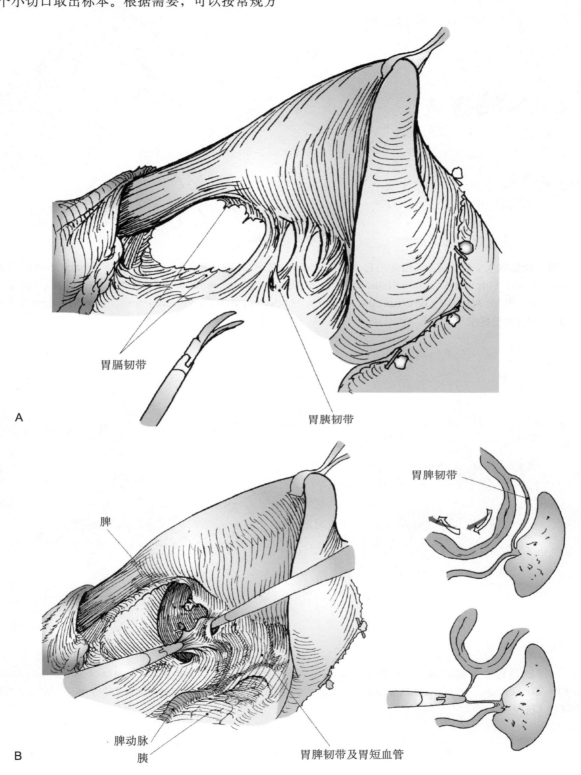

胃膈韧带

胃胰韧带

脾

脾动脉
胰

胃脾韧带及胃短血管

胃脾韧带

A

B

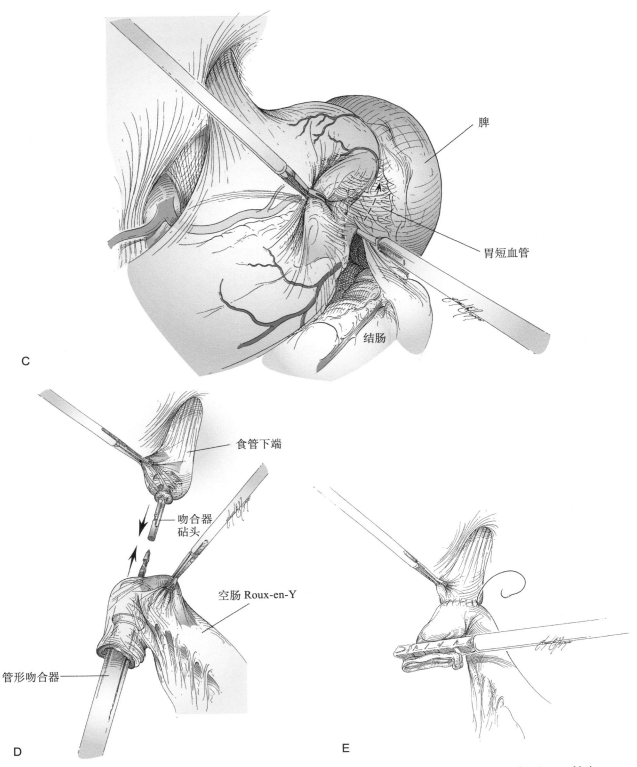

脾

胃短血管

结肠

C

食管下端

吻合器
砧头

空肠 Roux-en-Y

管形吻合器

D

E

图 40-4　**腹腔镜全胃切除术**（图 A、B 引自 Wind GG.Stomach.In: Applied Laparoscopic Anatomy: Abdomen and Pelvis.Baltimore，MD:Williams & Wilkins; 1997:143–186; 图 C 引自 Goh PMV，Cheah WK.Laparoscopic gastrectomy for cancer.In: Zucker KA，ed.Surgical Laparoscopy.2nd ed.Philadelphia，PA: Lippincott Williams & Wilkins; 2001:531-541）（均已授权）

（韩庆芳　译　李国林　校）

参考文献

1. Cianchi F, Qirici E, Trallori G, et al. Totally laparoscopic versus open gastrectomy for gastric cancer: A matched cohort study. *J Laparoendosc Adv Surg Tech A.* 2012;23:177–122.

2. Cuschieri A. Gastric resections. In: Scott-Conner CEH, ed. *The SAGES Manual: Fundamentals of Laparoscopy and GI Endoscopy.* 2nd ed. New York, NY: Springer-Verlag; 2006:267–281.

3. Fujiwara M, Kodera Y, Kinoshita M, et al. Longterm outcomes of early-stage gastric carcinoma patients treated by laparoscopy-assisted surgery. *J Am Coll Surg.* 2008;206:138–143. (Outcomes from an experienced Japanese group treating early-stage gastric cancer.)

4. Huscher CG, Mingoli A, Sgarzini G, et al. Totally laparoscopic total and subtotal gastrectomy with extended node dissection for early and advanced gastric cancer: Early and long-term results of a 100-patient series. *Am J Surg.* 2007;194:839–844.

5. Jeong O, Jung MR, Kim GY, et al. Comparison of short-term surgical outcomes between laparoscopic and open total gastrectomy for gastric carcinoma: Case-control study using propensity score matching method. *J Am Coll Surg.* 2012;216:184–191.

6. Kim HS, Kim MG, Kim BS, et al. Comparison of totally laparoscopic total gastrectomy and laparoscopic-assisted total gastrectomy methods for the surgical treatment of early gastric cancer near the gastroesophageal junction. *J Laparoendosc Adv Surg Tech A.* 2012;23:204–210.

7. Lee HS, Tanigawa N, Nomura E, et al. Benefits of intracorporeal gastrointestinal anastomosis following laparoscopic distal gastrectomy. *World J Surg Oncol.* 2012;10:267.

8. Liakakos T. Laparoscopic gastrectomy: Feasibility, safety and efficacy. *Ann Surg Oncol.* 2007;15:1249–1250.

9. Sakuramoto S, Yamashita K, Kikuchi S, et al. Laparoscopy versus open distal gastrectomy by expert surgeons for early gastric cancer in Japanese patients: Short-term clinical outcomes of a randomized clinical trial. *Surg Endosc.* 2012 (epub ahead of print).

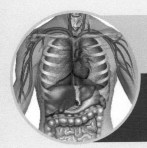

第41章
迷走神经干切断术、幽门成形术和高选择性迷走神经切断术

施行迷走神经切断术（很少）是为了减少壁细胞所产生的胃酸的刺激。抗幽门螺杆菌及抑酸治疗对大部分消化性溃疡都有作用。在当前药物治疗效果显著的时代，迷走神经切断术仍旧有其存在的价值。

左、右迷走神经的解剖如图 41-1A 所示。常用的迷走神经切断术有三种：迷走神经干切断术、选择性迷走神经切断术和高选择性（或壁细胞）迷走神经切断术（图 41-1B）。

迷走神经干切断术是一种完全的腹部迷走神经切断术，即两支迷走神经干均在食管裂孔位置被离断。这个手术可以经胸腔施行（经胸迷走神经切断术），但也只是在胃切除术后发生溃疡复发时才会偶尔施行。但在首次手术时肯定不适宜行完全性的迷走神经切断术。

选择性迷走神经切断术是完全的胃迷走神经切断术，保留了迷走神经的肝支（支配胆管）和腹腔支（支配小肠）。高选择性（或壁细胞）迷走神经切断术只离断支配胃壁细胞的神经纤维，保留了支配胃窦的神经支。

由于迷走神经干切断及选择性迷走神经切断术都切断了胃窦部的神经，所以必须施行引流术，比如幽门成形术。由于支配胃窦的神经被保留了下来，高选择性迷走神经切断术不需要进行引流术。

本章将介绍迷走神经干切断术、幽门成形术（包括一小部分十二指肠溃疡出血的处理）以及高选择性迷走神经切断术。章节后面的参考文献描述了比较少施行的选择性迷走神经切断术、经胸迷走神经切断术和腹腔镜迷走神经切断术，尽管这些手术确实很少施行，但鉴于它们在特殊情况下的应用以及手术方式涉及的局部解剖，在本章内也一并做简单介绍。

外科住院医师教育委员会（SCORE™）将迷走神经干切断及引流术归类为"基本的、非常规的"手术操作，近端胃迷走神经切断术（高选择性迷走神经切断术）归类为"复杂的"手术操作。

手术步骤

迷走神经干切断术

上腹部正中切口，留置鼻胃管

向头侧牵拉肝左叶暴露食管裂孔

切开覆盖在食管裂孔的腹膜

游离远端食管并用环绕潘氏引流管

触及迷走神经干，夹住并离断

冷冻切片确认

幽门成形术

Heineke-Mikulicz 幽门成形术

幽门处缝合两根丝线并向上提吊前壁

从远端胃窦开始，跨过幽门并延伸至十二指肠做一纵切口

横行缝合关闭幽门切口

Finney 幽门成形术

间断浆肌层缝合远端胃窦与近端十二指肠

从远端胃窦经过幽门向下至十二指肠做一
切口

双层缝合关闭切口

Jaboulay 幽门成形术

间断浆肌层缝合远端胃窦及近端十二指肠

两个切口：一个在胃窦，一个在十二指肠

双层缝合关闭切口

十二指肠溃疡出血的处理

幽门处固定缝线，跨幽门的宽大纵行切口

找到出血点

三点缝合保护胃十二指肠动脉及其分支

关闭幽门成形切口（同 Heineke-Mikulicz
法或 Finney 法，取决于切口长度）

高选择性迷走神经切断术

正中切口，同前游离食管并拉向右侧

游离迷走神经前干和后干，并用硅橡胶提
吊牵向左侧

在远端胃窦寻找辨认"鸦爪"

保留鸦爪的三个终末分支，在幽门上
5 ~ 7cm 处开始分离

依次钳夹并离断迷走神经干在胃上的所有
分支（一般这需要几次才能完成）

继续向上游离食管直至食管远端 10cm 完全
骨骼化

间断浆肌层缝合重新腹膜化胃小弯侧

常规关闭腹腔，不放置引流管

解剖并发症

迷走神经切断不完全

损伤食管

损伤脾

再次出血（遗漏出血点）

结构列表

食管

食管裂孔

肝左叶

左三角韧带

膈肌

膈下动、静脉

胃

胃小弯

幽门

胃大弯

迷走神经

食管前丛

肝支

前 Latarjet 神经

食管后丛

腹腔干

后 Latarjet 神经

Grassi "罪恶神经"

一、迷走神经干切断术和幽门成形术

（一）迷走神经切断术（图 41-2）

【技术要点】

患者取平卧位，做上腹部正中切口，留置鼻胃
管有利于寻找和游离食管。

暴露食管裂孔并游离食管（图 27-1 和图 27-2），
环绕一根潘氏引流管。左手指放于食管后，抬起并
持续轻轻地牵拉。

迷走神经干的主支感觉像是琴弦。较大的一支
位于食管表面的左前方，较小的一支位于右后方。

迷走神经前干经常可以在食管表面看到，正因为它
最容易被看到，所以一般首先被处理。在迷走神经
干下方绕过一个直角钳，分离出总长为 1.5 ~ 2cm
的神经干。在游离段神经的中间夹住迷走神经干并
在下方放置一个中号的血管夹，在这个夹子的上部
切断神经，提起直角钳，将游离段神经从食管上拉开，
并在这段神经干的上端用夹子夹住，然后在夹子下
方切断，这样就切下了一小段神经。

然后，确认迷走神经后干，轻柔地将手置于食
管后方可将其触及。翻转食管以及迷走神经后干可
暴露迷走神经主干，如果未能触及，可在食管和主
动脉之间的组织后方寻找。一开始解剖游离食管并

解剖定位

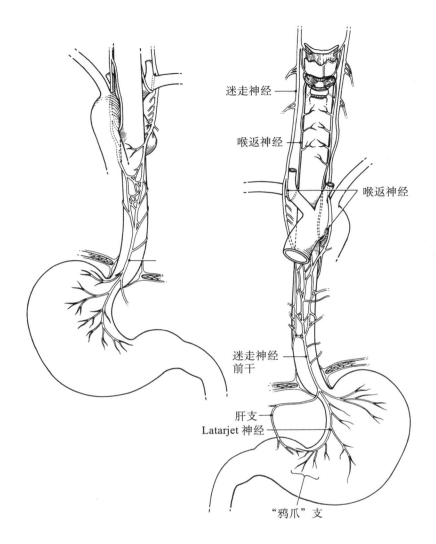

迷走神经

喉返神经

喉返神经

迷走神经
前干

肝支
Latarjet 神经

"鸦爪"支

A

高选择性迷走神经切断术

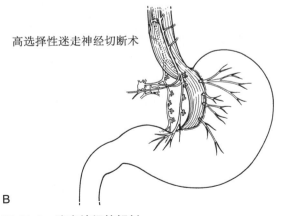

迷走神经干切断术

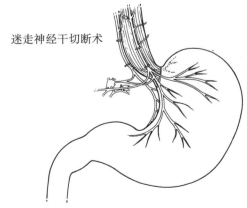

B

图 41-1　**迷走神经的解剖**

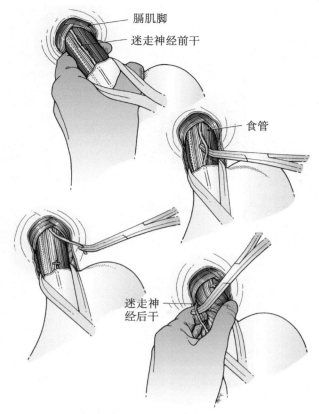

膈肌脚

迷走神经前干

食管

迷走神经后干

图 41-2　迷走神经切断术

环绕潘氏引流管时，这一神经干在食管被游离后经常被留遗漏。

离断迷走神经时伴随着非常明显的压碎感，这可通过训练可将其与切断小血管或者肌纤维时微弱的感觉相区别。虽然如此，但还是要将切下的迷走神经送冷冻切片加以确认，送检应该包括两段完好的周围神经。

在手指间转动食管并仔细触摸整个食管并寻找其他的神经纤维。离断食管上纵向走行的所有可疑的条带状物。

开始防止引流时于术区放一块湿纱布检查出血点。此时无须等冷冻切片确认，如果冷冻切片分析没有鉴定出神经组织，完成引流术后再返回食管裂孔处做进一步的处理。

【解剖要点】

肝左叶会影响局部区域的暴露，离断肝附着在膈肌腹腔侧的左三角韧带，将肝左叶游离。由于三角韧带内可能存在胆管分支、血管和神经，尽量钳夹后靠近肝进行离断（以免损伤膈下血管）。小心地离断食管裂孔处的腹膜，因为左膈下血管可以从前面直接进入食管裂孔。

充分暴露后即可吸纳路穿过裂孔的结构——包括食管、各种走行的迷走神经干以及食管静脉和动脉。左、右迷走神经在胸部食管的中上部形成前后食管丛。每个神经丛主要来自左或右迷走神经，但彼此间均有属支交通。发育过程中，胃大弯不同的生长进程引起了明显的旋转。左迷走神经来到了前面，变成了迷走神经前干，而右迷走神经成了迷走神经后干。在远端，食管前丛和后丛一般在食管裂孔上方再汇聚形成前干（主要是左迷走神经）和后干（主要是右迷走神经）。因此，对约90%的人，只有两个迷走神经结构通过食管裂孔。多数情况下，两个结构都在食管中线的右侧。前干应该位于食管表面的前方，而后迷走神经一般比前迷走神经更靠近食管边缘，它位于距离食管仅2cm的位置，在空间上比主动脉到食管的距离更近。

穿过食管裂孔后，迷走神经前干分出一个肝支和主要的胃小弯前支（前 Latarjet 神经）。肝支通过肝胃韧带进入肝门部，胃小弯前支与胃左动脉伴行，并发出分支支配胃前壁。同样的，迷走神经后干分出一个粗大的腹腔支和主要的胃小弯后支（后 Latarjet 神经）。腹腔支与胃左动脉起始部伴行并进入腹腔神经节，胃小弯后支的分支分布于胃后壁。

根据食管丛向远端延伸的程度，穿过食管裂孔的迷走神经的数目在10%的患者中存在变异。如果神经丛终止于比通常情况下更靠近端的位置，那么神经干会在食管裂孔的位置分叉，于是就有4个迷走神经结构穿过裂孔。如果其他的胃支独立的穿过或者食管丛延伸至腹部后才形成两个主要的神经干，那么将有多于4个的迷走神经结构穿过裂孔。幸运的是，迷走神经后干的变异比前干少见。然而，由于位于胃底的迷走神经分支比位于前壁的更难发现，所以，胃底分支可能更容易被遗漏。臭名昭著的Grassi "罪恶神经" 指的是膈肌或其以上位置发出的最近端的胃底分支。

总之，由于迷走神经在食管裂孔存在变异，所以完全有必要骨骼化远端食管并离断所有通过此开口的神经结构。

（二）Heineke-Mikulicz 幽门成形术（图 41-3）

【技术及解剖要点】

虽然这里详述了幽门成形术，但是迷走神经干离断术可以与胃都切除术（见第 37 章）或者单纯的胃空肠吻合术一起施行。

在 Harrington 拉钩下垫一块湿纱布，牵拉肝以充分暴露，通过两支 Mayo 幽门前静脉可确认幽门的位置。评估幽门的大小、活动度以及由陈旧性（活动性）溃疡所致的增厚或水肿。

最简单和最常用的幽门成形术是这里所描述的 Heineke-Mikulicz 手术。其他几种手术方式在后面的参考文献中介绍。对于严重的幽门梗阻或者活动性溃疡，此手术施行起来可能更简单或更安全。

在幽门处缝合 2-0 的丝线作为牵引线并向上提吊。然后在幽门上做 2 ~ 3cm 的纵行切口，探查幽门管，确定幽门位置以及没有严重的瘢痕所导致的幽门狭窄。

用 2-0 的丝线做横行单层连续缝合以关闭幽门部切口。先放置所有的缝线，最后一起打结会更容易些。缝合时一针一线，并在上部最宽的地方多缝一点以确保层次对合正确并轻微内翻。最后将大网膜覆盖于手术部位。

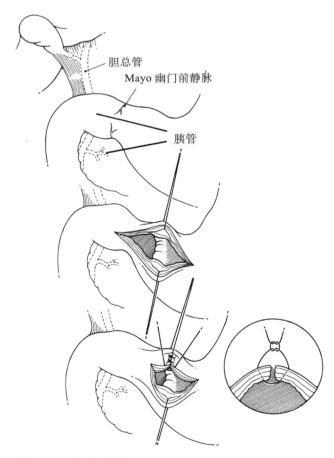

胆总管
Mayo 幽门前静脉
胰管

图 41-3　幽门成形术

（三）幽门成形术的其他式式（图 41-4）

在某些情况下，如溃疡所致瘢痕较严重，采用 Heineke-Mikulicz 幽门成形术可能并不合适。此时可采取其他的两种手术方式，简单来说就是胃窦十二指肠的双层缝合及侧侧吻合。

Finney 幽门成形术需要在胃和十二指肠之间切开一个大口，此方法适用于寻找溃疡出血而进行了胃十二指肠吻合的情况（见下一部分，因为此时采用横向缝合会造成张力过大）。

Finney 幽门成形术使用间断浆肌层缝合胃窦和十二指肠（图 41-4A）。然后在缝合线旁边，从胃窦开始，垂直经过幽门，向下延伸至十二指肠做一长切口（图 41-4B）。如图 41-4C 所示缝合内层，接着缝合前壁，最后在前壁间断浆肌层缝合完成幽门成形术（图 41-4D）。

Jaboulay 幽门成形术是以同样的方式开始，行间断浆肌层缝合将胃窦及十二指肠并拢固定。在胃窦及十二指肠上各做一切口（图 41-4E）。两切口并不经幽门相连。然后依次缝合内层及外层。

（四）十二指肠溃疡出血的处理

【技术要点】

首先要确定出血位置。彻底的探查腹腔，尤其要注意肝（肝硬化、转移瘤等）、脾（脾静脉栓塞所致脾肿大）、胃、远端食管、十二指肠以及近端小肠。如果没有明确发现，可从远端胃开始经幽门至十二指肠第一段，做纵行切口（图 41-5A）。吸走血凝块，分别冲洗近端和远端并放入小块纱布，在靠近幽门的十二指肠后壁可看到溃疡所在。

出血常见是来自胃十二指肠动脉的一个分支。移出附着的血凝块可找到活动性出血点。用 2-0 的丝线在出血点上下方分别缝扎动脉，并在出血点的胰侧放置第三根缝线以控制可能汇入此点的胰横动脉（图 41-5B）。确定出血完全控制后予以纱布覆盖，再处理迷走神经干。在完成迷走神经干切断术后，注意力重新回到十二指肠。如果手术位置以下的十二指肠内出现新鲜胆汁说明远端胆总管通畅。如果没有鲜血，说明止血充分。要永远记住，溃疡点可能不止一个。在确定出血点完全控制后关闭切口。

【解剖要点】

胃十二指肠动脉起源于肝总动脉，行走于十二

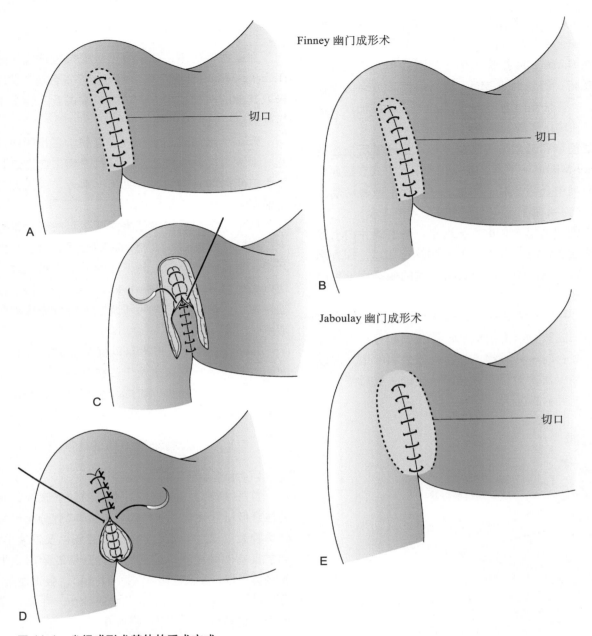

Finney 幽门成形术

A　　　　　　　　　　　切口

B　　　　　　　　　　　切口

C

Jaboulay 幽门成形术

E　　　　　　　　　　　切口

D

图 41-4　幽门成形术其他的手术方式

指肠上部的后面和胰表面。它分为胃网膜右动脉、胰十二指肠上动脉而且经常出现若干个胰小分支，包括胰横动脉。这些二级分支及三级分支的位置是经常变异的，并可能位于十二指肠后壁溃疡经常发生的位置。如果溃疡侵蚀进入二级分支及三级分支所在区域，必须将所有可能的分支缝合结扎。推荐三点缝扎达到上述目的，即在出血点上面、下面和出血点的胰侧分别进行缝扎。

　　胆总管经常走行于胃十二指肠动脉的深面，但它们之间的实际关系是多变的。最常规的情况是胃十二指肠动脉穿过胆总管左侧。所以，在缝合止血时深度要合适，盲目的深部缝合可能损伤胆总管或者胰管。

二、高选择性迷走神经切断术

（一）开始解剖（图 41-6）

【技术要点】

　　如图 41-2 暴露食管裂孔。离断覆盖在胃食管连接部的腹膜。用一根潘氏引流管包绕食管并向右侧牵拉。找到迷走神经前干和后干，缓慢的将其从食管及周围软组织中分离出来。游离的神经干后放置

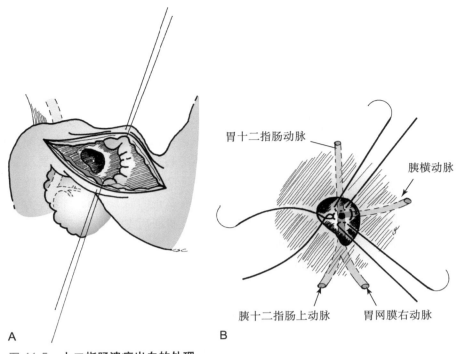

图 41-5　**十二指肠溃疡出血的处理**

直角钳并分别穿过一根硅橡胶管。将两个神经干轻轻拉向左边。

　　然后转向幽门，辨认 Mayo 幽门前静脉，找到所谓的"鸦爪"，即支配远端胃窦的 Latarjet 神经的终末支。以幽门为标志，沿小弯侧向上测量 5～7cm，以此确定保留"鸦爪"的三个终末分支的位置。助手用一把 Babcock 钳向左下牵拉胃大弯。从延伸至鸦爪的分支上方开始，在两把长血管钳之间离断小网膜前叶。将从胃窦向上至胃食管连接部之间的胃小弯骨骼化。

　　考虑到小网膜是沿胃小弯侧分布，而且是通过一个宽大的面而不是狭窄的线连接到胃小弯上，所以不要试图一次离断整个小网膜。在保留 Latarjet 神经的同时，通常分三次完成小网膜的离断。首先离断鸦爪上方至胃食管连接部切口之间的腹膜，然后往下牵拉胃小弯，然后从这一切口的中部开始继续解剖。

　　【解剖要点】

　　因为高选择性迷走神经切断术的目标是切断支配分泌胃酸的壁细胞的神经，同时保留胃的蠕动功

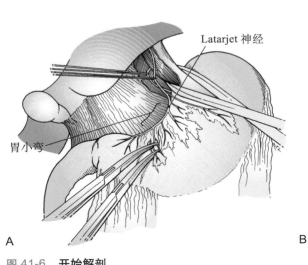

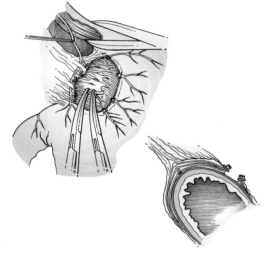

图 41-6　**开始解剖**

能，所以，必须首先了解这些细胞在胃内的分布。壁细胞的分布有些许变异，但是其密度在中间部分较大，向近端及远端逐渐减低。壁细胞在远端胃窦极少分布，几乎没有。因此，基于迷走神经纤维在胃的分布情况，最佳的高选择性迷走神经切断术是切断支配胃近端 2/3 的神经，同时保留胃远端 1/3 的神经支配。

胃前壁的分离（前 Latarjet 神经）通常可沿胃小弯追踪至角切迹，偶尔可以追踪至幽门甚至十二指肠第一段。前 Latarjet 神经沿胃小弯发出 2～12 个小分支支配胃，结扎并离断除最后一支以外的所有分支。最好在靠近幽门 5～7cm 处开始向近端操作，小心找出包括所有单独穿过食管裂孔分支在内的所有胃支。前 Latarjet 神经数量可能加倍；或者根本没有真正的 Latarjet 神经，充其量只是迷走神经在胃食管连接部的细小分支。常发现前干的肝支支配幽门管和幽门，所以，即使 Latarjet 神经的所有分支都被离断，幽门括约肌的功能仍可得到保留。这种分布的变异要求术者必须仔细解剖并离断所有支配壁细胞的神经纤维。

（二）完成小弯侧的解剖（图 41-7）

【技术要点】

当解剖贲门食管连接部的区域变得困难时，转回到"鸦爪"的所在区域。做一个延伸至整个小网膜的开口，将左手置于胃后并向下牵拉，这有利于解剖和暴露。然后，术者或者助手用左手的拇指和示指将胃向下拉，同时用展开的中指和无名指提起小网膜并离断它。将从鸦爪上缘至贲门食管连接部

的腹膜切口之间的小网膜全部离断。

【解剖要点】

迷走神经后干的胃支经常形成一个平行于胃前神经的胃后神经（后 Latarjet 神经）。与胃前神经相比，胃后神经终止的位置更靠近端，而且发出的胃的分支也较少。另外，这些分支经常被分成上级组和下极组。因为下极组神经通常支配自远端胃体至幽门的所有胃壁，所以，仍有必要从靠近幽门括约肌近端 5～7cm 处开始离断胃的神经分支。约 20% 的患者没有真正的后 Latarjet 神经，而只是由腹腔支发出的胃支折回后支配胃壁。

（三）解剖远端食管（图 41-8）

【技术要点】

用潘氏引流管包绕食管将其提起并拉向左侧以暴露胃后部。为了食管后部的暴露和骨骼化，需要离断胃胰皱襞的一些致密粘连。不要游离胃大弯和脾之间的胃短血管，往上牵拉食管进行骨骼化时也要注意不要损伤这些胃短血管。持续轻柔的向右上牵拉套住两个迷走神经干的硅橡胶管并小心平稳的向左牵拉食管，这有利于将迷走神经干从食管上分离出来。

随着分离的进行，下段食管会被从纵隔拉至腹腔。清扫一段总长约 10cm 的食管并离断所有连接迷走神经干和食管的细小神经纤维。分离结束后，远端食管应该完全骨骼化 10cm，而且胃小弯到鸦爪之间的部分应该完全游离。最后检查术野止血。

【解剖要点】

胃底最上后方的胃支——所谓的 Grassi 罪恶神经——也可以起源于腹腔支。在离断胃前神经时，有必要仔细分离以确保所有要求的胃神经都被离断。

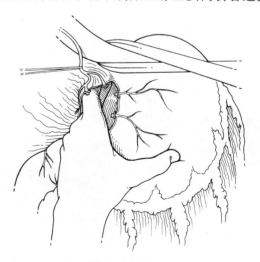

图 41-7　完成胃小弯的解剖

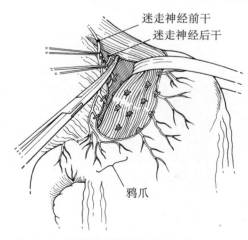

图 41-8　远端食管的解剖

（四）胃小弯的重新腹膜化（图 41-9 ）

【技术要点】

将胃小弯前壁的浆膜层和胃小弯后壁的浆膜层

用 3-0 丝线行间断浆肌层缝合以完成小弯的重新腹膜化。这样确保误伤的或者缺血区域不至于发生穿孔。完成这部分手术操作后，胃小弯应该完全腹膜化。再次检查止血并关闭腹腔，不用放置引流管。

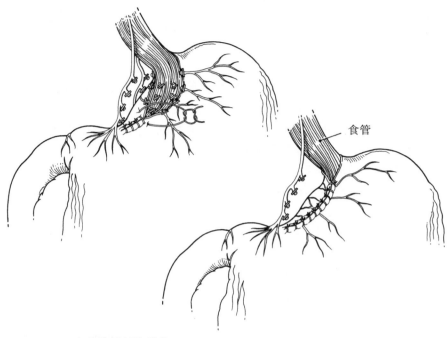

食管

图 41-9　胃小弯的重新腹膜化

（韩庆芳　译　李国林　校）

参考文献

1. Berne CJ, Rosoff L. Peptic ulcer perforation of the gastroduodenal artery complex: Clinical features and operative control. *Ann Surg.* 1969;169:141–144. (Provides classic description of trifurcation and three-stitch control.)
2. Branicki FJ, Coleman SY, Pritchett CJ, et al. Emergency surgical treatment for nonvariceal bleeding of the upper part of the gastrointestinal tract. *Surg Gynecol Obstet.* 1991;172:113–120.
3. Cooperman AM, Hoerr SO. Pyloroplasty. *Surg Clin North Am.* 1975;55:1019–1024.
4. Croft RJ. Reperitonealization and invagination of the lesser curvature of the stomach following proximal gastric vagotomy. *Arch Surg.* 1978;113:206–207.
5. Dallemagne B, Weerts JM, Jehaes C, et al. Laparoscopic highly selective vagotomy. *Br J Surg.* 1994;81:554–556.
6. Demos NJ. The elusive posterior vagus: Its identification by palpation. *Am Surg.* 1966;32:317–318.
7. Donahue PE. Ulcer surgery and highly selective vagotomy— Y2K. *Arch Surg.* 1999;134:1373–1377.
8. Foster JH. Pyloroplasty, vagotomy, and suture ligation for bleeding duodenal ulcer. In: Nyhus LM, Baker RJ, Fischer JE, eds. *Mastery of Surgery.* 3rd ed. Philadelphia, PA: Little, Brown; 1997: 911–915.
9. Gadacz TR. Laparoscopic vagotomy. In: Scott-Conner CEH, ed. *The SAGES Manual.* New York, NY: Springer-Verlag; 1999: 227–232.
10. Goligher JC. A technique for highly selective (parietal cell or proximal gastric) vagotomy for duodenal ulcer. *Br J Surg.* 1974;61: 337–345.
11. Grassi G, Orecchia C. A comparison of intraoperative tests of completeness of vagal section. *Surgery.* 1974;75:155–160.
12. Jordan PH Jr, Thornby J. Parietal cell vagotomy performed with fundoplication for esophageal reflux. *Am J Surg.* 1997;173:264– 269. (Emphasizes need for concomitant posterior gastropexy to avoid wrap slippage with this combination.)
13. Poon R, Chow L, Lim B, et al. Thoracoscopic vagotomy for recurrent ulcer after previous gastric operation. *Aust N Z J Surg.* 1997;67:177–180.
14. Roberts JP, Debas HT. A simplified technique for rapid truncal vagotomy. *Surg Gynecol Obstet.* 1989;168:539–541.
15. Skandalakis G. The history and surgical anatomy of the vagus nerve. *Surg Gynecol Obstet.* 1986;162:75–85.
16. Skandalakis JE, Rowe JS, Gray SW, et al. Identification of vagal structures at the esophageal hiatus. *Surgery.* 1974;75:233–237.
17. Taylor TV, Lythgoe P, McFarland JB, et al. Anterior lesser curve seromyotomy and posterior truncal vagotomy versus truncal vagotomy and pyloroplasty in the treatment of chronic duodenal ulcer. *Br J Surg.* 1990;77:1007–1009.
18. Wangensteen SL, Kelly JM. Gastric mobilization prior to vagotomy to lessen splenic trauma. *Surg Gynecol Obstet.* 1968;127:603–605.
19. Wilkinson JM, Hosie KB, Johnson AG. Long-term results of highly selective vagotomy: A prospective study with implications for future laparoscopic surgery. *Br J Surg.* 1994;81:1469–1471.

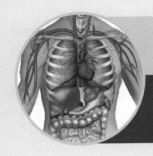

第42章
幽门旷置术和十二指肠憩室化手术

十二指肠损伤通常很难处理。本章涵盖了自幽门到十二指肠悬韧带（Treitz韧带）之间十二指肠的暴露以及处理复杂十二指肠损伤的两个有用术式。

由于十二指肠的位置居中（图42-1），十二指肠损伤经常都不是孤立存在的。细心评估邻近的胰、胆管、结肠及周围血管是手术处理的必需环节。

有时候十二指肠损伤只需要进行单纯修补术，尤其对于那些清洁的局部的并仅局限于不超过肠管周径50%的损伤。这里描述的术式适用于那些更严重的损伤。标准的分级系统已经建立，这对于十二指肠损伤的分类是有帮助的。

首先被描述的是十二指肠憩室化手术。它对于远端胃切除并毕Ⅱ式消化道重建是非常重要的。在大多数情况下，十二指肠憩室化手术已经被创伤更小的幽门旷置术所取代，所以该术式很少被使用。这两种术式的目标都是使肠内容物绕过十二指肠修补部位。如果施行得当，幽门旷置术完全可以通过可逆的、创伤更少的方式实现这一"绕道"目标。

外科住院医师教育委员会（SCORE™）将十二指肠损伤的处理归类为"基本的、非常规的"手术操作。

结构列表	胆囊
胃	胆管
幽门	结肠
十二指肠	升（右侧）结肠
第一部分（十二指肠球部）	肝曲
第二部分	盲肠
第三部分	横结肠
第四部分	胚胎期
胰	前肠
胰头	中肠
十二指肠悬韧带（Treitz韧带）	后肠

一、十二指肠的暴露（图42-2）

【技术要点】

首先，通过离断肝曲的腹膜游离结肠肝曲。用Metzenbaum剪刀在腹膜上做一个小开口，然后左手手指置于结肠后，展开并摊薄腹膜后用电刀将其离断。对于经常存在的延伸到胆囊的薄层粘连，可通过锐性分离离断它们。

如果想要暴露十二指肠的全程，则将左手置于升（右）结肠后方，离断侧方的腹膜反折直至盲肠。将升结肠连同其系膜提起，锐性分离位于结肠与后腹膜之间的所有薄层粘连。当分离至结肠中部后，将会看到十二指肠第三部分。提起升结肠和小肠系膜（注意保护肠系膜上血管）并将其摆向患者

解剖定位

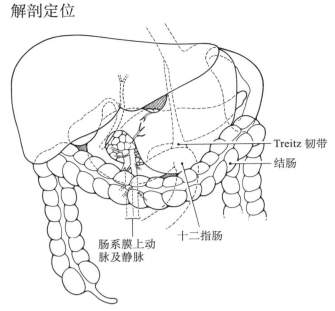

图 42-1 **十二指肠的毗邻关系**

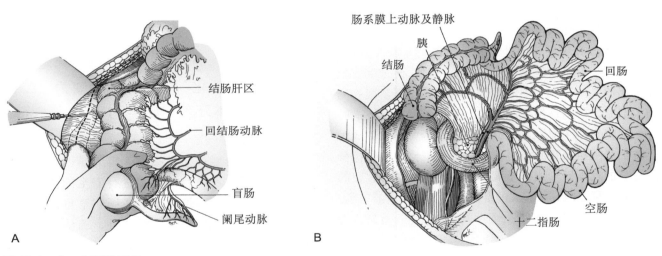

A

B

图 42-2 • **十二指肠的暴露**

的左肩部方向，此时可以看到幽门至十二指肠悬韧带（Treitz 韧带）之间的十二指肠前壁部分。

通过做一个充分的 Kocher 切口解剖十二指肠和胰头，并以此进入十二指肠的侧面和后面。同样的，十二指肠第四部分可以通过离断对系膜缘而得到游离。

【解剖要点】

基于胚胎时期肠道的旋转，充分暴露十二指肠是必要的，同时在技术上也是可行的。了解此发育过程使得采用合理的方法完成这一操作成为可能。

胚胎时期的肠道可以分为前肠、中肠和后肠。为了普外科医师进行腹部手术，可按如下方式进行分类：前肠是指腹腔干供应的一段肠管；中肠是肠系膜上动脉供应的肠管；后肠是肠系膜下动脉供应的肠管。前肠在腹部发育成为远端食管、胃及十二指肠大乳头近端的十二指肠。肝和胆道则从前肠末端的肝憩室发育而来，而胰发育自肝憩室及一个单独的侧胰芽。中肠发育成余下的十二指肠、全部小肠、阑尾、盲肠、升结肠和近端 2/3 的横结肠。后肠发育为远端 1/3 的横结肠、降结肠、乙状结肠、直肠及肛管至肛瓣的部分。

腹部胃肠道的发育可以理解为是两个现象的结果。第一个现象就是不同肠道之间及腹膜腔发育速度的不同，另一个就是浆膜层的融合和后来的变性。接下来是一些与手术相关的膈下消化系统发育的概念性描述。

一开始，肠管是位于中线的腹膜后管道，它通过背部系膜而被悬于背部体壁。腹系膜将前肠固定于从脐部到膈肌的前部体壁，其中走行有左脐静脉，它起于脐部并最终汇入腔静脉。形成胃的梭形扩张开启了肠管快速延伸的发育过程，十二指肠段则形成凸向腹侧的"C"形环。在这些结构发育到可辨认出后不久，胃通过旋转90°改变位置至长轴右侧。这一旋转的最终结果是胃右侧成为了最终的胃后壁而左侧成为了最终的前壁。此外，起初的背部边缘则变成了胃大弯，而腹侧边缘变成了胃小弯。由于胃的位置改变，十二指肠的"C"形环旋转至长轴附近，所以突起的边缘形成了最终的右缘。这导致十二指肠的右侧和十二指肠系膜的右叶与背侧的壁腹膜在同一位置。并列的浆膜层很快融合并退化，将在十二指肠系膜内发育而来的十二指肠和胰一起置于腹膜后位。

当前肠发生变化的时候，中肠迅速延长，尤其是与脊柱相比时明显。中肠形成了一个凸向腹侧的环，被含有肠系膜上动脉和静脉的背系膜悬挂着。环的近端臂位于肠系膜上动脉的头侧，而远端臂位于尾侧。由于发育中的肝和泌尿系统占据了腹腔的大部分，中肠环围绕肠系膜上动脉轴（同前）逆时针旋转90°并疝入脐带。疝入后，肠憩室发育成为蠕虫状阑尾，盲肠也可以被辨认出，比远端臂拉得更长的近端臂形成多个圈。与此同时，随着腹腔的扩大，腹腔内有总够大的空间容纳"疝入"的中肠。然后，"疝"有序的缩小，而中肠环继续进行旋转（最终旋转了270°）。

当中肠返回到腹腔时，返回方式是按照从头到尾的方向进行，先是大部分头侧中肠转至左上腹，接着剩下的部分转至左下腹。随着中肠转移到腹腔，它将腹膜内的后肠（降结肠及乙状结肠）推向左侧。这种返回方式的结果是，降结肠的左边和它的系膜的左叶与壁腹膜位置很近，而并列的浆膜层不可避免地会发生融合和退化。最终结果使降结肠及其包含在系膜内的血供不同程度地成了腹膜后位器官。乙状结肠能够保留其系膜是因为中肠已经进入了左上腹（而不是左下腹），因此，不能形成允许融合和退化所需的并列的浆膜层。

中肠环最后一部分返回的是升结肠和横结肠。升结肠及其系膜，如同降结肠一样被固定在壁腹膜上，并在随后再次发生了并列浆膜层的融合和退化。

由于横结肠是最后返回的，它必须从返回较早的中肠环的前面穿过，所以最终它保留着系膜。接下来，来自胃系膜背部的大网膜的后叶与初始的横结肠系膜的前叶融合，所以说最终的横结肠系膜是从初始的横结肠系膜和初始的背侧胃系膜发育而来。

前面描述的暴露十二指肠的步骤再现了当肠管还是腹膜后结构时的早期发育阶段。并列浆膜层的融合和退化造成了相对的无血管区，由这使得在这一区域进行大范围游离时出血极少。

由于胆管经十二指肠后部，进入胰腺壁内段时尚位置相对胰更靠后，检查十二指肠背侧和胰头可看到末端胆管。与胆管有同样走行的时胰管，虽然它被包埋在胰腺组织中，但它更靠胰后部。另外，由肠系膜上静脉和脾静脉汇合形成的门静脉起始部应该也可以看到。

十二指肠的第三部分位于肠系膜上动脉（及其伴行静脉）根部及腹主动脉之间。因此，在左侧游离十二指肠和胰腺将受到肠系膜上动脉的限制。

二、十二指肠憩室化手术作为一种将十二指肠"去职能化"并将外漏转变为十二指肠内瘘的手术方式（图 42-3）

【技术及解剖要点】

首先，清创并修复损伤。因为肠内容物将绕过十二指肠，所以有时为了进行安全的修补，即使可能引起一定程度的十二指肠狭窄也是可被接受的。标准的双层缝合进行修补，确认胆管和胰管的完整性后放置引流管，如有必要，可进行对比研究。

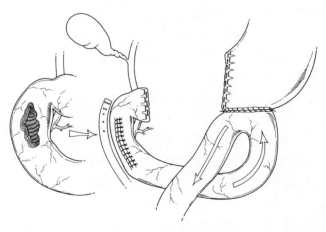

图 42-3　十二指肠憩室化手术是将十二指肠"去职能化"并将外漏转变为十二指肠内瘘的手术方式

　　然后，通过行局部胃切除并用毕Ⅱ式消化道重建将十二指肠"去职能化"或者憩室化，同时行迷走神经干切断术，十二指肠缝线处及十二指肠破裂修补处覆盖网膜。如果关闭十二指肠破裂处比较困难，那么行十二指肠造瘘术是明智的附加步骤。在十二指肠缝合处放置引流管。

　　十二指肠憩室化手术本质上就是胃切除合并迷走神经切断术。这是一个耗时的手术过程，并最终造成了永久的解剖改变。幽门旷置术（图 42-4）能达到同样的目的，而且它的手术时间更短，分流也仅仅是暂时的，故对于大多数患者来说，幽门旷置术是优先选择。

三、幽门旷置术（图 42-4）

【技术及解剖要点】

　　如图 42-3 所示修复十二指肠损伤。有两种方式用来关闭幽门：从胃内手工缝合或者使用闭合器。为了进行幽门内关闭，首先在胃前壁的较低位置做一切口。胃内放入一个 Babcock 钳用以夹住幽门，将其从胃切口处外翻。用 2-0 的可吸收线连续缝合关闭幽门。

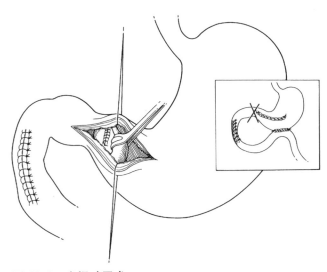

图 42-4　幽门旷置术

通过幽门环时多缝合一点，这种关闭方式比较省时，而且如果术后幽门没有按时再开放，也容易进行纠正，这种缝线可以通过内镜切断并取出，这种手术方式也可避免在十二指肠修补时的额外解剖。

或者游离幽门，绕幽门激发一个不切割的线性闭合器。在胃前壁做一切口。

提起一段空肠袢并将其缝合在胃切口处，然后行结肠前胃空肠吻合术。

在十二指肠缝线处覆盖网膜并在近端放置引流管。幽门一般只保持关闭状态几周。即使用的是不可吸收缝线，大多数情况下幽门也可以自行再开放。如果它不能自行重新开放，可在十二指肠缝合部分愈合满意后经内镜切断缝线。

合并十二指肠和胰腺的严重损伤者，尤其当合并大出血时，可能需要行胰十二指肠切除术。

（韩庆芳　译　李国林　校）

参考文献

1. Androulakis J, Colborn GL, Skandalakis PN, et al. Embryologic and anatomic basis of duodenal surgery. *Surg Clin North Am.* 2000;80:171–199. (Provides excellent review of anatomy and embryology.)

2. Asensio JA, Demetriades D, Berne JD, et al. A unified approach to the surgical exposure of pancreatic and duodenal injuries. *Am J Surg.* 1997;174:54–60. (Presents comprehensive review of management options.)

3. Cattell RB, Braasch JW. A technique for the exposure of the third and fourth portions of the duodenum. *Surg Gynecol Obstet.* 1960;111:379. (Describes wide exposure of entire duodenum.)

4. Clendenon JN, Meyers RL, Nance ML, et al. Management of duodenal injuries in children. *J Pediatr Surg.* 2004; 39:964.

5. Martin TD, Feleciano DV, Mattox KL, et al. Severe duodenal injuries: Treatment with pyloric exclusion and gastrojejunostomy. *Arch Surg.* 1983;118:631.

6. Moore EE, Cogbill TH, Malangoni MA, et al. Organ injury scaling, II: Pancreas, duodenum, small bowel, colon and rectum. *J Trauma.* 1990;30:1427.

7. Moore EE, Moore FA. American Association for the Surgery of Trauma Organ Injury Scaling: 50th Anniversary Review. *J Trauma.* 2010;69:1600.

8. Walley BD, Goco I. Duodenal patch grafting. *Am J Surg.* 1980; 140:706.

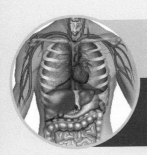

第 **43** 章

幽门肌切开术

患有肥厚性幽门狭窄的婴儿通常在出生后 1～2 个月出现症状。进行性进食后呕吐，呕吐物不含胆汁是其典型症状，右上腹触及圆形橄榄样包块具有诊断意义，包块可以通过超声检查来进一步明确。治疗方法就是行幽门肌切开术，包括开腹和腹腔镜下进行的手术都是可行的。本章对这两种术式都进行了探讨。

低氯低钾血症并代谢性酸中毒是先天性幽门肥厚的特征性表现，所以无论进行开腹还是腹腔镜手术，术前必须纠正相关的脱水及电解质紊乱。

外科住院医师教育委员会（SCORE™）将幽门肌切开术归类为"基本的、非常规的"的手术操作。

手术步骤

开腹幽门肌切开术（Ramstedt 手术）

经脐部或右上腹横行切口

通过切口提起肥厚的幽门

沿肥厚的幽门前壁做纵行切口

使用幽门肌切口分离器分开并离断所有的肥厚肌纤维

确保黏膜下层完全膨出

关闭切口

腹腔镜幽门肌切开术

套管放置于脐部及左上腹以及右上腹

右上腹的套管放置无损伤抓钳，往头侧牵开肝并在紧靠幽门下的位置提起十二指肠

使用腹腔镜幽门切开刀在肥厚幽门的前壁做纵行切口

使用腹腔镜分离器离断肥厚肌纤维

确定肌纤维被完全离断且无穿孔

解剖并发症

幽门肌切开不充分

穿孔（经常在幽门肌切口的十二指肠端）

一、开腹幽门肌切开术（Ramstedt 手术）（图 43-1）

【技术及解剖要点】

在脐部皱褶处做一小切口或者右上腹做一横行切口。探入手指，触及肥厚的幽门后将其提出至切口外。在肥厚的幽门前壁做一纵行切口，并沿着肥厚的环形肌纤维加深切口。可用专门的分离器帮助在切开肌肉的同时显露膨出的黏膜下层。沿着从胃向十二指肠的方向切开肌层，注意不要损伤黏膜。穿孔最可能发生在十二指肠端，因这个位置肠壁比胃壁薄。肌切开术要求切开所有肥厚的幽门肌纤维。

检查肌纤维切开是否完全并确保未损伤黏膜下

层后，关闭小切口。

二、腹腔镜幽门肌切开术：患者体位和套管位置（图 43-2）

【技术及解剖要点】

患者取仰卧位，脊柱下放一腰垫以抬高患者幽门部。使用 3 个套管，腹腔镜观察孔置于脐上，另外 2 个操作孔分别放在脐的左、右侧。

三、腹腔镜幽门肌切开术：肌切开术的操作（图 43-3）

【技术及解剖要点】

经右上腹置入一个小的无损伤钳，抬起肝并小

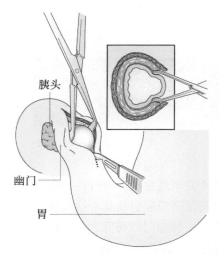

图 43-1　开腹幽门肌切开术（Ramstedt 法）（引自 Sato TT, Oldham KT.Pediatric abdomen.In: Mulholland MW, Lillemoe KD, Dohert GM, et al., eds.Greenfield's Surgery: Scientific Principles and Practice.Philadelphia, PA: Lippincott Williams & Wilkins; 2006）（已授权）

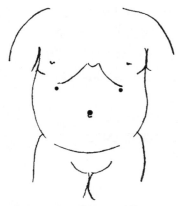

图 43-2　腹腔镜幽门肌切开术：患者体位和套管位置（引自 Scott-Conner CEH（ed.）.The SAGES Manual: Fundamentals of Laparoscopy, Thoracoscopy and GI Endoscopy.2nd ed.New York, NY: Springer Verlag; 2006）（已授权）

心地抓住十二指肠的第一部分。从左上腹放入腹腔镜幽门切开刀，在十二指肠前壁做一纵行切口，并将向幽门方向延长（图 43-3A）。从肥厚部分的最远端开始切开并向近端延伸是最安全的。用腹腔镜幽门肌切开分离器分开并离断肥厚的肌纤维。这种分离器的外缘呈锯齿状，这有助于该器械锚定在切口上并提高其作用效率（图 43-3 B）。继续向近端和远端分离之至黏膜下层自由膨出（图 43-3C）。不要在正常的十二指肠上继续此操作，因为这可能导致穿孔。如有必要，可用盐水检查有无小的穿孔。

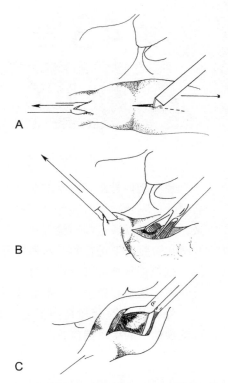

图 43-3　腹腔镜幽门肌切开术——肌切开的操作
A. 胃的切口；B. 纵行切开肌肉暴露环状肌；C. 离断环状肌 [引自 Scott-Conner CEH（ed.）.The SAGES Manual: Fundamentals of Laparoscopy, Thoracoscopy, and GI Endoscopy.2nd ed.New York, NY: Springer Verlag; 2006] （已授权）

（韩庆芳　译　李国林　校）

参考文献

1. Alberti D, Cheli M, Locatelli G. A new technical variant for extra-mucosal pyloromyotomy: The Tan-Bianchi operation moves to the right. *J Pediatr Surg*. 2004;39:53–56.
2. Aldridge RD, MacKinlay GA, Aldridge RB. Choice of incision: The experience and evolution of surgical management of infantile hypertrophic pyloric stenosis. *J Laparoendosc Adv Surg Tech A*. 2007;17:131–136.
3. Dozier K, Kim S. Vascular clamp stabilization of pylorus during laparoscopic pyloromyotomy. *Pediatr Surg Int*. 2007;23:1237–1239.
4. Leclair MD, Plattner V, Mirallie E, et al. Laparoscopic pyloromyotomy for hypertrophic pyloric stenosis: A prospective, randomized controlled trial. *J Pediatr Surg*. 2007;42:692–698.
5. Meehan JJ. Pediatric laparoscopy: Specific surgical procedures. In: Scott-Conner CEH, ed. *The SAGES Manual: Fundamentals of Laparoscopy, Thoracoscopy, and GI Endoscopy*. 2nd ed. New York, NY: Springer Verlag; 2006:500–502. (Also gives other pediatric laparoscopic procedures.)
6. Siddiqui S, Heidel RE, Angel CA, et al. Pyloromyotomy: Randomized control trial of laparoscopic vs open technique. *J Pediatr Surg*. 2012;47:93–98.
7. Yokomori K, Oue T, Odajima T, et al. Pyloromyotomy through a sliding umbilical window. *J Pediatr Surg*. 2006;41:2066–2068. (Describes use of a skin incision in the umbilical fold, with fascial incision created somewhat to the right, improving open access.)

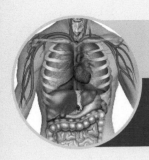

第 **44** 章

腹腔镜可调节胃束带术

可调节胃束带术是在胃上部分出一个约 15ml 的小囊，使其内容物只能逐渐排空至余下的胃内。这种减肥手术适用于那些经过筛选的患者。它具有可逆性以及极少引起代谢紊乱等优点。随着技术的进步，早期出现的束带腐蚀、体重减少不足、束带滑落等问题已逐步解决。

本章讲述了束带置入的基本步骤。目前，世界上正在使用的设备有两种。根据使用设备的不同，步骤也略有差别。熟悉所用设备并遵循特定设备的推荐步骤是非常重要的。

同其他减肥手术一样，手术本身只是这类患者整个护理过程中的一小部分。仔细筛选患者、做好术前准备和术后护理是一个专业而又有经验的外科团队应该提供的。后面的参考文献更详细的描述了这部分内容。

外科住院医师教育委员会（SCORE™）将腹腔镜可调节胃束带术归类为"复杂的"手术操作。

手术步骤

患者分腿并取头高脚低位

使用气腹针在左上腹锁骨中线的位置进入腹腔

沿左右肋缘放置其他套管

提起肝左叶，暴露小网膜和食管裂孔

抓住胃并向下向尾部牵拉

找到并抓住 Belsey 脂肪垫

分离覆盖在膈肌右脚的腹膜

将胃向左侧头部方向牵拉

打开膈肌与胃膈韧带汇合处的小网膜

分离胃食管连接部后方的平面并贯通膈肌左脚的腹膜

腹腔内放入一个束带引导器并将其穿过胃后隧道

选择合适大小的束带，同样穿过隧道

麻醉师向校准气球内冲入 25ml 气体并往回拉，使胃抬高并紧靠食管裂孔

调整束带

将连接束带的管道穿出筋膜

止血后排出气体

将注射泵置于皮下

缝合所有套管位置的孔道

解剖并发症

损伤食管或胃

束带滑动

束带腐蚀胃

胃小囊扩张

结构列表

胃

食管

膈肌

膈肌左脚

膈肌右脚

小网膜

松弛部

一、患者体位和初始解剖

患者分腿并取头高脚低位。术者站在双腿之间，这样可以直面术野（如图 44-1A）。注意手术室的器械摆放不要遮挡住术者（S）的视野。显示器（M）应该面向术者和助手（A），而持镜手应该站在患者的右边。最后摆放好器械台（IT）。

在左上腹锁骨中线的位置使用气腹针进入腹腔。这个位置一般可以避开腹壁最厚的位置和肝（这部分人的肝经常是脂肪化并且显著增大的）。另外在进针时，肋骨下缘可以提供支撑，减少损伤内脏的机会。

在正中线靠近（食管）裂孔的位置放置腔镜套管。然后再左右肋缘下按需要放置另外 4～5 个套管。提起肝左叶，找到富含脂肪的小网膜和食管裂孔。

抓住胃并轻轻下拉。找到并抓住覆盖在胃食管连接部的脂肪垫（Belsey 脂肪垫）。分离覆盖在膈肌右脚的腹膜。

接下来，找到小网膜最靠近头侧的部分。这一区域的解剖界限是膈肌、胃膈韧带以及食管。分离小网膜的松弛部，暴露膈肌右脚（图 44-1B）。沿着这一平面，在胃食管连接部后方逐渐分离至左脚。注意解剖位置不要过低以免进入网膜囊。

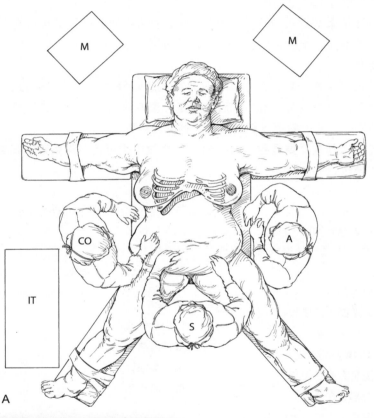

A

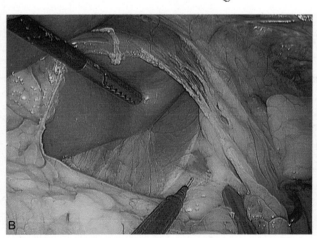

B

图 44-1　A. 患者体位和初始解剖 [引自 Soper NJ，Swanstrom LL，Eubanks WS (eds.).Mastery of Endoscopic and Laparoscopic Surgery.2nd ed. Philadelphia，PA: Lippincott Williams & Wilkins; 2005]（已授权）；B. 分离小网膜的松弛部（引自 Fischer JE，Jones DB，Pomposelli FB，et al.Fischer's Mastery of Surgery.6th ed.Philadelphia，PA: Wolters Kluwer Lippincott Williams & Wilkins）（已授权）

这一操作的目的是在不损伤周围脏器的情况于胃后建立一通道，注意避免通道过大造成束带滑脱或者胃疝出。

在胃后建立通道并使膈肌左、右脚汇合处能够穿过束带。注意不要损伤到食管。为达到这一目的，有多种解剖器械可以选用。

二、束带放置和调节（图 44-2）

【技术和解剖要点】

胃束带由一个包绕胃的颈圈和一个调节颈圈的

皮下注射泵组成，两者之间由管道连接（图 44-2A）。通过往注射泵里注入或抽出液体可以调节包绕食管的颈圈。

通过一个较大的孔道将束带引导器放至腹腔镜视野内。将其钝端放至打开的松弛部，并缓慢的通过胃后隧道，直到其从膈肌右脚的开口处穿出。根据放置的位置选择束带的大小，通过 15mm 的孔道放入并将其从胃后穿过。

由麻醉师将一个带有球囊的管放入胃内，往球囊内冲入 25ml 气体，然后往外牵拉使胃抬高并紧靠

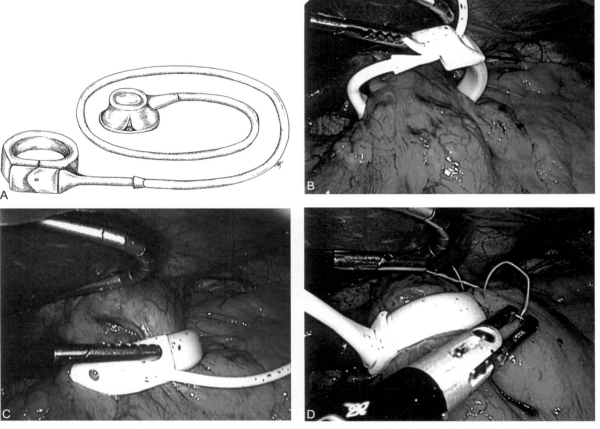

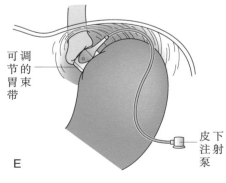

图 44-2　A. 束 带 的 放 置 及 调 整 [引 自 Scott-Conner CEH (ed.).The SAGES Manual: Fundamentals of Laparoscopy，Thoracoscopy，and GI Endoscopy.2nd ed.New York，NY: Springer Verlag，2006]；B. 绕过胃的束带（引自 Nussbaum M.Master Techniques in Surgery: Gastric Surgery.Philadelphia，PA: Lippincott Williams & Wilkins; 2013)（已授权）；C. 原位收紧束带（引自 Nussbaum M.Master Techniques in Surgery: Gastric Surgery.Philadelphia，PA: Lippincott Williams & Wilkins; 2013)（已授权）；D. 缝合以覆盖和固定束 带（引 自 Nussbaum M.Master Techniques in Surgery: Gastric Surgery.Philadelphia，PA: Lippincott Williams & Wilkins; 2013)（已授权）；E. 完成组装（引 自 Mulholland MW，Lillemoe KD，Doherty GM，et al.Greenfields' Surgery: Scientific Principles & Practice.4th ed.Philadelphia，PA: Lippincott Williams & Wilkins，2006)

可调节的胃束带

皮下注射泵

食管裂孔。这是用来确定最终的束带位置。为了更充分地暴露胃前壁，可能有必要切除此处的脂肪垫。

放出球囊内的气体并调整束带。当获得满意的位置和大小后关闭束带（图44-2B）。收紧束带，但注意不要太紧。带扣一般放在胃的右前方（图44-2C）。大多数外科医师将束带缝合固定于胃壁上，基本做法是拉起束带下方的胃壁并缝合固定于胃小囊，盖住并保护束带。

从15mm的孔道中拉出连接束带的管道。检查没有出血后拔出所有套管，排尽腹腔内气体。建立一个皮下囊袋放置注射泵并将其与管道相连，将注射泵缝合在筋膜上。完成组装的装置如图44-2E所示。

常规缝合伤口。

（韩庆芳　译　李国林　校）

参考文献

1. Ceelen W, Walder J, Cardon A, et al. Surgical treatment of severe obesity with a low-pressure adjustable gastric band. Experimental data and clinical results in 625 patients. *Ann Surg.* 2003;237:10–16.

2. DeMaria EJ, Sugerman JH, Meador JG, et al. High failure rate after laparoscopic adjustable silicone gastric banding for treatment of morbid obesity. *Ann Surg.* 2001;233:809–818.

3. Kellogg TA, Ikramuddin S. Laparoscopic gastric banding. In: Scott-Conner CEH, ed. *The SAGES Manual: Fundamentals of Laparoscopy, Thoracoscopy, and GI Endoscopy.* New York, NY: Springer Verlag; 2006:293–302.

4. Mizrahi S, Avinoah E. Technical tips for laparoscopic gastric banding: 6 years' experience in 2800 procedures by a single surgical team. *Am J Surg.* 2007;193:160–165.

5. Nguyen NT, Smith BH. Laparoscopic adjustable gastric banding. In: Nussbaum MS, ed. *Master Techniques in Gastric Surgery.* Philadelphia, PA: Lippincott Williams & Wilkins; 2013:327.

6. O'Brien PE. The laparoscopic gastric band technique of placement. In: Fischer JE, Bland KI, eds. *Mastery of Surgery.* 6th ed. Philadelphia, PA: Lippincott Williams & Wilkins; 2013:1104.

7. Ren CJ, Fielding GA. Laparoscopic adjustable gastric banding: Surgical technique. *J Laparoendosc Adv Surg Tech A.* 2003; 13(4):257–263.

8. Suter M, Calmes JM, Paroz A, et al. A 10-year experience with laparoscopic gastric banding for morbid obesity: High long-term complication and failure rates. *Obesity Surg.* 2006;16: 829–835.

9. Zinzindohoue F, Chevallier J-M, Douard R, et al. Laparoscopic gastric banding: A minimally invasive surgical treatment for morbid obesity. Prospective study of 500 consecutive patients. *Ann Surg.* 2003;237:1–9.

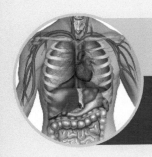

第 45 章

腹腔镜 Roux-en-Y 胃旁路术

Christine J.Waller and Jessica K.Smith

　　腹腔镜 Roux-en-Y 胃旁路术是技术要求最高的腹腔镜手术之一，也是非手术治疗失败后病态肥胖优先选择的治疗方式。如同其他所有减肥术一样，手术只是一个全面的团队为了取得最佳结果而努力的一部分，其他还包括严格的病理筛选、充分的术前准备以及术后护理等。

　　外科住院医师教育委员会（SCORE™）将肥胖症的腹腔镜手术归类为"复杂的"手术操作。

手术步骤

患者取仰卧位

采取如下腹腔镜入路：2 把巾钳夹紧脐两侧并向上提起腹壁，在 Palmer's 点置入气腹针，建立气腹，压力为 15mmHg

图 45-1 所示放置套管针

确认大网膜，将其牵向头侧并置于肝下

钳夹横结肠的肠脂垂，向头侧牵拉以暴露十二指肠悬韧带

在距离十二指肠悬韧带远端 30cm 处的空肠用直线切割闭合器横断空肠

用缝线标记远端肠管以免混淆

追踪空肠至横断处远端 75cm 并使近端肠管的对系膜缘靠近远端肠管的对系膜缘

用直线切割闭合器完成吻合，缝合固定以防梗阻，并关闭肠系膜

放置患者至陡峭的头高脚低位

离断网膜，使得结肠前的 Roux 臂可以穿过

离断肝胃韧带并进入小网膜囊

用内镜直线切割闭合器构建 1 个 30ml 的胃囊

手工将 Roux 臂和胃囊进行双层缝合

胃空肠吻合口后方放置 1 个闭合的引流管，并通过旁边的套管位置引出

解剖并发症

建立腔镜入路时损伤肠管或内脏

食管损伤

胃损伤

脾损伤

混淆空肠的近端及远端肠袢

结构列表

胃

胃底

角切迹

贲门切迹（His 角）

胃大弯

胃小弯

胃食管连接部

食管

大网膜

小网膜（肝胃韧带）

空肠

十二指肠悬韧带（Treitz 韧带）

一、患者体位及套管位置（图 45-1）

【技术及解剖要点】

放置 Foley 导尿管及鼻胃管。患者取仰卧位，右臂固定于床边，左手放在托手板上。手术台尾部放足板以方便调节患者体位至有利于上腹部的暴露的头高脚低位。

术者站在患者右侧，助手和持镜者站在患者左侧。用两个布巾钳提起脐周腹壁，在剑突下大约 15cm，距离左正中线 2 ～ 3cm 处置入气腹针。不要把肚脐作为标志，因为大多数病态肥胖患者的肚脐位置较低。使用高流量气腹机建立气腹，腹内压设为 15mmHg。`

借助穿刺器在剑突下 15 ～ 20cm 靠正中线左侧的位置放置第一个 12mm 套管，即腔镜孔道，这个套管用于放置 10mm 45°腹腔镜。在右上腹同一水平放置另一个 12mm 的套管，并作为术者的一个操作孔。注意套管位置不要太低以免操作器械不能到达术区。然后在左上腹置一个 5mm 套管，在右上腹横向水平放置另一个 5mm 套管用以牵拉肝，置入肝牵开器向上牵拉肝，并将牵开器固定于手术台上以提供稳定的术野。在右上腹放置另一个 5mm 套管作为第二操作孔，注意将其放置在肝牵引器下方并避开肝圆韧带，可先穿过腹壁放置 1 长针至拟定位置

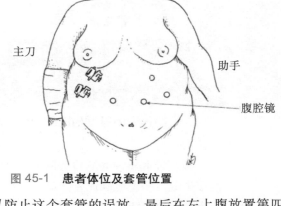

图 45-1　**患者体位及套管位置**

以防止这个套管的误放。最后在左上腹放置第四个 5mm 套管，作为助手的第二个操作孔。

二、确定十二指肠悬韧带并横断空肠

【技术要点】

助手网上牵拉大网膜及横结肠并将其置于上腹部。

确定十二指肠悬韧带（Treitz 韧带）（图 39-1D）的位置，并沿空肠追踪至 Treitz 韧带远端 30cm 处（图 45-2A），用直线切割闭合器横断空肠。如有必要可再次用直线切割闭合器离断小肠系膜（图 45-2B，C）。缝线标记远端肠袢以避免与近端肠袢混淆。

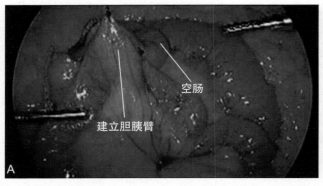

建立胆胰臂

空肠

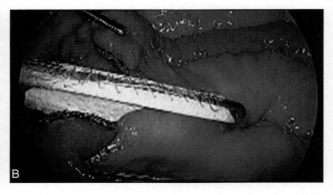

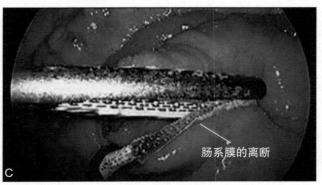

肠系膜的离断

图 45-2　A. 建立胆胰臂；B. 小肠系膜的离断；C. 完成小肠系膜的离断

三、空肠 - 空肠侧侧吻合的建立 （图 45-3）

【技术要点】

从空肠横断位置起测量远端 75cm 的空肠。用单针缝线将此位置的对系膜缘与近端肠管的对系膜缘靠起来 （图 45-3A，B）。助手向上提起缝线，使用超声刀切开肠祥，放入直线切割闭合器并激发以完成侧 - 侧吻合 （图 45-3C-E）。

借助另 1 缝线靠近切割线的两边缘 （图 45-3F，G），由助手提起这根缝线，用直线闭合器的二次激发完成肠管切口的闭合，注意不要影响吻合口管腔的通畅(图 45-3I)。在肠肠吻合线的远端缝合固定，通过减张缝合以避免扭转，并于近端空肠祥和离断的空肠祥之间缝合固定，（所谓的"防梗阻"缝线）。连续缝合以关闭系膜孔 （图 45-3K）。

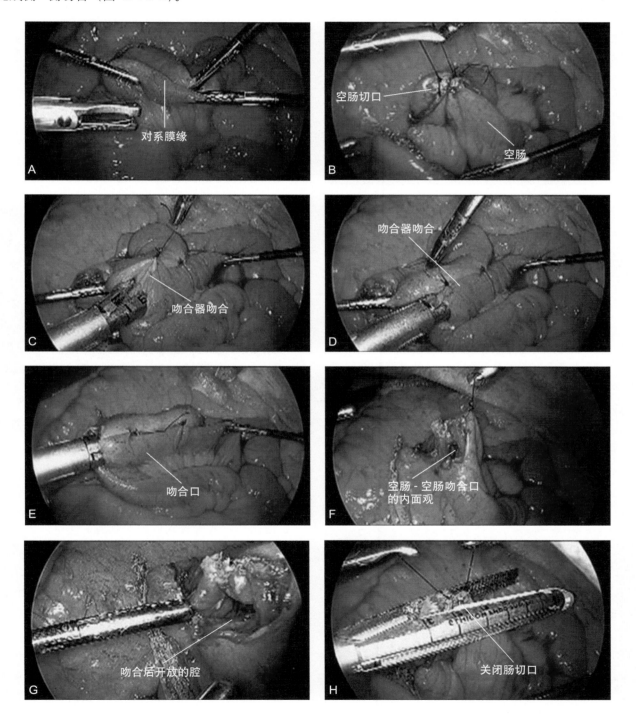

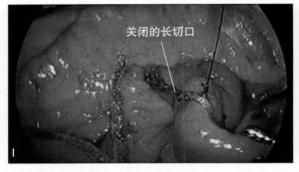

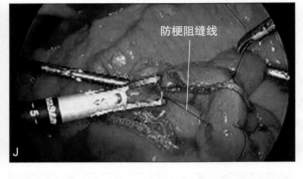

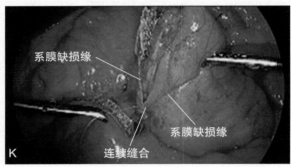

图 45-3　A. 空肠对系膜缘的靠拢；B. 切开肠管以准备行空肠 - 空肠吻合术；C. 置入直线切割闭合器行空肠 - 空肠吻合；D. 空肠 - 空肠侧侧吻合；E. 完成后的空肠 - 空肠侧侧吻合；F. 关闭前空肠 - 空肠吻合的内部视图；G. 确保空肠吻合口的通畅；H. 直线切割闭合器关闭空肠切口；I. 完成的空肠 - 空肠吻合口；J. 防梗阻缝线的放置；K. 连续缝合关闭系膜孔

四、胃结肠韧带的离断（图 45-4）

提起并切开大网膜至胃结肠韧带的无血管区。在胃结肠韧带的无血管区做长 4cm 的横行切口，以允许结肠前的 Roux 臂穿过。

五、胃小弯的游离（图 45-5）

【技术要点】

放置患者至陡峭的头高脚低位，使结肠和网膜降至下腹部。通过胃小弯的鸦爪确定角切迹。从胃食管连接部开始数小的胃短血管，第一个胃囊切割线位于第 3 及第 4 根胃短血管之间。左手抓住并牵拉肝胃韧带，同时右手拿超声刀。离断小网膜至进入小网膜囊。

【解剖要点】

近端胃的血供来自腹腔干最小的分支 - 胃左血管（图 29-1）。来自胃短血管的潜在侧支循环将在建

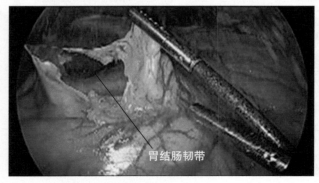

图 45-4　**胃结肠韧带的离断**

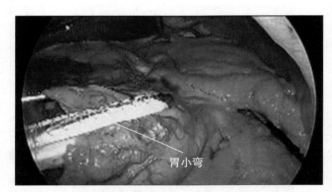

图 45-5　**胃小弯侧血管的离断**

立胃囊的过程中被离断。所以，小心保护胃左动脉及静脉比进入小网膜囊更重要。

六、胃的离断（图 45-6）

【技术要点】

退出鼻胃管等置入胃内的管道，使用内镜直线切割闭合器横断胃。横行摆放第一个闭合器，之后的闭合器都朝向贲门切迹（His 角），直至完去全的离断胃（图 45-6A,B）。根据需要用电刀或缝合止血。

七、胃空肠吻合术（图 45-7）

【技术及解剖要点】

抓起标记的 Roux 臂末端，将空肠送至上腹部的合适位置。注意不要使空肠系膜扭曲，可以通过 Roux 臂追踪至空肠 - 空肠吻合口确认正确的方向。

将空肠提至远端胃切割线并缝合固定，然后从第二个切割线的远端角开始至胃小弯，将空肠连续缝合到胃囊后壁，这即是胃空肠吻合口的后壁（图 45-7A,B）。

然后，在合适的位置分别切开胃及空肠，可以使用超声刀或者电钩完成这个操作（图 45-7C,D）。

将 45mm 直线切割闭合器放入 2 个切口，激发构建一个 3cm 的侧 - 侧吻合口（图 45-7E,F）。

由麻醉师放入 1 条 Ewald 胃管，并在直视下将其通过胃空肠吻合口，这条胃管可用于后面的充气试验。

连续全层缝合关闭肠切口（图 45-7G）。通过第二层的浆肌层缝合覆盖胃小弯至大弯的切割线（图

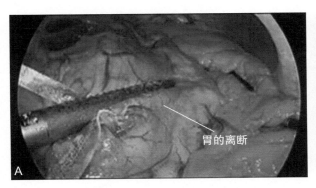

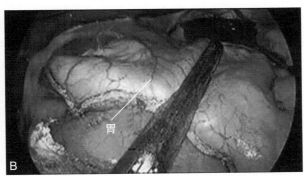

图 45-6　A. 胃的离断；B. 完成胃囊的分割

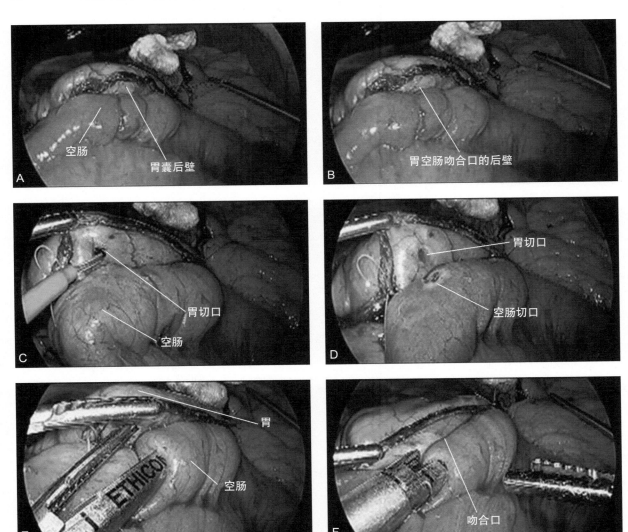

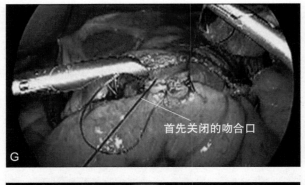

首先关闭的吻合口

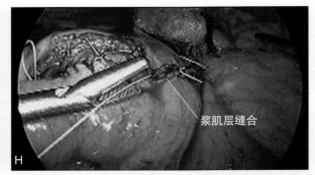

浆肌层缝合

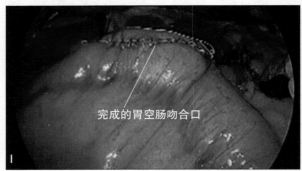

完成的胃空肠吻合口

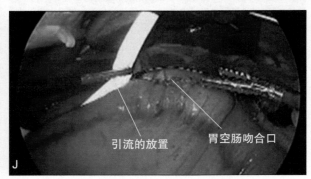

引流的放置　　胃空肠吻合口

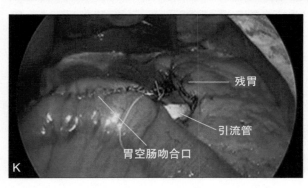

残胃

引流管

胃空肠吻合口

图 45-7　A. 胃空肠吻合后壁的构建；B. 完成的胃空肠吻合口的后壁；C. 用电钩做胃切口；D. 电钩做胃及空肠切口；E. 胃和空肠切口内放置 45mm 的吻合器；F. 胃空肠吻合的位置；G. 胃空肠吻合口前壁第一层的关闭；H. 胃空肠吻合口前壁第二层行连续浆肌层缝合；I. 完成的胃空肠吻合口；J. 胃空肠吻合口下方引流管的放置；K. 引流管与残胃

45-7H）并完成胃空肠吻合（图 45-7I）。用肠钳夹住吻合口远端的肠管，冲洗器冲洗左上腹。

麻醉师以 1 ~ 1.5 L/min 的速度往胃管充气，同时助手仔细观察，如果有气泡则提示有吻合口漏。如果没有阳性发现，吸出充进的气体，移走肠钳并拔出 Ewald 胃管。

在胃空肠吻合口后方放置 1 根 Jackson-Pratt 引流管（图 45-7J,K），并将其从右上腹的套管拉出。引流管留置 5d，用以监测有无吻合口瘘，必要时也可通过此引流管处理吻合口瘘。在取出套管前检查所有孔道有无出血。常规关闭各切口。

致谢

感谢爱荷华大学的 Paul Jose 教授 Mohammad

Jamal 教授提供摘录图片的视频。

（韩庆芳　译　李国林　校）

参考文献

1. Abdel-Galil E, AA Sabry. Laparoscopic Roux-en-Y gastric bypass—evaluation of three different techniques. *Obes Surg.* 2002;12(5):639–642.
2. Maher JW, et al. Four hundred fifty consecutive laparoscopic Roux-en-Y gastric bypasses with no mortality and declining leak rates and lengths of stay in a bariatric training program. *J Am Coll Surg.* 2008;206(5):940–944.
3. Maher JW, et al. Drain amylase levels are an adjunct in detection of gastrojejunostomy leaks after Roux-en-Y gastric bypass. *J Am Coll Surg.* 2009;208(5):881–884.
4. Schauer PR, Ikramuddin S. Laparoscopic surgery for morbid obesity. *Surg Clin North Am.* 2001;81:1145–1179.

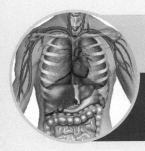

第**46**章

脾切除术及脾修补术

全脾切除术适用于血液系统疾病及脾外伤。脾修补术的特殊操作技术在图46-8及图46-9进行讨论。霍奇金病剖腹分期手术在图46-10中讨论。腹腔镜脾切除术作为越来越受欢迎的一种选择性脾切除方法，将在第47章讨论。

外科住院医师教育委员会（SCORE™）将开腹脾切除术归类为"基本的、常规的"手术操作，脾修补术归类为"基本的、非常规的"手术操作。

手术步骤

左肋缘下、左上旁正中或者上腹部正中切口

先结扎脾动脉（可选择性的）

离断胃结肠韧带并进入网膜囊

找到脾动脉并结扎

切开脾侧边的腹膜并缓慢的加深切口至脾和胰尾部

离断结肠脾区的韧带以及胃短血管

找到胰尾部以防被损伤

结扎并离断脾动静脉并移除脾

检查有无出血；寻找副脾

缝合腹壁，不用引流

解剖并发症——脾切除术

损伤胰尾

损伤胃

损伤结肠

遗漏副脾

结构列表

脾

脾动脉

脾静脉

胃

胃短血管

胃网膜左动脉

横结肠

腹腔干淋巴结

肝十二指肠淋巴结

腹主动脉旁淋巴结

髂动脉淋巴结

系膜淋巴结

胰

胃脾韧带

胃结肠韧带

脾肾韧带

小腹腔（网膜囊）

一、脾的探查和活动度的评估（图46-1）

【技术要点】

患者平卧于手术台上。如果脾体积小，可在左肋缘处放一折叠的布巾以抬高视野。对于缩小的或正常大小的脾，左肋缘下切口（图46-1A）可以提供最好的术野暴露，但这种切口需要离断肌肉并可能导致患有严重的血小板减少症的患者出现创面血肿。随着脾体积的增大，脾从左上象限下移，而脾门结构则被向中线方向推移。因此，对于脾增大的患者，使用正中切口或者左旁正中切口更有利于脾的暴露（图46-1B）。

探查腹腔，用左手托起脾，评估它的活动度、质地、与膈肌及后腹膜的粘连情况。

与此同时，决定是否先结扎网膜囊处的脾动脉。这一操作可以减少脾血供，对于脾增大的患者应该加以考虑，尤其当脾活动度较差时。

【解剖要点】

在胚胎学上，脾是从背系膜发育而来。随着胃发育过程中的旋转，大网膜发育成为背系膜的延伸。胰（也起源于背系膜）发育成为十二指肠后的器官。脾则成为左季肋区器官，位于膈肌、后面的左肾及前面的胃底之间。与胰不同，它并没有成为腹膜后器官，而是位于网膜囊的左侧壁的腹膜间器官。

脾通过两层较短的腹膜反折附着于胃底部（胃脾韧带）、左肾及膈肌（脾肾韧带、膈脾韧带）（图46-1C）。胃脾韧带实际就是胃结肠韧带的最左端，因此，还存在一个脾结肠韧带。脾肾韧带其实是横结肠系膜的最左端。脾结肠之间的区域属于无血管区。

这些构成网膜囊壁的韧带在脾门处融合，而包裹脾的脏腹膜又把这些作为网膜腔边界一部分的各壁分开。换句话说就是，脾被胚胎时期背侧系膜的腹膜层所包裹。胃脾韧带和脾肾韧带都是含有血管

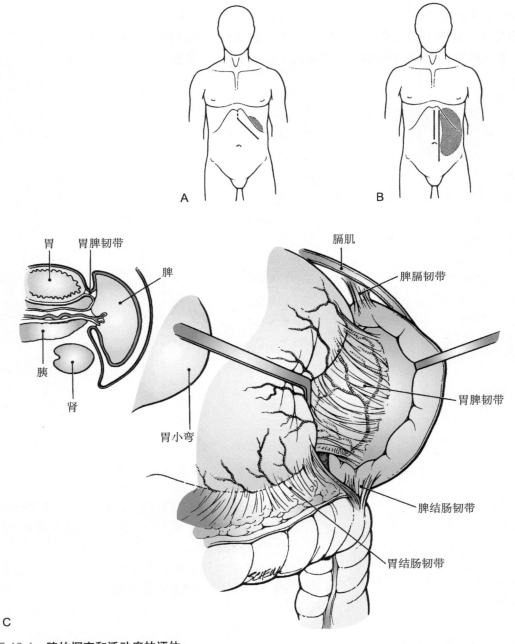

C

图 46-1　**脾的探查和活动度的评估**
A. 用于小脾的左肋缘下切口；B. 对于大脾的正中或旁正中切口；C. 局部解剖和活动度的评估

的。脾肾韧带包绕着脾动、静脉（及其脾分支），而胃脾韧带内有脾动脉的分支（及其伴行静脉），也就是为大网膜及胃底提供血供的胃网膜左动脉、胃短动脉。

胃网膜左动脉可起自脾动脉各分支中的一支，而不是脾动脉本身。一般有 4 ~ 6 支胃短动脉，可分别自胃网膜左动脉、脾动脉、脾动脉分支或者它们的组合。

二、在网膜囊处结扎脾动脉（图 46-2）

【技术要点】

通过离断胃结肠韧带进入网膜囊。连续钳夹并离断胃网膜动脉和静脉分支，直到在胃结肠韧带上有足够的空间容纳拉钩。提起胃，分离薄层无血管的胃胰韧带，这对于暴露胰是基本的。找到脾动脉，从其下方绕过直角钳，粗丝线予以结扎。

【解剖要点】

在胃与胃网膜血管弓或者胃网膜血管弓与结肠之间打开胃结肠韧带。由于丰富的血管吻合的存在，上述两种情况都不会阻断血供。进入小网膜囊以后，通过其后壁的壁腹膜观察胰。沿胰上缘走行的脾动脉（直径约 5mm）的特征性迂曲增粗的原因是与年龄相关的。老年人的纤曲程度最大，年轻人最小，而婴幼儿则不存在纤曲。纤曲导致脾动脉上移，超出胰后的腹膜腔。对于儿童，必须仔细切开腹膜，

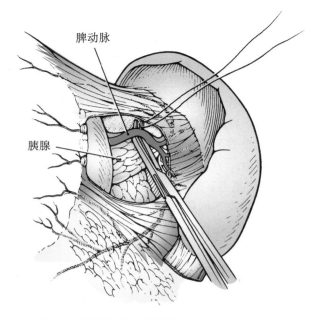

图 46-2　**在网膜囊处结扎脾动脉**

提起胰上缘才能找到脾动脉。脾静脉并没有包裹在一个鞘内，相反它的位置更靠下，经常位于胰腺后且不纤曲。

三、脾的游离（图 46-3）

【技术要点】

左肋缘下放置拉钩。左手从上方绕过脾，托住后缘，用力下拉并适当转动脾，脾后放置手术纱布

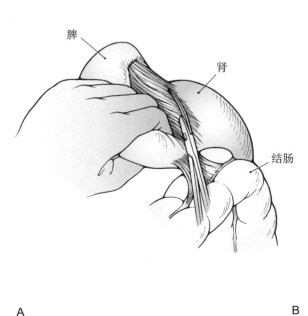

A

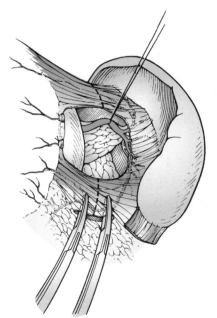

B

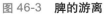
图 46-3　**脾的游离**

A. 离断脾肾韧带；B. 离断胃脾韧带并暴露脾动脉

垫以协助牵拉。通过用力压脾、稳固的牵拉以及肋缘的回缩，可提供一个操作的空间。

离断脾侧面的腹膜（图46-3A）。将左手放置在腹膜中部并加深切口至脾、脾血管以及胰尾部。将结肠脾区从脾下极分离下来。此时限制脾游离出术野的就剩下胃短血管以及脾结肠韧带。

检查壁腹膜以及脾窝有无出血。在脾窝处放置两块手术垫。

【解剖要点】

脾的游离不能超过胃脾韧带形成的界线，因为那样可能撕裂走行其中的胃短血管。上述操作部分再现了胚胎期在背系膜里中线位置的脾。离断脾侧面的腹膜后可以进入一个由背系膜左叶与壁腹膜融合并进一步退化形成的相对无血管的融合区。由于脾、脾血管和胰都是从被系膜处开始发育，所以，这个融合区是位于这些结构的后方。与脾一起分离结肠脾区是因为脾结肠韧带内存在着不定量的小血管。在较短的脾结肠韧带内放置拉钩可造成脾被膜撕裂。虽然脾将被切除，但此处的被膜损伤可造成血染术野。

四、胃短血管的离断（图46-4）

【技术要点】

一般有 3 ～ 4 支胃短动脉（与伴行静脉）连接脾与胃大弯，可高至食管贲门连接处。最高的一支一般也是最短的，此处的胃壁极其靠近脾的上极。将脾托至术野后，在最高处的胃短血管后绕过一个直角钳，双重结扎并离断，注意不要将胃壁置入结中。然后，依次结扎并离断剩余的胃短动脉。检查胃大弯侧所打的结。如果胃壁被损伤，或者被打入结中，应使用 3-0 丝线通过浆肌层缝合法将该部分内翻。

【解剖要点】

如前所述（图46-1C），胃短动脉的起点存在有变异。由此可预测，胃短血管的数目也是不定的，可少至 2 支或多至 10 支。大多数情况下，这些血管可分为上极组和下极组。上极组比下极组短，下拉脾的同时若不移动胃底可能会造成术区出血。最好先结扎并离断最上部的胃短血管，从上向下依次进行。因为动脉起点存在变异，所以，相比与在起点处结扎离断，越靠近胃越容易处理。

五、胃结肠韧带的离断（图46-5）

【技术要点】

胃结肠韧带内通常走行有小的无名血管，这些血管若处理不当可引起棘手的出血。因此，即使在连接脾下极与结肠脾区的脂肪组织中看不到血管，也应该钳夹后行结扎并离断。

【解剖要点】

如果存在的胃结肠韧带就是横结肠系膜在左侧的延续。它含有为脂肪和其他系膜结构供血的小血管。但是，来自脾的血管和来自肠系膜的血管之间不存在吻合。多数情况下，这些血管来自脾动脉下极的分支。

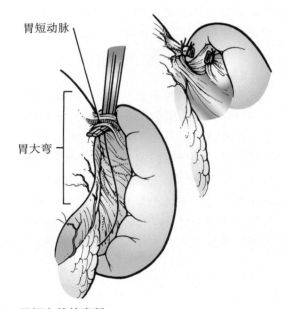

图 46-4　胃短血管的离断

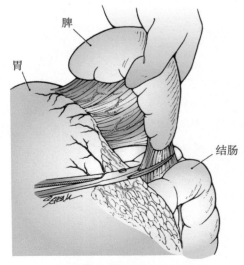

图 46-5　胃结肠韧带的离断

六、脾门血管的离断（图 46-6）

【技术要点】

脾门血管最好在脾托至术野后，从后面暴露。胰尾不同程度地伸入脾门区，而且可能很难与脾门处脂肪和淋巴结区分开来。逐一结扎靠近脾的脾动、静脉分支。缝合结扎大的分支。

有些外科医师喜欢在靠近肠系膜上静脉处结扎脾静脉，尤其是对于巨脾患者。这对于预防在汇入门静脉或者肠系膜上静脉的剩余脾静脉中形成血栓具有理论优势。为了在更近端结扎脾静脉，可沿着游离的胰尾后面追踪此静脉，并在需要的位置于脾静脉后放置一直角钳，粗丝线予以结扎。

【解剖要点】

在尽可能靠近脾的位置结扎门部血管，因为胰尾部经常接纳来自脾段动脉返支的血供，最常规的是下极的分支。尽管这一动脉返支，即胰尾动脉，在平时的插图中经常与更加靠近中间位置的胰动脉汇合，但胰尾部坏死作为公认的脾切除术后并发症这一事实说明这种汇合是存在变异或者可能的。

至于脾静脉的结扎，根据解剖特点，找到肠系膜下静脉根部并在其远端结扎脾静脉是可取的。当然，它的位置是不定的，它可以在汇入肠系膜上静脉处、肠系膜上静脉与脾静脉汇合处或者汇入脾静脉处终止。不管其根部位置在哪，它经常位于胰后方。

七、寻找并切除副脾（图 46-7）

【技术要点】

由于许多行选择性脾切除术的患者有凝血功能障碍，所以应格外仔细的止血。在第二次检查是否出血的时候，可以同时进行副脾的寻找。没有找到或者没有移除副脾，可能会导致患者的症状复发，这些症状正是患者开始选择行脾切除术的原因。

检查脾门血管离断结扎处以及胰尾部是否有出血。取出脾窝内放置的手术垫。缝合结扎腹膜后顽固的出血点。如果腹膜反折的切缘有出血，可以行连续锁边缝合。

在脾门、胃结肠韧带、胰尾周围、肠系膜、骨盆处寻找副脾，通常副脾可在靠近脾的位置找到。

【解剖要点】

据报道，10% ～ 35% 的患者在腹腔中有副脾存在。有个案报道在肝、阴囊、胰中发现了副脾。如果存在副脾，经常都是单独存在。然而也有同时存在多个副脾的报道。如前所述，副脾经常位于脾周围（图 46-7A）。胰尾周围的腹膜后区需要仔细检查，因为这一区域的副脾经常被忽略。副脾直径经常小于 3cm，紫色质灰，与正常脾颜色相同（图 46-7B）。但有时候小的副脾结节与淋巴结很相似。另外，对于女性应仔细检查左侧卵巢和输卵管，对于男性应该仔细检查阴囊，因为副脾在发育过程中与生殖嵴联系紧密。

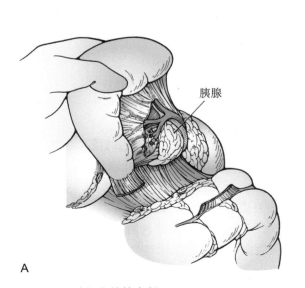

胰腺

A

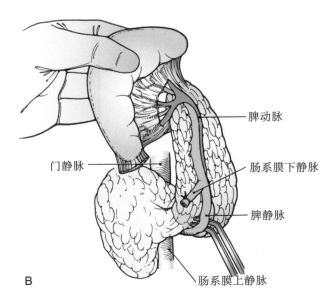

脾动脉

门静脉

肠系膜下静脉

脾静脉

肠系膜上静脉

B

图 46-6　脾门血管的离断

A. 脾门血管的暴露（标记了胰尾远端）；B. 巨脾患者则高位结扎脾静脉

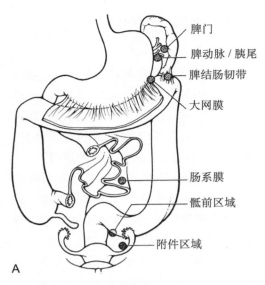

脾门
脾动脉/胰尾
脾结肠韧带
大网膜
肠系膜
骶前区域
附件区域

A

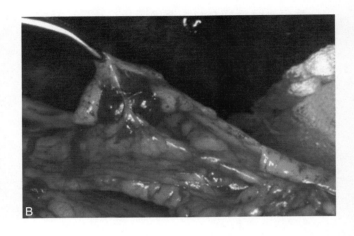

B

图 46-7　寻找并切除副脾
A. 副脾的常见位置；B. 大网膜处的副脾，显示了它的典型位置、大小和颜色（急性骨髓性白血病）

八、脾修补术（图 46-8）

【技术和解剖要点】

　　大多时候，修复脾损伤是可行并应该尝试进行的，尤其是对于那些能耐受相比于全脾切除术所需的更长手术时间和相应的更多血液丢失的患者。

手术步骤——脾修补术和部分脾切除术	
创伤切口——腹部正中切口	结扎供应损伤部分脾的血管
缓慢托出脾（见前面部分）	沿分界线离断脾
小的脾被膜撕裂伤可以用止血剂或者缝合处理	对于创面的出血点可能需要水平褥式缝合
大的撕裂伤可能需要缝合	**网袋脾修补术**
用细丝线比如 4-0 铬线缝合	切一块圆形直径至少是脾 2 倍大小的可吸收网
用脱脂棉纱及水平褥式缝合	沿着网的周围行荷包缝合
考虑使用网膜辅助修复	将脾放在中间并绕着脾门收紧打结荷包缝线
部分脾切除术	常规关腹

　　首先，托起脾至术野。采用与选择性脾切除同样的操作。如果必要，则离断胃短血管以将脾完全托出。要特别小心，不要进一步损伤脾。对于任何的出血点，可以使用手术垫直接按压以达到临时止血的目的。用无损伤血管钳阻断脾门血管可能是必要的。

　　当牵拉结肠或胃可能会发生脾被膜撕裂伤，这是常规的医源性损伤。这种情况下，可直接按压损伤处 5min。然后，再用一块微纤维胶原蛋白海绵直接按压。不要使用电刀，而且再出血的情况经常发生。这种情况下，氩气刀是理想的热止血设备。

　　大的被膜撕裂伤或者单纯的被膜撕裂（图 46-8A）都需要进行缝合。可选择丝线，如 4-0 的铬制肠线，以及一个细圆针。这种特别的缝线比较好，因为打湿后会很软，所以比其他丝线发生切割被膜的可能性小。然后，采用间断水平褥式缝合关闭创口（图 46-8B）。由于脾被膜薄而且脆，所以，需要精细缝合轻轻慢拉拢缝线以防损伤被膜。必要时，

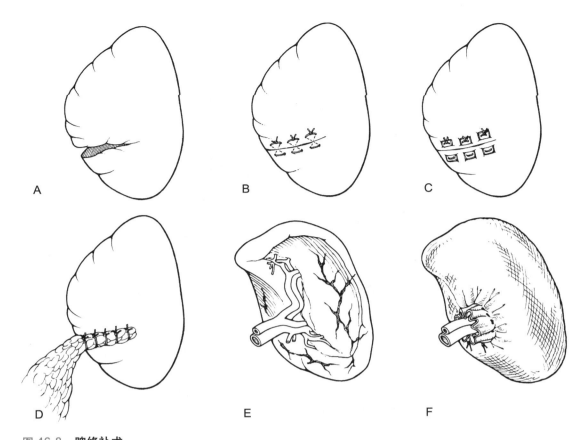

图 46-8　**脾修补术**

A. 单纯脾裂伤，适合行缝合修补；B. 褥式缝合关闭裂口；C. 使用垫片缝合；D. 网膜辅助修补；E. 脾门完整的破裂脾；F. 完成破裂脾的网袋修补

缝线可在垫片上打结以减少撕裂脾被膜的机会（图 46-8C）。打结时要轻柔。如有需要，可以用网膜辅助修补。

　　如果脾损伤较重，但脾门血管完整，那么，用可吸收网袋包裹脾的保脾术是可行的（图 46-8E、F）。清除损伤的脾实质，切一块足够完全包裹脾的网。在边缘行荷包缝合自制网套。在脾门处收紧网套。注意不要伤及来自脾的静脉返支。起初可以将网套做的松弛一点，然后在外层再行连续缝合以收紧它。由于网套是靠包裹压缩起作用，所以，它必须足够紧并能将损伤边缘靠在一起才能发挥作用。检查整个网套有无活动性出血。

九、部分脾切除术（图 46-9）

【技术要点】

　　脾一极的广泛损伤，或者损伤到脾门血管的一个分支可行部分脾切除术（图 46-9A）。离断供应受损脾段的脾动脉分支，出血应该可以止住或者明显减慢。脾应该会变黑并出现一条缺血线。沿着

这一界线切开脾（图 46-9B）。缝扎出血点，如果必要可在横断面行水平褥式缝合确保充分止血（图 46-9C、D）。

【解剖要点】

　　由于门静脉系统缺少功能性瓣膜，有必要结扎脾静脉的部分分支。正如其他节段性器官一样，这些静脉分支引流伴行动脉供应的脾段，而不是段间的血流。

十、霍奇金病的分期性剖腹术（图 46-10）

【技术要点】

　　霍奇金病的分期性剖腹术包括脾切除、肝活检以及腹腔内多个淋巴结组的活检，另外，也应包括髂嵴骨活检和卵巢固定术（对于女性患者）。对于术前扫描分期无浸润的患者，大多已不采用这一术式。之所以将其包含在本章中，是为了说明局部解剖。

　　采用长的正中切口，这样腹腔四个象限都必须进行探查。

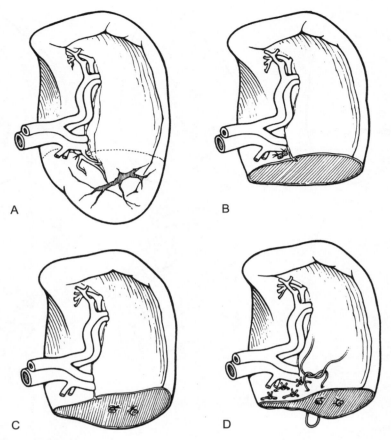

图 46-9　脾部分切除术

A. 局限于脾下极的复杂撕裂伤；B. 切除脾下极；C. 缝结血管和所有开放的脾盏；D. 褥式缝合剩余部分的脾

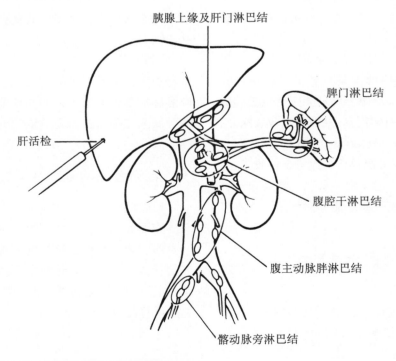

图 46-10　霍奇金病的分期性剖腹术

手术步骤——霍奇金病的分期性剖腹术

正中切口

脾切除（见本章第一部分）

肝活检

淋巴结活检

腹腔干（上腹部腹主动脉旁）

肝十二指肠

腹主动脉旁

髂动脉

肠系膜

髂嵴骨活检

年轻女性可考虑行卵巢固定术

游离附件的侧方附着点

缓慢移动卵巢并将其固定在子宫后

两卵巢的外侧用金属夹标记

解剖并发症——霍奇金病分期剖腹术

同脾切除术（见本章第一部分）

1. **肝活检**　为了最小化由手术损伤引起的肝组织病理学改变，应首先进行肝组织活检。在所有可疑病灶处切取活检标本，从一叶肝切取一块楔形标本并在另一叶做深部活检（用肝活检穿刺针）。

2. **脾切除术**　接着行脾切除术，包括脾门淋巴结活检。将新鲜脾送病理活检。如果脾有明显浸润，那么可以简化烦琐的腹腔淋巴结寻找和活检。脾门处用血管夹标记。

然后，系统的暴露和探查腹主动脉旁、腹腔、肝十二指肠、肠系膜以及髂动脉淋巴结。切取每组中具有代表性的淋巴结及可疑包块送病理活检。

3. **腹腔干淋巴结**　沿胃小弯切开小网膜，探查腹腔干（上腹部腹主动脉旁）淋巴结。操作可在无血管区完成，而这对于体型瘦的患者更容易做到。触摸腹腔干区域的淋巴结，并切除所有增大的或者有代表性的淋巴结送检，注意不要损伤腹腔干及其分支。

4. **肝十二指肠淋巴结**　触摸肝十二指肠韧带区域，如有必要可离断胆囊与网膜或者结肠之间的薄层粘连再探查这一区域。淋巴结一般位于胆囊管及肝门部的区域。

5. **腹主动脉旁淋巴结**　提起大网膜和横结肠，暴露腹主动脉。将小肠推向右侧，必要时可排空小肠，以利于暴露。触摸腹主动脉旁有无增大淋巴结。切开十二指肠悬韧带下缘至肠系膜下动脉上方的腹膜。如果在十二指肠悬韧带处的十二指肠第四段后扪及淋巴结，则可通过切开十二指肠侧腹膜来松动十二指肠第四段，然后上推十二指肠以暴露此处淋巴结。

如果没有扪及淋巴结，则向左侧深部毗邻腹主动脉的凹侧探查，同时切除这一区域的脂肪组织，

注意避开附近的交感干。

6. **髂动脉淋巴结**　切口覆盖髂血管的腹膜，确认输尿管位置，因为它在髂血管分叉处跨过髂总动脉，而髂动脉淋巴结位于髂血管侧面的深部，刚好经过髂动脉分叉处。

7. **肠系膜淋巴结**　经常在末端回肠的系膜以及其他沿着小肠系膜的位置触及淋巴结。切口覆盖在最大淋巴结上的腹膜，小心剥出 1～2 个淋巴结送检。同时，切除所有增大的或者可疑结节，无论这些结节的位置在哪。

8. **髂嵴骨活检**　暴露髂前上棘。用骨膜剥离器剥去骨膜，然后用小电锯将一段髂嵴连同骨髓一起切除。

9. **卵巢固定术**　离断输卵管及卵巢侧方附着点，并轻轻移动它们。使用不可吸收缝线将卵巢固定于子宫后壁，使其自然的处于直肠子宫陷凹（Douglas 腔）内。在两个卵巢的外侧均用金属夹标记。

【解剖要点】

1. **腹腔干淋巴结**　腹腔干淋巴结是引流胃肠系统的最后一站主动脉前淋巴结。几乎在同样位置的主动脉旁淋巴结是引流下肢、体壁、腹膜后以及泌尿系器官的终点淋巴结。

2. **肝十二指肠淋巴结**　肝十二指肠淋巴结位于肝十二指肠韧带内，靠近肝动脉旁的小网膜游离缘。这些淋巴结引流肝动脉供应的结构，并汇入腹腔干淋巴结。

3. **腹主动脉旁淋巴结**　腹主动脉旁淋巴结（正如【技术要点】部分所描述的）收集来自下肢、腹壁以及泌尿系器官的淋巴回流。它们与腹交感干距离很近，不要将其与神经节混淆。轻轻触摸并注意

其大小及更加靠近腹膜还是腹壁可以用以鉴别它们。

4. 髂骨淋巴结　沿着髂总动脉及髂外动脉的淋巴结引流下肢、腹壁和下躯干皮肤的淋巴。而沿着髂内动脉的淋巴结负责引流盆腔脏器的淋巴。

5. 肠系膜淋巴结　肠系膜淋巴结引流肠动脉供应的部分肠管（例如空肠或者回肠）。

6. 卵巢固定术　供应卵巢和输卵管的血管神经走行在卵巢悬韧带中，它是从骨盆壁延伸至输卵管和卵巢的阔韧带的一部分。

（韩庆芳　译　李国林　校）

参考文献

1. Cahill CJ, Wastell C. Splenic conservation. *Surg Annu.* 1990;22:379. (Describes multiple techniques for splenic salvage.)
2. Cannon WB, Kaplan HS, Dorfman RF, et al. Staging laparotomy with splenectomy in Hodgkin's disease. *Surg Annu.* 1975;7:103.
3. Cioffiro W, Schein CJ, Gliedman ML. Splenic injury during abdominal surgery. *Arch Surg.* 1976;111:167. (Discusses mechanisms of iatrogenic splenic injury based on attachments of the spleen and mechanical forces exerted during surgery.)
4. Dawson DL, Molina ME, Scott-Conner CE. Venous segmentation of the human spleen. A corrosion case study. *Am Surg.* 1986;52:253. (Venous segmentation is similar to arterial segmentation.)
5. Dixon JA, Miller F, McCloskey D, et al. Anatomy and techniques in segmental splenectomy. *Surg Gynecol Obstet.* 1980;150:516.
6. Gospodarowicz MK. Hodgkin's lymphoma – patient's assessment and staging. *Cancer J.* 2009;15:138.
7. Lee J, Moriarty KP, Tashjian DB. Less is more: Management of pediatric splenic injury. *Arch Surg.* 2012;147:437.
8. Michels NA. The variational anatomy of the spleen and the splenic artery. *Am J Anat.* 1942;70:21.
9. Millikan JS, Moore EE, Moore GE, et al. Alternatives to splenectomy in adults after trauma. Repair, partial resection, and reimplantation of splenic tissue. *Am J Surg.* 1982;144:711.
10. Mitchell RI, Peters MV. Lymph node biopsy during laparotomy for the staging of Hodgkin's disease. *Ann Surg.* 1973;178:698.
11. Morgenstern L. Technique of partial splenectomy. *Probl Gen Surg.* 1990;7:103.
12. Oyo-Ita A, Ugare UG, Ikpeme IA. Surgical versus non-surgical management of abdominal injury. *Cochrane Database Syst Rev.* 2012;11:CD007383.
13. Pemberton LB, Skandalakis LJ. Indications for and technique of total splenectomy. *Probl Gen Surg.* 1990;7:85.
14. Uranus S, Kronberger L, Kraft-Kine J. Partial splenic resection using the TA-stapler. *Am J Surg.* 1994;168:49. (Describes useful technique for small soft spleens.)
15. Waizer A, Baniel J, Zin Y, et al. Clinical implications of anatomic variations of the splenic artery. *Surg Gynecol Obstet.* 1989;168:57.
16. Zonies D, Estridge B. Combat management of splenic injury: Trends during a decade of conflict. *J Trauma Acute Care Surg.* 2012; 73(2 suppl 1):S71.

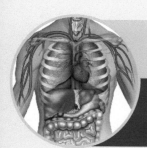

第 **47** 章

腹腔镜脾切除术

　　腹腔镜脾切除术对于体积较小的脾（例如先天性血小板减少性紫癜患者的正常大小的脾）来说是最简单的。目前，腔镜技术已发展至可行中等甚至较大脾的腹腔镜切除，但总的来说，脾越大，手术难度也越大。第一例腹腔镜脾切除术是在患者仰卧的情况下施行的，方式与开腹脾切除术相似。这里描述的是所谓的"悬脾"术，即患者采用侧卧位，利用脾的腹膜附着处悬吊脾以协助完成。后面的参考文献对其他腹腔镜脾切除的术式、巨脾修补术、部分脾切除术以及脾囊肿切除术进行了详细的介绍。

　　外科住院医师教育委员会（SCORE™）将腹腔镜脾切除术归类为"基本的、常规的"手术操作。

手术步骤

患者取右侧卧位

确定腹腔镜入路并探查腹腔

将结肠向中间及下方旋转移出术野

离断胃结肠韧带和胃短血管

向中间旋转胃将其移出视野

游离并离断脾门处血管

分离脾周腹膜附着并移出脾

检查副脾

关闭所有 5mm 以上孔道（或者取出脾的小
　切口）

解剖并发症

损伤肠道或内脏

损伤胰尾

损伤胃

损伤结肠

遗漏副脾

结构列表

脾

脾动脉

上极动脉

下极动脉

胃

胃短血管

结肠

降结肠

脾曲

大网膜

脾结肠韧带

膈结肠韧带

脾膈韧带

小网膜囊

一、初始暴露（图 47-1）

【技术要点】

　　患者取完全右侧卧位。套管的常规放置方式如图 47-1A 所示。30°或 45°腹腔镜能够提供最佳视野。脐部孔道置入腹腔镜。如果计划使用内镜直线切割闭合器，则操作孔的套管需要足够大（一般是 12mm）以可容纳下闭合器。头高脚低体位有助于借助重力辅助牵拉。

　　首先使用超声刀离断降结肠的腹膜反折，从脾游离出结肠脾区。从下极选择合适的位点开始并向头侧进行游离（图 47-1B）。先完全离断膈结肠韧带，然后离断脾结肠韧带（图 47-1C）。留置脾膈韧带，使脾在接下来的解剖过程中可借助此韧带"悬吊"起来。

将结肠向中间及下方旋转移出术野，然后离断前面的腹膜反折和胃短血管（见第 23 章 图 23-2A,B），由此打开小网膜囊，通过打开的切口应该可以看到脾门。游离并向中间旋转胃将其移出视野。

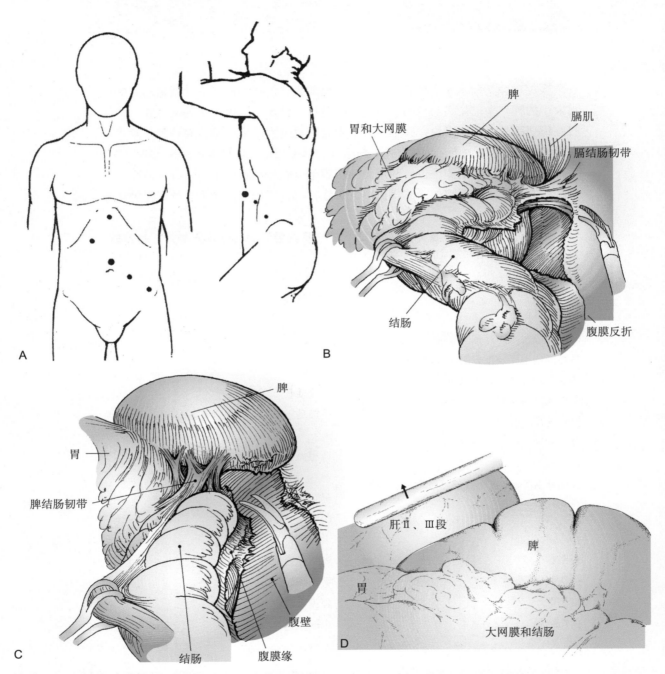

图 47-1 初始暴露（B，C 引自 Wind GG.The spleen.In: Applied Laparoscopic Anatomy: Abdomen and Pelvis. Baltimore，MD: Williams & Wilkins; 1997:187-216；D 引自 Scott-Conner CEH，Cuschieri A，Carter FJ.Spleen and pancreas.In: Minimal Access Surgical Anatomy.Philadelphia，PA: Lippincott Williams & Wilkins; 2000:139-163）（均已授权）

二、脾门血管的离断（图 47-2）

【技术和解剖要点】

理想情况下是在靠近脾门的位置，并于分叉以前确认脾动脉的位置。然后寻找胰尾部，并在胰尾外的脾动脉上选定一个位置。在脾动脉和胰的深面，一般是在脾动脉的稍下方寻找脾静脉（图 47-2 A）。最好单独结扎或夹住与锯齿状脾缘相连的多个血管分支（图 47-2A,B）。

如果脾门血管在靠近脾门处形成了一整束，可以用内镜直线切割闭合器予以离断（图 47-2C）。为了得到一个理想的脾门暴露术野，可能需要放置一把牵引器缓慢提起脾。操作脾的时候需要特别轻柔以防出血，即一个小的出血点都可能使视野变得模糊。

进一步延伸脾门血管上下的分离面。如果彼此靠得很近，那么可以通过一次激发切割闭合器彻底处理这些血管。由于术后动静脉瘘会很麻烦，集中结扎或者切割闭合时要注意避免血管叠加在一起，缓慢插入内镜直线切割闭合器（血管钉仓）并确保待处理动静脉被完全夹住后，激发并移走切割闭合器。

使用超声刀处理余下的腹膜附着位置（图 47-2D）。

三、取出脾并寻找副脾（图 47-3）

【技术要点】

将脾放入一个结实的腔镜取物袋中，拉出取物袋的开口，用一个卵圆钳、手指、吸引器和一个专门制作的粉碎器粉碎并吸出脾组织（图 47-3A）。移出取物袋。

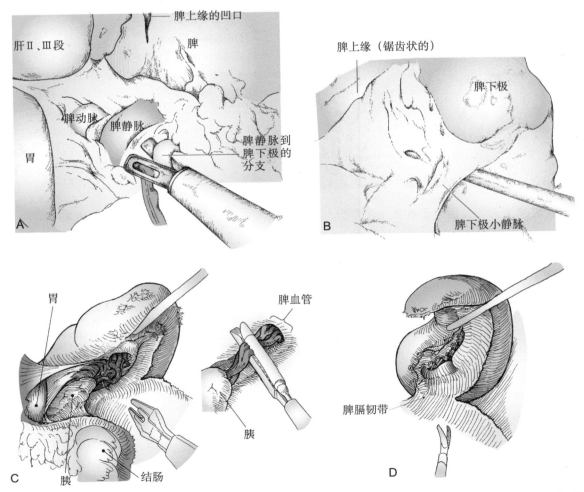

图 47-2　脾门血管的离断（A，B 引自 Scott-Conner CEH，Cuschieri A，Carter FJ.Spleen and pancreas.In: Minimal Access Surgical Anatomy.Philadelphia，PA: Lippincott Williams & Wilkins; 2000:139-163；C，D 引自 Wind GG.The spleen.In: Applied Laparoscopic Anatomy: Abdomen and Pelvis.Baltimore，MD: Williams & Wilkins; 1997:187-216）（均已授权）

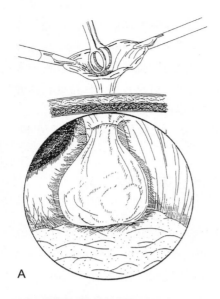

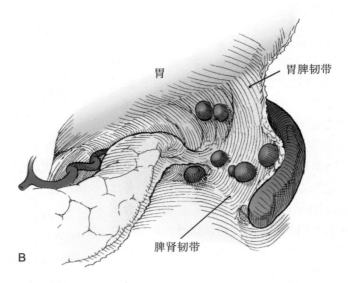

胃　　　　　　胃脾韧带

脾肾韧带

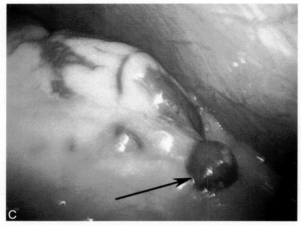

图 47-3　移出脾并寻找副脾

A. 将脾放入标本袋并切碎它（引自 Rege RV.Laparoscopic splenectomy.In: Scott-Conner CEH，ed.The SAGES Manual. New York，NY: Springer-Verlag; 1999）（已授权）；B. 副脾在脾门附近的常见位置（引自 Wind GG.The spleen.In: Applied Laparoscopic Anatomy: Abdomen and Pelvis.Baltimore，MD: Williams & Wilkins; 1997:187-216）（已授权）；C. 腹腔镜下的副脾（引自 Fischer's Mastery of Surgery.Philadelphia，PA: Lippincott Williams & Wilkins; 2013）（已授权）

冲洗腹腔并关闭各孔道前再次在常见部分寻找副脾。

【解剖要点】

腹腔镜脾切除时寻找副脾更加的困难，正如在之前第 37 章所讨论的，副脾最常见出现的位置是在脾门处。在解剖的过程中，尤其是在脾门首先处理的时候（图 47-3B,C），要时刻保持警惕可能出现的副脾。

（韩庆芳　译　李国林　校）

参考文献

1. Hery G, Becmeur F, Mefat L, et al. Laparoscopic partial splenectomy: Indications and results of a multicenter retrospective study. *Surg Endosc.* 2008;22:45–49.

2. MacFadyen BV, Litwin D, Park A, et al. Laparoscopic splenectomy. II. Technical considerations. *Contemp Surg.* 2000;56: 398–407.

3. Musallam KM, Khalife M, Sfeir PNM, et al. Postoperative outcomes after laparoscopic compared with open splenectomy. *Ann Surg.* 2012 (epub ahead of print).

4. Rescorla FJ, Breitfeld PP, West KW, et al. A case controlled comparison of open and laparoscopic splenectomy in children. *Surgery.* 1998;124:670–676.

5. Romano F, Gelmini R, Caprotti R, et al. Laparoscopic splenectomy: Ligasure versus EndoGIA: A comparative study. *J Laparoendosc Adv Surg Tech A.* 2007;17:763–768.

6. Schwaltzberg SD. Chapter 176. Laparoscopic splenectomy. In: Fischer, ed *Fischer's Mastery of Surgery.* Philadelphia, PA: Wolters Kluwer Lippincott Williams & Wilkins; 2012:1859.

7. Silvestri F, Russo D, Fanin R, et al. Laparoscopic splenectomy in the management of hematological diseases. *Haematologica.* 1995; 80:47–49.

8. Tatarov A, Muggia-Sullam M. A simple technique for deploying a laparoscopic bag during splenectomy: Two-point anchoring to the abdominal wall. *J Laparoendosc Adv Surg Tech A.* 2007;17: 329–330.

9. Vargun R, Gollu G, Fitoz S, et al. En-bloc stapling of the splenic hilum in laparoscopic splenectomy. *Minim Invasive Ther Allied Technol.* 2007;16:360–362.

10. Vecchio R, Marchese S, Intagliata E, et al. Long-term results after splenectomy in adult idiopathic thrombocytopenic purpura: Comparison between open and laparoscopic procedures. *J Laparoendosc Adv Surg Tech A* 2012 (epub ahead of print).

11. Wind GG. The spleen. In: *Applied Laparoscopic Anatomy: Abdomen and Pelvis.* Baltimore, MD: Williams & Wilkins; 1997:187–216. (Provides an excellent description of embryology and anatomy from the laparoscopist's viewpoint.)

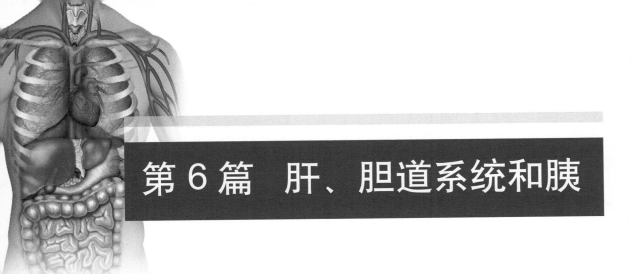

第6篇 肝、胆道系统和胰

本篇分为两部分：肝外胆道（包含肝）和胰。每一部分中，先介绍简单的手术方式，然后再讨论更复杂的手术方式。我们将在第48章和第49章中介绍肝外胆道，这方面的研究已被广泛应用于胆囊切除术、胆总管探查术和肝组织活检术，并且对开腹和腹腔镜胆囊切除术进行相应阐述。然后，在第51章～第53章中，将会详细介绍绕开梗阻的胆管与肠道直接吻合术、胆总管十二指肠吻合术和胆肠吻合术。第54章和第55章中，将会介绍经十二指肠括约肌成形术，重点阐述肝胰管壶腹部的解剖。接下来，将会详细阐述门静脉系统（第56章）和肝系统（第58章）的解剖。

第60章和第61章描述的是胰切除术，继续讨论门静脉解剖、腹腔动脉解剖、脾及前面章节提到的十二指肠解剖。最后，我们将以胰假性囊肿和胰坏死组织清除术（第62章和第63章）作为本部分的结束章节。在每章节末尾的参考资料里，有对更复杂的肝胆、胰手术的详细阐述。

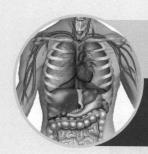

第 **48** 章

胆囊切除和胆总管探查术

在开腹切除胆囊的过程中，最安全的方法是顺行切除，而不是像腹腔镜那样常用的逆行切除。开腹手术经常在胆囊合并严重感染或腹腔镜切除失败后进行。顺行切除胆囊是从胆囊管剥离至胆囊底，使其完全处于游离状态，这种方式有利于减少胆道损伤的机会。

对于传统的开腹顺行切除胆囊应早期分离结扎胆囊动脉以减少出血。在胆囊管的周围备线，以减少在游离胆囊过程中结石进入胆管的机会，同时暂勿离断胆囊管以留作牵引。胆囊管在胆囊被充分分离后方可剪断。在一些感染比较严重的病例中，这类做法也并非绝对安全可行。通常顺行分离胆囊时，应及时结扎在分离中遇到的胆管与动脉。本章节将会详细阐述一种重要的姑息手术方式，即胆囊不完全切除术，此种手术方式在很多疑难病例中是非常助益的。

解剖并发症——胆囊切除术	胆囊管
胆道损伤	肝总管
胆囊动脉和肝动脉出血	胆管
胆管结石残留	肝圆韧带
	肝左、右动脉
结构列表	胆囊动脉
肝	肝十二指肠韧带
胆囊	胆囊三角（Calot's 三角）
胆囊壶腹	

一、开腹和暴露胆囊（图 48-1）

【技术要点】

对于大部分患者，最好的切口是右侧肋缘下切口，在右肋缘下 2 横指沿肋缘走行切开。尤其对于身材比较消瘦的病患，如果肋缘下切口比较小，可采用右旁正中切口。

分离腹直肌前鞘，Kelly 钳置于腹直肌下方撑开，用电刀切开前鞘。当遇见小血管时需要缝合结扎。打开腹直肌后鞘和腹膜前脂肪进入腹腔。一般情况下，特别在层次暴露比较困难时，或者预期要做胆道探查时，更需要充分游离肝圆韧带。

开腹后，一只手置于肝右叶上，并推开肝右叶，充分暴露肝下区视野。将胆囊与肝胃韧带和横结肠韧带之间的粘连充分剥离与切除。

如果胆囊张力很大并且感染很严重时，应使用套管针减压可有效防止在剥离组织时感染的胆汁溢入胆总管。用 3-0 丝线在胆囊顶部做荷包缝合，左手托住胆囊，在荷包中心插入套管针，从胆囊中抽取胆汁和胆囊结石成分。拔出套管针时应避免胆汁从针孔流出，拉紧缝合线，做荷包缝合并对胆汁进行培养。

如果胆囊压力不高，Kelly 钳夹住胆囊底牵引胆囊，暴露胆囊三角，用垫子压住结肠，推开胃和十二指肠，避免其干扰相应操作区域。

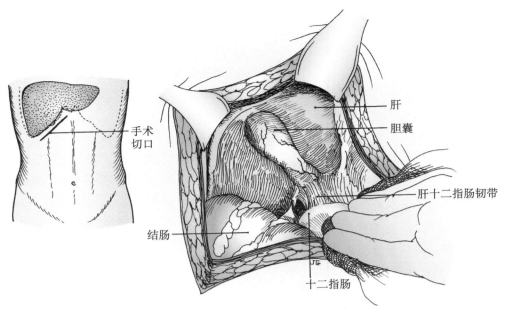

图 48-1　切口与胆囊的暴露

【解剖要点】

很小的肋缘下切口不会引起腹直肌功能障碍，而大的肋缘下切口就会使腹直肌的张力变薄弱，特别当有部分神经被分离时。腹壁上动脉和静脉位于腹直肌后方，走行于腹白线和肋缘之间，这些血管在分离过程中通常可被电刀切断或被结扎。

镰状韧带（其游离端称为肝圆韧带）发自脐走向肝左、右叶分界部位。镰状韧带位于腹中线的右侧，其左侧与肝相连，右侧与前壁腹膜相接。镰状韧带是腹膜的反折处，当需切断镰状韧带或肝圆韧带时，需用钳子撑开反折处。肝圆韧带是脐静脉闭塞后形成的纤维索，韧带内可能保留一个固定的腔。与肝圆韧带平行的是脐旁静脉，这些血管通过腹壁血管

为门静脉与下腔静脉提供一个循环通路。

左、右肝管出肝后，在肝门部汇合形成肝总管。在肝门区，肝管位于其他管道系统的前方。与胆囊相接的胆囊管可以各种角度在肝门区与肝总管汇合，汇合后形成胆总管。

胆囊为肝外胆道系统的一个囊状结构，从胆囊管开始胆囊被分为胆囊颈（在胆囊颈部有一个 Heister 阀，是由螺旋排列的黏膜皱襞组成）、胆囊体和胆囊底，胆囊底伸向肝下缘。通常，在胆囊颈部有一个漏斗形膨出的部位，称为 Hartmann 袋，Hartmann 袋通过肝十二指肠韧带连于十二指肠。手术过程中，应该清晰游离 Hartmann 袋解剖结构，以便识别胆囊管。

手术步骤——胆囊切除术

右肋缘下切口

分离肝圆韧带

置 Kelly 钳牵引胆囊（如果胆囊压力比较高，需首先减压）

分离网膜周围粘连组织，并把网膜和结肠置于下方

如果解剖层次不清，不要试图剥离胆囊动脉或胆管，否则容易引起血管或胆道损伤

剥离胆囊上覆盖的腹膜，沿胆囊浆膜下层剥离胆囊

分离覆盖胆囊三角的腹膜和包绕的结缔组织

识别和分离胆囊动脉

认准和分离胆囊管

如果需要进行胆管造影，则不能完全剥离胆囊管

在胆囊管表面上开一小口

插入导管确保胆囊管安全

切除胆囊	从胆囊内做荷包缝合，确保胆囊管的安全
如果粘连比较严重，则应考虑不完全	用电刀切除剩余的黏膜
切除胆囊	还原腹膜位置，在肝下缘放置引流管
分离胆囊前壁并切除，尽量保留胆囊后壁	缝合切口

二、识别胆囊管和胆囊动脉（图 48-2）

【技术要点】

分离所有包绕在胆囊、结肠和小网膜之间的结缔组织。Kelly 钳牵引胆囊，并注意勿损伤胆囊管或胆总管。切除位于胆囊三角的腹膜，剥离周围脂肪与结缔组织，暴露胆总管、胆囊管和胆囊动脉。

当胆囊有严重感染、并且与十二指肠或胆总管有粘连时，应放弃解剖胆囊三角改为以胆囊底部逆行剥离胆囊至胆囊三角。

辨认胆囊管，放置一把带线的直角钳从胆囊管下方穿过，用 2-0 丝线结扎胆囊管，这将助益放置胆囊内的小结石在剥离与切除胆囊的过程中掉入胆总管，亦有助于胆道造影。

胆囊动脉走行于胆囊管的上方，在胆囊表面发出分支。游离胆囊动脉并用 3-0 丝线结扎。此区域经常解剖异常，当该"胆囊动脉"较为粗大时，应考虑为肝右动脉。充分游离该血管，观察其是否发出分支并终止于胆囊，抑或深入肝组织。如果已经将胆囊动脉误伤，切勿轻易用止血钳夹住止血。因

胆囊

胆囊动脉
胆囊管
胆总管
肝十二指
肠韧带

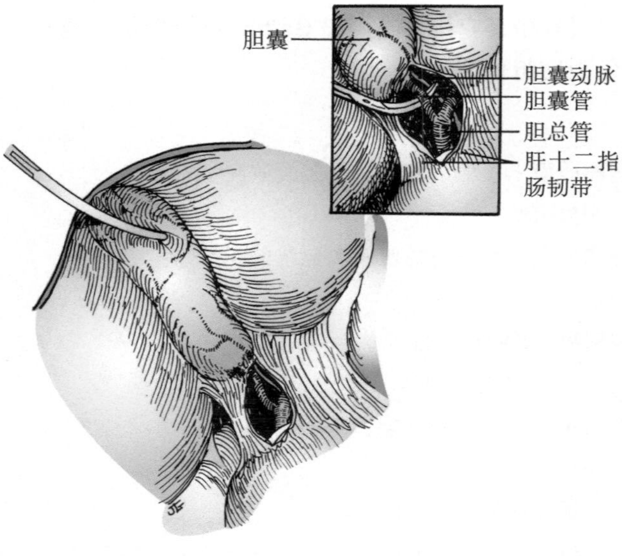

图 48-2　**胆囊动脉和胆囊管的辨认**

为盲目夹闭出血区域，可能会误伤胆管引起胆管损伤。此时可用一只手从胆管和十二指肠的后方进入，包绕十二指肠和肝十二指肠韧带，利用示指捏住肝蒂部位，肝蒂部位包括胆总管、肝动脉与门静脉，以减少出血，当可明确辨别出血血管部位后，方可用止血钳准确夹住该血管。血管钳也可用作暂时的阻塞性止血措施。

【解剖要点】

胆囊三角（Calot 三角）是由下方的胆囊管、左侧的肝总管和上方的肝下缘所构成的三角区域，它包括右肝管、三角区域前上方的肝右动脉和内下方的胆囊动脉。此区域经常有变异的胆管与血管走行其中。肝右动脉位于右肝管前方，或者与右肝管有 1cm 的距离。因其走行与胆囊动脉一致，因此容易被误认为后者。胆囊动脉正常时源自肝右动脉，亦可来自其他血管（如肝左动脉、肝固有动脉、胃十二指肠动脉等）。无论起源于哪个血管，它都在胆囊三角内走行。

胆囊管起自胆囊，汇入肝总管，明确其走行有助于术中对胆囊管的识别。胆囊的器官变异亦是经常存在的，如副肝管（通常发自右侧）、胆囊管分支、多支胆囊管及胆囊管缺如等情况。

三、胆囊的切除（图 48-3）

【技术要点】

明确胆囊动脉和胆囊管后，提起胆囊底部，切开肝和胆囊之间的浆膜组织，自胆囊底部向胆囊颈逐步分离胆囊床。切除包绕在胆囊表面的浆膜直至黏膜下层，该层面有微小血管包绕，在此层面剥离胆囊能够避免肝脏的损伤并减少出血。为充分暴露手术视野，可去除部分切口附近的腹膜。

Kelly 钳牵引胆囊，从胆囊两侧充分暴露胆囊与肝的连接处，切除连接处的浆膜。

在不断剥离过程中，从胆囊两侧充分暴露胆囊与肝的连接处，切除连接处相应的浆膜。

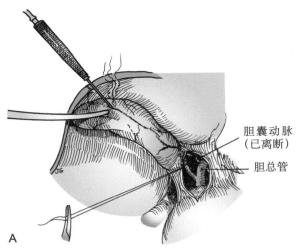

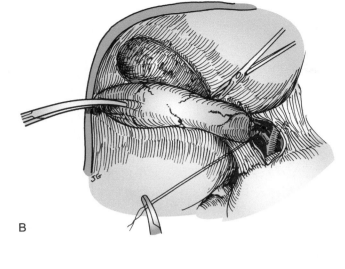

胆囊动脉
（已离断）

胆总管

A　　　　　　　　　　　　　　　　　B

图 48-3　**胆囊的切除**

在不断剥离的过程中，浆膜层被游离至胆囊三角时，用一只手托住胆囊，在胆囊周边认真操作。

牵引胆囊，便于切除后腹膜，用解剖分离器充分分离胆囊表面的脂肪和结缔组织。虽然在靠近胆囊管的部位，通常是从前面开始分离，但牵引胆囊以分离后腹膜能更有利于充分游离胆囊。理想状态下，应该可清洗辨认胆囊管，胆囊管汇入胆总管处应该被清晰地观察到。

有时，一些胆囊感染比较严重或有合并肝硬化的病患，从胆囊床上切除胆囊后壁通常是比较困难、有危险的，有时是不可行的。在这种情况下，应该保留胆囊后壁在胆囊床上（胆囊次全切）。切开胆囊壁全层，再向下剥离致胆囊颈末端 1 ~ 2cm，行底部、体部、颈部前后壁的大部切除，胆囊床上的胆囊后壁部分保留在原位，残留黏膜予以烧灼破坏，并用网膜覆盖。在肝下胆囊窝放置腹腔引流管。

【解剖要点】

当胆囊周围的所有附属结构和脉管系统辨认明确无误后，方可切除胆囊。分离胆囊床，应尽可能靠近胆囊面，而不是肝表面。这样可以避免伤及次级胆管（这是一个盲管，35% 可出现在胆囊隐窝，该盲管没有和胆囊相接，但其是胆漏的一个重要原因）或肝右动脉在肝右前叶的分支。该分支非常接近于肝表面，在胆囊窝及其附近亦可能有副肝管的存在，手术过程中应该仔细检查，以尽量避免胆漏。此外，左、右肝管可以直接连入胆囊内，应该注意这种变异情况。

四、胆道造影（图 48-4）

【技术和解剖要点】

确认胆囊与胆囊管位置后，在胆囊管上缠绕 1 根 2-0 丝线，并打 2 个滑结以作牵引。备用 1 把止血钳，以防止胆囊管被打开时胆汁外漏。选一个与胆囊管相匹配的、大小适当的导管。硅橡胶管有多重尺寸，而且安全可用。当胆囊管比较粗的情况，可另外选择 8 号导管，5 号导管可放入最细的胆囊管内。硬导管使用起来更加方便，但是在使用时，必须避免损伤胆囊管。

用消毒生理盐水冲洗套管，并清除气泡。轻轻牵引胆囊管，用 11 号刀片在胆囊管上切一个小口。确认开口部位是胆管，切开后应有少许胆汁流出。将导管插入胆管内并用线固定。确认有气过水声并注入生理盐水时通畅而且没有溢出。

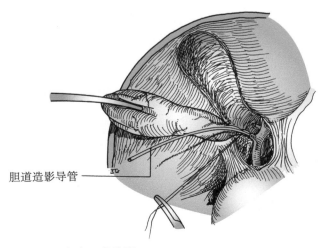

胆道造影导管

图 48-4　**术中胆道造影**

改用稀释的水溶性造影剂注入导管，通常为确保小结石未被稠密的造影剂所掩盖，造影剂通常应做1:1或1:2稀释。检查无气泡注入，去除所有纱布垫与拉钩，小心勿将导管拔出。做2次曝光，第一次注入较少量造影剂，第三次注入较大量造影剂。对于未增粗的胆总管，造影剂的适宜用量为8～12ml，若有胆管增粗应使用更大剂量的造影剂。第一次曝光，肝内胆管和胆总管能清楚显影，并可清晰观察远端胆管走行。如果使用了大量造影剂，造影剂排入十二指肠，会引起远端胆管显影不清。

第二次曝光，可观察到造影剂排入十二指肠。

胆管造影完成后，切除胆囊时应剪断固定造影导管的结扎线。拉出胆道导管时，可用钳子夹闭胆囊管与胆总管的连接处。用3-0丝线缝扎胆囊管，并充分止血。

五、胆道探查术（图48-5）

【技术和解剖要点】

无论是胆总管穿刺造影，抑或是经胆囊管切开造影，高质量的胆道造影都是极其重要的。胆道造

手术步骤——胆道探查术

切除胆囊（如果未切）

如果术前未做胆道造影，以确定胆管走行及结石的数量和位置

移动肝区结肠，充分暴露十二指肠

移动十二指肠水平部，显露下腔静脉

触及肝十二指肠韧带内的结石，触及胰头部

剥离胆囊管，选择胆管切开位置

如果术前预行胆总管十二指肠吻合术，应选择低位胆总管切开

在胆管上带2根线，切开胆总管，观察胆汁特性（结石、胆汁浓度、是否有杂志）

探查远端胆管

一只手置于十二指肠后方，并轻轻往下牵拉以使胆管有一定张力，并有利于手术器械穿过

用取石钳、取石勺或导管探查结石

用3号扩张器伸入十二指肠

探查近端胆管时，应避免结石被挤入肝内胆管中更高的位置

用胆道镜探查近端和远端胆管

插入T形管并固定，完成胆道造影

确保没有石头滞留，胆汁能顺畅流入十二指肠

在切开胆总管处放置引流管，并将网膜填充肝下缘

放置T形管引流胆汁，常规关腹

解剖并发症——胆道探查术

结石残留

十二指肠损伤

肝动脉损伤

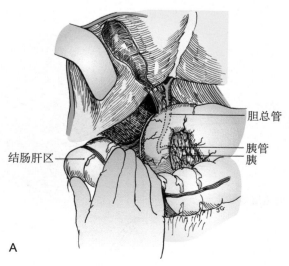

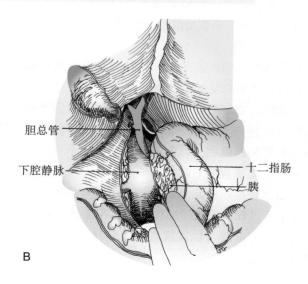

结肠肝区　　胆总管　　胰管　　胰

胆总管　　下腔静脉　　十二指肠　　胰

A　　　　　B

图48-5　胆道探查术（Kocher切口）

影显示了结石的数量和位置，同时也决定了接下来的手术方式。因为结石位置和数量的改变，术前也应该做胆道造影。

术中需要向上充分剥离胆囊，手术切口长度应以能充分暴露胆囊为宜。视野暴露良好并且位置适宜时，可在一个相对较小的切口下完成胆囊切除。对胆管的充分暴露是胆道探查术的前提。

分离肝圆韧带，用 2 把钳子夹住并剪断结扎游离缘。用电刀分离肝圆韧带的剩余部位。

移动肝区结肠以暴露十二指肠，剥离十二指肠周围的腹膜。建立一个可以通过一个手指的通道，将一个手指伸入后腹膜并提起剩余的腹膜。当腹膜足够薄的时候以电刀分离。放入止血垫，使十二指肠有一定的牵引力，再用钳子分离十二指肠和后腹膜之间的粘连。随着剥离的进行，提起十二指肠和胰头部进行旋转以充分游离。继续剥离直到可以有一只手可顺利通过胰头后方，而且能感觉到胆管末端和壶腹部。触及肝十二指肠韧带与胰头部是否有结石。在十二指肠后方可放置一个纱布垫以抬高该视野。

六、胆道切开探查术（图 48-6）

【技术要点】

游离胆总管周围组织，选择胆总管切开的合适位置。通常情况下，选取胆囊管平面位置较为合适。如果是做胆总管十二指肠吻合术（参照第 51 章的图 51-1 和图 51-2），则切除位置相应要低些，一般基本上位于十二指肠之上。

通常在胆总管中段前壁以 2-0 丝线各缝合一根牵引线。术中应尽量避免胆汁流入腹腔，即便一个很小的胆管裂孔也可以造成术后胆漏。提起牵引线，在胆总管以尖刀纵向切开前壁 2 ～ 3mm。

进入胆总管后，吸尽流出的胆汁并观察是否存在结石和残渣，并注意避免穿透后壁，用剪刀延伸胆总管切开至 1cm 长。

胆管探查是一种传统的盲探操作。鉴于胆道镜是可以直接观察并在直视下进行相应操作，它的应用已取代了传统的一些技术。然而，传统的胆道探查方法仍然非常实用，故在此做详细的介绍。

一般情况下，当胆管中结石较少时，可以触及并感受结石的移动情况。此时，小心避免将石头推入肝内胆管，一旦进去之后，则很难取出。然而，

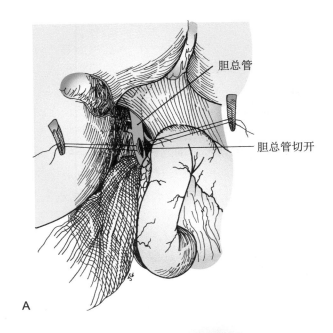

A

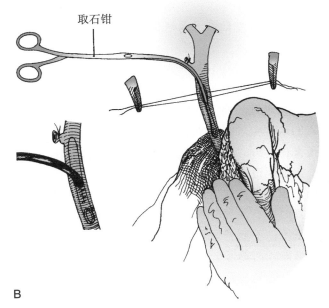

B

图 48-6　胆道切开探查术
A. 在胆总管提吊缝线之间切开胆管；B. 通过取石钳及其他设备将胆管内结石取出，探查结束留置 T 管

可以轻轻地把石头推到胆总管中。保存从胆管中取出的石头并记录数目和大小，并与胆道造影作相应对比。胆总管内若为泥沙样小结石时，则较为容易取出。术中应轻柔操作，避免压碎石头。如若结石破碎，则很难确定是否已取净结石。如若胆管内结石未充分清除，则术后容易复发。

鉴于大部分结石位于胆总管下段，胰十二指肠壶腹部上段，因此，一般先探查下段胆道。故切口若位于结石以下时，结石容易被挤入上段胆管，则

不易取出。如若结石进入肝内胆管，就非常容易嵌顿，则更难取出。为避免结石嵌入肝内胆管，可临时用棉球带线阻断近端胆管。当远端胆管探查清除后，抽出缝在棉球上的丝线并去除结扎的棉球。

当用器械进入远端胆管时，一只手抵在十二指肠和胰腺头部位置的后方，向下拉使末端胆道变直并进行触诊。触诊可帮助判断胆总管末端的方向和走行，同时也可感受到胆道探子在胆道内走行的位置。当探查上段胆管时，使胆道探子能顺利进入左、右肝内胆管。利用取石钳的术者可感受到左、右肝管汇合处，使取石钳顺利进入左、右肝管和肝内胆管。

选用合适型号的胆石匙深入近端与远端胆管以清除结石，将其沿着胆管后壁移动，认真感受，如果有结石和刚才的碰撞，说明有石头的存在。尝试将勺子放在结石下面并挑起结石，然后将石头和勺子拉出。助手应该持医用生理盐水和玻璃杯在每次操作之后清洗结石。通常，黏液和碎石作为标本也要作相应保留。

粗的胆管中比较大的结石可以用取石钳夹取。此类钳子有许多不同的弧度，抓取下段胆管的石头需要相对直的钳子，尽量的撑开取石钳，然后在深入的过程中轻轻地夹取。如果成功，则能感受到钳子夹住石头，最后将石头和取石钳拉出胆总管。

使胆道 Fogarty 导管的球囊未充盈时进入近端或远端胆总管，然后打入盐水膨胀导管球囊部，退出导管时将石头和碎片一起拖出。当导管进入肝内胆管系统，不要将球囊充得太大，以免造成肝内小胆管破裂，门静脉分支也可以受损导致难以控制的出血。一般充适量的盐水至球囊中使其在退出时感到轻微的阻力。在 Fogarty 导管退回的时候感受导管在胆道中的位置与阻力大小，以改变球囊中的盐水用量。当导管进入大的胆管中时应适当增加球囊中盐水的用量。如果 Fogarty 导管通过胆管壶腹部后，当导管拖出时，会有嵌顿感，难以拉出导管。此时应该缩小球囊，使导管通过壶腹部后，再充盈球囊。

使用胆道扩张器扩张胆道时，一般先用小号扩张器（最常用的是 3 号扩张器），将扩张器轻轻从胆总管放至相当于括约肌部位后，予以适当加压，同时用另一手放在壶腹部扣诊，确定扩张器末端是否进入十二指肠。当通过括约肌进入十二指肠时，有突然失去阻力的感觉，扩张器可以在肠内自由活动。然后，依次更换大号扩张器进行扩张，并记录能通过的最大型号的扩张器。胰十二指肠壶腹部开口处应扩张至多大程度，目前尚无定论。当最小的 3 号扩张器不能通过时，说明仍然有结石存在于壶腹部。

最后，用盐水通过大的红色导管冲洗远端胆管。冲洗并观察流出的液体，直至没有石头与残渣流出。

【解剖要点】

左、右肝管汇合形成肝总管。汇合点一般距离肝脏表面 0.25 ~ 2.5cm。在肝实质内，次级胆管汇合形成左、右肝管。肝门区胆管变异非常多见。以副肝管尤为常见。副肝管是指肝某一叶或段的肝管因与左、右肝管汇合的位置低而出现在肝外的胆管，其汇合点出现在肝外，而不是肝内。

胆总管位于肝十二指肠韧带内，下行经十二指肠球部后方，胰头部后方的沟内，斜行进入十二指肠，开口于十二指肠降部后内侧的十二指肠大乳头。胆总管的段与十二指肠之间的距离是可变化的。一般而言，胰后方的胆总管表面有一薄薄的胰腺组织所覆盖，此处有一裂隙，剥离后有助于暴露末端胆管。而胆管一般很少位于胰前方。

胆总管末端进入十二指肠降部后，与其后上方的胰管汇合，构成一个共同通道，开口于后侧壁的十二指肠大乳头。

随着胆总管进入十二指肠内壁，其直径显著缩小（10 ~ 15mm），有时胆总管末端形成了一个腔脊或阶梯状，这种结构是胆囊管下段结石通常为 Vater 壶腹部近端的解剖基础。胆总管壁内部分直径约 2mm，此段有胰管开口与之汇合，形成 Vater 壶腹部，胆总管与胰管共同开口于十二指肠大乳头。Vater 壶腹内腔的长度有较大变化范围。有时肝总管末端与胰管之间有一层薄膜分割，并分别开口于十二指肠大乳头和小乳头。Vater 壶腹部通常位于十二指肠降部后内侧，距离幽门部位 7 ~ 10cm。

七、胆道镜探查和胆总管切开探查的关腹（图 48-7）

【技术与解剖要点】

胆道镜检查可采用硬质内镜和软质内镜。硬质内镜具有良好的光源效果，它要求十二指肠必须被充分伸直，以方便胆道镜的深入和通过。相较而言，纤维内镜更容易通过，本章以软质内镜为例作相关介绍。

先观察胆总管远端，将胆道镜插入胆总管开口内镜不可通过壶腹部进入十二指肠。在内镜下看清胆管内有结石后，再插入取石篮取出结石，取石篮能够在直视下操作。胆道镜拔出后，应检查胆总管。

检查左、右肝管和二、三级肝管。在检查过程中发现的结石都应取出。退镜时检查左、右肝管汇合处、肝总管与胆总管。应仔细检查胆囊管与胆总管的连接处，因该处的石头容易被忽略。

选择大小合适的 T 形管，如果有胆管增粗并取出多个结石，应选用至少 14 号的导管。当术后有结石掉下来的时候，大的 T 形管有助于结石的排出。裁剪 T 形管的横臂，并使横臂和竖杆链接处剪成 V 形，便于横臂拉出。用生理盐水冲洗，确认 T 形管通畅无阻。T 形管横臂经切口放入胆总管切口内，适当上下移动，以免扭曲或折叠。T 形管直臂向胆总管切口上端紧靠，暴露另一端，使视野更清晰，便于缝合。

胆总管用 4-0 可吸收线间断缝合。在全层缝合时，应该注意避免结扎胆管（特别是胆管比较细的时候），缝合胆管切口时，应避免胆管与 T 形管缝合在一起。缝合结束后，加压注入生理盐水，观察是否发生胆漏的情况。

注入染色剂，做胆道造影，以确定结石全部被取出和胆管无狭窄部位。在肝下间隙放置网膜与腹腔引流管。

（叶会霖　译　李国林　校）

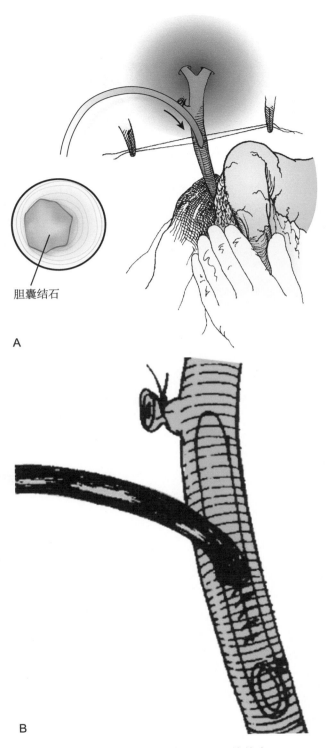

胆囊结石

A

B

图 48-7　胆道镜检查和胆总管切开探查的关腹

处，用控制旋钮控制使纤维镜头逐渐深入。提起缝在胆总管上的牵引线，以方便纤维内镜插入。同时，从冲洗管口灌注生理盐水，并随时吸净。向胆道持续滴注生理盐水以充盈胆管腔，保持视野清晰。检查胆总管远端，直至看清壶腹部为止。通常情况下，

参考文献

1. Benson EA, Page RE. A practical reappraisal of the anatomy of the extrahepatic bile ducts and arteries. *Br J Surg.* 1976;63:853.
2. Bornman PC, Terblanche J. Subtotal cholecystectomy for the difficult gallbladder in portal hypertension and cholecystitis. *Surgery.* 1985;98:1–6.
3. Browne EZ. Variations in origin and course of the hepatic artery and its branches: Importance from surgical viewpoint. *Surgery.* 1940;8:424.
4. Gross RE. Congenital anomalies of the gallbladder: A review of 148 cases, with report of a double gallbladder. *Arch Surg.* 1936;32:131.
5. Johnston EV, Anson BJ. Variations in the formation and vascular relationships of the bile ducts. *Surg Gynecol Obstet.* 1952;94:669.
6. Linder HH, Green RB. Embryology and surgical anatomy of the extrahepatic biliary tree. *Surg Clin North Am.* 1963;44:1273.
7. Michels NA. The hepatic, cystic, and retroduodenal arteries and their relations to the biliary ducts with samples of the entire celiacal blood supply. *Ann Surg.* 1951;133:503.
8. Michels NA. Variational anatomy of the hepatic, cystic, and retroduodenal arteries: A statistical analysis of their origin, distribution, and relations to the biliary ducts in two hundred bodies. *Arch Surg.* 1953;66:20.
9. Moosman DA. Where and how to find the cystic artery during cholecystectomy. *Surg Gynecol Obstet.* 1975;133:769.
10. Sutton JP, Sachatella CR. The confluence stone: A hazardous complication of biliary tract disease. *Am J Surg.* 1967;113:719.

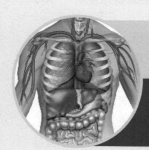

第49章
腹腔镜胆囊切除术及术中常规胆管探查

腹腔镜胆囊切除术不仅是住院医师通常第一个能操作的腹腔镜手术，也是大多数普外科医师所熟知的术式。虽然其解剖学基础与第48章内容重叠，但对于该手术来说，需强调存在胆道变异的重要性。因此，本章节不但阐述手术技巧，并且着重讲述如何避免因特殊解剖变异所致的误判。本章应与第48章一起阅读学习。局部解剖示意图见图49-1A和图49-1B。

本章将叙述经典的"四套管"法。如今很多单纯腹腔镜胆囊切除已采用单孔法，甚至通过自然孔道进行该手术。后附参考文献详细讲述上述几种较新术式。

外科住院医师教育委员会（SCORE™）将进行或不进行胆道造影的腹腔镜胆囊切除术归类为"基本的、常规的"手术操作，将腹腔镜胆道探查归类为"复杂的"手术操作。

手术步骤——腹腔镜胆囊切除术
腹腔镜进入腹腔并行探查
置抓钳于胆囊底处，向上提起并超过肝边缘
切断粘连网膜
再置抓钳于胆囊壶腹部
显露胆囊三角
切开胆囊远端系膜
确定胆囊管和胆囊动脉
如需行胆管造影，置入导管于胆囊管内并妥善固定
解剖胆囊管和胆囊动脉
于胆囊床处，进行黏膜下分离胆囊
胆囊装标本袋并取出
缝合大于5mm套管孔

解剖并发症——腹腔镜胆囊切除术
胆管损伤

十二指肠损伤
周围脏器损伤
残留胆管结石

结构列表
胆管
肝总管
左、右肝管
胆囊管
左、右膈下间隙
肝下间隙
小网膜囊
十二指肠
大网膜
肝动脉
胆囊动脉

一、初步探查（图49-2）

【技术要点】

于脐部作为腹腔镜入口。上腹部、右锁骨中线、右侧腋前线分别置入10mm、5mm、5mm套管（图49-2A）。探查腹腔。仔细分离胆囊与横结肠、大网膜或十二指肠黏着处（图49-2B）。于腋前线套管处放入抓钳并抓住胆囊底部，向上提起并超过肝边缘，此时能够显示肝下间隙（图49-2C）。如果十二指肠

解剖定位

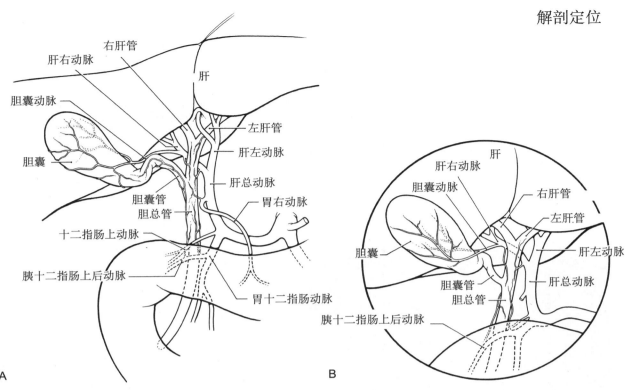

图 49-1 **局部解剖**
A. 开腹手术的视野；B. 更加局限的腔镜视野

或胃膨胀，抽吸胃管内液体和气体。反特伦德伦伯卧位、向左下倾斜手术台能够使周围脏器向下向左移动，从而增加手术操作空间。

在右锁骨中线套管处放入另一把抓钳并抓住胆囊壶腹部。向外并远离肝方向牵拉，充分显露胆囊三角，并且增加了安全的操作空间（图 49-2D）。

稍等一段时间后，通常在浅蓝色或绿色的胆囊（除非病变较重）和胆囊三角的脂肪组织出现明显颜色的区别。蓝-黄交界处是起始分离的最佳位置。仔细分离大网膜、横结肠、十二指肠与胆囊黏着处，将为操作提供一良好清晰术野。卡洛特结节位于胆囊三角内，通常在急性胆囊炎或处于治疗期间的急性胆囊炎中增大（图 49-2E）。

另一较佳解剖标志是肝动脉，常为位于术野左侧、具有明显搏动性的脉管组织。胆管常位于其右侧，因此也常作为分辨胆管的标志。

【解剖要点】

近 80% 正常人群胆囊动脉起源于胆囊三角处肝右动脉，沿胆囊左侧上行。脂肪条纹或胆囊外膜隆起处可作为判断胆囊动脉可能位置的标志。少数人中，胆囊动脉直接起源于肝动脉。其他腹腔镜中

有意义的胆囊动脉解剖异常情况在图 49-3 中详细描述。

二、初步解剖（图 49-3）

【技术要点】

分离蓝-黄交界处覆盖腹膜（图 49-3A）。可探及胆囊管为一直接进入胆囊的管状结构，通常为腹腔镜下最先观察到的组织。切开胆囊周围膜性组织并钝性分离胆囊管和胆囊，与胆囊后方"开窗"（图 49-3B）。胆囊动脉应清晰显露与胆囊管左侧（图 49-3C）。向外牵拉胆囊壶腹部以较好显露胆囊周围，能够明确胆囊管和胆囊动脉这两条脉管结构进入胆囊（图 49-3D）。

【解剖要点】

腹腔镜术野所见如图 49-3E。如前所述，本教材以符合 80% 正常人群生理解剖的模型为例。6%～16% 正常人群中，肝右动脉走行靠近胆囊（图 49-3F），在这些病例中，肝右动脉呈弯曲走行或"毛虫弓背"状；这样的冗长走行，再加上肝右动脉发出异于一支胆囊动脉的，多而细小的分支，是造成肝右动脉损伤的重要原因。当肝右动脉被误认为胆

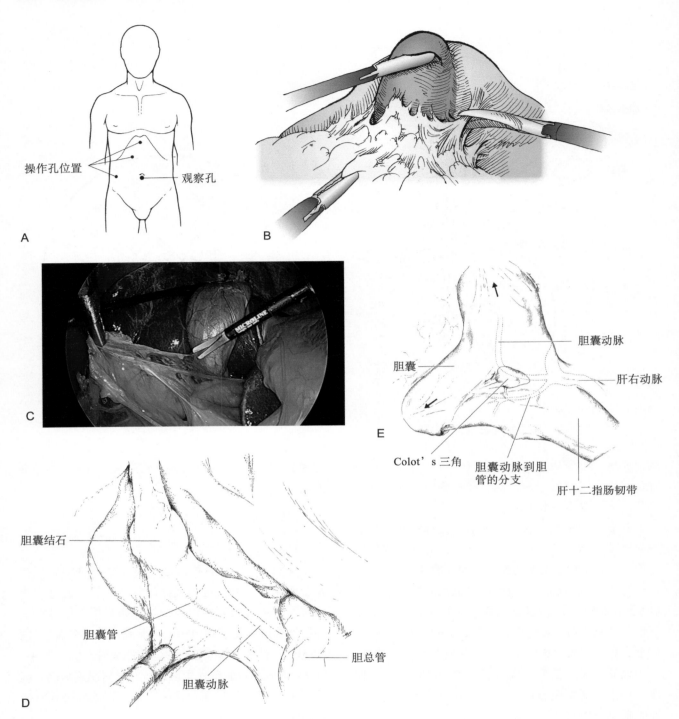

图 49-2 初始暴露（图 A 引自 Scott-Conner CEH，Brunson CD. Surgery and anesthesia. In：Embury SH，Hebbel RP，eds. Sickle Cell Disease：Basic Principles and Clinical Practice. New York，NY：Raven；1994：809–827；图 B 引自 Wind GG. The biliary system. In：Applied Laparoscopic Anatomy：Abdomen and Pelvis. Baltimore，MD：Williams & Wilkins；1997：13–83；图 C 引 自 Laparoscopic photograph kindly supplied by Evgeny V. Arshava，MD；图 D、E 引 自 Scott-Conner CEH，Cushieri A，Carter F. Right upper quadrant：Liver，gallbladder，and extrahepatic biliary tract. In：Minimal Access Surgical Anatomy. Philadelphia，PA：Lippincott Williams & Wilkins；2000：101–138）（已授权）

囊动脉而被结扎，或处理细小分支时损伤至肝右动脉。当"胆囊动脉"较平时所见明显粗大时，应注意该变异的可能。8%正常人群中，肝右副动脉，起源于肠系膜上动脉或其他血管，上行入肝时或紧贴胆囊壶腹部表面。更为常见的是，胆囊动脉发自胃十二指肠动脉或肠系膜上动脉。较低位的胆囊动脉，在腹腔镜术野中较胆囊管更靠近些，很可能导致误判。

在25%正常人群中，胆囊动脉分为浅表和深部两支分支，且起源不同，因此可能误为两支胆囊动脉。此情况下，一支位于常规走向的常可被认为胆囊动脉，而另一支则被认为位于胆囊管前方的较低位的胆囊动脉（图49-3G）。示例中，胆囊动脉起源于胃十二指肠动脉。胆囊动脉亦可起源于肠系膜上动脉。

三、分离胆囊管和胆囊动脉，并行胆管造影（图49-4）

【技术要点】

钝性分离显露胆囊管轮廓，在远端胆囊管靠近胆囊处钳夹一生物夹以夹闭。通常锁骨中线套管更易行胆管造影。剑突下置套管进入抓钳钳住胆囊，

使锁骨中线套管可用于造影。锁骨中线套管进入剪刀切开胆囊管，切口足够宽时胆汁应能顺利流出。使用剪刀轻柔挤压远端胆管下方，逐渐向上至切开处，挤出可能存在的结石。放置造影管通过锁骨中线套管进入胆囊管（图49-4A）。以常规方式进行胆管造影。正常可见些许较小充盈缺损，常认为是气泡或二氧化碳。因此，进行胆管荧光造影（而非拍摄图片并等待冲洗）和使用大量生理盐水冲洗胆道是明智之举。通常，气泡和小结石能够较容易通过胆囊壶腹部冲洗出来，从而得到较清晰胆管造影照片。

如胆管造影明确胆管内正常解剖结构且无结石存在，移除造影导管后于胆囊管近端再钳夹两个生物夹以夹闭。分离胆囊管，胆囊动脉位于其后侧、头侧。钳夹两个生物夹并离断。

【解剖要点】

通常情况下，胆囊管长度足够插入造影管和结扎。但由于慢性炎症或解剖异常，胆囊管亦可较短，且较为宽厚（图49-4B）。手术时，可能因此而存在一些组织学上的误判。第一，很可能将胆囊管的延续部分——胆总管，因管径相似而误认为是胆囊管，特别是在牵拉胆囊时更易造成如此错误。第二，如

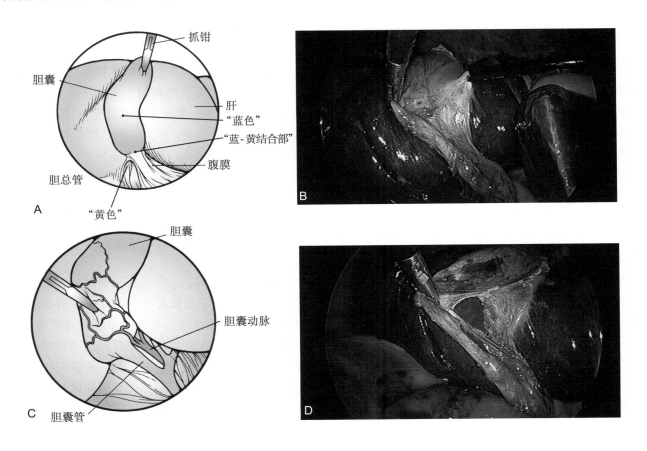

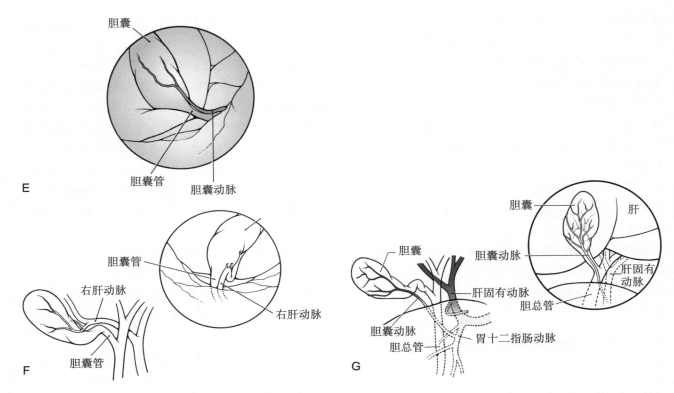

图 49-3　初初始解剖（图 A、C 引自 Scott-Conner CEH，Brunson CD. Surgery and anesthesia. In：Embury SH, Hebbel RP，eds. Sickle Cell Disease：Basic Principles and Clinical Practice. New York，NY：Raven；1994：809-827；图 B、D 引自 Laparoscopic photographs kindly supplied by Evgeny V. Arshava，MD；图 E、F 引自 Scott-Conner CEH，Hall TJ. Variant arterial anatomy in laparoscopic cholecystectomy. Am J Surg. 1992;163：590；图 G 引自 Cullen JJ，Scott-Conner CEH. Surgical anatomy of laparoscopic common duct exploration. In：Berci G，Cuschieri A，eds. Bile Ducts and Bile Duct Stones. Philadelphia，PA：WB Saunders；1997：20-25）（已授权）

存在上述解剖变异，此时很难或做不到轻易钳夹住胆囊管。这种情况下应常规行胆管造影以明确解剖结构，并采用其他方式如订书机横断或缝闭胆囊管。最后，除外上述解剖变异，亦可能出现对于胆囊管解剖结构的误判。相对粗且短的胆囊管易使结石进入胆总管，因此增加了胆管炎症的存在概率。这也应是术中常规行胆管造影的指征之一。

开腹胆囊切除中，大部分解剖变异的胆囊管能够被牵拉而使得局部解剖较为清晰，但这对于腹腔镜手术指导意义不大，因此腹腔镜手术中如何有效牵拉胆囊壶腹部，从而较好暴露解剖结构是胆囊切除的关键。虽然，通常情况下 60% ~ 75% 正常人群拥有足够长度的胆囊管斜向且直接汇入胆总管（图 49-4C），但在其他常见解剖变异中，则可观察到较长部分的胆囊管更靠近于胆囊周围（图 49-4D ~ F）。所以，当腹腔镜下术野足够近且清晰时，以上情况下均能较为安全地分离胆囊管并行钳夹或结扎。

随着腹腔镜外科医师对胆总管损伤的认知逐渐深入，另一鲜为人知的解剖变异也已成为胆道损伤的重要因素。当胆囊管汇入右肝管而不是胆总管，或右肝管前支或后支，抑或有副肝管汇入胆囊管时，很可能因误判而结扎、离断这部分的胆管结构。只有仔细分离和常规应用胆管造影才能提供安全有效的保障。

四、从肝上分离和移除胆囊（图 49-5）

【技术要点】

向上牵拉胆囊，于胆囊床交替使用锐性和钝性分离。电钩是最常用设备（图 49-5A）。开始剥离是应特别小心，因该处后方存在右肝管及肝右动脉。随分离的进行，于肝缘上方逐渐向上牵拉胆囊，将获得更好的操作术野（图 49-5B）。胆囊底向上移动胆囊，随分离的进行使用电凝于胆囊床处止血（图 49-5C）。完整切下胆囊前，应常规冲洗肝下间隙并

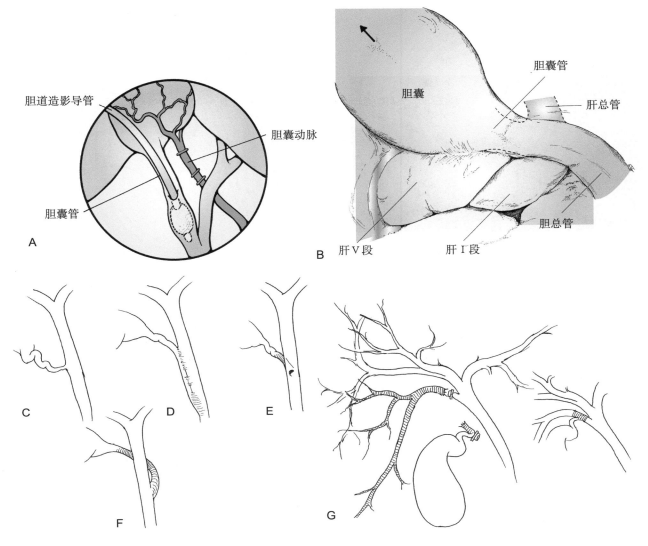

图 49-4　**胆囊管和胆囊动脉的离断，胆道造影**（引自 Scott-Conner CEH, Brunson CD. Surgery and anesthesia. In：Embury SH, Hebbel RP, eds. Sickle Cell Disease：Basic Principles and Clinical Practice. New York, NY：Raven；1994：809-827）（已授权）

检查有无出血——因一旦完整切除胆囊，将无法有效利用胆囊牵拉肝以完好暴露肝下间隙。

取出腹腔镜并从上腹部套管内进入腹腔，空出脐部套管以便置入抓钳。用力钳抓胆囊颈部并提拉进入套管内。此时同时拔出套管和胆囊，止血钳钳夹住胆囊颈部。切开胆囊，将胆汁吸出减压，如有必要亦可先取出结石。很有可能需要使用圆钳轻柔扩大套管孔，应注意避免使胆囊壁被穿破（图 49-5D）。如因炎症或较大结石造成移出胆囊较困难时，应及时使用标本袋。使用 2-0 薇乔缝线间断缝合筋膜层及皮下组织层。

【解剖要点】

胆囊窝中偶尔会存在些许小胆管。通常，腹膜反折处能较清晰观察到血管结构，因此其他脉管结构均应被认为是小胆管。大多数小胆管走形与胆囊窝平行，如仔细分离可清晰分辨。同时，存在一些小胆管直接从肝汇入右肝管系统中，其余管道结构亦可直接汇入胆囊中（图 49-5E）。大多数此类管道均可被钳夹或结扎，如有较粗大管道结构存在，应常规行胆道造影，确保该管道所引流的肝段有其余的、更为重要的胆管汇入胆管树中。否则，一旦此类胆管因认知不足而仅适用电刀分离，很可能导致严重的术后胆瘘。

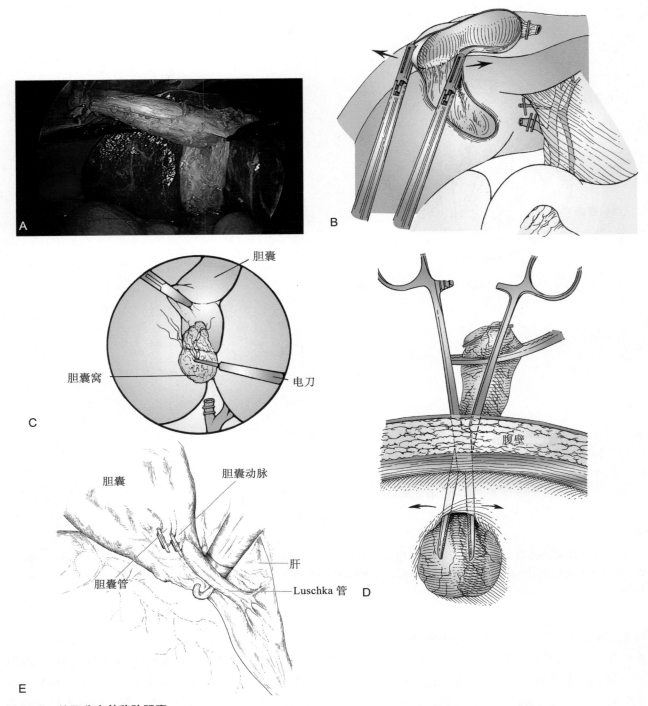

图 49-5　从肝分离并移除胆囊

A. 开始从肝分离胆囊（腹腔镜照片由 Evgeny V. Arshava，MD 提供）；B. 完全从肝分离胆囊；C. 胆囊床止血；D. 扩大套管以便连结石一起取出胆囊；E. 辨认 Luschka 胆管（迷走胆管），结扎或上夹关闭这些胆管以防止胆漏

五、腹腔镜胆道探查——经胆囊管探查（图49-6）

【技术要点】

腹腔镜手术中，常规有两种方法进行胆道探查。最简单的一种，术语称"经胆囊管胆总管探查术"，即经胆囊管置入导管，再进入胆总管探查。成功与否，决定于结石直径大小和胆囊管与胆总管成角大小。该方法适应于结石较小、胆囊管汇入部位相对较高的患者。通常来说，此方法仅可能探查胆囊管汇入部以下胆管，而无法探查其近

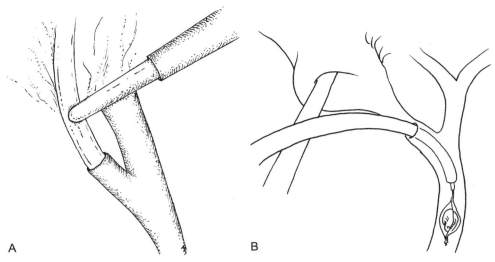

图 49-6　腹腔镜胆道探查术——经胆囊管探查

A. 经扩张的胆囊管入路；B. 取出结石

端部分。第二种方法，先行"胆总管切开术"，再经切口行胆管探查。以上两种方法均需行荧光造影及胆道镜检查。

　　置入球囊缓慢扩张胆囊管，通过扩张胆囊管进入胆道镜，于直视下使用网篮或球囊取出结石（"画中画"技术将予以辅助，图 49-6A，B）。或者，在荧光透视下进行上述操作。常有必要使用碎石器将结石打碎，再取出或使用冲洗方法将结石碎块移出胆囊壶腹部。在获得清晰的胆管造影图像

后，用生物夹夹闭胆囊管。如不能有效获取清晰的胆管造影图像，应在胆囊壶腹部插入导丝以辅助行 ERCP 术。

　　【解剖要点】

　　经胆囊管探查成功与否取决于术中胆囊管扩张和置管的操作熟练程度。胆总管探查范围则取决于胆囊管汇入部位的高低。如图 49-4D 所示，胆囊管汇入部位相对较低时，经胆囊管只探查胆总管最远端的情况。

手术步骤——腹腔镜下常规胆管探查——经胆囊管探查术

切除胆囊后，于胆囊管中置管

如有必要则行胆管造影

如有则使用纤维胆道镜

直视下网篮取出结石

如无纤维胆道镜可用，采用荧光造影法

取石网篮取出结石

完成胆管造影

确保胆囊管夹闭或缝合完好

缝合 5mm 以上套管孔

解剖并发症——经胆囊管腹腔镜下胆管探查术

球囊扩张时损伤胆囊管与胆总管汇合部

结石残留，特别是近端胆管内

六、腹腔镜胆总管切开术（图 49-7）

【技术要点】

　　手术操作中，使用 30° 角腹腔镜能够使操作者从上方向下观察肝十二指肠韧带，明显优于直视（0° 角）状态下的术野。

　　于肝动脉左侧快速识别出胆总管，打开其表面 1 ~ 2cm 范围腹膜。缝 2 针予以固定并在前方切开

0.5 ~ 1cm（图 49-7A）。置入导管及网篮，探查胆总管上端和下端并取出残留结石。可使用胆道镜行探查。手术最后，予以一小号 T 管放置于切口处，使用 3-0 或 4-0 薇乔缝线间断缝合 2 ~ 3 针以固定 T 管（图 49-7B，C）。或者，一些其他外科医师直接缝合切口，于胆囊管残端置入导管，并固定引流胆汁（图 49-7D）。于胆总管切开处放置引流管，并利

用大网膜覆盖表面和肝下间隙。

【解剖要点】

当肝右动脉走行于肝总管前方而非其后方时(图 49-7E),胆总管切开时可能在切口头部损伤该动脉。

避免该失误的方法是,胆总管切开前仔细观察该术野内是否存在脉管搏动,以及打开胆总管表面腹膜后,尽量使切口靠近胆总管远端。

手术步骤——腹腔镜胆总管切开术

行胆囊切除术时一并行胆管造影

采用 30°角腹腔镜向下观察胆总管

打开胆总管前方表面覆盖的腹膜

两侧固定缝针

行胆总管切开

置入胆道镜并直视下取出结石

或者在荧光透视下使用网篮取出结石

放置 T 管并缝合胆总管

完成胆管造影

利用大网膜覆盖胆总管切口处附近,并放置引流管

缝合 5mm 以上套管孔

解剖并发症——经胆囊管腹腔镜下胆管探查术

肝动脉损伤

结石残留

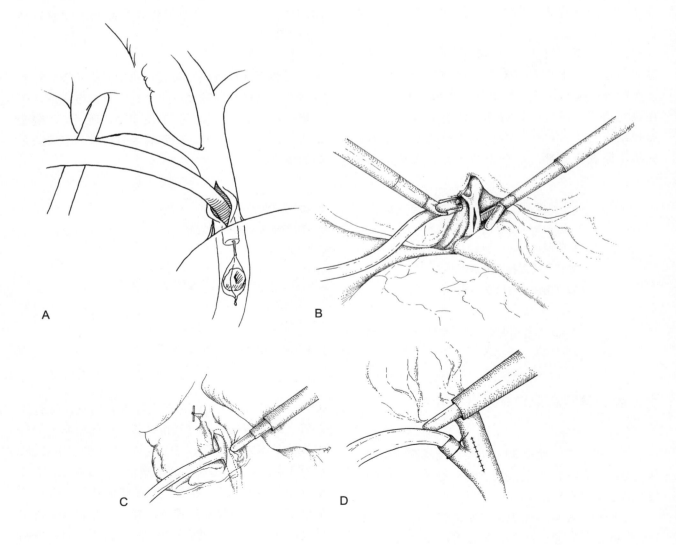

A   B

C   D

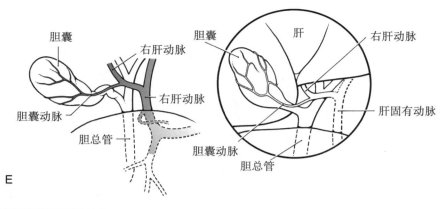

E

图 49-7　腹腔镜胆总管切开探查术
A. 直视下使用取石网蓝去除结石；B. 胆总管切开位置留置 T 管；C. 关闭胆管切口前将 T 管放至合适位置；D. 通过胆囊管留置 T 管引流；E. 区域解剖

（林泽宇　译　李国林　校）

参考文献

1. Davidoff AM, Pappas TN, Murray EA, et al. Mechanisms of major biliary injury during laparoscopic cholecystectomy. *Ann Surg.* 1992;215:196–202. (Reviews 12 cases of major duct injury and discusses causes and management of these complications.)
2. Dubois F, Icard P, Berthelot G, et al. Coelioscopic cholecystomy: Preliminary report of 36 cases. *Ann Surg.* 1990;211:60–62.
3. Fine A. The cystic vein: The significance of a forgotten anatomic landmark. *JSLS.* 1997;1:263–266.
4. Franklin ME Jr. Laparoscopic choledochotomy for management of common bile duct stones and other common bile duct diseases. In: Arregui M, Fitzqibbons R, Katkhouda N, et al., eds. *Principles of Laparoscopic Surgery: Basic and Advanced Techniques.* New York, NY: Springer-Verlag; 1995; 197–204.
5. Gholipour C, Shalchi RA, Abassi M. Efficacy and safety of early laparoscopic common bile duct exploration as primary procedure in acute cholangitis caused by common bile duct stones. *J Laparoendosc Adv Surg Tech A.* 2007;17:634–638.
6. Huang SM, Wu CW, Chau GY, et al. An alternative approach of choledocholithotomy via laparoscopic choledochotomy. *Arch Surg.* 1996;131:407–411.
7. Kanamaru T, Sakata K, Nakamura Y, et al. Laparoscopic choledochotomy in management of choledocholithiasis. *Surg Laparosc Endosc Percutan Tech.* 2007;17:262–266.
8. Karaliotas C, Sgourakis G, Goumas C, et al. Laparoscopic common bile duct exploration after failed endoscopic stone extraction. *Surg Endosc.* 2008;22:1826–1831.
9. Kitano S, Iso Y, Moriyama M, et al. A rapid and simple technique for insertion of a T-tube into the minimally incised common bile duct at laparoscopic surgery. *Surg Endosc.* 1993;7:104–105.
10. Phillips EH, Toouli J, Pitt HA, et al. Treatment of common bile duct stones discovered during cholecystectomy. *J Gastrointest Surg.* 2008;12:624–628.
11. Rhodes M, Nathansom L, O'Rourke N, et al. Laparoscopic exploration of the common bile duct: Lessons learned from 129 consecutive cases. *Br J Surg.* 1995;82:666–668.
12. Robinson G, Hollinshead J, Falk G, et al. Technique and results of laparoscopic choledochotomy for the management of bile duct calculi. *Aust N Z J Surg.* 1995;65:347–349.
13. Scott-Conner CEH, Cushieri A, Carter F. Right upper quadrant: Liver, gallbladder, and extrahepatic biliary tract. In: *Minimal Access Surgical Anatomy.* Philadelphia, PA: Lippincott Williams & Wilkins; 2000:101–138.
14. Scott-Conner CEH, Hall TJ. Variant arterial anatomy in laparoscopic cholecystectomy. *Am J Surg.* 1992;163:590–592.
15. Topal B, Aerts R, Pennickx F. Laparoscopic common bile duct clearance with flexible choledochoscopy. *Surg Endosc.* 2007;21:2317–2321.
16. Wind GG. The biliary system. In: *Applied Laparoscopic Anatomy: Abdomen and Pelvis.* Baltimore, MD: Williams & Wilkins; 1997:13–83.

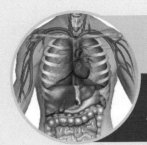

第50章

胆囊癌扩大胆囊切除术

Prashant Khullar and Hisakazu Hoshi

胆囊癌的手术方式范围很广，从肿瘤 T_{1a} 期的单纯胆囊切除术到局部浸润时的扩大右半肝切除加区域淋巴结清扫术。胆囊癌的标准术式是根治性胆囊切除术，其中包括切肝 IV b 及 V 段的楔形切除以及区域淋巴结清扫。然而，当肿瘤侵犯了漏斗管和胆囊管时，为达到切缘阴性，可能需要更广泛的切除，包括胆管和大部分的肝。

了解胆囊的淋巴回流方式对区域淋巴结清扫非常重要。淋巴管首先从胆囊回流至胆囊及胆总管周围的淋巴结，然后通过以下两种途径中的一种继续回流。淋巴管可以回流至腹膜后下及胰腺后淋巴结，然后到达肠系膜旁淋巴结（图 50-1，黄线），或者从肝固有动脉淋巴结回流到肝总动脉淋巴结，然后到达腹腔干淋巴结（图 50-2，黄线）。然而，肿瘤细胞的淋巴散播并不总是以有序的方式进行，跳跃性转移是很常见的。

手术应该根据胆囊癌的临床情况进行改良。如果诊断来自于腹腔镜胆囊切除术后的最终病理检查结果，病灶也只限侵犯了固有层（T_{1a} 期），则不需要进一步手术；若诊断为 T_{1b} 期或以上分期，对于残留病灶，推荐进一步行胆囊管残端切除术，或者肝外胆管切除、区域淋巴结清扫和部分肝切除术。另一方面，如果一开始病灶就已达局部晚期疾，则可能需要行扩大切除术，包括右半肝切除术，或扩大右半肝切除联合胆管切除与重建。很多时候，如果根据术中所见决定 R0 切除的范围，那么患者和手术医师都需要做好准备来应对这一艰巨的任务。穿刺孔复发被视为 IV 期，这类患者可能不会从穿刺孔广泛切除术中获得任何好处。外科医师还必须牢记肝动脉起源及其分支的变异，还有胆管解剖位置的变异。

外科住院医师教育委员会（SCORE™）将术中偶然发现的传统的胆囊癌手术归类为"基本的、非常规"手术操作，将术前已计划好的胆囊癌手术分归为"复杂的"手术操作。

手术步骤

双侧肋缘下切口或右侧肋下切口，并垂直延伸到剑突

腹部探查，寻找局部晚期、无法切除或转移灶

Kocher 切口解剖切除胰十二指肠后淋巴结，主动脉下腔静脉淋巴结活检

清扫从腹腔干至肝固有动脉的淋巴结

沿着脐裂离断汇入肝 IV b 段的血管

确保麻醉师已经降低中央静脉压

间歇性使用第一肝门血流阻断法来减少失血量

使用合适的器械离断肝组织

确认变异的动脉或胆管。骨骼化肝门部以行肝门部淋巴结清扫术。如果需要优先解剖肝门或者是局部晚期疾病，可能需要切除肝外胆管

根据局部疾病的进展评估肝切除范围

316

在肝Ⅳb段根部切开 Glisson 鞘以降低肝门板

通过术中超声辅助确认和横断肝中静脉

在横断肝段组织的最后，确认并离断肝Ⅴ段门静脉蒂

解剖并发症

解剖肝门部或横断肝实质时损伤门静脉、肝动脉或胆管

横断肝实质时损伤肝中静脉

肝内胆漏

肝门部淋巴结清扫损伤十二指肠或胰导致术后出血或血肿形成

腹腔干或主动脉腔静脉淋巴结清扫时损伤

主动脉或下腔静脉

结构列表

胆囊

门脉三联管（门静脉，肝动脉，胆总管及其分支）

十二指肠

胰

主动脉

下腔静脉

肝左、右叶

肝圆韧带和脐裂缝

肝中静脉和肝右静脉

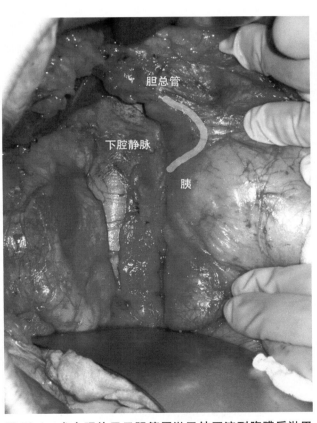

图 50-1　术中照片显示胆管周淋巴结回流到腹膜后淋巴结的路径（黄线）

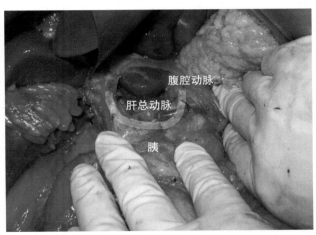

图 50-2　术中照片显示胆管周淋巴结沿肝总动脉回流到腹腔动脉淋巴结群的路径（黄线）

扩大（根治性）胆囊切除术

（一）腹部探查，评估可切除性

【技术要点】

患者取仰卧位，可枕高患者右侧躯干以增加暴露。右肋缘下切口向上延伸至剑突以充分暴露相应的解剖区域。或者也可以通过"屋顶切口"或垂直上腹部正中线切口伴水平右侧横切口来达到相同的暴露效果。彻底探查腹腔，以排除不可切除的转移性疾病，触诊肝。使用术中超声找出术前影像学图像无法检测到的血管结构或病灶。可切除肿瘤也要评估其局部病灶浸润情况。对于超过 T_{1a} 期的胆囊癌，

至少需要行肝切除术以及区域淋巴结清扫术。如果肿瘤浸润到了胆囊管即需要切除胆管，为达到切缘阴性还可能需要行扩大右半肝切除术。

【解剖要点】

外科医师充分熟悉肝的各个分段及血管、胆管的解剖变异对于安全进行胆囊癌手术是至关重要的。肝分3裂，4个区，每个区均有一个肝门蒂供血（图50-3）。每个肝裂内均走行一条肝静脉，肝区再分为肝段。处于主要肝裂的肝中静脉将肝分为左、右半肝。汇集右门肝裂的肝右静脉将右半肝分为前后肝区，后肝区由前方的第Ⅵ段和后方的第Ⅶ段组成，前肝区由后方的第Ⅷ段和前方的第Ⅴ段组成。左半肝由左肝门裂分为前后肝区，后肝区由第Ⅱ段组成，前肝区由外侧的第Ⅲ段和内侧的第Ⅳ段组成。第Ⅲ段与第Ⅳ段的分界对应的体表标志是位于上方的肝镰韧带和下方的脐裂隙。肝尾叶（第Ⅰ段）走行于下腔静脉上方，由肝静脉韧带（阿朗希乌斯韧带）从肝左叶独立分出。肝尾叶的左外侧楔入左肝蒂下方及肝坐静脉与肝中静脉汇合处上方之间。肝尾叶是独一无二的，因为其血流直接汇入下腔静脉而不是主要的肝静脉。肝尾叶的血流来源于门静脉主干及其左右支的分支。

胆囊位于胆囊窝内，处于肝第Ⅳ、Ⅴ段的脏面。胆囊与肝之间的结缔组织是由包绕肝十二指肠韧带（肝门板系统）的结缔组织延伸而来，其与延伸至肝内肝门蒂周围的肝包膜紧密相连。胆囊管发自胆囊颈然后汇入胆总管。胆囊管与胆总管的汇合点可发生变异，从而决定了胆囊管的长度及其走行。

已知的胆管解剖变异有几种。肝内胆管与动脉分支相伴走行，但在肝外会出现数种变异。最常见的一种是右前肝管、右后肝管及左肝管三管汇合在一起。其次是右后肝管的异位回流，可能会直接汇合胆总管、左肝管或胆囊管，因此在游离肝门时存在损伤风险。常见的动脉解剖变异是发自肠系膜上动脉近端的副肝右动脉，其走行于胰头及门静脉的后方。副肝左动脉发自胃左动脉，其经过肝十二指肠韧带独自进入小网膜。

（二）区域淋巴结清扫

【技术要点】

在进行广泛区域淋巴结清扫前，需要谨慎地取主动脉腔静脉或腹腔干的肿大淋巴结进行活检以排除晚期局部疾病。如累及腹腔干或主动脉腔静脉淋巴结转移时提示疾病已达N2期，此时不再推荐行进一步手术。首先，运用Kocher手法使十二指肠内旋。沿肝十二指肠韧带方向清扫淋巴组织，再清扫胰后淋巴结（图50-4），同时还切除门静脉后淋巴结（位于肝十二指肠韧带后方）。接着从腹腔干轴至肝门部对肝总动脉和肝固有动脉淋巴结进行清扫（图50-2）。

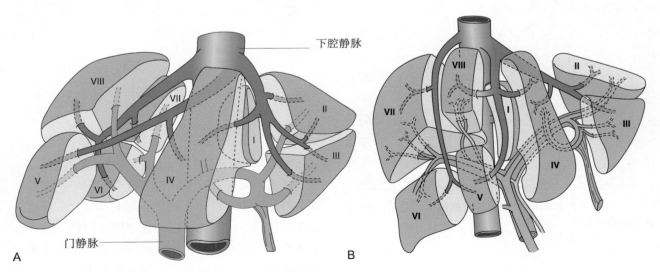

图 50-3 肝的手术解剖及其分段（根据 Couinaud 命名法）
A. 门静脉及肝静脉的交错走行的分支；B. 肝静脉分支、肝分段、门静脉分支、肝动脉及胆管之间的关系（引自 Schulick RD. Hepatobiliary anatomy. In：Mulholland MW，Lillemoe KD，Dohert GM，et al.，eds. Greenfield's Surgery：Scientific Principles and Practice.5th ed. Philadelphia，PA：Lippincott Williams & Wilkins；2011）（已授权）

在门静脉后方把两个清扫平面缝接起来然后整块切除病灶。此过程中需要小心操作保留胆管周围足够结缔组织以确保其血供充足。如果病灶浸润至肝门部可能需要切除胆管。胆囊切除术后胆管可能也会变成瘢痕组织，使其难以与肿瘤浸润相鉴别。在这种情况下，最好切除胆管以避免肝门部潜在的残余病灶。

【解剖要点】

肝十二指肠韧带中包含了肝动脉、胆管和门静脉，除了一些解剖变异，它们在韧带中的位置是固定的。门静脉在后方走行，肝固有动脉和胆总管在其前方走行并分别位于肝十二指肠韧带的左外侧和右外侧。位于胆囊管汇合处上方的胆管称为肝总管。肝固有动脉分为肝左、右动脉。肝右动脉通常从后方越过胆管然后向右走行进入肝实质。胆囊动脉发自肝右动脉，可以从胆管的前方或后方越过。肝左动脉与其对应的门静脉分支和左肝管在肝外并行较长一段距离然后再从脐裂处进入肝实质。

（三）肝实质的横断

【技术及解剖要点】

胆囊癌的肝切除范围可以从胆囊床的楔形切除

到右三段切除。切除Ⅳb段（Ⅳ段尾叶）和Ⅴ段对于侵犯胆囊体和胆囊底的肿瘤在解剖上是合适的，也符合肿瘤学操作规范（图 50-5）。在行肝横切前通过冷冻切片确定胆囊管切缘情况是很重要的，其将决定肝和胆管的切除范围。为达到切缘阴性可能需要行胆管切除及 Roux-en-Y 式肝管空肠吻合术。若肿瘤侵犯右肝蒂就必须行扩大右肝切除。

肝Ⅳb段切除时先辨别出肝圆韧带，它走行于脐裂直至左门静脉的终点。通常情况下，会有桥接肝Ⅳb段和Ⅲ段的肝结缔组织跨过脐裂，但用电刀等电设备很容易将其分离。通过降低肝门板进入脐裂的底部可以鉴别出左肝蒂，这可通过向上抬起方叶（Ⅳ段）然后切开 Glision 鞘的融合线以及包绕左门蒂的结缔组织来完成。在圆韧带的右侧将其切开可暴露位于脐裂内来自左主干Ⅳb段和Ⅳa段肝蒂。Ⅳb段肝蒂通常位于Ⅳa段肝蒂的尾部（图 50-6）。可借助超声确认每个蒂的血流分布。然后环绕Ⅳb段的肝蒂将其切开，缝合结扎然后离断。如果肿瘤没有侵犯至脐裂，在脐裂内分离这些肝蒂也是合适的。在行肝实质切除时这些肝蒂就可以很好的分离开来。肝实质离断沿镰状韧带的附着位置开始，直到遇到Ⅳb段的肝蒂。通过超声确认引导，上述切除平面转向Ⅴ段、Ⅷ段前面扇形肝蒂的分叉位置。如果胆管无须离断，后面做左肝蒂的横断部分将成为离断的关键。接着，沿肝右静脉直达左侧切除线延伸的预切线继续进行离断（图 50-5）。最后找到Ⅴ段及Ⅷ之间的平面并继续向肝门方向推进。在离断肝实质的过程中，会遇到肝右静脉及肝中静脉的分支（Ⅴ段支），这个分支在保留肝右静脉及肝中静脉

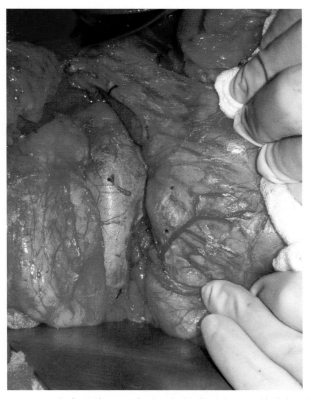

图 50-4　术中照片显示胰后及门静脉后方淋巴结清扫后的十二指肠和胰头

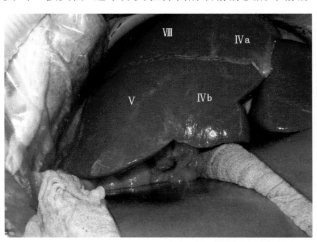

图 50-5　术中照片显示包含肝Ⅳb段及Ⅴ段的肝预切除术范围

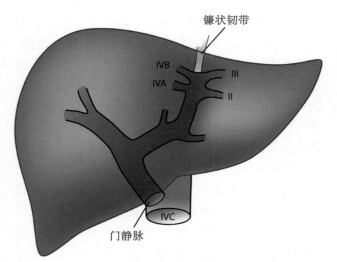

图 50-6　Ⅳa 及Ⅳb 段门静脉蒂与镰状韧带的关系

主干的前提下可予以结扎离断。靠近切除的根部结扎并离断 V 段门静脉蒂，最后将肝门区至胆囊床的肝门板环绕基底相连的位置，予以结扎离断。

　　先前已做过胆囊切除术的患者可以按上述方式进行类似的手术。如果先前是行腹腔镜手术，需要切除所有套管针部位，根据胆囊的病理尤其是胆管的切缘结果决定最合适的手术切除范围。肿瘤的位置（底部与颈部，浆膜面与肝面）都需要留取标本进行病理检测。肿瘤分期在 T_{1a} 期以上的需要进一步行根治性手术，并通过术前影像排除远处转移及局部无法切除的病灶。套管针部位复发属于Ⅳ期疾病，再进行根治性手术已经不太合适。胆囊窝复发可以按照治疗原发性胆囊癌的方法来进行。胆管的切除范围取决于局部病灶的范围以及冷冻切片中胆囊管残端的切缘结果。先前的手术引起的肝门部瘢痕组织，使得手术医师很难辨别到底是纤维化组织还是复发肿瘤，对于这种情况，可能唯一理想的选择就是胆管切除加 Roux-en-Y 肝管空肠吻合术。

（郑上游　译　林　青　校）

参考文献

1. Blumgart LH. *Video Atlas. Liver, Biliary, & Pancreatic Surgery.* Philadelphia, PA: Elsevier Saunders; 2011.
2. Blumgart LH, Belghiti J, Jarnagin WR, et al., eds. *Surgery of the Liver, Biliary Tract, and Pancreas.* 4th ed. Philadelphia, PA: Elsevier Saunders; 2007.

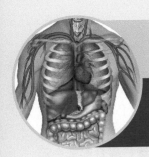

第51章

胆总管十二指肠吻合术和其他胆道旁路手术

当胆管结石、狭窄（包括胆管损伤）和恶性肿物需要永久引流时则需要行胆总管十二指肠吻合。这个章节涵盖了胆管十二指肠吻合术，在胆总管探查发现多发结石或不可能完全清除胆总管内所有结石时需要行此手术。它是一个简单的侧侧旁路术。在大部分情况下，通过内镜逆行胰胆管造影反复的清除结石已经取代了这个手术。

胆总管空肠吻合术和胆囊空肠吻合术在胆管损伤（详见第52章）、恶性肿物或者需要重建时实行（见第52章），也用于侵犯壶腹周围区域的晚期肿瘤的姑息手术。胆总管空肠吻合术是将胆管与空肠肠袢进行吻合，胆囊空肠吻合术则是将胆囊与空肠肠袢进行吻合。这些手术很大部分已经被内镜支架置入所取代。

在胆管损伤需要重建时也可以实行肝管空肠吻合术和胆总管空肠吻合术。最后，切除肝管汇合部的肿瘤（Klaskin瘤）需要进行高位的重建，本章节最后的参考文献会详述这些应用。

外科住院医师教育委员会（SCORE™）将胆总管十二指肠吻合归类为"基本的、非常规的"手术操作。

解剖并发症——胆总管-十二指肠吻合术
远端胆管碎片引起的盲端综合征

结构列表
胆管
胆囊
胆囊管
胰
十二指肠
空肠
横结肠
肠系膜上动脉
空肠分支

结肠中动脉

手术步骤——胆总管十二指肠吻合术
清理远端胆管前表面
放置两根悬吊缝线
在胆管低位做纵形切口
行胆管探查
在十二指肠上方做横向切口，正对胆管切口
在十二指肠和胆管之间构建双层吻合口
吻合口周围放置大网膜
考虑行闭式引流
常规关腹

一、胆总管十二指肠吻合术

（一）胆总管与十二指肠的切口（图 51-1）

【技术要点】

暴露胆管和准备行胆道探查，具体操作见第 48 章。在胆总管下 1/3 处放置两处悬吊缝线，并做纵向切口。在胆总管表面刚好越过十二指肠上方的位置做长约 2cm 的切口，切口位置要低于通常的胆总管探查切口，以有利于构建胆总管十二指肠吻合口。充分探查胆总管。

【解剖要点】

远端胆管与十二指肠紧密的毗邻关系使得胆总管 - 十二指肠的吻合成为可能。通过行 Kocher 切口可充分游离十二指肠。

（二）吻合（图 51-2）

【技术及解剖要点】

在胆管进入十二指肠开口的十二指肠前壁留置缝线，在胆管切口上方的十二指肠前上表面做纵行切口，注意该切口的长度应该与胆管的切口长度一样。

两处切口将交叉垂直相对，这样缝合起来会形成菱形的开口。用 4-0 的丝线从后面行单纯间断浆肌层缝合，从胆总管切除口的顶端开始，沿两个方向外侧继续缝合，形成吻合口的后壁。如果有需要可以用 4-0 可吸收缝线间断缝合黏膜层。接着用分别用 4-0 的可吸收缝线和丝线缝合前壁的内层和外层。也可以使用间断 PDS 线间断全层缝合替代以上缝合方法。

胆总管不用放置支架或 T 管或使用其他引流设备。在操作结束时需要用指尖触及吻合口腔的存在。

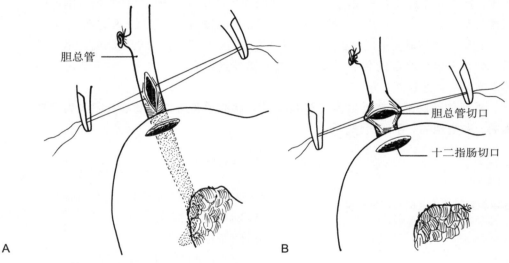

图 51-1　胆总管切口与十二指肠切口

A. 放置悬吊缝线；B. 牵拉悬吊缝线形成纵形切口与十二指肠切口相吻合

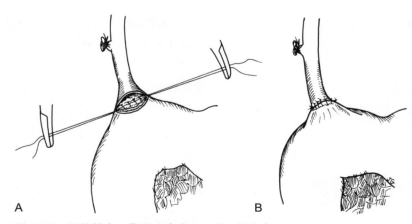

图 51-2　胆总管十二指肠吻合术——端 - 侧吻合

在胆总管十二指肠吻合口周围覆盖大网膜，然后在吻合口周边放置 2 条闭式引流管（一般每侧各一条）。

二、胆总管空肠吻合术

胆总管切开并构建 Roux-en-Y 式吻合（图 51-3）

【技术要点】

当远端胆总管或胰的恶性肿瘤进行手术时，吻合口的位置应该足够高以免在肿瘤增大时侵犯到。当良性胆管狭窄具有手术指征时，吻合口应选择于那些干净、健全而且没有瘢痕的胆管位置。这种情况可能需要肝管 - 空管吻合术（见第 52 章和本章最后的参考文献）。

这些手术经常在之前行过手术过的、有瘢痕的区域进行。可通过在预先定位点（在门静脉和肝右动脉的前方）行细针穿刺确认胆总管（图 51-3）。

手术步骤——胆总管空肠吻合术

如果行侧 - 侧吻合术

放置悬吊缝线，纵向切开胆总管

如果行端 - 侧吻合术

轻柔地从周围结构中游离出胆管

放置两处悬吊缝线，离断胆管，结扎或缝合远段胆管

构建 Roux-en-Y 式吻合的空肠肠袢

空肠盲端与胆管吻合

吻合口周围覆盖大网膜

行闭式引流

常规关腹

解剖并发症——胆总管空肠吻合术

肿瘤生长致旁路手术失败

确认胆总管并向近端追踪。行侧 - 侧吻合术或端 - 侧吻合术。侧 - 侧吻合术通常用于那些因进展性肿瘤为降低风险而放弃环形游离胆管的患者。

1. 侧 - 侧吻合术　胆总管上放置悬吊缝线，做约 2cm 长的纵向胆总管切口。探查胆管。

2. 端 - 侧吻合术　胆总管上放置悬吊缝线。用直角夹轻柔游离胆管两侧直至它可以到达胆管后壁。离断胆管，结扎或锁边缝合远段胆管（图 51-3B）。

然后构建 Roux-en-Y 式吻合的空肠肠袢。把 Roux 式肠袢的盲端向上至向胆总管切口处。用 4-0PDS 线间断缝合空肠肠袢与胆总管，构建一个双层侧 - 侧吻合口。构建吻合口的后壁(图 51-3 C、D)，然后将空肠向上翻转，完成前壁的吻合（图 51-3E、F、G）。通过把空肠向上翻起，用 3-4 针 4-0 丝线或可吸收缝线固定于近段胆管周围的组织来加固吻合口，注意不要缝到胆总管的管腔。

将近端空肠的末端与远端肠段行端 - 侧吻合完成 Roux-en-Y 式吻合（如第 45 章所述）。

作为 Roux-en-Y 式肠袢的替代，Omega 袢（保留肠管连续性）是将一段空肠的肠袢与胆总管进行侧 - 侧吻合，并在距离吻合口 20 ～ 30cm 处构建肠 - 肠吻合以部分分流吻合口处的引流。对于某些患者，Omega 肠袢的构建可能比 Roux-en-Y 式更加快捷和简单，而且可以达到相同的作用，这种术式一般用于肿瘤进展而生存期有限的患者。

【解剖要点】

结扎并离断肠系膜上动脉的空肠支，以游离靠近肠系膜上动脉的空肠。动脉弓分支在近段肠道的供血相对简单，可以给 Roux 肠袢旁路供血。这个吻合术一般于结肠前面实施。这个直接的路径比结肠后入路更加容易和安全，因为它避开了横结肠系膜及其中的血管。但有时结肠后入路也是需要的，此时需要确认并避免损伤结肠中血管及其边缘动脉。打开横结肠系膜的最佳位置是在结肠中动脉的右侧，在离断前均需要格外小心地控制好这些肠系膜血管。如果经过了结肠中动脉左侧，将会进入小网膜囊，需要通过迂回路径将空肠肠袢向上拉向胆管。如果需同时行胰腺旁路是可以选择采取这种路径。

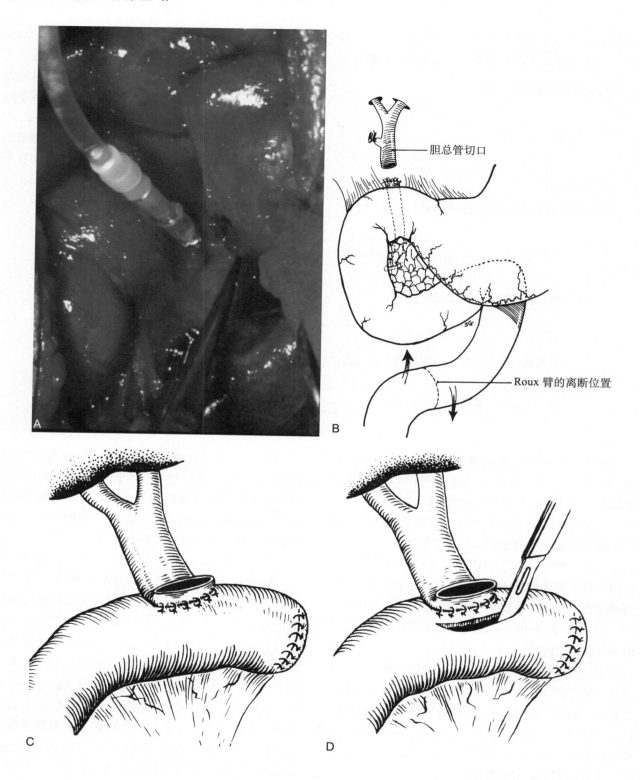

胆总管切口

Roux 臂的离断位置

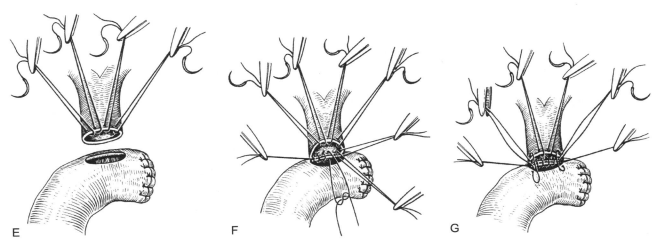

E　　　　　　　　　F　　　　　　　　　G

图 51-3　胆总管切口与 Roux-en-Y 式吻合口的构建（图 C ～ F 引自 Fischer JE. Fischer's Mastery of Surgery. 6th ed. Lippincott Williams & Wilkins；2012. 图 D ～ F 引自 Blumgart LH，ed. Surgery of the Liver and Biliary Tract. 2nd ed. London：Churchill Livingstone；1994.)

三、胆囊空肠吻合术

吻合口的构建（图 51-4）

【技术与解剖要点】

胆囊空肠吻合术用于缓解晚期胰头癌患者的病情，此种术式只有在确定胆囊管扩张明显或胆囊增大明显时采用。如果胆囊管扩张不明显，不推荐施行此术式，因为这种做法并不能使阻塞的胆管得到充分的减压。

在扩张的胆囊顶部用 4-0 丝线做一荷包缝合。调整缝线以形成一个边长接近 1cm 的小正方形。经荷包中间置入胆囊套管，拉紧缝线控制胆汁漏出，使膨胀的胆囊得到充分的减压，并获取胆汁进行培养。移走套管，注意移走时不要溅出胆汁。用 Babcock 钳夹住胆囊使其在手术区域中处于较高位置。构建一段可以较容易到达胆囊底的 Roux-en-Y 式吻合的肠袢。

> **解剖并发症——胆囊 - 空肠吻合术**
> 胆囊管闭塞导致旁路手术失败
>
> **手术步骤——胆囊 - 空肠吻合术**
> 探查腹腔以及病变的范围
> 行荷包缝合并行胆囊减压
> 建立 Roux-en-Y 吻合的空肠肠袢
> 将管形吻合器置入空肠的盲端，并在肠管对系膜缘穿出
> 将吻合器砧头置入胆囊
> 收紧荷包并检查缺口
> 激发吻合器，移除并检查吻合圈
> 使用闭合器关闭空肠的盲端
> 必要时缝合加固几针
> 考虑闭式引流
> 评估是否需要行胃空肠吻合术
> 常规关腹

1. 手工吻合　在 Roux-en-Y 式空肠肠袢和先前胆囊切口之间构建一个双层的吻合口，用 4-0 丝线缝合外层，4-0 可吸收缝线连续缝合内层，也有一些医师习惯用 3-0PDS 线做单层间断缝合。确保吻合口出口通畅并在手术结束前用大网膜将其覆盖。在紧靠胆肠吻合口处放置引流。

2. 吻合器吻合　经过空肠末端开口置入一个小号管形吻合器，针尖在吻合口预定的位置穿过对系膜缘。在胆囊切口周用 3-0 聚丙烯纺织纤维线做荷包缝合并放入铁砧。拉紧荷包缝线，连接铁砧和 EEA 吻合器，激发完成吻合。通过触诊和检查吻合器圈确保吻合口的通畅。用 4-0 丝线间断缝合数针加固吻合口。用闭合器关闭空肠开口末端并按之前所述方法完成 Roux-en-Y 式吻合。

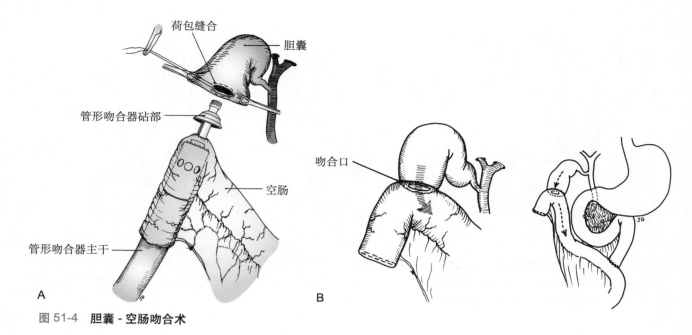

荷包缝合

胆囊

管形吻合器砧部

空肠

管形吻合器主干

A

B

吻合口

图 51-4 胆囊 - 空肠吻合术

如果肿瘤侵犯十二指肠或术前怀疑胃出口处梗阻可以考虑行胃肠吻合术。

（郑上游 译 林 青 校）

参考文献

1. Freund HR. Cholecystojejunostomy and choledocho/hepaticojejunostomy. In: *Fischer's Mastery of Surgery*. 6th ed. Philadelphia, PA: Wolters Kluwer Lippincott Williams & Wilkins; 2013: 1327.
2. Gerhards MF, van Gulik TM, Bosma A, et al. Long-term survival after resection of proximal bile duct carcinoma (Klatskin tumors). *World J Surg*. 1999;23:91–96.
3. Iwatsuki S, Todo S, Marsh JW, et al. Treatment of hilar cholangiocarcinoma (Klatskin tumors) with hepatic resection or transplantation. *J Am Coll Surg*. 1998;187:358–364.
4. Jarnagin WR, Burke E, Powers C, et al. Intrahepatic biliary enteric bypass provides effective palliation in selected patients with malignant obstruction at the hepatic duct confluence. *Am J Surg*. 1998;175:453–460.
5. Launois B, Terblanche J, Lakehal M, et al. Proximal bile duct cancer: High resectability rate and 5-year survival. *Ann Surg*. 1999;230:266–275.
6. Schein CJ, Gliedman ML. Choledochoduodenostomy as an adjunct to choledocholithotomy. *Surg Gynecol Obstet*. 1981;152:797.
7. Strasberg SM. Chapter 117. Reconstruction of the bile duct: Anatomic principles and surgical technique. In: *Fischer's Mastery of Surgery*. 6th ed. Philadelphia, PA: Wolters Kluwer Lippincott Williams & Wilkins; 2013:1288.
8. Taschieri AM, Elli M, Danelli PG, et al. Third-segment cholangio-jejunostomy in the treatment of unresectable Klatskin tumors. *Hepatogastroenterology*. 1995;42:597–600. (Describes alternative technique that is useful when tumor precludes access to ducts in the hilum.)
9. Tocchi A, Mazzoni G, Liotta G, et al. Management of benign biliary strictures: Biliary enteric anastomosis vs endoscopic stenting. *Arch Surg*. 2000;135:153–157.
10. van den Bosch RP, van der Schelling GP, Klinkenbijl JHG, et al. Guidelines for the application of surgery and endoprostheses in the palliation of obstructive jaundice in advanced cancer of the pancreas. *Ann Surg*. 1994;219:18–24. (Advocates use of surgical biliary bypass for patients with anticipated survival time longer than 6 months.)

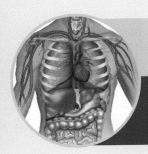

第52章

胆管损伤的手术修复

Thomas E. Collins and Tamsin Durand

医源性胆管损伤是一直存在的风险，同时这对于修复也是一个挑战。本章节介绍胆管损伤的两种基本修复技术：一期修复术和 Roux-en-Y 式肝管 - 空肠吻合胆道重建术。数据表明不管是哪种修复类型，如果由肝胆外科医师来完成胆管损伤的修复都会有更好的预后（更好的通畅率和更少的并发症）。当怀疑存在胆管损伤或剖腹探查时发现，则需要向有经验的胆管科医师咨询意见。

外科住院医师教育委员会（SCORE™）将急性胆总管损伤的修补归类为"复杂的"手术操作。

手术步骤

暴露

肋缘下切口（需要时向上或横向扩大切口）

松解粘连以暴露肝门

暴露胆管

修复部分横断的胆管

胆总管切开

放置 T 管

在 T 管上方关闭伤口

穿过腹壁引出 T 管

修复完全横断的胆管

暴露和准备胆管

建立 R 式吻合的肠袢

胆肠吻合

解剖并发症

胆漏或胆管狭窄

胆肠吻合口漏或狭窄

肝下或膈下脓肿

胆道出血

胆管炎

结构列表

肝

肝总管

右肝管

肝动脉（包括肝副动脉）

下腔静脉

十二指肠

左肝管

胆总管

门静脉

空肠

十二指肠悬韧带

术中一旦发现损伤需要寻求帮助，无论是致电同事亲自进手术室援助还是致电当地转诊中心，这些保守做法都是很重要的。最迫切的目标是防止胆管或其他肝门部结构的进一步损伤，同时控制胆漏，直至可以确切的修复损伤。

胆管损伤可能到手术后期才会被察觉。对于这些患者，普遍的处理原则包括寻求专家会诊，限制感染和防止进一步损伤。

损伤修复的时间可以是即时修复或延期修复。如果没有脓毒血症的证据并且可以术前评估胆管解剖结构即可行即时修复，修复时间只能是损伤后的 3 ～ 4 天。否则，应该经皮置管引流减压，6 周以后再行手术修复。非圆周性胆管损伤的一期修复只能在即时修复进行。

行修复性手术前控制脓毒血症非常重要。如果患者出现腹痛、发热和（或）白细胞升高，则需要行腹部或盆腔超声或 CT 评估积液情况。一旦确认有积液，予以引流。对于出现脓毒血症的患者用广谱抗生素治疗。肝内胆管扩张通常预示着下段胆管梗阻。上述情况都是胆管炎的重要风险因素，一旦出现予行经皮肝胆管引流减压。胆道导管对于术中定位胆管位置很有帮助，同时也可以用于术后支撑扩张胆管吻合口。另外，还需要纠正血容量不足和电解质失衡，优化营养支持。

在行胆总管损伤修复前，明确胆管解剖结构、损伤类型以及确保肝动脉供血畅通都是至关重要的。这些评估可以经过 ERCP、PTC 胆道造影或者MRCP 来完成。对于放置引流管并计划延期修复的患者，可以在引流 2～3 周后行引流管造影，以作为明确胆管解剖结构的一种替代方案。肝动脉供血通常可以使用多普勒超声或对比轴向成像充分评估。肝动脉或其主要分支的无意结扎可能影响计划吻合口或大面积胆管树的血供。

对于胆管损伤的描述已经有很多种分类系统。这些分类系统有助于规范解剖损伤的定义，并促进医务工作者之间对损伤的有效交流。表 52-1 列出的是最初的 Bismuth 分类，现在已经扩充包括了腹腔镜胆囊切除术后出现的胆管损伤。扩充版 Bismuth 分型用于定义胆管各个位置可能出现的损伤（图 52-1）。最初的 Bismuth 分类分别对应图中 E_1 到 E_5 出现的类型。对于 1 型和 2 型损伤，以损伤或狭窄位置距离肝总管分叉处的长度定义，> 2cm 的为 1 型，< 2cm 为 2 型（图 52-2）。3 型胆管损伤是指肝门板完好，但是肝门板以下没有健存的肝总管。4 型胆管损伤是指肝胆管汇合处损伤，左、右肝胆管分隔（图 52-3）。5 型胆管损伤是指损伤变异的右肝管分支伴或不伴肝总管损伤图（图 52-4）。

表 52-1　Bismuth 分型

Ⅰ 型	左、右肝管汇合部下方肝总管或胆管残端长度 ≥ 2cm
Ⅱ 型	左、右肝管汇合部下方肝总管残端长度 < 2cm
Ⅲ 型	左、右肝管汇合部完整，左、右肝管相通
Ⅳ 型	左、右肝管汇合部损伤，左、右肝管不相通
Ⅴ 型	Ⅰ 型、Ⅱ 型或Ⅲ 型 + 右侧副肝管或迷走胆管狭窄，右侧副肝管或迷走胆管狭窄

一、暴露

行右肋缘下切口暴露视野。如果需要，可以经过正中线，沿着左侧肋缘方向或于正中线垂直朝着剑突方向进一步扩大切口。进入腹腔后，首先分离肝圆韧带并沿着肝前表面游离镰状韧带。使用固定腹腔牵开器是肝和肠道上下分离。对于延期的手术患者，脏器之间及肝底面与胆囊窝之间很可能已经形成粘连。分离粘连时需注意不要损伤肝门部结构和肠道。对于计划行肝管空肠吻合术的，需要尽量高位的暴露肝门部的胆管。一般情况下，应避开中

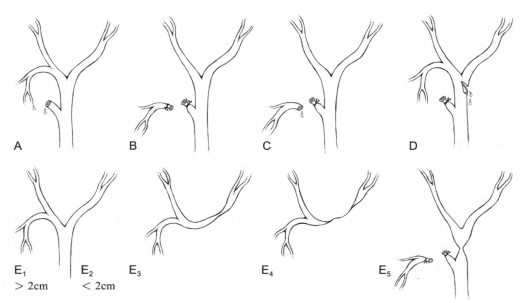

A　　　B　　　C　　　D

E_1　E_2　E_3　　　E_4　　　E_5
> 2cm　< 2cm

图 52-1　扩展版的胆管损伤 Bismuth 分型。E_1～ E_5 型相当于表 52-1 中列出的原始Bismuth1～ 5 型（引自 Fischer's Mastery of Surgery. 6th ed. Philadelphia，PA：Lippincott Williams & Wilkins；2013.）

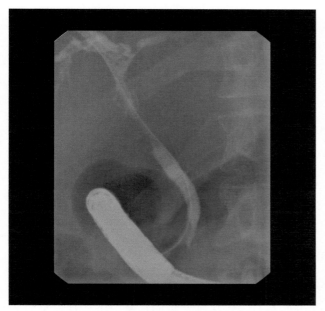

图 52-2　ERCP 显示肝总管分叉下方＞ 2cm 的狭窄（2型损伤）

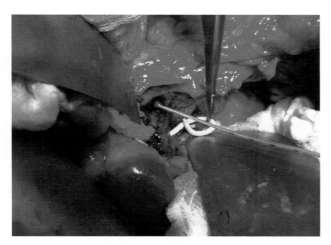

图 52-3　术中照片展示 4 型损伤，黄色的猪尾巴导管从右肝管口伸出，紫色的儿科饲管从左肝管口伸出

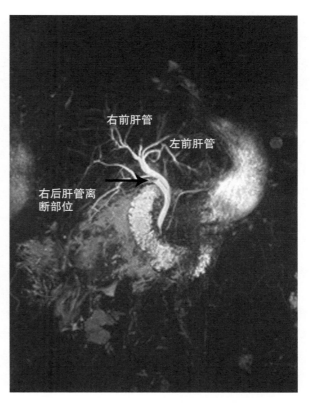

图 52-4　MCRP 图像显示 5 型损伤，箭头显示肝右后叶切除后的充盈缺损。注意变异从肝总管低位发出的右后肝管以及变异的发自左肝管的右前肝管

离以暴露肝管分叉处的上方部分，此时需要注意不要阻断分叉处的血供。以上步骤是定位和确认解剖结构的一贯方法，它也可以用于胆总管切开术时当肝总管残余直径较小需要扩大暴露至左肝管以增加吻合口的大小。暴露下腔静脉前方的结构时一定得格外小心，避免损伤肝动脉、门静脉和十二指肠。

二、胆管部分横断损伤的修复

【技术要点】

行胆管造影显影损伤胆管，确认胆管树仍然保持连续性。如果胆总管的管周不到 50% 被横切，可以考虑通过 T 管修复。需要注意的是放置 T 管会有一定技术困难（见第 39 章，图 39-7），而且需要确保可靠地随访患者，数周后拔除 T 管。6 号或 8 号的法国 T 管可以适用于绝大部分的胆管。T 管的臂应缩短以方便放置。朝向损伤处的 T 管臂需要横贯损伤处并且经过损伤处后再延伸 5~10mm。对侧管臂可以缩短至 1cm。在距离损伤部位约 10mm 处做 2mm 的胆总管切口放置 T 管。通过胆总管切口放置一个小直角钩，经过损伤部位时用它抓住 T 管

远距离的那部分肝十二指肠韧带，因为在此区域的操作经常引起水肿并且存在损伤关键的肝门部结构和十二指肠的风险。

往下牵拉结肠肝曲以扩大右侧肝门部的暴露。分离肝胃韧带以帮助确认左侧肝门部。值得注意的是在此操作时必须小心以免损伤副左肝动脉或替代左肝动脉，因为此动脉穿行于肝胃韧带。在右侧肝门部，可以使用下腔静脉作为解剖标志，因为所有肝门部结构都位于它的前方。最终，纤维肝板将包绕至肝门部相交进入肝实质之处。使用电灼烧切开肝板以确认肝管分叉处。使用 Kittner 剥离器钝性分

长臂末端，然后轻柔地将 T 管拉至合适的位置。确保 T 管的长臂穿过了损伤部位。在胆总管切口处用 6-0PDS 线荷包缝合固定 T 管。用 5-0 或 6-0PDS 线间断横向缝合修复损伤。做肋缘下切口经过腹壁拉出 T 管长端，固定 T 管于腹壁，连接临时胆汁引流袋。T 管可在排放前封盖。前 4 周不能移除 T 管，在移除 T 管前建议先行 T 管造影。移除 T 管时，可以在管道上放置一条带有导丝的小导管，然后慢慢退出，时间超过 24h 以上，以确保该管道从内到外关闭，并且有助于防止胆瘘。

【解剖要点】

通过胆管造影充分显露所有的肝胆管主要分支包括左肝管、右前肝管和右后肝管。理想状态下，肝八个分段的主要肝管都应该显影。暴露胆管时一定得注意避免损伤肝右动脉、替代或副肝右动脉或右门静脉。替代肝右动脉走行于肝外胆管的后内方，门静脉走行与之相同。记住当尝试定位胆管时，可以通过触及术前放置的胆道导管并利用它帮助定位胆管。

三、横断性或阻塞性胆管的修复

（一）胆管的暴露和准备

【技术要点】

一般情况下，应该在肝管汇合部进行修复，除非损伤局限于肝管的一个主要分支或汇合部已被切除。如果损伤涉及胆管切除面的一部分，那近端和远端的残端都需要被找出。如果远端残端先前已被结扎并且通过胆管造影确认，可以不再去找到远端残根。如果窦口不能通过胆导管清楚辨别，则需要行胆管造影明确胆管解剖结构。

如果损伤形成持续性胆漏，通常可以行结扎或缝合。如果没有显露近端胆管窦口，只是胆总管的一个完全性夹型闭塞而没有其他部分损伤，可行侧-侧重建术。在狭窄的情况下，胆管可能难以找到。如果没有胆导管，可用带有 25 规格针头的空针筒辨认胆管。如果没有近端小孔，需于肝管汇合部以下 1cm 处行胆管造影。如果胆管长度 < 1.5cm，开口需向上延伸至左肝管。如果存在近端小孔，胆管的前表面开口需达到 1.5cm 或者有必要时沿着前表面向上延伸至左肝管。无论哪种情况，开口都需达到 1.5cm 左右以优化吻合口的通畅。下一步就是为胆肠吻合口构建 R-Y 式肠袢。

【解剖要点】

分离肝门部时同样需要小心避免损伤肝动脉和门静脉。肝右动脉大多数于胆管的后方走行，但也有少部分于其前方越过。如果它于胆管前方走行，则需要小心游离并翻向下方以给肝空肠吻合空间。胆管造影可能显示伴右段分支损伤的变异解剖，此时可以直接修复损伤分支而保持胆总管完好。

需要注意胆总管的血供来自位于管周 3 点钟和 9 点钟方向的小动脉（见图 52-5）。如左插图所示，高位胆管损伤导致远端血供不足，低位胆管损伤导

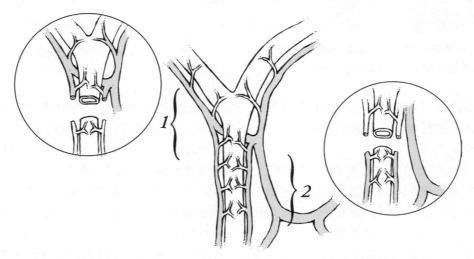

图 52-5 胆总管的动脉血供，左边插图显示高位胆管横断损伤导致远端血供不足，右插图显示低位胆管横断损伤导致远端血供不足。（引自 Fischer's Mastery of Surgery，6th ed. Philadelphia：Wolters Kluwer Lippincott Williams & Wilkins；2013.）（已授权）

致近端血供不足。这就是为什么简单单纯缝合两断端注定会失败的几个原因之一。

（二）R 式肠袢的构建

【技术要点】

使用 GIA 吻合器距离屈氏韧带下游 40cm 处断开空肠。使用电灼器分离肠系膜以提供更长的 R 式肠袢。必要时分割一些供血血管是空肠肠袢到达肝门无张力。用经结肠后手法将远端吻合部穿过横结肠系膜带出。将近端吻合部拉到距离远端吻合口下游 30 ~ 40cm 的 R 式肠袢附近，行侧 - 侧吻合（见第 51 章，图 51-3）。这个可以通过吻合器完成也可以通过手工缝合。如果使用吻合器，可选用 45mm 或者 60mm 的 GIA 吻合器构建吻合口，然后用 30mm 的 TA 吻合器横向关闭。如果手工缝合，吻合口需要双层缝合，内层用 4-0PDS 线，外层用 3-0 丝线仓氏缝合。当肠道发炎水肿质地较脆时考虑手工缝合，否则吻合器是首选。触诊吻合口检查确保其畅通。

【解剖要点】

确保肠吻合的空肠系膜边界完整。肠系膜缺损应关闭，以防止腹腔内疝。

（三）胆肠吻合术

【技术要点】

确保 R 式肠袢到达胆管无张力。在 3 点钟和 9 点钟的方向放置 5-0 PDS 留置线以为吻合提供良好的可视性。使用 6-0 铬线使黏膜层和浆膜层紧密连接以便于全层缝合。使用 PDS 线连续或间断缝合吻合口后壁，完成后在胆管外侧留下结。在胆管后方做浅全层缝合以免损伤走行其后方的血管结构。使用 PDS 线间断缝合前壁，完成后同样在吻合口外侧留下结。关闭前壁之前，可以使用支架并将其贯穿于吻合口中。术前放置的经皮肝穿胆道引流管或 2 ~ 3cm 长带有侧孔的小口径儿科饲管都可以用作支架当胆管直径 < 1cm 时需要使用支架。儿科饲管

不需要被移除因为它可以自己移动。术后经皮肝穿胆道引流管可在 4 周后移除。在拔出经皮肝穿胆道引流管时需要行胆道造影以确保吻合口的通畅。此步骤在第 51 章已有阐述。

【解剖要点】

在行肠 - 肠吻合术前确保正确的肠袢走向至关重要。确保正确的走向对于定位屈氏韧带和追踪空肠远端都很有帮助。如果为了增加 R 式肠袢的长度切断了横穿的空肠动脉，需要确保吻合处肠道仍存活，如果出现缺血，可以使用 GIA 吻合器将其切除。完成胆肠吻合后需要确保吻合口无张力（图 52-6）。

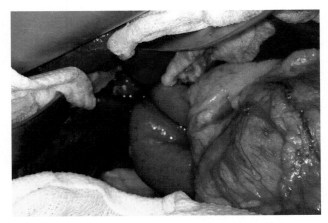

图 52-6　无张力下完成肝管 - 空肠吻合术的术中照片

（郑上游　译　林　青　校）

参考文献

1. Blumgart LH, D'Angelica M, Jarnagin WR. Biliary-enteric anastomosis. In: Blumgart LH, ed. *Surgery of the Liver, Biliary Tract, and Pancreas.* 4th ed. Philadelphia, PA: Saunders Elsevier; 2007:455–474.
2. Jarnagin WR, Blumgart LH. Biliary stricture and fistula. In: Blumgart LH, ed. *Surgery of the Liver, Biliary Tract, and Pancreas.* 4th ed. Philadelphia, PA: Saunders Elsevier; 2007:628–654.
3. Strasberg, MS, Hawkins, W. Chapter 117. Reconstruction of the bile duct: Anatomic principles and surgical techniques. In: Fischer JE, ed. *Mastery of Surgery.* 6th ed. Philadelphia, PA: Lippincott Williams & Wilkins; 2013:1288.
4. Xu XD, Zhang YC, Ma JZ, et al. Treatment of major laparoscopic bile duct injury: A long-term follow-up result. *Am Surg.* 2011;77(12):1584–1588.

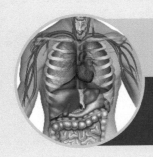

第**53**章

腹腔镜胆道旁路手术

本章讲述一个简单的手术—腹腔镜胆囊空肠吻合术。另外，腹腔镜已经可以做更为复杂的胆道旁路手术，章节末的参考文献可供参考。

外科住院医师教育委员会（SCORE™）没有将腹腔镜胆道旁路手术归类。

手术步骤

建立腹腔镜路径，探查腹腔

胆囊穿刺减压（胆汁应该是金黄色而不是白色）

必要时经胆囊行胆管造影确认胆囊管的畅通

扩大穿刺位点以容纳吻合器

确认可以轻易拉至胆囊的空肠肠袢

放置悬吊缝线使空肠和胆囊彼此靠近

打开空肠

将内镜直线切割闭合器置入肠管然后激发

检查吻合线有无止血

关闭肠吻管切口

关闭＞5mm的套管开口

解剖并发症

减压失败（胆囊管闭塞）

结构列表

肝

胆囊

胆囊管

胆管

一、套管的放置以及胆囊的减压（图53-1）

【技术及解剖要点】

与腹腔镜胆囊切除术那样建立手术的空间。经过脐下切口放入腹腔镜行腹腔探查。只有胆囊管畅通时行胆囊空肠吻合术才能使阻塞的胆总管充分减压，如果胆囊管畅通时，胆囊会呈明显紧张性膨胀。如图53-1A那样放置第二个套管。右下象限的套管用于放置内镜直线切割闭合器。一般常用的闭合器器需要12mm的套管孔径口。另外的两个套管孔径大小要适合放置抓持器和持针器，大部分情况下5mm套管孔径口即可。

直接经腹壁置入气腹针，在胆囊壁上选取适合后续做吻合的位置行穿刺。穿刺时使用无损伤抓持器固定胆囊（图53-1 B）。

行胆管造影（如果先前未行此检查）和根据胆囊中吸出的黄色胆汁明确胆囊管畅通。吸出胆汁以减压胆囊。如果吸出的胆汁是白色而非黄色，应怀疑胆囊管阻塞并胆囊积水，此种情况下行胆囊空肠吻合术起不到胆管减压的作用。

确认一段能较易到达胆囊的近端空肠肠袢，可以通过沿着肠管追踪至屈氏韧带将其找出。

放置悬吊缝线牵拉胆囊和空肠相互靠近。

二、吻合口的构建（图53-2）

【技术与解剖要点】

扩大胆囊的穿刺口使其大小（接近1cm）适合放置内镜直线切割闭合器。在空肠上做另一个切口，经12mm套管孔径口置入闭合器，将其两个臂分别伸入胆囊和空肠。用悬吊缝线和无损伤抓持器使胆囊和空肠适合两个臂（图53-2A）。收紧闭合器并激发，保持咬合状态1~2min使其进一步止血，然后移走闭合器。

胆囊-空肠吻合腔内冲水，查看吸出的水中是

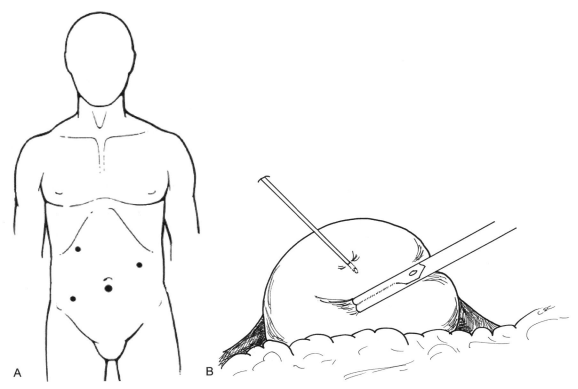

图 53-1　套管放置位点与胆囊减压
A. 套管放置；B. 胆囊穿刺减压

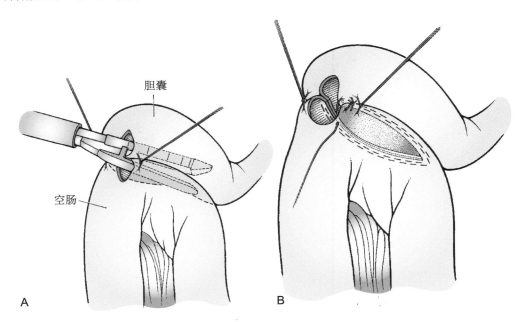

胆囊

空肠

图 53-2　吻合口的构建（图 A，B 引自 Bogen GL，Mancino AT，Scott-Conner CEH. Laparoscopy for staging and palliation of gastrointestinal malignancy. Surg Clin North Am. 1996;76：557–569.）（已授权）

否带血以明确吻合线是否出血。将空肠缝合至胆囊以关闭前面的穿刺口（图 53-2B），或者可以通过左侧套管口置入内镜切割闭合器予以闭合。

（郑上游 译 林 青 校）

参考文献

1. Artifon EL, Rodrigues AZ, Marques S, et al. Laparoscopic deployment of biliary self-expandable metal stent (SEMS) for one-step palliation in 23 patients with advanced pancreatico-biliary tumors—a pilot trial. *J Gastrointest Surg.* 2007;11:1686–1691.
2. Bahra M, Jacob D. Surgical palliation of advanced pancreatic cancer. *Recent Results Cancer Res.* 2008;177:111–120.
3. Bogen GL, Mancino AT, Scott-Conner CEH. Laparoscopy for staging and palliation of gastrointestinal malignancy. *Surg Clin North Am.* 1996;76:557–569. (Describes both cholecystojejunostomy and gastrojejunostomy and their applications.)
4. Fletcher DR, Jones RM. Laparoscopic cholecystojejunostomy as palliation for obstructive jaundice in inoperable carcinoma of pancreas. *Surg Endosc.* 1992;6:147–149.
5. Rhodes M, Nathanson L, Fielding G. Laparoscopic biliary and gastric bypass: A useful adjunct in the treatment of carcinoma of the pancreas. *Gut.* 1995;36:778–780.
6. Scott-Conner CEH. Laparoscopic cholecystojejunostomy, laparoscopic gastrojejunostomy. In: Scott-Conner CEH, ed. *The SAGES Manual.* 2nd ed. New York, NY: Springer-Verlag; 2006:400–410.
7. Tang CN, Siu WT, Ha JP, et al. Laparoscopic biliary bypass—a single centre experience. *Hepatogastroenterology.* 2007;54:503–507.
8. Toumi Z, Aljarabah M, Ammori BJ. Role of the laparoscopic approach to biliary bypass for benign and malignant biliary diseases: A systematic review. *Surg Endosc.* 2011;25:2105.

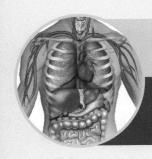

第 **54** 章

经十二指肠括约肌成形术

括约肌成形术对于结石性胆道疾病的胆道探查是一个很有用的辅助手术。此术式建立宽阔的远端胆管开口使得结石可以经过 Vater 壶腹排走。壶腹部括约肌扩大后，残留于远端胆管上方的结石就可以自如的排进十二指肠。此手术指征是当怀疑有结石残留或者远端壶腹有结石嵌顿。此术式又被称作管道内胆总管十二指肠吻合术，但它基本已经被内镜括约肌切开术所取代。

类似术式可以用于壶腹部良性肿物的切除（见第 55 章）。

括约肌成形术偶尔也用于治疗复发性胰腺炎，其中部分手术步骤包括胰管末端括约肌成形术（见参考文献）。

外科住院医师教育委员会 (SCORE™) 将经十二指肠括约肌成形术归类为"复杂的"手术操作。

手术步骤

充分游离十二指肠

胆总管切开并放置探管穿过壶腹

触诊定位壶腹并在十二指肠上做两处悬吊
  缝线

壶腹上方做纵切口

将探管和壶腹暴露在切口并做悬吊缝线

在 10 点钟或 11 点钟方向切开以避开胰管

静脉注射肠促胰液素

用 Potts 剪刀剪开壶腹约 2mm

在切口两侧行间断性缝合

做另一个 2mm 大小的切口然后缝合

继续切开直至壶腹扩大到胆管

胰管孔口应该畅通流出大量肉眼可见的清
  澈胰液

放置顶端缝线

双层缝合关闭十二指肠，如可以行横向缝

合

关闭胆总管切口无须留置 T 管

将大网膜置于肝下间隙并覆盖十二指肠切
  口

常规关腹，无须引流

解剖并发症

损伤末端胰管

结构列表

胆囊

胆总管

间质部

Vater 壶腹

十二指肠大乳头

主胰管

十二指肠

一、壶腹部的显露（图 54-1）

【技术要点】

一般情况下，括约肌成形术在胆囊切除术和胆管探查之后进行，切开胆管然后置入探管以有助于

后续的解剖，即使未行胆管探查此步骤也需要在括约肌成形术前完成。

于胆总管切口处置入 3 号 Bakes 扩张器并将其经胆总管穿过壶腹（图 54-1A）。通过肉眼观察到"单轨征"确认扩张器已进入十二指肠，这是由于富有

光泽的不锈钢扩张器尖端可以透过单层组织（十二指肠壁）很容易被看见。行 Kocher 切口充分游离十二指肠。通过扩张器可以触及壶腹部，在其附近的十二指肠第二部分的外侧放置 3-0 丝线悬吊。做一长约 4cm 的十二指肠纵向切口并将扩张器拉至十二指肠切口处。通过切口应可见壶腹，为使壶腹达到良好的显露，可以沿十二指肠近端或远端扩大切口。

让手术室备好肠促胰泌素，并于括约肌成形术前指示麻醉医师行静脉注射。它可以增加胰液的分泌，有助于帮助胰管更好的显露。于壶腹外侧用 4-0 丝线悬吊缝合，提起壶腹，将 Potts 剪刀尖端伸进壶腹，在其 10 点钟至 11 点钟之间方向做长约 2mm 的切口。于切口两侧分别用 4-0 可吸收缝线全层缝合，不用剪线，轻柔牵拉缝线提起壶腹切口边缘。然后，再次用 Potts 剪刀尖端于壶腹切口处做另一个长约 2mm 的切口，再用可吸收缝线将十二指肠黏膜层安全地缝至壶腹部黏膜层，以使切口止血。扩大切口至壶腹的括约肌分开并且进入胆管。此时，括约肌成形后大小应允许一个大号 Bakes 扩张器进入。清除胆管远端嵌顿的所有结石。

【解剖要点】
上面所述时钟方位是指将活动的十二指肠旋转

使得其 C 肠袢朝向前方，并于其凸面或肠系膜游离部或肠系膜一侧做纵向切口。在十二指肠第二段后内侧壁应该要看得见十二指肠大乳头，其通常位于幽门远端 7～10cm 处，少数情况下可能近至距离幽门只有 1.5cm 或远至十二指肠水平段。

Vater 壶腹是胆管末端和主胰管汇合的共同通道（图 54-1B），胚胎发育时，共同通道沿管壁延伸直至与两管道贯通。当胚胎进一步发育时，两管道汇合的管腔逐渐靠近十二指肠大乳头的尖端。正由于胚胎如此发育，因此胆管和胰管在不同位置汇入十二指肠壁的变异是很常见的。它们可独自汇入十二指肠，通常通过位于十二指肠大乳头上的独立开口，据报道此种情况发生率高达 29%。另外，由于胰的外分泌完全可以由胰背芽近端发育而来的所谓的副胰管完成，因此术前肠促胰液素注射可能只能帮助发现胰管开口而非胆管开口。

主胰管和胆管内壁之间的朝向和解剖关系非常重要。两管道的内壁不管是否融合，一般都是 1.5cm 长，但有些可长达 2cm。两管汇合前，胆管位于主胰管的稍后上方，则相当于主胰管位于胆管的 3 点钟方向。对于不融合的类型，一般情况下胆管会与主胰管并行，但也有部分会缠绕走行。因此进剪刀时需要格外谨慎。

解剖定位

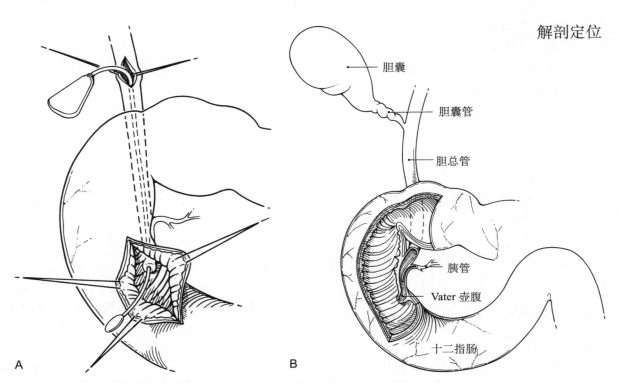

图 54-1　A. 壶腹部的显露；B. 传统胰管和胆总管入口的区域解剖，变异很常见

二、完成括约肌成形术（图 54-2）

【技术要点】

继续行括约肌成形术直至壶腹开口足够大且使得胆管可以置入一个大号扩张器。于括约肌成形切口两侧做全长间断缝合，将十二指肠黏膜层安全地缝至壶腹黏膜层以止血。于括约肌成形口顶端做一水平缝合，此缝合不仅可以起止血作用，还可以避免十二指肠壁后穿孔。

不同个体胆管的十二指肠内侧部分长度不一。如果括约肌成形切口太长，则有可能因其宽于胆管内壁而导致十二指肠后穿孔。此情况可能早期不会被发现，但会导致术后数天后出现严重的腹膜后脓毒症。小心地缝合括约肌成形口，特别是其顶端部位可避免此并发症的发生。可以把括约肌成形术想象成胆囊十二指肠的侧 - 侧吻合，缝合时同样需要格外小心。

来回捣动探管证实括约肌成形口足够畅通，且壶腹部肌肉已被充分分离。

于壶腹部内腔约 3 点钟的位置可以见到胰管。静脉注射肠促胰液素后会有清澈胰液涌出，可据此找到胰管出口。如果有手术指征可以行胰管的括约肌成形术，经胰管口置入一条泪管导管，操作步骤与上述壶腹括约肌成形术相似。

无须胆管留置 T 管或括约肌成形口留置支架。4-0 可吸收缝线连续缝合胆总管切口。

双层缝合十二指肠切口。一般情况下，此纵向切口做不了横向缝合，这是由于这部分的十二指肠缺乏活动性还有切口的长度需要满足足够大的括约肌成形口，因此，切口只能按照其切开方向简单关闭，注意避免腔内狭窄。于十二指肠缝合线处和胆总管切口处覆盖大网膜。肝下区放置闭式负压引流。

【解剖要点】

不管胆管与主胰管汇合的角度如何，胆管内壁括约肌组成与十二指肠肌层在胚胎学和功能学上都具有不同特性。此括约肌的混合成分长度为 6 ~ 30mm，它还可以延伸至胆管的胰部分。就是这种长度的变异性使得它可以适当地通过 2 ~ 3mm 的切口逐渐进行括约肌成形术。

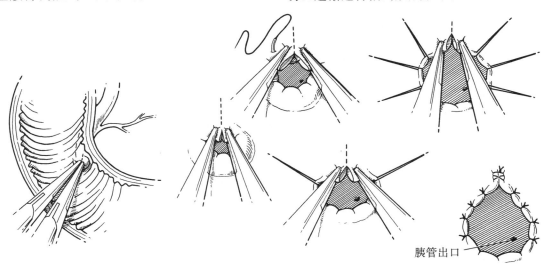

胰管出口

图 54-2　**完成的括约肌成形术**

（郑上游　译　林　青　校）

参考文献

1. Jones SA. Sphincteroplasty (not sphincterotomy) in the treatment of biliary tract disease. *Surg Clin North Am.* 1973;53:1123.
2. Lohr JM, Schneider A, Diehl SJ, et al. Opie's hypothesis revisited: Acute pancreatitis due to bile reflux into the pancreas. *Pancreatology.* 2012;12:39.
3. Makary MA, Elariny HA. Laparoscopic transduodenal sphincteroplasty. *J Laparoendosc Adv Surg Tech A.* 2006;16:629–632.
4. Miccini M, Amore Bonapasta S, Gregori M, et al. Indications and results for transduodenal sphincteroplasty in the era of endoscopic sphincterotomy. *Am J Surg.* 2010;200:247.
5. Moody FG, Vecchio R, Calabuig R, et al. Transduodenal sphincteroplasty with transampullary septectomy for stenosing papillitis. *Am J Surg.* 1991;161:213–218. (Describes decompression of pancreatic duct by septectomy.)
6. Nussbaum MS, Warner BW, Sax HC, et al. Transduodenal sphincteroplasty and transampullary septotomy for primary sphincter of Oddi dysfunction. *Am J Surg.* 1989;157:38–43.
7. Roberts KJ, Ismail A, Coldham C, et al. Long-term symptomatic relief following surgical sphincteroplasty for sphincter of Oddi dysfunction. *Dig Surg.* 2011;28:304.

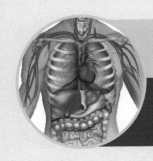

第 **55** 章

肿瘤的壶腹部切除术

此术式用于高度选择的病例，主要是针对良性肿瘤例如无法内镜下切除的绒毛状腺瘤，有时也用于小神经内分泌瘤或高危患者的 T_1 期病变。此术式被认为是经十二指肠括约肌切除术的扩展版，在行解剖结构重建时需要遵循同样的原则，即确认和保护胆管、胰管的末端开口。

内镜下放置经十二指肠胆管支架以帮助找到壶腹和远端胆管，操作时需要动作轻柔。

此手术区域典型解剖结构的阐述和讨论详见第 54 章。

外科住院医师教育委员会（SCORE™）将肿瘤的壶腹部切除术归类为"复杂的"手术操作。

手术步骤
探查腹腔，切除胆囊
经胆囊管置入支架进入十二指肠（如果先前尚未完成）
游离十二指肠
触诊肿瘤及内支架
纵行切开十二指肠
缝线悬吊牵引十二指肠肠壁
确认胆管和胰管的开口
如果无法可见，可以在 12 点钟至 3 点钟之间用电刀切开黏膜
胰管插管（还有胆管插管，如果先前尚未完成）
充分游离肿瘤并确认边界
切开前表面竹片状的开口
可吸收尼龙线间断缝合将各个开口缝至

十二指肠黏膜层
缝合外侧剩余的黏膜
关闭十二指肠切口
覆盖大网膜
关闭腹腔，无须引流

解剖并发症
胆管或胰管狭窄
十二指肠漏

结构列表
胆囊
胆管：壁内部分
Vater 壶腹
十二指肠大乳头
主胰管
十二指肠

一、肿瘤的暴露（图 55-1）

【技术与解剖要点】

根据患者的体型选择扩大右肋下或正中线切口进入右上腹，彻底的腹腔探查。如果胆囊尚在，切除它。如果尚未留置胆管支架，将导管从胆囊管插入，从上向下穿过壶腹。

行充分的 Kocher 切口游离十二指肠，透过十二指肠肠壁触诊探查肿瘤和支架。在肿瘤上方的十二指肠做纵向切口。悬吊缝合牵拉十二指肠肠壁。

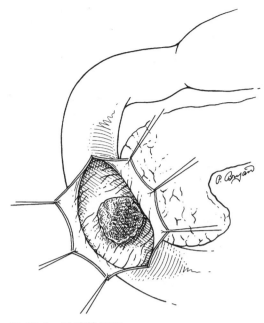

图 55-1　肿瘤的暴露

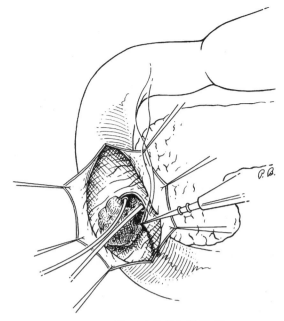

图 55-2　确认胆总管及胰管并切除肿瘤

二、胆管和主胰管的确认以及肿瘤的切除（图 55-2）

【技术要点】

轻柔地牵开肿瘤然后尝试探查壶腹部和远端胰管，但它们往往被肿瘤阻塞。此种情况下，从 12 点钟到 3 点钟的位置开始切除肿瘤能更容易地找到胆胰管。在紧靠肿瘤边缘处用电刀切开十二指肠肠壁。

随着切除的进展，胆管和胰管的开口应该可以显露出来，如果术前或在胆囊切除时经过胆囊管已经留置胆管支架，轻柔地将其与肿瘤分离开。如果尚未留置支架，可以用 8F 或 10F 儿科饲管行胆管置管，有胆汁流出使胆管的开口很容易辨认。

在约 2 点钟的方向处确认相对更小的胰管开口，然后使用类似方法置管。某些病例可能出现胆胰管汇合较早而具有较长的共同通道，此时只能找到一个管道开口。术前通过静脉注射肠促胰泌素刺激胰液分泌可能有助于更好地辨认胰管开口。

【解剖要点】

正如第 43 章讨论的一样，由于胆胰管末端胚胎学来源不一，因此此处经常会出现变异。胆胰管汇合的内壁部分一般长约 1.5cm，但也可能会更长。

两管道共同走行，可能融合或者形成不同长度的共同通道。约有 29% 的病例胆胰管经过独立开口汇入壶腹。

三、切除与重建（图 55-3）

【技术与解剖要点】

使用电刀完全游离肿瘤后将其移除。选取 5mm 的肿物切缘送病理检查。切除深度取决于病理结果和肿瘤侵犯深度。一般情况下，对于良性绒毛状腺瘤只需切除黏膜层即可，然而需要记住的是这些病例中也可能出现恶性病变。

切开胰管开口前壁，必要时切开胆管开口以构建一个更长的缝合线，通过构建竹片状开口而减少狭窄的发生。从内上方开始使用间断缝合将黏膜边缘缝至胆胰管的开口进行重建。胆胰管的开口一般会彼此靠近，可将其邻近的两侧进行缝合（图 55-3A），整个重建过程都使用可吸收尼龙线完成。

外侧缝合关闭多余的十二指肠黏膜（图 55-3B）。

移除暂时性支架并确认各个管道开口的畅通。

如第 54 章描述那样关闭十二指肠切口。

常规方式关腹，无须引流。

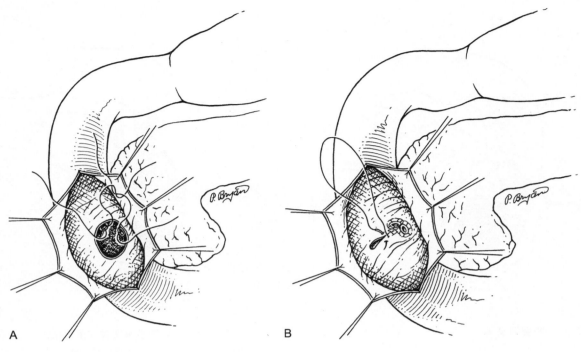

图 55-3　切开与重建

A. 在靠近黏膜处缝合，避免损伤管道孔口；B. 完成的缝合线

（郑上游　译　林　青　校）

参考文献

1. Bohnacker S, Soehendra N, Maguchi H, et al. Endoscopic resection of benign tumors of the papilla of Vater. *Endoscopy.* 2006; 38:521–525. (Alternative to surgery in selected cases.)
2. Boix J, Lorenzo-Zuniga V, Moreno de Vega V, et al. Endoscopic resection of ampullary tumors: 12-year review of 21 cases. *Surg Endosc.* 2009;23:45–49.
3. Branum GD, Pappas TN, Meyers WC. The management of tumors of the ampulla of Vater by local resection. *Ann Surg.* 1996;224:621–627. (Excellent description of technique.)
4. Cheng CL, Sherman S, Fogel EL, et al. Endoscopic snare papillectomy for tumors of the duodenal papillae. *Gastrointest Endosc.* 2004;60:757–764.
5. Clary BM, Tyler DS, Dematos P, et al. Local ampullary resection with careful intraoperative frozen section evaluation for presumed benign ampullary neoplasms. *Surgery.* 2000;127:628–633.
6. Jung MK, Cho CM, Park SY, et al. Endoscopic resection of ampullary neoplasms: A single-center experience. *Surg Endosc.* 2009; 23:2568–2574.
7. Meneghetti AT, Safadi B, Stewart L, et al. Local resection of ampullary tumors. *J Gastrointest Surg.* 2005;9:1300–1306.
8. Michelassi F, Erroi F, Dawson PJ, et al. Experience with 647 consecutive tumors of the duodenum, ampulla, head of the pancreas, and distal common bile duct. *Ann Surg.* 1989;210: 544–554.
9. O'Connell JB, Maggard MA, Manunga J Jr, et al. Survival after resection of ampullary carcinoma: A national population-based study. *Ann Surg Oncol.* 2008;15:1820–1827.
10. Posner S, Colletti L, Knol J, et al. Safety and long-term efficacy of transduodenal excision for tumors of the ampulla of Vater. *Surgery.* 2000;128:694–701.
11. Rattner DW, Fernandez-del Castillo C, Brugge WR, et al. Defining the criteria for local resection of ampullary neoplasms. *Arch Surg.* 1996;131:366–371. (These authors advocate ampullectomy as the procedure of choice for benign lesions <3 cm, small neuroendocrine tumors, and T1 lesions.)
12. Tran TC, Vitale GC. Ampullary tumors: Endoscopic versus operative management. *Surg Innov.* 2004;11:255–263.

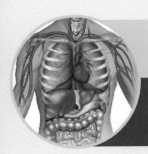

第 **56** 章
门腔静脉分流术与远端脾肾静脉分流术

现有很多种的门体静脉分流手术，但无一例外都有不同程度的不良反应而难以令人满意。大部分食管静脉曲张出血的病例可以通过内镜下止血然后行经颈静脉肝内门体静脉分流术（TIPS）。手术分流术只用于一些极端以及特殊的情况。本章讨论两种分流术：分别是端 - 侧门腔静脉分流术和远端脾肾静脉（Warren）分流术，其他可替代用于控制静脉曲张出血的分流术或非分流术在章节末参考文献中有所描述。

端 - 侧门腔静脉分流术通过将门静脉血流完全改道转入体静脉循环，降低门静脉压力的效果立竿见影。此分流术减少了肝硬化患者入肝血流，但是可能会诱发或加重肝性脑病。此术式或类似的门脉主干分流术还会使后续的肝移植变得更加困难。在技术层面上看，它比远端脾肾静脉分流术更加简单和快捷，后者主要选择性地降低食管静脉曲张压力但对门静脉血流影响较小，其有时也被称为选择性分流术，但随着时间推移，其将逐渐失去其"选择"的作用。

要进行这些手术首先得熟悉腔静脉系统和门静脉系统的解剖学结构。一般来说，腔静脉回流腹壁、肢体、头颈部、泌尿系统以及肝的血流，所有血流都会最终回流入上、下腔静脉。肝门静脉系统主要回流腹腔胃肠道、胆道系统、胰以及脾的毛细血管床的血流，然后汇入肝血窦，经过肝血窦后，血流会经过肝静脉汇入下腔静脉。

尽管在功能和形态上腔静脉和门静脉系统都被认为是独立运行的，但是如果门静脉系统阻塞时两系统之间就会出现一些实在的或潜在的交通支。主要包括如下：

1. 胃左静脉的食管分支（门静脉系）与奇静脉、半奇静脉的食管分支（腔静脉系）（图 56-1）。

2. 直肠上（肛管）静脉的肛门分支（门静脉系）与直肠中和直肠下（肛管）静脉的肛门分支（腔静脉系）。

3. 左脐与脐旁静脉（门静脉系）与腹壁浅静脉（腔静脉系）。

4. 肝裸区、结肠、十二指肠以及胰表面无腹膜覆盖区的 Retzius 静脉（门静脉系）与腹膜后的肋间静脉、腰静脉以及肾静脉的分支（腔静脉系）。

外科住院医师教育委员会（SCORE™）将门体静脉分流术归类为"复杂的"手术操作。

手术步骤——门体静脉分流术
越过中线的右肋缘下切口
离断肝圆韧带

测量网膜静脉压
充分游离十二指肠，结扎侧支静脉
剥离下腔静脉表面组织，为放置侧壁钳留

出足够的位置	结构列表
向内牵拉十二指肠并确认门静脉	幽门前静脉
剥离并游离门静脉	胃网膜静脉弓
清除门静脉与下腔静脉间的软组织	左、右胃网膜静脉
夹住门静脉两端并离断	十二指肠悬韧带（Treiz 韧带）
结扎或缝扎门静脉的肝门部残端	胰
修整门静脉以备好合适长度	十二指肠
门静脉与下腔静脉之间构建端 - 侧吻合口	结肠
开放吻合口并复测网膜静脉压	左肾静脉
检查止血	左性腺静脉
关腹，无须引流	左肾上腺静脉

解剖定位

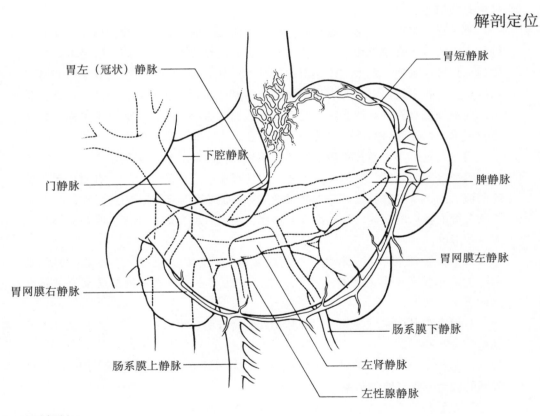

图 56-1 区域解剖

一、门体静脉分流术

（一）手术切口、十二指肠的游离以及下腔静脉的暴露（图 56-2）

【技术要点】

患者取仰卧位，于下胸椎处放置一块折叠垫巾或稍微抬高静息肾位。做右肋缘下切口并越过中线然后斜向下沿左肋缘下走行。离断肝圆韧带并缝合。在门静脉高压的患者中脐静脉一般重新开放并且可能扩张。

通过在网膜静脉上使用 20g 静脉留置针穿刺并连接静脉压力计进行门静脉测压。撤除导管后结扎该网膜静脉。行肝针刺活检术（如果术前未进行）然后探查腹腔。

接着，行 Kocher 切口充分暴露下腔静脉。此过程中需要格外小心，因为十二指肠后区可能有扩张的静脉侧支形成。如果腹膜后增厚使得下腔静脉无法可见，可先通过触诊腹主动脉定位指引。下腔静脉一般紧靠腹主动脉右侧走行，一般它就在肝十二指肠韧带深部，此为另一个有用的标志。通常，看不见的下腔静脉在明确其合适方位后可以触及，感觉就像一块大的浮动结构。通过锐性剥血管前外膜组织一直向上到达肝水平以清除下腔静脉前表面组织。选择大号血管夹如 Satinsky 钳以部分阻断血流，同时确保已充分准备好下腔静脉适于后续操作。尽管不需要完全游离下腔静脉，但是尽可能向外侧清除剥离血管组织可以使后续放置侧壁钳时更加容易。

【解剖要点】

位于镰状韧带游离端的肝圆韧带起始于脐部，然后走行至门静脉左支脐段。左脐静脉纤维残端保留的腔隙正常情况下只有靠近门静脉的那一端会完全闭塞。当出现门静脉高压时，闭塞会被重新打开，然后残腔会明显扩张。除此之外，肝圆韧带伴随的细小脐旁韧带可以形成门体静脉交通支，这些交通支充血导致典型的海蛇头征。因此在离断肝圆韧带前必须要结扎这些交通支。

网膜静脉是胃网膜左或右静脉的分支，由于其两端都存在交通支且门静脉系统属于无瓣膜型，因此需要在置管位点两侧结扎以充分止血。

只有通过 Kocher 切口移开十二指肠与胰头部后，位于上腹部的下腔静脉才可以肉眼可见。连同这些器官一起被移开的门静脉支流有十二指肠后静脉、幽门（胃右）静脉、十二指肠上静脉、胰十二指肠静脉和肠系膜上静脉。这些静脉会因曲张充盈而容易受损。此外，流经 Retzius 静脉的各个方向门体静脉系交通支也很可能扩张且需要离断。离断时需要小心以避免其从下腔静脉或主要分支上撕裂。

（二）门静脉的游离（图 56-3）

【技术要点】

向内旋转十二指肠以暴露肝十二指肠韧带后方。在十二指肠和胰头后方置入一块湿润手术巾然后放入牵拉器，嘱助手轻柔将这些结构向上牵拉，使其形成充分的 Kocher 化体位。触诊肝十二指肠韧带的后表面，然后找出门静脉，其位于胆管与肝动脉后方，是一个粗大质软的浮动结构。切开覆盖于门静脉后外侧表面的腹膜然后进入其前面血管外膜的平面。

门静脉的所有分支都在其左侧走行，而其右侧或称游离侧（也就是静脉游离端相对应肝十二指肠韧带游离端）没有血管分支。因此，分离静脉近端远端时都应该从此区域开始。使用豆巾轻柔地分离部分门静脉表面。使用静脉拉钩提起胆管、肝动脉及门静脉前表面的软组织。小心分离门静脉外膜直到其可以被轻柔提起并置入血管带。游离门静脉，头侧到达肝门部，尾侧到达脾静脉周围。离断门静脉左侧的小分支。

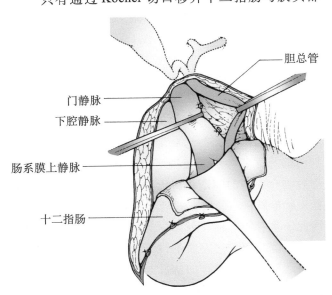

图 56-2　门腔分流术：切开并游离十二指肠，暴露下腔静脉

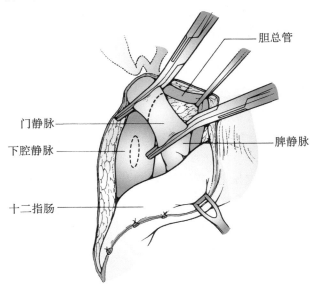

图 56-3　门静脉的解剖

显露门静脉需要与下腔静脉进行吻合的通路，分离并切除门静脉后侧和外侧增厚的软组织，必要时建议一个沟道使门静脉不会扭曲走行。

在两血管夹之间靠近肝门部位置切断门静脉，留有足够长的肝门部残端以安全结扎或缝合。使用中号的稍微带角度的血管钳可以很好地夹住门静脉控制血流，并能使助手予以持握以调整到最适合吻合的位置。此时不能使用哈巴狗式血管夹因为它无法很好的固定血管，而且取出血管夹式也容易将缝合材料带出。

术前的静脉期血管造影结果可显示门静脉是否通畅。有时，会出现意想不到的静脉血栓，此时通常可以用取样钳轻柔地将血栓从静脉中取出。结扎静脉，然后在最初的结扎位点下方行二次全层缝合结扎以保安全。

【解剖要点】

门静脉在胰颈背侧由肠系膜上静脉和脾静脉汇合而成，然后走行于十二指肠第一段后方，在肝十二指肠韧带右缘进入肝门部，并在此处分为门静脉左右支。从起始至末端分支，门静脉长 8～10cm，直径为 8～14mm。门静脉一开始位于十二指肠上动脉起始端的右侧，下腔静脉的前方，向上走行时进入肝十二指肠韧带，位于胆管（紧靠肝十二指肠韧带游离端）和肝动脉的后方。通常发自肝总动脉的胃十二指肠走行于门静脉左侧，然后越过其前表面后再分支为胰十二指肠上动脉和胃网膜右动脉。但是手术医师需要知道的是变异的肝右动脉（其会发自肠系膜上动脉或独自起始于腹腔干）几乎都是走行于门静脉的后方。

门静脉的分支经常出现变异。除了脾静脉和肠系膜上静脉大多数直接汇入门静脉外，其他的还包括胃左（冠状）、胃右（幽门）、幽门前、脐旁、胰副以及胆囊静脉。在这些静脉中，唯一有意义的是胃左静脉，约在 25% 的病例会从左侧直接汇入门静脉，其余 75% 的病例汇入脾静脉，通常汇入点紧靠脾静脉与肠系膜上静脉汇合点。门静脉右侧，也是肝十二指肠韧带游离端，通常没有血管分支。

（三）吻合口的构建（图 56-4）

【技术与解剖要点】

修整合适长度的门静脉使其在十二指肠复位时也可以舒适地靠近下腔静脉而不出现扭曲。做斜行切口（约成 45°）可以更有利于吻合。

下腔静脉上放上部分阻断钳，调整其位置使其把柄下方刚好被软组织支撑住。如果放置合适的话，阻断钳可以舒适的放置而不需要助手帮忙固定它。在下腔静脉左前方用 11 号刀片做纵向切口，使用 Pott's 剪扩大切口。

在下腔静脉切口右侧（吻合口前壁）和门静脉左侧做悬吊缝合使得静脉切口可以保持开放而不引起损伤。调整门静脉上血管钳的位置使其断端紧靠下腔静脉切口位置，然后让助手保持其位置。放置两处边角缝线，然后使用 5-0 聚丙烯纺织纤维线连续缝合构建吻合口后壁，在外侧拉紧每个结。前壁使用单纯间断缝合。这种方式可以避免"荷包放线"式狭窄且使吻合口向外膨胀。

在拉紧最后一处缝线前，短暂稍微打开血管钳让血流冲刷下腔静脉和门静脉，然后打紧最后一结。首先打开下腔静脉上的部分咬合夹，这时会出现缝合处少量渗血，可以忽略，但如果出现缝合裂口出血应通过单纯间断缝合止血。接着打开门静脉血管夹，复位十二指肠与胰头。观察分流处血管是否扭曲。

手术开始和结束时都要测量网膜静脉压。成功分流术后静脉压应当显著降低（接近中心静脉压）。

检查止血，一般在分流处开放门脉压降低后手术区就会马上停止渗血。关腹前要触诊门静脉和分流口，应是柔软的感觉且可以轻易地用手指压扁血管。出现坚硬的感觉时应该是出现血栓，有时可以触及血栓且在挤开血栓后可以压扁血管。血栓形成意味着出现技术问题，例如血管扭曲，需要进一步纠正。安全关腹，无须引流。

二、远端脾肾静脉（Warren）分流术

远端脾肾静脉分流术用于选择性降低食管静脉曲张压力而维持高门静脉灌注压。此手术将脾静脉与门静脉截断，然后通过端 - 侧吻合法将其与左肾静脉吻合。同时阻断沿胃大弯走行的侧支静脉，结扎冠状静脉，阻断潜在的沿胰体尾走行的侧支静脉。因此，食管静脉曲张就可以完全与高压力的门静脉系统分隔，而通过左肾静脉汇入低压力的静脉系统从而起到减压作用。门静脉与低压力的腔静脉之间存留的小侧支静脉会马上扩张，致使分流术失败。也可能导致静脉曲张出血和肝性脑病复发。

行远端脾肾静脉分流术的患者术前评估包括内

脏血管造影，通过静脉期图像评价脾静脉及门静脉的通畅性，还要行左肾静脉造影术。通常的脾静脉直径至少达 1cm（造影结果），另外还需要单一无阻塞的左肾静脉才能成功行分流术。另外，脾静脉的位置不能高于肾静脉太多。

手术步骤——远端脾肾静脉（Warren）分流术

左肋缘下切口并扩大越过中线

测量网膜静脉压

从幽门血管到胃短血管处分开大网膜然后进入小网膜囊

提起胃并暴露胰

向下牵拉十二指肠并打开其与胰之间的间隙

轻柔地抬起胰及脾动静脉

找出脾静脉并进入其外膜平面

游离脾静脉

结扎肠系膜下静脉

结扎冠状静脉

离断脾静脉并缝合其胰侧

找出肾静脉并游离其前表面

放置部分阻断钳于肾静脉上

修整脾静脉

构建汇入肾静脉的端 - 侧吻合口

确保止血

关腹前触诊分流口（一般网膜静脉压变化不大）

关腹无须引流

解剖并发症——脾肾静脉分流术

损伤脾静脉，阻碍构建分流口

分流处血栓或门静脉系统分流不充分

（一）切口以及胰腺的暴露（图 56-5）

【技术要点】

患者仰卧位，如果患者腹腔较深，可在其下胸椎放一条折叠垫巾以使其稍微过伸体位。做左肋缘下切口，扩大切口越过正中线，然后斜向下约几厘米与右肋缘下平行。

如图 56-1 描述那样测量网膜静脉压。通过有序地分离并结扎胃大弯处的胃网膜静脉分支从而分离大网膜。游离从远处的幽门血管到近端的胃左血管。缝合结扎保护好胃网膜右动静脉。这个分离过程不仅暴露了脾静脉的空间，还阻断了侧支血管的血流。

经胃后壁做两到三处 8 字悬吊缝合，然后用它们将胃向头侧提起和牵拉。通过胰的外观和触摸将其找出。用剖腹垫轻柔牵拉使十二指肠往下回缩。在胰腺下缘与十二指肠上缘之间的无血管面进行游

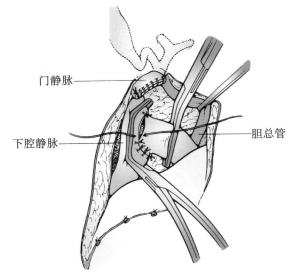

图 56-4　**吻合口的构建**

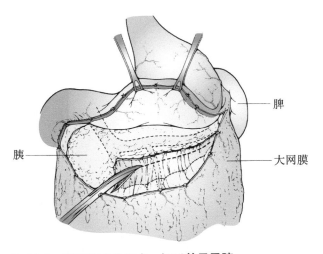

图 56-5　**远端脾肾分流术：切开并暴露胰**

离，通常可以用向直角夹将平面展开，然后让助手用电刀分离。

【解剖要点】

胃网膜静脉弓由胃网膜左、右静脉汇合而成，走行于胃结肠韧带。胃网膜右静脉回流至肠系膜上静脉或门静脉，而胃网膜左静脉回流至脾静脉或其分支。一些胃或网膜的分支也会汇入此静脉弓。

（二）胰腺的游离以及脾静脉的确认（图56-6）

【技术要点】

用电刀切开覆盖于胰与十二指肠间隙的腹膜，一直向外游离至胰尾。切开十二指肠悬韧带（Treitz韧带），如有需要向下松动十二指肠第四段。如果脾明显增大，则要小心胰尾与脾静脉的角度及其向下位移。肠系膜下静脉会进入此区域，然后汇入脾静脉或偶尔汇入肠系膜上静脉，将其找出，结扎然后离断（图56-6）。

接着，从腹膜后轻柔提起胰腺及其附着的脾静脉。一般，可以通过小心地在无血管平面行钝性分离完成。通过触诊找出脾静脉，然后小心切开覆盖其上的间隙组织以进入静脉的外膜层。

【解剖要点】

屈氏韧带或十二指肠悬韧带是由来自食管裂孔附近的右膈角的横纹肌、腹腔干周围延续而来的结缔组织以及来自十二指肠空肠曲或其附近的环形肌层的平滑肌组成。尽管其含有肌肉成分，但是其收缩功能很弱，只用于悬吊十二指肠空肠曲。但是，由于其含有肌肉成分，因此在离断时需要钳夹打结或使用电刀。

游离十二指肠第三段（水平段）和第四段（升段）需要了解其解剖学知识。第三段长约8cm，起于第4腰椎右侧，向左走行时稍向头端倾斜，然后加入正好位于腹主动脉前面的十二指肠第4段。从右到左，其走行于右膈角前面，然后是下腔静脉后方，最后是腹主动脉前面，其表面除了肠系膜根部及肠系膜上血管通过的骑跨的位置外均有腹膜覆盖。十二指肠第4段位于主动脉左前方，长约2.5cm，它中止与第二腰椎的对面，在十二指肠空肠曲的位置往前形成一个角度较大的弯曲。该部分十二指肠位于左侧交感神经干、左侧腰大肌、左侧肾血管及左侧性腺血管的表面，肠系膜根部起始位置的右侧，以及左肾及输尿管的左侧。

这部分的十二指肠血供来源于胰十二指肠前后动脉和（远端）空肠动脉第一支。因有这些血管是沿着十二指肠的凹面达到的，游离十二指肠和胰头时可以伴随一起简单的分离覆盖于十二指肠凹面的腹膜，同时钝性分离十二指肠与胰腺后方的无血管区。此方式要求术者熟悉十二指肠与胰的后方解剖关系。

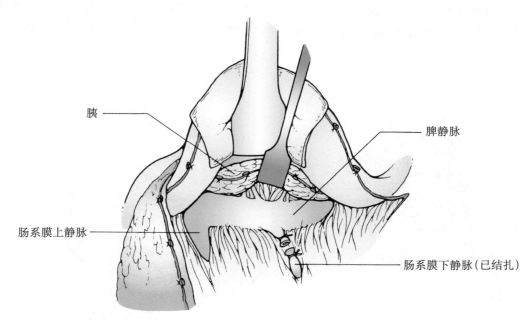

胰

脾静脉

肠系膜上静脉

肠系膜下静脉（已结扎）

图 56-6　胰的游离，脾静脉的确认

（三）脾静脉的游离（图 56-7）

【技术要点】

通过锐性剥离脾静脉外膜层充分暴露其后表面。在打开静脉前面的血管外膜前，其会因覆盖有结缔组织呈现发白色。当进入正确的层面时，静脉会呈现蓝色同时会膨胀起来。静脉壁非常薄且容易损伤，因此操作时一定得格外小心。

胰后表面与脾静脉之间连接有多支短小血管分支，但位于脾静脉与门静脉汇出处附近的血管分支相关稀少。使用直角钳轻柔地剥离脾静脉后方外膜构建血管游离面。绕过脾静脉放入血管带。有时在脾静脉与门静脉汇合部可以找到冠状静脉汇入脾静脉上部，此时需要将其双重结扎并离断。如果在此区域未能找到冠状静脉，或者没有把握从这个角度靠近它，可以在完成分流术后在小网膜囊将其找出并结扎。结扎此静脉对于充分阻断门体支流非常重要。

下一步，在脾静脉汇入门静脉处将其离断。这将有助于后续的剥离同时通过阻断左上腹与高压的门静脉系之间血流而减少局部血流。但是，脾静脉残端的压力会很高，而过早离断脾静脉使得术式无法改为近端脾肾静脉分流术（Linton 型），后者可作为脾门附近脾静脉损伤时的应急措施。在两个直血管钳之间绑紧脾静脉。门静脉侧的脾静脉残端通过连续缝合关闭。或者对于相对较小的脾静脉可简单结扎闭合。如果打算选用结扎，应该再于结扎口远端行第二处贯穿缝合以确保安全。

小心找出、结扎并离断多支短小静脉分支。使用小止血夹关紧胰一侧的各个分支。但是止血夹不要用于脾静脉，因为它们可能勾住腹腔垫或缝线导

致脾静脉撕裂。如果意外撕裂分支，可通过直接压迫脾静脉控制出血。如果血管回缩时可用 8 字缝合法缝合胰侧血管。然后在脾静脉破口上用 5-0 单丝缝线将其细致地缝合。不要尝试在静脉出血位点放置止血夹，因为其可能撕裂静脉、扩大破口或因牵连了更多的血管壁而导致缝合时出现狭窄。对于大的撕裂损伤可使用部分咬合夹控制出血。

继续游离脾静脉直至其与胰的所有分支都被离断。

【解剖要点】

脾静脉起始于脾门根部分段血管的汇合。在胃脾韧带中，4 支或 5 支胃短静脉会汇入成一支或多支脾分支，但通常都是单独进入脾的上部。此外，胃网膜左静脉也会汇入远端脾静脉或其分支。从其起始额脾门部，脾静脉向内走行于胰的后方，期间会有很多短小易损伤的胰腺血管小分支汇入。约有 40% 的病例，肠系膜下静脉也会在脾静脉与肠系膜上静脉融合区附近汇入脾静脉。脾静脉位于脾动脉下方，直线走行而不会扭曲。脾静脉或胰腺后方的肠系膜上静脉在第 2 腰椎水平附近接纳肠系膜下静脉的汇入。因为肠系膜下动脉起始于非常低位的腹主动脉（第 3 腰椎），其不应出现在手术区域。此外，由于小肠旋转及固定后，脾静脉的后侧分支，还有其与肾静脉的交通支都较少甚至没有，因此使得游离胰和脾静脉时出血相对较少。

（四）左肾静脉的准备（图 56-8）

【技术要点】

通过触诊左肾及腹主动脉定位腹膜后区域。左肾静脉走行于肾与腹主动脉之间的腹膜后区，约在

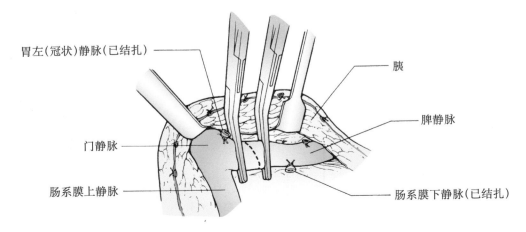

胃左(冠状)静脉(已结扎) — ————胰

———— 脾静脉

门静脉 ————

肠系膜上静脉 ———— ————肠系膜下静脉(已结扎)

图 56-7　脾静脉的游离

中肾水平。继续剥离十二指肠上方凹槽，如有需要的话向下游离十二指肠。肾静脉如同一个粗大浮动的结构往往在看见前可以用手感受到。游离肾静脉前外膜层。如果在增厚、肿胀或硬化的后腹膜中难以找到肾静脉，可用术中超声作为辅助。

确认并结扎左肾上腺静脉。吻合口一般建立在左肾上腺静脉残端的区域，即肾静脉的前上方。离断左肾上腺静脉有助于构建吻合口，因此，其增加了肾静脉的活动度，也为切口提供了空间。

保护所有在左肾静脉下方可能遇到的性腺静脉。选择大号的侧壁钳，例如 Satinsky 钳，并确保已游离好足够长的肾静脉以供上钳。

【解剖要点】

左肾静脉从左肾门发起，汇入下腔静脉，长为 6～10cm，在紧靠肠系膜上动脉起始点下方越过腹主动脉。在走行中，它位于左肾动脉及相关后腹膜结构的前方，而位于胃肠道相关结构的后方。因此，其走行中最为重要就是位于胰和十二指肠下缘的后方，且离脾静脉非常靠近。左肾静脉的交通支相对于右肾静脉要更加复杂，其通常接收相对靠近肾门的左性腺静脉还有靠近中线的肾上腺静脉，后者通常与膈下静脉汇合。另外，左肾静脉通常与数量不定的腰静脉或脐静脉系腹部段相交通，还会与脾静脉形成少数交通支。

（五）吻合口的构建（图 56-9）

【技术与解剖要点】

准备吻合口使得脾静脉以接近 45°角的方向靠近左肾静脉。一般建议修剪脾静脉，它可毫不犹豫地减掉 1～2cm 以使其更好的走行，因为当胰与胃复位时，脾肾静脉间的距离会缩短。斜侧切断脾静脉。检查肾静脉与脾门之间的后腹膜区。按需要充分分

离组织以建立一个凹槽使得脾静脉可以舒适的走行而不会扭曲。

在左肾静脉上侧壁钳，然后用 11 号刀片做切口，进一步用 Pott's 剪扩大切口。如果它挡住了手术通道的话，则切除已被离断的肾上腺静脉残端。

让助手固定脾静脉，使缝合吻合口时没有张力。在脾静脉前壁和左肾静脉上做悬吊缝合，然后用它们牵拉血管，持续无损伤的保持吻合口开放。

使用 5-0 聚丙烯纺织纤维线连续缝合吻合口后壁。在缝线一侧的血管外侧开始，通过两条静脉传入血管内，连续缝至另外一侧后再穿出血管外面，穿过两条静脉再置入另一条缝线然后打结。

为避免出现缝线皱叠在一起，前壁缝合采用多根线的间断单纯缝合。在最后打紧缝线前冲洗侧壁钳钳夹的肾静脉和脾静脉，打紧最后的缝线然后小心地打开肾静脉的侧壁钳。吻合线出现少量渗血是意料之中的事情，它会自行停止，如果出血较多的话需要进一步小心地继续行单纯间断缝合。如果吻合口看起来很好，可以打开脾静脉上的血管钳。如果没有发现吻合口大出血，可在其周围放入止血纺纱，然后确保胰及胃复位后分流口不会扭曲。如果吻合时有困难，可实现结扎冠状静脉。

关腹前再次触诊分流口。畅通的分流口给人柔软和浮动的感觉，且用手指可以轻易将其压扁，当去掉压力时会迅速充盈膨胀。血栓存在时触摸起来较坚硬且不会被轻易压扁，而且在充盈也比较缓慢。此时要纠正扭曲或其他可疑的技术性问题。分流口的血栓会导致术后曲张静脉压急性升高而导致大量曲张静脉出血。这样的血栓主要是由于可以纠正的技术性错误所致。分流术后网膜静脉压不会有显著变化。因此术后没有必要再次测量网膜静脉压，也不可以根据它来明确分流口是否通畅。

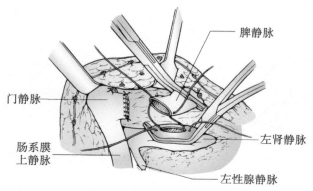

图 56-8　**左肾静脉的准备**

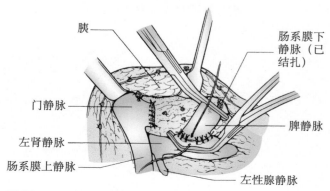

图 56-9　**吻合口的构建**

小心关腹，无须引流。需要注意术后可能会出现腹水。

（郑上游　译　林　青　校）

参考文献

1. Boyer TD, Henderson JM, Heerey AM, et al. Cost of preventing variceal rebleeding with transjugular intrahepatic portal systemic shunt and distal splenorenal shunt. *J Hepatol.* 2008;48:407–414.
2. Cameron JL, Harrington DP, Maddrey WC. The mesocaval C shunt. *Surg Gynecol Obstet.* 1980;150:401–403.
3. Cameron JL, Zuidema GD, Smith GW, et al. Mesocaval shunts for the control of bleeding esophageal varices. *Surgery.* 1979;85:257–262. (Provides good description of interposition shunt.)
4. de Cleva R, Herman P, D'albuquerque LA, et al. Pre- and post-operative systemic hemodynamic evaluation in patients subjected to esophagogastric devascularization plus splenectomy and distal splenorenal shunt: A comparative study in schistomomal portal hypertension. *World J Gastroenterol.* 2007;13:5471–5475. (Useful reminder that not all portal hypertension is the same.)
5. Helton WS, Maves R, Wicks K, et al. Transjugular intrahepatic portasystemic shunt vs surgical shunt in good-risk cirrhotic patients: A case-control comparison. *Arch Surg.* 2001;136:17–20.
6. Khan S, Tudur Smith C, Williamson P, et al. Portosystemic shunts versus endoscopic therapy for variceal rebleeding in patients with cirrhosis. *Cochrane Database Syst Rev.* 2006;18:CD000553.
7. Knechtle SJ, D'Alessandro AM, Armbrust MJ, et al. Surgical portosystemic shunts for treatment of portal hypertensive bleeding: Outcome and effect on liver function. *Surgery.* 1999;126:708–711.
8. Kravetz D. Prevention of recurrent esophageal variceal hemorrhage: Review and current recommendations. *J Clin Gastroenterol.* 2007;41:S318–S322.
9. McDermott WV Jr. The techniques of portal-systemic shunt surgery. *Surgery.* 1965;57:778–786. (Provides good description of portacaval shunts.)
10. Millikan WJ Jr, Henderson JM, Galloway JR, et al. Surgical rescue for failures of cirrhotic sclerotherapy. *Am J Surg.* 1990;160:117–121. (Discusses options including liver transplantation.)
11. Mucha P Jr, van Heerden JA. EEA stapling for control of acute variceal hemorrhage. Technique and indications. *Am J Surg.* 1984;148:399–401. (Describes esophageal transection technique.)
12. Orloff MJ, Daily PO, Orloff SL, et al. A 27-year experience with surgical treatment of Budd-Chiari syndrome. *Ann Surg.* 2000;232:340–352. (Describes technical modifications for this situation.)
13. Orloff MJ, Vaida F, Haynes KS, et al. Randomized controlled trial of emergency transjugular intrahepatic portosystemic shunt versus emergency portacaval shunt treatment of acute bleeding esophageal varices in cirrhosis. *J Gastrointest Surg.* 2012;16:2094–2111.
14. Orozco H, Mercado MA. The evolution of portal hypertension surgery: Lessons from 1000 operations and 50 years' experience. *Arch Surg.* 2000;135:1389–1393.
15. Rosemurgy AS, Frohman HA, Teta AF, et al. Prosthetic H-graft portacaval shunts vs transjugular intrahepatic portasystemic stent shunts: 18-year follow-up of a randomized trial. *J Am Coll Surg.* 2012;214:445–453.
16. Rosemurgy A, Thometz D, Clark W, et al. Survival and variceal rehemorrhage after shunting support small-diameter prosthetic H-graft portacaval shunt. *J Gastrointest Surg.* 2007;11:325–332.
17. Sugiura M, Futagawa S. Further evaluation of the Sugiura procedure in the treatment of esophageal varices. *Arch Surg.* 1977;112:1317–1321. (Describes extensive devascularization coupled with esophageal transection.)
18. Warren WD, Millikan WJ Jr, Henderson JM, et al. Ten years portal hypertensive surgery at Emory. Results and new perspectives. *Ann Surg.* 1982;195:530–542. (Discusses Warren shunt.)
19. Wexler MJ. Treatment of bleeding esophageal varices by transabdominal esophageal transection with the EEA stapling instrument. *Surgery.* 1980;88:406–416. (Describes esophageal transection technique.)

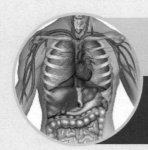

第**57**章

开放或腹腔镜下肝活检

肝活检术是在需要明确病理类型时通常进行的另外一种手术操作。常见手术指征包括可疑转移性结节或无意发现的肝硬化。楔形切除也涵括于此章节，其可用于肝边缘良性小病灶的切除。

外科住院医师教育委员会（SCORE™）将开放及腹腔镜下肝活检归类为"基本的、常规的"手术操作。

手术步骤

肝活检（开放或腹腔镜）

楔形活检

确认肝游离缘的区域

用 2-0 铬缝线做两处缝合以构建一个三角形轮廓

切除缝合线之间的组织

电凝止血

必要时在尖端予以缝合

针刺活检

选取入点（可以的话选择游离缘）

置入针头，切取组织

相同入点通过改变针头的角度方向选取数个活检组织

电凝止血

必要时行 8 字贯穿缝合

钳夹活检

打开钳夹，两臂入病灶

收紧两臂并取出活检组织

电凝止血

结构列表

肝

左叶：第Ⅰ、Ⅱ、Ⅲ肝段和第Ⅳ肝段

右叶：第Ⅴ、Ⅵ、Ⅶ肝段和第Ⅷ肝段

镰状韧带

肝圆韧带

解剖并发症

出血

一、开放性肝楔形和穿刺活检（图 57-1）

【技术与解剖要点】

使用肝分段的标准命名法（见第 58 章肝分段的详细讨论）小心标注活检的位置。至少需要区分至肝叶（左叶或右叶）、病灶是否孤立、是多个相似结节其中之一还是广泛病变。如果明确为局灶性病变，活检组织中应包含部分或全部病变组织。对于广泛性病变例如肝纤维化，肝活检则非常简单，可从肝左叶或肝右叶的游离端边缘选取。如果病灶非常明显，此时应从受影响的区域获取活检组织。如果无法看见或触及肿块，则应选择远离术中分离或放置拉钩时损伤的肝右叶游离缘的区域。选择此区域主要是因为它具有代表性且操作简单。如果术中出现持续出血应使用缝合止血。

1. **楔形活检**　楔形活检术可以获得较多的活检组织，但是其取样深度有限。取活检前，先在取样位置两侧用 2-0 铬缝线做两处缝合以形成一个三角形轮廓。两个缝合在三角形尖部时应当重叠并已完全止血。

可以的话行 8 字缝合，先于游离端浅部进针（锚定缝线）然后在尖端较深部再次进针，拉紧缝线暂不剪线。两侧缝线之间做一楔形切取组织，检查切

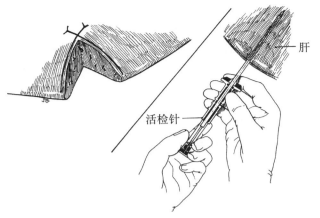

图 57-1　开放肝楔形或穿刺活检

面以止血。小的出血点用电凝止血，而 V 形缺损尖部的持续性出血可在尖部行水平褥式缝合。最后将两侧缝线长端打结关闭缺损，这个要在完全止血后才能进行，因为有可能存在隐蔽性出血。

2. 穿刺活检　使用穿刺活检针时要先熟悉其机械原理。弹压式活检针使用简单而且较易单手操作。这些活检针有不同规格（取样孔径）和"出针距"（取样时内针伸出距离针尖的长度）。最基本的活检针没有弹簧负载，需要双手进行正确操作。

用左手固定肝，使用一次性针孔穿刺针头穿入肝游离端边缘。进针至计划的深度，取出一条形的组织。需要注意的是无论是弹压式还是手工式活检针，取出组织的深度都要较针尖部更深。

移走活检针，用左手压迫肝边缘止血，然后检查取样孔。保持相同的穿刺入点，通过改变针头的角度再取数个活检组织。通过压迫和电凝一般可以止血，出现穿刺点出血不止时，用 3-0 铬线越过穿刺口做 8 字缝合止血。

3. 表面结节活检　肝表面或肝包膜下小结节可用电刀或活检钳切下（见后续部分）。宫颈活检钳可以很好完成此类活检，它包含在大多数手术室中的妇科手术包中。这类活检前较易控制，操作时可大胆地钳取结节组织。较大的结节可能会出现中央凹陷，此种病例需要从肿物边缘取活检，因为中央部可能存在坏死。最后电凝止血。

二、腹腔镜下肝活检——楔形和穿刺活检（图 57-2 和图 57-3）

【技术要点】

同样的，取样前先确定取样部位所在肝叶（对于局灶性病变）。活检针垂直经腹壁穿刺进入腹腔，在腹腔镜直视下行肝穿刺活检，活检取样方法如同上述。使用抓持器固定肝边缘，活检针退出至下一取样开始之前使用抓持器暂时止血。楔形活检最好使用超声刀分离小部分肝组织取样，然后安全止血，一般无须缝合。

【解剖要点】

辨认腹腔镜下肝标志对于明确活检位置非常重要，这相对开腹手术难度更大一些。腹腔镜下最明显的标志是肝圆韧带以及与其相连的镰状韧带，它是肝左叶第 Ⅱ、Ⅲ 段与其余肝的分界（图 57-2A）。经过胆囊窝的分界线将肝左叶第 Ⅳ 段与肝右叶分开。由于腹腔镜是从腹壁上方进入，因此位于更后方的第 Ⅷ 肝段也可以看得见（图 57-2B）。第 Ⅴ 段和第 Ⅷ 段没有可见的分界线，腹腔镜超声可能会对区分它们有些帮助。提起肝圆韧带可暴露第 Ⅰ 段（图 57-2C），它也可在沿着胃小弯分离时透过小网膜透明部分看到。

三、肝结节活检（图 57-3）

【技术与解剖要点】

需要明确恶性肿瘤分期时往往可行诊断性腹腔镜探查，因为只有在影像学结果阴性时才行此手术，发现的转移病灶也往往较小且表浅。

转移性结节可能于肝表面或腹膜表面被发现，不管哪种情况，活检钳都是一种简易的取样方式以明确转移病灶的性质。

备好腹腔镜活检钳（如果不在旁边，一般情况下会在妇科腹腔镜托盘上）或宫颈活检钳。通过套管放入活检钳，可以的话选择较易到达的结节，将钳的两臂伸进结节然后大胆地咬取结节组织，取出样本后电凝止血。

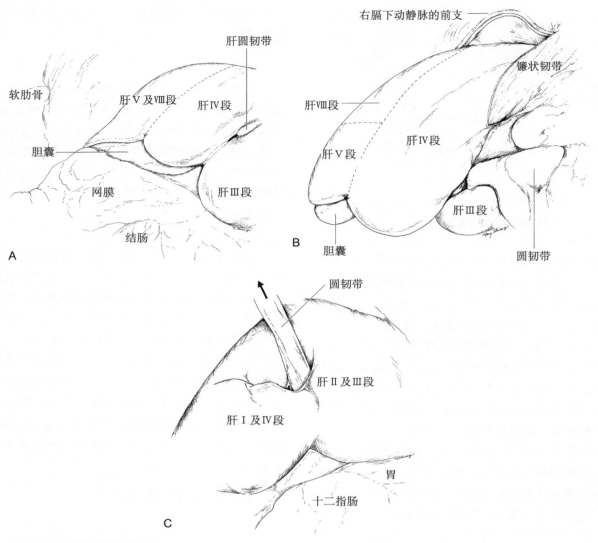

图 57-2　腹腔镜下的肝分段
A. 肝Ⅲ、Ⅳ、Ⅴ及Ⅷ段容易可见；B. 肝Ⅷ段在肝Ⅴ段后方可见；C. 抬起肝显露肝Ⅰ～Ⅳ段

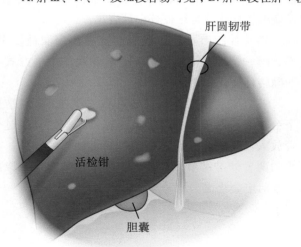

图 57-3　使用活检钳获取肝结节标本

（郑上游　译　林　青　校）

参考文献

1.　Appel BL, Tolat P, Evans DB, et al. Current staging systems for pancreatic cancer. *Cancer J.* 2012;18:539.
2.　Hoekstra LT, Bieze M, Busch OR, et al. Staging laparoscopy in patients with hepatocellular carcinoma: Is it useful? *Surg Endosc.* 2013;27(3):826–831.
3.　Yamagata Y, Amikura K, Kawashima Y, et al. Staging laparoscopy in advanced gastric cancer: Usefulness and issues requiring improvement. *Hepatogastroenterology.* 2012. (Epub ahead of print.)

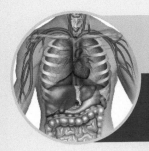

第 **58** 章

肝 切 除 术

Neal Wilkinson

　　肝切除术用于治疗肝的良恶性病变。肝腺瘤、肝血管瘤以及肝局灶性结节性增生都属于良性病灶，可能需要外科医师手术处理。随着无创性检查的进步，包括 CT、超声及 MRI，现在诊断性手术已经很少应用了。囊性病变的处理：单纯的、复杂的、新生的或合并感染的需要根据个体情况选择定期观察、单纯造口缝合或手术切除等处理。创伤性肝损伤可导致急性或慢性出血、感染和胆漏，急诊手术仅用于控制进行性出血。损伤控制性手术现推荐用于手术切除损伤部位以避免致死性低血压、低体温和凝血障碍。

　　半肝切除术通常用于治疗恶性肿瘤，包括原发性肝细胞癌、原发性胆管腺癌（通常是指肝内胆管细胞癌），还有各种转移性病灶。

　　外科住院医师教育委员会（SCORE™）将开放肝段 / 肝叶切除术归类为"复杂的"手术操作。

手术步骤
所有肝切除术的共同步骤
右肋缘下或双侧肋缘下切口（选择性切开
　　胸骨）

从头侧向肝静脉切开镰状韧带

轻柔将左肝旋向内下方然后切开三角韧
　　带

将肝转向内侧以暴露并沿肝静脉切开右三
　　角韧带

抬高左外侧肝以暴露肝尾叶然后切开小网
　　膜透明部

经 Winslow 孔充分游离肝门部，棉绳提吊
　　以备后续可能的控制止血（Pringle 法）

楔形切除术
明确病灶可以行楔形（仅局限于某一肝段）
　　切除

画出病灶轮廓（扩宽 1 ~ 2cm）

在计划切缘稍外侧用 2-0 铬线做贯穿缝合然
　　后轻柔打结

锐性切除楔形的组织

止血

左外叶切除术（肝第 Ⅱ、Ⅲ 段）
抬高肝 Ⅱ、Ⅲ 段离开尾叶，以暴露窄段（移
　　行点）

镰状韧带左侧离断小血管蒂

沿窄移行点从前向后离断肝实质，绑紧肝
　　左静脉

完成横断，取出标本

止血

右半肝切除术（肝 Ⅴ ~ Ⅷ 段）
切除胆囊，沿着胆囊管找到肝总管

沿着肝总管前表面到达右肝管，将其结扎
　　并离断

确认并结扎离断肝右动脉

向左牵拉右肝管和肝右动脉残端以暴露门
　　静脉右支

小心游离、结扎然后离断门静脉右支

将整个肝向内翻转以暴露下腔静脉，分别
　　结扎并离断回流至下腔静脉的肝短静脉

沿着肝分界线切断肝实质，结扎离断所有
　　的小血管或胆管

止血和预防胆漏

左半肝切除术（肝Ⅱ～Ⅳ段）

切除胆囊，然后沿着胆囊管找到肝总管，
　　接着找到左肝管

离断左肝管

暴露、结扎和离断肝左动脉和门静脉左支

向下旋转肝以暴露肝中静脉和肝左静脉，
　　将其结扎并离断

沿肝分界线切断肝实质，结扎离断所有的
　　小血管或胆管

止血和预防胆漏

术野覆盖大网膜，然后关腹，无须引流

解剖并发症

损伤残留肝的动脉、胆管或门静脉

无法控制血管导致大出血

术后小肝综合征

胆漏

结构列表

左、右三角韧带

横膈

镰状韧带

肝左、中、右静脉

门静脉

门静脉左、右支

肝总管

左、右肝管

肝总动脉与肝固有动脉

左、右肝动脉

Glisson 鞘

肝分段的解剖

　　对于恶性病变，安全而有计划的手术干预需要明确合适的切缘、充足的残余肝功能还有低的手术并发症发生率和死亡率。成功的手术计划的关键必须充分考虑肿瘤侵犯范围和残余肝的功能。手术适应证和禁忌证相对广泛，不在本章的讨论范围之内。手术医师与患者进行和谐谈话时需要充分考虑到手术风险、并发症的发生率和死亡率，还有患者的生存预期，包括无瘤生存期和总生存期等。

　　肝实质的情况（肝纤维化、脂肪变性或正常）决定了患者是否可以耐受手术。详细的询问病史和体格检查有助于评价肝实质的情况，但有时也会遇到意想不到的肝纤维化或脂肪变性。同时需要记录是否存在肝炎、药物性肝损害和酒精性肝损害等病史。恶病质、黄疸、腹水及门脉高压都是肝纤维化的体征。对于结肠癌肝转移的患者，由于长期化疗可能会改变肝储备和重构的功能。安全的手术干预是可以达到的，但是脂肪变性和脂肪性肝炎会增加手术风险。即使通过详细了解病史和充分体格检查，未识别的肝疾病甚至亚临床的肝纤维化都可能在术中才能被发现。术前对"正常"肝组织行针尖活检可能是评估亚临床肝疾病最好的手段。手术计划和手术知情同意书都需要充分灵活以备出现意想不到的情况。

　　肝的体积和质量必须保证足够以使患者平稳度过术中和术后的阶段，同时还需要健存的动脉和门静脉供血、肝静脉回流和胆汁引流。正确选用电凝、缝合和术中局部缺血，Pringle 法（见后续章节）可使残余肝实质损伤最小化。如果残余肝正常，切除多达 66% 的肝也是安全的。切除 > 50% 的肝可能会出现一过性黄疸和腹水，但是一般都会在 1～2 个月后消失。目前预测术后肝衰竭仍然缺乏敏感性和特异性，这需要临床判断力和临床经验。对于病变的肝，预防肝衰竭所需的最小肝体积更难预测。一般对于肝硬化患者，一旦出现晚期肝衰竭体征例如门静脉高压或腹水将不可耐受肝叶切除术，此时应考虑选择保留肝叶的楔形切除术或消融术。

　　开始化疗前一定要进行合适的影像学检查（CT或 MRI）并谨慎评价结果。转移性结直肠癌的治疗选择主要根据治疗前影像学结果。在进行肝部分切除术前需要小心评价疾病的进展情况，这个包括对疾病肝内外侵犯的情况同时也要评价肝实质的性质。腹膜侵犯、广泛性结节（非原发灶或肝内结节散布）或意料之外的肝内多发病灶都是肝叶切除的禁忌证。此时通过术前化疗、分期手术、门静脉栓塞和消融术可以增加切除率和确保手术切缘阴性。

　　Couinaud 肝分法将肝分为八段（图 58-1），清楚了解肝的解剖分段对于计划肝切除术非常重要。这个分段法主要根据门静脉及胆管的解剖学。它提

解剖定位

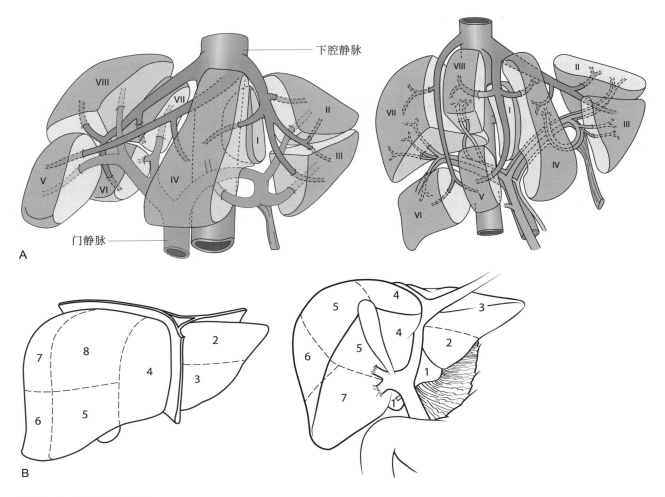

图58-1　肝的解剖分段
A. 肝分段基于门静脉分支并且有肝静脉分支穿行；B. 肝分段与相关的外部标志（图A引自 Schulick RD. Hepatobiliary anatomy. In：Mulholland MW，Lillemoe KD，Dohert GM，et al.，eds. Greenfield's Surgery：Scientific Principles and Practice. Philadelphia，PA：Lippincott Williams & Wilkins；2006.）（已授权）

供了安全的肝段解剖结构，是手术切除线的基础。所有肝切除术都可用肝段来命名，例如右半肝切除是指切除肝 V～Ⅷ 段，而左半肝切除是指切除肝 Ⅱ～Ⅳ 段，而要切除肝 Ⅰ 段（肝尾叶）时，范围也是被规定好的。使用肝分段学术语也确保放射科医师、肿瘤内科医师和肝胆科医师能够更有效地交流。

本章节提供关于非解剖性楔形切除术、左外叶切除术（肝 Ⅱ、Ⅲ段）和左右半肝切除术的技术步骤。这些手术方式如有需要可以被改进或联合，主要根据肿瘤的位置，需要谨记的是切除范围越大，出现一过性甚至可能是永久性肝衰竭的风险就越大。本

章不讨论肝的广泛性切除术或肝三段切除术，因为这些手术最好由有经验的肝胆科医师去执行。本章节末附有相关文献以供参考。

一、切口及肝的游离（图58-2）

【技术要点】

肝位于右上腹，充分暴露对于安全手术非常重要。右肋缘下合并正中线切口或双侧肋缘下切口一般可以使大多数的肝切除术术野得到充分地暴露（图58-2A）。使用自动牵拉器抬高肋骨有助于暴露。胸骨劈开术或右前胸廓切开术很少需要，但一定要备好相关手术器械以应对出现困难情况。

小的楔形切除术或外周肝段切除术通过做正中线切口即可完成，现在也可以在腹腔镜下完成安全的游离和切除。

在进行主要的肝手术操作之前需要充分游离周围的韧带结构。镰状韧带内含闭锁的脐静脉，可将其在低位离断用作牵引。肝上方的无血管纤薄韧带可用电刀分离（图 58-2C）。韧带在靠近横膈处较宽，并逐渐引导至肝左静脉及肝中静脉的根部。轻柔将肝左外段（Ⅱ、Ⅲ段）向下牵拉并内旋后可用电刀向外分离左三角韧带。肝有增厚或病变时，很难看到其最外侧角，如果牵拉过度会导致左外叶撕裂，但将肝完全从横膈游离后，左外叶的修复也变得简单。对于这种情况，在靠近胃之间放入手指或手术垫然后向上推以暴露肝与横膈之间的纤薄韧带，从内侧开始向外侧切开韧带。

使用手术垫抬起肝并向内旋转以在右三角韧带和横膈间形成一定张力，然后将其分离（图 58-2D）。在靠近肝表面操作比较安全，因为此处没有大血管结构，直到遇到汇入下腔静脉的肝右静脉和肝短静脉（图 58-2E，F）。完全离断右三角韧带后，可清晰地暴露下腔静脉，同时需要小心离断小的肝短静脉。如果肿瘤侵犯了横膈，则需要将其连同肝叶整块切除，然后首先关闭横膈缺损。如果出现横膈出血，其出血血管可能回缩进肌层，此时需要行缝合止血。游离完左、右三角韧带后，肝应该可以在腹腔内自由移动。这时最适合明确手术计划并确定切口是否满足后续的操作。术中超声有助于找到病灶并明确计划残留肝段是否被侵犯。

【解剖要点】

肝在其相对后方通过腹膜反折（所谓的韧带）与横膈相连。腹膜离开镰状韧带后向左右分散形成冠状韧带，围绕于肝裸区周围，被称为裸区主要是因为没有腹膜覆盖。在右侧，冠状韧带由相对独立的前（上）后（下）两侧层组成，而左侧前后两层则相当靠近，中间仅由少量结缔组织分隔。此结缔组织之间有一些变异的血管、神经，大部分情况下还有胆管根部。左三角韧带形成网膜囊上凹的上界，但是右冠状韧带上层会阻碍我们对肝膈面进行手法探查。切开冠状韧带、右三角韧带或左三角韧带或全部以游离肝并暴露肝部分的下腔静脉。冠状韧带和右三角韧带是单纯的腹膜反折，可直接分离无须特别防护措施。相对长窄的左三角韧带内含有血管或小胆管或两者都有，因此需要注意更谨慎的结扎离断。当游离这些腹膜后反折到达内侧时，可以逐渐暴露肝静脉。

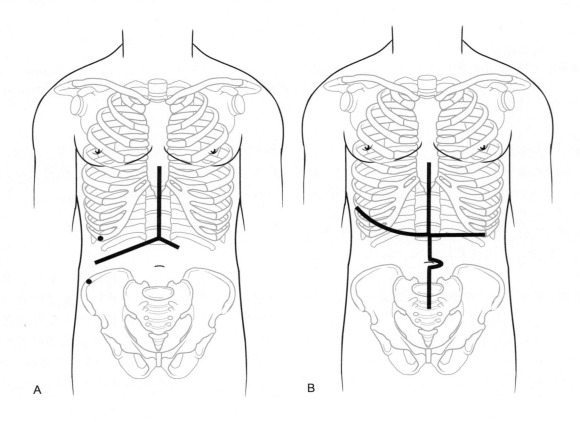

A   B

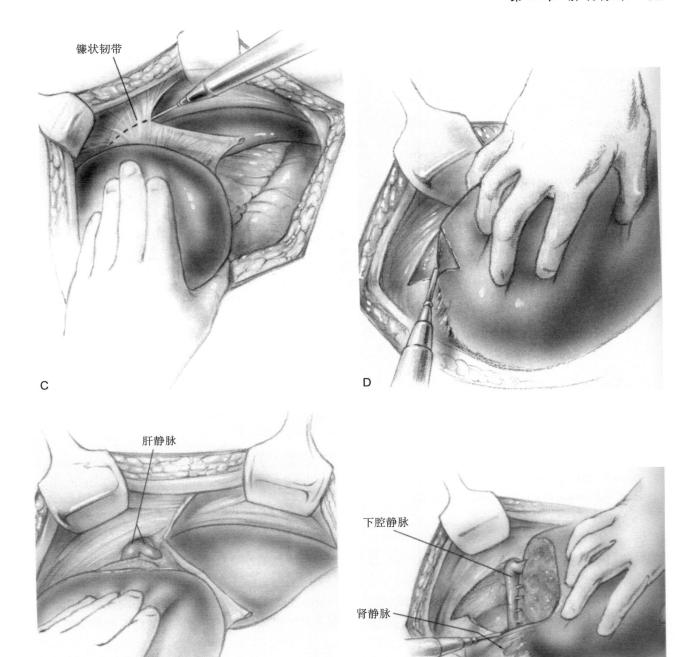

C

镰状韧带

D

E

肝静脉

F

下腔静脉

肾静脉

图 58-2 切口及肝的游离

二、入肝血流的控制（Pringle 法）（图 58-3）

【技术要点】

所有外科医师都应该掌握控制入肝血流的技术（Pringle 法）。从内到外游离肝门静脉既快捷又安全。首先抬起肝左外叶（第Ⅱ、Ⅲ肝段）以暴露肝尾叶（第Ⅰ肝段），然后切开小网膜（胃小弯与肝之间的无血管供应组织）。将手指直接放在肝尾叶上然后扫向右侧通过肝包膜孔可以包绕肝门静脉，这样无须剥离或游离也可以阻断肝动脉和门静脉。触诊肝门静脉可以找到门静脉左右支和肝动脉分叉处。肝动脉解剖变异是很常见的。肝左动脉可以直接发自腹腔干，而肝右动脉常发自肠系膜上动脉。

【解剖要点】

肝十二指肠韧带内的主要结构会保持一定位置

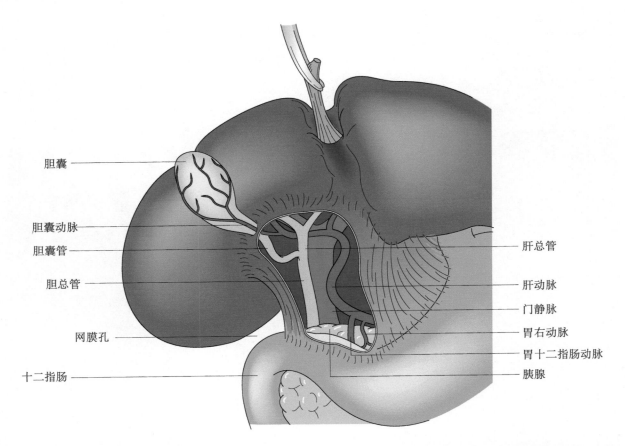

胆囊

胆囊动脉
胆囊管

胆总管

网膜孔

十二指肠

肝总管

肝动脉
门静脉
胃右动脉
胃十二指肠动脉
胰腺

图 58-3　入肝血流的控制（Pringle 法）（引自 Schulick RD. Hepatobiliary anatomy. In：Mulholland MW，Lillemoe KD，Dohert GM，et al., eds. Greenfield's Surgery：Scientific Principles and Practice. Philadelphia, PA：Lippincott Williams & Wilkins；2006.）（已授权）

关系向上走行进入肝门，然后形成固定的模式贯穿整个肝。门静脉位于肝十二指肠韧带及肝门部的后方，肝总管位于右前方，而肝动脉位于左前方。

胆囊三角是由肝下缘、肝总管及胆囊管围成的三角。里面通常走行有胆囊动脉、肝右动脉，或者肝右副动脉和副肝管（如果存在的话）。要记住，尽管动脉通常位于胆管的后方，但是经常会因为变异使得其向前越过肝总管。

肝总管由左右肝管在肝门部汇合而成，汇合点可能位于肝内或肝外，因此在行肝切除时需要结扎右肝管。约有 28% 的病例会出现两个右肝管分段其中一个穿过叶间平面汇入左肝管。在进入肝门部的结构中，动脉的变异最大。一般情况下，肝总动脉会在进入肝实质前在肝门部分为左、右肝动脉。然后，肝右动脉很快就分为前后两条分支，但是基本上各种变异都可能出现。例如，肝右动脉经常发自肠系膜上动脉（约 17% 的病例），肝外还可能会看到肝中动脉（实际上其供血于肝左内段），其可能发自肝

右动脉，还有可能会出现变异的副肝动脉。

门静脉也经常在肝外就分为左、右支。门静脉右支与肝右动脉一样，在肝内走行很短距离就分出其他分支。尽管门静脉系统相对于动脉和胆道系统更少发生变异，但是肝内走行的门静脉右支相对于左支更易出现变异，在操作时需要小心。

三、楔形切除术（图 58-4）

【技术及解剖要点】

肝的楔形切除简单安全，一般不会出现并发症（图 58-4A）。如果怀疑恶性病灶切缘需扩大 1～2cm。手术区需要足够大的切口和活动范围（游离肝与腹膜还有横膈间的粘连）。肝有些区域不适合行楔形切除术（图 58-4B）。肝门部病灶做楔形切除时如果无意中损伤核心血管（静脉或动脉）可能会导致大片的正常肝实质失去血供。损伤主胆管会导致胆漏及胆管狭窄，然后导致严重的术后后遗症。楔形切除的第二个危险地带是在中间及高位的肝顶部，那是

肝静脉汇入腔静脉的区域。肝Ⅳ、Ⅶ及Ⅷ段在楔形切除时大出血或空气栓塞的风险比预想中更危险。如果病灶只局限在镰状韧带左侧，肝Ⅱ、Ⅲ段比较适合行单纯的楔形切除。如果不经意剥离或损伤了镰状韧带右侧，肝Ⅳ段可能面临缺血等风险。

在确认病灶并判断其可以进行局部切除后，先阻断其周围的血流。围绕病灶用钝铬缝线行重叠缝合，接着可以安全简单地将肝实质锐性离断。使用自带弯曲度的针头或手动将其掰成直角（用于深部但仍然笔直的穿针）。绑紧缝线以压迫而不是撕扯肝实质。使用手术刀或设置为"切割挡"的电刀锐性切开病灶，这样既快捷又可以提供干净切缘做病理分析。直接压迫周围组织控制出血，然后取走标本后直接缝合结扎。

Pringle 法是压迫门静脉和肝动脉，但是很少需要这样做。如果存在潜在出血可能，可在操作前绕过肝门部放入棉绳以简单快捷的阻断血流。经验不足的外科医师在行楔形切除术时需要小心切口过小或游离肝不完全。如果没有详细评估就行楔形切除术可能会导致切缘不足、拉损伤或损伤未辨认的深部血管或胆管结构。

四、肝左外叶切除术（图 58-5）

【技术要点】

此手术切除肝Ⅱ段和Ⅲ段（位于镰状韧带左侧的肝段），其切除的正常肝组织少于总量的 40%，因此一般可以耐受。只要可以确保足够的切缘，一个相对小的正中线切口或腹腔镜技术都适合于此手术。如前描述那样游离镰状韧带和左三角韧带，腹腔镜下很容易看见它们。肝桥可能在肝Ⅲ段和Ⅳ段之间覆盖镰状韧带，此区域没有主要结构存在，可以用电刀沿直角钳上方分离。

镰状韧带可作为辨认肝Ⅱ/Ⅲ段与肝Ⅳ段的连接部位。抬起肝左外叶离开尾叶以暴露最窄横断面。在紧靠镰状韧带左侧找出并离断小血管蒂。从前到后切断肝实质。到达肝后方后，离断肝左静脉完成

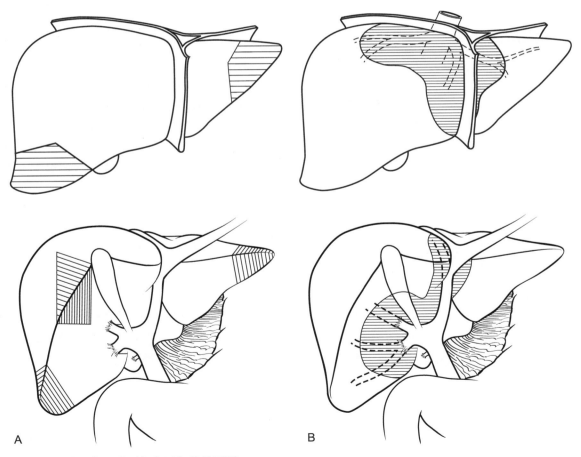

图 58-4　合适与不合适行楔形切除的区域

横断。如果肝较薄且剥离了肝包膜后，整个操作可以使用连续直线切割闭合器完成。分离过程都需要局限在镰状韧带左侧以避免损伤肝Ⅳ段，如果由于肿瘤的位置无法但存在镰状韧带左侧游离，建议改行左半肝切除术（图58-8）。

【解剖要点】

肝的解剖学分段主要根据肝门部三个脉管结构的分支。绝大部分情况下，这三个结构（门静脉、肝动脉、胆管）的分支是彼此相伴着进入肝实质的。这三个结构在上方与如同一个手掌上的手指状走行的肝静脉相互交错，而在下方彼此也是如一个手掌上的手指状互相交错。

在肝门部三个结构的第一个主要分支的根部，肝可以被近似等量的分为左右叶，分离面(Cantlie线)从下腔静脉到胆囊窝中央，与肝圆韧带裂隙相平行。

每个肝叶又可以再细分为肝段。肝左叶由内外两段组成，分离平面的标志有镰状韧带和肝圆韧带裂隙。肝右叶再细分为前、后两段，一般其分离平面没有外部标志，但有时会存在段间裂隙。

最后每个分段可以在细分为上下两个亚分段。因为上、下亚分段没有相对应的外部标志，因此其解剖意义不大。

肝Ⅳ段和肝Ⅰ段，又称为肝方叶和尾叶，在肝视诊时都相当明显。但是这些外部明显的肝叶与功能上的解剖亚单位并不一致。肝方叶是肝左叶内段的一部分。肝尾叶的门静脉血供来自肝左、右叶的分支。叶间平面从肝尾叶中间穿过，因此所谓的肝尾叶并不具有独特的功能特性，而且其右半部分属于肝右叶而左半部分属于肝左叶。

肝尾叶在行侧侧门腔分流术时阻碍较大（见第56章）。此区域的增大使得将门静脉向下拉向腔静脉以构建分流术变得困难，其导致的困难仅次于肝纤维化时。有时，为构建分流口需要对肝尾叶行部分楔形切除。

肝通过肝静脉回流。它不遵循肝的分段。肝静脉的三个主要分支定义对应的三个主要分裂。因此肝右静脉定义肝右裂，其右侧是肝Ⅵ、Ⅶ段，左侧是肝Ⅷ、Ⅴ段。肝中静脉定义肝中裂，其右侧是肝Ⅴ、Ⅷ段，左侧是肝Ⅰ、Ⅳ段，肝中裂与Cantlie线一致，将肝分为真正的左、右叶。最后，肝左静脉定义为肝左裂，其右侧是肝Ⅰ、Ⅳ段，左侧是肝Ⅱ、Ⅲ段。

对于此区域的切除术，操作时要小心保持在脐裂左侧，而不能在脐裂中进行。门静脉的脐带部分走行于脐裂中且在其内外两侧都有分支。同样的，肝内段的动脉血供主要来自肝左外侧段动脉的所谓的逆行支。因此切断然后阻断脐裂右侧的门静脉分支和肝动脉分支会导致肝左内侧段失去血供。

五、右半肝切除术：肝门部的解剖（图58-6）

【技术与解剖要点】

右半肝切除术是指切除肝Ⅴ～Ⅷ段，一般会导致失去＞50%的肝体积（图58-6A）。如果再切除肝Ⅳ段，则变成扩大性肝切除，有可能导致一过性肝衰竭。此手术需要足够大的切口，还要充分游离肝与肝门部。

（一）肝门部的解剖

右半肝切除术时肝门部的解剖过解剖分离各个结构（静脉、动脉与胆管）或区域性通过肝包膜蒂在肝门部阻断它们。每个技术的优缺点详见表58-1。

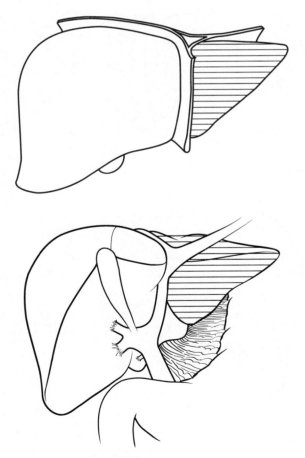

图 58-5　**肝左外切除术**

表 58-1　肝切除术的对比

技术	优点	缺点
解剖性	动脉、静脉及胆管获得更好视野更好评估边缘及重建胆管/门静脉（如有需要的话）	技术难度大和耗时长增加损伤对侧肝门部结构（残余肝）的风险
肝蒂技术	简单直接无须过多游离	不适用于所有位置（肝门或中心病灶）和类型（Klatskin）的肿瘤

【解剖要点】

切除胆囊并帮助确认胆囊管和肝总管，沿着肝总管前表面往上游离直至可以清楚看到右肝管，小心操作以免无意损伤或过度游离（失去血供）。环形游离并阻断和结扎肝右动脉但需要注意避免影响左侧的相关结构。确认肝右动脉并环形阻断（图 58-6B）。此区域很容易发生变异，因此在离断肝右动脉前要触诊肝左动脉以确保其完好通畅。离断肝右动

脉及右肝管后将它们往左牵拉（图 58-6C），然后开始游离门静脉。直接游离静脉最为安全，往肝门部游离门静脉可看见其左、右分支。使用 Kittners 器将门静脉右支旋向内外侧直到肉眼可见其已环形游离（图 58-6B）。不要盲目地在门静脉后方置入直角钳，因为其导致的损伤既难发现又难修复。肝 V 段及 VI 段的后支还有肝尾叶的小分支都来自门静脉右支，如果过度牵拉或盲目剥离都很容易导致其损伤。

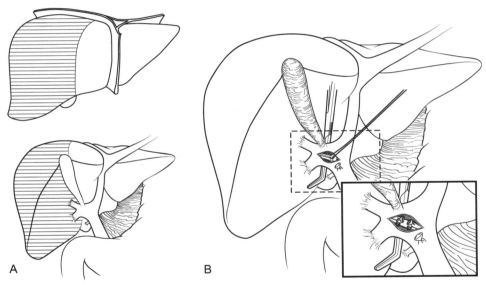

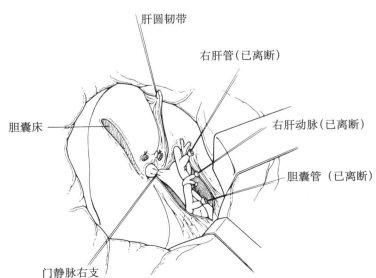

图 58-6　右半肝切除术：肝门部的游离

选择不会引起左支与门静脉主干汇合处狭窄的位置离断门静脉右支。这个可以根据暴露和边缘情况选择右支主干或其前后分支。使用切割闭合器进行离断更为简单和快捷。在两个血管钳之间离断然后用聚丙烯纺织纤维线连续锁边缝合也可以达到同样的效果。在离断各个结构前都要小心视诊和触诊以确保对侧被保留的血管/胆管完好无损，以确保残留肝保持健全。完成分离后，左、右肝之间的分界线会非常清晰。如果没有出现清晰的分界线，可能是肝门部游离不充分或存在变异的供应血流，此时需要进一步将其找出。

（二）肝蒂技术

另一个可替代的技术是通过游离肝包膜蒂然后阻断整个右肝门系统（静脉、动脉及胆管系统）。这就是通常所提到的"减低肝门板"，可以从正中或左右两侧进行操作。先切除胆囊，但无须游离肝总管。需要离断胆囊窝与肝总管之间的小韧带样组织。游离从肝实质与包绕肝蒂的结缔组织的正中开始，找出位于肝包膜纤维鞘与肝实质之间保护主要血管免受损伤的无血管面。轻柔牵拉纤维鞘使其离开肝实质，然后可以环形游离右肝蒂。有时，支配肝Ⅵ段与Ⅶ段的亚段分支发自右肝蒂，其位置较低且位于游离面的右角（图58-6B）。支配肝Ⅴ段和Ⅵ段的分支在可见的主干右角发自门静脉右支。支配肝尾叶（肝Ⅰ段）的小分支位于游离面的内侧。插图展示了如何离断胆管与动脉以暴露门静脉右支的解剖技术。

前（Ⅴ段及Ⅷ段）后（Ⅵ段及Ⅶ段）肝蒂都应该游离。右肝蒂（或前后蒂）应暂时性阻断使肝表面出现清晰分界线，以在分离前明确横断线同时也可以明确对侧残余肝的健存。肝蒂可通过缝合结扎或使用腹腔镜血管切割闭合器离断。

六、右半肝切除术：肝静脉的控制与肝实质的离断（图58-7）

【技术要点】

失去血供的肝会在肝Ⅳ段和Ⅴ段之间出现清晰的分界。在游离肝实质之前，如果可行的话先阻断肝右静脉。将肝从右侧旋向左侧后，可以清楚地看到下腔静脉，然后清除附着的小血管。助手保持肝向上，然后主刀医师找出、游离并离断较短的肝短分支（图58-7A）。当在肝后方放入手术垫时很容易使血管夹从下腔静脉一侧脱出，因此使用血管夹时需要小心操作。由于肝右静脉是从下往上走行并汇入腔静脉，因此需要游离肝后韧带，其一般不含血管但不易看见，而且覆盖肝外部的肝静脉。可用血管切割闭合器离断肝右静脉，也可以使用血管钳夹闭然后使用聚丙烯纺织纤维线连续锁边缝合，但如果出现血管钳滑落会导致大出血，此时右肝会阻碍获得良好视野以进行下腔静脉的修复。

控制肝静脉的血流可在任何时候完成，但为避免肝充血一般需要在阻断入肝血流后进行。有时在肝外部难以安全看到和分离肝静脉，此时可先行肝切除然后在肝实质内找出并阻断肝静脉。在某些困难的病例中环形可在肝上下处阻断下腔静脉，以减少肝实质切除困难时出现的不必要失血。

在阻断肝流入和流出的血流后可快速行肝实质

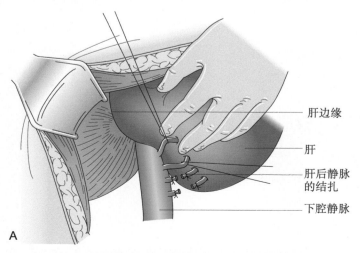

肝边缘

肝

肝后静脉的结扎

下腔静脉

A

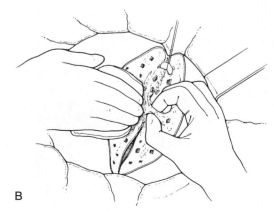

B

图58-7 右半肝切除术：肝静脉的控制与肝实质的横断

切除，此时出血相对较少。肝中静脉是唯一难以控制的血管结构，而且只要切缘和肿瘤性质允许的话肝静脉都应该被保护起来。在行肝实质切除时可通过暂时阻断肝门三个主要管道或通过 Pringle 法压迫以减少失血。需要获得清晰、无出血的手术区域以明确切割分离线、保证足够切缘以及保护对侧肝门结构。短暂的阻断肝血流不会影响残余肝的功能。沿分界线切断肝实质的技术有很多种。经典的手指或钳夹断裂技术无须特别器械而且安全简单（图 58-7B）。距离切缘 2cm 的直线上用钝铬缝线缝合可以控制大多数的肝实质出血点，然后可以锐性离断。复杂器械如超声、喷水器及电凝器也可以用于安全地离断肝实质。消融设备和血管切割闭合器现已成功使用。所有这些技术都应该使小血管止血。主要的血管蒂要被找出然后通过缝合结扎。胆管根部也要被找出并结扎以避免术后胆漏。胆囊切除术后标记出剩余胆囊管，注射生理盐水或染料有助于发现小的胆漏。如有需要创面可以通过亚离子凝固术进行止血处理，通常不再需要其他局部处理。完成手术时需要确保残余肝位于合适的位置，而且血管或胆管蒂不存在扭曲的风险或张力。一般不推荐引流，除非进行了复杂的胆道重建术或胰腺相关手术。创面和切口处最好覆盖大网膜。

【解剖要点】

肝经由三条肝静脉（右、左和中）和不同数量

（12～15 条）的小静脉回流。三条肝静脉位于肝段间或肝叶间。肝右静脉走行于肝右叶的前后段之间，肝中静脉走行于真正的肝叶裂，而肝左叶位于脐裂的上方。因此一定要结扎肝右静脉。根据肝中静脉于切除平面的关系，其或者其分支可能也要被结扎。需要记住的是在大部分病例（84%）中，肝中静脉回流至肝左静脉的末端而不是直接汇入下腔静脉，结扎它们的共同主干会引起致命性的后果。

七、左半肝切除术（图 58-8）

【技术与解剖要点】

左半肝切除术是指切除肝 II～IV 段（图 58-8A）。一般来说，切除的肝体积小于一半，很少发生一过性的肝衰竭。手术需要足够大的切口，游离肝左叶和解剖肝门部。

（一）肝门部的解剖

左半肝切除术的肝门部解剖可以通过解剖分离各个结构或类似右半肝切除术描述那样通过阻断肝蒂来完成手术。

【解剖要点】

切除胆囊然后充分游离左肝管和肝左动脉（插图 58-8B），肝左叶的血管结构变异很常见，但是也很容易找出并游离。肝左动脉结扎前需要触及肝右动脉的强烈搏动，以确保肝右动脉完好无损。将左

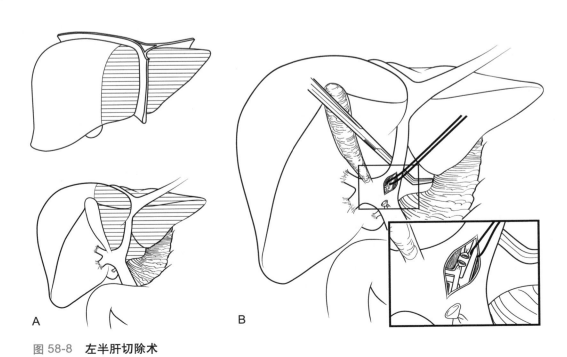

图 58-8　**左半肝切除术**

肝管和肝左动脉结扎并向右牵拉后，可以找出门静脉左支。由于门静脉左支在肝外偏向于水平方向走行，因此剥离相对容易且可以从远处的右支开始。使用腹腔镜切割闭合器离断血管既快捷又简单，但是使用聚丙烯纺织纤维线锁边缝合分离可以达到同等效果。完成结扎后肝Ⅵ、Ⅴ段之间出现清断的分界。

（二）肝蒂技术

肝蒂技术阻断整个左肝门系统（静脉、动脉及胆管），因为其走行于肝Ⅳ段的下方（图58-8B）。降低肝门板后，肝包膜蒂相对分离，因为其水平走行并与肝实质分离。在肝蒂上通过联合锐性分离和轻柔下拉分离纤维鞘（肝包膜）和肝实质。环形游离左肝蒂然后暂时性阻断它以在肝表面产生一条清晰的分界线。肝蒂可以缝合结扎或使用腹腔镜血管切割闭合器或缝合结扎将其离断。

（三）肝静脉控制以及肝实质的离断

肝左静脉和肝中静脉通常发自共同的主干然后在肝实质内分为独立的分支。这使得在肝外分离肝左静脉变得困难，可能会有损伤肝中静脉的风险。有时阻断共同主干（左和中）是安全的，但是在横断肝实质前不要将其离断。如果解剖学允许，应该完成肝左静脉的环形游离并阻断，同样的只有在阻断入肝血流后才能将其离断以免出血肝充血。可使用血管切割闭合器离断肝静脉。某些情况下，肝外的肝静脉难以安全可见或离断，对于这种病例，可先行肝实质切除，然后在肝实质内找出并阻断肝静脉。在肝实质切除时，对于一些复杂病例，通过阻断肝上、下方的腔静脉以限制失血。一旦阻断肝入流和回流血管，可以向右半肝切除术描述那样进行肝实质横断。

（四）关腹

完成肝切除后，建议对切缘行病理学评估。紧靠切缘处做好标记然后通过大体或显微镜进一步明确。一般情况下，无须做冷冻切片已明确组织的病理诊断，因为这个不会对手术方式有影响。大部分肝切除术是为了完成根治性治疗而不是为了明确诊断。如果切缘未达标准且残余肝体积仍然足够，则需要进一步扩大切除。尽最大努力避免侵犯肿瘤或遗留阳性切缘。

完成止血并在横切面上检查是否存在胆漏。检查残余肝，明确肝入流和回流充足。分层关闭筋膜和皮肤以完成手术。密切监测术后肝功能可预测肝失代偿的发生。一般需要每隔2～3d行肝功能检查直到结果表明肝衰竭趋势下降或正常化。如果肝功能异常持续存在或突然恶化，需要行超声评估肝内胆管、门静脉及肝动脉是否正常。肝下积液可能提示胆汁瘤形成，可通过经皮置管引流。如果对侧肝段完好无损且没有出现远处梗阻，大部分的胆漏都会自行消失。

（郑上游 译 林 青 校）

参考文献

1. Blumgart LH. *Surgery of the Liver, Biliary Tract and Pancreas.* 4th ed. Philadelphia, PA: Saunders; 2006. (The basic reference used by all surgeons in this area. Contains a wealth of information including specialized and more difficult resections.)
2. The Brisbane 2000 Terminology of Liver Anatomy and Resections. Terminology Committee of the IHPBA. *HPB* 2000;2:333–339.
3. Chang YF, Huang TL, Chen CL, et al. Variations of the middle and inferior right hepatic vein: Application in hepatectomy. *J Clin Ultrasound.* 1997;25:175–182.
4. Cucchetti A, Cescon M, Ercolani G, et al. A comprehensive meta-regression analysis on outcome of anatomic resection versus non-anatomic resection for hepatocellular carcinoma. *Ann Surg Oncol.* 2012;19(12):3697–3705.
5. Delattre J-F, Avisse C, Flament J-B. Anatomic basis of hepatic surgery. *Surg Clin North Am.* 2000;80:345–362. (Presents excellent summary of surgical anatomy and embryology.)
6. Dirocchi R, Trastulli S, Boselli C, et al. Radiofrequency ablation in the treatment of liver metastases from colorectal cancer. *Cochrane Database Syst Rev.* 2012;6:CD006317.
7. Fong Y. Hepatic colorectal metastasis: Current surgical therapy, selection criteria for hepatectomy, and role for adjuvant therapy. *Adv Surg.* 2000;34:351–360.
8. Fong Y, Brennan MF, Brown K, et al. Drainage is unnecessary after elective liver resection. *Am J Surg.* 1996;171:158–162.
9. Kele PG, de Boer M, van der Jagt EJ, et al. Early hepatic regeneration index and completeness of regeneration at 6 months after partial hepatectomy. *Br J Surg.* 2012;99(8):1113–1119.
10. Starzl TE, Iwatsuki S, Shaw BW, et al. Left hepatic trisegmentectomy. *Surg Gynecol Obstet.* 1982;155:21. (Classic description of an uncommon resection.)
11. Starzl TE, Koep LJ, Weil R, et al. Right trisegmentectomy for hepatic neoplasms. *Surg Gynecol Obstet.* 1980;150:208. (Classic description of extensive resection.)
12. Takasaki K. *Glissonean Pedicle Transection Method of Hepatic Resection.* New York, NY: Springer Verlag; 2007. (Elegantly illustrated manual showing how the Glissonean pedicle method can be applied to various situations.)

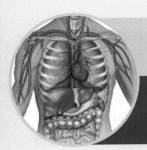

第**59**章

肝脓肿引流术

James J. Mezhir

　　本章讨论开腹及腹腔镜下肝脓肿引流术。目前大部分肝脓肿可在超声或CT引导下经皮置管引流。经皮置管引流失败的几个因素包括化脓灶太大、存在多处病灶以及病灶与胆管树相通。每个患者都需要根据临床表现和影像学结果选择个体化治疗方案。

　　当脓肿无法经皮置管引流，或经皮放置引流失败，或脓肿不适合行经皮置管引流时，手术置管引流仍然是这一类患者的理想选择。对于某些难治性肝脓肿或坏死病例，确切的治疗可能需要通过肝切除完成。主要肝叶安全手术的相关手术原则在其他章节已讨论。

　　外科住院医师教育委员会（SCORE™）将肝脓肿引流归类为"基本的、非常规的"手术操作。

手术步骤

肝脓肿的手术引流

右肋缘下切口

为充分暴露可扩大切口至中线（曲棍球杆型切口）或双侧肋缘下切口

通过探查、超声或细针穿刺定位脓肿

送检细菌学培养及药敏

电凝从顶部打开脓肿

通过即时抽吸以及腹腔手术垫使腹腔污染最小化

用手破坏小脓腔

冲洗脓腔

评估胆漏与出血情况

脓腔中放置引流管持续引流

也可使用腹腔镜下置管引流，需遵循同样的手术原则（安全进入腹腔，确认脓肿，顶部打开脓肿并行清创术，开放式引流）

解剖并发症

出血（肝实质或主要血管损伤）

胆漏或胆汁瘤形成

引流不佳导致脓毒症

肝坏死

横膈损伤导致气胸

胆管损伤

十二指肠损伤

结肠或肠系膜损伤

结构列表

肝（包括分段解剖学、血供及静脉回流知识）

门静脉及其分支

肝静脉及其分支

横膈

肝门部包括胆总管、肝固有动脉和门静脉

胆囊

十二指肠

右结肠、横结肠和肠系膜

一、脓肿的术中定位

【技术及解剖要点】

仔细回顾全部有用的影像学检查结果（图 59-1A，B）。做右肋缘下切口，需要更充分暴露术野时切口扩大至上中线或双侧肋缘下。进入大脓肿的腹腔时，右上腹可能存在严重炎症，这主要取决于脓肿的致病源。小心分离并拉低右半结肠，对于先前已行胆囊切除术的患者也需要上述操作。存在严重炎症时，结肠系膜有可能会被撕裂而导致肠系膜上静脉的大出血。

肝脓肿置管引流术时大部分情况下不需要辨认和分离肝门部。但是如果出现主要血管的损伤，需要行 Pringle 法补救。具体步骤是先伸一个手指进入 Winslow 孔后方，打开肝胃韧带，然后在胆管、门静脉及肝动脉上分别放置血管缝带以减少止血过程

中的出血。如果是脓肿引流所致出血，要在感染发炎的腔内止血非常困难，此时可能需要用压迫填塞法或暂时性关闭腹腔以控制出血。

暴露脓肿部位时如有需要可游离肝，此操作需要格外小心而且有选择性，因为一旦损伤到横膈将会使得肝脓肿污染致胸部。小心触诊肝，寻找包膜闭合坚实的区域，如果未能触及脓肿，可使用术中超声或细针穿刺辅助。

穿刺引流时选用长的大号针头例如腰穿针（图 59-1C），吸出脓液送检做细菌学培养及药敏检测。要小心在肝上选取不会引起出血的进针位点。

二、脓肿引流（图 59-2）

【技术与解剖要点】

沿着穿刺针的轨道将电凝器伸进脓腔，从顶部

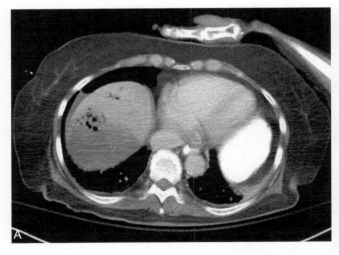

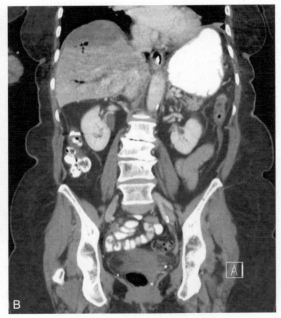

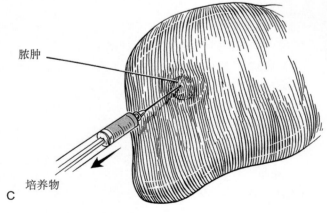

图 59-1 肝右叶肝脓肿

A.CT 横断面显示肝右叶大量混合性积液并伴有气泡；B. 冠状面显示脓肿；C. 穿刺确认脓肿并置管引流（图 C 引自 RH Bell Jr，Rikkers LF，Mulholland MW. Digestive Surgery：A Text and Atlas. Philadelphia，PA：Lippincott Raven；1996）（已授权）

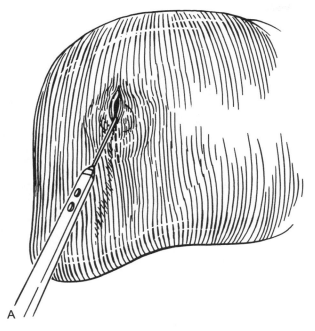

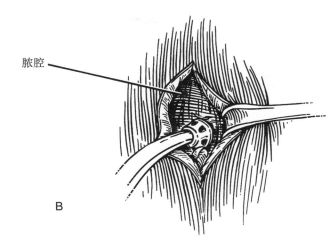

脓腔

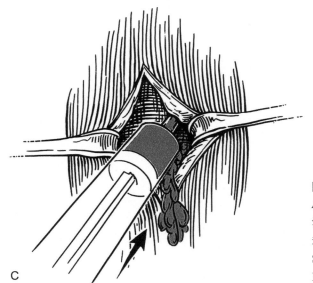

图 59-2　**脓肿的手术引流**
A. 电刀切开进入脓腔；B. 顶部打开脓腔，负压引流脓液控制污染；C. 吸引并用生理盐水冲洗，检查是否存在胆漏（A、B 和 C 引自 RH Bell Jr，Rikkers LF，Mulholland MW. Digestive Surgery：A Text and Atlas. Philadelphia，PA：Lippincott Raven；1996）（已授权）

打开脓腔，使用腹腔手术垫和负压抽吸控制污染。用手指分离和负压吸机破坏小脓腔。

　　冲洗脓腔并探查出血和任何可能存在的胆漏（图 59-2C）。出现胆漏时使用缝线或夹子将其闭合。但是，主要肝内胆管的损伤可能需要进一步手术控制胆漏。

　　脓腔内放置引流管，另一端从切口带出，行自然低位引流和负压吸引引流。当引流量较少且不再存在脓毒症征象或胆漏时可拔除引流管。

　　根据脓肿的部位及手术医师的喜好也可以选择腹腔镜下置管引流，手术原则与开腹置管引流一致。

（郑上游　译　林　青　校）

参考文献

1. Mezhir JJ, Fong Y, Jacks LM, et al. Current management of pyogenic liver abscess: Surgery is now second-line treatment. *J Am Coll Surg*. 2010;210(6):975–983.
2. Tan YM, Chung AY, Chow PK, et al. An appraisal of surgical and percutaneous drainage for pyogenic liver abscesses larger than 5 cm. *Ann Surg*. 2005;241(3):485–490.

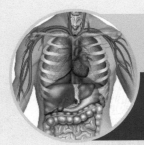

第60章

胰切除术

James J. Mezhir

本章讨论胰体尾切除术和胰十二指肠切除术（Whipple 术）。由于胰体尾与脾动静脉在解剖上位置关系紧密，因此一般在行胰体尾恶性肿瘤切除术时都同时切除脾。如果手术用于切除良性肿瘤、创伤或高度选择的恶性肿瘤，有可能保留脾的血供。腹腔镜下胰体尾切除在第 61 章有详细的介绍。

胰头切除术（胰十二指肠切除术）可以保留或切除胃幽门部。全胰切除术及胰中段切除术超出了本章的讨论范围，在章节末提供文献以供参考。

对于胰腺癌的患者，必须通过高分辨增强影像学检查明确分期，以避免不必要的剖腹手术。诊断性腹腔镜探查可选择性用于怀疑 M_1 期病变、胰体尾病灶以及 CA19-9 升高（＞ 140U/ml）的患者。

图 60-1 详细展示区域的解剖。

外科住院医师教育委员会（SCORE™）将胰体尾切除术归类为"基本的、非常规的"手术操作；将其他胰腺切除术归类为"复杂的"手术操作。

解剖并发症

行 Kocher 切口时撕裂性腺静脉

无意中离断肝动脉

牵拉（胃网膜或结肠中静脉）或游离（第一空肠支、钩状分支）过程中损伤肠系膜上静脉或其分支

意外离断走行于胰腺和（或）胆总管后方的变异肝右动脉

切除第一段空肠时肠系膜出血

误伤结肠中动静脉或横结肠系膜

腹水（非感染性或感染性）

胰漏、瘘管形成或脓肿形成

胆漏，胃排空障碍（胰十二指肠切除术时）

迟发型出血（大部分是胰瘘后导致胃十二指肠动脉出血）

结构列表

胰：胰头、胰体、胰尾、钩突、胰管

脾：脾动脉、脾静脉

结肠：横结肠系膜、横结肠、结肠中动静脉

胃：胃大弯、幽门、胃窦

十二指肠：第一～四段

十二指肠悬韧带（Treitz 韧带）

胆囊：胆囊动脉、胆囊管

胆总管

肝门：肝右动脉（及其解剖变异支）、门静脉

肠系膜上动静脉

下腔静脉及右性腺静脉

胃网膜左、右动、静脉

胰下动脉或胰横动脉

胃结肠韧带

胃脾韧带

脾结肠韧带

解剖定位

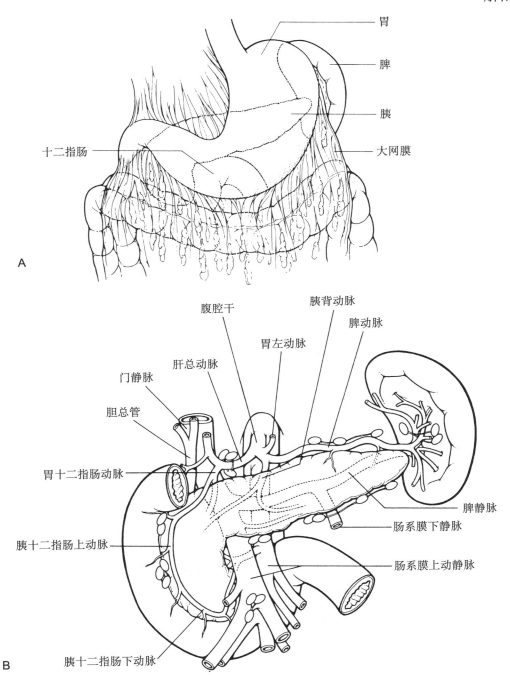

胃

脾

胰

大网膜

十二指肠

腹腔干

胰背动脉

脾动脉

胃左动脉

肝总动脉

门静脉

胆总管

胃十二指肠动脉

脾静脉

肠系膜下静脉

胰十二指肠上动脉

肠系膜上动静脉

胰十二指肠下动脉

图 60-1　区域解剖
A. 开始探查时胰腺完全被其他脏器遮盖；B. 血管关系的区域解剖

一、伴或不伴脾切除术的胰体尾切除术

胰体尾的暴露及远端胰的切除（图 60-2）

【技术要点】

行上腹部正中线切口（大部分患者）或左肋缘下扩大切口或上腹部弧形切口（重度肥胖者）。探查转移性病灶。离断胃大弯侧的胃网膜血管，然后打开胃结肠网膜。从远端尾端向胃短血管进行离断。如果计划保留脾或需要离断脾动静脉则必须保留胃短血管（Warshaw 术式）。此时，可以移除大网膜以增加暴露或牵拉（见第 55 章，图 55-5）。游离胰腺下缘的整个过程中需要保护好横结肠系膜。

手术步骤

胰体尾切除术

诊断性腹腔镜手术（胰体尾腺癌）

上腹部正中线切口或左肋缘下扩大切口

首先做小切口，进腹后触诊肝及其他腹部区域明确是否存在 M_1 期转移病灶

打开大网膜，进入小网膜囊，降低右半结肠

离断胃网膜血管

保留胃短血管（如果保留脾的话）

从胰腺侧游离胃后壁，从横结肠系膜侧游离胰腺下缘

在肠系膜上静脉表面打通胰后方的隧道

阻断胃网膜血管然后切断胰

如行脾切除：切割闭合器离断或缝扎脾动脉及脾静脉，然后将它们从内往外移切除脾

如保留脾：抬起胰远端残残端，然后将其轻柔地将其与脾血管分离

如果需要结扎脾动静脉，则必须保留胃短动静脉（Warshaw 手术）

关腹前检查横结肠系膜缺损

如果存在高风险因素（如小胰管、软胰等），应考虑放置引流

沿着胃网膜静脉及结肠中动脉向下到达肠系膜上动脉以确定规范的胰体尾切除术的横断位置。置入牵拉器维持胃及肝左外叶于高位，小心以避免损伤胃左动静脉弓；往下牵拉结肠。游离胃与胰之间的无血管皱襞（胃胰皱襞或 Allen's 面纱）以充分暴露胰体尾部。脾血管在远端胰区域可能可以触摸到，脾动脉走行于胰腺上表面，一般在上方可以看到并且触及，但需要明确其与肝总动脉的关系。脾静脉走行于胰后方，要在游离胰之后才可见。使用电刀沿着胰下缘切开腹膜，小心避免损伤肠系膜下静脉。

钝性分离胰与后腹膜间的无血管层面，然后提起胰将其与后腹膜分开，脾动静脉将会伴随胰体尾一起被提起。确定离断胰的位置，一般位于肠系膜上紧密的上方。在胰与脾动静脉之间小心钝性分离形成游离平面，游离面形成后使用橡胶血管带帮助牵拉脾动静脉。选择相应技术（切割闭合器、锐性切除伴胰管结扎、高频消融电刀）离断胰。

在某些情况下也可以先游离胰尾然后再离断胰，这样可能会更为简单（图 60-2B）。特别是在创伤情况下切除范围较局限时更为适用。

脾动静脉供应胰体尾的多条短小分支血管需要逐条游离并结扎（图 60-2C）。如果无意中撕裂这些小血管，可用细聚丙烯纺织纤维线在脾动静脉侧进行缝合止血。继续向外游离至胰尾部，保留脾动静脉。

如果胃短血管完好保留，可以安全离断脾动静脉（Warshaw 式）。此技术可用于局限性胰体尾切除术，见图 60-2D。先前已提到，胰癌的规范性胰体尾切除术一般需要切除至肠系膜上静脉上方，但对于胰外伤手术切除可能更适合局限性切除。两种情况都可应用 Warshaw 术式。

如果不计划保留脾，可以简单地将游离脾和胰尾一起游离。离断胃短血管，阻断脾动静脉然后如前所述使用切割闭合器离断胰。

检查止血情况，如果可行的话在胰腺残端覆盖大网膜。选择性在胰残端放置引流管行腹腔内引流。

【解剖要点】

大网膜附着于胃大弯侧及十二指肠第一段，其左侧延续于胃脾韧带，其整个后表面黏附于整段横结肠。连接胃与横结肠的大网膜就是胃结肠韧带。走行于大网膜内的胃网膜血管一般紧靠着胃，但也可能距离胃 2cm 或更远。

胃脾韧带及脾结肠韧带在左侧延续自大网膜，发自脾动脉或其分支的多条短小胃动脉（一般是 4～6 条）走行于胃脾韧带然后在胃底部达到胃大弯侧。胃网膜左动脉也是相类似的发起点和走行，但是它是从左到右平行走行于胃大弯，最终于胃网膜右动脉融合。脾结肠韧带中没有重要血管，但是可能会存在一些连接脾血管与结肠中或结肠右血管的交通支。

脾肾韧带在腹膜后黏附于脾。此韧带中含有脾动脉主干和胰尾，一般直接接触脾门部或距离脾门不超过 1cm。

胃左动脉从腹腔干走行至胃小弯上部时形成胃

胰褶皱。胃与壁腹膜之间会出现无血管供应且紧密相连的脏腹膜覆盖于胰。这些腹膜一般情况下其右侧位于胃左端，胃窦紧靠胰头部的地方，其左侧是胃后表面紧靠胰尾部。这些褶皱将胃与小网膜囊后壁相连，在那里十二指肠开始进入腹膜后，同时将胃相连于胃脾韧带和其内走行的血管结构。

脾动脉发自腹腔干然后沿着胰上缘走行至脾门。腹腔干位于胰颈的左上方，其走行向脾的过程中，会由于胰分支的牵拉而呈现典型的弯曲，然后经常向下潜行于胰后方。而与之相反的，脾静脉一般要在暴露完胰尾和脾门后才能可见，因为其位于胰的后方。当脾动静脉走行靠近脾门时会出现不同数量的分支（一般是 2 ~ 3 条），分别支配不同的胰段，分支一般距离脾门部 4cm 处出现，但是变异范围可波动于 1 ~ 12cm。典型情况是脾静脉的分支位于对应的脾动脉分支的下后侧。

胰后方，胃系膜与后腹膜壁层相融合形成无血供平面，然后胃系膜内紧密相连的结构形成后腹膜。可以预料到，无血供融合面也位于脾动静脉的后方。

胰后方的主要血管之间的关系也很重要。由肠系膜上静脉和脾静脉汇合而成的门静脉走行于腹主动脉及肠系膜上动脉的右侧。脾静脉水平走行，然后在肠系膜上动脉与胰之间汇肠系膜上静脉，因此在区域，脾静脉位于血管结构最前方。

在将要被切除的胰中，胰管接近与胰上下缘的中间，其位置稍微靠后方但是无论如何都位于主要胰血管的前方。正常情况下，胰体部的胰管直径在 2 ~ 4mm。

离断胰体需要阻断胰内血管结构。为了保持清晰的手术视野，切除胰前需要先阻断某些血管结构。其中一条主要血管就是胰下动脉或称胰横动脉，此动脉发起点经常变异，但是其会沿着胰下背走行，

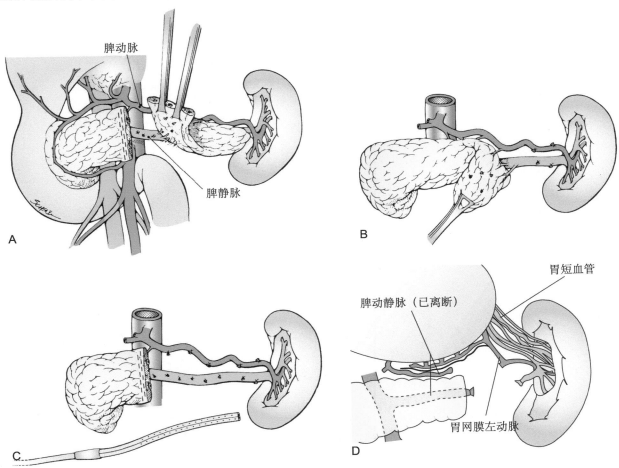

图 60-2   **胰体尾切除术**
A. 横断胰，然后游离远段部分；B. 游离，然后横断；C. 完成切除；D.warshaw 改良术（引自 Ferrone CR，Konstantinidis JT，Sahani DV，Wargo JA，et al. Twenty-three years of the Warshaw operation for distal pancreatectomy with preservation of the spleen. Ann Surg. 2011;253：1136）（已授权）

位于胰实质内或胰实质外，这部分走行一般不会变异。另一条主要分支是胰大动脉分支，其来自脾动脉分支，一般在脾动脉中外 1/3 处分出进入胰，然后其会进一步分出分支向胰尾或胰头走行。胰大动脉与胰下动脉平行走行，但是相对位于胰下动脉的上方。这些动脉都必须通过 8 字缝合止血。

由于脾动脉沿着胰全长走行，其会分出一些短小纤弱的小分支支配或回流胰。分出的血管分支中胰静脉分支（15 ～ 31 条）要比胰动脉分支（4 ～ 11 条）多，但两者都是沿着胰全长平均分布。

二、胰十二指肠切除术

（一）决定可切除性然后游离胰下缘及肠系膜下静脉（图 60-3）

【技术要点】

此手术对于大多数患者可行上正中线切口，而对于重度肥胖且身材不高的患者做双侧肋缘下切口可能获得更好的暴露。在离断任何主要结构（一般是胃、第四段十二指肠及胰）前需要谨慎评价肿瘤的可切除性。

手术步骤

胰十二指肠切除术（Whipple 术）

对于高风险患者选择行诊断性腹腔镜检查（CA19-9 升高，局部进展的病灶）

上腹部正中切口或弧形切口（重度肥胖患者）。先做小切口探查肝是否存在 M_1 期转移灶

游离肝、胆囊、十二指肠的结肠肝曲然后做 Kocher 切口行进一步游离

在胰后方找出并游离肠系膜上静脉

切除胆囊然后游离肝门部结构 - 外侧的胆总管，内侧的肝动脉及后方的门静脉

如果肿瘤可以切除，离断胆管

缝合结扎及离断胃十二指肠动脉

切断胃

找出屈氏韧带，然后在其远端选择合适的位置离断空肠

在肠系膜上静脉上方明确横断胰腺的位置，行 8 字缝合阻断支配胰的血管

切开胰，然后将钩突与腹膜后腔及肠系膜上动静脉分开

标记腹膜后切缘然后送检病理分析

确认各个切缘阴性后，开始重建

将空肠穿过横结肠系膜带到结肠中血管右侧

构建胰管空肠吻合、胆管空肠吻合及胃空肠吻合

关闭系膜缺损

选择性腹腔内引流

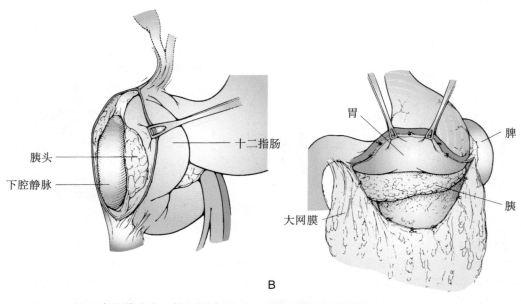

A

胰头
下腔静脉
十二指肠

B

胃
脾
胰
大网膜

图 60-3　A. Kocher 切口充分游离十二指肠与胰头；B. 评估肿物的可切除性

首先，探查腹腔是否存在转移性病灶。即便是现代的影像学检查，仍然会 10% ~ 20% 的腺癌患者通过探查才能发现由于 M_1 期转移性病灶或血管侵犯而无法进行手术。术中尽早明确肿瘤可切除性可以避免不必要的手术切除或者切除过早而后面发现肿瘤是不可切除的。如果发现肝、腹膜表面 / 大网膜或远处结节（例如主动脉腔静脉结节），需要通过冰冻切片明确病理。胰腺腺癌一般不常规行扩大淋巴清扫 - 只有在高分辨对比增强 CT 或 MRI 结果怀疑时才做远处淋巴结的清扫。

一旦明确肿瘤分期后，向下游离肝曲以暴露十二指肠及胰头。行 Kocher 切口，切开十二指肠外侧的腹膜组织。此处要注意避免损伤回流至下腔静脉的右性腺静脉，否则容易产生麻烦的出血。将十二指肠及胰头向内侧翻转以充分暴露下腔静脉。在手指间触诊胰头，明确胰头的大小和质地以及肿块的大小。多中心随机对照试验显示对于胰癌患者行扩大的淋巴结清扫术增加手术并发症和死亡率但没有明显延长患者的生存期。

沿着胃大弯侧切开胃结肠网膜，并将其从结肠侧移开后移出手术野。移开大网膜后手术视野得到充分地暴露。年轻手术医师在游离胰下缘时应该用手抓住结肠并保护好横结肠系膜。沿着结肠中静脉及胃网膜右静脉找出肠系膜上静脉，因为它们在彼此靠近的地方汇入肠系膜上静脉。胃网膜静脉可在切断胰后再离断，否则它通常需要离断两次。

辨认在胰腺下向胰体深部走行的肠系膜上静脉，使用 Kelly 钳进行钝性分离，进入静脉的外膜然后沿着胰下方向上分离，在此处胰实质没有细小分支进入肠系膜上静脉的前表面，因此正常情况下此平面是无血管区。小心避免损伤脾静脉。对于大部分病例不需要行这种分离法来明确肿瘤的可切除性，因为 CT 影像可以清晰显示该区域。但游离出这条通道有助于保护肠系膜上静脉、门静脉及其分支。在肠系膜上静脉被完全保护时，它还可以帮助离断胰时的止血。

【解剖要点】

游离右半结肠以及行 Kocher 切口的游离不应该引起显著出血。无论哪种情况，腹膜的切开和分离都是肠系膜游离部的无血管面进行，那里可以行钝性解剖和游离。当翻转十二指肠及胰头时，记住胰头及第三段十二指肠位于下腔静脉前方，因此在游离时要小心避免损伤下腔静脉及右性腺静脉。

肠系膜上静脉与脾静脉汇合形成门静脉，然后继续走行至十二指肠后方进入胃十二指肠韧带。肠系膜上静脉或门静脉前表面与胰颈部后表面之间的平面一般无血管分布。汇入肠系膜上静脉 - 门静脉轴的外侧的小静脉，尽管相比脾静脉或肠系膜下静脉要小，但仍然足够大导致出血问题，因此游离时需要格外小心。另外，此区域的变异也经常出现，因此，要能够也应该预料到几乎任何可能出现的手术方案改变。

（二）肝门部的游离、胆管的离断、肝动脉的暴露、胃十二指肠动脉及胃的离断（图 60-4）

【技术要点】

胆囊切除术时需要习惯性保持警惕——离断胆管前先检查是否存在变异的肝右动脉。记住不管胆囊动脉发自哪里（经常发生变异），它经常还是走行于胆囊三角内，而且胆囊管与胆总管汇合部位也经常变异，正由于这些原因，在结扎或离断这些结构时应该充分游离并取得良好的术野。胆囊管通过缝合结扎。

游离胆总管时，小心避免损伤走行于胆总管和肝固有动脉后方的门静脉。在胰实质上方切断胆管，此时可送检胆管冷冻切片以为后面节省时间。取出支架并将其移出手术区域——但需要小心金属支架远端可能粘连于肿瘤，如果强行移除可能会导致肿瘤细胞污染术野，此时可以切断支架然后锁边缝合远端胆管。

将胆管游离端与门静脉分开，完成胰与肠系膜上静脉之间的游离，接着游离肝动脉并小心保护直到分出所有结构——肝总动脉、胃十二指肠动脉及肝固有动脉。常规检查确保没有发至胃十二指肠动脉的肝固有动脉然后缝合结扎胃十二指肠动脉。对胃十二指肠动脉出血或空肠袢瘘管形成的情况留下动脉残端显得很重要，因为那里需要血管有足够长度以形成卷曲。

经典的胰切除术与保留幽门的胰切除术已经在很多前瞻性对照临床试验中进行比较，结果显示两种术式之间无论在并发症还是延迟胃排空上都没有差异。但是，有一个研究显示保留幽门环和胃的切除术可以显著减少胃排空延长的发生率。对于经典的胰十二指肠切除术，在胃大弯侧选择离断位点，然后使用 GIA 绿色钉仓进行离断。使用结扎束沿着胃小弯侧向幽门部离断相关血管。对于保留幽门的

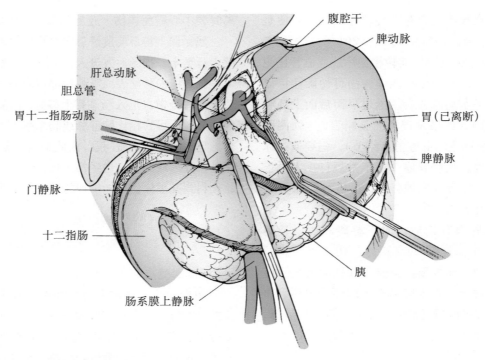

图 60-4　胃与胆管的分离

术式，应在幽门环附近行切割闭合。无论哪种横断位点，重建方式都是一样的——结肠前方的胃空肠吻合术。

【解剖要点】

肝总动脉走行于胰上方然后分支为胃十二指肠动脉和肝固有动脉。肝动脉可以走行于胰后方然后很容易与胃十二指肠动脉相混淆——不仅探查是否存在由胃十二指肠动脉独立供血的肝固有动脉重要，描绘出动脉的解剖结构以避免误伤或离断肝固有动脉也很重要。肝总动脉走行于胰上方的肝动脉节点一般都是固定不变的。

胃网膜血管弓的离断已经完成，由于血管两侧形成循环，因此必须在两侧将其离断才能阻断血流。对于位于胃小弯侧的胃左、右血管弓也是同样的离断方式。胃左、右动脉弓平行于胃小弯走行，通常紧靠胃边缘。另外，胃左动脉可以支配肝左外侧段，这个变异支可能提供此肝段大部分或者全部血供。除了胃左、右血管弓和肝十二指肠韧带内的肝门三管结构，小网膜囊内还含有来自迷走神经的 Latarjet 神经（紧靠胃血管弓）和迷走神经前干支的肝分支。支配胃和幽门部的 Latarjet 神经也必须离断。但是迷走神经前干支的肝分支发自食管裂孔附近然后横穿小网膜囊紧靠它的肝附着，如果游离局限在肝胃韧带的下方或胃侧那么它不会存在风险。

（三）空肠的离断（图 60-5）

【技术要点】

在横结肠系膜底部定位屈氏韧带。在屈氏韧带远端合适的地方离断空肠（通常只要提起空肠到达前腹壁就可以获得足够长度行结肠后重建）（图 60-5）。注意小心避免损伤肠系膜下静脉。游离屈氏韧带和腹腔左侧尽可能长的十二指肠。将空肠断端从横结肠系膜及小肠系膜下穿过，使其到达残余十二指肠同侧。此时，十二指肠会摆向右侧（图 60-5B）。

【解剖要点】

之前已经提到，屈氏韧带也含有来自膈脚或空肠壁的肌肉组织，因此，游离它时可能会出现不必要的出血，除非采取必要的措施（使用血管钳或电刀）预防。电刀切开肠系膜表面通过以暴露下面的肠系膜血管，可通过结扎束或直视下缝合结扎将其离断。

（四）胰体和钩突的横断（图 60-6）

【技术要点】

在胰上下边缘的胰上下拱廊区域做 8 字悬吊缝合（图 60-6A）。锐性切割或使用电刀离断胰（图

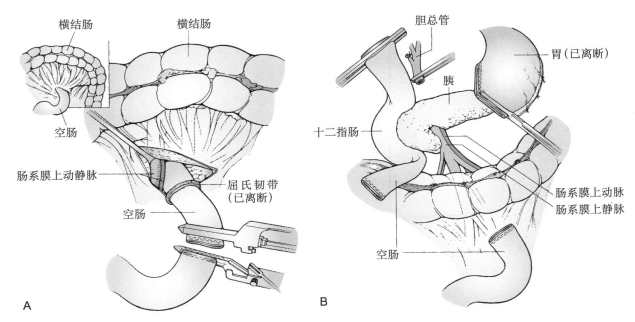

图 60-5 空肠、胃及胆管的离断
A. 在屈氏韧带下游选取一个合适位置离断空肠；B. 此时除了胰，胃、空肠、胆管都已被离断

60-6B）。找出胰管并注意避免灼烧损伤。此时可送检胰管标本行冰冻切片分析。胰头钩突部可开始与腹膜后的结构、肠系膜上静脉及肠系膜上动脉分开。胰头和钩突内的多条小血管支流需要用细线缝合或结扎速离断（图 60-6C）。操作过程中注意小心避免损伤门静脉或肠系膜上静脉。游离时肠系膜上动脉需要由年轻手术医师保护起来。

肝右动脉有时发自肠系膜上动脉，对于此种情况，肝右动脉将会出现在手术区内。因此，离断前要先找出任何变异血管的起始部位及终末支。需要保留遇到的变异的肝右动脉，尤其是对于黄疸的患者。

【解剖要点】

胰内血管走行以及胰管的位置在本章已讨论过。胰头与钩突内多条小的门静脉分支回流至肠系膜上静脉 - 门静脉轴的外侧，另外，可能会遇到同样汇入门静脉的外侧的胃左静脉。通常还可以找到肠系膜下静脉，其汇入肠系膜上静脉或在肠系膜上静脉与脾静脉的夹角处汇入。

胰头与钩突填充于由胰 C 袢形成的凹面。胰头位于相对头侧并稍微位于肠系膜上动脉根部前方及肠系膜上静脉末端，而钩突位于肠系膜上动静脉的下方且偏后方。胰头及十二指肠的血供来源于两条交通支，分别是胰十二指肠上动脉（胃十二指肠动脉的终末支，发自十二指肠后方或稍下方）和胰

十二指肠下动脉（一般是肠系膜上动脉第一分支）。

（五）重建（图 60-7）

【技术及解剖要点】

重建由三个吻合术完成：胰管空肠吻合术、胆管空肠吻合术及胃空肠吻合术。一般，胰尾吻合于空肠断端最边侧（图 60-7A），相继的第二个吻合口是胆管与空肠的端 - 侧吻合，第三个吻合口是胃与空肠的吻合。已经有随机对照试验对比胰胃吻合术与胰管空肠黏膜对接的胰管空肠吻合术。不同的技术可以用于减少高风险患者的胰瘘发生率。

将空肠穿过横结肠系膜带到结肠中静脉右侧。在操作和牵拉时小心避免撕裂结肠中静脉。胰管空肠吻合术是将胰管与空肠黏膜相吻合。使用 Blumgart 所描述的技术，经胰间断放置 3-0 可吸收缝线然后穿过空肠再回来穿过胰然后留下针头。切开空肠——小心切口不要太大——通常可以伸张。胰支架的使用（内部或外部）已经被数个随机试验研究，结果参差不齐。胰管与黏膜的吻合使用 4-0 或 5-0 的 PDS 线。然后前层使用 3-0 可吸收线缝合——在胰腺上绑紧，然后再次穿过空肠后打结绑紧。

在胰空肠吻合口远处行端 - 侧胆管空肠吻合术——确保没有张力——各个吻合口之间没有距离要求（图 60-7B）。可能的话可以用肝圆韧带覆盖胃

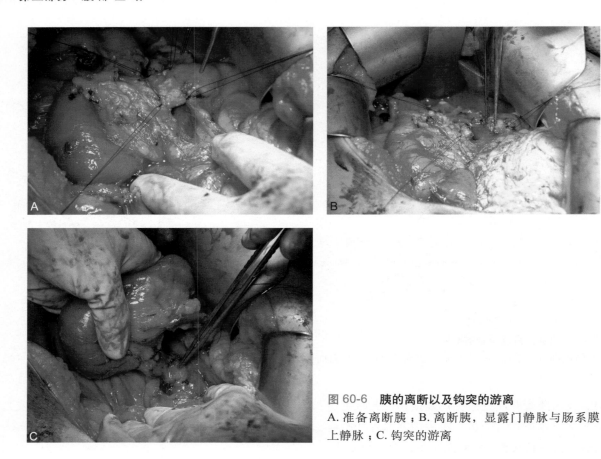

图 60-6　胰的离断以及钩突的游离
A. 准备离断胰；B. 离断胰，显露门静脉与肠系膜
上静脉；C. 钩突的游离

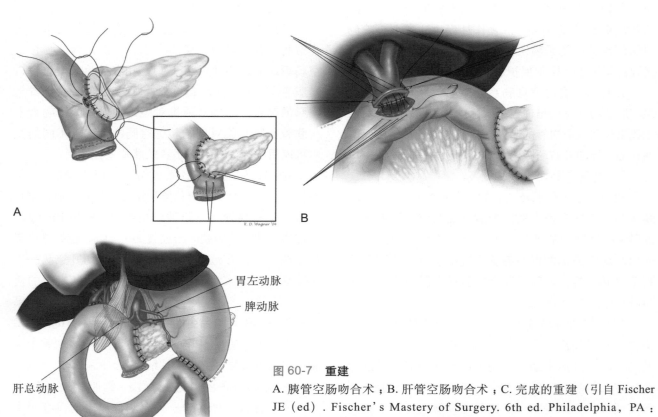

胃左动脉

脾动脉

肝总动脉

图 60-7　重建
A. 胰管空肠吻合术；B. 肝管空肠吻合术；C. 完成的重建（引自 Fischer
JE（ed）. Fischer's Mastery of Surgery. 6th ed. Philadelphia, PA：
Lippincott Williams & Wilkins；2012）（已授权）

十二指肠动脉残端，如果出现胰漏时可预防瘘管形成或出血。由于空肠穿过横结肠系膜，需用可吸收线间断缝合以预防右上腹内疝。此时也可以检查并关闭横结肠系膜缺损。并非所有的患者都需要关闭屈氏韧带，但是检查到大缺损时例外。

使用标准的双层缝合法在胆管吻合口远端 40cm 处构建胃空肠吻合口（图 60-7C）。这也可以用吻合器完成，对于有需要的患者放置腹腔引流，如果淀粉酶水平小于 5000U/ml 则尝试尽早拔除引流管。关

腹前反复检查所有吻合口。术中在离断胰、胆管或腹膜后边缘时如果碰到肿瘤，或者患者术前放置胆道支架都需要充分冲洗。保留幽门的胰十二指肠切除术的重建见图 60-8。

三、中段胰切除术或全胰切除术

这些术式超出了本章的范围，但是所有胰腺外科医师都应该掌握它们。下面的一些参考文献中会阐述这些手术及其相应的适应证和技术。

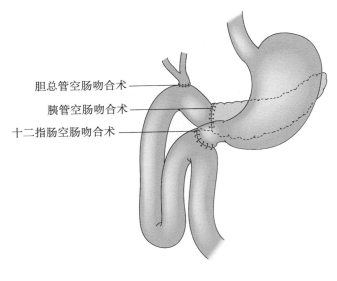

胆总管空肠吻合术
胰管空肠吻合术
十二指肠空肠吻合术

图 60-8　**保留幽门的胰十二指肠切除术**（引自 Nakeeb A，Lillemoe KD，Yeo CJ，et al. Neoplasms of the exocrine pancreas. In：Mulholland MW，Lillemoe KD，Doherty GM，et al，eds. Greenfield's Surgery：Scientific Principles and Practice. Philadelphia，PA：Lippincott Williams & Wilkins；2006）（已授权）

（郑上游　译　林青　校）

参考文献

1. Adham M, Giunippero A, Hervieu V, et al. Central pancreatectomy: Single-center experience of 50 cases. *Arch Surg.* 2008; 143:175–180; discussion 180–181.
2. Bassi C, Molinari E, Malleo G, et al. Early versus late drain removal after standard pancreatic resections: Results of a prospective randomized trial. *Ann Surg.* 2010;252:207–214.
3. Brennan MF, Kattan MW, Klimstra D, et al. Prognostic nomogram for patients undergoing resection for adenocarcinoma of the pancreas. *Ann Surg.* 2004;240:293–298.
4. Correa-Gallego C, Brennan MF, D'Angelica MI, et al. Contemporary experience with postpancreatectomy hemorrhage: Results of 1,122 patients resected between 2006 and 2011. *J Am Coll Surg.* 2012;215: 616–621.
5. Correa-Gallego C, Brennan MF, D'Angelica M, et al. Operative drainage following pancreatic resection: Analysis of 1122 patients resected over 5 years at a single institution. *Ann Surg.* 2013. [Epub ahead of print].
6. Crippa S, Bassi C, Warshaw AL, et al. Middle pancreatectomy: Indications, short- and long-term operative outcomes. *Ann Surg.* 2007;246:69–76.
7. Diener MK, Seiler CM, Rossion I, et al. Efficacy of stapler versus hand-sewn closure after distal pancreatectomy (DISPACT): A randomised, controlled multicentre trial. *Lancet.* 2011;377:1514–1522.
8. Ferrone CR, Konstantinidis IT, Sahani DV, et al. Twenty-three years of the Warshaw operation for distal pancreatectomy with preservation of the spleen. *Ann Surg.* 2011;253:1136–1139.
9. Grobmyer SR, Kooby D, Blumgart LH, et al. Novel pancreaticojejunostomy with a low rate of anastomotic failure-related complications. *J Am Coll Surg.* 2010;210:54–59.
10. Grobmyer SR, Pieracci FM, Allen PJ, et al. Defining morbidity after pancreaticoduodenectomy: Use of a prospective complication grading system. *J Am Coll Surg.* 2007;204:356–364.
11. Kawai M, Tani M, Hirono S, et al. Pylorus ring resection reduces delayed gastric emptying in patients undergoing pancreatoduodenectomy: A prospective, randomized, controlled trial of pylorus-resecting versus pylorus-preserving pancreatoduodenectomy. *Ann Surg.* 2011;253:495–501.
12. Mezhir JJ. Management of complications following pancreatic resection: An evidence-based approach. *J Surg Oncol.* 2013;107: 58–66.
13. Mezhir JJ, Brennan MF, Baser RE, et al. A matched case-control study of preoperative biliary drainage in patients with pancreatic adenocarcinoma: Routinedrainage is not justified. *J Gastrointest Surg.* 2009;13:2163–2169.
14. Pessaux P, Sauvanet A, Mariette C, et al. External pancreatic duct stent decreases pancreatic fistula rate after pancreaticoduodenectomy: Prospective multicenter randomized trial. *Ann Surg.* 2011;253:879–885.
15. Roggin KK, Rudloff U, Blumgart LH, et al. Central pancreatectomy revisited. *J Gastrointest Surg.* 2006;10:804–812.
16. Stojadinovic A, Brooks A, Hoos A, et al. An evidence-based approach to the surgical management of resectable pancreatic adenocarcinoma. *J Am Coll Surg* 2003;196:954–964.
17. Wente MN, Bassi C, Dervenis C, et al. Delayed gastric emptying (DGE) after pancreatic surgery: A suggested definition by the International Study Group of Pancreatic Surgery (ISGPS). *Surgery.* 2007;142:761–768.
18. Wente MN, Veit JA, Bassi C, et al. Postpancreatectomy hemorrhage (PPH): An International Study Group of Pancreatic Surgery (ISGPS) definition. *Surgery.* 2007;142:20–25.

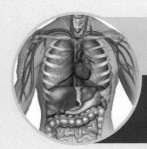

第61章

腹腔镜胰体尾切除术

James J. Mezhir

　　微创性胰腺切除术在某些筛选过的患者和有经验的手术医师手中已被证实是安全的而且与开腹手术具有同等肿瘤切除效果的手术方式。胰体尾切除术（也称左侧胰切除术）特别适合腹腔镜下进行手术，因为腹腔镜相对于开腹能更好地看清重要的器官结构，尤其对于重度肥胖的患者。腹腔镜手术已被证实能减少术中出血以及缩短住院时间，同时可以达到同样肿瘤切除效果。此术式的某些操作步骤已在前面章节有所描述。无论哪种腹腔镜手术，选择指征都需要根据其技术的适应范围，如果术中出现患者出血不止或手术医师操作不顺往往需要转为开腹手术。

　　腹腔镜下进入小网膜囊的方式和开腹时相类似。尽量打开大网膜，将胃翻向头端，结肠拉向尾端。大部分腹腔镜下胰切除手术为患者仰卧位同时双腿张开（类似于腹腔镜胃底折叠术）或者倾斜角度约45°的右侧卧位。

　　本章节阐述联合或不联合脾切除的腹腔镜胰体尾切除术。作为不常见的胰切除术，如胰岛细胞瘤摘除术和胰头切除术等，在章节末附有相关的手助技术以供参考。

　　外科住院医师教育委员会（SCORE™）没有特被归类腹腔镜胰体尾切除术，而将胰体尾切除术归类为"基本的、非常规的"手术操作。

手术步骤

充分暴露胰体尾

进入腹腔镜并探查是否存在转移性病灶

向下降低结肠脾曲

分离大网膜，于小网膜囊处暴露胰

保留脾时需要保留胃短动脉弓

确认并解剖肠系膜上静脉

游离胰下缘并确认脾静脉及肠系膜下静脉

游离胰上缘并确认脾动脉和胃左动静脉

如果计划行脾切除

使用切割闭合器（白钉）切断脾动脉（这个操作难度较大，有时可在切断胰后进行）

切断胰、脾静脉，然后将残留胰从腹膜后分离

行脾切除术

如果计划保留脾

如果保留了胃短动静脉，那么可以安全地

切断脾动静脉

为保留脾动静脉，需分离血管与胰之间的平面

根据自身技术选择相应切断胰的方式

小心辨认和切断脾动静脉小分支，保留其主干

检查止血情况并覆盖大网膜

可选择性在胰断端放置引流

解剖并发症

损伤或者无意切断：肝总动脉、胃左动脉或静脉

损伤脾（如果计划保留脾）

术后胰漏

结构列表

胰：胰头、胰尾、胰体、胰管

脾：脾动脉、脾静脉、脾门

横结肠	胰十二指肠动脉
胃	胰下动脉（胰横动脉）
门静脉	胰大动脉
肠系膜上动静脉	胃结肠网膜（韧带）
肠系膜下静脉	胃胰褶皱
胃左动静脉	胃脾韧带
胃网膜左、右动、静脉	脾结肠韧带

一、定位与暴露（图 61-1）

【技术要点】

从脐稍上方向打孔置入腹腔镜并进行腹腔探查。如果探查没有发现转移性病灶，如图 61-1A，B 所示的位置继续置入剩下的套管（通常总共 4 个或 5 个）。12mm 的套管至少需做一个，用于置入吻合器，并扩大后用于取出肿物。

分离结肠脾曲与腹壁间的粘连，约有 30% 患者出现粘连，分离后降低结肠可获得更好暴露。根据自身技术选择相应方式（血管吻合器、超声等）打开胃大弯侧的胃结肠韧带。如果行切断脾动静脉的保留脾手术，需要保留胃短动、静脉，同时注意在胃短动、静脉断端放置数个血管夹以避免术后出血。

继续沿着胃大弯向近端和远端进行分离直至其形成足够大的空间允许将胃翻向头侧，暴露胰和脾动脉（图 61-1B）。分离胃后壁与腹膜后的粘连。找出肠系膜上静脉（沿着结肠中静脉和胃网膜静脉汇入肠系膜上静脉处作为标志）。

游离胰上缘，注意避免损伤胃左动脉，否则容易导致严重出血而需要转为开腹手术。可通过仔细查看 CT 以明确血管位置从而正确地找出脾动脉。此时行腹腔镜超声可能有助于发现肉眼无法辨别的较小的神经内分泌肿瘤。确定胰离断的位置（大多数位于肠系膜上静脉走行的位置）。

【解剖要点】

胰位于小网膜囊内，如图 61-1C 所示。此区域的详细解剖在第 60 章，图 60-1 及图 60-2 的解剖要点中有详细的讨论和阐述。最重要的结构是胰、肠系膜上静脉、腹腔干所有分支、脾静脉、肠系膜下静脉、胃短动静脉和脾。

二、胰的游离（图 61-2）

【技术与解剖要点】

通过提起胃并切开所有的胃胰褶皱以充分暴露胰体和胰尾（图 61-2A）。沿着胰上、下缘切口后腹膜腔（图 61-2B 和图 61-3B）。小心找出并确认脾动脉，然后找出胃左动静脉以防损伤。在胰腺下方将胰与肠系膜上静脉分开，沿外侧分离时要避开肠系膜下静脉。一旦暴露好肠系膜上静脉并游离出血管通道，脾静脉也会明显显露，此时需要保护好脾静脉并为其离断做好准备。

三、合并脾切除的胰体尾切除术（图 61-3）

【技术与解剖要点】

手术可以从外向内（先切脾）或者从内向外（先切胰）的顺序进行。从内向外的手术方式需要在切脾之前充分暴露并离断血管，如第 38 章，图 38-1A，B 所示，第一步是分离结肠脾曲的粘连，然后离断胃短动静脉，如果患者为仰卧位，可将手术床调为头高脚低以利用重力的作用帮助牵拉。

离断脾静脉前先离断脾动脉非常重要，先离断脾静脉可能导致大出血特别是在伴有脾损伤的时候。在胰上缘位置可以很轻易地找到脾动脉，可用血管切割闭合器或血管夹将其安全地离断（图 61-3A）。将胰和脾静脉作为一个整体提起然后使用内镜直线切割闭合器将其离断（图 61-3B），或者也可以分别离断。此外胰也可以先用高频消融电刀切断，从而使胰动、静脉得到清晰的暴露。这个技术可在肝动脉或脾动脉由于肿瘤影响导致解剖结构移位时选择。从腹膜后提起远端胰和脾动静脉，如第 38 章描述那样分离其与后腹膜的粘连。

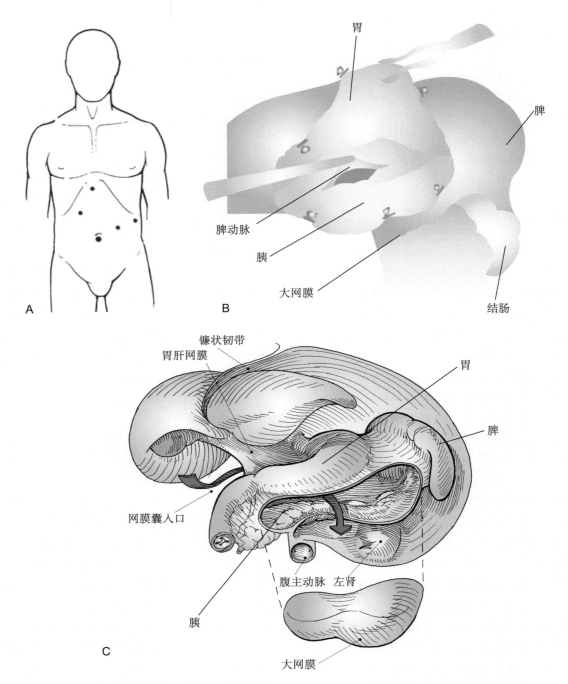

图 61-1　定位与暴露（图 B 引自 Wind GG. The spleen. In：Applied Laparoscopic Anatomy：Abdomen and Pelvis. Baltimore：Williams & Wilkins；1997：187–216； 图 C 引 自 Wind GG. Stomach and duodenum. In：Applied Laparoscopic Anatomy：Abdomen and Pelvis. Baltimore：Williams & Wilkins；1997：79–100.）（已授权）

放入大型号的标本袋，然后延长最大的套管切口使肿物完整取出。

四、保留脾的胰体尾切除术（图 61-4）

【技术与解剖要点】

可通过 Warshaw 技术保留胃短动静脉，然后离断脾动静脉或者保留它们（如果可行的话）来进行保留脾的胰体尾切除术。如上面描述的那样分离好脾动静脉与胰之间的平面（图 61-4）。如先前描述的那样使用内镜直线切割闭合器或高频消融电刀离断胰。使用超声刀离断脾动静脉与胰之间的供血或回流分支。向外侧分离胰直至脾门部，注意避免进入脾门，否则容易引起大出血。胰尾端可以通过超声刀离断或分离。两种手术手术方式都会导致脾血流改变，但是大部分情况下不会出现严重后果。

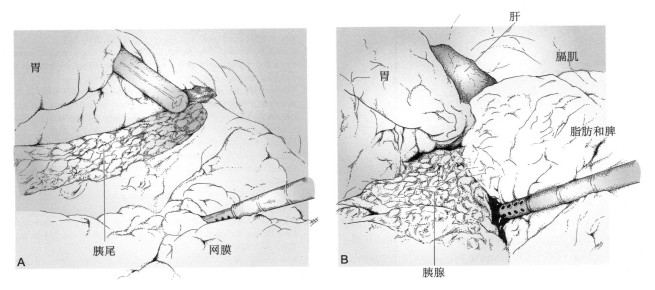

图 61-2　**胰的游离**（图 A、B 引自 cott-Conner CEH，Cuschieri A，Carter FJ. Spleen and pancreas. In：Minimal Access Surgical Anatomy. Philadelphia，PA：Lippincott Williams & Wilkins；2000：139–163.）（已授权）

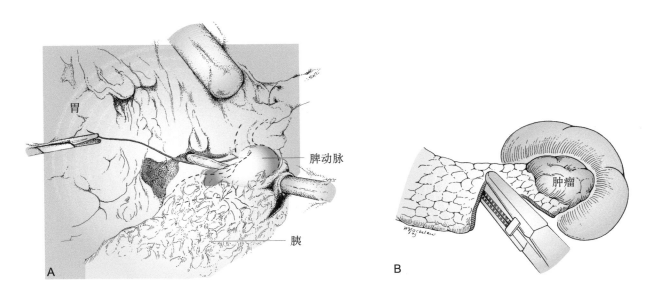

图 61-3　**联合脾切除的胰体尾切除术**（图 A 引自 Scott-Conner CEH，Cuschieri A，Carter FJ. Spleen and pancreas. In：Minimal Access Surgical Anatomy. Philadelphia，PA：Lippincott Williams & Wilkins；2000：139-168；图 B 引自 Salky BA，Edye M. Laparoscopic pancreatectomy. Surg Clin North Am. 1996;76：539-545.）（已授权）

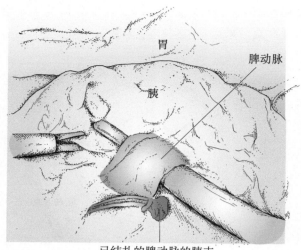

胃

脾动脉

胰

已结扎的脾动脉的胰支

图 61-4　不联合脾切除的胰体尾切除术（引自 Scott-Conner CEH, Cuschieri A, Carter FJ. Spleen and pancreas. In：Minimal Access Surgical Anatomy. Philadelphia, PA：Lippincott Williams & Wilkins；2000：139-163.）（已授权）

（郑上游　译　林　青　校）

参考文献

1. Bassi C, Dervenis C, Butturini G, et al. Postoperative pancreatic fistula: An international study group (ISGPF) definition. *Surgery.* 2005;138:8–13.
2. Bassi C, Molinari E, Malleo G, et al. Early versus late drain removal after standard pancreatic resections: Results of a prospective randomized trial. *Ann. Surg.* 2010;252:207–214.
3. Cho CS, Kooby DA, Schmidt CM, et al. Laparoscopic versus open left pancreatectomy: Can preoperative factors indicate the safer technique? *Ann Surg.* 2011;253:975–980.
4. Diener MK, Knaebel HP, Witte ST, et al. DISPACT trial: A randomized controlled trial to compare two different surgical techniques of DIStal PAnCreaTectomy—study rationale and design. *Clin Trials.* 2008;5:534–545.
5. Ferrone CR, Warshaw AL, Rattner DW, et al. Pancreatic fistula rates after 462 distal pancreatectomies: Staplers do not decrease fistula rates. *J Gastrointest Surg.* 2008;12:1691–1697; discussion 1697–1698.
6. Fisher SB, Kooby DA. Laparoscopic pancreatectomy for malignancy. *J Surg Oncol.* 2013;107:39–50.
7. Kleeff J, Diener MK, Z'Graggen K, et al. Distal pancreatectomy: Risk factors for surgical failure in 302 consecutive cases. *Ann Surg.* 2007;245:573–582.
8. Kneuertz PJ, Patel SH, Chu CK, et al. Laparoscopic distal pancreatectomy: Trends and lessons learned through an 11-year experience. *J Am Coll Surg.* 2012;215:167–176.
9. Kooby DA, Gillespie T, Bentrem D, et al. Left-sided pancreatectomy: A multicenter comparison of laparoscopic and open approaches. *Ann Surg.* 2008;248:438–446.
10. Nathan H, Cameron JL, Goodwin CR, et al. Risk factors for pancreatic leak after distal pancreatectomy. *Ann Surg.* 2009;250:277–281.

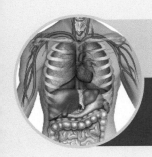

第62章

胰腺假性囊肿内引流术

　　胰渗出液集聚于胰局限区域且无法重吸收时，导致疾病慢性化而形成胰腺假性囊肿。"假性囊肿"是指并没有真正的内部囊肿存在。大部分的胰腺假性囊肿位于胃后部的小网膜囊处。大部分积液现在可通过经皮或内镜下置管引流（见后面的参考文献），手术治疗仍用于慢性难治性假性囊肿。

　　靠近胃后壁的胰腺假性囊肿可以选择行囊肿 - 胃内引流。偶尔，位于胰头部的假性囊肿可能需要通过囊肿 - 十二指肠吻合进行内引流。在另一些病例中，假性囊肿相对孤立没有靠近胃后壁可能需要做 Roux-en-Y 囊肿 - 空肠吻合进行内引流。这些手术方式如图 62-1 所示，图中也显示了手术区域的解剖结构。

　　外科住院医师教育委员会（SCORE™）将胰腺假性囊肿的引流归类为"基本的、非常规的"手术操作。

手术步骤——囊肿 - 胃吻合术
上腹部正中或弧形切口
腹腔探查
明确胃后部的位置
在胃前表面做两处悬吊缝合，正对囊肿
纵行切开胃壁
经过胃后壁抽吸囊液（检查是否出血）
全层囊壁送活检
连续锁边法缝合囊肿 - 胃吻合的边缘
检查止血
关闭胃的切口并覆盖大网膜
关闭腹腔，无须引流

解剖并发症——囊肿 - 胃吻合术
关闭尚未成熟的囊肿导致复发

出血

结构列表
胰：胰头、胰体、胰尾、胰钩突
脾：脾动脉、脾静脉
结肠：横结肠系膜、结肠中动静脉
胃：胃大弯、幽门、胃窦
十二指肠：第一及第二段
胆管
左、右胃网膜动、静脉
胃结肠大网膜
胃胰褶皱
胃十二指肠动脉
下腔静脉

一、囊肿 - 胃吻合术

　　（一）瞄定囊肿的位置，为吻合做准备（图 62-2）

【技术要点】
使用可以更好暴露上腹部区域的手术切口，一般根据患者体型选择上腹部正中线切口或弧形切口。可能的话在患者麻醉起效后触摸腹部，直接在触及肿块部位表面做切口。

　　典型的胃后方囊肿会向前接近胃前壁。使用 2-0 丝线于胃前壁做悬吊缝合，选择较易操作和活动性较好且远离幽门的位置。电刀沿胃壁纵向切开，一般切口至少长达 5 ~ 6cm。处理好所有出血点。通

解剖定位

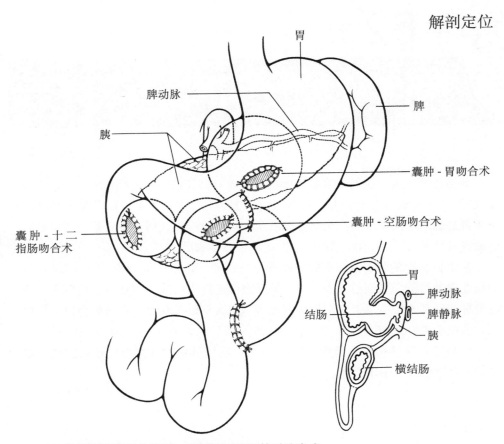

图 62-1　根据假性囊肿的位置，选择不同类型的引流方式

过胃后壁向假性囊肿穿入 18 号针头。如果吸出血液，应高度怀疑囊肿已侵犯脾动脉（此种情况，应考虑关腹然后行血管造影栓塞术）或者可以经胃结肠大网膜充分打开囊肿然后直接缝合脾动脉止血，可能还需要行脾切除术，然后于囊腔内置管行闭式外引流。囊液送检培养。

　　吸出大约 100ml 囊液，接着注入 50 ~ 100ml 水溶性对照物然后行 X 线检查，此操作有助于明确囊腔是否存在必须处理的间隔。如果术前已充分评估囊腔结构，此步骤可以省略。在胃后壁做悬吊缝合然后准备做胃后壁切口。

【解剖要点】

　　胰、胰腺假性囊肿及其由于炎症反应而与邻近器官融合等解剖学关系使胰假性囊肿可行内引流术。

　　胰头位于十二指肠降部，其上方向前方与十二指肠第一段重叠，其他部位的边缘与十二指肠交错相连。胰头前方的解剖结构包括十二指肠第一段、胃十二指肠动脉（其走行于胰沟内，成为胰头和胰颈的分界）、横结肠系膜、空肠，其后方的结构包括

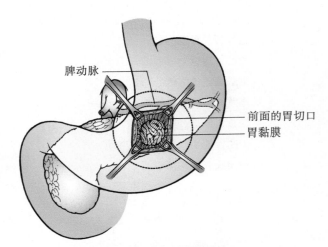

图 62-2　瞄定解剖位置，为吻合做准备

右横膈脚、下腔静脉、肾静脉末段和腹主动脉，其下方延续为胰钩突，后者位于肠系膜上动脉和主动脉之间。胆管位于胰头后方或嵌入胰实质内。

　　胰颈从胃十二指肠动脉沿右侧胰的沟开始，逐渐合并于胰体部。前方主要是胃幽门和网膜囊，后方主要是肠系膜上静脉与脾静脉，它们汇成门静脉。

　　胰体部前方是通过网膜囊（小网膜囊）与胃分离，

其覆盖的腹膜是由横结肠系膜前叶延伸而成。与胰体后方相连的结构有腹主动脉、肠系膜上静脉起始段、左横膈脚、左肾上腺、左右肾动静脉以及脾静脉。胰体下方与十二指肠空肠曲、空肠肠袢、结肠左曲相连。没有与这些器官直接相连的部分由直接从横结肠系膜延伸而来的腹膜覆盖。

胰尾位于胰腺左端，较窄，其延伸至脾门表面。胰尾位于脾肾韧带内，且与结肠脾曲相连，其后方与左肾相连。

总的来说，要记住胰属于腹膜后器官，胰头位于横结肠系膜根部下方，而胰体尾主要位于横结肠系膜上方，因此胰体尾位于小网膜囊及胃的后方。这种解剖学关系使得胰体尾的炎症病变很容易导致其与胃后壁之间发生粘连。

胃的主要血供来源于小弯侧的胃左动脉弓、大弯侧的胃网膜动脉弓还有胃底部的胃短动脉。因此做胃前壁切口时应定位于胃大弯与胃小弯中间以避免切断大血管导致麻烦的出血。

（二）囊肿 - 胃吻合的构建（图 62-3）

【技术与解剖要点】

切开胃后壁，然后使用电刀或夹钳经后壁穿入囊腔，行抽吸减压。减压后腹膜后区应该变得平坦而不再触及残余包块，如果仍然存在，应考虑可能存在另一个假性囊肿，此时应找到并抽吸减压。扩大胃后壁切口至数厘米长，取一块全层胃后壁及囊肿前壁组织送活检。检查切口缘以止血，可使用电刀或缝合止血。

使用 2-0 薇乔缝线沿整个吻合口做连续锁边缝

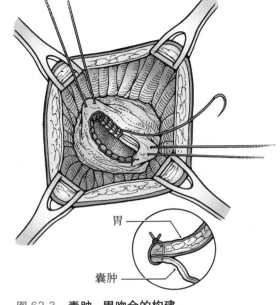

胃

囊肿

图 62-3　囊肿 - 胃吻合的构建

合以确保充分止血。需要注意的是此吻合术实际上相当于一个简单的开窗术。小网膜囊的炎症过程使得假性囊肿前壁与胃后壁之间形成融合。缝合纯粹是为了止血。总结此手术过程，就是止血需要确切，后腹膜应塌陷且无再触及残留包块。胃内置入鼻胃管，调整好其放置的位置。

做双层缝合或使用线性吻合器关闭胃壁切口，覆盖大网膜。

二、囊肿 - 十二指肠吻合术

囊肿 - 十二指肠吻合的构建（图 62-4）

手术步骤——囊肿 - 十二指肠吻合术

上腹部正中线或弧形切口

腹腔探查并确认囊肿与十二指肠而非胃粘连

Kocher 切口完全游离十二指肠

切开胆管然后置入 3 号 Bakes 扩张器或其他插管通过壶腹部

在壶腹表面十二指肠的前壁留置两根缝线

纵向切开十二指肠

避开壶腹部选择囊肿 - 十二指肠吻合的位置（一般位于壶腹部内侧）

抽吸囊液确认囊肿并排除囊腔内出血

打开进入囊肿

取全层囊壁送活检

连续锁边缝合整个囊 - 十二指肠吻合口（注意避开壶腹部）

关闭十二指肠切口并覆盖大网膜

关腹无须引流

解剖并发症——囊肿 - 十二指肠吻合术

损伤胆管

关闭尚未成熟囊肿导致复发

【技术要点】

囊肿 - 十二指肠吻合术用于不靠近胃后壁的胰头假性囊肿,此手术方式作为次要选择(首先选择 Roux-en-Y 式囊肿 - 空肠吻合术引流),它比囊肿 - 胃吻合术风险要大,因为术中可能损伤十二指肠内段胆管,但有时它却是唯一可以引流囊肿的手术方式。

可能的话行 Kocher 切口将十二指肠和胰头提起放到手术野。如果不能确定胆管与囊肿的关系,可切开胆管并置入探管。越过囊肿切开十二指肠前壁,在其后壁做悬吊缝合。要明确胆管在手术区域中的走行位置。

经十二指肠后壁做切口进入假性囊腔,如同囊肿 - 胃吻合术的方式行吻合。手术结束后行胆管造影明确没有出现胆管损伤。

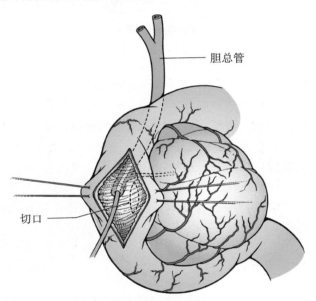

胆总管

切口

图 62-4　囊肿 - 十二指肠吻合的构建

双层缝合关闭十二指肠切口,缝合处覆盖大网膜。

【解剖要点】

幽门下段的胆管靠近胰的十二指肠端,其一般位于胰后方或更多数从胰组织后方通过。通过 Kocher 切口游离十二指肠和胰后,可以看到胆管更靠近胰壁层表面而非腹膜表面。

三、假性囊肿的 Roux-en-Y 式引流术

假性囊肿的 Roux-en-Y 式引流术(图 62-5)

【技术要点】

暴露囊肿,其一般位于小网膜囊下部。提起横结肠然后探查横结肠系膜无血供区,如果可以找到囊肿,在此区域做吻合最为简易。通过触诊和 18 号针头穿刺抽吸明确假性囊肿的位置。构建 Roux-en-Y 式空肠袢。在囊肿独立的区域做悬吊缝合,切开囊肿并吸出囊液。获取全层囊壁送活检。

在囊肿与靠近 Roux 肠袢盲端之间构建双层的吻合口,用 3-0 丝线间断缝合外层,3-0 可吸收缝线间断缝合内层。与先前描述的囊肿 - 胃吻合术和囊肿 - 十二指肠吻合术不一样的是,这个吻合口需要通过手术构建,因为囊肿与 R 肠袢不会发生融合。因此,此吻合术也一定要像其他类型小肠吻合术那样格外谨慎进行。吻合后无须放置支架。

吻合口周围覆盖大网膜,吻合口附近可置管闭式引流,但不是必需的。

手术步骤——假性囊肿的 Roux-en-Y 式引流术	解剖并发症——假性囊肿的 Roux-en-Y 引流术
上腹部正中或弧形切口	吻合口漏
腹腔探查并明确假性囊肿的位置	切开囊肿,取全层囊壁送活检
理想的位置是在小网膜囊下方,靠近横结肠系膜	行空肠 - 囊壁吻合术
抽吸囊液明确囊肿并排除囊腔内出血	完成 Roux-en-Y 式的构建
找出空肠近端活动区然后切断	再次确认止血
	吻合口周围覆盖大网膜
	考虑吻合口附近放置闭式引流
	常规关腹

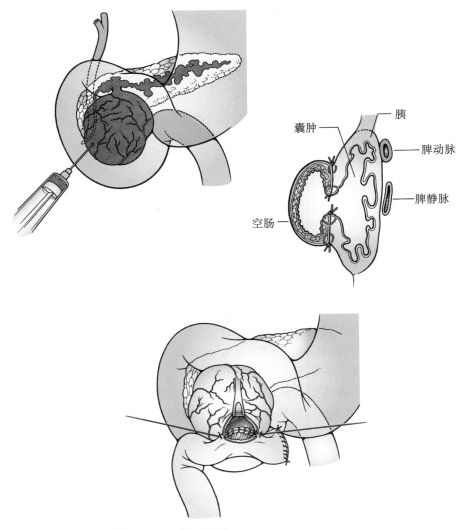

图 62-5　**假性囊肿的 Roux-en-Y 式引流**

【解剖要点】

由于囊肿大多数是位于网膜囊的下部，因此最合理的路径是经过横结肠系膜后叶达到囊肿。通过提起横结肠暴露横结肠系膜后叶，如果可以的话，在结肠中动脉左边构建 Roux 肠袢，因为此处的横结肠系膜无血供。

（郑上游　译　林　青　校）

参考文献

1. Aljarabah M, Ammori BJ. Laparoscopic and endoscopic approaches for drainage of pancreatic pseudocysts: A systematic review of published series. *Surg Endosc.* 2007;21:1936–1944.
2. Behrns KE, Ben-David K. Surgical therapy of pancreatic pseudocysts. *J Gastrointest Surg.* 2008;12:2231.
3. Bergman S, Melvin WS. Operative and nonoperative management of pancreatic pseudocysts. *Surg Clin North Am.* 2007;87:1447.
4. Cannon JW, Callery MP, Vollmer CM Jr. Diagnosis and management of pancreatic pseudocysts: What is the evidence? *J Am Coll Surg.* 2009;209:385.
5. Dissanike S, Frezza EE. Minimally invasive open cystgastrostomy for pancreatic pseudocysts. *Minerva Chir.* 2006;61:455–458.
6. Heniford BT, Iannitti Da, Paton BL, et al. Minilaparoscopic transgastric cystgastrostomy. *Am J Surg.* 2006;192:248–251.
7. Ito K, Perez A, Ito H, et al. Pancreatic pseudocysts: Is delayed surgical intervention associated with adverse outcomes? *J Gastrointest Surg.* 2007;11:1317–1321.
8. Johnson LB, Rattner DW, Warshaw AL. The effect of size of giant pancreatic pseudocysts on the outcome of internal drainage procedures. *Surg Gynecol Obstet.* 1991;173:171.
9. Kuroda A, Konishi T, Kimura W, et al. Cystopancreaticostomy and longitudinal pancreaticojejunostomy as a simpler technique of combined drainage operation for chronic pancreatitis with pancreatic pseudocyst causing persistent cholecystasis. *Surg Gynecol Obstet.* 1993;177:183.
10. Lohr-Happe A, Peiper M, Lankisch PG. Natural course of operated pseudocysts in chronic pancreatitis. *Gut.* 1994;35:1479.
11. Taghizadeh F, Bower RJ, Kiesewetter WB. Stapled cystogastrostomy: A method of treatment for pediatric pancreatic pseudocyst. *Ann Surg.* 1979;190:166.
12. Vitale GC, Lawhon JC, Larson GM, et al. Endoscopic drainage of the pancreatic pseudocyst. *Surgery.* 1999;126:616–623. (Presents alternative method of drainage.)

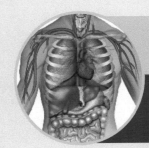

第 63 章

胰坏死组织清除术（剖腹与腹腔镜）

重型（坏死型）胰腺炎会导致坏死组织集聚于腹膜后腔，一旦发生感染，则需要使用抗生素和置管引流。对于大部分病例，引流可以经皮置管完成，但是如果反复经皮引流失败，下一步应该行手术清创并引流。

手术抉择很复杂，在章节末的相关文献中有所讨论。

本章节先阐述开放性坏死组织清除术，然后再阐述腹腔镜下坏死组织清除术，因此这样可以更好的阐述问题的本质。在临床实践中，腹腔镜下坏死组织清除术相对于同等的开腹引流已具有更低的致死率，在条件允许的情况下是优先选择的术式。如果需要的话腹腔镜手术可以反复进行，以充分控制坏死性感染的进展。

富有经验的胃肠科内镜医师已发展出了另一种术式——内镜下经胃置管引流，本章节末附有文献以供参考。

美国外科住院医师教育委员会（SCORE™）将剖腹坏死胰清创术归类为"基本的、非常规的"手术操作；将腹腔镜/内镜下坏死胰清创术归类为"复杂的"手术操作。

手术步骤

开腹引流

正中切口或上腹弧形切口（Chevron 切口）

彻底的腹腔探查

确认腹腔内的坏死区域

找出横结肠系膜无血管区

进入坏死组织集聚区并获取培养物

沿着坏死组织延伸方向以获得充分引流

小网膜囊朝向脾门方向

胰头后方清除所有可轻易移除的坏死组织

放置引流或直接敞开

解剖并发症

引流不充分

瘘管形成

脾动脉或其他区域血管出血

结构列表

胰

结肠

　横结肠

　结肠中动、静脉

脾

　脾动脉

胃

　胃十二指肠动脉

十二指肠

一、胰坏死组织的开放引流（图 63-1）

【技术与解剖要点】

麻醉后，触诊腹部，一般可在上腹部触及包块，选择最合适到达包块的切口。对于胸廓狭窄的患者，做上腹部正中线切口即可，但对于大部分患者，为获得最佳手术野需要扩大切口至左肋缘下甚至两侧肋缘下。

彻底探查腹腔，通常会存在游离的积液，取样送检培养。腹膜表面可能嵌有类似转移病灶的小结节，这是由于胰酶漏出所致的"脂肪坏死"或"皂化反应"。

一般坏死只会局限于胰周区域，但在极端情况下其会向下扩展至结肠后方的左、右结肠旁沟。图63-1A 展示了通常的坏死区域。找到出现脓肿的地方，那里大多是指靠近腹腔的地方。

坏死通常位于横结肠根部，提起横结肠和大网膜可暴露系膜根部，寻找变色的或固定的或（少数情况下）波动的区域。确认并避开结肠中动静脉（如有需要可使用术中多普勒超声辅助找到动脉），使用闭合的止血钳戳进坏死集聚区，获取培养物。坏死区一般充满半固体状坏死组织，需要将其清除。坏死组织质地介于黏土与纤维海藻之间，最好是使用卵圆钳将其清出。腹膜后大多数血管（见第 60 章，图 60-1），例如脾动脉都可能经过此区域，因此在行清创术时一定既要充分更要小心。要完全清除掉所有坏死组织基本是不可能的（图 63-1B），我们的目标是开放延伸至腹膜后深部各个角落的坏死区域。

要确保找出所有沿着胰尾进入脾门的指状坏死区域，同样需要找出胰头后方的坏死区。

如果坏死区没有延伸至其他地方，可打开胃结肠网膜进入小网膜囊（图 63-1C）。使用血管带小心保护好胃网膜动静脉。一般横结肠会被向下推挤而离开危险区，但也要小心操作保持结肠位于安全区。网膜后则是增厚的组织，再次使用止血钳戳进坏死组织，一旦进去后，就要像先前描述的那样开始清创并探查所有的坏死腔。

根据坏死的范围和患者的生理状况，选择放置大号引流管引流或行腔隙造袋术，然后保持腹腔开

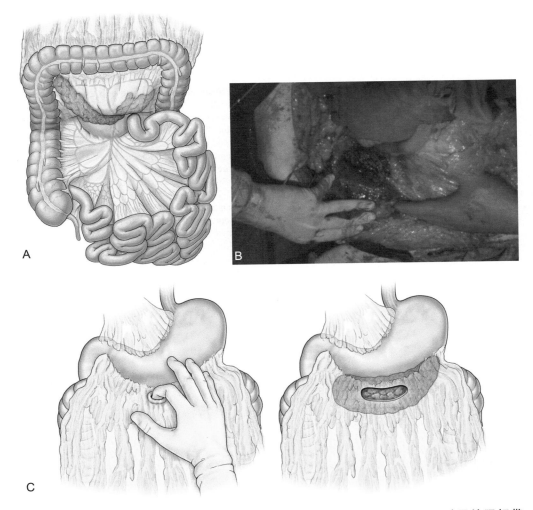

图 63-1　A. 一般情况下坏死的区域；B. 横结肠系膜根部的坏死腔；C. 通过胃结肠韧带的入路（图 A 及 C 引自 Howard TJ. Chapter 130. Necrosectomy for acute necrotizing pancreatitis. In：Fischer JE，ed. Fischer's Mastery of Surgery. Philadelphia，PA：Wolters Kluwer Lippincott Williams & Wilkins，2013）（已授权）

放（见第 20 章）。在特别护理条件下可行床边更换造袋。造袋术很可能导致瘘管形成，但是在极端情况下可能挽救患者的生命。

二、腹腔镜引流（图 63-2）

【技术与解剖要点】

腹腔镜下置管引流通常是使用腹腔镜让术中可直视进入坏死腔的通道，然后行清创、冲洗以及置管引流。将其称为"微创直视下"置管引流更为合适。当引流管置入坏死腔后，后续操作就会变得简单，此引流方式可将引流管从安全的位置放进坏死腔而没有横跨脏器或血管。

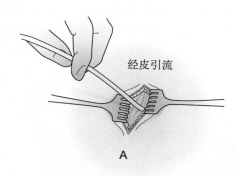

A

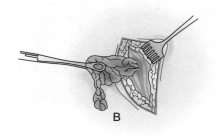

B

根据引流管进入位点和正中线腹部切口摆放患者体位，一般可以通过放置一个沙袋使患者呈稍侧卧位从而提高进入位点。

沿着引流管做一小切口（图 63-2A），然后沿着引流管穿过肌肉和筋膜继续深入，当达到足够深的部位时，即可进入坏死腔。使用卵圆钳清理坏死组织，然后尽可能多次探查坏死腔（图 63-2B）。接着在腹腔镜引导下进一步清创、冲洗和置管引流（图 63-2C）。

（郑上游 译 林 青 校）

参考文献

1. Castellanos G, Pinero A, Doig LA, et al. Management of infected pancreatic necrosis using retroperitoneal necrosectomy with flexible endoscope: 10 years of experience. *Surg Endosc.* 2012; 27:443–453 (epub ahead of print).
2. Freeman ML, Werner J, van Santvoort HC, et al. Interventions for necrotizing pancreatitis: Summary of a multidisciplinary consensus conference. *Pancreas.* 2012;41:1176. (Results of an international consensus conference.)
3. Horvath KD, Dao LS, Wherry KL, et al. A technique for laparoscopic-assisted percutaneous drainage of infected pancreatic necrosis and pancreatic abscess. *Surg Endosc.* 2001;15:1221.
4. Mouli VP, Sreenivas V, Garg PK. Efficacy of conservative treatment without necrosectomy, for infected pancreatic necrosis: A systematic review and meta-analysis. *Gastroenterology.* 2012 (epub ahead of print).
5. The Society for Surgery of the Alimentary Tract. SSAT Patient Care Guidelines. Treatment of Acute Pancreatitis. Available online at: http://www.ssat.com/cgi-bin/acupanc6.cgi (accessed December 2012).
6. Van Santvoort HC, Besselink MGH, Horvath KD, et al. Videoscopic assisted retroperitoneal debridement in infected necrotizing pancreatitis. *HPT (Oxford).* 2007;9:156.
7. Warshaw AL. Improving the treatment of necrotizing pancreatitis—a step up. *N Engl J Med.* 2010;362:1535.
8. Wong VW, Chan FK. Endoscopic pancreatic necrosectomy: Notes of excitement. *Gastroenterology.* 2012;143:1114.

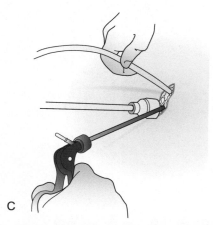

C

图 63-2　A. 做左侧腹皮肤小切口作为胰腺引流管入口；B. 扩大引流口，取出坏死组织；C. 使用腹腔镜检查并冲洗坏死腔

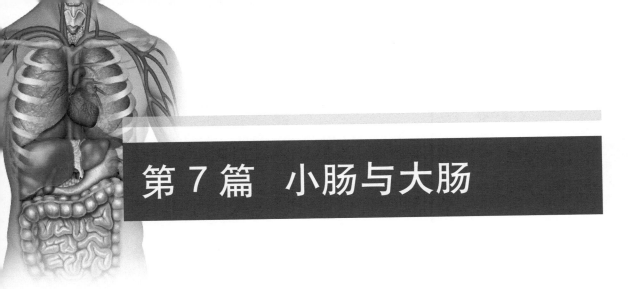

第7篇 小肠与大肠

在这一部分主要介绍的是小肠与大肠的常规手术操作。首先是小肠梗阻和肠系膜上动脉栓塞的手术。小肠切除与吻合在第66章有详细的介绍，其中包括双层手工吻合的手术方式；克罗恩病的狭窄成形术也在这一章中一同介绍。后续的章节涉及小肠以及回肠袢造口术等小儿外科问题的处理和腹腔镜手术。小肠的解剖位置及空肠与回肠的差异在前面的章节已经说明。

第70、71章介绍的是在胃肠道解剖位置多变的阑尾，其中包括传统对开腹手术及腹腔镜下阑尾切除术。由于阑尾手术有时会意外发现梅克尔憩室，关于梅克尔憩室的手术切除方式在这些章节中也有介绍。

正如在其他部分章节一样，内镜用来观察介绍结肠内部形状及其分段（第72章）。关于结肠的内镜技术在结肠造口术与结肠造口闭合术中会做进一步探讨（第73、74章），同时内镜检查也常是外科培训中首先进行的手术操作。在第75章描述了结肠的血供及结肠系膜结构。最后部分章节的内容包括腹腔镜下结肠造口术、结肠的开放性手术及腹腔镜手术以及左（右）半结肠切除术。直肠癌低位前路切除术及经腹会阴联合切除术会在后面的章节——骨盆里详细讲述（第77、78章）。

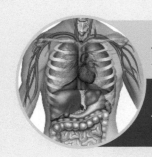

第 **64** 章

小肠梗阻的手术

在美国及其他西方国家，肠粘连是引起小肠梗阻最常见的原因。当粘连的小肠梗阻在肠道充分休息及静脉输液后并没有得到解决，这就可能需要进行剖腹探查或者腹腔镜探查。其他原因引起的小肠梗阻需要进行外科手术治疗，例如疝气、肿瘤及肠腔狭窄所致的小肠梗阻。这个章节的第一部分内容是小肠梗阻的开放性手术处理。在本章介绍的手术技巧同样适用于那些有腹部手术病史的患者出现肠梗阻时必须进行的开放性手术。这个章节的最后讨论腹腔镜下肠粘连松解的相关技巧。

外科住院医师教育委员会（SCORE™）将小肠梗阻的开放性手术和腹腔镜下手术归类为"基本的、常规的"手术操作。

手术步骤

如果条件允许，经旧切口以上或以下开腹，
　　如果有必要可以通过旧切口上部开腹
仔细松解小肠与腹壁的粘连
松解肠袢之间的粘连
确认梗阻原因并将其解除
在遇到困难的情况下，可选择扩张近端、
　　远端塌陷的肠段，确认远端无明显梗阻，
　　通过缝合或切割闭合器行侧 - 侧短路
评估小肠的活力及损伤情况
修复损伤及切除无活力的小肠

用常规的方式关腹

解剖并发症

小肠损伤
遗漏其他梗阻

结构列表

小肠
　空肠
　回肠
屈氏韧带

一、打开腹部（图 64-1）

如果患者曾有经腹部正中切口的手术史，尽可能沿原切口向头端或足端扩大切口（图 64-1A）。确保通过该切口可以充分地暴露术前影像学检查所示的梗阻位置。如果旧切口是从剑突到耻骨，最好通过上腹部进腹，这样开腹视野中遇到的很可能只是肝和胃而不是小肠袢。

如果旧切口位于腹壁的其他地方（例如右下腹的阑尾切口），在梗阻附近的腹中线开一小切口。

用力提起切口靠近主刀一侧的腹壁（同时让助手提起对侧腹壁），用刀小心谨慎地进入腹腔（见第20章）。注意粘连常形成于缝合材料附近，所以在切口下面常有紧密的粘连。在某些特殊的病例，可在紧密粘连的外侧进腹，使部分筋膜与小肠一起游离下来，这样有利于避免在游离过程中损伤小肠。而这些筋膜可在随后的粘连松解过程中清除。

一旦找到一个清晰的术野，即可以常规的手术方式烧灼开腹。注意塌陷的肠袢很可能黏附于切口下，在开腹过程中这部分肠管容易被误认为是腹膜而造成小肠损伤。

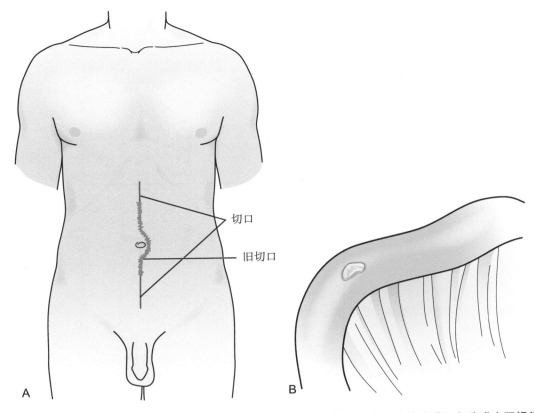

图 64-1　A.通过旧切口以上或以下的区域开腹；B.保留一部分与小肠粘连的筋膜以免造成小肠损伤

二、粘连松解术及确定梗阻的部位（图 64-2）

首先解除小肠与腹壁的粘连。让助手使用 Kocher 钳或皮钳提起腹壁后，用 Metzenbaum 剪或手术刀小心游离粘连的肠管，并尽可能将手置于粘连的肠袢后面。轻柔的向下牵引肠袢可暴露需要分离的粘连肠管（图 64-2A）。在大多数病例，当手术逐渐远离切口时粘连也变得没那么紧密。一旦梗阻的小肠从腹壁分离，置入腹壁固定牵引器。

在手术过程中很容易误伤肠管而导致梗阻的小肠内大量的肠液溢出污染术野，明智的做法是使用纱布隔离术野并保证吸引器在手。

松解肠袢之间粘连的方法与上面一样，术者将手指置于粘连肠管的后面并显示暴露后使用电刀或 Metzenbaum 剪小心分离粘连的小肠（图 64-2B）。在任何时候都要警惕梗阻所在部位。如果术前的影像学资料显示在扩张的肠管近端与远端塌陷的肠管之间有明显的过渡，这样可以发现一个不连续的梗阻部位（往往是单一的粘连带）。小心检查梗阻部位肠管的活力，在极端的情况下，梗阻部位肠管腔内

压力会引起局部肠管的坏死。将屈氏韧带至回盲瓣之间的粘连全部松解。

除了暴露术野操作有需要，否则尽量维持小肠处于腹腔内，因为暴露在切口外的肠管容易膨胀，不利于判断肠管的活力同时增加关腹的难度。

检查所有肠管的活力和肠管损伤（见后面的章节），除非为防止肠液持续漏出而进行的必要缝合，损伤肠管的修复最好在所有的肠粘连解除后进行。

如无法判断肠管活力，可将肠管置于腹腔内宽松的位置一段时间后再行判断。如肠管已失去活力，切除该部分肠管并行端 - 端吻合（见第 66 章）。

三、修复损伤的肠管（图 64-3）

局部损伤及全层损伤是常见的小肠损伤，这些损伤都需要进行评估并予以修复。修复的最好时机是在所有的肠管粘连均松解后进行，如有部分肠管损伤严重，最好的办法是将其切除。

如果损伤已到达或穿透黏膜下层则必须进行修复。术者用双手握住损伤肠管的两端并轻轻挤压肠管，使肠袢腔内的压力上升以作进一步的评估（图

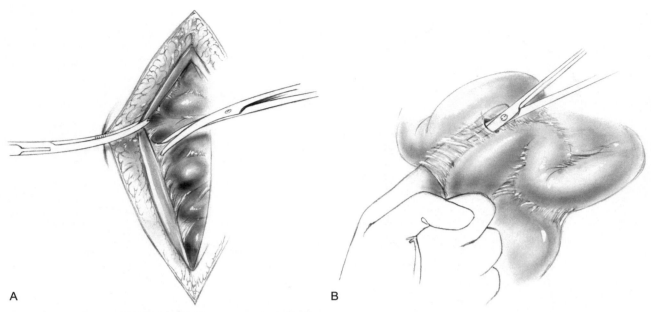

A   B

图 64-2   A.锐器分离肠管与腹壁的粘连；B.松解肠袢之间的粘连

64-3A）。如果肠管在损伤的部位有气体溢出，外层以单纯丝线间断缝合进行修补（图 64-3B）。若无气体溢出，该部分损伤的肠管可以不进行修补，但一般情况下宁可进行"错误"的修复也比处理延迟的肠穿孔要好。

全层损伤通常需要进行修补或切除肠管。较小的伤口可通过常规的方式行清创和缝合修复，较大

的损伤最好行部分肠管切除。

四、嵌顿疝（图 64-4）

一般情况下，嵌顿疝在术前通常由体格检查或者影像学检查诊断。通常是通过腹股沟区处理腹股沟嵌顿疝，如有必要则可通过扩大腹股沟环以进行肠管评估及进行肠管切除手术。详细内容见第 87 章。

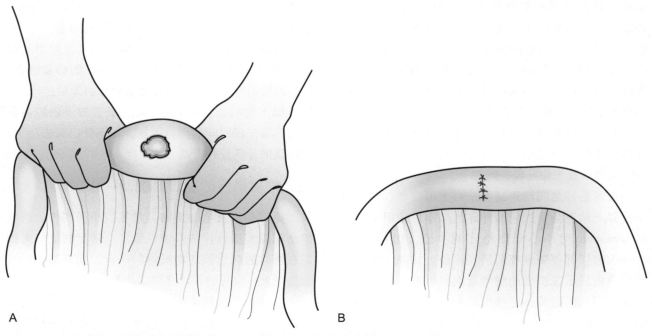

A   B

图 64-3   A.检查部分损伤的肠管并评估是否需要修复；B.单纯间断缝合修补肠管

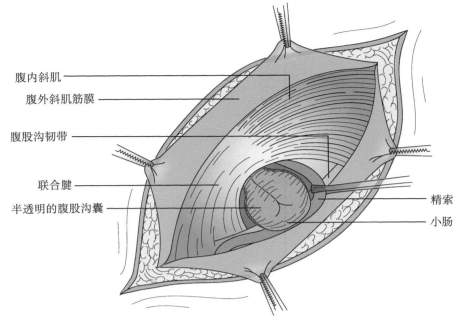

腹内斜肌
腹外斜肌筋膜
腹股沟韧带
联合腱
半透明的腹股沟囊
精索
小肠

图 64-4　腹股沟疝内嵌顿的肠管（引自 Mulholland MW，ed. Greenfield's Surgery. 5th ed. Philadelphia，PA：Lippincott Williams & Wilkins，2011）（已授权）

在极少数情况下，在腹腔镜探查中发现术前未被诊断的肠疝气是肠梗阻的原因。这些可能是内疝，切口疝或不寻常部位的疝（例如闭孔疝）。轻柔的扩大疝环以减少肠管嵌顿。如有必要时可用补片修复缺损。

五、肠肠吻合术（图 64-5）

有些情况下通过肠侧 - 侧吻合行旁路手术是理想的选择，而不是尝试去松解或切除梗阻，尤其是那些不能切除的恶性肿瘤或放射性肠炎所致的肠道

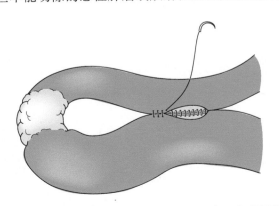

图 64-5　复杂的情况下行旁路肠肠吻合，如不可切除的肿瘤或放射性损伤。（引自 Mulholland MW，ed. Greenfield's Surgery. 5th ed. Philadelphia，PA：Lippincott Williams & Wilkins，2011）（已授权）

梗阻。选择一段接近梗阻的膨胀肠管和一段塌陷远离所有梗阻部位的肠管进行侧 - 侧吻合手术。确保两端肠管无张力缝合且吻合部位远端肠管没有梗阻，在困难的情况下将梗阻近端小肠与横结肠吻合也是一个保险的办法。

如图所示使两条肠管并排的放在一起，再行人工缝合或切割闭合器钉合肠管。

六、腹腔镜下松解粘连（图 64-6）

腹腔镜下松解粘连的理想条件是有一个容易辨认梗阻的部位并且患者已行一段时间的胃肠减压（使肠管处于塌陷状态）。1 名患者在妇科手术后出现粘连性肠梗阻就是属于这种情况。

远离原切口的部位放置套管（图 64-6A），当进入腹腔是注意别造成副损伤。通常情况下，使用哈森套管（详见第 22 章 图 22-2）是最安全的方法。然后探查腹部。

腹壁下的粘连容易识别并解除，因为气腹会增加肠管与腹膜的距离，气腹使肠管基本悬挂于腹壁（图 64-6B）。最安全的做法是锐性分离这些粘连，尽量避免使用电刀烧灼以免造成肠管损伤。

在明确并分离梗阻（图 64-6C）或粘连（图 64-6D）的肠管后，要特别小心的搬动肠管。有经验的

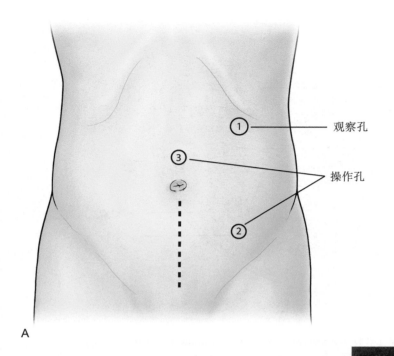

A

图 64-6 **腹腔镜下粘连松解**

A. 远离原切口放置套管；B. 腹壁下粘连松解（切口疝）；C. 分离梗阻的肠管；D. 分离广泛的粘连；E. 内疝（梗阻的肠管已经缩小）

（图 A，C，D，E 引自 Fischer JF，ed. Mastery of Surgery. 6th ed. Philadelphia，PA：Lippincott Williams & Wilkins，2012）（已授权）

观察孔

操作孔

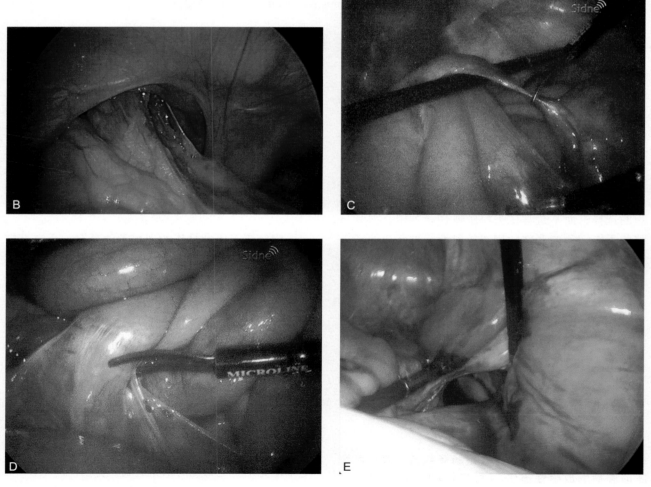

腹腔镜操作者能处理例如内疝等更加复杂的情况。（图 64-6E）。谨记为避免疝复发，疝部位缺损必须予以关闭。

再次检查肠管的活力及无遗漏肠管损伤后以常规的方式关闭套管孔。

手术步骤	损伤
从远离切口的部位进腹：哈森套管可以提供最佳的进入通路	搬动肠管以检查肠管的活力和遗漏的损伤肠管
探查腹部及置入第二个套管	关闭所有可能的内疝
锐器分离粘连：避免使用电刀以减少肠管的	以常规的方式关闭套管孔

（陈惠谋　译　周泉波　校）

参考文献

1. Britt LD, Collins J, Pickelman JR. Chapter 142. Small and large bowel obstruction. In: *Fischer's Mastery of Surgery*. 6th ed. Philadelphia, PA: Wolters Kluwer Lippincott Williams & Wilkins; 2013:1542.
2. Maung AA, Johnson DC, Piper GL, et al. Evaluation and management of small-bowel obstruction: An Eastern Association for the Surgery of Trauma practice management guideline. *J Trauma Acute Care Surg*. 2012;73:S362.
3. Meissner K. Late radiogenic small bowel damage: Guidelines for the general surgeon. *Dig Surg*. 1999;16:169.
4. Simmons JD, Rogers EA, Porter JM, et al. The role of laparoscopy in small bowel obstruction after previous laparotomy for trauma: An initial report. *Am Surg*. 2011;77:185.

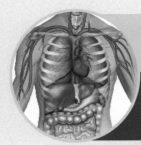

第 65 章

通过肠系膜上动脉取栓及其他策略进行的肠系膜血管再通

Rachael Nicholson and Jose E. Torres

急性肠系膜上动脉（SMA）栓塞可由栓子或血栓引起。鉴于缺血性肠病相关的高发病率与高死亡率，无论是什么原因引起的急性栓塞均需要进行及时评估和干预。肠系膜上动脉栓塞的处理方法取决于引起栓塞的原因。恢复肠系膜血流供应的方法主要运用广泛的开放、混合以及血管腔内技术，这些技术包括开取栓术，肠系膜血管短路手术，SMA 逆行支架置入术以及血管血运重建术。

外科住院医师教育委员会（SCORE™）将肠系膜上动脉取栓术归类为"基本的、非常规的"手术操作。

手术步骤

肠系膜上动脉取栓术

腹正中线切口

把大网膜及横结肠推向头侧

小肠推向尾侧及右侧

松解屈氏韧带

触诊结肠中动脉并追踪至肠系膜根部以定位肠系膜上动脉

沿肠系膜上动脉的走向纵向切开腹膜

解剖肠系膜上动脉及其分支并使用血管吊带予以提吊

全身肝素化

使用 11 号刀片横向切开动脉，Potts 剪刀将其延长几毫米

在血管近端置入大小适合的 Fogarty 导管，气囊充气并向外牵拉取出栓子

在血管远端重复此操作

肝素钠盐水冲洗血管腔

用 6-0 单丝间断缝合关闭切开的动脉

如果担心血管管腔狭窄，可使用静脉补片进行修补关闭

多普勒检查血流信号

动脉切开术近端和远端的部位

进行动脉切开术的部位

小肠的动脉分支

评估肠管的活力并根据肠管情况决定是否进行二次探查手术

解剖并发症

肠穿孔

肠坏死

缺血性狭窄

胃肠道出血

短肠综合征

腹筋膜室综合征

腹部区域感觉丧失

肠系膜上动脉夹层，血栓，痉挛

肠系膜远端栓塞

经皮通路并发症出血，假性动脉瘤，夹层动脉瘤和血栓形成

结构列表

肠系膜上动脉	横结肠
腹主动脉	十二指肠
结肠中动脉	屈氏韧带

一、暴露肠系膜上动脉（图 65-1）

【技术要点】

最佳的暴露方式是垂直的腹部正中切口。向上牵拉横结肠和大网膜，向右下牵引小肠及肠系膜以暴露肠系膜上动脉。松解屈氏韧带以更充分地暴露肠系膜上动脉。一般情况下，根据肠系膜上动脉的大小及其搏动特点很容易定位，然而栓塞后的肠系膜上动脉定位较难。触诊结肠中动脉并追踪至其根部以定位肠系膜上动脉。沿着肠系膜上动脉的走向切开腹膜（图 65-1）。解剖游离肠系膜上动脉并保护其分支动脉。通过硅胶血管吊带提吊动脉的远近端以及这个区域内的所有分支。此时患者应已行全身肝素化，如果还没有，马上静脉给予肝素。以 11 号刀横向切开动脉并用 Potts 剪刀将其延长几毫米。通常情况下，可在动脉内找到血栓（图 65-2）。

在动脉近端置入大小适合的 Fogarty 导管（通常有 3F 导管），往导管内充气使气囊膨胀并向外牵拉取出血栓（图 65-3）。肝素钠盐水冲洗血管腔，当血流恢复灌注时于血管切开近端置一个动脉血管夹阻断血流。以相似的方式在远端通过 Fogarty 导管取出血栓。由于肠系膜血管比较脆弱并容易损伤，在操作时特别注意不要对气囊过度充气。肝素钠盐水冲洗血管腔，当血流恢复灌注时置一动脉血管夹于血管切开的远端。用 6-0 单丝间断缝合关闭切开的动脉，打开血管夹，并在收紧缝线前用肝素钠冲洗管腔。

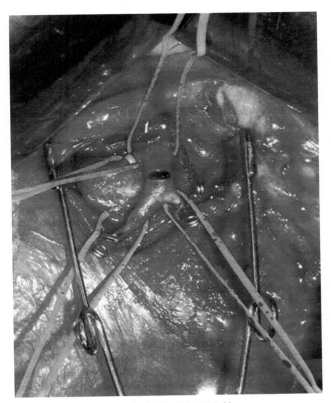

图 65-2　横行切开探查 SMA 并显示血栓

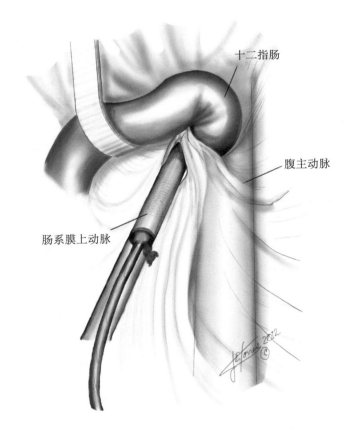

十二指肠

腹主动脉

肠系膜上动脉

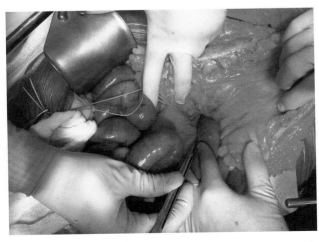

图 65-1　通过向头侧牵拉横结肠、牵拉近端小肠到患者左侧以暴露 SMA（硅胶环提吊）

图 65-3　用 Fogarty 导管行肠系膜上动脉血栓切除术

如果动脉管腔狭窄或担心狭窄的发生，可纵向切开动脉代替横向切开动脉。如果发现局限性狭窄，可用 Freer 剥离器切除内膜进行局部的动脉内膜切除术。

检查进行动脉内膜切除术位置的血管远端，如果发现内膜松动即予以修剪并（或）使用 6-0 或 7-0 普理灵缝合进行缝合。从大隐静脉截取小块静脉袢关闭动脉切口。用肝素钠盐水冲洗大隐静脉后纵向切开静脉，用细 Potts 剪刀去除的所有静脉瓣。静脉被切割成合适的长度并用 6-0 普理灵缝合动脉切开术部位，从静脉补丁的各顶点开始缝合，然后缝合朝向两侧的补丁中间。拉紧缝线前，把血管夹松开再夹上。用肝素冲洗管腔后收紧缝线。

在动脉切开术部位以及其近端、远端检查血流多普勒信号。在肠道的血管分支，沿着肠系膜的部位和小肠系膜游离部位都可检测到多普勒信号。评估肠管的活力并根据肠管外观决定是否行二次手术。

【解剖要点】
肠系膜上动脉供应远端十二指肠、小肠、结肠脾曲以及胰头、胰体部的血流。肠系膜上动脉在第一腰椎水平以锐角从主动脉分出，相对于腹腔干以及肠系膜下动脉等更加垂直的发至主动脉的血管，尤其更容易成为发生血栓的位置。肠系膜上动脉位于胰腺后面然后延伸到十二指肠第四段的前面，它的第一分支为胰十二指肠下动脉，而胰十二指肠下动脉的前后分支分别与来自胃十二指肠动脉的胰十二指肠上动脉的前后分支汇合形成胰十二指肠动脉弓，并与腹主动脉之间形成侧支循环通路。有 10～15 个空肠及回肠分支从肠系膜上动脉分出并向右下腹走行。这些分支以直角分出并形成一系列的动脉弓并与毗邻的空肠动脉汇合。连续的动脉弓垂直肠管长轴发出分支供应肠管前面和后面浅层的血供。

虽然结肠中动脉的起源经常变异，但它最常见是发自肠系膜上动脉并成为其第二个主要分支。它向前面走行并分为左、右两个分支，右支与右结肠动脉升支相汇合而左支与左结肠动脉升支汇合。在栓塞切除术过程中，通过牵拉提起横结肠并沿着结肠中动脉追踪至肠系膜根部，可以定位肠系膜上动脉。

手术步骤

向头端牵拉肝左叶并打开网膜囊以暴露主动脉。然后打开右膈脚和覆盖主动脉的腹膜，沿着表面及侧面暴露腹主动脉。如上所述暴露结肠下的肠系膜上动脉

在胰的后面主动脉至 SMA 之间用手指钝性分离出胰后孔道

在大腿内侧纵向切开截取大隐静脉（见第 105 章截取大隐静脉移植）。如果没有肠道污染同样可以使用假体移植材料。大隐静脉可以以外翻或非外翻的方式使用，如果它以非外翻的方式使用，则需要使用静脉刀去除静脉内的瓣膜。（见第 108 章，图 108-5）

患者全身肝素化

在腹主动脉置一个部分阻断钳（如 Lemole-Strong 钳）

用 11 号刀片及 Potts 剪刀或 5（6）mm 的打孔器行主动脉切开术，修剪移植血管的近端并且用 5-0 普理灵缝线将血管移植到主动脉上

冲洗移植的血管

检查近端吻合口有无出血

随着血管充盈，在胰腺后方通过移植的血管，注意避免扭曲或拧结

纵行切开肠系膜上动脉

修剪血管到合适的长度，标准是在所有的牵拉解除后，血管没有扭曲和过度的张力

修整血管远端，端侧连续缝合将血管接到肠系膜上动脉（6-0 单丝线）

释放所有的血管钳，并确保血流通畅如下所述

二、肠系膜旁路手术（图 65-4）

【技术要点】

腹正中线开腹，通过向头端牵拉肝左叶和打开网膜囊暴露腹主动脉。用电刀分离右膈脚，纵向锐性分离打开覆盖主动脉的腹膜。沿着腹主动脉的前面和侧面分离腹主动脉直到有足够的空间置入血管夹，理想情况下可用一个侧壁钳或部分阻断钳，如 Lemole-Strong 钳。然而，如果主动脉严重病变或者没有足够的空间置入部分阻断钳夹，需要沿主动脉分离足够长的空间，以便在计划切开的主动脉位置的近端及远端分别置入血管夹。

如上所述暴露结肠下的肠系膜上动脉。在肠系膜上选择一个弹性较好的点，这个点通常在远离中结肠动脉起源的部位。用手指在胰腺后面钝性分离一个从主动脉至肠系膜上动脉的孔道，这个孔向主动脉的前左方向走行并通过小肠系膜的根部。

在大腿内侧纵行切口截取大隐静脉（见第 105 章截取大隐静脉移植）。如有没有肠内容物污染，可以使用假体移植材料。大隐静脉可以以外翻或非外翻的方式使用，如果它以非外翻的方式使用则用瓣

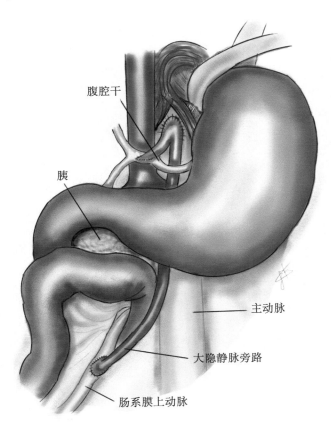

腹腔干

胰

主动脉

大隐静脉旁路

肠系膜上动脉

图 65-4　肠系膜旁路手术

膜刀去除静脉内的瓣膜（见第 108 章，图 108-5）。

患者全身肝素化后，用血管钳夹紧腹主动脉。用一个 11 号刀片和 Potts 剪刀或 5（6）mm 的打孔器切开主动脉。修整移植血管的近端并且用 5-0 普理灵缝线将血管移植到主动脉上。用杨氏血管钳夹闭移植血管的末端，再检查近端吻合有无出血。打开杨氏血管钳以冲洗血管并确保血管内血流灌注良好。为了使移植的血管膨胀后顺利通过胰腺后面的孔道，在移植血管的末端以中等大小的血管钳代替杨氏血管钳，注意避免扭曲或拧结。

在肠系膜上动脉计划切的部位的远端及近端分别置入杨氏血管钳。用 11 号刀片和 Potts 剪刀纵向切开动脉。截取适当长度的血管，使所有的牵拉都解除后它与肠系膜上动脉的吻合没有扭曲和过度的张力。修整移植血管远端，用 6-0 单丝连续缝合将血管端侧缝合到肠系膜上动脉。

冲洗血管后释放所有的血管钳，并如上所述检测血流供应情况。

【解剖要点】

在慢性狭窄基础上形成急性血栓的情况下，应该考虑构建肠系膜旁路。在慢性肠系膜缺血的基础上形成的急性肠系膜缺血，缺血范围通常大于所看到的栓子涉及的范围，其中一部分原因是肠系膜上动脉根部最容易发生动脉粥样硬化，而栓子通常是位于肠系膜上动脉第一分支根部稍远端的位置。而且，通常三支肠系膜血管有其中两支涉及慢性肠系膜缺血性病变，这些病变降低了发生急性动脉栓塞时来自腹腔动脉及肠系膜下动脉的储备。虽然在急性期单一血管重建是可以接受的，但两血管重建是首选。

旁路的血流可来源于腹主动脉、肾以下的主动脉或髂动脉。通常腹主动脉上端很少发生严重的动脉粥样硬化。此外，腹主动脉为进行旁路手术提供了一条相对短直且宽松的路径，尤其是路径从胰后通过时。这个旁路通过手指轻柔、钝性分离胰后腹主动脉至肠系膜上动脉周围组织产生的。正如在肠系膜上动脉切开取栓术一样，肠系膜上动脉切开一般选择在远离结肠中动脉起始的部位，因为这个部位发生慢性动脉粥样硬化概率较小。虽然在污染小的情况下可以使用 PTFE，但当有肠管坏死的时优先考虑自体血管，尤其是大隐静脉。为了保证足够的血供重建，通常也有必要建立腹主动脉旁路，如图 65-4 所示。

手术步骤	鞘管
如前所述露肠系膜上动脉并行血栓栓子切除术	通过鞘管行血管造影
在血管的近端周围放置一根棉绳或血管吊带	用导丝和导管通过闭塞或栓塞部位
使用 Seldinger 技术通过导丝置入 8F 或 9F	行血管成形术及支架置入狭窄病变
	完成血管造影

三、肠系膜上动脉逆行开放支架置入术

【技术要点】（图 65-5）

肠系膜上动脉逆行开放支架置入杂交技术是肠系膜上动脉血供重建的另外一种可行的方法。通过腹正中线切口暴露结肠下的肠系膜上动脉，正如前面描述的行肠系膜上动脉栓子切除术一样。近端的结肠下肠系膜上动脉用棉绳控制，远端放置一个硅胶环，在肠系膜上动脉上行动脉切开术，如上所述行栓子切除术。如果通过术前影像发现潜在的慢性狭窄或栓子切除术后动脉血流灌注仍较差，通过在导丝引导在动脉切开位置以逆行方式置入鞘管。使用棉绳和拉梅尔止血带确保鞘管在适当的位置。注

入对比剂评估近端肠系膜上动脉的灌注情况。首先尝试用 0.889mm 滑行导丝及滑行导管套装通过狭窄部位。如果顺利通过狭窄部位，通过导丝在腹主动脉上置入一个诊断性的血管套，并用其行侧面及正面血管造影。测量潜在的狭窄血管的长度和肠系膜上动脉的半径。去除诊断性保护套且用合适大小的血管成形气囊扩大狭窄病变部位。除去导丝上面的气球，狭窄病变部位用一个可扩张的气囊或能自动打开的支架支撑。诊断导管被去除后在侧面及正面行完整的血管造影。如果病变成功被撑开，将鞘管去除。使用杨氏血管夹夹闭肠系膜上动脉靠近开口的位置，用上述同样的方式关闭动脉切开的地方。

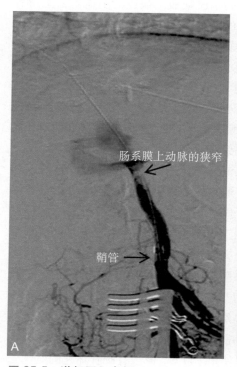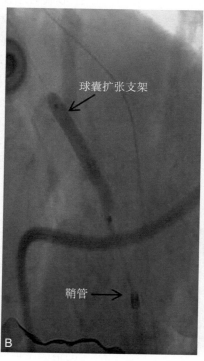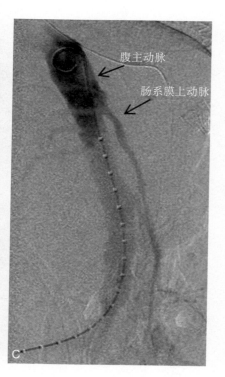

图 65-5 逆行置入支架

A. 在开放行血栓切除后通过肠系膜上动脉逆行放入支架造影证实在肠系膜上动脉根部附近有慢性狭窄病变；B. 穿过狭窄部署球囊扩张支架；C. 完成造影证明肠系膜上动脉恢复了血流

【解剖要点】

通过腹中线的正中切口开放暴露血管并以逆行的方式行肠系膜上动脉支架置入，减少血管鞘管至血管狭窄病变的距离，因此在某些程度去除了经皮肱动脉或股动脉入路顺行血管介入治疗所带来的许多挑战。而且，从这个位置行肠系膜上动脉置管，为导丝、导管进入提供一个短直的通路，从而消除了股动脉入路时通过髂动脉造成的弯曲和肠系膜上动脉相对于主动脉急剧转弯，同时也消除了从左肱动脉入路时通过左锁骨下静脉至降主动脉所需的弯曲。但用这种方法将导丝从肠系膜上动脉通过狭窄或闭塞病变进入主动脉仍然存在问题。而且有时需要试用 0.889mm 至 0.457mm 甚至 0.356mm 的导管系统。然而，这种混合技术确实减少了标准的经皮介入方法需要探查 SMA 远端的可能。

四、血管血供重建术（图 65-6）

【技术要点】

用一个 4F 或 5F 微穿刺针经皮穿刺股总动脉或左肱动脉，并通过导丝用微穿刺鞘管置换微穿刺针。通过 0.889mm 的导丝将血管鞘管置换成长度足够到达主动脉内脏段的 6F 鞘管。在主动脉内脏段通过冲洗导管行血管造影，包括的前、后面以及扩大侧面的视图。如果是股总动脉入路，选择反向曲线导管超选进入肠系膜上动脉，如从肱动脉入路则选择成角导管。如有急性栓塞，在阻塞部位嵌入具有大末端孔导管的尖端，用 60ml 注射器在导管上进行回吸，并迅速撤回该导管到鞘管进行抽吸血栓。重复这个动作，直到完全没有凝块抽出为止。再次行血管造影评估肠系膜上动脉，如果存在残留的血块或潜在的狭窄，考虑其他血管内辅助措施，例如导管引导溶栓、扩血管治疗、药物治疗、溶栓、血管成形术或置入支架。

手术步骤

经皮穿刺进入股总动脉或左肱动脉

将长鞘管或引导导管置入主动脉内脏段

通过冲洗导管在主动脉的内脏段行血管造影，包括前 - 后及扩大的横向视图

选择反向曲线导管（股总动脉入路），或有角度的导管（肱动脉）引导进入 SMA

将一个大端孔导管的尖端插入闭塞的部位并抽吸血栓

考虑其他的血管辅助治疗，例如导管介导的溶栓术或血管扩张治疗，药物或血栓切除术，血管成形术和支架置入（吸出血栓后引起的血管不完全再通）

【解剖要点】

很多因素导致肠系膜上动脉的血管介入治疗具有挑战性。肠系膜上动脉的远端部分从正面观看得最清楚，而近端部分则选择侧面或至少前斜位的投影观察得最清楚，这是由于肠系膜上动脉是在主动脉的前表面发出（图 65-6）。当然，如果选择更锐利的角度，图像的质量会因 X 射线的穿透力差而受影响。使患者抬起双臂高于其头部可以改善侧面的图像质量，但是要求患者长时间保持一个姿势。而且在肠系膜上动脉区域有很多变异，这增加了获取高质量图像的难度。

血管发出的角度增加了获得安全、可行的血管入路的难度，同时也使维持介入治疗平台的稳定性变得更复杂。尤其是从股动脉入路时，尝试用导管或金属丝尖端顺行进入肠系膜上动脉可能出现不必要的导丝或胆管弯曲而逆行进入主动脉。正因为这个原因，如果存在明显的成角常需要选择左肱动脉入路，尤其是当肠系膜上动脉发自主动脉的起始部位存在闭塞的情况下。肱动脉入路行穿刺可通过减少可能出现的相反运动而增加肠系膜上动脉介入治疗时的稳定性，但同时也会增加操作者的难度，因为大部分的血管设备都是按照外科医师从股动脉入路而设计，包括图像增强器、显示屏以及设备工作台的连接等。

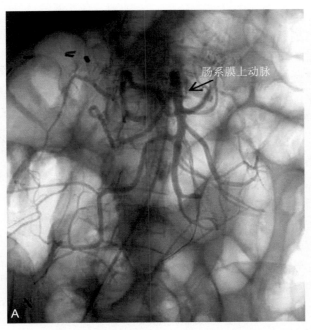
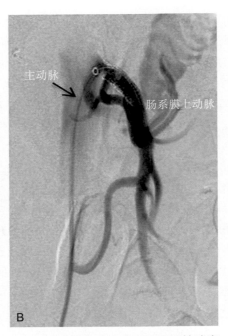

图 65-6　A. 正面观肠系膜上动脉造影显示远端的分支；B. 侧面观肠系膜上动脉造影显示慢性狭窄急性血栓形成成功行溶栓及支架置入后开放的起始部位

（陈惠谋　译　周泉波　校）

参考文献

1. Acosta S, Ogren M, Sternby NH, et al. Clinical implications for the management of acute thromboembolic occlusion of the superior mesenteric artery: Autopsy findings in 213 patients. *Ann Surg.* 2005;241(3):516–522.

2. Kadir S, Lundell C, Saeed M. Celiac, superior, and inferior mesenteric arteries. In: *Atlas of Normal and Variant Angiographic Anatomy.* Philadelphia, PA: W.B. Saunders Company; 1991:297–364.

3. Kao GD, Whittington R, Coia L. Anatomy of the celiac axis and superior mesenteric artery and its significance in radiation therapy. *Int J Radiat Oncol Biol Phys.* 1993;25(1):131–134.

4. Lin PH, Bush RL, Lumsden AB. Treatment of acute visceral artery occlusive disease. In: Zelenock GB, Huber TS, Messina LM, Lumsden AB, Moneta GL, eds. *Mastery of Vascular and Endovascular Surgery.* Philadelphia, PA: Lippincott Williams & Wilkins; 2006:293–299.

5. Matsumoto AH, Tegtmeyer CJ, Angle JF. Endovascular interventions for chronic mesenteric ischemia. In: Baum S, Pentecost MJ, eds. *Abrams' Angiography Interventional Radiology. Vol III.* Boston, MA: Little, Brown and Company; 1997:326–338.

6. Pisimisis GT, Oderich GS. Technique of hybrid retrograde superior mesenteric artery stent placement for acute-on-chronic mesenteric ischemia. *Ann Vasc Surg.* 2011;25(1):132.e7–132. e11.

7. Resch TA, Acosta S, Sonesson B. Endovascular techniques in acute arterial mesenteric ischemia. *Semin Vasc Surg.* 2010;23: 29–35.

8. Schneider PA. Chapters 9 & 10. *Endovascular Skills Guidewire and Catheter Skills for Endovascular Surgery.* 3rd ed. New York, NY: Informa Healthcare USA; 2009:134–136, 172–173.

9. Sharafuddin MJ, Nicholson RM, Kresowik TF, et al. Endovascular recanalization of total occlusions of the mesenteric and celiac arteries. *J Vasc Surg.* 2012;55(6):1674–1681.

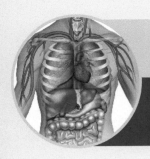

第66章

小肠切除与吻合术

当部分小肠必须切除时进行小肠切除术，而病理性质决定其切除范围。小肠癌是十分罕见的疾病。小肠癌的切除必须包括距离肿瘤边界至少10cm肠管及扇形的包含区域淋巴结在内的肠系膜。良性疾病行小肠切除则是十分常见的。小肠良性疾病的切缘相对保守，尽可能保留更多的小肠，尤其是在需要再次手术的情况下（譬如克罗恩病的患者）。在本章的最后会简单介绍克罗恩病患者常用的一种替代小肠切除的方法——狭窄成形术。

当必须切除较长的一段小肠时，需要测量剩下部分小肠的长度。轻度拉伸肠管并取湿棉绳沿对系膜缘测量小肠的长度。在手术记录注明测量的小肠长度。

外科住院医师教育委员会（SCORE™）将开放性小肠切除术归类为"基本的、常规的"手术操作。

手术步骤

腹正中线开腹

从屈氏韧带至回盲瓣探查小肠

确定要切除的部分小肠并将其拉出腹腔外

把剩余的部分小肠放回腹腔

抓起小肠并辨认计划切除肠段部位毗邻肠系膜上的无血管区域

根据病变性质扩大切除范围

恶性肿瘤需要更大范围呈扇形切除肠系膜

在肠下打开肠系膜

分离肠管

"V"形分离肠系膜

检查末端肠道活力（如有必要进一步切除小肠）

吻合小肠（钉合或缝合）

关闭肠系膜切缘

网膜覆盖吻合口

检查止血及无引流关腹

解剖并发症

吻合口瘘

结构列表

空肠

回肠

盲肠

回盲瓣

十二指肠悬韧带（屈氏韧带）

一、小肠切除术（图66-1）

【技术要点】

通常在肠管切除前探查所有的小肠。抓起部分小肠用手指近端从一只手递到另外一只手，上述操作应该在左上腹进行。确认十二指肠悬韧带（屈氏韧带），并在十二指肠悬韧带远端提起约10cm长的

小肠。翻转每一节肠管，检查肠管的两边，然后把这部分肠管递给第一助手，以这种方式检查直达回盲瓣。如果一开始握起的是肠管的回盲瓣端而不是屈氏韧带，从肠管的远端探查到近端直到到达屈氏韧带，以这种方式探查也是可行的。尽量减少肠管在腹腔外的时间，肠管在腹腔外搁置时间长会影响

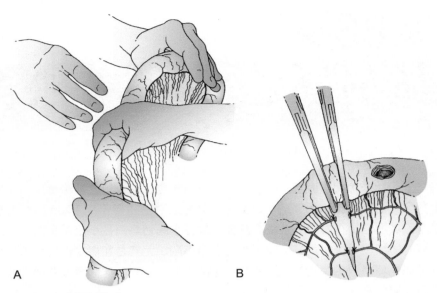

图 66-1　小肠切除术

A. 探查肠管；B. 在肠管损伤的一侧分离肠管，肠系膜已经被分离

静脉回流，引起肠管肿胀以及低体温。除了那段被切除的肠管，将所有的小肠放回腹腔。

　　用左手的拇指及示指举起肠管，并用拇指去触摸计划切除肠管的肠系膜边界，用蚊型止血钳通过其中一条供应小肠的血管的下端，细丝线双重结扎血管。除非肠系膜很薄，尽量不要试图一次性完成。精确地靠近肠管分离肠系膜，以尽量减少肠管周边线结所纳入的组织，然后清理肠系膜表面并准备行肠吻合术。

　　用艾伦夹或设计用于牢固握住小肠的类似直角钳钳住肠管，如没有其他钳可用，可用 Kocher 钳代替。用手术刀将钳之间的肠管切除。

　　在将要切除的小肠另一端重复上述的操作。

　　将肠管提起并展开肠系膜，并辨认肠管的计划切除线。轻轻拉紧肠系膜，放置一对打开的梅岑鲍姆剪刀进入肠系膜切口，用刀的尖端提起腹膜瓣。打开剪刀剪开腹膜，这样一个 V 形的肠系膜将被切除。这样切除肠系膜时注意不要损伤肠系膜里面的血管。翻转小肠，在肠系膜的另一边重复以上操作。用左手的拇指及示指提起薄的富含脂肪的肠系膜，指捏法有时是有用的。双重钳夹并离断所有的肠系膜血管，移除切除的肠管。

　　用 3-0 丝线缝扎肠系膜血管残端。

【解剖要点】

探查小肠使外科医师能检查小肠全长是否存在疾病或可能的发育异常。最常见的发育异常是梅克尔憩室，据目前的报道它的发生率为 4.5%（虽然梅克尔憩室通常是没有症状的）。

　　屈氏韧带或十二指肠悬韧带是腹腔空肠开始的标志。正常的人群中约 75% 有屈氏韧带。这是一束来自腹主动脉及右膈脚周围结缔组织的平滑肌并与十二指肠空肠曲的平滑肌融合在一起。作为肌肉它没有太大的意义，但是功能上作为一个韧带维持着十二指肠空肠曲的结构稳定。然而，因为它是肌肉样的结构且富含血管，如果需要切除屈氏韧带，必须保证在血管钳之间离断并采取严格的止血措施。

　　探查小肠时，注意观察小肠的血供及静脉回流。数条空肠和回肠的动脉分支从肠系膜上动脉的左侧发出，距离肠管边缘数厘米处这些动脉分支及肠系膜上动脉的吻合支形成血管弓。这些血管在空肠近端形成一个血管弓，在小肠的中段 1/3 有几个血管弓，然后血管弓的数量减少，回肠末端可能再次只有单一血管弓供血。这些相互吻合的血管弓组成了任何指定节段小肠的主要侧支血液供应。多支长度可变的直小血管发自最靠近肠壁的血管弓并直接供应该处肠管的血流。典型的直小血管（约 90%）供应肠壁的一侧，而不是同时供应两侧，血管沿着侧面相互交通供血。这些直小血管是动脉的终末支，在小肠终末分支离断后，肠管壁内血管丛使离切口一小段距离的肠管保持存活。

小肠的静脉供应和小肠动脉相似，虽然没有支持性的统计数据，一个显著的特点是静脉倾向位于肠系膜的上面，而动脉倾向位于肠系膜的下面。

虽然在小肠的中段空肠及回肠没有明显的区别，但仍可通过以下的不同点区分空肠及回肠。

1. 空肠的肠壁比回肠厚且肠腔比回肠大，因此，小肠的半径由近端到远端逐渐减小。

2. 在空肠段，脂肪组织局限于肠系膜内，但随着向小肠远端推移，脂肪组织逐渐爬行至回肠壁上。

3. 空肠的动脉弓相对简单，空肠近端的直小血管相对更长；随着向远端小肠推移，动脉弓逐渐变得复杂且直小血管变得更短。动脉弓在小肠的中段 1/3 处变得最为复杂，然后往远端方向又逐渐变得简单，但远端的直小血管并没有变得更长。

二、吻合术（图 66-2）

【技术要点】

检查小肠的两端并且确认肠管的颜色正常、血

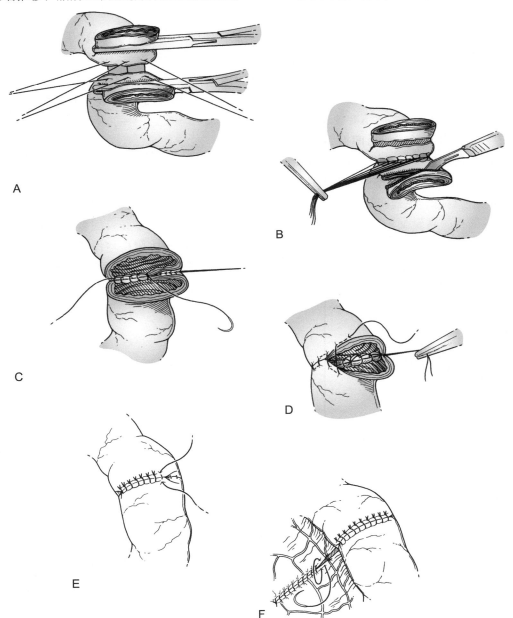

图 66-2　肠吻合术

A. 提起肠管两边角，中间浆肌层缝合；B. 后壁行间断浆肌层缝合，打结并修建肠管；C. 后壁内层行连续交锁缝合；D. 前壁内层行连续全层内翻缝合；E. 间断浆肌层缝合完成前壁缝合；F. 关闭肠系膜缺缘

供良好。有时候切除肠系膜会对一端或两端肠管的血液循环造成影响。如果毗邻肠钳的肠管颜色变暗或蓝色，应该考虑循环受影响而需要额外切除肠管。

检查肠系膜边缘，离肠钳 2～3mm 的肠系膜的脂肪组织应该被清除。没有必要扩大清除脂肪组织的范围，因为这样可能会导致小肠局部缺血。

对齐肠系膜的边界并确认肠管不会随着 V 形肠系膜的对合而扭曲。部分外科医师选择优先关闭肠系膜的缺损，这样确保肠管没有扭曲的同时也确保肠系膜的关闭不会造成血供受损。用剖腹手术垫隔离两端待吻合的肠管。

使用 3-0 丝线间断浆肌层缝合构建肠管吻合的后壁，移除肠钳并切除被挤压的肠末端。保留一部分（0.5mm）被挤压的肠管是有好处的，因为它使肠壁的全层粘在一起，这样肠黏膜不会鼓起来。

从肠管的后壁中部开始，使用两根 3-0 可吸收缝线打结后向两侧行连续交锁缝合。肠壁前壁行连续圈层内翻缝合，两根缝线在前壁中点汇合并打结。以 3-0 丝线间断浆肌层缝合完成肠管吻合。

间断或连续缝合肠系膜 V 形的两端以关闭肠系膜缘。缝合应该通过腹膜但避免太深而损伤下面的血管。完全关闭肠系膜的缺损以免形成小肠内疝。如果条件允许可利用大网膜包绕吻合术。

【解剖要点】

肠外壁为浆膜层，也是脏腹膜的一部分。在浆肌层深度的肠壁可见肠管的脉管结构，有时可见到脂肪组织侵入回肠壁。下一层是纵行的平滑肌层，然后是环形的平滑肌层，两层平滑肌间是奥尔巴赫肌间神经丛，这两层构成了肌膜或外肌层。下一层是黏膜下层，这一层主要是蜂窝结缔组织，它含有血管丛及迈斯纳黏膜下神经丛。最内层是黏膜层，这层可分为外面黏膜层、中间的固有层以及里面的上皮细胞层。

在肠壁的四层中，黏膜下层具有强大的修复能力。此外，虽然传统的观念认为肠道损伤的完全修复依赖于肠道的浆膜层，但事实上并不是那样。当然，无论是浆肌层还是黏膜层，从一层表面到另一层准确致密的叠加，与需要足够的时间愈合一样，都是需要的。

三、克罗恩病的肠道狭窄成形术（图 66-3）

【技术和解剖要点】

狭窄成形术是替代切除狭窄肠管术的一种手术方式，特别适用于肠管的多段狭窄。它能恢复肠腔的宽度同时最大限度地保留肠管长度。较短肠管的狭窄使用 Heineke-Mikulicz 方法，Finney 方法则适用于较长的肠管成形术。

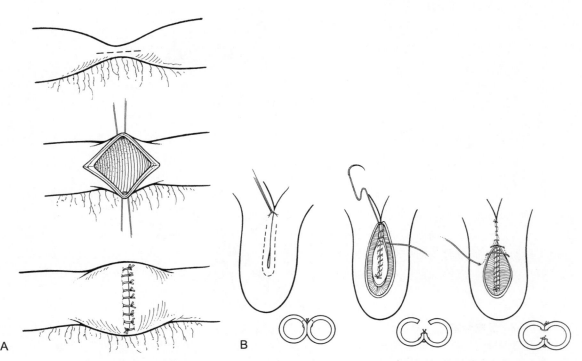

图 66-3　克罗恩病肠管狭窄成形术（图 A，B 引自 Scott-Conner CEH. Current surgical management of inflammatory bowel disease. South Med J. 1994;87:1232-1241）（已授权）

手术步骤——狭窄成形术

腹正中线开腹

探查腹部和确认肠管所有狭窄区域

决定狭窄的肠管是否须要切除

如果计划行狭窄成形术：纵行切开狭窄肠管

横向关闭肠管

较长段的肠管狭窄可能需要行侧 - 侧狭
　　窄成形术（Finny 型）

纵行完全切开狭窄的肠管

在肠管中部形成环形肠袢并模拟两个短臂

以单长切口予以关闭，吻合环形肠袢的近端
　　和远端

确认所有的狭窄已经被解决

不放置引流管，常规方式关腹

解剖并发症

遗漏狭窄

吻合口漏

1. Heineke-Mikulicz 狭窄成形术　纵行切开肠管的狭窄部分（图 66-3 A）。在切口的两端用 3-0 丝线牵引拉开，如果以浆肌层缝合，这些缝线可能用于成角缝合。以 3-0 可吸收缝线连续全层内翻横向关闭切口，然后以 3-0 丝线间断浆肌层缝合。

2. Finney-type 狭窄成形术　对于较长的肠管狭窄，再次以纵行打开全部狭窄的肠管（图 66-3B）。然后在肠管中段形成环形肠袢，靠近切口近端及远端的边缘，以 3-0 丝线间断浆肌层缝合将两端缝合在一起。在肠道反折点位置开始以 3-0 可吸收缝线缝合，一直交锁缝合至两端的顶点，然后以连续全层内翻缝至肠管的两个开放的末端。在外层以 3-0 间断浆肌层缝线完成功能性的侧 - 侧吻合。

（陈惠谋　译　周泉波　校）

参考文献

1. Asensio JA, Berne JD, Chahwan S, et al. Traumatic injury to the superior mesenteric artery. *Am J Surg.* 1999;178:235–239. (Discusses special considerations for management of rare injury.)

2. Barnes JP. The techniques for end-to-end intestinal anastomosis. *Surg Gynecol Obstet.* 1974;138:433–452.

3. Bulkley GB, Zuidema GD, Hamilton ST, et al. Intraoperative determination of small intestinal viability following ischemic injury: A prospective, controlled trial of two adjuvant methods (Doppler and fluorescein) compared with standard clinical judgment. *Ann Surg.* 1981;193:628–637.

4. Getzen LC. Intestinal suturing. I. The development of intestinal sutures. *Curr Probl Surg.* 1969;6:3–48.

5. Getzen LC. Intestinal suturing. II. Inverting and everting intestinal sutures. *Curr Probl Surg.* 1969;6:3–36.

6. Mulholland M. Atlas of small intestinal surgery. In: Bell RH Jr, Rikkers L, Mulholland M, eds. *Digestive Tract Surgery: A Text and Atlas.* Philadelphia, PA: JB Lippincott; 1996:1304–1305. (Discusses strictureplasty for Crohn disease.)

7. Poth EJ, Gold D. Technics of gastrointestinal suture. *Curr Probl Surg.* 1965;2:1–46.

8. Scott-Conner CEH. Current surgical management of inflammatory bowel disease. *South Med J.* 1994;87:1232–1241.

9. Townsend MC, Pelias ME. A technique for rapid closure of traumatic small intestine perforations without resection. *Am J Surg.* 1992;164:171–172. (Describes ingenious method of staple closure of perforations too large for primary closure.)

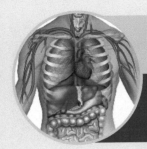

第67章

小儿外伤、肠扭转不良及肠套叠的腹腔探查

Raphael C. Sun and Graeme J. Pitcher

成人腹腔探查术可采取多种切开方式，而在小儿腹腔探查术中最常见的两种开腹探查方式是垂直腹正中线切口及腹部横行切口。在大多数情况下，外科医师更加倾向于选择腹部横形切口而不是传统的垂直正中线切口。然而，选择切口的同时应该考虑手术可能出现的情况并覆盖病变所在的部位是很重要的。

通常 5 岁以下小孩的腹部是圆形或椭圆形的并且其横径比长径要宽。儿童从肋缘至髂嵴的比例比成人要高，这使儿童的腹腔比例较成人的大。鉴于成人和儿童的体型与解剖的差异，外科医师选择腹部横形切口是可以理解的。

大多数情况下，腹部横形切口可以充分暴露腹部分四个象限。然而，在某些穿透伤的情况下，推荐选择传统的垂直切口，这样的切口在必要的时候更容易延长到胸骨。掌握每种开腹方法的技术及解剖要点是十分重要的。

本章讨论婴幼儿和儿童的剖腹探查术，然后介绍了两种常见情况的特殊处理：肠旋转不良和肠套叠。

外科住院医生教育委员会（SCORE™）将肠旋转不良和肠套叠的急诊手术归类为"基本的、非常规的"手术操作。

手术步骤	遗漏损伤或病变
垂直腹正中线或腹部横形切口	
沿切口进入腹部	**结构列表**
如有严重出血，涵盖所有象限	腹外斜肌腱膜
逐个象限或器官系统探查全腹	腹内斜肌腱膜
执行必要的手术操作	腹横肌
止血	腹横筋膜
关闭筋膜及皮肤，如有指征则敞开腹腔	腹膜前脂肪组织
	腹膜
解剖并发症	白线
误行旁正中或远离正中线的切口	脐静脉残端（镰状韧带）
进腹时损伤肠管或其他器官	

一、垂直腹正中线切口（图 67-1）

在腹部外伤中最常用的是传统的垂直腹正中线切口。选择垂直腹正中线切口的原因是可以探查腹部的四个象限并且能很好地暴露腹部的每一个区域，例如主动脉裂口和骨盆，同时这个切口能快速的实施。如果外科医师以腹正中线切口开腹，通常失血量很少。该切口可以向在任一方向延伸，如果有必要行胸骨切开术，甚至可以一直延伸到胸部。

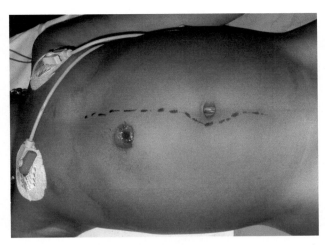

图 67-1　为了更容易暴露骨盆和主动脉裂孔，小婴儿穿透性腹部创伤首选腹正中线切口

二、腹部横形切口

有很多关于小儿外科手术切口的不同特点及结果的临床研究。研究表明相对于垂直腹正中线切口，腹部横切口可以减少切口疝，筋膜或伤口裂开的发生率。如果准确沿着皮肤皱褶或兰格线切开，横切口的美容外观更好。腹横切口可以更充分暴露腹部的各个象限，如有需要可容易侧向延伸切口。因此，对于 5 岁以下非创伤的患者首选腹横切口。

【技术及解剖要点】

使用刀片切开皮肤及真皮层打开预定的切口。与成人相比，小儿的皮肤更薄且更容易切开。可使用电刀分离皮下层及脂肪层，但尽量调至低挡混合模式。一般情况下，患者岁数越小，电刀应设置更低的能量参数。

对于一个垂直腹正中线切口，以剑突和耻骨联合为解剖标志进行切开，切口应绕脐进行。如果计划进行造口术，绕脐切口应在计划行造口术部位的对侧。腹白线是确定到达中线的参考标志，并且在脐以上更为明显。腹正中线切口可在脐部以上或以下进行。当在婴儿患者脐以下延伸切口，切开时注意避开腹腔内的膀胱以免造成副损伤。

谨记小儿的脐部位置较成人低，所以脐上横行切口可以到达重伤腹的大部分结构。当进入腹腔时，通常可见镰状韧带（脐静脉残端），需要将其分离结扎以暴露肝、胃、食管以及十二指肠。

采用可吸收缝线如薇乔或者 PDS 线关闭腹正中线切口的筋膜，标准的方法是从一端到另外一端的连续缝合。确保关闭筋膜的缝合每一针都穿过脐下的前腹直肌鞘并且够深和针距够密。由于皮肤及皮下组织均很薄，为了防止愈合过程中出现难看的不舒服的"疙瘩"，即使使用可吸收材料也需要把线头包埋好。

当关闭腹壁缺口遇到张力时，可使用间断缝合技术，通常是单纯缝合或褥式缝合，但有些外科医师倾向于全层缝合技术（Smead-Jones 缝合技术）。这种缝合技术是在筋膜的每一侧行远 - 近 - 近 - 远双针缝合（成人），如第 20 章图 20-6 所示。注意避免损伤筋膜下的肠内容物。牵引和暴露视野对外科医师在直视下每一针均通过筋膜是十分重要的，这在关腹时也可避免损伤其他组织。在肠管表面放置一个狭小的可伸缩牵开器并引出在腹腔外（为了确保移除）有利于安全关腹。

当关闭腹横切口时有两种可行的方法。大多数外科医师喜欢逐层关闭，腹直肌后鞘、腹内斜肌和腹横肌均在深层缝合，腹外斜肌和腹直肌后鞘缝合在第二层。包括所有组织的大块组织单纯连续缝合也是可以接受的，尤其适合早产儿。

皮肤的缝合尽可能使用可吸收缝线，这样可减少术后因拆线可能带来的疼痛与恐惧。除了皮肤边缘止血的需要，通常避免行皮肤的修剪。通常行使用薇乔或 Monocryl 线行皮下缝合。敷料的选择则因人而异。

引流管或导管需要牢固固定以免术后过早被不合作的儿童拔除。在患者从麻醉清醒过来前，确保所有的器械已被安全覆盖。

三、肠扭转不良的处理（图 67-2 ～图 67-4）

在妊娠的第 6 ～ 8 周，小肠在肠系膜上动脉（SMA）根部周围的额外体腔位置逐渐延长进行第一阶段发育。肠旋转不良是指肠道未能完成正常的旋转和固定，在发育的第 8 ～ 20 周返回腹腔而形成的各种解剖异常。这有两种截然不同的组成成分。

十二指肠通过位于腹正中线左侧的屈氏韧带进行翻转并固定在腹膜后，形成 C 环样的形态结构（在 SMA 后方成 270°逆时针方向）。

盲肠旋转（肠系膜上动脉头侧）进入正常右侧结肠旁沟腹膜后的位置。在扭转不良的情况下，盲肠移位到从肝下部、上腹部到左下腹的各种不同位置。

从临床的角度看，小肠的第一阶段（十二指肠阶段）的发展是最重要的，因为十二指肠扭转不良以为未固定的盲肠容易导致常见并令人觉得恐惧的肠系膜基底狭窄，从而使患者发生肠扭转的危险升高。任何以胆汁性呕吐为临床表现并诊断为肠扭转不良的小儿都应该行急诊剖腹探查以避免因肠扭转

而需要行肠管切除。

小肠发育后期的异常（由具有肠系膜的高位盲肠为代表）被认为是相当常见的，而且患者通常没有发生肠扭转的危险。

手术步骤	解剖并发症
脐上横行切口	在拓宽肠系膜基底部过程中损伤肠系膜血管
进入腹腔	损伤十二指肠前方的门静脉
检查腹腔液体	
取出腹腔内肠管等内容物	**结构列表**
通过确定屈氏韧带的位置和盲肠的固定的程度确认旋转的解剖	十二指肠
如果存在肠管扭转，逆时针复位肠管	盲肠
分离拉德束带	阑尾
拓宽肠系膜基底部	肠系膜上动脉
切除阑尾	小肠
放置小肠于右结肠旁沟，盲肠则沿左结肠旁沟放置	门静脉
关腹	肠系膜上静脉
	肠系膜下静脉
	屈氏韧带

【技术要点】

传统的拉德手术切口均采用标准的横行切口，中线切口也是另外一种非首选的方法。如有需要暴露更大的视野，两种切口都可扩大。更重要的是，获得更充分地暴露可以辨认上述的关键结构并能检查小肠全长。

进入腹腔后检查腹腔内的液体，并取样培养。有时候行剖腹探查术时，腹水的性质可提示局部缺血或穿孔。

将大网膜、小肠及肠系膜拉出腹腔，小心处理小肠，尤其是在出现小肠缺血或梗阻部位以上出现膨胀的情况。逆时针复位肠管可解除小肠的扭转及梗阻。部分肠管可能出现血流受损，复位可恢复肠管的血流。下一步，应扩大肠系膜的宽度。典型的肠系膜基底狭窄如图 67-2 所示。通过松解所有可能固定盲肠的腹腔结构可扩宽肠系膜的基底部。这样可使肠系膜上动脉及其分支的系膜充分展开而没有任何扭曲或张力，以此保证其血供不受损。扩宽肠系膜可防止肠扭转的再次出现。

手术的一个重要步骤是矫直十二指肠的第二、

第三段。它们在这一水平通常由于先天性粘连而呈扭曲或六角形的结构。充分的 Kocher 切口可以轻松的分离这些粘连，处理后十二指肠应直接置于右结肠旁沟的一个无遮盖的位置。处理后的肠系膜如图 67-3 所示。行额外的阑尾切除术是为了避免日后的误诊，否则位于左腹部的盲肠会使有腹部大手术史的小儿的急性阑尾炎的诊断变得困难。

在关腹前再次检查小肠。十二指肠及小肠应该顺着右腹放置，结肠应该沿着左结肠旁沟放置。确保小肠处于无扭曲或张力的舒适位置，无须进一步缝合固定小肠。

如果有小部分肠管出现坏死，可进行标准的手术切除及肠管吻合术。在损失大部分小肠并切除整个中肠的情况下，不推荐立刻行肠管吻合（空肠-结肠）。造瘘是安全的选择，并方便随后出现的短肠综合征早期阶段的管理。在某些情况下，当小肠的活力可疑，敞开腹腔并按计划在 24 ～ 48h 重新探查腹部是有利的对策。肠管的活力可在此期间进行判断并且进行减压促进肠道的恢复。

连续缝合关闭筋膜，皮内可吸收线行连续缝合

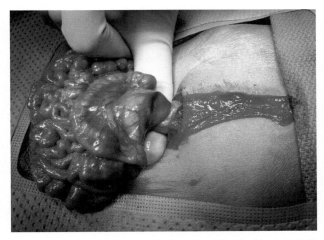

图 67-2　术中发现 2 天龄的小儿典型的肠扭转不良并展示狭窄的肠系膜基底

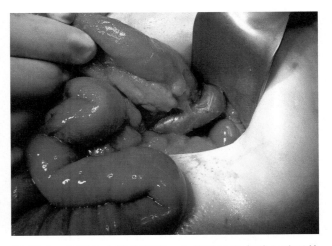

图 67-4　典型的上消化梗阻、内脏异位及多种心畸形的患者行拉德手术时辨认十二指肠前的门静脉

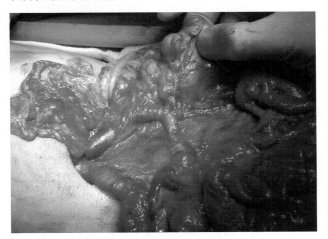

图 67-3　拉德手术术中扩展肠系膜后的形态结构

关闭皮下脂肪及皮肤。

【解剖要点】

理解胚胎的发育异常及识别肠旋转不良相关的解剖改变是十分重要的。实际上可以遇到一系列的解剖异常，这些异常分别反映了十二指肠及盲肠的扭转程度及肠系膜根部的狭窄程度。已经介绍的典型的扭转不良出现不适症状时，进行拉德手术毫无争议。常会遇到程度较轻的十二指肠旋转异常（即不典型的扭转不良），尤其是在有心脏疾病或其他综合征的儿童更为常见。这些患者的处理有更多的争议。在这些患者中，外科医师必须意识到完全内脏转位或异位的可能，这种情况下可能出现不同类型的内脏异常如右侧肝后的胃、多脾或无脾。这些患者可能同时出现如图 67-4 所示的十二指肠前的

门静脉，认识这些异常可以避免不必要的损伤。

拉德束带是指先天性的横跨盲肠、从肠系膜根部至肝的束带。它们可能使其下面的十二指肠受压，虽然这通常被认为是引起梗阻的主要原因，但事实上十二指肠梗阻大多数都是肠扭转及解剖变异共同引起的。当这些腹膜束带系从盲肠一直附着于高位的升结肠时，可见变化多样的拉德束带。

当肠扭转发生时，它几乎都是以小肠顺时针的方式发生扭转的（通常是 2 ～ 3 个扭转）。所以务必记住以逆时针手法复位是十分重要的。

四、肠套叠（图 67-5 和图 67-6）

肠套叠通常是当肠蠕动时一部小肠套入远端部分小肠而引起，尤其容易发生在 2 岁以下的婴幼儿。回结肠套叠是肠套叠最常见的类型，回肠间的套叠次之。确诊肠套叠的患者应进行复位，如果没有禁忌证，应尝试进行气压复位，其成功率为 60% ～ 80%。如果气压不能使肠套叠复位，通常下一步需要手术治疗，但在某些特定病例也可以进一步行尝试气压复位。由于肠套叠存在坏疽或穿孔的可能，因此手术需要急诊进行。如果患者出现急性腹膜炎或肠穿孔的体征时，应该剖腹探查而不应该在放射科尝试复位。

手术步骤	解剖并发症
右上腹脐上横切口	进一步气压复位时损伤肠管
进入腹腔	未切除导致肠套叠的部位
将盲肠及末段回肠拉出腹腔	未识别远离肠套叠手术部位的肠穿孔
确定肠套叠的主要原因	**结构列表**
轻柔操作并复位肠套叠	盲肠
如有必要行肠管切除	阑尾
如有指征行阑尾切除术	回肠
关腹	梅克尔憩室

【技术要点】

80% ~ 90% 的小儿肠套叠为回结肠套叠。右上腹脐上离断肌肉的腹横切口是最常见的切口。然而，这些切口可根据肠套叠的部位而进行调整，这可以通过影像学检查及体格检查联合做出判断。如有必要暴露更大的视野的可延长切口。

进入腹腔后应该检查腹水，腹水可进行采样并送去培养。和其他开腹探查一样，腹水的性质可提示局部缺血或穿孔。

下一步，将盲肠和回肠末端拉出腹腔。在腹腔外复位肠套叠相对在腹腔内容易。肠套叠应该小心缓慢地进行手法复位。注意相对于成人（通常肠套叠的发生是因为肠息肉或肿瘤），儿童仅在出现肠坏死的情况下才进行肠切除手术。在肠套叠的远端用手指及指腹挤压套叠肠管终点并逆行轻柔的复位（图67-5）。使用一块纱布可能有助于在操作过程中获得牵引力，70% 的力应在终点推，30% 的力应在肠套叠近端拉。如果套叠肠管不能复位，这可能意味着已发生肠管绞窄。在这种情况下，肠管切除是有必要的。如果出现肠管水肿及血供障碍，不要尝试进行复位。

在手法复位过程中，浆膜或浆肌层可能因为肠管水肿而出现撕裂。浆膜撕裂可不处理，但是浆肌层的损伤必须用 5-0 或 6-0 缝线缝合。永远不要用器械复位肠管。

一旦肠套叠已复位，需要花点时间检查已复位的肠管（图67-6）。这段肠管常发生水肿而且颜色暗淡。如果这段肠管已发生坏死或坏疽，或确定肠套叠肠管存在病变如梅克尔憩室，应行标准的切除和吻合术。

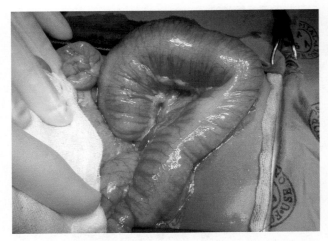

图 67-5   **术中显示回结肠套叠，右结肠充满了套叠的肠管**

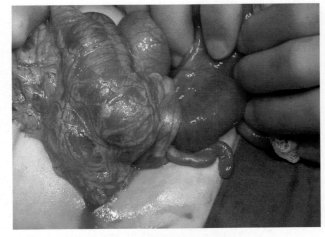

图 67-6   **图 67-5 的患者成功地进行肠套叠复位**

如果阑尾出现充血或损伤，一般应行阑尾切除术。对于有右腹部切口的患者，为了消除将来可能的任何诊断困惑，进行附带的阑尾切除术也是可取的。

套叠肠管复位后无须固定末端回肠或肠系膜。确保肠管没有扭曲或张力后将肠管置回腹腔。常规关腹。通常分两层连续缝合关闭筋膜。皮内可吸收线行连续缝合关闭皮下脂肪及皮肤。

【解剖要点】

最常见的肠套叠是回结肠套叠，回肠间套叠次之。结肠间和空肠间套叠十分罕见。肠套叠也可以与十二指肠的饲管有关，有时饲管逆行牵拉可发生肠套叠。无症状的婴幼儿小肠套叠可在行超声检查筛查其他疾病时发现。这些肠套叠通常具有自限性而不需要治疗。患有囊性纤维化的小孩在剖腹探查时经常发现有无症状的小肠套叠。应仔细评估肠套叠的范围。它可以延伸进入直肠乙状结肠区域，严重的情况下甚至可以延伸至肛门。

当肠套叠发生穿孔时，穿孔通常发生在引起下游肠管壁坏死的套入肠管的顶端，穿孔的部位可能发生在比外科医师推测的更远端的结肠。

婴幼儿自发性肠套叠通常是因为回肠末端黏膜固有层的淋巴样细胞增生所致。在复位后，肠壁上可能出现一个特征性的凹陷部位，这是集合淋巴小结所在部位。由于这是非病理性的病变，无须切除集合淋巴所在部位。其他所有导致肠套叠的病变如Peyutz-Jeghers 综合征的小肠息肉、梅克尔憩室、黏膜下错构瘤、淋巴瘤或多发性囊肿都应行手术切除。这些肠套叠更常发生非常见年龄段，对于反复发作的肠套叠外科医师应高度怀疑这些病变的可能。最后，沃氏综合征（即某些患者具有冗长肠系膜的活动盲肠）容易诱发肠套叠，同时也可能是引起肠套叠反复发作的原因。

（陈惠谋　译　周泉波　校）

参考文献

1. Beasley S. Intussusception. *Pediatr Radiol.* 2004;34:302–304.
2. Brereton RJ, Taylor B, Hall CM. Intussusception and intestinal malrotation in infants: Waugh's syndrome. *Br J Surg.* 1986;73:55–57.
3. Burger JW, van't Riet M, Jeekel J. Abdominal incisions: Techniques and postoperative complications. *Scand J Surg.* 2002;91:315–321.
4. Daneman A, Navarro O. Intussusception. Part 2: An update on the evolution of management. *Pediatr Radiol.* 2004;34:97–108.
5. Gauderer MW. A rationale for routine use of transverse abdominal incisions in infants and children. *J Pediatr Surg.* 1981;16(4 suppl 1):583–586.
6. Lampl B, Levin TL, Berdon WE, et al. Malrotation and midgut volvulus: A historical review and current controversies in diagnosis and management. *Pediatr Radiol.* 2009;39:359–366.
7. McVay MR, Kokoska ER, Jackson RJ, et al. Jack Barney Award. The changing spectrum of intestinal malrotation: Diagnosis and management. *Am J Surg.* 2007;194:712–719.
8. Millar AJ, Rode H, Cywes S. Malrotation and volvulus in infancy and childhood. *Semin Pediatr Surg.* 2003;12:229–236.
9. Ong NT, Beasley SW. The leadpoint in intussusception. *J Pediatr Surg.* 1990;25:640–643.
10. Patnaik VVG, Singla Rajan K, Bansal VK. Surgical incisions-their anatomical basis Part IV-abdomen. *J Anat Soc India.* 2001;50(2):170–178.
11. Suri M, Langer JC. A comparison of circumumbilical and transverse abdominal incisions for neonatal abdominal surgery. *J Pediatr Surg.* 2011;46:1076–1080.
12. Waldhausen JH, Davies L. Pediatric postoperative abdominal wound dehiscence: Transverse versus vertical incisions. *J Am Coll Surg.* 2000;190:688–691.

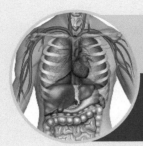

第 **68** 章

回肠双腔造口术及造口的关闭

Jennifer Hrabe and John C. Byrn

回肠造口术是在有粪便改道指征时进行，该手术常在和其他腹部或会阴手术一起完成。如果处理得当，回肠祥造口提供了一个患者耐受良好且可靠技术的完全粪便改道方式。手术患者耐受好。尽管回肠祥造口术常因具有脱水和小肠梗阻的风险而常受到质疑，但容易关闭、感染率低、降低脱垂风险等优点可忽略上述的那些缺点。这种形式的近端改道常适用于高风险的吻合（如直肠切除术的暂时性造口）、复杂的腹腔内情况（如肠梗阻、败血症或放射性肠炎等）、功能性结肠便秘或暂时性结肠或肛周炎性肠病的处理。

外科住院医师教育委员会（SCORE™）将回肠造口术及回肠造口封闭术归类为"基本的、常规的"手术操作。

手术步骤

回肠祥造口术

术前标记造瘘位置

低位正中线剖腹术

辨认合适的回肠祥

以腹直肌分离技术在腹直肌上造口

从腹内拉出回肠

完成造口

解剖并发症

回肠祥造口术

小肠梗阻

脱水

造口坏死或回缩

回肠造口关闭术

小肠梗阻

吻合口瘘

结构列表

腹直肌

腹直肌鞘

回肠末端及盲肠

一、回肠祥造口术

（一）回肠祥造口术位置及回肠祥的准备（图68-1）

【技术要点】

术前由外科医师或造口师在患者的腹部行标记。造口的位置应避开旧切口，骨突及皮肤皱褶。理想的位置应是右下腹腹直肌上，但是必须在患者的视野内。如果术前无法标记，考虑在右腹高位造口，因为这个部位很少皮肤皱褶而且患者可容易看见并进行护理。造口应该和中线切口有适当的距离，离中线切口太近的造口使置放肛袋困难，然而离中线太远的切口可能不在腹直肌上。

患者应该仰卧位，如果尚未开腹，做一个短的垂直正中切口。选择能无张力拉至腹壁目标部位的最远端的回肠部分。如有必要可打开所有腹膜牵拉部分以游离回肠。注意避免过度游离回肠，否则容易引起肠梗阻。用止血钳打开计划行造口的靠近回肠肠管的肠系膜，以卷烟引流管通过肠系膜的缺口，并加紧引流管。卷烟引流管在肠管通过肠壁时可以提供保护防止操作损伤肠壁。浆肌层缝合两针标记肠管以确保肠管的正确排放，近端用蓝色薇乔线缝合而远端使用棕色铬线缝合。

切开造瘘口位置的皮肤前，在中线切开的筋膜及真皮层分别放一个有齿血管钳，这样可使腹壁各层在造瘘期间保持对齐。用左手握钳，用剖腹手术垫保护腹内容物，用手指提起腹壁，在标记的造口位置皮肤切开一个直径 2cm 圆盘状的切口。垂直切开皮肤组织并使用直角拉钩显示下方腹直肌表面的筋膜。垂直切开筋膜约 2cm，用弯曲的钝性器械轻柔分开腹直肌纤维，然后用直角拉钩牵引肌肉并显示腹直肌后面的筋膜。切开后面的大筋膜及其下方的腹膜。检查开口直径，约接近两个手指的宽度。

为了检查腹壁下动脉的隐匿损伤，在造瘘口放置一个干燥的海绵，钳住海绵末端并完成腹腔内剩余的手术操作。

【解剖要点】

腹直肌上部比下部宽，逐渐由宽、薄过渡到窄、厚的肌肉。在弓状线上缘，腹直肌附着在由腹外斜肌腱膜、腹内斜肌腱膜及腹横肌共同组成的腹直肌鞘上。位于腹直肌鞘外侧的造口发生造口旁疝的概率更高。

回肠大部分位于右下腹，其直径 2 ~ 3cm，长度约为数米，它由肠系膜连接到后腹壁。回肠末端通常在骨盆，然后上升到盲肠的中间部分。腹膜的皱褶，也就是回盲襞，将末端回肠的肠系膜游离缘和与盲肠、阑尾连在一起。回肠由肠系膜上动脉供血，肠系膜上动脉发出动脉弓并形成直小血管。末端回肠由回结肠动脉的回肠支供血。静脉回流则伴随肠系膜上动脉通过肠系膜上静脉完成。

创建造口的腹部缺损需要穿透腹壁的全层，皮肤下面就是厚度可变的腹壁筋膜浅层。在血管弓上方，腹直肌前后由侧腹壁肌肉腱膜覆盖。不同个体之间血管弓的位置不同，但一般是从脐至耻骨联合距离的 1/3。在弓状线下面，腹直肌鞘只覆盖腹直肌前表面。腹直肌鞘的深面是腹横筋膜，往下是腹壁壁层。腹横筋膜应与覆盖于其上面的组织保持一致以确保造口术的缺口对齐。腹壁下动脉穿过横筋膜进入腹直肌鞘并一直到弓形线。它在腹直肌后走行，在肚脐附近与腹壁上动脉相吻合。

腹壁下动脉在腹横筋膜上走行并在血管弓下进入腹直肌鞘。它在腹直肌后面走行，在脐附近和腹壁上动脉的分支吻合。

（二）回肠外置术（图 68-2）

去除之前放置的海绵并检查出血，如果没有出血，通过造口用 Peon 钳夹起烟卷引流管，保持

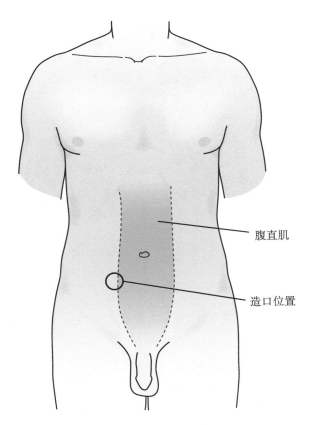

图 68-1　造瘘口的理想位置

（图中标注：腹直肌；造口位置）

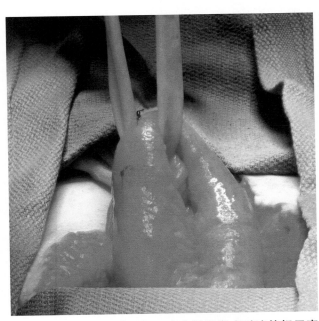

图 68-2　拉出腹腔的回肠。注意用烟卷式引流管轻柔牵引回肠，近端蓝色的缝线和远端棕色铬缝线确保正确的肠管方向

Peon 钳与卷烟引流管有一定的张力牵引肠管使其通过造口孔,肠管应突出皮肤水平 3～5cm。棕色的缝线置于下面,这样使近端或输入端的长袢位于头侧。完成造口前,关闭中线切口并覆盖消毒毛巾或敷料以防肠内容物溢出污染。

(三)完成造口术(图 68-3)

去除卷烟引流管。通过肠系膜缺损处放一条塑料管支撑回肠。使用电刀在远端肠管肠系膜游离缘对侧行横切口(图 68-3 A)。切口应高于远端肠管与皮肤连接处几毫米,并跨越大约肠管的 3/4 的周长。肠管远端开口以 3-0 铬线等距间断缝合三针固定于真皮层,注意将肠壁的全层并入真皮层(图 68-3 B)。

肠管近端以 3-0 铬线穿透肠管全层间断缝合于真皮层。某些外科医师使用三重缝合,通过肠壁全层,在皮肤开口水平穿过浆肌层,然后穿过真皮层。无须打结而只用止血钳夹闭缝线的末端。以组织钳的柄翻转肠管的输入端末端(图 68-3 C),然后打结。在先前完成的缝线之间,从肠管开口边缘的全层到真皮层行间断缝合以完成造瘘术。缝线应跨越造口周长上部的 2/3。完成造口后用干净的造口器具覆盖造口。

造口术完成后,理想的造口应该突出皮肤平面约 2cm 并形成一个中心内腔(图 68-3 D)。

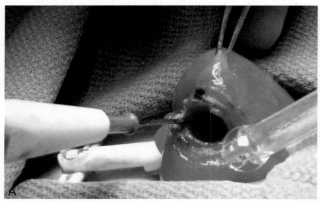
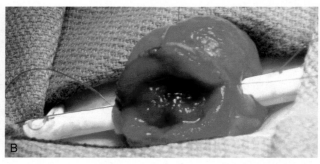
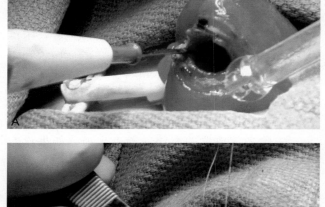
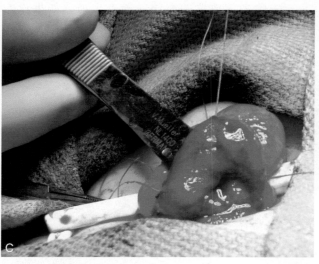
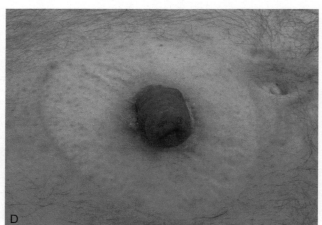

图 68-3　完成造口术
A. 使用电刀在低位切开远端肠袢；B. 四分法缝合固定切开的肠管；C. 镊子柄辅助外翻肠袢；D. 展示突出良好的形态完美的造瘘口

手术步骤	
回肠造口术的关闭	从皮下组织及筋膜分离出肠管
术前确定下游肠管或吻合的完整性	检查肠管损伤
围绕造瘘口皮肤的切口	以手工或钉合器重新建立肠管的连续性
	关闭筋膜及皮下荷包缝合

二、回肠造口的关闭

一般情况下，肠道重建术后 8 ～ 12 周不进行回肠造口的拆除与关闭，以便使肠管水肿消退及粘连减轻。回肠造口关闭前，其下游肠管应行水溶性造影剂灌肠造影或内镜检查以评估肠管通畅程度及无吻合口漏。肠管准备包括术前 24h 只能进流质饮食。

（一）造瘘口的切口（图 68-4）

患者取仰卧位，手术一般仅限于造瘘口部位，很少需要进腹手术。以皮肤手术刀在皮肤与黏膜连接外 2 ～ 3mm 切开一个环形切口（图 68-4 A）。用四把血管钳钳住皮肤的边缘，并向上提拉造瘘口。以手持拉钩牵开切口已防止肠管。锐性将肠管从伤口至浅筋膜分离下来。以适当的张力牵引，在肠管浆膜及皮下组织之间可见一明显的白线（图 68-4 B）。继续分离直到把肠管从筋膜组织及腹直肌中分离出来。伸手指入腹腔确认并分离肠管周围薄的粘连。游离足够长的肠管（图 68-4C）。如有必要，筋膜的开口可以垂直腹直肌筋膜予以扩大。游离好肠管后，在重建之前检查肠管浆膜有无撕裂及切开。用冲洗器以一定的压力灌洗两边肠管已检测潜在的损伤。

【解剖要点】

保持在浆膜面分离肠管。与结肠不同，回肠没有脂肪垂，因此回肠系膜对侧是光滑的。向上牵引有助于分离肠管，然而，正确牵引同时能避免浆膜的损伤。

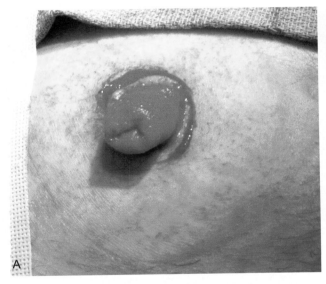

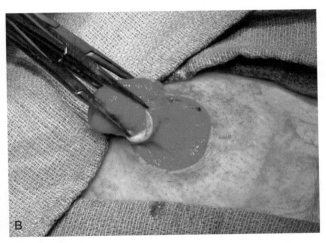

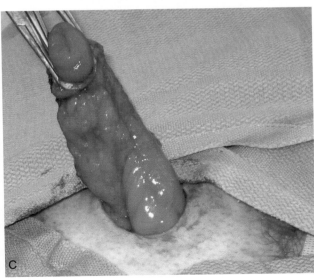

图 68-4　回肠造口关闭术
A.造口周围的切口；B.肠管周围的剥离；C.肠管完全游离

（二）重建肠管的连续性和关闭伤口（图68-5）

研究表明使用吻合器吻合或手工缝合肠管的并发症都很少，在肠管功能恢复及住院时间没有差异。推荐用能形成较大肠管直径、吻合速度快的吻合器侧-侧吻合。关于不同小肠吻合技术的信息详见第66章。

【手工吻合】

分离输入袢与输出袢之间的粘连，使肠管能展开呈一条直线。游离外翻的肠管，修剪造瘘口直到血供良好、干净的肠管。自肠管开口一端开始行间断全层缝合，注意每一针缝尽量少的肠管黏膜，以小止血钳夹住缝线。同样的方法在肠管开口的另一端及正点各缝一针。分别从两端向中点间断全层缝合关闭肠管开口（暂不打结）。完成所有缝合后，逐个打结并剪除所有缝线（最外侧两根缝线除外）。检查缝线之间有没有缝隙，如果间隙可容纳闭合的Adson镊的尖端，则加缝一针。缝合满意后剪断余下的缝线。

【吻合器吻合】

修剪造瘘口直到血供良好、干净的肠管；如有必要切除所有相连的皮肤。在接近回肠对系膜缘，距离顶点约6cm处浆膜肌层缝合一针。用Babcock钳夹住开口末端并向上拉直以减少肠内容物溢出。分别将GIA钉合器的两个臂分别置入肠管的远近端，

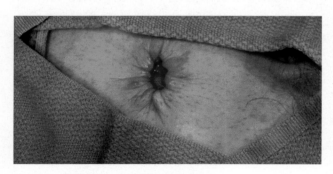

图68-5　荷包缝合关闭造口的位置

收紧钉合器。肠管的最外侧必须与肠系膜的方向一致，只有这样才能使钉合线经过对肠系膜缘的表面。激发钉合器并移除，用组织钳夹起钉合线的两侧，然后再用几把组织钳拉近开口的边缘。直接在组织钳下使用直线切割闭合器完成吻合。

【关闭伤口】

把肠管放回腹腔，如果回纳腹腔困难，可考虑行纵行扩大切口。以可吸收缝线单层缝合筋膜。皮肤可用钉合器或手工缝合关闭。收紧连续的皮内荷包缝合既能减少伤口感染的机会，同时因缩小了伤口而有利于缩短关闭时间。

（陈惠谋　译　周泉波　校）

参考文献

1. Beck DE, Roberts PL, Saclarides TJ, Senagore AJ, Stamos MJ, Wexner S (eds). *The ASCRS Textbook of Colon and Rectal Surgery*. 2nd ed. New York, NY: Springer Verlag; 2011.
2. Carlsen E, Bergan AB. Loop ileostomy: Technical aspects and complications. *Eur J Surg*. 1999;165(2):140–143; discussion 144.
3. Fazio VW, Church JM, Wu JS. *Atlas of Intestinal Stomas*. New York, NY: Springer; 2012.
4. Hasegawa H, Radley S, Morton DG, et al. Stapled versus sutured closure of loop ileostomy: A randomized controlled trial. *Ann Surg*. 2000;231(2):202–204.
5. Hultén L. Enterostomies–technical aspects. *Scand J Gastroenterol Suppl*. 1988;149:125–135.
6. Kaidar-Person O, Person B, Wexner SD. Complications of construction and closure of temporary loop ileostomy. *J Am Coll Surg*. 2005;201(5):759–773. Epub 2005 Sep 6.
7. Law WL, Chu KW, Choi HK. Randomized clinical trial comparing loop ileostomy and loop transverse colostomy for faecal diversion following total mesorectal excision. *Br J Surg*. 2002; 89(6):704–708.
8. Leung TT, MacLean AR, Buie WD, et al. Comparison of stapled versus handsewn loop ileostomy closure: A meta-analysis. *J Gastrointest Surg*. 2008;12(5):939–944.
9. Moore KL, Dalley AF. *Clinically Oriented Anatomy*. 4th ed. New York, NY: Lippincott Williams & Wilkins; 1999.
10. Phang PT, Hain JM, Perez-Ramirez JJ, et al. Techniques and complications of ileostomy takedown. *Am J Surg*. 1999;177(6):463–466.
11. Wexner SD, Taranow DA, Johansen OB, et al. Loop ileostomy is a safe option for fecal diversion. *Dis Colon Rectum*. 1993;36(4):349–354.
12. Wong KS, Remzi FH, Gorgun E, et al. Loop ileostomy closure after restorative proctocolectomy: Outcome in 1,504 patients. *Dis Colon Rectum*. 2005;48(2):243–250.

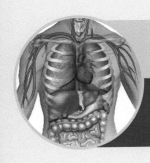

第 **69** 章

腹腔镜小肠切除及吻合术

根据患者的全身状况、病变性质及小肠的活动度，腹腔镜小肠切除及吻合有许多种方法。这里介绍的技术是使用腹腔镜游离及解剖肠系膜，然后在体外行肠管切除术及吻合术。在体内行吻合术也是可行的，但这种方法优点较少，因为必须要有切口用于取出标本。在某些情况下，在取出标本后进行完全的肠系膜分离及肠管吻合，然后腹腔镜只是用来固定及提升相关的肠管。在本章最后的参考文献会进一步介绍关于粘连性小肠梗阻及小肠肿瘤的腹腔镜应用技巧。

外科住院医师培训教育委员会（SCORE™）将腹腔镜下小肠切除归类为"基本的、非常规的"手术操作。

手术步骤

建立腹腔镜通道

探查腹部并确定需要切除的肠段

以牵引缝线悬挂选择切除的肠管并通过前
　腹壁将其拉出腹腔

在小肠对系膜缘边缘打开肠系膜

使用内镜血管切割闭合器分离肠系膜

做小切口将小肠拉出腹腔外

在腹腔外切除肠管并行吻合术

关闭肠系膜缺损

将肠管还纳腹腔

关闭切口及所有＞5mm的套管孔

解剖并发症

遗漏病变

一、定位和初始的游离（图 69-1）

【技术要点】

在肚脐放置第一个套管并探查腹腔。如果病变在近端小肠，设置腹腔镜的视野及套管的位置更适合进入左上腹（图 69-1A）。对于中段或远段小肠，右下腹的术野更适合（图 69-1 B）。探查腹部并从屈氏韧带到末段回肠探查小肠（图 69-1 C）。确认将要切除的小肠位置，确认肠管的近端及远端切缘。

以两条牵引线依次穿过前腹壁以及将要切除的肠管两侧的系膜边缘，然后再次穿出前腹壁，将肠袢悬挂于腹壁下（图 69-1D）。

【解剖要点】

肠系膜的基底部从左上腹至右下腹对角线走行（图 69-1E）。中段小肠的肠系膜长度使其较为容易的

将肠管悬挂于合适的操作区域。

二、切除肠系膜并在体外行肠管吻合术（图 69-2）

【技术及解剖要点】

沿着计划的预切线标记肠系膜或在肠系膜上画线。如第 66 章所述，通常会包含一个扇形的肠系膜，这个扇形的肠系膜连接计划横切除肠管的两端。带电凝的腔镜下剪刀在这里可以很好地应用。然后，用超声刀或内镜下线性切割闭合器（血管钉仓）循序地切割肠系膜及其相关的血管（图 69-2A）。扩大其中一个管套切口或做一个中线短切口将肠袢拉出体外（图 69-2B）。离断肠管并做肠管侧 - 侧吻合。

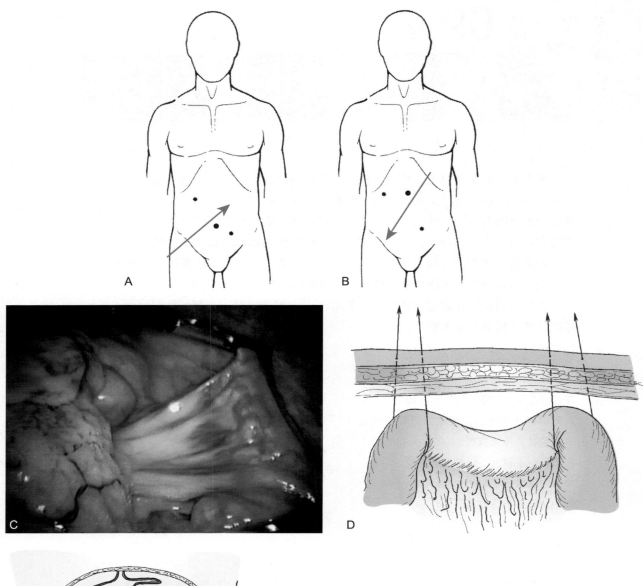

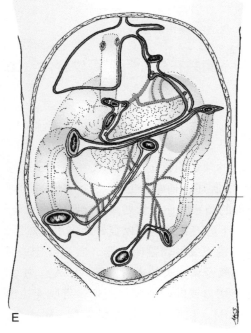

小肠系膜的
附着线

图 69-1　A. 近端小肠（空肠）切除套管放置的位置。红色箭头表示腹腔镜的视野方向；B. 远端小肠（回肠）切除套管放置的位置。注意腹腔镜从反方向进去时的术野是颠倒的；C. 空肠的腹腔镜下视野；D. 选择肠袢的悬挂；E. 小肠系膜的附着线（图 E 引自 Scott-Conner CEH，Cuschieri A，Carter FJ. Small intestine and appendix. In：Minimal Access Surgical Anatomy. Philadelphia，PA：Lippincott Williams & Wilkins；2000：165–184)（已授权）

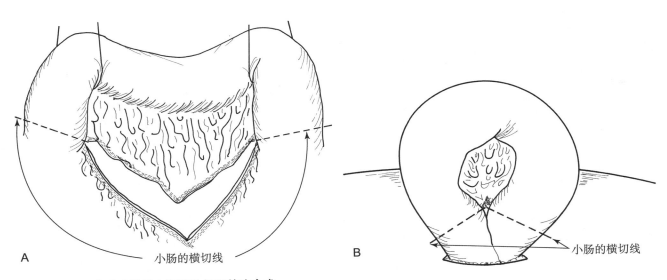

图 69-2 离断小肠系膜并在腹腔外行肠管吻合术
A. 体外切除肠系膜并准备肠管吻合术；B. 体外肠管吻合术的横切线

关闭肠系膜裂孔并把肠袢还纳腹腔。以常规的方式关闭腹壁切口及套管穿过的部位。

（陈惠谋　译　周泉波　校）

参考文献

1. Kirshtein B, Roy-Shapira A, Lantsberg L, et al. Laparoscopic management of acute small bowel obstruction. *Surg Endosc.* 2005;19:464–467.
2. Lange V, Meyer G, Schardey HM, et al. Different techniques of laparoscopic end-to-end small-bowel anastomoses. *Surg Endosc.* 1995;9:82–87.
3. Lim JS, Hyung WJ, Park MS, et al. Imaging-guided minimally invasive laparoscopic resection of intraluminal small-bowel tumor: Report of two cases. *AJR Am J Roentgenol.* 2007;189:56–60.
4. Schirmer BD. Small bowel resection, enterolysis, and entero-enterostomy. In: Scott-Conner CEH, ed. *The SAGES Manual: Fundamentals of Laparoscopy and GI Endoscopy.* New York, NY: Springer-Verlag; 1999:254–266.
5. Schonleben K. Small-bowel resection. In: Kremer K, Platzer W, Schreiber HW, et al, eds. *Minimally Invasive Abdominal Surgery.* New York, NY: Thieme; 2001:316–320. (Illustrates intracorporeal anastomotic techniques.)
6. Scott-Conner CEH, Cuschieri A, Carter FJ. Small intestine and appendix. In: *Minimal Access Surgical Anatomy.* Philadelphia, PA: Lippincott Williams & Wilkins; 2000:165–184.
7. Thaler K, Dinnewitzer A, Oberwalder M, et al. Assessment of long-term quality of life after laparoscopic and open surgery for Crohn's disease. *Colorectal Dis.* 2005;7:375–381.

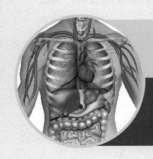

第70章

阑尾切除术及梅克尔憩室切除术

本章描述侧腹壁（包括腹直肌鞘和右下腹）的解剖。腹腔镜下处理阑尾及梅克尔憩室的方法将在第71章介绍。

外科住院医师教育委员会（SCORE™）将开放性阑尾切除术归类为"基本的、常规的"操作。

手术步骤

在麦氏点或肿物（如可触及）上方做倾斜的小切口

沿着肌纤维分离或切开腹壁的每一层

将阑尾牵引到切口下并确认诊断

连续钳夹和结扎阑尾系膜

钳夹阑尾的基底部并用0号铬线予以结扎

切断阑尾

以荷包缝合或Z缝合包埋阑尾残端

吸引和冲洗术野

逐层关闭切口

如果阑尾的外观正常

切除阑尾

探查末段小肠至少1.2m（4ft）

检查盆腔器官（女性），结肠

根据腹水性质决定进一步探查

解剖并发症

当阑尾外观正常时因为切口小而遗漏病变

结构列表

髂前上棘

腹直肌鞘

盲肠

脐部

半月线

阑尾

麦氏点

弓状线

阑尾系膜

Camper筋膜

腹横肌

阑尾动脉

Scarpa筋膜

腹横筋膜

结肠动脉

腹外斜肌腱膜

髂腹下神经

回盲襞

腹直肌

肋下神经

梅克尔憩室

一、皮肤切口（图70-1）

【技术要点】

在气管插管麻醉后轻柔地触诊患者的腹部，医师可能触摸到一包块，但当患者意识清楚或有抵抗时不明显。如果在诱导麻醉后在右下腹可触及包块，那么在包块上做切口。

更多的情况下根部触诊不到包块，那么皮肤切口通过两个固定的解剖标志来定位：髂前上棘和脐。在脐及髂前上棘画一条直线，麦氏点位于脐与髂前上棘连线的中外1/3。经典的麦氏点切口是通过麦氏

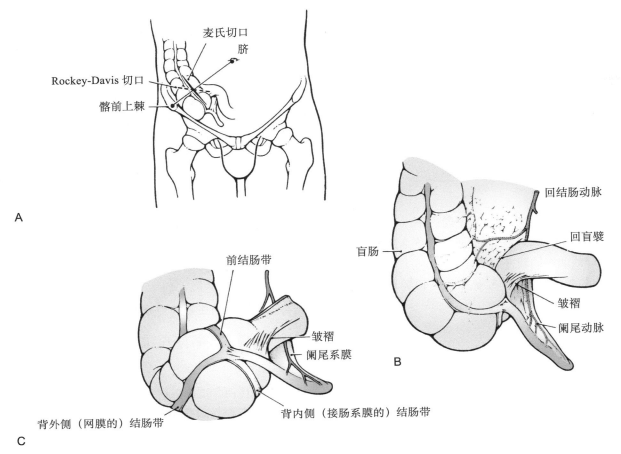

图 70-1　皮肤切口

A. 经典的麦氏及 Rockey-Davis 切口；B. 局部解剖；C. 阑尾至盲肠系带的关系

点并垂直两个解剖标志的连线。如有指征切口可根据局部皮肤的张力线而改变，但是它应该通过麦氏点。Rockey-Davis 切口同样通过麦氏点，但是其切口几乎为横向的。这样的切口起到美容效果，因为它平行兰格线，同时它更接近这个区域大多数皮下神经的走向，剖腹探查时遇到意外的病变时也容易延长切口。

【解剖要点】

髂前上棘在纤瘦的患者中明显突出，但在肥胖的患者中则不明显，这是一个固定且易于触及的体表标志。腹直肌的外侧缘可视为半月线。它在下方起始于耻骨结节并沿着腹侧面曲线上升。在脐水平，半月线离腹中线约 7cm 并且位于腹中线与腋中线的中点。

通常在这个区域可以将浅筋膜分为有明显不同特征的两层：浅层是富含脂肪的疏松结缔组织，也可称为 Camper 筋膜，而深层的 Scarpa 筋膜主要为膜状结构。

二、分离肌肉的切口（图 70-2）

【技术要点】

腹外斜肌及其腱膜组成腹壁的第一层（当切口进一步向下加深时可见）。通过拉开（不是切开）肌

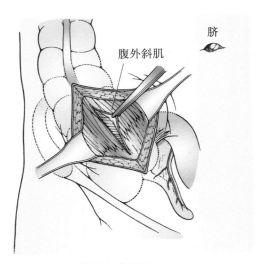

图 70-2　分离肌肉的切口

肉及肌纤维单开腹壁的各层，这种拉开筋肉的切口又称为橄榄状切口。因为肌肉的每一层都沿着肌纤维的方向平行打开，因此，当肌肉收缩时是沿着张力最大的方向收缩，这种切口是十分牢固的，发生切口疝的记录极少。

内侧的腹外斜肌腱膜参与组成腹直肌鞘，而腹直肌鞘通常是筋膜切口的内侧边界。如有必要，腹直肌鞘也可切开，直肌可向内侧牵引获得更广的暴露。

【解剖要点】

腹外斜肌的肌纤维从外上走向内下（与手插进口袋的方向一致）。腹外斜肌的肌纤维终止从半月线到髂前上棘的曲线的腹外斜肌腱膜。

这个区域的主要皮神经是髂腹下神经及肋下神经的分支。

三、加深切口（图 70-3）

【技术要点】

依次锐性及钝性分离腹内斜肌及腹横肌纤维。以手术刀平行肌纤维小心切开筋膜。通过插入部分

关闭的 Metzenbaum 剪刀并向外推，或者用两个手指或止血钳钝性分离以扩大切口。一般情况下，腹直肌鞘限制了切口扩大程度。

【解剖要点】

注意腹内斜肌的肌纤维在切口水平几乎全是横行的，并且腹内斜肌比腹外斜肌延伸得更内侧。腹内斜肌腱膜沿着肌肉全长参与组成前腹直肌鞘，并在弓状线上方参与组成后腹直肌鞘。

术中可发现腹横肌的纤维几乎与腹内斜肌肌纤维相平行。腹横肌纤维的终末端比腹内斜肌纤维稍微更接近腹侧面。腹横肌腱膜参与组成弓状线以下的前腹直肌鞘及上方的后腹直肌鞘。

腹内斜肌及腹横肌之间的平面操作应小心，因为支配下腹直肌（T_{11}，肋下）及下腹壁皮肤（T_{11}，肋下，髂腹下）的主要神经分支位于这个平面。

四、进入腹腔并将阑尾拉出（图 70-4）

【技术要点】

可以从任何合适的方向打开腹膜。一般情况下，垂直切口或者斜切口可提供好的暴露，同时避免进

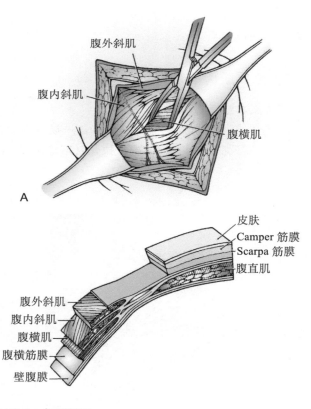

图 70-3　加深切口
A. 沿着肌纤维的方向分离肌肉以加深切口；B. 区域的断层解剖

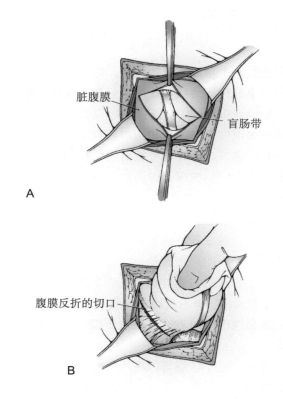

图 70-4　进入腹膜腔
A. 盲肠起始的探查；B. 轻柔牵引盲肠以提起和暴露阑尾

入腹直肌鞘内侧误伤下方的腹壁下血管或内侧的盲肠。发现有浑浊或脓性腹水须送培养，使用拉钩暴露视野。

与腹腔镜阑尾切除术从处理阑尾的根部开始不同，开腹阑尾切除术首先需要将阑尾拉至切口外面。在小切口深处寻找阑尾通常会遇到困难。通常首先发现的是阑尾的尖部，必须分离阑尾系膜，并将阑尾的基底部置于手术操作的区域（见下一部分）。

如果不能立刻见到阑尾，将左手的示指伸进切口并在周围寻找一条约铅笔厚度（有时更厚）的牢固管状结构。用手指勾住管状结构的周围并将其提升至切口。这个管状结构有可能就是阑尾。再次检查确定这不是末端回肠。以巴布科克钳夹住阑尾，注意避免通过发炎及水肿的组织切除阑尾。如果阑尾接近穿孔，不要牵拉阑尾，否则容易拉断阑尾而使得阑尾根部回缩入切口的深部。

如果未能发现阑尾，可以根据大小以及结肠带定位盲肠，末端回肠和侧腹膜附件位置（图 70-4A）。一般情况下，切口下可见到盲肠，但有时首先发现的结构可能是大网膜、小肠甚至是乙状结肠。如果切口下出现小肠并且不易定位盲肠，沿着小肠向远端追踪到回肠末端，这样可以定位盲肠。牢固抓住盲肠并将其轻柔摇摆地拉向患者的左肩部。如果以这种方式不能充分移动盲肠，可能需要切开侧方的腹膜反折并钝性将盲肠从后腹膜腔游离起来。（图 70-4B）。

【解剖要点】

虽然腹横筋膜和腹膜在这个位点融合在一起并可以作为一层切开，但需要牢记重要一点，它们是分开的两层结构且在它们之间有数量可变的疏松结缔组织和脂肪。注意连接盲肠、结肠侧壁与腹壁的腹膜实际是壁腹膜和脏腹膜在胚胎发育时形成的融合面。因此，这是一层无血供的结构，可以小心切开而不出血。

阑尾相对盲肠及末段回肠的位置变异非常大，盲肠后位及回肠后位阑尾最常见（65%），但是骨位的阑尾也可见（31%）。

在发育过程中，阑尾是盲肠的起源点。作为盲肠不对称生长的结果，阑尾的起源通常是在盲肠的后内侧面。即使是盲肠后位阑尾，阑尾也是经常位于腹膜内。虽然也有报道腹膜后位阑尾，但是腹膜后位阑尾通常是炎症所致。

不管阑尾的位置如何，通过沿着盲肠带向下至它们的连接点可以定位阑尾。阑尾的基底部通常在这个点上。

五、阑尾的游离（图 70-5）

【技术要点】

从可见的阑尾系膜部位开始钳夹和结扎，并逐渐向近端靠近。当阑尾系膜被分离后阑尾的活动度变大，其尖端可上升到切口。有时候阑尾的活动度很大，用一个钳夹离断阑尾动脉即可，无须分次离

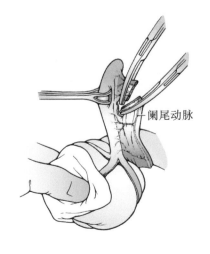

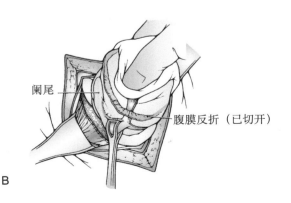

A　　　　　　　　　B

图 70-5　**阑尾的游离**
A. 切除阑尾动脉的起始部位；B. 盲肠后位阑尾（注意腹膜已被切除以暴露阑尾）

断阑尾系膜。一般从阑尾残端单独结扎阑尾动脉。如果阑尾动脉嵌入残端线结或与残端一起包埋，术后可能会发生麻烦的出血。

【解剖要点】

阑尾动脉在阑尾系膜上走行，它是来源于肠系膜上动脉的回结肠动脉的一个分支。阑尾系膜经过末段回肠后方且其长度变异很大。通常，阑尾系膜太短以致阑尾折叠在一起并局限在盲肠及回肠的后面，也可能在局部形成反折。阑尾动脉常靠近阑尾的基底部走行然后离开基底部走向阑尾系膜的游离缘，然后发出数支细小的分支。

阑尾系膜形成下回盲陷凹的后壁，通常脂肪皱褶（回盲襞或无血供的 Treves 皱襞）从末段回肠的对系膜缘至盲肠走行，这皱褶可被安全切开。

六、阑尾切除术（图 70-6）

【技术要点】

急性阑尾炎最常见的原因是粪石阻塞阑尾管腔。在这种情况下，粪石远端的阑尾发生炎症水肿，但粪石近端的阑尾仍然相对正常。因此，经发炎部分

阑尾向盲肠分离常可分离出一部分可安全结扎的阑尾（图 70-6 A）。小心向下分离阑尾直到它在盲肠的根部。小心用钳子固定阑尾根部，然后在阑尾稍远端上钳。通过之前固定的部分结扎阑尾，在结扎部位上方上钳并通过阑尾的基底部将阑尾切除。（图 70-6B）。

如有必要，用荷包缝合或 Z 形缝合翻转阑尾的残端（图 70-6 C，D）。内翻缝合应留有足够的空间，当缝线绑紧使盲肠能完全覆盖阑尾的残端，但缝合应不对回盲瓣和阑尾动脉造成影响。因为有盲肠有极大的侧向活动性，缝线可能置的更宽使盲肠覆盖阑尾的残端。

【解剖要点】

回盲瓣相当于是末端回肠突入盲肠腔的黏膜、黏膜下层、圆形肌肉层的凸起。回盲瓣可以主动或被动地发挥作用。阑尾基底部至回盲瓣的距离通常＜2cm。

七、发现肉眼正常的阑尾的探查（图 70-7）

【技术要点】

如果阑尾外观正常，检查毗邻的器官。首先，

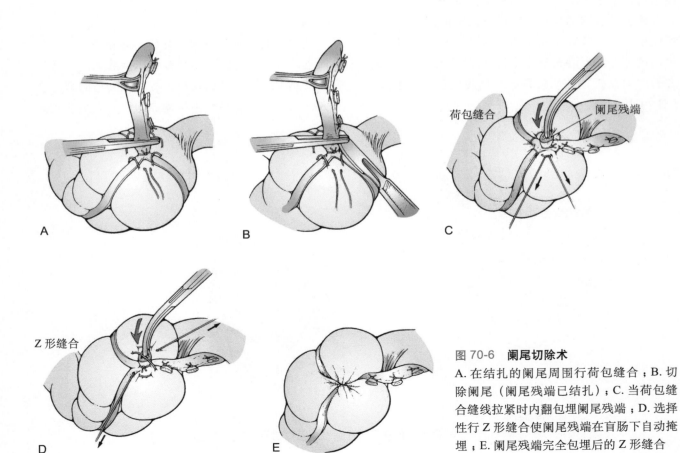

图 70-6　阑尾切除术
A. 在结扎的阑尾周围行荷包缝合；B. 切除阑尾（阑尾残端已结扎）；C. 当荷包缝合缝线拉紧时内翻包埋阑尾残端；D. 选择性行 Z 形缝合使阑尾残端在盲肠下自动掩埋；E. 阑尾残端完全包埋后的 Z 形缝合

检查末段回肠有无炎性肠病或肠系膜肿大淋巴结的征象。从回盲瓣开始向远端检查至少 1.2m 以寻找梅克尔憩室（图 70-7 A）。仔细触诊右结肠、乙状结肠、膀胱，在女性患者也要触诊子宫和卵巢。刚开腹时的腹水性质（无论化脓性与否，恶臭与否，胆汁染色与否）有助于引导如何扩大探查范围。恶臭、脓性、胆汁样液体需要彻底寻找问题的根源，即使这样意味着需要改为腹中线开腹切口。

如发现炎性梅克尔憩室，通过切除一短段回肠并进行端 - 端吻合术以切除炎性的区域（见第 66 章），在某些情况下，单纯的憩室切除术就足够了，这样的操作可以通过线性切割闭合器在腹腔镜下轻松完成（见第 71 章）。小心保护供应憩室的肠系膜小舌。这些小舌会以指纹的形式在肠管一侧或两侧出现。

偶然的，上腹部的病变如十二指肠溃疡会引起腹腔液体漏下右结肠旁沟而导致下腹部疼痛。如果上腹部的病理是可疑的或已确定，关闭阑尾切口并在上腹部行第二个切口以充分地暴露术野。

逐层关闭阑尾切口，只有在明确有脓腔形成时才放置引流管引流。

【解剖要点】

胃肠的最常见的异常通道梅克尔憩室，它相当于是卵黄囊的残余物（胚胎卵黄蒂）。典型的梅克尔憩室位于距离回盲瓣 50cm 以内的回肠对系膜缘。但偶尔发现憩室距离回盲瓣达 170cm。因此，至少检查 200cm 的肠管以避免遗漏梅克尔憩室。虽然大部分（75%）的憩室长 1 ~ 5cm，但是憩室的长度可在 1 ~ 20cm 变化。纤维带有时候从憩室延伸至脐、肠系膜大网膜或者肠道浆膜。较少见的情况下（2%），从皮肤至肠管仍保留有导管的内腔，这样导致卵黄瘘管。憩室黏膜大多是回肠黏膜，但也有胃、胰腺、十二指肠、结肠、胆管黏膜的报道。

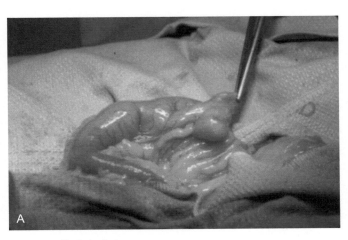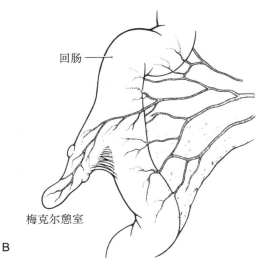

回肠

梅克尔憩室

图 70-7　梅克尔憩室
A. 隆起的脂肪提示肠系膜；B. 通常沿着回肠远端探查，距离回盲瓣 1.2m 以内

（陈惠谋　译　周泉波　校）

参考文献

1. Adams JT. Z-stitch suture for inversion of the appendiceal stump. *Surg Gynecol Obstet.* 1968;127:1321.
2. Askew AR. The Fowler–Weir approach to appendicectomy. *Br J Surg.* 1975;62:303.
3. Cullen JJ, Kelly KA, Hodge DO, et al. Surgical management of Meckel's diverticulum: An epidemiologic, population-based study. *Ann Surg.* 1994;220:564–568. (Advocates removal of asymptomatic Meckel's diverticula found at laparotomy.)
4. Delany HM, Carnevale NJ. A "bikini" incision for appendectomy. *Am J Surg.* 1976;132:126. (Presents alternative incision.)
5. Hale DA, Molloy M, Pearl RH, et al. Appendectomy: A contemporary appraisal. *Ann Surg.* 1997;225:252–261.
6. Jelenko C, Davis LP. A transverse lower abdominal appendectomy incision with minimal muscle derangement. *Surg Gynecol Obstet.* 1973;136:451. (Presents alternative incision.)
7. Lewis FR, Holcroft JW, Bowy J, et al. Appendicitis: A critical review of diagnosis and treatment in 1,000 cases. *Arch Surg.* 1975;110:677.
8. Pepper VK, Stanfill AB, Pearl RH. Diagnosis and management of pediatric appendicitis, intussusception, and Meckel diverticulum. *Surg Clin North Am.* 2012;92:505.
9. Sandsmark M. Serious delayed rectal haemorrhage following uncomplicated appendectomy. Report of a case. *Acta Chir Scand.* 1977;143:385. (Discusses rare complication related to inversion of stump.)
10. Williamson WA, Bush RD, Williams LF. Retrocecal appendicitis. *Am J Surg.* 1981;141:507.
11. Yalchouchy EK, Marano AF, Etienne JC, et al. Meckel's diverticulum. *J Am Coll Surg.* 2001;192:658–662. (Reviews embryology and management.)

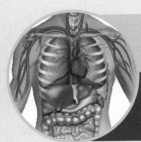

第71章

腹腔镜阑尾切除术和梅克尔憩室切除术

本章节介绍腹腔镜下阑尾切除术（包括需要游离右半结肠的盲肠后位阑尾切除）和腹腔镜下梅克尔憩室切除术。是否采用内镜切割闭合器的两种腹腔镜阑尾切除术都将会介绍。

外科住院医师培训教育委员会（SCORE™）将腹腔镜下阑尾切除术归类为"基本的、常规的"手术操作。

手术步骤
摆好患者的体位以及显示器的位置以协助
　　进入右下腹
最常用三个管套
建立气腹并探查腹腔
抓住阑尾并将其提起
暴露阑尾根部
在肠系膜根部的无血管区打开系膜
以内镜切割闭合器分离阑尾（胃肠道钉仓）
以内镜切割闭合器肠系膜（血管钉仓）
通过 10mm 的套管针取出体积小的阑尾
体积大的阑尾放入内取物袋后取出
冲洗腹腔，关闭所有 > 5mm 的套管孔
如果阑尾正常
检查盆腔的器官（女性患者）

探查至少 121.92cm（4ft）的末端回肠以排
　　除梅克尔憩室病变
根据腹腔液体的位置及特点探查腹腔

解剖并发症
进入腹腔时损伤血管或肠管
盲肠后阑尾移动时损伤盲肠
因触诊经验有限遗漏病变

结构列表
盲肠
阑尾
阑尾系膜
阑尾动脉
末段回肠
梅克尔憩室

一、建立初始的视野（图 71-1）

【技术要点】

患者取仰卧位，双臂紧靠身体。整理好房间，将主要显示器置于患者右膝附近，如有需要可将第二个显示器置于患者左膝附近。如果在右下腹触及包块通常提示复杂的阑尾炎；有经验的手术医师可在腹腔镜下处理复杂的阑尾炎。

通过脐上部通道进入腹腔。检查腹部四个象限并确定病因。吸出和灌洗任何脓性分泌物，如有需

要则做病原菌培养。如阑尾的外观为炎症表现，将手术台置于头低脚高位并将右侧抬高。在右下腹应该可以看见盲肠。以盲肠系带以及颜色比邻近小肠颜色更白来确认盲肠。

在右上腹约在锁骨中线开一个 5mm 操作孔，将内镜巴布科克钳置入术野。轻柔向上腹部牵引盲肠，该视野内可见阑尾的根部。注意阑尾的尖部系于经过回肠末段后面的阑尾系膜。根据患者的体型在患者的左下腹或低位正中线放置另外的套管，在困难

的病例可选择性在右下腹增加套管以行额外的牵引（图71-1A）。

接下来置入12mm的套管，如果患者的体型小且腹部狭窄，将这个套管置于左下腹，小心选择腹直肌外侧的位置以避开腹壁下血管，如果患者的体积较大，如上所述可选择低位的中线位置。与往常一样，考虑的是操作距离而不是固定的解剖标志。使用无创伤抓钳来操纵盲肠和阑尾，以便用巴布科

克钳抓紧阑尾并提起（图71-1B）。

【解剖要点】

阑尾外层的肌肉为纵行肌纤维，是结肠三条系带的延续。因此阑尾可通过三条结肠系带的汇合处来定位。阑尾的位置是变化不定的，但它通常由行经末端回肠后面的阑尾系膜系在一定范围（图71-1C）。在很多个体，阑尾是部分或完全盲肠后位的。

腹腔镜手术方法和常用的开腹行阑尾切除术方

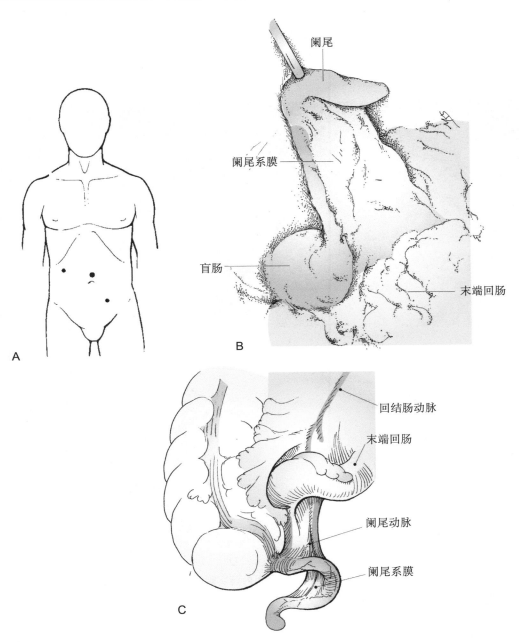

图 71-1　**建立初始的视野**

A. 套管针位置；B. 阑尾的初始形态；C. 局部解剖。（B 引自 Scott-Conner CEH，Cuschieri A，Carter FJ，eds. Small intestine and appendix. In：Minimal Access Surgical Anatomy. Philadelphia，PA：Lippincott Williams & Wilkins；2000：165-184，with permission；C 引自 Wind GG. The colon. In：Applied Laparoscopic Anatomy：Abdomen and Pelvis. Baltimore，MD：Williams & Wilkins；1997：217-246）（已授权）

法是不同。腹腔镜外科医师具有在腹腔内操作的能力和从头侧至右边接近阑尾。因此，当盲肠被提起的时候，首先进入视野的是阑尾的根部。除了盲肠后位阑尾，逐渐可见到阑尾的剩余部分。

二、使用内镜切割闭合器的阑尾切除术（图71-2）

【技术与解剖要点】

以马里兰解剖器打开阑尾系膜根部（图71-2）。提起阑尾及系膜成漏斗形充分显露盲肠，并确认盲肠没有残留阑尾组织。阑尾系膜须打开至少1.5cm，

必要时以内镜直角钳将其扩大。通过左下腹操作孔置入内镜线性切割闭合器，并在阑尾根部激发完成切割（图71-2B）。移开切割闭合器，可见仅由阑尾系膜悬挂的阑尾。再用血管钉仓离断阑尾系膜（图71-2C）。炎症较轻的阑尾可抓住一端（纵行）并拉入12mm的套管内，然后套管及阑尾就可以一并取出（图71-2D）。

化脓或穿孔的阑尾最好放在内镜取物袋。将内镜取物袋通过12mm操作孔置入并打开。并使内镜取物袋开口正对着内镜。将阑尾放入取物袋中并取出抓钳，轻柔震动抓钳并使阑尾从抓钳脱落进入取

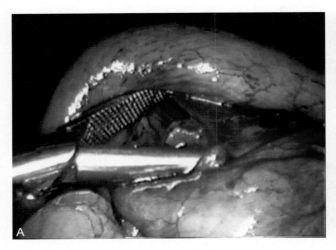

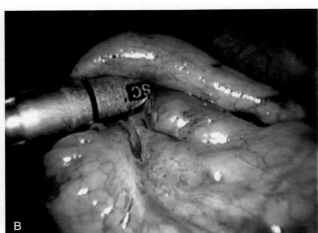

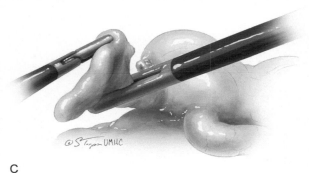

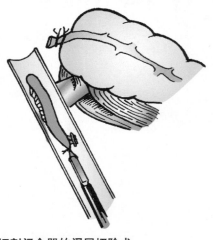

图71-2 **使用内镜切割闭合器的阑尾切除术**
A. 打开阑尾系膜；B. 通过阑尾根部激发切割闭合器；C. 使用血管钉仓离断阑尾系膜（引自 Fischer JE, Jones DB, Pomposelli FB, et al. Fischer's Mastery of Surgery. 6th ed. Philadelphia, PA：Lippincott Williams & Wilkins；2012)（已授权)；D. 将炎症较轻的阑尾拉入12mm的套管内，阑尾和套管一起去除；E. 将体积较大或脓性穿孔的阑尾放入内镜取物袋后取出（引自 Baker RJ, Fischer JE, eds. Mastery of Surgery. 4th ed. Philadelphia, PA：Lippincott Williams & Wilkins；2001)（已授权）

物袋（图 71-2）。操作时动作必须谨慎，因为通常阑尾黏附在抓钳上并容易随着抓钳拉出取物袋外。如果阑尾掉进骨盆的肠袢之间，寻找已切除的阑尾将会十分困难，而预防发生阑尾掉进骨盆的最佳办法就是在操作过程中尽可能的小心谨慎。直视下确认通过腹壁取出取物袋及关腹前阑尾在取物袋内。

冲洗手术野，如有需要，在骨盆或脓腔内置闭式引流管。

三、使用圈套器的阑尾切除术（图 71-3）

【技术及解剖要点】

使用圈套器的方法最适用于炎症较轻、阑尾系膜脂肪组织较少的阑尾。提起阑尾并检查阑尾系膜（图 71-3 A），并有必要首先离断阑尾系膜，可用夹子或超声刀完成。使用夹子时，需首先用马里兰解剖器在阑尾动脉之间的阑尾系膜切开一系列的缝隙（图 71-3B）。依次离断这些分支直到阑尾只剩下根部悬吊。

通过左下腹的操作孔将套圈器送入腹腔。在此区域拨开肠袢，注意圈套圈不要接触肠袢。由于圈套器的结扎线是含铬的肠线，湿水后会变得柔软。轻微缩小线圈有利于进行操作。将抓钳通过结扎线圈并抓起阑尾，通过线圈将阑尾拉起（图 71-3C）。将圈套器移向阑尾根部并缓慢拉紧结扎线。随着线圈变得越来越小，在阑尾根部逐渐调整线圈的位置。注意线圈是不可以重新打开进行调整的。使用推结器将线圈固定在阑尾最根部的位置并完全收紧线圈。通常地，将两个线圈置于根部，第三个置于其上方。在线圈之间切断阑尾并如上所述去除阑尾。许多外科医师在圈套器上放置一个夹子以增加其安全性。

四、盲肠后位阑尾的处理（图 71-4）

【技术要点】

当阑尾为盲肠后位时，必须游离盲肠才能获得视野的充分暴露。用剪刀和电刀（或超声刀）盲肠

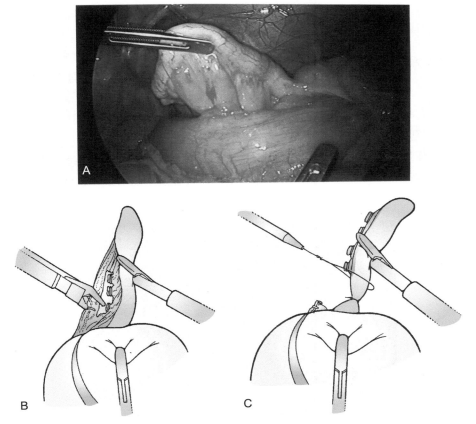

图 71-3　使用圈套器的阑尾切除术
A. 炎症较轻且肠系膜较薄的阑尾适用于圈套器摘除；B. 以夹子或超声刀离断肠系膜；C. 首先在肠系膜根部使用圈套器（B，C 引自 Scott-Conner CEH，Hall TJ，Anglin BL，et al. Laparoscopic appendectomy：Initial experience in a teaching program. Ann Surg. 1992;215:660-668）（已授权）

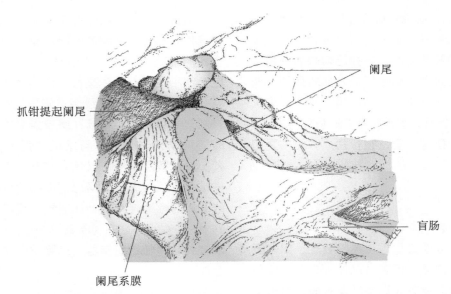

图 71-4　**盲肠后位阑尾的处理**（引自 Scott-Conner CEH，Cuschieri A，Carter FJ，eds. Small intestine and appendix. In：Minimal Access Surgical Anatomy. Philadelphia，PA：Lippincott Williams & Wilkins；2000：165-184）（已授权）

的侧腹膜并将盲肠翻向内侧。阑尾通常附着在盲肠的后壁。如图所示通过腔镜下巴布科克钳识别阑尾并抓起阑尾。如前所述行阑尾切除术。

五、梅克尔憩室切除术（图 71-5）

【技术要点】

在罕有的情况下，正常的阑尾可与发炎的梅克尔憩室共存。检查梅克尔憩室所在部位（图 71-5 A）并决定是否需要单纯行梅克尔憩室切除术或楔形切除出现梅克尔憩室的部分盲肠。

单纯行憩室切除术，首先要辨认和控制供应梅克尔憩室的血管。通常可以在回肠头侧表面的脂肪条带找到这些血管（图 71-5 B）。在下腹部举起回肠袢可见到脂肪条带（以内镜由上往下看）。然后内通过左下腹操作孔置入镜切割闭合器并在梅克尔憩室根部激发完成切除（图 71-5 C）。

如有需要如上所述行阑尾切除术。

【解剖要点】

正如在第 70 章中详细讨论的，梅克尔憩室是卵黄管的残迹。当憩室难以辨认时，含有血液供应的

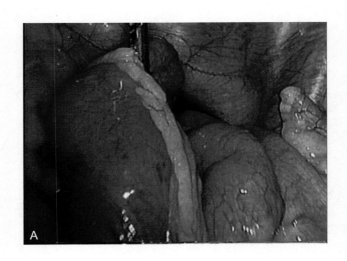

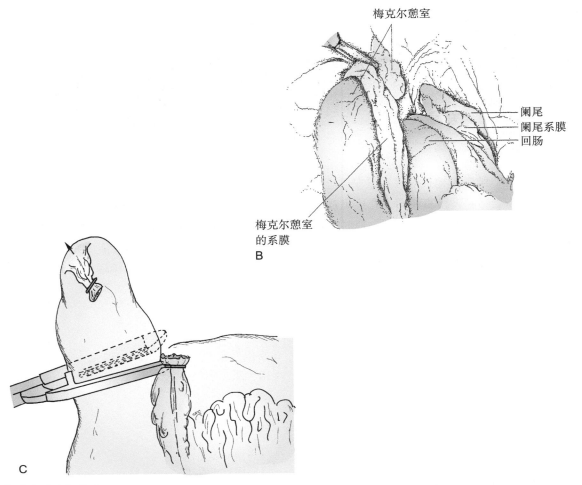

图 71-5　梅克尔憩室切除术
A. 辨认并提起梅克尔憩室；B. 辨认肠系膜并决定是否单纯憩室切除已足够或是否需要行部分回肠切除；C. 离断系膜并在根部使用内镜切割闭合器行肠管部分切除（B 引自 Scott-Conner CEH，Cuschieri A，Carter FJ，eds. Small intestine and appendix. In：Minimal Access Surgical Anatomy. Philadelphia，PA：Lippincott Williams & Wilkins；2000：165-184）（已授权）

脂肪条带可能是一个有用的标志。

【感谢】

在本章的腹腔镜图片是由 Hui Sen Chong，MD 及 Evgeny V. Arshava，MD 提供。

（陈惠谋　译　周泉波　校）

参考文献

1. Eubanks S, Phillip S. Chapter 150: Laparoscopic Appendectomy. In: Fischer JE, Jones DB, Pomposelli FB, Upchurch GR, Klimberg VS, Schwaitzberg SD, Bland KI, eds. *Fischer's Mastery of Surgery*. Philadelphia, PA: Wolters Kluwer Lippincott Williams & Wilkins; 2013:1607.

2. Moazzez A, Mason RJ, Katkhouda N. Thirty-day outcomes of laparoscopic versus open appendectomy in elderly using ACS/NSQIP database. *Surg Endosc.* 2012;27(4):1061–1071.

3. Pepper VK, Stanfill AB, Pearl RH. Diagnosis and management of pediatric appendicitis, intussusception, and Meckel diverticulum. *Surg Clin North Am.* 2012;92:505–526.

4. Scott-Conner CEH, Cuschieri A, Carter FJ, eds. Small intestine and appendix. In: *Minimal Access Surgical Anatomy*. Philadelphia, PA: Lippincott Williams & Wilkins; 2000:165–184.

5. Wilasrusmee C, Sukrat B, McEvoy M, et al. Systematic review and meta-analysis of safety of laparoscopic versus open appendicectomy for suspected appendicitis in pregnancy. *Br J Surg.* 2012; 99:1470–1478.

6. Yaghoubian A, Kaji AH, Lee SL. Laparoscopic versus open appendectomy: Outcomes analysis. *Am Surg.* 2012;78:1083–1086.

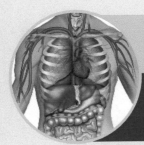

第72章

结肠镜检查

结肠镜检查时患者取左侧卧位（Sims体位）。由于乙状结肠镜检查的基本操作与结肠镜检查相同，在这里将不再进行单独讨论。行结肠镜检查时要注意安全及避免副损伤，退出结肠镜时注意检查其通过的区域。往结肠充气主要为了观察结肠的内部形态，但在确保患者舒适度和方便肠镜通过的前提下尽可能少充气。

外科住院医师教育委员会（SCORE™）将结肠镜检查或结肠镜活检或息肉切除术归类为"基本的、常规的"手术操作。

手术步骤

保持静脉通道通畅，必要时可使用镇静剂

患者取左侧卧位

行肛门指检

润滑结肠镜以便通过肛门括约肌

直视下将肠镜通过盲肠

尽量少充气

直肠沿骶骨走行有三个明显的弯曲

在盆腔看见转角是进入乙状结肠的标志

下一个转角部位是在脾曲时

横结肠的三个结肠带通常形成一个三角形的截面

下一个转角部位是肝区（有时充入一些空气也有作用）

在盲肠可见结肠带集中的部位、阑尾开口和回盲瓣

缓慢拉出肠镜时检查全部大肠

解剖并发症

由于盲点而遗漏病变

肠穿孔

结构列表

直肠

直肠横向皱褶（Houston瓣）

乙状结肠

降结肠（左半结肠）

脾曲

横结肠

肝曲

升结肠（右半结肠）

盲肠

回盲瓣

一、直肠乙状结肠（图72-1）

【技术要点】

在润滑肛管前先行直肠指检以确定没有直肠低位的病变。如果肠腔内有大便，进行更充分的肠道准备后再重新安排检查。

右手示指放在肠镜的尖端并按压尖端，以45°角对准肛门。指导患者向下用力，这样使肛门括约肌放松并使肠镜容易通过。将肠镜送入肛管。注意肠镜的轮廓是隆起的，这样会使肠镜插入困难，甚至不能插入。

直肠后方的弯曲围绕骶骨。注入足够的空气以辨认其肠腔。此时可能见到Houston瓣。

在骨盆边缘，相对直的直肠移行为乙状结肠。这部分肠管的长度和活动性因人而异并可因既往的手术史而改变。尽量用短的肠镜长度和少的空气使肠镜通过乙状结肠。

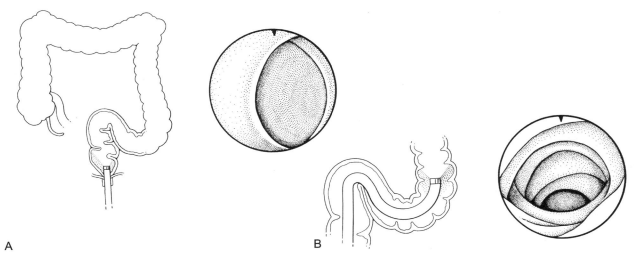

图 72-1　直肠乙状结肠
A.Houston 瓣的初始形态；B. 乙状结肠环形皱襞视图

【解剖要点】

可曲式内镜检查已显著降低直肠穿孔的发病率。然而，因为穿孔仍然可能发生，须认识直肠和肛管的解剖位置及其相互关系。由于末端直肠穿过骨盆膈，形成一个接近直角的弯曲，从内镜操作者的支撑点将肠镜插入肛门，这个弯曲距离肛门边缘约4cm（这里被定义为过渡区，干燥、粗糙的肛周皮肤移行为潮湿、被覆鳞状上皮的肛管），这里需要引导肠镜的尖端朝向骶骨的凹面。在成角的前方，男性中是中间的前列腺及两侧的精囊腺，而在女性中则是阴道。同时在男性，直肠前壁与膀胱更紧密接触。距离肛门更远的位置（男性约 7.5cm，女性约 5.5cm），腹膜从直肠前壁到膀胱后壁（男性）或子宫后壁（女性）反折分别形成直肠膀胱凹陷和直肠子宫凹陷，这是腹膜腔的最低点。因此它可充满腹水、脓液或肠袢。

末端大肠可分为近端的直肠和远端的肛管。肛管从肛管边缘延伸到梳状线，长约 1.5cm，在梳状线，复层鳞状上皮变为具有大肠黏膜特征的柱状细胞。接近这条线附近发生以下几种变化：动脉血供从直肠下动脉变为直肠中和直肠（痔）上动脉；静脉回流由腔静脉分支变为门静脉的分支；淋巴引回流由引流到腹股沟淋巴结变为引流到髂内或肠系膜下淋巴结。神经支配由阴部神经发出的躯体神经变为来自腹腔神经丛的自主神经支配（交感神经及副交感神经）。

直肠从梳状线延伸到第三骶椎水平，长为12 ～ 15cm。完全位于腹膜反折下的最下段直肠的管腔明显比肛管大且扩张能力更强，也就是直肠壶腹。直肠壶腹末端形成近似直角的弯曲，称为直肠会阴曲。正常直肠唯一值得注意的特征是横形的皱襞（Houston 瓣）。通常有三种皱襞，最远端的皱褶（离肛门边缘 4 ～ 7cm）位于左边，中间的皱褶（距肛门缘 8 ～ 10cm）位于右边，最近端的皱褶（距肛门缘约 10 ～ 12cm）同样位于左边。然而，横皱襞的数目 1 ～ 5 个并且它们的位置也可以是反向的。最后，值得注意的是直肠缺少结肠特征性的结肠带。这是三条结肠带肌肉组织分散形成环向及纵向均匀厚度的肌肉层的结果。

内镜检查时，乙状结肠可通过典型的半月皱襞予以区分。此外，此区域的黏膜外观呈鹅绒毛般柔软。虽然乙状结肠的长度及位置是可变的，但是它悬挂于肠系膜上可使它在内镜通过时变直。进入的第一部分乙状结肠（乙状结肠末端）位于腹中线的右侧。

二、降结肠（图 72-2）

【技术要点】

与屈曲的乙状结肠相比，左半结肠（降结肠）相对较直。肠镜通过这段肠管也相对容易。如果内镜不易推进，可能是由于乙状结肠袢过大。退出肠镜的同时让助手轻柔按压左下腹，可使膨胀的乙状结肠复原。

在脾曲，通过肠壁可能见到一个蓝色的阴影（脾）。通常情况下，唯一的线索是肠道管腔消失。

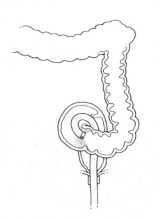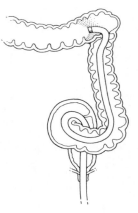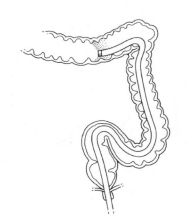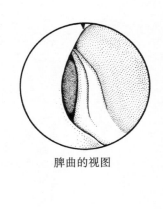

脾曲的视图

图 72-2　降结肠

为通过脾区，需要弯曲肠镜的尖端，然后在肠镜通过脾区后重新伸直肠镜。

【解剖要点】

位于腹膜后的左半结肠的标志是环形褶皱，这种皱襞比乙状结肠的半圆形皱襞显得更有规律。左半结肠的黏膜具有光滑，甚至带点光泽以及呈灰粉色的特点。

三、横结肠（图 72-3）

【技术要点】

横结肠通常具有特征性的三角形管腔。它的长度和活动度都是可变的，可能是由于肠镜通过时肠管缩在一起变短引起的。

肠镜通过肝区可能比通过脾区更困难，尽管肝区形成的角度比不上脾曲。通常，插入太长的结肠镜会在乙状结肠或横结肠处形成折叠。拉出部分肠镜并吸出肠腔内部分空气使部分肠腔塌陷，这可能使肠镜的尖端伸入升结肠（右半结肠）。通过肠壁可能见到肝淡蓝色的阴影。

【解剖要点】

在内镜下通过穹窿样的肠腔外观可辨认左结肠近端的脾曲。这是弯曲形成的锋利角度所致。内镜必须朝向右侧并进入横结肠。

虽然横结肠的长度变化较大，但是可以利用其悬挂着的肠系膜（横结肠系膜）进行操作。横结肠是以其三角形的管腔为特征，这个三角形的内腔反映了结肠带和黏膜皱褶。

结肠肝曲成角没有脾曲锋利，其黏膜皱褶呈宝塔形。在这个弯曲的管腔和褶皱是三角形，与其余部分的横结肠不同，在一定程度上褶皱的末端部分重叠。

四、右半结肠和盲肠（图 72-4）

【技术要点】

通过一系列地来回操作继续往前推进内镜直至见到回盲瓣和盲肠的结肠系带。必须确定可以看见盲肠。很多内镜医师使用透视确认肠镜在盲肠空气阴影内的视野范围，如有需要，可通过肠镜注射泛影葡胺显影确认。如果无法使用透视，通过以下几个方法确认肠镜已经到达盲肠：①内镜下的管腔形态；②右下腹出现光电；③触诊右下腹时肠壁可见压痕。

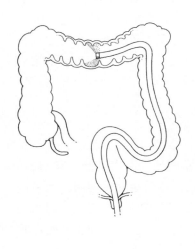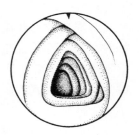

图 72-3　横结肠

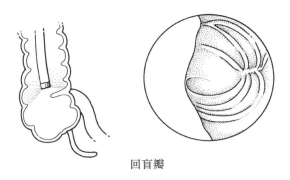

回盲瓣

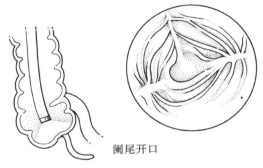

阑尾开口

图 72-4 **右半结肠和盲肠**

通过调整肠镜尖端的角度及向后拉,使尖端进入回盲瓣,在许多患者中可将肠镜送入回肠末段。通过这种方法可检查数厘米末端回肠。

【解剖要点】

内镜检查,在腹膜后的右半结肠(升结肠)可看到半圆形的黏膜皱襞,通常其半径比左半结肠的直径要大。

盲肠的直径比结肠其他部分直径大并且其肠壁较薄。因为盲肠的解剖特点及拉普拉斯定律,结肠的过度充气使盲肠比结肠的其他部位更容易穿孔。阑尾开口不在盲肠最固定的位置。相反,和回盲瓣一样,它常在盲肠的后内侧。与回盲瓣相比,阑尾位于头侧。阑尾的开口通常是环形的并容易被黏膜皱襞覆盖。

回盲瓣的形状是多变的。它可呈现为圆形或椭圆形的凸起到盲肠的内腔,它也可以是双唇。在后一种情况下,其边缘的方向类似于右侧结肠的半月褶襞。通常回盲瓣位于在盲肠的盲端上方约 10cm,直径为 2～3cm。

五、完成检查(图 72-5)

【技术与解剖要点】

退出结肠镜时,要系统、仔细地检查肠管。如果肠镜的尖端跳跃太快不能全面检查结肠的黏膜,重新推进肠镜检查遗漏的部位。

尽可能参照固定的解剖标志,注意出现的任何解剖位置异常。因为肠管是可以折叠的,几次结肠镜检查所标记的距离(距肛门)也会有所不同。所以指出病变的位置"刚好接近脾曲"的表达比描述为"在 100cm 处"更有意义。

六、组织活检及息肉切除术(图 72-6)

【技术与解剖要点】

进行组织活检术或息肉切除术明显增加肠管穿孔的概率。这需要一个助手和目标位置的稳定视野。理想情况下,结肠镜的尖端应该避免过度弯曲,因为这使得通过活检钳或圈套变得困难。

组织活检:可用几种类型活检钳。许多活检钳有一个中央长钉,当钳关闭时可以固定病灶,有些可以接通烧灼电流(热活检钳)。总的原则非常简单:首先,置入关闭的活检钳并使尖端退出,在视野范围内观察关闭的钳尖,注意活检钳出现部位(通常是在 6 点钟方向)及操作结肠镜使活检钳能直接到达病灶。

让助手打开活检钳,推进打开的钳子,直到它到达病变部位。对于外生型的病变,如怀疑的癌变,将钳推进组织以保证获得理想的钳咬。

让助手关闭钳口,将钳拉出并检查标本。取多个样本以保证足够的样本量。如果出血明显,可能

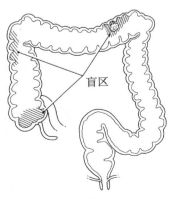

盲区

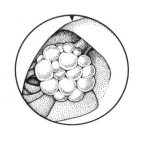

图 72-5 **完成检查**

需要行烧灼止血。然而，大多数出血较小，观察后能自行停止。使用烧灼止血会增加穿孔的危险。

息肉切除术：烧灼用于息肉切除术。保证电灼的负极板以接好。获取息肉清晰的视野（图 72-6A）后置入息肉切除圈套，充分打开圈套，并距离息肉一定的距离开始操作，将圈套器完全套入环绕息肉（图 72-6B）。

维持圈套器在息肉周围的同时让助手轻轻地拉紧圈套器，注意避免套入息肉周围的黏膜，否则在极端情况下会引起肠穿孔。缓慢且小心进行操作以确保圈套在息肉周围合适的位置，在基底部且没有圈到其他组织。

作为评估的一部分，在电灼之前，轻轻将息肉拉离肠壁（图 72-6C）。这有助于确保圈套处于适当的位置，并通过支撑起黏膜，减少肠管的全层烧灼伤。同时还要确保息肉没有接触到对面的肠壁，因为当前已经报道烧灼电流引起这些部位的弧形损伤。

确认圈套器在理想的位置，开始烧灼的同时让助手缓慢而稳定地继续收紧圈套。这样使息肉的基底部通过电灼离断而不是通过圈套器的金属切割。一般情况下息肉会落入肠腔，务必找到它！

让助手退出圈套器，并置入息肉抓钳进入活检的肠管。这是一个三叶的钳子，打开后可以钳夹息肉。牢固抓住息肉，拉紧靠近肠镜末端，并将结肠镜和息肉一起拉出。一般来说，拉紧息肉靠近肠镜尖端时可看到一个模糊的、橙粉色斑点遮蔽部分或全部术野。当拉出肠镜时小心观察，如果见不到上述视图，停下来寻找息肉。

另一种去除息肉的方法，用肠镜末端吸吮息肉并保持持续吸引的同时推出肠镜。

如果上述方法均不能奏效，未能回收息肉，将患者送到观察区，并检查大便。

检查息肉切除部位的基底部是否出血（图 72-6D）。

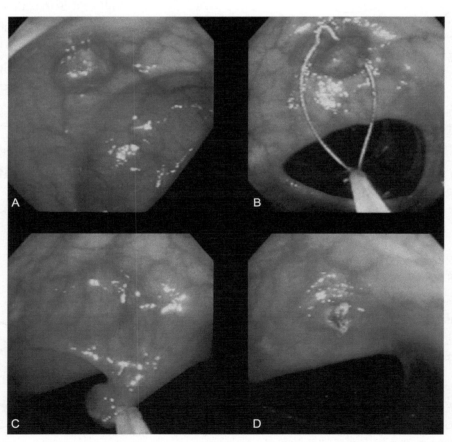

图 72-6　A. 通过结肠镜直视小息肉；B. 放置息肉圈套器在理想的位置；C. 收紧圈套，从结肠壁轻轻移除息肉；D. 息肉的基底部应该是干净的、小的并且没有出血（引自 Mulholland MW，Lillemoe KD，Doherty GM，et al. Greenfield's Surgery. Philadelphia，PA：Wolters Kluwer Lippincott Williams & Wilkins；2013）（已授权）

手术步骤

组织活检

获得病变部位的稳定视野

置入活检钳

打开活检钳并在目标位置钳夹组织

让助手关闭活检钳

拉出活检钳并获取样本

息肉切除术

获得息肉的稳定视野

置入息肉圈套器

将息肉上套入圈套器

保持圈套在息肉基底部时让助手慢慢拉紧圈
套（不要通过息肉基底部切断息肉）

用圈套提起息肉可以减少肠管穿孔的机会

当开始烧灼时让助手缓慢拉紧圈套

取出息肉（息肉抓钳或吸吮）

检查基底部

（陈惠谋　译　周泉波　校）

参考文献

1. Banarjee A, Phillips MS, Marks JM. Chapter 45: Diagnostic colonoscopy. In: Soper NJ, Scott-Conner CEH eds. *The SAGES Manual.* Volume I. 3rd ed. New York, NY: Springer Verlag; 2012: 597–610.
2. Catalano MF. Normal structures on endoscopic ultrasonography: Visualization measurement data and interobserver variation. *Gastrointest Endosc Clin North Am.* 1995;5:475–486.
3. Church JM. *Endoscopy of the Colon, Rectum, and Anus.* New York, NY: Igaku-Shoin; 1995.
4. Fink AS. Therapeutic colonoscopy and its complications. In: Soper NJ, Scott-Conner CEH eds. *The SAGES Manual.* Volume I. 3rd ed. New York, NY: Springer Verlag; 2012:611–626.
5. Sugarbaker PH, Vineyard GC, Peterson LM. Anatomic localization and step by step advancement of the fiberoptic colonoscope. *Surg Gynecol Obstet.* 1976;143:457.

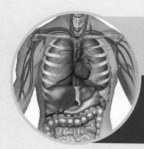

第 **73** 章

结肠双腔造口术及造口的关闭

祥式结肠造口术是最容易实施及关闭的结肠造口术，通常应用在需要进行临时减压（急诊手术）或结肠内容物改道时。大多情况下，祥式回肠造口术（见第68章）使用较多。本章将图文并茂的阐述右侧横结肠造口术的建立及关闭过程，而在第74章将介绍上述操作在腹腔镜下的技术。

外科住院医师教育委员会（SCORE™）将结肠造口术及结肠造口关闭术归类为"基本的、常规的"手术操作。

手术步骤

取右上腹横行小切口

将横结肠提出切口

去除所选取结肠段的大网膜

打开结肠下方的对系膜缘

把结肠祥固定在筋膜

结肠祥下放置造口桥接器并固定

必要时关闭结肠祥周围的皮肤

切开结肠，黏膜缝合到皮肤，完成结肠造口术

放置合适的造口袋

解剖并发症

结肠扭转

脱垂

结构列表

大网膜

横结肠

结肠肝曲

结肠中动脉

边缘动脉

腹直肌

腹直肌前鞘

腹壁上动脉

图 73-1A 为结肠各部分的常用术语。结肠肝曲和脾曲是升结肠（也称右半结肠）和降结肠（也称左半结肠）与横结肠交界点。他们分别由肝结肠韧带和脾结肠韧带悬吊。横结肠通常是由大网膜覆盖，就像一个挂起的大脂肪围裙。暴露横结肠必须提起大网膜。大网膜、胃和横结肠的相互关系见图73-1B。

一、肠祥的游离（图 73-2）

【技术要点】

取右上腹横切口（长约10cm），注意切口不要太靠外。横结肠在靠近肝曲变得更深更高，在中间段活动度更好。

通过覆盖的大网膜识别横结肠。小心提取一段

扩张膨隆的肠管，注意防止肠内容物溢出。如果切口不够大，适当扩大切口使肠祥更容易提出。仔细观察腹水，如果浑浊或化脓，说明可能肠穿孔，需要剖腹探查。

分离结扎大网膜以暴露横结肠，于肠系膜近端无血管区切一小孔，刚好可穿过一血管钳或手指。经此孔穿过一烟卷式引流条，提吊横结肠。

【解剖要点】

经典切口位于肚脐与肋缘中点，距腹白线3～5cm。在此位置，部分或整个切口将经通过腹直肌。首先，切开腹直肌前鞘，显露肌纤维。然后，电刀分开肌纤维，如果没有找到并控制腹壁上动脉将可能引起麻烦的出血。腹壁上动脉与其伴行的静脉走行于腹直肌中后方，大约位于腹直肌中外侧缘

442

中点。通常进入腹直肌，在脐与剑突中点与腹壁下动脉相吻合。

　　打开腹膜后，必须确认横结肠。因为大网膜前层形成胃结肠韧带，大网膜覆盖横结肠，因此必须打开大网膜才能清楚显示结肠。钳夹离断大网膜。仔细区分结肠特征：结肠袋、肠脂垂和结肠带。

　　必须围绕结肠分离横结肠系膜，切忌盲目操作。找到无血管区进行操作，注意避免损伤结肠中动脉或结肠边缘动脉。供应横结肠的结肠中动脉起源于肠系膜上动脉，贴近肠管游离肠系膜一般不会伤及上述血管。边缘动脉是肠系膜上、下动脉结肠分支

的终末吻合弓，它可直接发出分支供应结肠，且其距离结肠肠管壁的距离远近不一，有研究报道这个距离 1 ~ 8cm 不等。

二、锚定和完成结肠造口术（图 73-3）

【技术要点】

　　间断缝合固定造口到筋膜，肠襻下放置造口桥支撑。必要时可缝合皮肤，使肠襻的出口大小合适。如果肠管扩张明显，在准备切开的区域做一荷包缝合，戳一小孔放置蕈状管减压。然后缘着结肠带扩大开口，可吸收缝线间断全层缝合肠壁到真皮，完成造口。

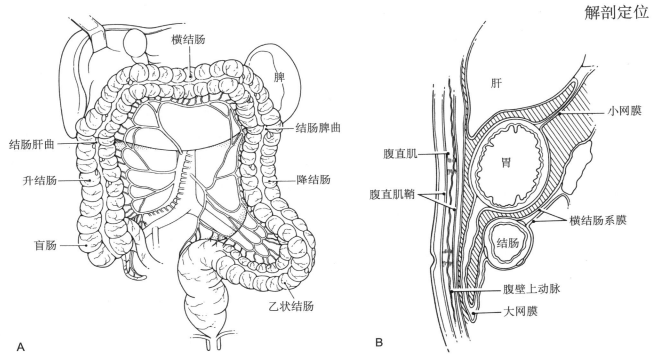

图 73-1　A. 结肠的组成；B. 横切面上显示大网膜、胃与横结肠的关系

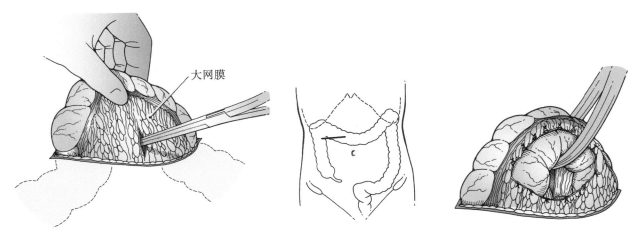

图 73-2　**游离肠襻**

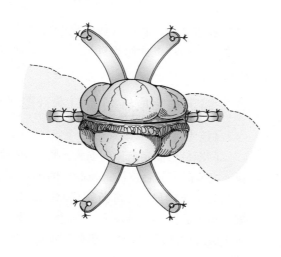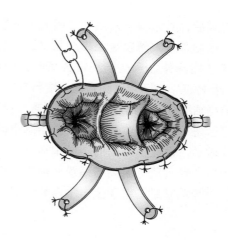

图 73-3　锚定和完成结肠造口术

必要时可使用直线切割闭合器闭合远端肠管，从而使肠内容物完全改道流出。但必须注意远端肠管需要重新再通，关闭造瘘口时需要切除该段肠管。

【解剖要点】

在这切口水平，缝合到结肠的包括壁腹膜、腹横筋膜、腹直肌及腹直肌前后鞘。如果切口外侧靠近腹直肌，则包括壁腹膜、腹横筋膜、腹横肌及腹内斜肌和外部斜肌腱膜。

选择切开的结肠带通常也称网膜带，也就是大网膜起始处。纵行的肌纤维增加了该处肠管的厚度。

三、袢式结肠造口关闭术（图 73-4）

【技术要点】

切开造口周围的皮肤和黏膜，皮钳提吊肠管切缘并分离肠管与皮下组织之间的平面，离断肠管与筋膜之间的所有缝线，当肠管完全自腹壁游离下来后，拉出足够长的肠管以确保能进行无张力的吻合。

在理想情况下，可以单纯横向连续缝合关闭肠管前壁关闭造口（整形缝合关闭）。检查肠管切口的柔韧性和活动性后，仔细清理切缘。3-0 可吸收缝线连续全层内翻缝合内翻肠管，3-0 丝线间断缝合肌浆层。检查吻合口是否通畅，可能的话用大网膜覆盖吻合口。

常规的方法关闭筋膜，宽松地关闭皮肤切口或敞开切口，避免皮下组织和皮肤缝线关闭过紧。

【解剖要点】

任何胃肠吻合术都要避免肠管狭窄。因此，一般都需要遵循纵切横缝的原则。

手术步骤	修整肠管边缘使其接近正常肠管
切开造口周围的皮肤和黏膜	横向关闭肠管（手工缝合或使用切割闭合器）
轻柔地分离腹横筋膜进入腹膜	网膜覆盖并将肠管还纳腹腔
清除肠管和筋膜之间的所有线结	关闭筋膜（不要过紧关闭皮肤）。
充分游离肠管使其能拉出腹腔外	
评估肠袢—如果在解剖游离时没有损伤，可做整形缝合	解剖并发症
	吻合口漏或吻合口瘘

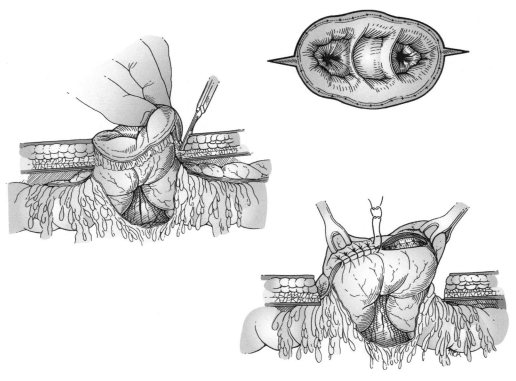

图 73-4　袢式结肠造口的关闭

（付志强　译　林　青　校）

参考文献

1. Abcarian H, Pearl RK. Stomas. *Surg Clin North Am.* 1988;68: 1295–1305.
2. Barker WF, Benfield JR, deKernion JB, et al. The creation and care of enterocutaneous stomas. *Curr Probl Surg.* 1975;12:1–62. (Provides comprehensive review.)
3. Doberneck RC. Revision and closure of the colostomy. *Surg Clin North Am.* 1991;71:193–201. (Provides good review of complications and pitfalls.)
4. Eng K, Localio A. Simplified complementary transverse colostomy for low colorectal anastomosis. *Surg Gynecol Obstet.* 1981;153: 735. (Describes simple technique that is easily constructed and closed.)
5. Keighley MRB. Ileostomy; colostomy. In: Keighley, Williams MRB, Williams NS, eds. *Surgery of the Anus, Rectum and Colon.* London: WB Saunders; 1993:139–244.
6. Kretschmer KP. *The Intestinal Stoma: Indications, Operative Methods, Care, Rehabilitation.* Philadelphia, PA: WB Saunders; 1978. (Provides good source of information about stomas and their care.)
7. Maidl L, Ohland J. Chapter 152: Care of stomas. In: *Fischer's Mastery of Surgery.* Philadelphia, PA: Wolters Kluwer Lippincott Williams & Wilkins; 2013:e37.
8. Takahashi H, Hara M, Takayama S, et al. Simple laparoscopic technique of correction of transverse loop colostomy prolapse. *Surg Laparosc Endosc Percutan Tech.* 2012;22:e263–e264.
9. Turnbull RB, Weakley FL. *Atlas of Intestinal Stomas.* St. Louis, MO: CV Mosby; 1967. (This is the classic reference.)
10. Wolff LH, Wolff WA, Wolff LH Jr. A re-evaluation of tube cecostomy. *Surg Gynecol Obstet.* 1980;151:257–259.

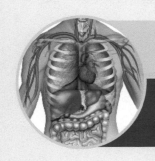

第**74**章

腹腔镜结肠造口术

对于单纯的结肠造口术及当造口肠管扩张不明显时，腹腔镜袢式横结肠造口术十分适用。

外科住院医师教育委员会（SCORE™）没有将腹腔镜结肠造口术归类。

手术步骤

建立腹腔入路，探查腹腔

选择一段移动的肠管

在计划造口的位置置入 10 ～ 12mm 的套管

置入无损伤肠管抓钳

确定拉出的肠管无张力

去除气腹，于皮肤及皮下组织做椭圆形切口（不松开抓钳）

通过抓钳重新置入套管

扩大筋膜和腹膜的切口

通过切口拉出肠管

完成结肠造口（见第 73 章）

结构列表

结肠：横结肠

解剖并发症

肠扭转

选择了错误的肠段

腹腔镜下识别并拉出肠管（图 74-1）

【技术及解剖要点】

脐下切口，建立气腹并保持压力约 12mmHg，置入 10mm 套管。在腹腔镜直视下探查腹腔，确保选定的造口位置腹壁下方无粘连，并有移动的结肠肠袢在其下方。

腹腔镜横结肠袢式造口术优点是能在直视下寻找目标横结肠段。如果患者有腹腔手术史，下腹与网膜粘连限制结肠的移动，则可用其他肠段。或者在腹部更低的位置进行造口，松解粘连增加肠管的活动度。

在预计造瘘口的位置置入 10 ～ 12mm 套管，用无损伤抓钳提起最合适的横结肠段。退出抓钳让结肠靠近腹壁。假如在有气腹的情况下，结肠可以到达造瘘口下的腹壁，说明肠管足够长能进行造口。

去除气腹，在套管周围做椭圆形切口。通过抓钳再次置入套管，以便更好地分离皮下组织。通过直角钳扩大筋膜和腹膜缺口至 3 ～ 4cm。牵开腹直肌并切开下方的筋膜，拉出肠管，完成造口术（详见第 73 章）。

【致谢】

感谢 Dr. Amanda Metcalf 对本章节内容的贡献。

（付志强 译 林 青 校）

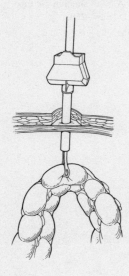

图 74-1 **腹腔镜识别并拉出肠管**（引自 Bogen GL, Mancino AT, Scott-Conner CEH. Laparoscopy for staging and palliation of gastrointestinal malignancy. Surg Clin North Am. 1996;76：557–569）（已授权）

参考文献

1. Beagley MJ, Poole G, Peat BG, et al. The use of temporary loop ileostomy in lumbosacral burns. *Burns.* 2000;26:298–301.
2. Bogen GL, Mancino AT, Scott-Conner CEH. Laparoscopy for staging and palliation of gastrointestinal malignancy. *Surg Clin North Am.* 1996;76:557–569.

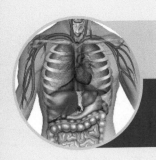

第 **75** 章
右半和左半结肠切除术

本章主要讨论右半和左半结肠切除术（按恶性肿瘤标准）及简要介绍横结肠切除术。每一例病例的切除范围均根据淋巴回流节段决定。

更加局限的局部切除偶尔会用于局部穿孔、缺血或创伤。手术方式相同，只是切除的范围更小。这些情况下不用进行淋巴清扫。第 76 章将描述腹腔镜下结肠切除术。文章最后的参考文献中有关于更多特殊的手术介绍，包括目前尚有争议的前哨淋巴结活检术。

外科住院医师教育委员会（SCORE™）将开放部分结肠切除术归类为"基本的"手术操作。

手术步骤
右半结肠切除术
右侧横切口或正中切口
彻底腹腔探查
沿着 Toldt 白线切开游离右半结肠
在腹膜后间隙提起右半结肠
识别保护十二指肠和双侧输尿管
在结肠肝曲，取大网膜送标本
切除范围由肿瘤位置决定，但通常包括回肠末端和横结肠中部
保护好结肠中动脉，除非行扩大右半结肠切除术
在肠系膜血管表面的腹膜画预切线直至回结肠和右结肠动脉根部，注意保护肠系膜上动脉
结扎分离肠系膜
离断肠管并行吻合（手工吻合或使用吻合器）
大网膜覆盖吻合口
常规关腹，不放引流
左半结肠切除术
正中或左旁正中切口
彻底探查腹腔
沿着 Toldt 白线切开游离左半结肠
在结肠脾曲切除大网膜（肿瘤靠近该区域除外）
识别并保护双侧输尿管

确定切除范围，一般需要保护结肠中动脉，除非行扩大左半结肠切除术
在血管表面的腹膜画预切线，切除系膜直到肠系膜下动脉根部
结扎分离腹膜
离断肠管并行吻合（手工吻合或使用吻合器）
大网膜覆盖吻合口
常规关腹，不放引流

解剖并发症
损伤输尿管
损伤肠系膜上动脉（右半结肠切除术）
损伤十二指肠（右半结肠切除术）
损伤脾（左半结肠切除术）

结构列表
升（右半）结肠：盲肠、回盲瓣、结肠肝曲、横结肠
降（左半）结肠：结肠脾曲、乙状结肠、直肠、Toldt 白线、腹腔动脉
肠系膜上动脉：结肠中动脉、空肠动脉、右结肠动脉、回结肠动脉
肠系膜下动脉：左结肠动脉、乙状结肠动脉、直肠上动脉、直肠中动脉、结肠边缘动脉、回肠、十二指肠、脾、胃结肠韧带、输尿管、生殖腺血管、髂血管、生殖股神经

　　结肠切除术的范围根据其供应的动静脉和淋巴回流决定。一般情况下手术范围包括引流的淋巴结。明确所要切除的动静脉后，再确定切除肠管的长度。当肿瘤位于盲肠或升结肠或结肠肝曲时，行右半结肠切除术（图75-1A、B）。切除的范围包括回肠末端、升结肠、右侧横结肠，回肠与横结肠行端-端吻合。

　　靠近肝区（脾区）的横结肠肿瘤，通常行扩大右（左）半结肠切除术。肿瘤位于横结肠主体部，行横结肠切除术，切除范围包括整个横结肠及肝区和脾区，两端结肠行端-端吻合重建（图75-1 C）。

　　左半结肠切除术（图75-1 D）适用于位于乙状结肠或降结肠的肿瘤。切除范围包括横结肠中段到腹膜反折处，当在根部接着肠系膜下血管并清扫肠系膜下动脉周围的淋巴结时需要进行广泛的切除，横结肠中段与直肠乙状结肠行端-端吻合。但在某些情况下，只需切除部分的乙状结肠（图75-1 E）。

　　图75-1 F展示结肠和周围组织的关系，如肝和脾。值得注意的是，右半结肠相对左半结肠的位置局限，因此右半结肠切除术可通过小的横切口完成。

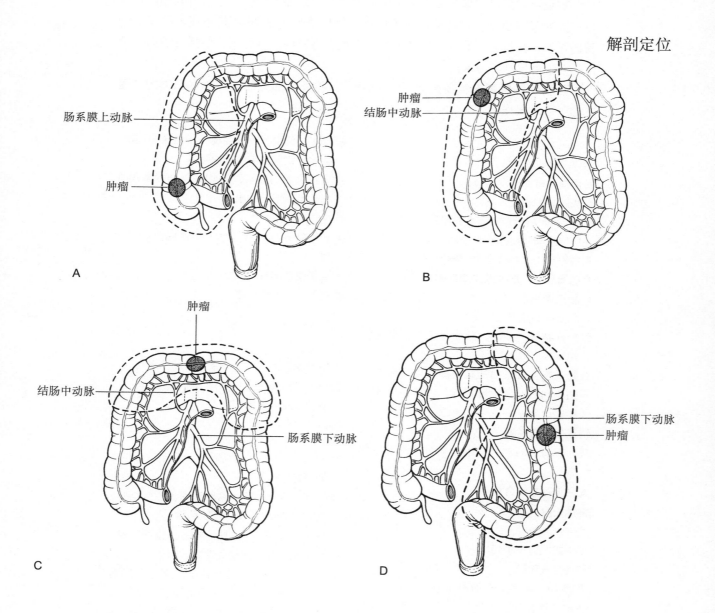

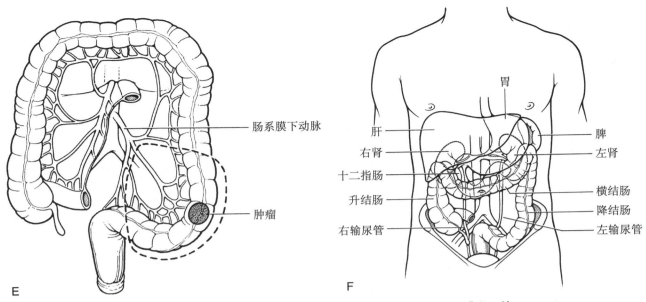

图 75-1　不同部位结肠肿瘤的切除范围。切除肿瘤两端至少 10cm 肠管及引流的肠系膜淋巴结
A. 盲肠肿瘤行右半结肠切除术；B. 结肠肝曲肿瘤行扩大右半结肠切除术；C. 横结肠切除术；D. 左半结肠切除术；E. 乙状结肠部分切除术；F. 区域的解剖

一、右半结肠切除术

（一）切口及探查腹腔（图 75-2）

【技术要点】

结肠肝曲离盲肠很近，因此右侧横切口即可进行右半结肠切除术。对于之前没有肋缘下或右下腹手术切口（可能影响横断腹直肌后的血管分布）的患者可以考虑采用这种切口，此外肥胖的患者特别适合这种切口。正中或右旁正中切口也是另外的选择。

标记右侧横切口的两个标志：右侧肋缘与腋前线交点和髂前上棘。在两点的中点做标记，画一水平横线正好超过正中线。一般情况下该线都在脐上方，但有时此线正好经过脐或脐下方，这种情况下需要重新选点画线，确保该线在脐上方（图 75-2A）。切开皮肤及皮下组织，注意止血，顺着皮肤切口使用电刀切开腹壁的肌肉及筋膜层（图 75-2B）。进腹后彻底探查腹腔。

全面彻底的腹腔探查是所有腹部手术开始前必须做的。如果是结肠癌，要特别注意可能出现转移的位置：肝、切除结肠段的引流淋巴结、骨盆、卵巢（女性）及腹膜表面。肿瘤转移超出手术的范围无须中止手术，但是转移灶必须通过病理活检进行

详细的记录。触诊全部结肠。第二个原发病灶的情况不少见而通常会在术前被遗漏。

【解剖要点】

第 20 章简单讨论了横切口。这里提到的横切口切除的神经节段不能超过 1 个，并避免导致前腹壁任何位置包括腹直肌的麻木、感觉异常或瘫痪。该切口接近邻近肌肉纤维束的走行，但或多或少需要横断腹直肌的部分纤维束。通常，其中一个腹直肌的腱划（通常是最低的一个）会出现在脐水平，切口尽可能地开在肚脐上或下，以避免损失腹直肌，不然容易导致腱划出血，因为节段的血管常常出现在腱划内。假如切口经肚脐上方并越过正中线，廉状韧带和肝圆韧带必须离断，由于脐周静脉伴随肝圆韧带走行，钳夹离断后韧带的近远端都需要予以结扎，当肝门静脉系统阻塞致部分血流分流至腔静脉系统时，上述静脉可以变得很粗。

（二）结肠的游离（图 75-3）

【技术要点】

切口放置自动拉钩后，提起盲肠并牵向内侧，切开盲肠侧面的腹膜，将左手置于结肠后方（图 75-3A），同时示指沿右半结肠外侧缘挑起并摊薄腹膜反折，用剪刀或电刀剪开，直到结肠肝曲（图 75-3B）。

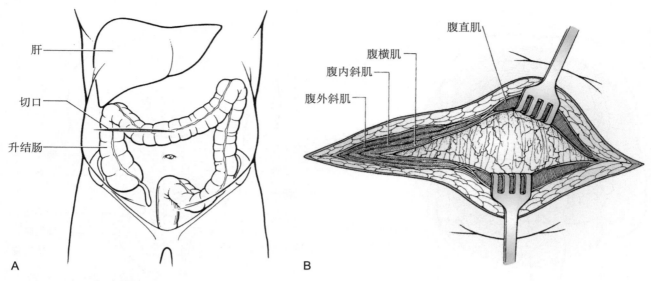

图 75-2 切口及探查腹腔
A. 足够大的横切口以提供良好的暴露；B. 用电刀切开腹壁所有的结构层

在结肠肝曲附近，腹膜系带变得很厚，而且血管丰富。通常可以使用电刀分离，但是有些血管需要结扎。

锐性分离结肠与腹膜后的间隙。将包括盲肠和结肠肝曲在内的右半结肠提至切口外。随着结肠向上向内侧提起，回肠末端也会同时拉出来。注意辨别横跨右髂总血管分叉稍远端处的右输尿管。沿腹膜后无血管的平面解剖切除是损伤最小的。当分离将至结肠肝曲时，注意寻找并确认十二指肠的位置，其黏附在横结肠系膜，牵拉横结肠时通常会隐藏了十二指肠。仔细分离十二指肠与结肠，锐性切开系膜并往下牵拉十二指肠将其推回后腹膜。完成上述处理后的视野见图 75-3C。然后将湿纱布垫在结肠下面，开始转向处理结肠肝曲。

结肠肝曲处取大网膜留病理，该处的大网膜连接胃大弯和横结肠。

找到计划做吻合的横结肠中段。保护结肠中动脉以确保吻合口良好的血供。提起横结肠并在横结肠系膜中触摸到结肠中动脉。在动脉右侧选择合适的位置切开，钳夹离断该位置到胃大弯的大网膜，移除该处至幽门之间的大网膜组织。此时可以提起这个横结肠，包括结肠肝区及横结肠中部（仅有结肠系膜连接）。

【解剖要点】

谨记整条横结肠是腹膜内位器官，供应的血管位于腹膜内位。而升（右半）结肠及降（左半）结肠位于腹膜后位，这是由于并行的脏层和部分壁层浆膜面融合引起。结肠系膜位于腹腔后，但其位于其他重要腹腔后器官（如：肾、输尿管）的前方，系膜内的血管起自于肠系膜上下动脉。于融合面仔细钝性分离，腹膜后的结肠部分及其血供将能逐渐往横结肠中部解剖出来，并避免大出血。

尽管存在诸多变异，但基础的血供不变。整个右半结肠，从阑尾到横结肠中远 2/3 交界处的血供均来自肠系膜上动脉的分支。肠系膜上动脉在胰后方发自腹腔干远端约 1.5cm 处，它跨过十二指肠水平部，然后进入小肠系膜的根部。肠系膜上动脉从胰腺后方穿出前（或正好穿出位置）发出结肠中动脉，而结肠中动脉结肠在胰颈下缘进入横结肠系膜然后转向右侧。距离横结肠 5 ~ 7cm，结肠中动脉平行横结肠分出左右支，与其他动脉的分支相吻合并最终形成结肠的边缘动脉。

在小肠系膜根部，肠系膜上动脉在右侧与肠系膜上静脉相伴行。通常空肠及回肠的血管分支起自肠系膜上动脉的左侧，走行于小肠系膜内，然后转为在右侧走行。右结肠动脉和回结肠动脉起自肠系膜上动脉右侧，沿后腹壁往右半结肠走行，起始处位于肠系膜上静脉后方。右结肠动脉和回结肠动脉分出升支及降支两个主要分支大致平行结肠走行。这些动脉最终与其他动脉分支吻合形成右侧结肠边缘动脉（回结肠动脉降支与肠系膜上动脉终末分支相吻合，而右结肠动脉的升支与结肠中动脉的右侧分支相吻合）。值得注意的是：回结肠动脉的降支供

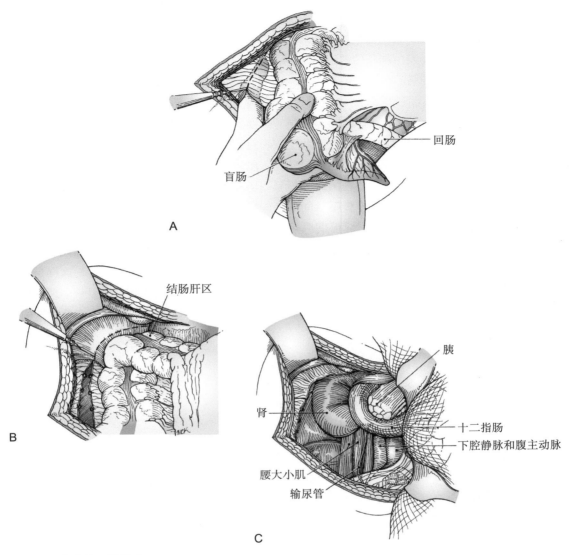

A

B

C

结肠肝区

回肠

盲肠

胰

肾

十二指肠

下腔静脉和腹主动脉

腰大小肌

输尿管

图 75-3　右半结肠的游离
A. 从盲肠开始 ；B. 自升结肠往上至结肠肝曲 ；C. 仔细游离右半结肠以暴露十二指肠和输尿管

应盲肠、阑尾及末端回肠的血液。经典的右半结肠切除术包括末端回肠，主要是为了确保吻合口附近的区域有充足的血供。

边缘动脉距离肠管壁 1 ~ 8cm，无论这些动脉的构成如何，它们均再分出直小动脉供应结肠。终末动脉之间几乎没有吻合，因为它们走向大肠壁时分别供应肠管的前后两侧，并在靠近结肠带的位置进入肠壁。尽管这些终末动脉最终形成丰富的黏膜下丛，但只能供应有限长度的肠管。稍不注意损伤这些供应吻合口的终末动脉，将可能会导致吻合口缺血和吻合口瘘。

绝大多数情况下，回流的静脉通常与动脉伴行，常见的变异当属肠系膜下静脉。肠系膜下动脉紧靠腹主动脉分叉发出，大约是在 T4 水平，而肠系膜下

静脉上升至主动脉的左侧，于胰腺后方汇入脾静脉或肠系膜上静脉。

淋巴管同样与动脉伴行。淋巴结位于肠壁，接收结肠的淋巴回流，再汇入到结肠边缘动脉与肠壁之间的结肠旁淋巴结。接着汇入更大的淋巴管，这些淋巴管与肠系膜上下动脉分支伴行，途中经过中间站淋巴结，这些淋巴结根据相伴行的动脉进行命名（一般命名为某动脉旁淋巴结），中间站淋巴结经淋巴管最终汇入肠系膜上下动脉根部的淋巴结。然后往上汇入主动脉旁的淋巴结，并最终进入位于主动脉右侧和腹主动脉起始部稍上方的胸导管。

美国癌症联合委员会承认了结肠的特殊区域淋巴结群。对于盲肠，特殊区域淋巴结群包括结肠旁淋

巴结、盲肠前后淋巴结、回结肠淋巴结及右半结肠的淋巴结。而对于升结肠和结肠肝曲则包括结肠旁淋巴结、回结肠淋巴结、右半结肠及中结肠的淋巴结。对于横结肠，仅有结肠旁和中结肠的淋巴结被承认。

如果仔细进入结肠及其相应脉管结构的深面，进行回肠末端、盲肠及附带的阑尾、升结肠和横结肠中段的切除时，将能最大限度地避免出血。此平面称 Toldt 白线，是腹膜相对无血管区，适当牵拉升结肠将可以看到它。进入此平面后，结肠游离，仔细辨别其他的腹膜后位器官。右上腹的腹膜后间隙最大最宽的结构是右肾，而右下腹的腹膜后间隙可见腰大肌，并可见生殖股神经。输尿管从肾门往下向盆骨缘逐渐走向内侧（跨过髂血管内外分叉处）。在输尿管和腰大肌交汇处上方有性腺血管经过。随着分离继续往中间进行，可以看到十二指肠和胰。

（三）肠管的切除和吻合（图 75-4）

【技术要点】

提起右结肠和末端回肠，观察回肠末端的肠系膜血管弓（图 75-4A）。通常切除 5 ~ 10cm 的末段回肠，当然切除的长度根据肠管的血供决定。在距回盲瓣 10cm 处选择一处血供好的位置离断回肠，用血管钳在回肠系膜戳一小孔，使用艾伦钳离断回肠。切开小孔到横结肠中段的覆盖在肠系膜表面的腹膜，"V"字形切开直到回结肠动脉根部。清理横结肠中段及将要做吻合的肠段，同样使用艾伦钳离断横结肠。然后连续钳夹离断肠系膜，并加以缝扎加固。确保靠近回结肠动静脉根部离断血管，这样是为了保证伴随血管走行的淋巴结切除干净。一个理想的癌症手术需要切除 12 ~ 14 个淋巴结。而良性病变的手术范围相

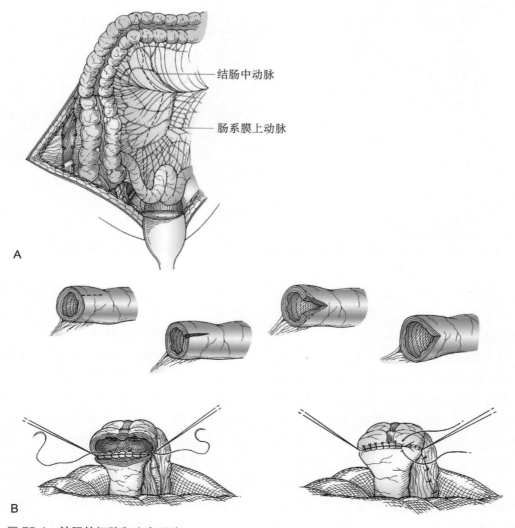

结肠中动脉

肠系膜上动脉

A

B

图 75-4　结肠的切除和吻合重建
A. 包括淋巴清扫的右半结肠切除术范围 ；B.Cheatle 切口和端 - 端吻合

对局限，并根据术中实际情况决定。

完成切除后，检查结肠床有无出血。通常采用端-端双层吻合的方法进行重建。如果回肠与结肠的肠管口径相差较大，可在回肠的对系膜侧做 Cheatle 切开（图 75-4B），这样可以有效增加吻合口的区域，减小两者的管径差距。或者，也常见使用吻合器行侧-侧吻合（功能性的端-端吻合）。3-0 可吸收缝线连续缝合系膜表面的腹膜，网膜环绕覆盖吻合口。

【解剖要点】

回结肠动脉分出升支与右结肠动脉相吻合，分出降支供应回肠末端、阑尾、盲肠及近端的升结肠。而回肠支最终与肠系膜上动脉终末支相吻合。因此术中必须在直视下选择适当的肠管终末动脉，一定要在选定吻合位置后再离断动脉。

二、左半结肠切除术

（一）游离和切除结肠（图 75-5）

【技术要点】

左半结肠切除术最好选择左侧旁正中或长的正中切口，但有些外科医师更倾向于左下腹斜切口。然而这样的切口并不推荐，因为这样会增加随后可能需要进行的造口手术的难度。

做一长的纵行切口充分暴露结肠脾曲和骨盆。触诊结肠评估其活动性。自动拉钩牵开切口，首先处理乙状结肠。

向上向内侧提起乙状结肠。切开左半结肠与侧腹膜之间的粘连（通常 Toldt 白线位于这些粘连下方）。当结肠游离后，可以看到相当于腹膜反折的 Toldt 白线。切开腹膜反折，将乙状结肠及其系膜提出切口外（图 75-5）。

识别跨过髂动脉分叉的左侧输尿管。如果意识到肿瘤侵犯或炎症使得骨盆解剖困难，用硅橡胶环绕提吊输尿管用于标记，并方便在稍后解剖中避免损伤。避免输尿管的过度分离，过度的游离可能使供应血管剥离并导致输尿管缺血或狭窄形成。游离从乙状结肠远端至结肠脾曲的区域，一般来说，越靠近结肠脾曲，分离的难度越大。不要向下牵拉结肠脾曲，这样只会增加脾损伤的可能性。相反，当解剖难度增加时，在左结肠后面垫一个纱布包，转而从横结肠开始解剖结肠脾曲，正如下面所说。这样上下解剖，结肠脾曲将逐步被解剖出来。

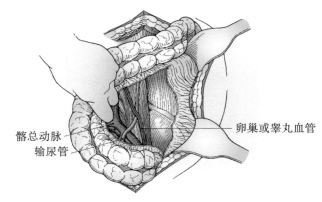

髂总动脉
输尿管

卵巢或睾丸血管

图 75-5　左半结肠切除术切口和游离（注意肠系膜此时尚未切除，清晰显示下方的结构）

【解剖要点】

降结肠末段或近乙状结肠与侧腹膜之间形成的粘连常常涉及脂肪垂。由于它们靠近 Toldt 白线，所以常常被掩盖标志而不易进入这个无血管区的平面，仔细切除并往内侧牵拉乙状结肠和降结肠有助于确认正确的解剖平面。

乙状结肠系膜根部的位置多变，但大多呈典型的倒“V”形排列，其顶点靠近左髂总动脉分叉处，左侧并行于腰大肌内侧，右侧位于真骨盆下后方，终止于中骶区中线区域。此系膜包含乙状结肠、乙状结肠血管及直肠上血管。另外，此系膜顶点正好是左输尿管进入真骨盆的位置。辨认和控制所有血管将有助于解剖分离，在此处识别输尿管将有效避免医源性损伤。

骨骼化输尿管容易剥离其供应血管。这些供应血管来源于肾动脉、主动脉、性腺动脉、髂总和髂内动脉及膀胱下动脉，走行于输尿管两侧。由于大部分血管进入输尿管内侧，所以如果必须解剖输尿管的一侧，外侧是相对安全的选择。

游离左半结肠期间，位于结肠后方的腹膜后位器官及其供血血管均应该予以解剖识别，这些结构包括：左肾、左性腺静脉汇入左肾静脉、左性腺动脉，左输尿管、位于左腰大肌上的左侧生殖股神经及髂血管。

（二）结肠脾曲的游离（图 75-6）

【技术要点】

解剖结肠脾曲常常是左半结肠切除术中最困难的部分。通常，左半结肠深深潜入后腹膜，且极其挨近脾。解剖可以从下方（沿腹膜反折向上）或上方（从右到左沿横结肠解剖）进行。

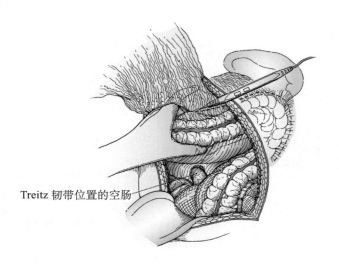

Treitz 韧带位置的空肠

图 75-6　结肠脾曲的游离

从 Toldt 白线开始解剖,将结肠自腹膜后腔提起。当解剖到足够高的位置可以很舒服从后面进行解剖解剖时,从降结肠附近切开腹膜反折,纱布填塞该处,目标开始转向横结肠。提起大网膜,从横结肠中间无血管区锐性分离大网膜 (图 75-6)。找到无血管区后,左手从网膜下方经过,显露该区。不处理结肠上凸起 5 ~ 10mm 的小脂肪垂,其包含了小的环状血管,解剖它们容易出血。无血管区可以用梅岑鲍姆剪分离,然而很多外科医师习惯使用电刀分离。无论如何,特别小心该处结肠有无憩室,因为憩室可能会突入脂肪垂,解剖太深容易对其造成损伤。向上提起网膜,向下牵拉结肠继续向结肠脾曲游离。尽可能向上拉网膜而不是向下牵拉结肠,这样能最大程度地减少引牵拉引起的脾损伤。很快解剖到手能完全进入结肠脾曲后方处,然后用血管钳钳夹分离剩下的系膜。紧邻结肠脾曲的系膜一般含有小血管,锐性分离容易引起出血。锐性和钝性结合游离结肠使其能拉至切口中部。

【解剖要点】

结肠脾曲的解剖关系及其腹膜附着位置必须识别清楚。其位置很深,通过脾结肠韧带与膈肌相连。作为大网膜的延续部分,腹膜褶襞位于脾下极下侧方,形成"脾架"。因此,结肠脾曲常常紧邻脾门和胰尾的前下方。此曲的角度通常很大,以至于降结肠被横结肠末段覆盖。前面讲述了大网膜后方与横结肠前之间的无血管区是最好的分离路径,避免了外科医师不合适的牵拉脾。

(三)右侧输尿管的识别和远端结肠的离断

【技术要点】

将乙状结肠推向左侧,检查腹膜覆盖的右髂总动脉。通常输尿管在此腹膜后腔可见。切开后腹膜,可见输尿管刚好跨过髂总动脉分叉处。假如预计骨盆解剖有难度,橡胶管环绕提吊输尿管。找到并确认结肠远端的切除位置,通常这刚好位于腹膜反折的上方(图 75-7A)。直肠乙状结肠下方腹膜反折的解剖分离在第 77 章将详细讨论。清除结肠周围的系膜及脂肪垂,在两钳之间切断肠管。从结肠切除的位置往上沿肠系膜下动脉的根部 - 横结肠中部的位置,直达结肠中动脉的左侧 (图 75-7B) 切开腹膜。和右半结肠切除术一样,对于恶性肿瘤的手术,至少需切除 12 ~ 14 个淋巴结。姑息性及非恶性肿瘤的手术切除根据特殊情况确定范围。清理准备做吻合的横结肠位置,钳夹离断肠系膜,2-0 丝线缝扎血管,移除标本。

【解剖要点】

横结肠末端、左半结肠及低位直肠的血供均来自肠系膜下动脉,它通常起自腹主动脉前方,距离肠系膜上动脉根部远端 3 ~ 4cm,这个长度与其距离主动脉分叉近端相当,该动脉(直接往下往左走行)及其分支大部分是腹膜后位。在距离根部数厘米处,肠系膜下动脉发出了第一支主要的分支——左结肠动脉,在稍远端的位置,该动脉与同名静脉伴行。左结肠动脉分出平行结肠走行的升支及降支,其中升支在与结肠中动脉左支相吻合前,最终成为边缘动脉的一部分,而降支与乙状结肠动脉的第一支相吻合。肠系膜下动脉或左结肠动脉走行于肠系膜下静脉主干前方。

肠系膜下动脉接着分出数量不等的乙状结肠动脉进入乙状结肠(数量 1 ~ 5 支不等,但通常是 2 支或 3 支),正如前面描述的动脉一样,它们同样分出升支与降支,两者之间的分支相互吻合并与其他动脉的分支相吻合(如左结肠动脉降支、直肠上动脉),从而延续了结肠的边缘动脉。

直肠上(痔)动脉是肠系膜下动脉的终末分支,其在乙状结肠系膜根部跨过左髂总血管后进入骨盆,并走行于直肠的后方。进入骨盆后,直肠上动脉很快分出左右两支,并与两支直肠中(痔)动脉的分支相吻合。此外,直肠上动脉通常与乙状结肠动脉的最后一个分支形成吻合支,因此可以忽略祖德克

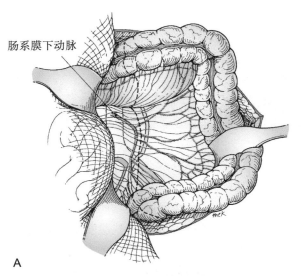

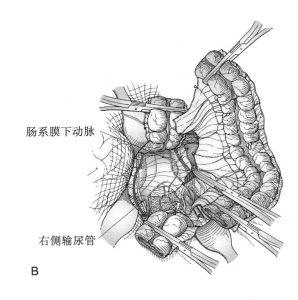

肠系膜下动脉

右侧输尿管

图 75-7　识别右侧输尿管和离断远端结肠
A. 标准左半结肠切除术的切除范围；B. 切断肠管，保护两侧输尿管

点的重要性，同时也没有必要必须保留由盲肠到直肠的边缘动脉的完整性。

和右半结肠一样，左半结肠的特殊淋巴结群同样得到美国癌症联合委员会的认可。对于结肠脾曲，这包括结肠旁、中结肠、左结肠及肠系膜下的淋巴区域。对于降结肠则对应的是结肠旁、左结肠、肠系膜下及乙状结肠的淋巴区域。而对于乙状结肠的肿瘤，则包括直肠上动脉旁和乙状结肠系膜的淋巴结及降结肠下相关区域。

（四）吻合重建（图 75-8 ）

【技术和解剖要点】

一般情况下，横结肠可以被轻易地下拉与乙状结肠进行无张力的吻合。但是偶尔需要进一步的游离。结肠中动静脉是解剖的关键。有时候，结肠乙状结肠的端 - 侧吻合（Baker 吻合法）显得更容易并能解决

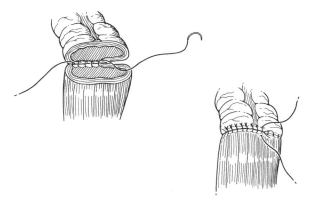

图 75-8　吻合重建

张力及管径不一的问题。有些外科医师常规做 Baker 吻合。

假如横结肠中段不能拉至乙状结肠远端，有可能需要切除至回肠末端，尽管这种情况很少见。常规的方法行横结肠中段与乙状结肠的端 - 端吻合。一般情况下，系膜裂孔都较大无法关闭。如果结肠游离出骨盆，在骶骨凹陷会留下一个创面，骨盆需要放置引流管引流。

（付志强　译　林　青　校）

参考文献

1. American Joint Committee on Cancer. Colon and rectum. In: Greene FL, Compton CC, Fritz AG, eds. *AJCC Cancer Staging Atlas.* New York, NY: Springer Verlag; 2006:107–118.
2. Baker JS. Low end to side rectosigmoidal anastomosis. *Arch Surg.* 1950;61:143.
3. Chang GJ, Kaiser AM, Mills S, et al. Practice parameters for the management of colon cancer. *Dis Colon Rectum.* 2012;55:831.
4. Dionigi G, Castano P, Rovera F, et al. The application of sentinel lymph node mapping in colon cancer. *Surg Oncol.* 2007;16:S129–S132.
5. Jordan WP, Scaljon W. Anatomic complications of abdominal surgery with special reference to the ureter. *Am Surg.* 1979;45:565.
6. Lee JF, Maurer VM, Block GE. Anatomic relations of pelvic autonomic nerves to pelvic operations. *Arch Surg.* 1973;107:324.
7. Lewis A, Akopian G, Carillo S, et al. Lymph node harvest in emergent versus elective colon resections. *Am Surg.* 2012;78:1049.
8. Lim SJ, Feig BW, Wang H, et al. Sentinel lymph node evaluation does not improve staging accuracy in colon cancer. *Ann Surg Oncol.* 2008;15:46–51.
9. Nissan A, Protic M, Bilchik AJ, et al. United States Military Cancer Institute Clinical Trials Group (USMCI GI-01) randomized controlled trial comparing targeted nodal assessment and ultrastaging with standard pathologic evaluation for colon cancer. *Ann Surg.* 2012;256:412.
10. Tajimi Y, Ishida H, Ohsawa T, et al. Three-dimensional vascular anatomy relevant to oncologic resection of right colon cancer. *Int Surg.* 2011;96:300.

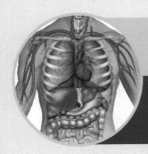

第 76 章

腹腔镜下结肠部分切除术

John C.Byrn

　　腹腔镜结肠切除术可适用于所有需要进行结肠切除的良恶性病变。因为很难用手触摸肿瘤，所以术前最好确定病灶的位置，尤其是小病灶。与开腹结肠切除术不同，腹腔镜是从中间到两侧的切除顺序，由于游离好的肠管不会干扰腹腔镜的视野，这种方法相比传统的由两侧到中间的方法更简单。

　　外科住院医师教育委员会（SCORE™）将腹腔镜部分结肠切除术归类为"基本的"手术操作。

手术步骤

右半结肠切除术

取仰卧位，将患者安全地固定好

套管位置：脐部、耻骨上及脐部左侧

腹腔镜彻底探查腹腔

头低脚高、右侧抬高位

展开盲肠和右结肠系膜以辨认回结肠动脉（ICA）

在 ICA 和后腹膜之间的平面辨认十二指肠

结扎束离断 ICA

将右半结肠牵向内侧，切开 Toldt 白线

游离结肠的侧系膜，再次进入间隙确认十二指肠

改头高脚低位

进入小网膜囊并确认横结肠系膜后，由内向外游离结肠肝曲的韧带

延长脐的切口至 3 ~ 5cm

拉出右半结肠

体外切除横结肠的右侧半肠管

体外完成吻合

还纳肠管至腹腔

关腹

解剖并发症

输尿管损伤

十二指肠损伤（右半结肠切除术）

脾损伤（左半结肠切除术）

遗漏肿物（切错肠段）

结构列表

结肠、腹壁下动静脉

右结肠：盲肠、升结肠、结肠肝曲、十二指肠、Toldt 白线、回结肠动脉

横结肠：结肠中动静脉、小网膜囊、大网膜

左结肠：结肠脾曲、降结肠、乙状结肠、Toldt 白线、骶骨岬、输尿管、肠系膜下血管

一、腹腔镜右结肠切除术——套管摆放和患者体位

【技术要点】

　　患者取仰卧位，双手贴近身体两侧并垫好护垫，稍微掌心朝上位或翘拇指位。注意保护手肘鹰嘴滑车处的尺神经。

　　有时频繁地改变体位，麻醉师和护士的协助是很重要的。关于体位及护垫位置需要所有手术参与人员达成一致的意见，因为术中再进行调整会受到限制。

　　使用软垫可以使患者体位安全得到更好的保障。用布包裹软垫（为了避免撕裂）并将其固定在手术床。

在手术床尾端会阴区域垫手术垫，头颈区的手术垫超过肩膀，这样即使肥胖患者处于陡峭的头低脚高位也可以确保安全。

采用三孔法（见图 76-1）：采用 Hasson 技术在脐部上缘置入 12mm 套管，以便容纳 10mm 30°镜；分别在其外侧区域，左上腹和左下腹置入 5mm 套管。左下腹的套管很方便操作升结肠区域，但是限制了结肠肝曲操作。

主刀和助手都是站在患者的左侧，切除肠管的对侧，显示器放在脐部水平附近，屏幕与主刀视野平行。

二、腹腔镜右结肠切除术——结肠的游离

【技术要点】

患者取头高脚低、右侧轻度抬高位。抓起盲肠往外牵拉靠近前腹壁，可以更好看到 ICA 在伸展的肠系膜里（图 76-2A，B）。在此动脉下方打开肠系膜，这有助于确认后腹膜的十二指肠，并明确进入正确的层次后高位结扎 ICA。此时没有必要去寻找输尿管。优先使用 5mm 结扎束处理结肠的血管蒂。往结肠肝区下方延伸系膜的切口，往侧方延伸靠近 Toldt 白线。

然后沿盲肠或升结肠锐性或使用能量设备切开 Toldt 白线。结肠肝区大部分可以通过外侧进行游离，但随着解剖逐步变难，最好转向胃结肠韧带进入小网膜囊继续游离。改变体位至头高脚低位，以便更好进行横结肠上方的解剖。进入小网膜囊后，从内到外至完全游离结肠肝曲。此时右半结肠已经完全

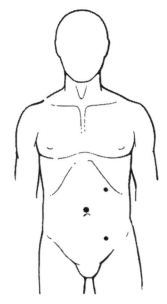

图 76-1　腹腔镜右半结肠切除术套管的布局

游离，同时十二指肠得到显露。

展开横结肠系膜并提起，使其与腹膜后和小肠系膜根部分离。在避开十二指肠的情况下，处理结肠中动脉右支。此血管也可以在开腹取标本时处理。

【解剖要点】

随着沿 Toldt 白线切开的结肠侧腹膜被切开，轻轻向内拉右结肠，即可进行高效、充分的游离。解剖期间，当重新进入融合面进行内侧分离时，从外到内观察应该可以看到十二指肠。

在游离结肠肝曲时，从两侧向中间切除网膜或胃结肠韧带将能更容易进入小网膜囊，同时避免无

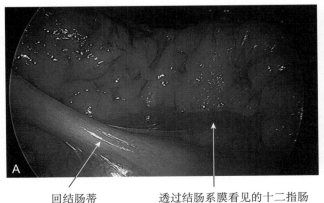

回结肠蒂　　　透过结肠系膜看见的十二指肠

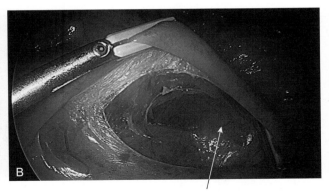

透过切开的系膜及拉伸的回结肠蒂
看见十二指肠

图 76-2　A. 随着结肠的游离和十二指肠的暴露，回结肠血管蒂拉伸，走行在肠系膜上；B. 提起回结肠血管蒂，在结肠下的视野

意的损伤或横结肠系膜的误伤。

当结肠肝曲完全游离，从内上方向中间可以再次看见十二指肠。横结肠血管右支不需要结扎。识别十二指肠的几个时段是安全切除右结肠的关键节点：分离结扎 ICA 时，由外向内分离右结肠外侧系膜时及结肠肝曲完全游离后。

三、腹腔镜右结肠切除术——腹腔外切除和吻合

【技术要点】

直视下延长脐部切口，放置切口保护套，用 Babcock 钳直视下拉出游离肠管至切口外。

在回肠末端及结肠端寻找能进行无张力吻合，并且血管完整、灌注良好的位置。直线切割闭合器分别离断回肠和结肠，移去手术标本（图 76-3A）。

如结肠中血管的右侧支在体内没有离断，可在移除标本前进行处理。

接下来，将回肠和横结肠对系膜缘并排在一起（图 76-3B）。在对系膜缘侧肠管的预切线上分别打开一小口，以便放置直线切割闭合器（图 76-3C）。将直线切割闭合器的两臂分别置入回肠和横结肠（图 76-3D）。收紧闭合器时，确保没有系膜嵌入切割线之间，而且闭合器的两臂完全进入肠管内，以确保足够大的吻合口（76-3E）。击发闭合器，仔细检查切割线有无出血（图 76-3F）。皮钳提起回肠和结肠切口边缘，错开之前残端的切割线以避免后续切割线的交错（图 76-3G），直线闭合器紧贴钳子下方击发关闭切口（图 76-3H）。在松开闭合器前剪掉切割线上方多余的组织（图 76-3I）。肠管还纳回腹腔，关闭切口。

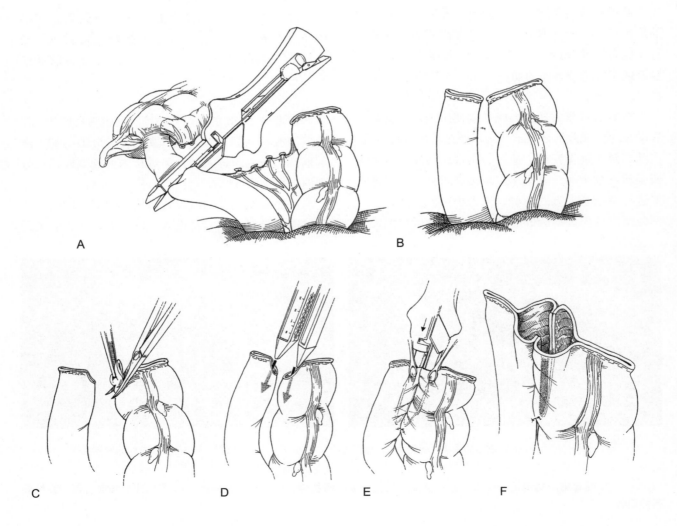

A

B

C

D

E

F

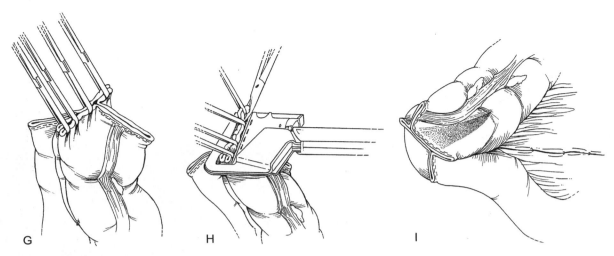

图 76-3　**体外切除和吻合肠管**
A. 吻合器切开腹横断肠管；B. 预吻合的两端；C. 切开肠管小口；D. 进入吻合器；E. 击发钉座；F. 检测装订线有无出血；G. 拉拢开口（做一个三角形开口，两条装订线交叉）；H. 使用直线切割闭合器；I. 完成吻合，关闭系膜缺口

手术步骤

取截石位，固定好患者在手术床

套管位置：脐部，脐部右侧，左下腹（耻骨结节上方 2 横指，往左 2 横指）

彻底探查腹腔

陡峭的头低脚高位，稍抬起左侧

找到骶骨岬作为固定参照物，展开乙状结肠及其肠系膜确认肠系膜下动脉（IMA）

在 IMA 与后腹膜之间找到正确的间隙，确认左侧输尿管

结扎束离断 IMA

抓起乙状结肠并牵向中线

切开 Toldt 白线，往内侧游离结肠

再次确认左侧输尿管，游离降结肠和结肠脾曲，通过左下腹套管置入进直线切割闭合器离断降结肠远端

延长脐部切口拿出标本

腹腔镜直视下经肛门吻合器吻合肠管

测漏

关闭气腹，关腹

四、腹腔镜左半结肠切除术——左半结肠和结肠脾曲的游离

【技术要点】

如前述腹腔镜右半结肠切除术一样摆放体位及固定患者，稍不同的是采用低截石位。臀部需要充分扩展，大腿与腹部处于同一水平，以避免限制下腹部套管的运动度。

采用 3 孔（或 4 孔）技术，脐上缘放置 12mm 套管（镜头），耻骨联合上缘方右侧放置 12mm 套管（置入吻合器），右下腹脐右侧放置 5mm 套管（太靠下远离目标会增加游离结肠脾曲的难度），必要时在脐左侧再放置 5mm 套管（游离高位结肠脾曲）（图76-4A）。

主刀和助手站在患者的右侧，切除肠管的对侧。显示器放在脐部水平附近，屏幕与主刀视野平行。

调整至头低脚高位，抬起左侧，从内到外进行游离（图 76-4B）。骶骨岬可作为一个良好的固定参照物，提起乙状结肠向下外侧牵引展开系膜，可以看到 IMA 位于骶骨岬上方的中线位置。在 IMA 与后腹膜之间找到正确的间隙并确认左侧输尿管（图76-4C）。结扎束结扎切断 IMA。

在识别并保护左输尿管的前提下，离断 IMA 并完全松解左半结肠的系膜根部。向内侧牵拉乙状结

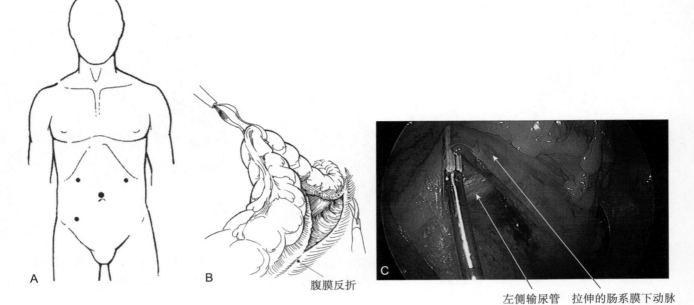

左侧输尿管　拉伸的肠系膜下动脉

图 76-4　A. 腹腔镜下左半结肠切除术套管的布局；B. 切开腹膜游离结肠（引自 Wind GG. The Colon. In：Applied Laparoscopic anatomy：Abdomen and Pelvis. Baltimore，MD：Williams & Wilkins；1997：217–246）（已授权）；C. 提起肠系膜下动脉，暴露左侧输尿管

肠及降结肠，切开 Toldt 白线常规游离肠管的外侧。降结肠的适当游离可为结肠脾曲的外侧游离提供一个适当的平面。

　　当在外侧游离结肠脾区难度较大时，转向胃结肠韧带和横结肠系膜。调整体位至头高脚低位。进入网膜囊，识别横结肠系膜。从右到左离断胃结肠韧带，直至脾曲完全游离，网膜切断取下。

　　【解剖要点】

　　高位结扎 IMA（而非肠系膜下静脉 IMV）后，彻底游离左半结肠的系膜根部。为了游离更多的左结肠（尤其是在需要进行盆腔低位吻合的时候），IMV 通常需要在十二指肠 - 空肠结合部水平或者更精确的在胰下缘结扎离断。

　　过度追求高位结扎 IMA 可能会损伤 IMA 周围的交感神经丛，应该注意避免。此外，如果 IMA 结扎位置远离将要切除的左结肠动脉，在解剖左半结肠系膜根部时可能会出血，要避免。

五、结肠切除术

　　【技术要点】

　　远端肠管的切除范围取决于病变肠管的位置。所有其他因素相同的情况下，直肠乙状结肠结合部是理想的解剖学离断位点，因为这个位置的乙状结肠系膜容易变薄，同时也避开了很厚的直肠系膜全层。此外这里的末段肠管也不会出现憩室。

　　经左下腹 12mm 套管置入可拐弯的腹腔镜下用直线切割闭合器横断远端肠管（图 76-5）。这里可能需要多次击发才能完成该处肠管的离断，但尽量避免不超过 3 次击发，因为过多的击发会出现过多的交叉切割线。

　　接下来，无损伤抓钳抓住离断的结肠末端，去除气腹，延长脐部切口用于拉出肠管，并在体外进行近端结肠的离断。

六、拉出结肠，进行环形吻合

　　【技术要点】

　　切口保护套保护切口。直视下通过腹腔镜抓钳的引导，用 Babcock 抓钳抓住左侧结肠末段并拉出切口外，在病变肠管的近端离断肠管，剩下的肠系膜及大部分的边缘动脉都需要予以结扎。

　　在近端结肠做一荷包，插入管形吻合器的钉砧（图 76-6A，B）。收紧荷包，将肠管回纳腹腔，并重新建立气腹。以下是一个有用的技巧：收紧切口保护套并包围 12mm 套管，再用烟卷引流管绑紧保护

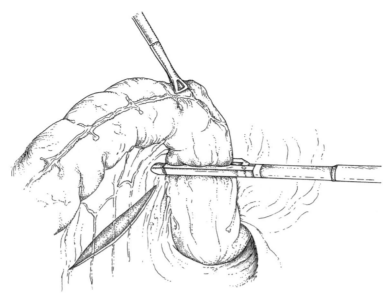

图 76-5　离断结肠远端（引自 Weiss EG，Wexner SD. Laparoscopic segmental colectomies. In：Scott-Conner CEH，ed. The SAGES Manual：Fundamentals of Laparoscopy and GI Endoscopy.New York，NY：Springer-Verlag；1999）（已授权）

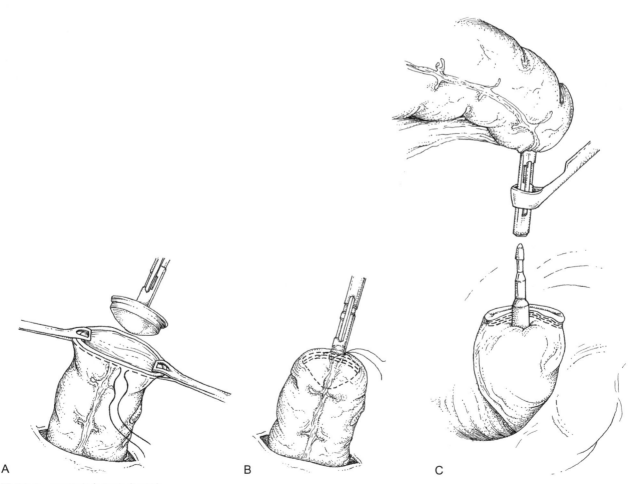

图 76-6　环形吻合器吻合重建

A. 在结肠近端插入铁砧；B. 收紧荷包；C. 连接铁砧和套管针（引自 Weiss EG，Wexner SD. Laparoscopic segmental colectomies. In：Scott-Conner CEH，ed. The SAGES Manual：Fundamentals of Laparoscopy and GI Endoscopy. New York，NY：Springer-Verlag；1999）（已授权）

套，然后用血管钳夹住引流管，同时巾钳也可帮助缩小切口，这样经常可以重新建立良好的气腹。

用砧状抓钳抓住钉砧拉到预计吻合口的位置，确认肠管没有扭转。经肛门置入环形吻合器，并前进至远端切割线的中间，直视下从远端切割线的中间旋转出吻合器的套管针（图 76-6C）。把钉砧与套管针连接起来，击发并推出吻合器。仔细检查吻合器的肠管圈是否完整。检测吻合口是否漏：首先在吻合口周围灌满生理盐水，然后用无损伤抓钳封闭吻合口近端，最后从肛门灌入气体，检测是否水面有气泡，如果有，说明有漏。检查术野有无出血，冲洗创面，关闭所有切口。

【解剖要点】

在连接钉砧时最容易使肠管扭转或旋转。如果没有及时复位，会导致吻合口近端肠梗阻。左半结肠切除时留下的肠系膜缺口也不需要进行修补。

（付志强 译 林 青 校）

参考文献

1. Bartels SA, D'Hoore A, Cuesta MA, et al. Significantly increased pregnancy rates after laparoscopic restorative proctocolectomy: A cross-sectional study. *Ann Surg.* 2012;256:1045–1048.
2. Braga M, Frasson M, Zuliani W, et al. Randomized clinical trial of laparoscopic versus open left colon resection. *Br J Surg.* 2010; 97:1180–1186.
3. Byrn J. Technical considerations in laparoscopic total proctocolectomy. *Surg Laparosc Endosc Percutan Tech.* 2012;22:180–182.
4. Cima RR, Pendlimari R, Holubar SD, et al. Utility and short-term outcomes of hand-assisted laparoscopic colorectal surgery: A single-institution experience in 1103 patients. *Dis Colon Rectum.* 2011;54:1076–1081.
5. Fleshman J, Sargent DJ, Green E, et al. Laparoscopic colectomy for cancer is not inferior to open surgery based on 5-year data from the COST Study Group trial. *Ann Surg.* 2007;246: 655–662.
6. Fox J, Gross CP, Longo W, et al. Laparoscopic colectomy for the treatment of cancer has been widely adopted in the United States. *Dis Colon Rectum.* 2012;55:501–508.
7. Gervaz P, Inan I, Perneger T, et al. A prospective, randomized, single-blind comparison of laparoscopic versus open sigmoid colectomy for diverticulitis. *Ann Surg.* 2010;252:3–8.
8. Jayne DG, Thorpe HC, Copeland J, et al. Five-year follow-up of the Medical Research Council CLASICC trial of laparoscopically assisted versus open surgery for colorectal cancer. *Br J Surg.* 2010; 97:1638–1645.
9. Kiran RP, Kirat HT, Ozturk E, et al. Does the learning curve during laparoscopic colectomy adversely affect costs? *Surg Endosc.* 2010;24:2718–2722.
10. Lacy AM, Delgado S, Castells A, et al. The long-term results of a randomized clinical trial of laparoscopy-assisted versus open surgery for colon cancer. *Ann Surg.* 2008;248:1–7.
11. Simorov A, Shaligram A, Shostrom V, et al. Laparoscopic colon resection trends in utilization and rate of conversion to open procedure: A national database review of academic medical centers. *Ann Surg.* 2012;256:462–468.
12. Vlug MS, Wind J, Hollmann MW, et al. Laparoscopy in combination with fast track multimodal management is the best perioperative strategy in patients undergoing colonic surgery: A randomized clinical trial (LAFA-study). *Ann Surg.* 2011;254:868–875.

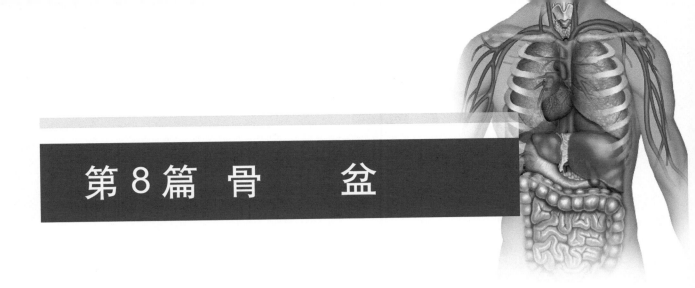

第8篇 骨　盆

这部分主要讨论开放和腹腔镜经腹会阴直肠切除手术和低位前切除术（第77章和第78章），以及之前章节所述的结肠解剖。本篇会详细介绍如回肠肛管吻合术等复杂保留括约肌功能术式。

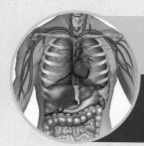

第77章

经腹会阴直肠切除术及直肠低位前切除术

　　经腹会阴和低位前切除术是直肠癌手术的常见术式。低位前切除术或者其他更为复杂的保留括约肌功能术式就可能通过端-端吻合术保留肛门括约肌功能。新辅助治疗可以有效提高保留肛门括约肌功能的概率。现代肿瘤外科学着重强调全直肠系膜切除术，也就是尽可能大范围地锐性剥离，切除脂肪垂，其中包含直肠系膜周围脂肪垂。相反，像溃疡性结肠炎等良性疾病的手术操作则尽可能地靠近直肠壁（参考本章最后参考文献）。

　　外科住院医师教育委员会（SCORE™）将经腹会阴直肠切除术归类为"复杂的"手术操作，将开放式部分结肠切除术归类为"基本的、常规的"手术操作。

手术步骤

患者取截石位，有利于腹腔和会阴部操作

低位腹正中线切口，探查腹腔

打开侧腹膜，游离左半结肠，同样的方法
　　游离右侧侧腹膜，向前游离两侧腹膜，
　　朝向膀胱或子宫的方向

确认两侧输尿管，从盆腔侧面游离输尿管，
　　并以硅胶管环绕标记

用线性切割吻合器离断乙状结肠

从盆腔提出乙状结肠，在骶前间隙仔细解
　　剖

根据术中情况，可结扎中动脉分支

在膀胱背面或者女性的子宫背面，沿原腹
　　膜切口继续剪开腹膜

男性：切除解剖平面位于精囊后

女性：若毗邻肿瘤，切除部分应包括阴道
　　后壁

游离旁边附件

评估保留肛门括约肌的可行性

腹会阴联合切除

游离至肛提肌吊带

肛门做椭圆形切口

男性：前壁分离边界是横行的会阴肌。在
　　女性：继续分离阴道后壁

分离后壁组织直至看到尾骨前筋膜；锐性

分离此筋膜可进入已游离的腹部平面

电刀切开耻骨直肠肌

小心游离男性患者前壁，辨认和保护前列
　　腺

通过会阴切口取出，分离余下前壁的粘连

行乙状结肠造口术

放置闭式引流管，关闭会阴和腹部切口

低位前切除术

线形吻合器横断远端直肠并分离

在直肠残端两侧留置缝合线

在乙状结肠近端作，插入抵钉座

经肛门放置 EEA 吻合器行端-端吻合术

测试吻合口是否漏，必要时加固

如果有漏，考虑临时的回肠造口术

放置闭式引流于盆底

关闭腹腔

解剖并发症

输尿管的损伤

男性尿道或者前列腺的损伤

骨盆神经丛损伤，导致男性的阳痿和射精
　　问题

结构列表

乙状结肠

直肠

直肠侧韧带	直肠上（痔）动脉
肛管	直肠中（痔）动脉
输尿管	阴部内动脉
膀胱	直肠下（痔）动脉
骶骨	骶骨中动脉
尾骨	常见的髂动脉
盆底筋膜	髂内动脉
肛提肌（提肌吊带）	骶前静脉丛
髂骨尾骨肌	上腹下丛
耻骨尾骨肌	男性
尾骨肌	前列腺
坐骨直肠陷凹	精囊
耻骨联合	尿道膜部
坐骨结节	尿道球部
会阴	直肠膀胱筋膜（狄氏筋膜）
前（泌尿生殖）三角	直肠膀胱陷凹
后（肛门）三角	会阴横肌
肛门尾骨间隙	女性
会阴体	子宫
阴部神经	卵巢
阴部（阿尔科克）管	阴道
主动脉	直肠子宫陷凹（道格拉斯陷凹）
肠系膜下动脉	

本章将一并介绍经腹会阴直肠切除术和与之密切联系的直肠低位前切除术。图 77-1 显示切除的范围，包括直肠周围组织扩大切除。按男性患者来介绍切除方法。女性患者的不同之处在末尾讲述。腹腔镜步骤在第 78 章节讲述。

一、患者的体位和切口（图 77-2）

【技术要点】

患者采用仰卧位。用特制的腿部支撑器或者自制的悬臂梁"滑板"以吻合的绑缚来支持大腿，髋部和膝部稍微弯曲（图 77-2A）。臀部应该稍微伸出手术台的边缘。对主刀来说，应该要很容易进入会阴区域。避免髋部和膝部额外的弯曲，可能会引起血管相关并发症。荷包缝合关闭肛门。消毒好前腹部和会阴区域。会阴上铺巾，暂时遮盖。先做腹部手术，第二助手站在患者的两腿之间。器械护士应该站在踏板上。会阴组不要同时进行手术，除非腹

部组已游离至括约肌水平。

腹正中线切口低可以良好暴露盆腔。切口应从脐上缘到耻骨的水平。探查腹腔。如第 57 章节所述推开左侧结肠，在膀胱上方大约 1cm 处，向前切开腹膜。

辨别出两条输尿管并用硅胶圈缠绕。游离乙状结肠。用手游离肠系膜下动脉后方，椎体前方的无血管平面。再次确认两条输尿管不在肠系膜里。继续分离结肠的肠系膜，用纱垫推开左侧结肠至左上象限。

远端乙状结肠现在已经完全游离，可以提起，开始游离直肠。首先为直肠后壁分离。提起乙状结肠，用解剖剪锐利的分离，至骶骨前面（图 77-2B）。刚开始，你会看到一层薄膜覆盖的髂血管。在直肠后方，有些韧带可以用电刀或者剪刀分离。骶骨中动脉常存在，注意保护。很容易提起直肠，但骶骨前静脉丛前一层非常薄且闪闪发光的结缔组织应保持完整。很容易用手分离这个平面。如果遇到困难，可能平

解剖定位

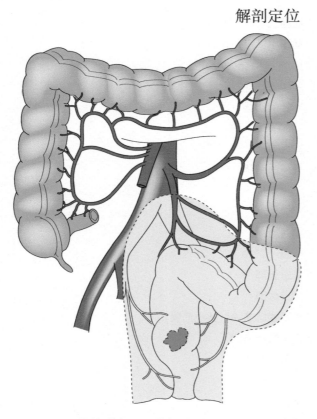

图 77-1　**切除的范围（引自 Chang AE，Morris AM. Colorectal cancer. In：Mulholland MW, Lillemoe KD, Doherty GM, Maier RV, Upchurch GR, eds. Greenfield's Surgery：Scientific Principles and Practice. 4th ed. Philadelphia, PA：Lippincott Williams & Wilkins；2006）（已授权）**

面错误，必须停下，重新评估层面。若因为疏忽地进入骶骨前静脉丛可引起静脉丛的猛烈出血。相反地，保持正确的分离平面不仅可以出血最少，也能保护这个区域的自主神经。骶骨前的游离应该很容易，直至尾骨尖，此时直肠乙状结肠已全部提起在手上。

然后是直肠前壁游离。从两侧腹膜切口向膀胱后壁会师（图 77-2C）。三把长止血钳，在腹膜反折处提起膀胱。通过锐性和钝性分离，从膀胱后壁游离直肠至精囊（男性）（图 77-2D）。沿此层面在精囊下方切开狄氏筋膜。如 77-6，在女性患者则需分离阴道后壁。直肠前壁的游离只需到达子宫颈。

【解剖要点】

熟悉输尿管进入骨盆的走行，就很容易辨认。左右输尿管都在腹膜后，在髂内动脉的起点附近，跨过髂外血管的表面。左输尿管在乙状结肠系膜的顶点进入骨盆，肠系膜下血管分支，包括直肠上动脉从其前方跨过。因此，左侧输尿管在骨盆的走行是在乙状结肠系膜左侧，髂内动脉的前方（内侧）。右输尿管的走行也类似。在女性，输尿管跨过悬韧带进入骨盆，位于卵巢动脉下方。值得注意的是，输尿管骨盆部分的血液供应，来自髂内动脉或者其分支，从侧边供应输尿管；因此，应从内侧分开输尿管，轻柔地拨至侧方。不要骨骼化输尿管，因为

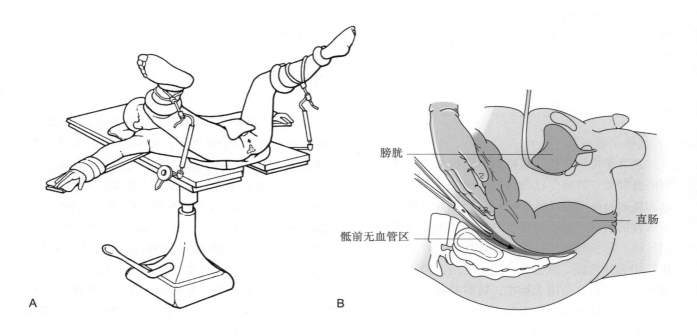

膀胱

骶前无血管区

直肠

A　　　　　　　　　　　　　　　　　　　B

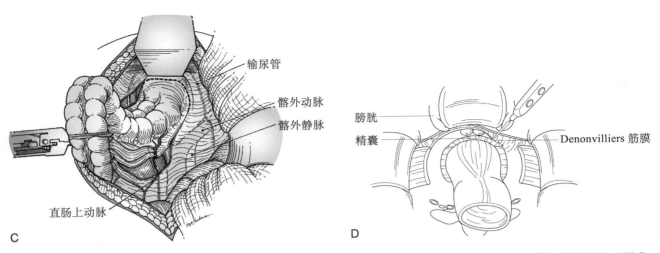

C　　　　　　　　　　　　　　　　　　　　　　D

图 77-2　A：患者的体位；B：后壁切除平面；C：腹膜的广泛切除和肠系膜的分离；D：完成前壁的切开（图 B、D 引 自 Chang AE，Morris AM. Colorectal cancer. In：Mulholland MW，Lillemoe KD，Doherty GM，Maier RV，Upchurch GR，eds. Greenfield's Surgery：Scientific Principles and Practice. 4th ed. Philadelphia，PA：Lippincott Williams & Wilkins；2006）（已授权）

其周围血管支纤细。输尿管在下面的三个情况下损伤的风险大。

1. 肠系膜下血管的结扎。

2. 切开直肠外侧腹膜进入骨盆时。

3. 骨盆深部直肠侧方游离（尤其是经腹会阴直肠切除术时会阴组操作）。

早期辨认，轻柔地用硅胶管标记牵拉（便于对其完整性的反复验证），最大程度降低损伤的风险。

在胚胎发育初期，肠系膜下动脉最先位于结肠的肠系膜里。然而，随着降结肠的固定和侧腹膜与左侧肠系膜融合，肠系膜下动脉就位于腹膜后了。但其融合的平面很容易地被钝性分离，就在肠系膜下动脉的后方。直肠上动脉，肠系膜下动脉在骨盆的延续，在乙状结肠系膜根部进入骨盆，在直肠和乙状结肠交界处（第三骶椎水平），分左右两支血管，沿直肠后外侧走行。一般右分支大于左分支。牵拉乙状结肠和直肠时，直肠上动脉和它的分支随之而动。

直肠骶前分离并不是没有风险的。如果进错层面，很容易撕裂骶前静脉丛或骶中动脉。有 15% 的人，骶前静脉丛和椎体静脉丛经常在 $S_3 \sim S_5$ 的水平融合。如果骶前静脉丛被撕裂，则出血迅猛。骶中动脉起于腹主动脉后方，靠近腹主动脉分叉点。血管虽小，但如果不慎，也会引起大出血。避免这条动脉和骶前静脉丛出血的关键是在上腹下丛前的一个层面分离，上腹下丛位于腹主动脉分叉、髂总血管根部和骶中动脉前方。

直肠前壁游离的技术目标寻找直肠膀胱筋膜（狄氏筋膜）的无血管平面。这层筋膜，在男性，位于前列腺（和精囊）与直肠之间，向上连续直肠膀胱陷凹的腹膜，两侧至骨盆横膈筋膜，向下至会阴体。在胚胎时期，腹膜腔向下扩大到会阴体。当前列腺和直肠增大，腹膜同时覆盖前列腺后壁和直肠前壁。随后覆盖的浆膜相互融合形成了直肠膀胱筋膜。这个融合平面相对地无血管分布。

二、外侧直肠韧带的分离（图 77-3）

【技术要点】

直肠系膜和直肠侧韧带是经腹切除的。这些包括直肠中血管。首先寻找侧韧带。将左手提起乙状结肠，四个手指分别前后夹住直肠乙状结肠。将直肠往右拉，在手指间有一个增厚组织（图 77-3A）。血管钳钳夹或缝合后，切开（图 77-3B），尽可能靠外侧切除，直至盆腔横膈筋膜。

接着将直肠往左拉，以同样的方式分离右侧韧带。直肠此时应该完全游离到盆腔横膈筋膜的水平。此时，可能摸到肿瘤，决定是否直肠前切除＋吻合术。

【解剖要点】

直肠侧韧带经常被误以为是包含直肠中动脉和神经的组织结构。虽然侧韧带位于直肠后外侧，但直肠中动脉从更前外侧的方向进入直肠。实际上，侧韧带是由支配直肠的神经和伴行的结缔组织组成，25% 人群中存在一条伴行的副直肠动脉。

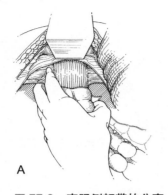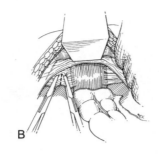

图 77-3 直肠侧韧带的分离
A. 把直肠往上拉至一边；B. 用超声刀在血管钳之间分离韧带

真正的直肠中动脉起源变化非常。有报道称，它多可能从以下血管发出，如：阴部内动脉（41%），臀下动脉（23%），闭孔动脉，脐动脉，髂内动脉，或其他邻近动脉分支，极少缺失。典型的直肠中动脉是贴近骨盆横膈膜筋膜进入直肠，而不是包含在侧韧带里面。男性直肠中动脉与直肠膀胱筋膜（狄氏筋膜）有关，女性则在直肠膀胱陷凹的腹膜深部。虽然直肠中动脉主要供应直肠的肌肉，与直肠上及直肠下动脉均有吻合支。已达成共识，直肠齿状线是动脉的"分水岭"。

三、低位前切除术（图 77-4）

【技术及解剖要点】

如果将直肠游离至盆底筋膜（肛提肌）水平，肿瘤位置较高，可用 EEA 吻合器进行低位前切除术。直角直肠钳在远端直肠拟横断水平面夹闭。在横断水平面两侧分别缝 2-0 丝线牵拉。这样可以避免直肠残端回缩。横断直肠，移走标本。在离断肠管的时候要准备好吸引器，避免污染。检查盆壁有否出血。远端直肠用 2-0 的缝线进行荷包缝合。注意交锁缝合，反复几次，保证全层缝合。

当然，也可以用线形切割吻合器离断远端直肠（图 77-4A）。这样闭合比较安全。EEA 尖端锋利，可穿过闭合的直肠残端（图 77-4B）。

在乙状结肠断端进行荷包缝合。检查确保乙状结肠足够游离，与远端直肠吻合无张力。如果乙状结肠有张力，可松解脾曲。肛门组助手拆开之前肛门上的荷包缝线，把润滑了的 EEA 吻合器经肛门进去。腹部组提起直肠残端的两个荷包缝合线，肛门组收紧 EEA 吻合器并检查，确保肠管无旋转（图77-4C、D）。击发并移除 EEA。用 2-0 丝线以伦伯特缝合法包埋吻合口的前壁。经肛门往远端直肠注

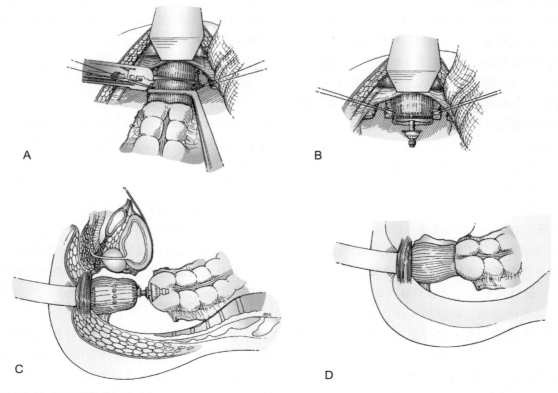

图 77-4 直肠低位前切除术
A. 直肠的分离；B. 吻合器头端穿过残端；C. 对齐吻合器头与钉砧；D. 收紧吻合，确保吻合口在合适位置

射聚乙烯吡咯烷酮（碘伏）检查吻合端。3-0 丝线伦伯特间断包埋，仔细检查加固吻合口。把大网膜包绕吻合口周围，盆腔放置闭式引流管。

四、腹会阴联合切除中的会阴部分手术（图77-5）

【技术要点】

充分游离直肠后，如果肿瘤位置太低，则需要腹会阴联合切除。移开会阴部铺巾，用笔标记一个椭圆形切口。男性应触诊会阴横肌，此处为切除范围的上界。切开皮肤和皮下组织（图 77-5A），皮钳夹皮肤边缘并牵开。从后侧外侧开始，逐层切开皮下组织直至尾骨尖（图 77-5B）。剪刀剪开尾骨前的筋膜。助手从腹部切口伸手至直肠后方，帮助辨别正确的平面。用剪刀剪，直到你已经进入尾骨前的盆腔。

将左手一个手指放进盆腔，钩住尾骨耻骨肌的耻骨直肠肌部分（图 77-5C）。用电刀在 2 点钟和 10 点钟方向往前切开此肌肉。

直肠前方游离时必须极小心，可能损伤尿道和前列腺。用剪刀小心地分离直肠前的脂肪，寻找会阴横肌平面（图 77-5D）。如果层面在这个肌肉后方走行，对尿道的损伤概率极低。用剪刀小心地往深部剪，直至辨别出前列腺。这一步对经会阴取出标本很关键，除非肿瘤体积极大。让助手经直肠后方切口，传递乙状结肠断端。此时仅前列腺后方少许粘连。这些粘连可以锐性或钝性分离。耻骨直肠肌必须从外侧分离，注意不要往前切太多，因为对标本大力牵拉会使前列腺下降更多，对前列腺的损伤可能会持续存在。标本取出后，检查创面，并止血。用大量的温生理盐水冲洗。

会阴切口与腹部切口可同时关闭，左下腹行乙状结肠造口。用 2-0 薇乔线关闭会阴切口。一般不需要缝合耻骨直肠肌。因为这些肌肉已被牵拉开难以恢复原位。部分的软组织可以复位。盆腔放置闭式引流管，可以经会阴切口的外侧，也可以经前腹壁。

【解剖要点】

菱形的会阴区边界线由前边的耻骨联合，外侧的坐骨结节和后边的尾骨。会阴的上界是盆腔横膈

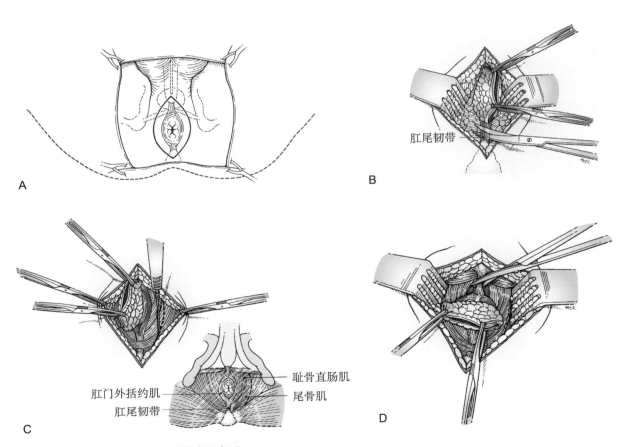

图 77-5　经腹会阴直肠切除术的会阴部分
A. 切口的范围；B. 切开坐骨直肠间隙脂肪；C. 肌肉的分离；D. 前方游离注意避开输尿管

筋膜，包括成对的肛提肌（记住髂尾肌、耻尾肌和耻骨直肠肌是肛提肌的组成部分）和尾骨肌，还有与之相连的筋膜。会阴区根据两侧坐骨结节的水平连线，分成前泌尿生殖三角和后肛门三角。这条线通过会阴中心腱（会阴体），接近会阴浅肌和深横肌后缘，会阴深横肌被泌尿生殖浅筋膜覆盖。因为皮肤切口的上界（在技术要点中提到的）在中心腱上面，肛门切除术的边界限定在肛门三角。

肛门三角的中心结构是肛门。肛管前壁固定于会阴体，后壁固定在肛尾脊（韧带），肛尾韧带使肛管附着在尾骨尖。外侧的坐骨直肠窝充满脂肪和结缔组织，阴部神经血管的直肠分支从中经过。中部、上部两侧的坐骨直肠筋膜被盆膈筋膜固定。盆膈不平坦，为漏斗形，边缘到达骨盆，筋膜覆盖闭孔内肌，肛管从中穿过。肛提肌的肌纤维汇聚在肛门外括约肌的纤维上，有人认为这是肛提肌的耻骨直肠肌部分。坐骨直肠筋膜的外侧界是闭孔内肌及其筋膜。

肛门直肠的切除应从安全到危险，或者从后向前。将肛尾韧带从尾骨分离，紧跟着游离盆膈肌附着肛管周围的韧带，保留大多数的盆膈肌和支配肌肉的神经，因为神经在盆膈肌的骨盆平面是从后外到前内走行。阴部神经在坐骨直肠筋膜的外侧壁的闭孔筋膜里一个裂隙（阴部或者 Alcock 管）穿过，支配肛门外括约肌和尿生殖三角。如果在靠近肿瘤的地方游离盆膈肌，这条神经也要保留。

技术上，肛门前的分离是最难的，因为接近尿

道和前列腺及会阴体的解剖特点。这个解剖上不明确的，角锥状的结构是肌纤维性团块，位于肛门三角和前列腺（男性）或者阴道（女性）之间。它是会阴部和骨盆层面（如 Colles 筋膜、泌尿生殖隔膜筋膜、狄氏筋膜）所有筋膜的融合。另外，该区域所有肌肉的肌纤维（如肛提肌的耻骨尾骨肌纤维、会阴浅横肌和会阴深肌、肛门外括约肌前方的纤维和球海绵肌纤维）部分或者全部汇聚到会阴体上。会阴浅横肌标志着泌尿生殖隔膜的后缘（尿道膜部），是肛门切除的前界标志。将肛门直肠向后牵拉，分离狄氏筋膜平面，从而避免对前列腺、尿道膜部和阴茎球部的损伤。

五、女性患者腹会阴切除术的改良（图 77-6）

【技术要点】

女性患者基本上和男性患者的腹会阴切除术术式是一致的。唯一的区别是阴道后壁通常和标本一起切除。这样可获得更好的肿瘤切缘。直肠阴道隔的切除困难且易出血，在不损伤阴道腔的情况下，可允许切除部分阴道后壁。进行会阴部手术时，应做舌状切除部分阴道后壁。这个舌状切除的范围取决于肿瘤位置，通常可以往上切 5～10cm。标本切除后，用 3-0 薇乔缝合关闭阴道壁和邻近的软组织。

【解剖要点】

女性腹部手术部分主要的解剖差异是位于直肠

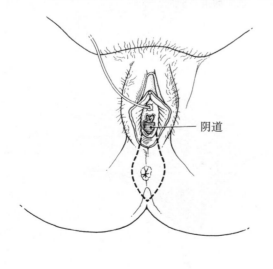
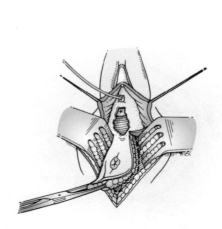
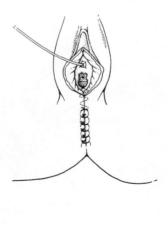

图 77-6　**女性患者改良腹会阴切除术**

和膀胱之间的子宫阴道的处理。女性患者直肠子宫陷凹（道格拉斯陷凹）是腹腔最低的地方，而不是直肠膀胱陷凹。另外，直肠膀胱筋膜（狄氏筋膜）在女性表现不明显，即使在直肠和阴道后壁之间存在可游离层面。最后，子宫动脉（即髂内动脉的分支）靠近并沿着子宫侧壁往前、中、下走行，如果不注意就会误伤。在阔韧带的基底部、子宫颈的外侧，该血管转向内侧，跨过子宫附近的输尿管。

　　会阴部分手术中，肛门直肠标本及阴道后壁的部分切除必须同时切除会阴体、会阴浅横肌内侧部分和泌尿生殖隔膜的后内侧部分。跟男性患者一样，主要的神经血管结构是被内侧会阴结构分开。

（李英儒　译　陈汝福　校）

参考文献

1. Allaix ME, Arezzo A, Cassoni P, et al. Metastatic lymph node ratio as a prognostic factor after laparoscopic total mesorectal excision for extraperitoneal rectal cancer. *Surg Endosc.* 2012. (epub ahead of print)
2. Bleier JL, Maykel JA. Outcomes following proctectomy. *Surg Clin North Am.* 2013;93:89–106.
3. Cherry DA, Rothenberger DA. Pelvic floor physiology. *Surg Clin North Am.* 1988;68:1217–1230.
4. Dedemadi G, Wexner SD. Complete response after neoadjuvant therapy in rectal cancer: To operate or not to operate? *Dig Dis.* 2012;30(suppl 2):109–117.
5. Dehni N, Schlegel RD, Cunningham C, et al. Influence of a defunctioning stoma on leakage rates after low colorectal anastomosis and colonic J pouch-anal anastomosis. *Br J Surg.* 1998;85:1114–1117. (Confirms protective value of defunctionalizing stoma for extremely low anastomoses.)
6. Fazio VW, Zutshi M, Remzi FH, et al. A randomized multicenter trial to compare long-term functional outcome, quality of life, and complications of surgical procedures for low rectal cancers. *Ann Surg.* 2007;246:481–490.
7. Ger R. Surgical anatomy of the pelvis. *Surg Clin North Am.* 1988;68:1201–1216. (Provides good description of anatomy and physiology along with surgical considerations.)
8. Jayne DG, Brown JM, Thorpe H, et al. Bladder and sexual function following resection for rectal cancer in a randomized clinical trial of laparoscopic versus open technique. *Br J Surg.* 2005;92:1124–1132.
9. Jeong S-Y, Chessin DB, Guillem JG. Surgical treatment of rectal cancer: Radical resection. *Surg Oncol Clin N Am.* 2006;15:95–107.
10. Marr R, Birbeck K, Garvican J, et al. The modern abdominoperineal excision: The next challenge after total mesorectal excision. *Ann Surg.* 2005;242:74–82.
11. Matthiessen P, Hallbook O, Rutegard J, et al. Intraoperative adverse events and outcome after anterior resection of the rectum. *Br J Surg.* 2004;91:1608–1612.
12. Michelassi F, Hurst R. Restorative proctocolectomy with J-pouch ilioanal anastomosis. *Arch Surg.* 2000;135:347–353.
13. Mortenson MM, Khatri VP, Bennett JJ, et al. Total mesorectal excision and pelvic node dissection for rectal cancer: an appraisal. *Surg Oncol Clin N Am.* 2007;16:177–197.
14. Perretta S, Guerrero V, Garcia-Aguilar J. Surgical treatment of rectal cancer: Local resection. *Surg Oncol Clin N Am.* 2006;15:67–93.
15. Phillips JG, Hong TS, Ryan DP. Multidisciplinary management of early-stage rectal cancer. *J Natl Compr Canc Netw.* 2012;10:1577–1585.
16. Schoetz DJ. Complications of surgical excision of the rectum. *Surg Clin North Am.* 1991;71:1271–1281. (Presents a good description of problems and management as well as strategies to avoid.)
17. The Standards Practice Task Force, The American Society of Colon and Rectal Surgeons. Practice parameters for the management of rectal cancer (revised). *Dis Colon Rectum.* 2005;48:411–423.
18. Vand de Velde CJ, van den Broek CB. Quality assurance in rectal cancer treatment. *Dig Dis.* 2012;30:126–131.
19. Vignali A, Fazio VW, Lavery IC, et al. Factors associated with the occurrence of leaks in stapled rectal anastomoses: A review of 1014 patients. *J Am Coll Surg.* 1997;185:105–113.
20. Wu, JS, Fazio VW. Management of rectal cancer. *J Gastrintest Surg.* 2004;8:139–149.

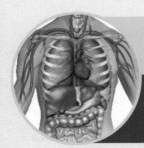

第 **78** 章
腹腔镜直肠癌低位前切除和腹会阴联合切除术

Virginia Oliva Shaffer and Steven D. Wexner

　　腹腔镜结直肠手术和开腹手术，两者除了入路不同外，适应证没有区别。跟开腹手术一样，腹腔镜腹会阴联合切除术只适用于侵袭肛门括约肌的肿瘤和不能保证良好肿瘤切缘的远端直肠癌。腹腔镜低位前切除术适用于中段直肠肿瘤（距离齿状线 5 ～ 10cm）和低位直肠肿瘤（距离齿状线 < 5cm）；选择全直肠系膜切除术和结肠肛管吻合术。

　　术前评估、肠道准备、静脉血栓的预防与开腹手术是完全相同的。术前，肠造口治疗师为暂时或永久性造口选择并标记好位置。

　　本章节既介绍腹腔镜直肠癌低位前切除术及腹腔镜腹会阴联合切除术，结肠肛管吻合作为腹腔组手术的一部分，手术步骤基本一致。全直肠系膜切除术在2/3 低位直肠肿瘤治疗中占据最重要地位。全直肠系膜切除术包括肿瘤学上可接受的范围，远端切缘和足够的淋巴结清扫。

　　外科住院医师教育委员会（SCORE™）未将腹腔镜直肠低位前切除术和腹会阴切除术归类。

手术步骤

改良截石位

脐部套管：观察孔

其他的套管位置：右下腹部，右脐旁，左脐旁，或者右上腹部

头低脚高右侧卧位

提起乙状结肠向内侧牵拉

切开 Toldt 间隙，并将结肠向内侧牵拉

辨别和保护输尿管

不牵拉脾的情况下松解脾曲

游离肠系膜下血管

女性患者则提吊子宫和附件

提起直肠，向头端向前牵拉

切开前外侧的腹膜

沿着髂血管和骶前间隙无血管平面游离（保护输尿管）

前壁的平面应当恰好在阴道（女性）和精囊（男性）后

直肠低位前切除术选用线形切割闭合器离断直肠

延长脐下套管切口 3 ～ 5cm，放置塑料保护套，取出标本

用线形切割闭合器制作肛管贮袋

将结肠放回腹部，关闭切口，重建气腹

经肛门用圆形吻合器吻合

回肠双腔造口

关闭套管切口

腹会阴联合切除术

游离直肠至肛提肌

会阴部手术是做圆柱形切除

经会阴部伤口取出标本

乙状结肠造口术

放置引流管

关闭套管切口

解剖并发症

输尿管的损伤

脾的损伤

骶前静脉丛出血（不正确的手术平面）

一、腹腔镜直肠低位前切除术

术前准备和套管的放置（图 78-1 ）

【技术要点】

患者采用改良式截石位，髋和膝轻柔弯曲15°。大腿过高可能妨碍外科医师操作。臀部应该稍微伸出手术台末端。这个姿势允许内镜进入肛门，圆形吻合装置插入肛门，还有腹会阴切除术时到达会阴区域。双臂放在患者的身体两侧，在肩胛下面垫棉布，避免尺骨和肱骨的血管、淋巴、神经丛的损伤。必须用约束带或者肩托把患者安全地固定床上。显示器放在患者的两侧。若有需要，由泌尿科医师放置双侧输尿管支架管。空气加热器加热胸部和乳头连线以上躯体，避免低体温。放置胃管和输尿管，降低胃和膀胱损伤风险，尤其是放置第一个套管针的时候。在腹部和会阴区域铺上无菌单，万一无法进行腹腔镜手术，就进行开腹手术。主刀站在患者的右侧，第一助手站在患者的左侧，扶镜手站在主刀的左侧。

经脐造气腹，一般二氧化碳压力保持 12 ～ 15mmHg。采用 30° 的腹腔镜，先行腹腔探查，判断是否存在腹腔内转移。为探查肝，患者要呈头高脚低反特伦德伦伯体位；根据情况，肝的腹腔镜超声也可以进行探查。

按原定计划放置套管，进行手术。10mm 的双极能量装置更适合于分离肠系膜下血管。因此 3 个套管选择 10 ～ 12mm 比较方便器械运用。在腔镜的直视下，放置在锁骨中线上的右下腹和右上腹部的套管。套管的位置应综合考虑患者的解剖特点，标本的切口位置及其他小切口的位置。第 4 个 10mm 套管孔可放置在左下腹部，便于游离高个患者的脾曲，抓取肥胖患者的小肠及提起女性患者的子宫，也可用于阻挡狭窄骨盆的男性患者的前列腺和精囊。

还需要以下手术器械。

4 个 10 ～ 12mm 的套管，带转换帽

单极电凝或者超声刀

1 个 10mm 的肠钳

2 个 10mm 的阑尾钳或者无损伤肠钳

30mm 和 45mm 的腔镜下线形切割吻合器

1 个 29mm 或者 33mm 的腔镜弧形管型吻合器

1 个 75mm 的线形切割吻合器

1 个 127mm 的塑料伤口保护套

二、乙状结肠和降结肠的松解（图 78-2 ）

（一）左侧输尿管的辨认和保护（图 78-3 A,B ）

【技术要点】

患者采用头低脚高位并右侧卧位，小肠重力作用下向右上象限移动，不需要专门牵拉小肠。

用阑尾钳或无损伤肠钳轻柔地抓住乙状结肠往右侧牵拉，暴露覆盖着髂血管的侧腹膜，用单极电凝、超声手术刀或者带单极的剪刀切开侧腹膜。

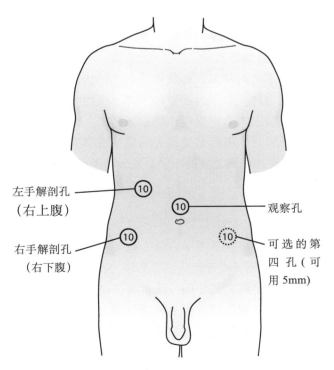

左手解剖孔（右上腹）

右手解剖孔（右下腹）

观察孔

可选的第四孔（可用 5mm）

图 78-1　术前准备和套管的放置

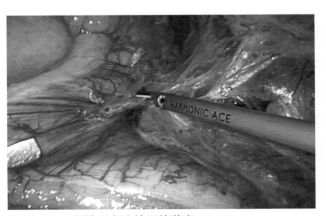

图 78-2　乙状结肠和降结肠的游离

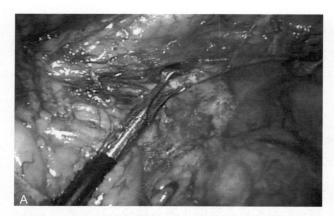

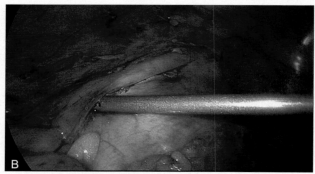

图 78-3　A.辨认左侧输尿管；B.保护左侧输尿管

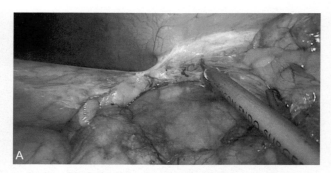

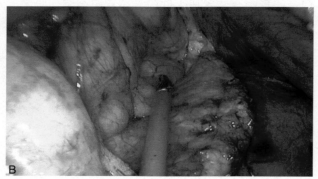

图 78-4　A，B.脾曲的游离

继续向下游离侧腹膜至腹膜反折，提起直肠和乙状结肠系膜暴露腹膜后结构。辨认输尿管和髂血管交叉，并尽可能追踪输尿管。

【解剖要点】

输尿管的腹和盆腔部分是位于腹膜外。腹部的输尿管，在腰大肌中部下降，通常在髂血管的末端或者髂外血管的起点处进入骨盆。左侧输尿管位于乙状结肠系膜根部的下方。右侧输尿管位于肠系膜下回肠末端的后方。在骨盆内，输尿管位于髂内动脉的前方，被盆壁筋膜覆盖。在两侧，则位于闭孔内肌筋膜上。在男性体内，输尿管在髂内血管和上升的输精管之间。然后转向前，沿着肛提肌表面经过，在精囊腺的前方穿入膀胱的底部。在女性体内，盆腔的起始部分和男性的一样，但是卵巢位于输尿管的前方。在盆腔底部，输尿管转到肛提肌前面，稍微转向阴道穹窿侧壁的上方，然后往中间倾斜到达膀胱。

（二）游离脾曲（图 78-4A，B）

【技术要点】

患者采用陡峭的头低脚高体位，让横结肠和小肠远离脾和胃。助手用阑尾钳往脐方向牵拉脾曲，

从肾前筋膜向上游离降结肠肠系膜直至脾曲。

下一步，沿着横结肠往脾曲游离。把大网膜翻向胃，将横结肠向下牵拉，使得大网膜和横结肠之间的血管平面暴露出来。用单极电凝或者双极能源设备切开血管平面，到达小网膜囊，继续解剖，直至脾结肠韧带被完全分离。乙状结肠、降结肠、横结肠被完全游离到中间线。

【解剖要点】

为了游离脾曲，必须切开以下结构。脾曲连接着膈肌与脾。膈结肠韧带位于脾下极的下方。脾下极和脾曲之间的韧带叫作脾结肠韧带。为了完全游离，在脾曲的附近必须把大网膜从横结肠分离。因此大网膜和结肠之间的平面必须分离至小网膜囊。

（三）肠系膜下血管的分离（图 78-5A，B）

【技术要点】

为了分离肠系膜下血管，患者采用特伦德伦伯体位。肠系膜下血管要从根部离断。为了吻合无张力，必须彻底游离左侧结肠。肠系膜下血管的游离必须在系膜的右侧进行。助手抓住近端乙状结肠，拉直系膜。用能量平台向上游离系膜，到达肠系膜下的根部。把肠系膜下动脉和腹主动脉的交叉点打通，近端游离至肠系膜下动脉根部。

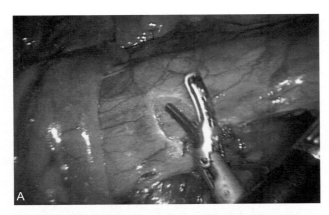

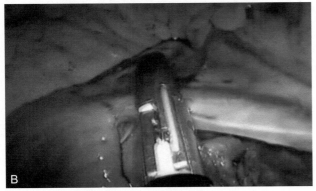

图 78-5 A，B. 肠系膜下血管的分离

沿无血管平面游离至肠系膜下血管根部。为了避免交感神经的损伤，横断的理想位置是距离腹主动脉 1cm 处。这些神经通常可以透过无血管层面看到。看到输尿管，确保没有双极电凝损伤到。静脉通常游离至胰尾水平，也用双极电凝来游离。将肠系膜下静脉到中结肠血管根部之间离断肠系膜，可游离得更多。

从内向外侧的游离也可以完成。首先从直肠乙状结肠系膜根部右侧开始。为推开小肠，患者采用特伦德伦伯体位。提起乙状结肠，轻柔地向上、向前方、向左侧展开。腹膜在乙状结肠血管的背侧、骶骨岬的水平有折叠。左侧性腺血管和输尿管可以从右侧辨认，可将其推向下，远离乙状结肠肠系膜。如果层面看到腰大肌肌腱，则分离太深，需要做一些调整。如果在腹膜后解剖过程中没有看到左侧输尿管，就应该检查乙状结肠肠系膜来确保输尿管有没有被举起。如果有，仔细地把输尿管从肠系膜解剖分离下来。必须清楚地辨认和保护输尿管，这比血管蒂的解剖分离更重要。在内到外的游离，为了保护下腹神经，平面应在直肠上动脉的背面。

解剖方向自下而上，暴露肠系膜下动脉的起始

处，然后按上述方法，将降结肠也充分游离。提起乙状结肠，可沿腹膜后间隙一直向上游离，到达肾前筋膜上方。完成由内向外的游离后，侧腹膜变得很薄且容易游离了。

【解剖要点】

肠系膜下动脉起源于腰 3 水平的腹主动脉。腹主动脉走行于左侧，供应横结肠、降结肠和乙状结肠的左侧部分。左结肠动脉是肠系膜下动脉的第一分支，参与构成中结肠动脉，中结肠动脉产生于肠系膜上动脉。肠系膜上动脉和肠系膜下动脉之间的这些侧支血管供应脾曲。直肠上动脉是肠系膜下动脉的终末分支，供应直肠。

直肠的静脉的血液回流至肠系膜下静脉。直肠的淋巴回流到直肠系膜淋巴结，然后沿着直肠上动脉的淋巴结，最后到达肠系膜下动脉。

（四）腹膜切开和直肠的初始游离（图 78-6）

【技术要点】

该部分重点讨论直肠和盆腔的解剖。女性患者的子宫和附件通常需要提起，方便暴露。用阑尾钳提起子宫，或者可以用子宫探条进行经阴道提起。

不断变换抓钳位置，尽量靠近末端轻柔地抓住直肠，向上和向前牵拉。用超声刀在直肠两侧切开腹膜，然后在腹膜反折处前方会师。

在右侧输尿管跨过髂血管时辨认右侧输尿管。在无血管平面沿着髂内血管在用单极电凝或者超声刀分离侧边的粘连。

【解剖要点】

直肠系膜起源于背侧肠系膜，是围绕直肠的系膜。对于全直肠系膜切除术，解剖是沿着骶前筋膜，

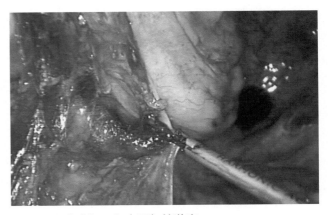

图 78-6 腹膜切开和直肠初始游离

侧壁盆筋膜的增厚部分，表面上有薄薄的一层内脏筋膜覆盖，保持直肠系膜的光滑完整。骶前筋膜覆盖骶骨和尾骨的凹面，覆盖下腹部神经，骶正中动脉还有骶前静脉。骶正中动脉起源于腹主动脉后，接近于主动脉移行为髂内动脉的分叉点，给肛门直肠连接处的后壁和肛管的后壁供血。骶前静脉是无静脉瓣的，和内部椎静脉系统相连接。这些静脉出血很难控制，因为静脉部分地缩进骶骨小孔，持续出血，而且在小孔开口处血管外膜会和骶骨膜融合。骶骨图钉通常是控制这类出血最好的方法。

　　中段直肠前面由狄氏筋膜覆盖，狄氏筋膜在男性位于精囊的后方，在女性则位于阴道壁的后方。狄氏筋膜起源于胚胎学上的腹膜末端的两侧壁的融合处，范围从直肠膀胱陷凹或者直肠阴道陷凹的最低点到骨盆底部。

（五）直肠游离的完成（图 78-7）

【技术及解剖要点】

　　助手在骶岬上方仔细地抓住直肠乙状结肠，向前和向左侧的牵拉。当直肠上动脉跨过骨盆边，靠近直肠壁时，用超声刀于其后面进行解剖，避免损伤左下腹神经。在直肠上动脉的后方、骶骨岬前的解剖，可暴露前方的直肠筋膜，后方的骶前筋膜和上腹下丛。向前向后拉直直肠，超声刀或者带有电凝的腹腔镜剪刀沿着骶前筋膜解剖。完整的骶前筋膜和直肠系膜可确保骶前静脉不出血。分离直肠骶骨筋膜（Waldeyer 筋膜、壁层筋膜和脏层筋膜的融合），直至肛提肌平面。

　　因为没有大的神经和血管经过这个层面，可大胆横向拓展层面。最后，提起膀胱游离直肠前壁，从前列腺（或者阴道）和直肠之间进入平面。在狄氏筋膜和前列腺和精囊之间向下解剖，可以清楚地看到精囊连接着膀胱。女性患者，直肠系膜前壁界线不清，狄氏筋膜是也不明显。在狄氏筋膜和阴道壁后面之间进行解剖，正确的平面是直肠前壁和阴道后壁之间的小间隙。至此，直肠及其系膜已经彻底地游离了。

（六）直肠切除和吻合术（图 78-8 A，B）

【技术及解剖要点】

　　腹腔镜直肠切除术最重要的是确保患者的安全，同时考虑长期生存率和局部复发。上面所述手术步

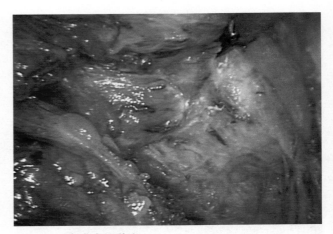

图 78-7　完成直肠游离

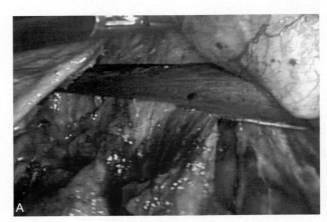

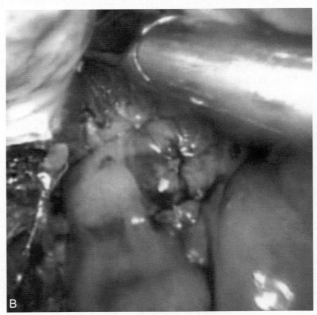

图 78-8　A，B. 直肠的切除和吻合

骤都是朝着这个目标，包括全直肠系膜切除术。然而，除上述步骤外，现在仍要依靠外科医师范确保至少

1cm，无癌的远端切缘，这些远端切缘是新鲜未固定的状态。

把肠钳夹闭直肠远端远离肿瘤至少1cm。将30mm或者45mm的腹腔镜线形切割闭合器经右下腹套管置入，并垂直于肠管。用位于肿瘤下方的肠钳拉直直肠，会阴部助手将会阴部往头侧推，有助于肿瘤的切割闭合。但通常需要两排或更多钉。

拔除脐周的套管，延长切口至3～5cm，或者与肿瘤的直径一样大小，用来把标本从腹部取出来。用塑料套（伤口保护套）保护切口，把标本从腹内取出来。切除直肠和乙状结肠，用100mm的线形切割闭合器作一个8cm×8cm的结肠肛管贮袋。荷包缝合包埋33mm管形缝合器的残端。将结肠放至腹腔内，关闭切口。另一种吻合方法是行老式的端-侧吻合术。

如果不能保证1cm安全切缘，或者另外可以替代的方法，应中转开腹。仅因为腹腔镜切缘不足而改行经腹会阴联合手术是不合适的。黏膜切除术和行手工结肠肛管吻合的内括约肌切除术是更合适。整个直肠、直肠系膜，还有左侧结肠都从肛门拉出，而不是从腹部的切口。

中转开腹的话，低位的腹正中线切口可获得足够的切缘。关闭套管针周围宽松的切口或者扭转切口保护套并夹紧，重建气腹。经肛放入管形吻合器，于肠管断端中间旋出穿刺器。把持钳抓住抵钉座，对准穿刺器并连接。直视下收紧闭合器，击发。轻柔地拔出闭合器，评估吻合圈的完整性。

采用反特伦德伦伯体位，夹闭降结肠，生理盐水充满盆腔，经肛打气来测漏。另一方法，肠镜评估吻合口黏膜。

（七）回肠双腔造口术（图78-9）

【技术及解剖要点】
选择回肠末段，最理想的是距离回盲瓣40～60cm，在保证肠管拉出腹壁无张力。切开腹壁各层筋膜，用阑尾钳把肠管提出腹壁。再进行气腹检查腹腔是否确定止血，放置引流管至盆腔。在腹腔镜直视下移除所有套管，释放腹腔气体，缝合套管。

另一种方法是，打开脐周切口，直视下进行回肠造口术（双腔回肠造口术的详细内容参阅第68章）。

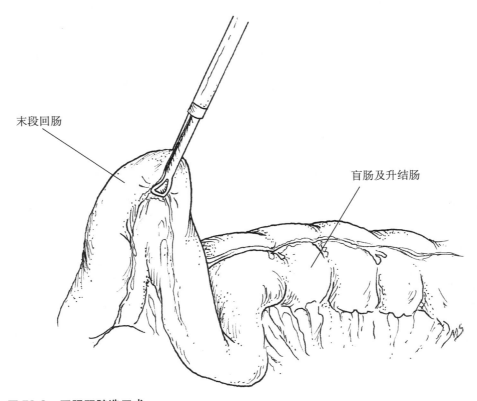

末段回肠

盲肠及升结肠

图78-9　回肠双腔造口术

三、腹腔镜下直肠癌腹会阴联合切除手术

改良直肠癌腹会阴联合切除手术（图78-10）

【技术及解剖要点】

直肠癌腹会阴联合切除术的腹腔部分和直肠低位前切除术是一样的。游离左半结肠、乙状结肠和直肠后，在降结肠乙状结肠交界处，清除结肠周围脂肪，用线形切割闭合器离断肠管。

腹腔镜下的分离完成后，开始会阴部分手术。通过会阴切口取出标本后，关闭会阴切口，留一个没有打结的缝线。通过这个小开口放一把阑尾钳进腹腔，夹闭小切口周围皮肤防止漏气，重新建立气腹。在腹腔镜下，放置引流管，用会阴部的阑尾钳抓引流管末端，拉进盆腔。夹紧引流管近端，防止气体泄漏。明确腹腔和盆腔无出血后，然后完全关闭会阴切口。切开腹壁筋膜，把降结肠拉出来，行结肠造口术。

腹腔镜直肠切除术可能是腹腔镜结肠直肠手术中难度较大的手术之一。因此，在文献里报道的中转率肯定超过其他类型的腹腔镜结直肠手术。应该在术前告知患者中转开腹的可能性，必要的时候及时中转，中转开腹手术不能被认为是手术失败。基本上中转开腹分两种：紧急性和预见性。预见性的中转一般发生在腹腔粘连、肥胖、出血或者解剖不清楚的时候。在这种情况下，外科医师应该尝试改变手术方法，如果仍不成功，应及时中转开腹。相反地，紧急性中转开腹发生在大量的出血、肠穿孔、输尿管横断、肿瘤破裂等情况下。预见性的中转开腹患者会有非常好的结果；然而，紧急性的中转开腹患者预后可能就没有那么好。

手术方式选择直肠低位前切除术或者腹会阴联合切除术，开腹手术或者腹腔镜，是根据患者的情况与安全性来决定的，而不是根据医师的能力来决定。坚持这个规则，患者会得到一个良好的预后。

【鸣谢】

作者感谢 Shota Takano 教授和 Marylise Boutros 教授为这个章节提供的照片。

（李英儒　译　陈汝福　校）

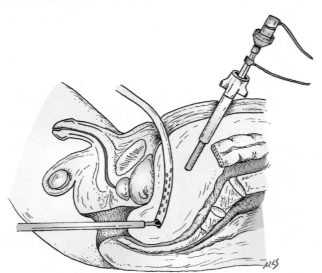

图78-10　改良的直肠癌腹会阴联合切除术

参考文献

1. Ballantyne GH, Leahy PF, Modlin IM, eds. *Laparoscopic Surgery.* Philadelphia, PA: WB Saunders; 1994.
2. Beck DE, Wexner SD, eds. *Fundamentals of Anorectal Surgery.* 2nd ed. London: WB Saunders; 1998.
3. Bonjer HJ, Hop WC, Nelson H, et al. Laparoscopically assisted vs open colectomy for colon cancer: A meta-analysis. *Arch Surg.* 2007;142:298–303.
4. Brune IB *Laparoendoscopic Surgery.* 2nd ed. Berlin: Blackwell; 1996.
5. Franklin ME, Trevino JM, Whelan RL. Laparoscopic right, left, low anterior, abdominoperineal and total colon resections. In: Fischer JE, Bland KL, eds. *Mastery of Surgery.* 5th ed. Philadelphia, PA: Wolters Kluwer/Lippincott Williams & Wilkins; 2007:1490–1509.
6. Kemp JA, Finlayson SR. Nationwide trends in laparoscopic colectomy from 2000 to 2004. *Surg Endosc.* 2008;22:1181–1187.
7. Kim J, Edwards E, Bowne W, et al. Medial-to-lateral laparoscopic colon resection: A view beyond the learning curve. *Surg Endosc.* 2007;21:1503–1507.
8. Kuroyanagi H, Oya M, Ueno M, et al. Standardized technique of laparoscopic intracorporeal rectal transection and anastomosis for low anterior resection. *Surg Endosc.* 2008;22:557–561.
9. Milsom JW, Boehm B. *Laparoscopic Colorectal Surgery.* New York, NY: Springer; 1996.
10. Phillips EH, Rosenthal RJ, eds. *Operative Strategies in Laparoscopic Surgery.* Heidelberg: Springer; 1995.
11. Schwenk W, Haase O, Neudecker J, et al. Short term benefits for laparoscopic colorectal resection. *Cochrane Database Syst Rev.* 2005;20(3):CD003145.
12. Tjandra JJ, Chan MK. Systematic review on the short-term outcome of laparoscopic resection for colon and rectosigmoid cancer. *Colorectal Dis.* 2006;8:375–388.
13. Wexner SD, ed. *Laparoscopic Colorectal Surgery.* New York, NY: Wiley-Liss; 1999.
14. Wind GG. *Applied Laparoscopic Anatomy: Abdomen and Pelvis.* Baltimore, MD: Williams & Wilkins; 1997.
15. Wright RC, Kim CA, Horner I, et al. Superior lymph node resection is achievable with laparoscopic colectomy: Even in initial 30 cases. *Am Surg.* 2008;74:243–249.
16. Young-Fadok TM. Colon cancer: Trials, results, techniques (LAP and HALS), future. *J Surg Oncol.* 2007;96:651–659.

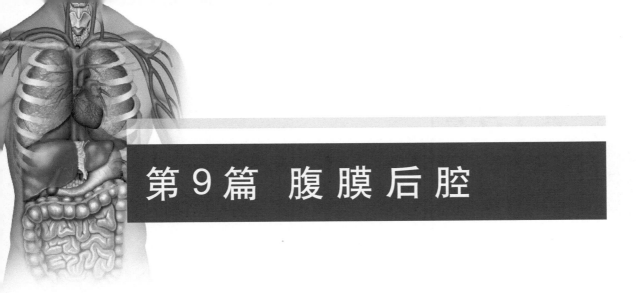

第9篇 腹膜后腔

复杂的后腹膜学术上包括任何未被悬挂在肠系膜的组织。对外科医师来说，由于手术径路的原因，通常只有生殖道、主要的血管结构和交感神经束才被认为是腹膜后位器官组织。在前几章中（第60～63章）也讨论过的胰，也属于腹膜后器官。

一般来说，通过这一结构区域的方法就是将其覆盖在胃肠道上的非固定部分牵拉到最初中线（胚胎）的位置。潜行的组织结构中最复杂的解剖结构首先是对泌尿生殖道的描述。第79章和第80章主要讲述通过前、后径路下开放手术及腹腔镜手术行肾上腺切除，从而对肾上腺解剖进行了描述。第79章还提到在后径路到达肾上腺过程中所遇到的一些后肌群的解剖情况。肾的解剖是通过对肾外伤、根治性肾切除术及肾移植的讨论中得以总结。

第83章和第84章讲述了如何经开放和血管内的径路到达腹主动脉。尽管腰交感神经切除术现在已经很少施行了（第85章），但我们还是将交感神经束的解剖进行了阐述，目的是为了解释通过侧腹膜外通路进入该深部组织结构的方法。我们用单独的一个的章节总结了下腔静脉支架的放置问题（第86章）。

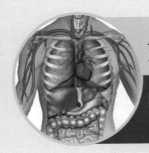

第79章

肾上腺切除术

关于肾上腺手术中最佳手术方法的选择取决于多种因素，包括肿块的大小、位置、体积、内分泌功能、患者术前情况及手术医师的经验等。在过去的20年，腹腔镜肾上腺切除术已经成为治疗肾上腺良性肿瘤的金标准。目前只是对肾上腺巨大肿瘤（＞6～10cm），恶性或可疑恶性肿瘤，或者不合适腹腔镜手术时才考虑行开放肾上腺切除。在本章中，我们也对开放经腹肾上腺切除进行了阐述，因为该手术方式适合双侧肾上腺肿瘤，比如嗜铬细胞瘤。同时还能对整个腹腔进行彻底探查，也便于对肾上腺以外的病变进行切除。

现在，后径路的肾上腺手术很少施行。以往也只是用于切除肾上腺内分泌肿瘤或者小的、孤立的醛固酮瘤。该手术方式目前在经前径路腹腔镜或开放手术为禁忌时才偶尔采用，为此，在本章结束部分我们也作了一些叙述。当然，这种手术方式也为后径路微创的肾上腺手术提供了解剖学基础。

外侧或侧腹径路能够良好地暴露肾上腺，特别是右侧肾上腺。然而，除了在腹腔镜手术中转开放时，这种手术方式很少使用。本章结尾部分的参考文献提供了该方法暴露肾上腺的具体细节。有时，巨大肾上腺肿瘤需要胸腹联合切口，当然，这也是罕见的。

第80章阐述了腹腔镜肾上腺切除术。

外科住院医师教育委员会（SCORE™）将开放肾上腺切除术归类为"复杂的"手术操作。

手术步骤

经腹肾上腺切除术

仰卧位，肋缘下背曲

双侧肋缘下或者腹部正中切口

全腹探查

左侧肾上腺切除术

分离胃大网膜，将胃向头侧牵拉

沿着胰腺下缘分离腹膜并向上拉开

暴露横结肠下方

探查肾，并切开肾中上极的肾周筋膜

识别肾上腺和左侧深静脉

显露左肾静脉前方

进而寻找左肾上腺静脉，可随即将其分离或者稍后再分离

识别并分离膈下动静脉的分支

如果前面未分离肾上腺静脉，可此时分离

右侧肾上腺切除术

显露十二指肠肝曲，并充分移开十二指肠

将肝向上牵拉

探查右肾，在肾上极腔静脉处找肾上腺中下极

暴露肾上腺

识别并阻断右肾上腺静脉

结扎并剪断腺体中部的小血管

后径路肾上腺切除术

患者取俯卧位，并使脊柱轻度屈曲

取第十肋下切口，并侧向髂嵴

将竖脊肌从第十二肋上剥除，并咬除肋骨（骨膜下）

暴露肾周筋膜，并抬高膈胸膜

将肾向足端牵拉以暴露肾上腺

游离肾上腺，最后一步处理静脉（双侧相同）

结扎肾上腺静脉并离断

确切止血，关闭切口，无须放置引流管

解剖并发症

损伤下腔静脉（右侧）

进入胸膜腔（后径路肾上腺切除术）

结构列表

肾上腺

左、右肾上腺静脉

膈下静脉

膈下动脉

肾上腺上动脉

肾上腺中动脉

肾上腺下动脉

肾

左肾静脉

左性腺静脉

肾周筋膜

下腔静脉

祖克坎德耳体

斜方肌

背阔肌

竖脊肌

内斜肌

腹横肌

腰方肌

腰背筋膜

第十一和第十二肋

右肾上腺依偎紧贴着下腔静脉，左肾上腺位置相对较高，较靠外，接近肾静脉，但相对远离主动脉和下腔静脉（图 79-1）。因双侧肾上腺相对位置不同，血液供应及静脉回流的特点也不同，就使得在不同肾上腺手术时，手术方式要有适当的调整。首先，我们谈谈左肾上腺切除术，然后再说右肾上腺切除术。

解剖定位

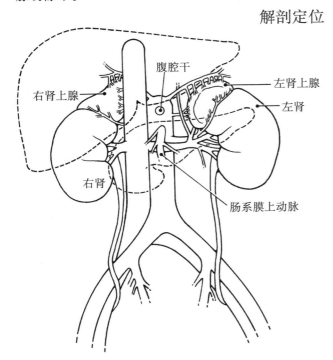

图 79-1　**肾上腺的局部解剖**

（图中标注：右肾上腺、腹腔干、左肾上腺、左肾、右肾、肠系膜上动脉）

一、经腹肾上腺切除术的手术切口（图 79-2）

【技术要点】

患者取仰卧位，并在肋缘下位置使患者向手术台屈曲，或摇动手术台以提高上腹部。根据患者的自身状态，取双侧肋下或者正中切口。对于大多数患者而言，肋下切口是最理想的。相对较长的切口能够得到很好的手术视野暴露，尤其对肥胖患者来说更是如此。常规方式彻底探查腹部。

【解剖要点】

右侧肾上腺位置略低于左侧，可采用右肋下切口。由于左侧肾上腺相对较靠近头侧，因此较难暴露。尽管双侧肾上腺都被覆有胃肠道，但是右侧较左侧还是更容易推动。

二、左侧肾上腺切除术（图 79-3）

【技术要点】

将胃结肠网膜从胃大弯广泛分离。依次控制并分离从网膜延伸到胃大弯的胃网膜动静脉分支。用拉钩将胃向头侧拉开。切开胰腺下缘的腹膜，并钝性分离胰，将胰向头侧牵拉。牵拉胰腺时用生理盐水浸湿的纱布垫盖住胰，并用哈林顿拉钩牵拉。显露横结肠并向足侧牵拉，以更好地暴露手术视野（图79-3A）。偶尔，也需要移开结肠脾区，从而获得足够的暴露。一般来说，肾上腺位置距离中线较远，

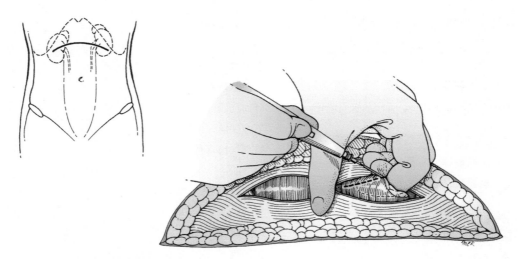

图 79-2　经腹肾上腺切除术手术切口

单纯地向下牵拉结肠就可以了。

通过小网膜囊暴露肾上腺视野很有限，只适合小的或位于肾上腺上极的肿瘤。如果需要更广泛的暴露，就需要充分将脾和胰腺尾部向中线牵拉，从而暴露位于腹膜后的组织结构。

探查肾，并以此为引导找到位于中上极的左肾上腺，切开左肾中上极的肾周筋膜，从而暴露左侧肾上腺。确认左肾静脉，并打开其被覆组织以暴露其前面。左性腺静脉是一个有用的标志。左肾上腺静脉一般位于其内侧，并在左肾静脉的上方。拉开肾上腺，使用止血夹分离剪断可能从肾上腺中上缘进入肾上腺的膈下动静脉的分支。因为这些分支可能位于腹膜后脂肪组织内，使用超声刀可有效将其分离。然后将一个手指伸入肾上腺后方，将其提高。肾上腺后方通常没有血管走行。在分离肾上腺静脉之前，肾上腺和肾之间的组织连接有助于将肾上腺向下牵拉，因此不要将其破坏。

肾上腺静脉从下方通过。沿着左肾静脉的上极可找到相对较长的肾上腺静脉，后者正好通过性腺静脉入口的中上方。连续将其结扎并离断（图 79-3B）。将结留在肾上腺一侧，用于将肾上腺向上牵拉。彻底分离肾上腺上极，并严密止血（图 79-3C）。因为这里存在很多小动脉的分支，并且没有重要的结构受损伤的风险。

【解剖要点】

在分离胰尾部的腹膜，以及将横结肠向下牵拉时可能会损伤结肠中动脉。作为肠系膜上动脉的首个分支，通常位于胰腺颈部的后方或者正下方，并

向右侧走行。然而，在其起源后随即分为左、右两个分支，左侧分支有潜在的损伤危险。另外，附属的中结肠动脉走行向脾曲（约 10%）。胰下或者胰横动脉沿着或者在胰的尾部走行，发出后大网膜动脉，后者在横结肠系膜前叶内走行，或有时发出相当明显的结肠分支到结肠左曲。

左肾上腺位于肾周筋膜内，并被肾周脂肪和结缔组织包裹。相比的右肾上腺像金字塔形，左侧肾上呈半月形或分叶状，扁平，并（通过它的后表面）与肾的内侧面广泛接触，处于肾血管和隔膜脚的上缘。这个腺体的前表面在网膜囊后壁毗邻，其下方是胰的体部。其下部可能与肾血管毗邻。侧方与脾肾表面毗邻。内侧紧邻内脏大神经和腹腔神经节。

左肾上腺的动脉供应有三个不同的来源。肾上腺上动脉数量众多（3～30 条），来自膈下动脉，膈下动脉紧贴腺体的内侧和上表面。中间的肾上腺动脉起自主动脉前外侧，位于肾动脉起始部位前方。下侧的肾上腺动脉起自肾动脉。中、下肾上腺动脉可能较多且可能有分支，尤其是在肾上腺周边的血管。除了这些血供，肾上腺的部分血供也可以来自副肾动脉、上输尿管动脉和性腺动脉。这些动脉几乎均经腺体边缘进入腺体。这些大量的小血管不单独结扎，和周围的大量的软组织一同夹闭，或用超声刀分离。

左肾上腺静脉由腺体前表面中心区域发出的一个单一、比较大的静脉。它在膈下静脉下方伴行，一同由左肾静脉前方汇入左肾静脉。通常情况下，其末端在左性腺静脉末端的内侧。

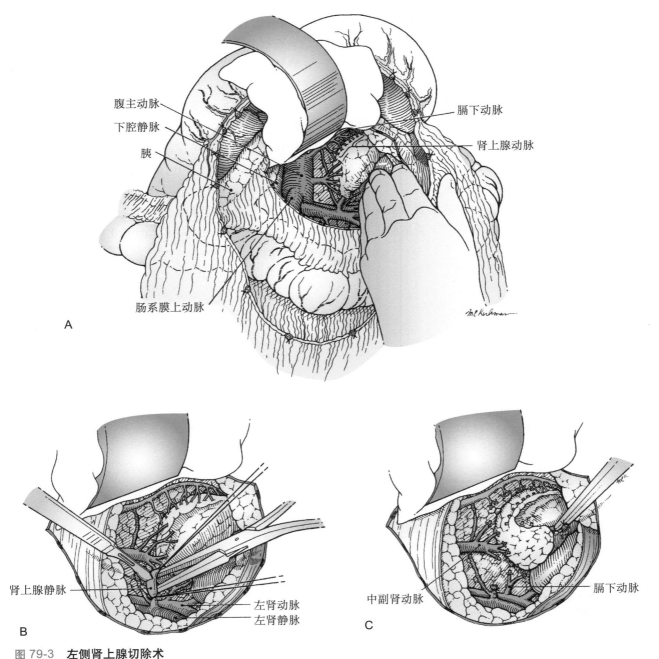

图 79-3　**左侧肾上腺切除术**
A. 在小网膜囊打开足够大的空间进行暴露；B. 肾上腺静脉的游离；C. 通过结扎或超声刀游离附着结构

三、右侧肾上腺切除术（图 79-4）

【技术要点】

结肠肝曲向下翻折。Kocher 手法充分移动十二指肠，暴露下腔静脉。哈林顿拉钩牵开肝。如图 79-4A 所示，肾上极和下腔静脉之间区域的肾上方和内侧的右侧肾上腺应该能够扪及。在覆盖肾上腺的腹膜做切口，暴露肾上腺（图 79-4B）。通过电灼等游离肾上腺内侧，再分离内侧缘。不要使用发热

仪器，分离应在腔静脉上方进行。

【解剖要点】

右侧肾上腺是金字塔形，被肾周筋膜包裹，与肾上极前内侧相接。其前上半部分直接与肝和下腔静脉接触，下部被十二指肠侧的壁腹膜覆盖，向后，它与右膈脚相接。

右肾上腺的供血类似于左侧，由膈下动脉、主动脉和肾动脉的大量分支供血。这些血管分支由腺体周边进入。沿腺体的侧面分离出血应该较少，因为供血

的小动脉分支多由腺体的前方、下方和内侧进入。

四、右侧肾上腺静脉的游离（图79-5）

【技术要点】

右肾上腺静脉短，直接进入下腔静脉。可能很难找到这支血管，一定要避免损伤下腔静脉。轻轻牵拉静脉，连续分离。如在分离过程中出血，要避免盲目钳夹。腔静脉较脆弱，容易撕裂，一个小损伤可能迅速扩大成一个灾难性的失血。可用你的手指控制出血，直到你可以直接缝合出血口或应用部分阻塞血管钳（如 Satinsky 钳）到下腔静脉。用超声刀分离附着的组织。

【解剖要点】

右肾上腺切除术相对较难，因为部分腺体在下腔静脉的后方，因为右肾上腺静脉通常直接由下腔静脉的后方进入。右肾上腺静脉可能在下腔静脉和肾静脉形成的夹角进入下腔静脉或直接在肾上腺水平进入下腔静脉。要暴露右肾上腺静脉，通常必须小心地将下腔静脉向左移。外科医师应注意，这根静脉不大，长度通常小于1cm，直径大约3mm。此外，由于属于下腔静脉的一部分，所以很脆弱。为了进一步暴露右肾上腺静脉，可直接进入下腔静脉的小的肝静脉分支，可以夹闭，因为此段解剖区域的出血很难控制。

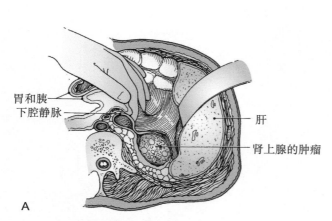

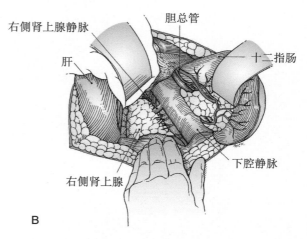

图 79-4　**右肾上腺切除术**
A. 横截面显示暴露的过程；B. 游离十二指肠、胰头和肝，充分暴露右侧肾上腺

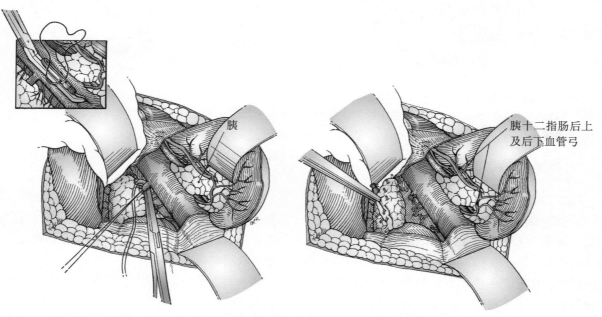

图 79-5　**右肾上腺静脉的游离。插图显示下腔静脉撕裂的处理，血管钳已控制出血**

五、腹膜后探查（图 79-6）

【技术要点】

双侧或肾上腺外嗜铬细胞瘤并不少见，尤其是在家族性综合征。随着目前 CT 成像的发展，肾上腺外的肿瘤往往术前即能确定。因此，对患有家族性内分泌疾病的患者施行肾上腺切除术时，应触诊两侧的肾上腺及腹膜后部位。切开覆盖在主动脉和髂动脉分叉处的腹膜，触诊的腹主动脉旁和髂淋巴结有无肿瘤。同时检查膀胱有无肿瘤。手术区域止血，以通常的方式关闭切口。

【解剖要点】

必须对肾上腺组织发生发展有充分的认识才能合理的探查腹膜后的结构。肾上腺皮质由中胚层发展而来。最初，原始细胞在靠近中肾的中线背侧肠系膜两侧发育。随着发育的肾不断"上升"，逐渐接触肾上腺下极，导致肾上腺形成最终的形状。

肾上腺髓质同时发育，由发育为 $T_6 \sim T_{12}$ 的神经节的神经嵴细胞分化而来。随着外周神经组织的发展，髓质细胞（或嗜铬细胞）迁移到发育中的肾上腺皮质，组成一个中心区。中胚层来源的肾上腺皮质组织几乎可出现在腹部的任何地方。皮质结节最常见的位置在肾小囊、女性的宽韧带及男性的精索。

髓外嗜铬组织（神经嵴起源）通常分布在所有的交感神经节和分散在腹部交感神经丛区域。最大的是祖克坎德耳体，位于肠系膜下动脉或主动脉分叉起始处。这些髓外嗜铬细胞，尤其是祖克坎德耳体部位的细胞正常存在。然而，它们易发生同肾上腺髓质相同的病变（如嗜铬细胞瘤）。因此，当诊断为肾上腺髓质病变时应考虑腹膜后探查。

六、后入路肾上腺切除术（图 79-7）

【技术要点】

体位，患者面部朝下俯卧在操作台，同时保证臀部以下和胸部以上弯曲，使腹部下垂（图 79-7A）。避免压迫腔静脉，并使后腹壁与腹内脏器距离增加。稍微调整手术床使脊柱曲率变直。设计的切口走向由第十肋骨下缘，平行中线，向髂嵴走行。贯通筋膜，并通过背阔肌。

向第十二肋分离竖脊肌的附着物，切除肋骨骨膜。沿腰方肌外侧缘打开腰背筋膜。暴露肾周筋膜。结扎肋下动脉和静脉，如果必要，把肋下神经移出手术区域。避免损伤神经。提拉隔膜和胸膜使之与底层的腹膜后组织分离。轻轻推开胸膜，并分离隔膜。下拉肾暴露肾上腺。分离周围组织只留下肾上腺静脉（右侧偏前，左侧偏中）（图 79-7B）。用 2-0 的线连续结扎肾上腺静脉和分离它。固定附着组织和移除肾上腺（图 79-7C，D）。充分止血并逐层关闭切口。如果胸膜被打开，实质很少受伤。胸膜可通过闭式引流修复。通过 valsalva 动作，拔出导管的时候，胸腔内的空气可被排空，缝合切口。

【解剖要点】

如上所述，切口应首先分离起自第十一、第十二胸椎及覆盖背阔肌上层纤维的斜方肌。背阔肌起自低位的第六胸椎及通过腱膜与所有的腰椎、骶椎和后髂嵴相连。部分肌肉纤维起自低位的 3 ~ 4 根肋骨，与腹外斜肌的肌肉相交错。因此，切口往下进行，背阔肌的肌肉纤维会被分离，脊神经后侧和前下侧主要分支中的感觉神经会被分离。

腰背（胸）筋膜是背部的（深）筋膜。由背阔肌、

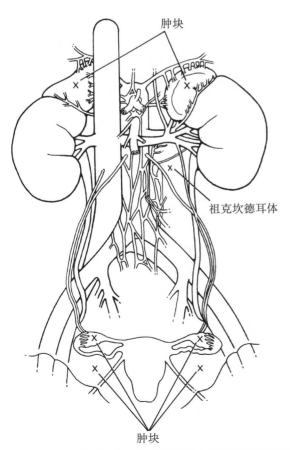

图 79-6　腹膜后探查，含有类似肾上腺组织的部位标有 ×

内斜肌和腹横肌末端腱膜融合而成。两侧腹肌的腱膜在竖脊肌边缘融合，然后分开覆盖竖脊肌前和后，最终连接到腰椎的棘突和横突。内斜肌纤维起自融合的部位，而腹横肌纤维起自一段腱膜。因此，通过识别肌肉纤维使外科医师了解切口的深度，因为其他部分都应该是腱膜。

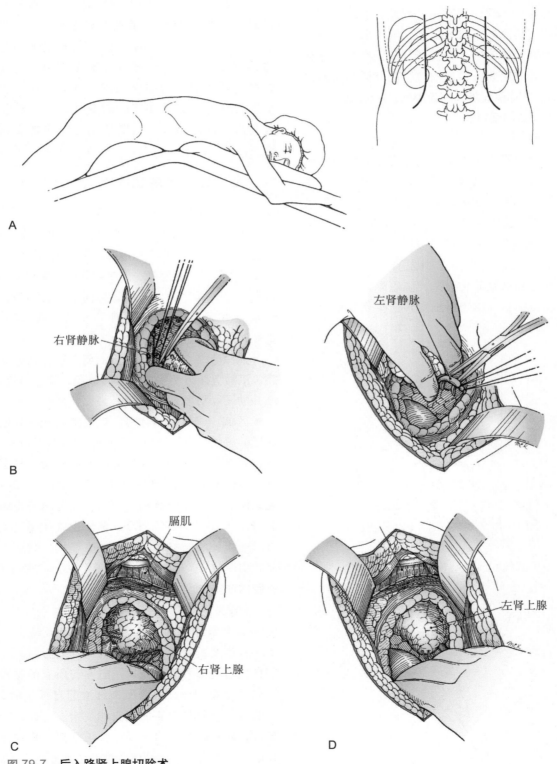

图 79-7　后入路肾上腺切除术
A. 患者体位和切口；B. 肾上腺静脉的游离；C. 右侧解剖；D. 左侧解剖

腰方肌肌肉在腰背筋膜的前方。脊神经分支在腰方肌前方通过，并在此解剖区域（肋下、腹下和髂腹股沟）交汇。并在腹横肌和内斜肌间之间到达前正中线。因为肾周筋膜包裹的肾和肾上腺在腰方肌前下方的组织上，必须谨慎，以避免损伤神经及伴行的血管结构。

背阔肌的分离应充分暴露第十二根肋骨。因为一些肌肉至少有一个部位起自或融合于该肋的骨膜，是骨膜下切除的最适宜部位。

在该区域中，隔膜起自第十二肋和侧腰肋弓，由腰方肌前的纤维筋膜增厚形成，由椎骨 L_2 的横突尖端延伸到第十二肋的尖端。切除最下端肋骨可以到达隔膜的上侧面，并进一步到达下侧面。壁层胸膜从隔膜到肋骨的后部和外侧翻折形成肋膈隐窝。通过胸内筋膜附着在肋条和隔膜上的肋膈隐窝的胸膜可以被轻轻提起，从而可以进一步分离隔膜。如果将肾轻轻下拉，肾上腺会暴露。拉动是很必要的，因为肾上极及肾上腺位于 T_{12} 椎骨和最后一根肋骨的上端。

由于肾上腺头侧偏向这个切口，有些医师倾向通过第十一肋下缘更直接地暴露。在这种情况下，必须分离更多的隔膜，也更容易伤及胸膜。

（于　浩　译　周泉波　校）

参考文献

1. Atmaca AF, Akbulut Z, Altinova S, et al. Routine postoperative chest radiography is not needed after flank incisions with eleventh rib resection. *Can J Urol.* 2008;15:3986–3989.
2. Avisse C, Marcus C, Patey M, et al. Surgical anatomy and embryology of the adrenal glands. *Surg Clin North Am.* 2000;80:403–415.
3. Carey LC, Ellison EH. Adrenalectomy: Technique, errors, and pitfalls. *Surg Clin North Am.* 1966;46:1283–1292. (Emphasizes potential problems and how to avoid them.)
4. Chino ES, Thomas CG. An extended Kocher incision for bilateral adrenalectomy. *Am J Surg.* 1985;149:292–294. (Describes extended bilateral subcostal approach.)
5. Geelhoed GW, Dunnick NR, Doppman JL. Management of intravenous extensions of endocrine tumors and prognosis after surgical treatment. *Am J Surg.* 1980;139:844–848.
6. Godellas CV, Prinz RA. Surgical approach to adrenal neoplasms: Laparoscopic versus open adrenalectomy. *Surg Oncol Clin North Am.* 1998;7:807–817.
7. Johnstone FRC. The surgical anatomy of the adrenal glands with particular reference to the suprarenal vein. *Surg Clin North Am.* 1964;44:1315. (Presents good review of vascular anatomy.)
8. Nash AG, Robbins GF. The operative approach to the left adrenal gland. *Surg Gynecol Obstet.* 1973;137:670–672.
9. Pezzulich RA, Mannix H. Immediate complications of adrenal surgery. *Ann Surg.* 1970;172:125–130.
10. Russell CF, Hamberger B, van Heerden JA, et al. Adrenalectomy: Anterior or posterior approach? *Am J Surg.* 1982;144:322–324. (Discusses pros and cons of two approaches.)
11. Thompson GB, Grant CS, van Heerden JA, et al. Laparoscopic versus open posterior adrenalectomy: A case-control study of 100 patients. *Surgery.* 1997;122:1132–1136.

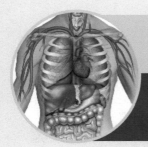

第80章

腹腔镜肾上腺切除术

J.C. Carr and James R. Howe

肾上腺切除术的适应证包括肾上腺原发性肿瘤、转移瘤及肾上腺增生等。如第79章所述，在过去，肾上腺切除术多采用经腹、侧腹、后入路及胸腹式等开放性术式。腹腔镜肾上腺切除术最早报道于1992年，在过去的10年里，它已成为肾上腺肿瘤手术最常用的术式。

本章描述的不同侧腹入路（lateral transabdominal，LT）的术式，包括后腹腔式、机器人式及单孔式等变式，也越来越受到欢迎。腹腔镜肾上腺切除术的主要优点和其他腹腔镜手术是一致的，包括缩小切口、放大术野、减轻术后疼痛、缩短住院时间及加快恢复工作。然而，腹腔镜手术在仪器设备和外科医师经验等方面有更高的技术要求。此外，进行双侧肾上腺切除术需要术中调整患者体位。最后，对于较大的病灶及恶性肿瘤的治疗，不推荐采用腹腔镜手术。

腹腔镜下切除肾上腺有两种常用的方法：经腹（经腹膜）式和后腹腔式，其中后者患者处于俯卧体位。多数外科医师对经腹术式中的解剖关系比较熟悉，因为充气后的腹腔可暴露肝、脾、结肠及胃等有明显的解剖标志。后腹腔术式中，腹膜内器官可不受影响，但在后腹腔创建出一个工作空间是一个挑战。本章将描述经侧腹的肾上腺切除术，章后的参考文献中有其他术式的相关介绍。

肾上腺有两个组成部分：外层皮质，可产生皮质腺瘤及癌；内层髓质，是嗜铬细胞瘤的发生部位。皮质由胚胎发育时期的尿生殖嵴及体腔间充质演化而来。外胚层神经嵴细胞在胚胎7周到8周时迁移至肾上腺皮质发展成髓质。两侧腺体均位于双肾的上方，故旧称"肾上的腺体"。右侧腺体趋于三角形，而左侧腺体更像新月形（见图79-1）。腺体平均长3～5cm，宽5～10mm，重3～6g。肾上腺呈橙黄色，可明显区分于肾周浅黄色的脂肪组织。

外科住院医师教育委员会（SCORE™）将腹腔镜肾上腺切除术归类为"复杂的"手术操作。

手术步骤

侧卧体位，升高手术台肾支撑处

4个穿刺孔分布于肋弓下缘两横指，从前正
　中线（剑突下10～15cm）至前侧面（第
　十一肋和髂前上棘之间）

左侧肾上腺切除术

30°腹腔镜

仔细的腹腔探查

移动结肠脾曲

把第4个穿刺孔置于直视视野下

向中间牵开脾、结肠和腹膜反折

在肾上极上方分离肾周脂肪组织以暴露肾
　上腺

分离肾上腺前面及侧面

向前牵开肾上腺

最后分离肾上腺静脉

取出肾上腺（用收纳袋），全面止血，缝合
　套管针穿刺孔

右侧肾上腺切除术

在对侧取相同体位及穿刺孔位置

移动结肠肝曲并把第 4 个穿刺孔置于直视
　　视野下

切开右三角韧带的腹膜反折并向中间牵开
　　肝及结肠

打开肾上的肾筋膜

辨认出下腔静脉

先分离肾上腺前面及侧面

轻柔地往侧面牵开肾上腺

以内镜用直线切割吻合器分离肾上腺静脉

取出肾上腺（用收纳袋），全面止血，缝合
　　套管针穿刺孔

解剖并发症

肾静脉损伤（左侧）

下腔静脉损伤（右侧）

结构列表

肾上腺

左肾上腺静脉

右肾上腺静脉

肾

左肾静脉

肾筋膜

下腔静脉

结肠

脾曲

肝曲

肝

一、患者的体位摆放及切口

【技术要点】

需留置导尿管及胃管。需使用气动加压袜。经腹术式通常需要 4 个穿刺孔，如果穿刺孔的位置过近，器械会互相干扰。因此，视患者的体型大小，穿刺孔间应相距 8 ~ 10cm。这就要求最外侧的穿刺孔（4 号孔）位于腋后线上。操作时，患者侧卧于软枕上，并使髂嵴和第十一肋间的区域位于手术台肾支撑处（图 80-1A）。把该处升至最高以充分暴露上述区域，而手术台则随之屈曲。将患者稍微倾斜向后约 15°，给软枕充气以固定。同侧的手臂由一个可活动的上臂支撑器承托，台面一侧的腋下放置一卷枕，两腿间放置两软枕。在游离侧的髋和肩上放置软毛巾，然后以胶带经毛巾将患者固定于手术台上。

如图 80-1B 所示，充气前先标记好穿刺孔位置，侧面的穿刺孔分布于肋弓下缘两横指处。最正中的穿刺孔（1 号孔）位于腹白线上，剑突下 10 ~ 15cm，在体型较小的患者则做脐上切口。第二个穿刺孔（2 号孔）位于 1 号孔外侧约 10cm 处，在锁骨中线上。第三个穿刺孔（3 号孔）位于 2 号孔外侧 10cm，在腋前线上。我们先在 2 号孔做器械的开放插入，后在充气后直视下做 1 号孔和 3 号孔的穿刺。最外侧的穿刺孔（4 号孔）位于腋后线上，髂嵴和第十一肋之间；在左侧肾上腺切除术时，这有时需要先取下结肠脾曲，而在右侧肾上腺切除术时，少数情况下需要先取下结肠肝曲。

【解剖要点】

肾上腺是腹膜后器官，因此经腹入路需把腹膜内结构往内侧翻转以到达目标。其中包括移动左侧的结肠脾曲、脾和胰。在右侧，肝的右叶必须被牵开。右侧肾上腺位置略低于左侧肾上腺，下抵肾，后抵横膈膜，上抵肝，内抵下腔静脉。左侧肾上腺附于左侧肾的上极，内侧与主动脉相邻，前抵胰腺尾部及脾，上方及后方与横膈膜相抵（见第 79 章，图 79-1）。副肾上腺组织可在肾上腺附近出现，甚至可迁移至睾丸或卵巢附近（见第 79 章，图 79-6）。

二、左侧肾上腺切除术（图 80-2 ~ 图 80-4）

【技术要点】

用二氧化碳充气至 15mmHg 后，使用 30°腹腔镜做腹腔探查。接下来，用 Babcock 钳抓取结肠脾曲并用超声刀断开降结肠头端 15 ~ 20cm 的系膜。这时，可朝向脾或肾上腺进行 4 号孔的直视下穿刺。将 Babcock 钳从 4 号孔伸入并用来牵开脾曲。把摄像头移至 2 号孔，超声刀移至 3 号孔，然后尽可能高地切开脾的系膜。一旦进入这个层面，待肾膨出即可辨认，并通过抓取钳或超声刀头部触摸来进行确认。

这时将摄像头移至 4 号孔，其余 2 个孔分别插入抓取钳和超声刀。在肾的中部垂直打开肾筋膜，把覆盖在肾前面的肾周脂肪组织分离干净。接着，

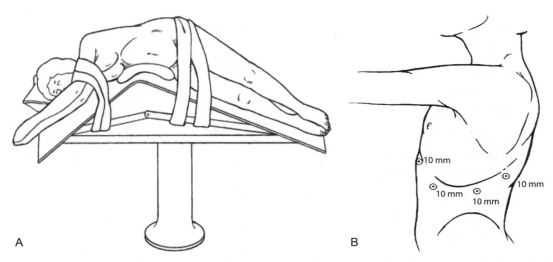

图 80-1   A. 患者体位摆放。患者侧卧于软枕上，并使髂嵴和第十一肋间的区域位于手术台肾支撑处（升至最高），手术台则随之屈曲。同侧的手臂由一个可活动的上臂支撑器承托，台面一侧的腋下放置一卷枕。使患者往后倾斜 15° 后给软枕充气以固定。两腿间放置两软枕，并通过胶带经患者的肩及髋将其固定于手术台上；B. 穿刺孔位置。最外侧的穿刺孔位于髂嵴和第十一肋间的侧面，最内侧的穿刺孔位于上腹部或剑突下的中线上，其余 2 个穿刺孔分布于前两者之间并彼此相距 8 ～ 10cm

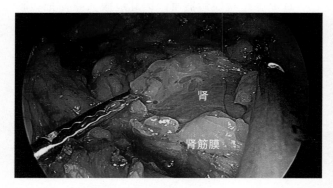

图 80-2   在肾中部垂直打开肾筋膜，切口往头侧延伸至肝侧缘与横膈膜相接处

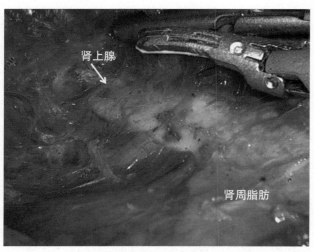

图 80-3   从上面和侧面开始，用超声刀从肾周脂肪组织中游离出肾上腺

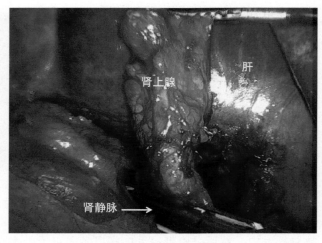

图 80-4   离断肾上腺静脉。2.5mm 挡的 EndoGIA 吻合器头部分叉的两支分别位于肾上腺静脉前后两侧

向上提起筋膜的内侧缘，从下方的肾周脂肪组织切开肾筋膜并把它向内翻转。

在 1 号孔插入扇形拉钩，并向内牵开脾和腹膜边缘。由于肾上腺位于肾上极的内上方，故需分离肾上极上方的肾周脂肪组织，后继续朝横膈膜方向把侧面脂肪组织与内侧脂肪组织及肾上腺分开。接着沿主动脉的大致方向朝内后方继续分离。分离过程中，较大的肿瘤（＞ 2cm）可易于发现：如果是皮质腺瘤，则呈橙黄色圆形团块；如果是嗜铬细胞瘤则呈灰色团块。较小的肿瘤则难以与浅黄色的脂

肪组织区别开来。肾上腺组织比周围脂肪组织更坚实而扁平，但单靠触摸对辨认腺体帮助不大。有的外科医师会借助腹腔镜超声来协助定位，但通常这不是必需的。沿着上方肾周脂肪组织和肾的内上缘分离最后即可看到一片橙黄色的组织，即肾上腺。操作过程中需不时在 2 号孔及 3 号孔间调换抓取钳及超声刀的位置，以取得最佳的牵引效果。

接下来，沿着肾上腺的侧缘和上缘进行分离，注意保留一些相连的脂肪组织以便于抓取腺体。向前牵开肾上腺以清理内上方的粘连，需使用超声刀，因为这些组织中包含小的动脉分支（通常肉眼不可见）。

我们倾向于最后处理肾上腺静脉，因为在这个区域发生意外是术中转开腹手术最常见的原因：不仅肾上腺静脉可能被撕破，而且分离时向下或向内偏移 1 ～ 2cm 也会引起肾上极血管的损伤。当内侧主动脉沿线和下方肾上腺及肾间的操作层面建立起来后，即可用 2.5mm 挡的 EndoGIA 吻合器分离肾上腺下缘剩余的组织，或者直接用 2 个血管夹夹闭并断开静脉。

至此，肾上腺应该已被游离出来。从 2 号孔放入内镜收纳袋并把肾上腺装入袋中，确认操作创面无出血，观察肾上极的颜色，检查有无残余的原位肾上腺组织及副肾上腺组织，进行局部灌洗，最后用 0 号薇乔线缝合穿刺孔。

【解剖要点】

每侧肾上腺的动脉血供均有三个来源：主动脉的分支、肾动脉及膈下动脉。这些血管在分离过程中通常是不可见的，超声刀能够充分止血。左肾上腺静脉汇入左肾静脉。左肾上腺静脉表现为肾上极和正常粉红色实质的一条紫色界线，结扎左肾上腺静脉时必须小心，不要损及肾上极的血管。我们倾向于在结扎肾上腺静脉前做尽可能多的结构分离，最后再离断静脉。这要求嗜铬细胞瘤患者的血压在术前要得到很好的控制，大多数在术前 2 周内接受增量 α- 肾上腺素能阻滞药治疗的患者一般不会出现过于剧烈的血压波动。通过切开肾筋膜并和参照脾位置来小心避开胰。还要小心避免在向内牵开脾时造成损伤，或由于解剖错平面造成胰腺后方的脾静脉损伤。如果寻找肾上腺遇到困难或遇上难处理的出血，可考虑扩大穿刺孔，用手直接触诊肾上腺或加压止血，从而避免开腹手术。可在 1 号至 4 号任意一个穿刺孔做 8cm 的切口以扩大入口。

三、右侧肾上腺切除术

【技术要点】

穿刺孔的位置与左侧肾上腺切除术相同，只是调换到右侧。在腹壁上向下推动可在 4 号孔看到肝曲。如果还有足够的游离腹壁，则可在直视下打好其他穿刺孔。如果没有，则可把肝曲移开来获得更多的操作空间。从 2 号孔放入 30° 腹腔镜，从 1 号孔放入扇形拉钩，牵开肝。用抓取钳钳起侧腹膜，并用超声刀尽量高地分离右三角韧带的腹膜反折。操作过程中，把肝往内侧前开并抬高可更好地看清楚肾及肾上腺。

从肾的中部打开肾筋膜至肾上极上方 4 ～ 6cm。从肾上极开始把肾周脂肪组织垂直分成两半。接着在整个垂直切口上向内剖开肾筋膜直至看到腔静脉，即解剖的内侧边界。把扇形拉钩放在肾筋膜缘及肝上，并把它向内抬高及扭转。这时较大的肾上腺肿瘤可被看到，有利于找到肾上腺的边缘。

看到肾上腺橙黄而扁平的边缘后，用超声刀先解剖其上面及侧面，把腺体和周围的脂肪组织分开（图 80-5）。如果看不到肾上腺，则继续从肾上极向内上放剖开肾周脂肪组织，肾上腺的边缘最终会暴露出来。如果找不到腺体的侧缘，则在腔静脉与肾上极上方之间的平面解剖至看到腺体（图 80-6）。肾上腺的上部和侧部被剖出后，则小心清理肾和肾上腺之间的沟槽。注意不要向内下方解剖过深，因为肾上极的血管位于此处。

完成以上步骤后，轻柔地向侧面牵开肾上腺，并超声刀用小心地分离肾上腺下方与腔静脉之间的蜂窝组织。把肾上腺内上方的蜂窝组织也清理干净，注意保持在腺体上方的层面操作，以避免损伤肾上腺静脉。

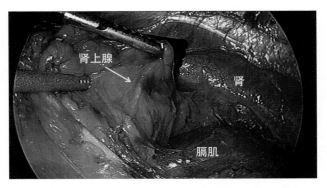

图 80-5　**肾上腺内上方的解剖。此操作需用扇形拉钩轻柔地把脾和侧腹膜向内牵开**

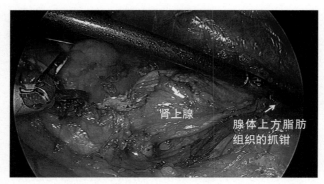

图 80-6　用超声刀沿肾上腺的侧上方进行解剖。腺体上方的脂肪组织用来把腺体向前扭转以获得最佳视野，便于清理内上方粘连

腔静脉侧的上方和下方术野之间最后的联系只剩下被蜂窝组织包裹的肾上腺静脉。把 2.5mm 挡的 EndoGIA 吻合器平行地放到腔静脉侧并离断肾上腺静脉（图 80-7）。把肾上腺装入内镜收纳袋中并从 2 号孔取出。检查术野有无出血，灌洗后按前述左侧肾上腺切除术的方法缝合穿刺孔。

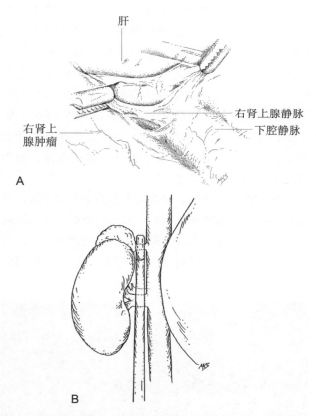

图 80-7　A. 暴露肾上腺及下腔静脉之间沟槽中的右肾上腺静脉；B. 用 EndoGIA 吻合器离断右肾上腺静脉（A 引自 Hedican SP. Kidneys and adrenal glands. In：Scott-Conner CEH, Cuashieri A, Carter FJ, eds. Minimal Access Surgical Anatomy. Philadelphia, PA：Lippincott Williams & Wilkins；2000：267–292.）（已授权）

【解剖要点】

为了暴露右侧肾上腺的上面及腔静脉，必须移动肝。可用扇形拉钩把肝牵开至肾上腺上方。像左侧肾上腺切除术一样，肾上腺 3 条主要的供血动脉通常不可见，需用超声刀分离。右侧肾上腺静脉非常短（约 1cm）而宽，直接汇入腔静脉。处理该血管时发生任何意外都可能导致难以处理的大出血。但通过清理干净肾上腺的下方及内上方并使用 EndoGIA 吻合器可以尽可能减少意外的发生。注意在操作过程中避免损伤腔静脉侧壁。

（于　浩　译　周泉波　校）

参考文献

1. Assalia A, Gagner M. Laparoscopic adrenalectomy. *Br J Surg.* 2004;91(10):1259–1274.
2. Berber E, Tellioglu G, Harvey A, et al. Comparison of laparoscopic transabdominal lateral versus posterior retroperitoneal adrenalectomy. *Surgery.* 2009;146(4):621–625.
3. Gagner M, Pomp A, Heniford BT, et al. Laparoscopic adrenalectomy: Lessons learned from 100 consecutive procedures. *Ann Surg.* 1997;226(3):238–246; discussion 246–247.
4. Gonzalez R, Smith CD, McClusky DA 3rd, et al. Laparoscopic approach reduces likelihood of perioperative complications in patients undergoing adrenalectomy. *Am Surg.* 2004;70(8):668–674.
5. Lee J, El-Tamer M, Schifftner T, et al. Open and laparoscopic adrenalectomy: Analysis of the National Surgical Quality Improvement Program. *J Am Coll Surg.* 2008;206(5):953–959; discussion 959–961.
6. Rubinstein M, Gill IS, Aron M, et al. Prospective, randomized comparison of transperitoneal versus retroperitoneal laparoscopic adrenalectomy. *J Urol.* 2005;174(2):442–445.
7. Walz MK, Alesina PF, Wenger FA, et al. Posterior retroperitoneoscopic adrenalectomy—results of 560 procedures in 520 patients. *Surgery.* 2006;140(6):943–948.
8. Walz MK, Groeben H, Alesina PF. Single-access retroperitoneoscopic adrenalectomy (SARA) versus conventional retroperitoneoscopic adrenalectomy (CORA): A case-control study. *World J Surg.* 2010;34(6):1386–1390.
9. Winter JM, Talamini MA, Stanfield CL, et al. Thirty robotic adrenalectomies: A single institution's experience. *Surg Endosc.* 2006;20(1):119–124.

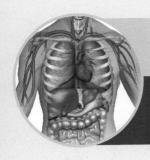

第 **81** 章

肾、输尿管及膀胱损伤的管理

本章将介绍泌尿系统损伤的管理技术。许多肾损伤不需手术治疗，但当需要手术介入时，有一套处理的方法和计划是很重要的。输尿管损伤有时是医源性的，也可以是外伤导致的，这里描述了简单的修复方法，更复杂的技术可参见参考文献。膀胱修复是结肠膀胱瘘及外伤处理中一项必要的技术，也将在此章中进行介绍。

外科住院医师教育委员会（SCORE™）将肾、输尿管及膀胱损伤修复术归类为"基本的、非常规的"手术操作。

操作步骤——肾外伤的手术处理
出血的初步控制
拨开肠子以暴露中部的肾静脉及肾动脉
隔离肾动脉并放置硅橡胶圈以快速控制出血
隔离肾静脉并放置硅橡胶圈以快速控制出血
拨开肠子以暴露肾周血肿
进入血肿并迅速和无创地挪动肾
小心不要从肾实质上撕脱肾包膜
大出血时可阻断肾动脉及肾静脉
确认损伤程度，检查是否伤及集合系统
简单的撕裂伤
用可吸收缝线连续缝合集合系统
衬垫并间断缝合肾实质
放置引流管
局限于肾上极或肾下极的重大损伤
行肾部分切除术
将注入肾极的肾动静脉的分支结扎

将无供血的部分肾切除
残余创口止血
用可吸收缝线连续缝合集合系统
衬垫并间断缝合肾实质
放置引流管

解剖并发症
尿漏
输尿管狭窄

结构列表
肾
肾动脉
肾静脉
输尿管
肾上腺
下腔静脉
腹主动脉
膀胱

一、肾的暴露及撕裂伤的缝合（图 81-1）

肾周区域的刺入伤需要探查及修复。初始有效的挪动及尽可能少的失血对于肾免受二次损伤非常重要。肾包膜容易从肾实质上撕脱。小心保留肾包膜，因为那是缝线最好的附着点。

切开无血管线以将覆于上方的结肠及其系膜移至中线，同时检查结肠及系膜有无损伤。接着即可暴露下方的肾周血肿。

决定是否隔开中线上的肾动静脉和血肿，以实行出血的初步控制。有些外科医师常规进行出血初步控制，有些则选择性地施行。出血的初步控制有

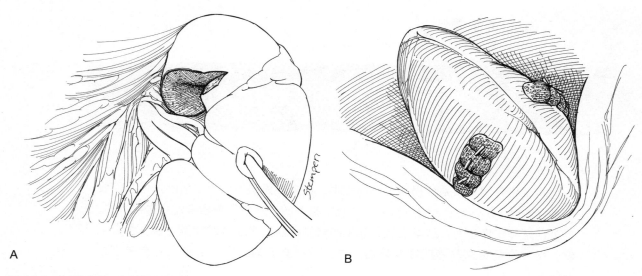

图 81-1   肾简单撕裂伤的暴露及修复

A. 肾损伤的暴露；B. 衬垫修复撕裂伤（引自 Graham SD Jr，Keane TE，eds. Glenn's Urologic Surgery. 7th ed. Philadelphia，PA：Lippincott Williams & Wilkins；2010）（已授权）

利于在探查血肿过程中尽可能减少出血。但是，这需要大量额外的时间（有可能使血肿增大）。许多外科医师选择性地在损伤的性质或血肿的外观提示探查中可能发现重大的动脉出血的时候施行出血初步控制。

隔开中线上血肿外的肾动静脉以达到出血的初步控制。相关的解剖内容的讨论见第 82 章。

打开肾筋膜，暴露肾并迅速地将其从侧方向内挪动，注意不要造成二次损伤（图 81-1A）。尽力避免肾包膜从肾实质上撕脱。操作完后即可对肾及肾门血管进行处理。有必要的话，用血管钳夹闭肾门血管以控制出血。检查伤口的性质。

如图 81-1B 所示的简单撕裂伤可以用单纯缝合来处理。小心保证集合系统是无损的。用小的拉钩(如 Army-Navy 拉钩) 探查肾实质损伤的深度。集合系统是稍白色的。如果集合系统受损，你可以看到撕裂伤深处的边缘及一个通往被覆亮白色上皮的腔（集合系统）。有可能需要稍微扩开肾实质的损伤来充分暴露伤口。

用可吸收缝线连续缝合集合系统。然后间断缝合肾实质，缝线需跨过特氟龙、肾周脂肪或网膜的衬垫。在接近损伤的地方放置引流管并检查止血。

还需记住，投射物（不管是子弹还是刀刃）在击中肾的同时也可能横穿了小肠或其他内脏。在处理完肾损伤后，再次检查有无遗漏的内脏损伤。将结肠恢复解剖位置并关腹。

二、肾部分切除术（图 81-2）

按上述方法挪动并暴露肾。确认损伤过于严重而不能用简单缝合处理。记住肾损伤处理的一个基本原则是尽可能保留肾容量。肾部分切除术可将严重受损的肾上极或下极切除，同时保留剩余的肾。

可能的话，辨认出受损肾极的供血血管并用硅橡胶圈夹闭。切除受损肾极（图 81-2A）。止血并用可吸收缝线连续缝合集合系统（图 81-2B）。衬垫缝合伤口并用网膜的一端来加固残端（图 81-2C）。放置引流管。

在少数情况下，肾损伤无法修复或者肾门严重受损，肾切除术则成为挽救生命的急诊手术。结扎肾动静脉。沿输尿管下行找到进入膀胱的终点并用可吸收线低位将其结扎。这将在膀胱壁内留有一段输尿管。告知患者这一输尿管残端的存在，因为有因此残端发生尿路上皮癌的罕见病例。有医师因此提倡将膀胱壁内的输尿管残端切除，但这会明显延长手术时间，对血流动力学上不稳定的患者不利。

如前所述，小心不要遗漏其他内脏损伤，最后止血并关腹。

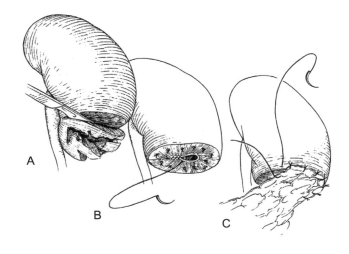

图 81-2　肾部分切除术

A. 切除受损的肾下极；B. 缝合集合系统；C. 网膜加固修复，（引自 Graham SD Jr，Keane TE，eds. Glenn's Urologic Surgery. 7th ed. Philadelphia，PA：Lippincott Williams & Wilkins；2010）（已授权）

操作步骤——输尿管的修复	从损伤末端放入双 J 管
挪开覆在上方的结肠以暴露输尿管	近端放入肾盂
切开输尿管上的腹膜	远端放入膀胱
修整输尿管的端口	用可吸收细线间断缝合输尿管
将末端修剪宽钝	放置引流管

三、输尿管的修复（图 81-3）

输尿管中断的损伤可通过刮抹及在支架上进行简单缝合来修复。还有其他几个稍复杂的处理远端输尿管损伤的方法，例如下段输尿管再建术，参见章末的参考文献。单纯修复是一项能满足大多数情况下的有用技术。

如上述挪开结肠以暴露受损的输尿管。平行于输尿管切口腹膜，暴露出受损处近端及远端的一段输尿管。小心避免撕脱输尿管周围含有血供的组织。

清洁输尿管末端，用刮刀涂敷受伤的部分，在受损处放入双 J 管，将其近端伸入肾盂，远端伸入膀胱。多次间断缝合输尿管，以网膜覆盖并放置负压引流管。

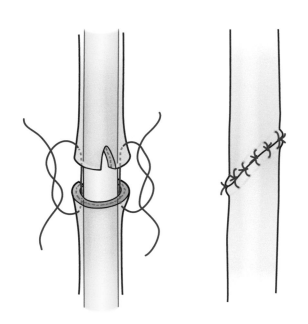

图 81-3　输尿管的药刀状修复（引自 Delacroix SE Jr，Winters JC，eds. Urinary tract injuries：Recognition and management. Clin Colon Rectal Surg. 2010;23：104–111）（已授权）

四、膀胱的修复（图 81-4）

确认损伤的程度。放置拉钩并观察膀胱内部，确认损伤处与膀胱三角的位置关系。在相对低的正常位置凭借其光亮平滑的表面及 3 个孔来辨认膀胱三角。如果有必要，可以用染色剂（如靛蓝胭脂红，静脉注射）更容易地辨认出输尿管的出口。输尿管到达膀胱三角前穿过了膀胱壁。靠近或包含膀胱三角的损伤需要运用更专业的知识来处理。所幸的是，大多数损伤波及膀胱顶而距离膀胱三角较远。

修整损伤的边缘并确认可视为简单线性撕裂伤做缝合处理的缺口。第一层以 2-0 或 3-0 可吸收缝线连续缝合。然后外层进行连续或间断缝合来翻转并腹膜化上一层的缝合线。缝合肠子可采取相同的做法，但第二层也需用合成的可吸收缝线。

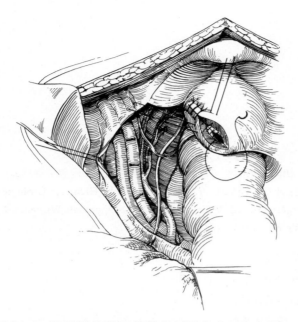

图 81-4 膀胱损伤的双层修复（引自 Graham SD Jr，Keane TE，eds. Glenn's Urologic Surgery. 7th ed. Philadelphia，PA：Lippincott Williams & Wilkins;2010）（已授权）

放置好导尿管用作引流。耻骨上导管已不作常规使用，应尽量避免。在修复处覆盖网膜加固，确认无其他内脏损伤并关腹。

（于 浩 译 周泉波 校）

参考文献

1. Buckely JC, McAninch JW. Chapter 9. Renal trauma. In: Graham SD Jr, Keane TE, eds. *Glenn's Urologic Surgery*. 7th ed., Philadelphia, PA: Lippincott Wolters Kluwer; 2010:59.
2. Delacroix SE Jr, Winters JC. Urinary tract injuries: Recognition and management. *Clin Colon Rectal Surg*. 2010;23:104–111.
3. Frober R. Surgical anatomy of the ureter. *BJU Int*. 2007;100:949–965.
4. Myers JB, Taylor MB, Brant WO, et al. Process improvement in trauma: Traumatic bladder injuries and compliance with recommended imaging evaluation. *J Trauma Acute Care Surg*. 2013;74: 264–269.
5. Riedmiller H, Becht E, Hertle L, et al. Psoas-hitch ureteroneocystostomy: Experience with 181 cases. *Eur Urol*. 1984;10:145–150. (Alternative to primary repair for low ureteral injuries.)
6. Shariat SF, Trinh QD, Morey AF, et al. Development of a highly accurate nomogram for prediction of the need for exploration in patients with renal trauma. *J Trauma*. 2008;64:1451–1458.
7. Yeung LL, Brandes SB. Contemporary management of renal trauma: Differences between urologists and trauma surgeons. *J Trauma Acute Care Surg*. 2012;72:68–75.

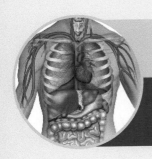

第 **82** 章

根治性肾切除术

　　根治性肾切除术是肾实质肿瘤的主要治疗手段。经典的根治性肾切除术范围包括肾周筋膜内的所有组织器官：患肾和患肾同侧的肾上腺、肾周脂肪、输尿管上段及区域淋巴结。本章的主要内容为根治性肾切除术的手术方式和重要的术中解剖标志，以及不同侧根治性肾切除术手术步骤的重要差别。腹腔镜根治性肾切除术和肾部分切除术等根治性肾切除术的备选手术方案将在本章末节的参考文献中详述。

　　外科住院医师教育委员会（SCORE™）将肾切除术归类为"基本的、非常规的"手术操作。

手术步骤

患者处半侧卧位，头低 15°～30°

根据患者的体型及肿瘤大小选择正中、双
　　侧肋缘下或斜切口（若肿瘤大需要行胸
　　腹联合切口）

单纯经后腹膜或经腹解剖切除

向内侧游离腹膜腔及其内容物

分离结扎肾动脉及肾静脉

根据周围情况及术中习惯决定是否保留肾
　　上腺

在肾前筋膜的层面进行解剖

确认输尿管，尽可能地往下钳夹离断

区域淋巴结清扫（如有必要）

主动脉周围淋巴结（左侧肿物）或下腔静
　　脉周围淋巴结（左侧肿物）

癌栓切除术（如有必要）

Ⅰ级：用手指将癌栓推回肾静脉，然后结
　　扎肾静脉

Ⅱ级：游离局部的下腔静脉并结扎离断所
　　有小分支，从前方打开下腔静脉去除所
　　有的癌栓（如果粘连严重切除部分下腔
　　静脉壁）

Ⅲ级：可能需要体外循环辅助取栓

Ⅳ级：必须要体外循环辅助取栓

止血及关闭切口，无须放置引流

解剖并发症

将肠系膜上动脉误认为肾动脉结扎

损伤下腔静脉

结构列表

腹壁

腹外斜肌

腹内斜肌

腹横肌

腹直肌

后背

背阔肌

下后锯肌

胸部

肋骨

肋间肌

肋间血管及神经

膈

胸膜

肾前筋膜

肾周脂肪

肾

输尿管

区域淋巴结

肾上腺

脉管系统

主动脉

下腔静脉

肾动脉

一、患者体位及手术入路的选择（图 82-1）

【技术要点】

根据肾肿瘤患者的体型、肿瘤体积、肿瘤在患肾中的位置及外科医师的手术习惯，根治性肾切除术可选择多种不同的手术入路。不同手术入路之间的最佳选择，需要考虑到额外的手术步骤，比如在患肾根治性切除术中同时进行腔静脉瘤栓取出术、对侧肾手术、肝肺局限转移灶切除术等。下文中将

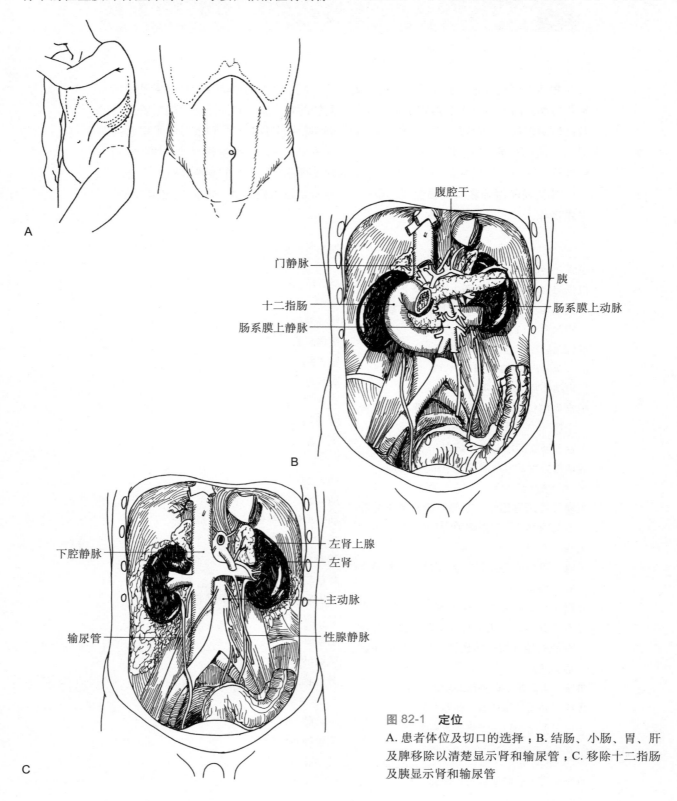

图 82-1　定位
A. 患者体位及切口的选择；B. 结肠、小肠、胃、肝及脾移除以清楚显示肾和输尿管；C. 移除十二指肠及胰显示肾和输尿管

讨论根治性肾切除术几种主要的手术入路的手术原理、患者体位、手术步骤。我们建议在所有的手术方式中都使用多功能、能够进行位置调节、适应不同组织深度的手术牵引器，比如 Omni-Tract。

1. 侧腹入路的手术切口　侧腹入路适用于瘤体主要部分位于肾中下极、肿瘤未侵犯下腔静脉的肾肿瘤。由于侧腹壁的皮下脂肪相对于腹前壁较少，侧腹入路特别适用于体型肥胖的肾肿瘤患者。由于侧腹切口入路的手术范围在腹膜后，避开了腹腔内器官，所以降低了发生术后肠梗阻的概率。该手术入路的另一个优势是能够直接暴露肾动脉。然后由于经侧腹入路手术空间的局限性，术中肾位置相对固定难以转动，故对于体积较大的肾肿瘤，该手术入路的暴露范围相对有限。

对于侧腹入路手术，首先建议将患者体位摆放成与垂直线成 15°～ 30° 的侧卧位，以便于在必要时为了更好地暴露手术范围而扩大手术切口至腹直肌内侧。其次调节患者位置使患者肾对准手术台的可活动部位，同时升高腰桥。使用枕头气垫等夹紧患者的上下肢并妥善固定，并可选择悬吊器械固定患者上肢。使用腋垫防止术中过度牵拉患者的臂丛神经。在所有手术中都应使用尼龙皮带或者宽胶带将患者妥善固定于手术台上。

手术切口的起点通常在第十二肋骨肋尖或第十一肋间（对于体积较小的肿瘤）。因为手术中肾门的位置通常比影像学检查所见的位置更加偏向头侧，所以我们建议将手术切口位置定位于相对较高的位置。切开肋间韧带能够提供足够的手术暴露范围而无须切除肋骨。对于直径大于 7cm 的肾肿瘤，为了最大化手术暴露范围，可以直接在第十一或第十二肋骨的位置做手术切口后行肋骨切除术。肋骨切除术需在骨膜平面以下进行，以利于术后骨骼再生，同时注意保护在肋骨下缘走行的神经血管束。在分离背阔肌前缘及向下拉开下后锯肌之后，用电凝刀从竖脊肌的起点，沿整个肋骨切开骨膜外层。用 Alexander 骨膜剥离器剥开骨膜外层，然后用 Doyen 肋骨起子将肋骨从骨膜内层提出。用直角肋骨剪从侧方横向切断肋骨，用咬骨钳修平骨骼切面。用电凝刀或骨蜡进行骨骼创面的止血。松解膈膜和胸膜之间的组织，注意避免进入胸膜腔内。

对于术中不慎造成的胸膜穿孔，应首先通过穿孔处置入一条红色橡胶导管，通过皮下引出作为胸腔引流管，并用可吸收缝线固定。在缝合皮肤后，将胸腔引流管的开口接入水封瓶，并且保持水封瓶的位置低于侧胸壁（保持负压），同时麻醉医师进行数次深度正压通气，以便在拔管前排除术中滞留于胸腔的气体。

2. 前肋缘下手术切口　前肋缘下切口通过腹腔能够直接对肾蒂进行处理而无须首先游离肾。该手术入路适用于任何位置的肾肿瘤，特别是体积较大的肾肿瘤。然而对于体积特别巨大的肾上极肿瘤及体型肥胖的患者，该手术入路并不理想。前肋缘下切口在必要时可以扩大至对侧，以适应对巨大肾肿瘤、对侧肾及腹腔大血管进行处理的手术范围要求。前肋缘下入路通过腹腔，有利于在术中发现远处的肿瘤转移病灶。同所有经腹入路的手术一样，前肋缘下入路相对于腹膜后入路，术中损伤肝、脾等肾附近器官及术后发生肠梗阻的概率较高。根据外科医师的不同手术习惯，患者在仰卧位的基础上，可在上段腰椎下垫放圆枕，或将胸部及上腹摆放为 45° 斜仰卧位同时下腹部保持仰卧位。可以在胸部后放置气垫及使用手术台腰桥以实现上述的后一种体位摆放方式。使用垫物支撑下肢并使用支撑架托起固定患肾同侧的前臂。前肋下入路手术切口起点选择在第十二肋尖，然后在肋骨下方 2 指距离，沿肋骨走行方向，向对侧做一弧形向上切口，越过腹中线止于对侧腹直肌。

3. 胸腹联合切口　胸腹联合切口适用于位于肾上极巨大肿瘤，或由于同侧肺局限性转移灶需要同时行肺楔形切除的病例。该切口解决了术中肝覆盖右肾影响手术视野的问题，故尤其适用于体积较大的右肾上极肿瘤。该手术入路同样适用于右肾肿瘤合并膈上瘤栓，需要在术中同时建立体外循环处理瘤栓的病例。该手术入路的缺点在于手术留置胸腔引流管引起的术后疼痛。该手术入路患者的体位与侧腹入路的体位相同。

在第八至第十肋之间选择手术切口，切口范围应从腋后线越过肋软骨到达腹中线靠近脐上的位置。在做手术切口的同时，应同时进行骨膜下肋骨切除及对肋软骨的分离。在膈肌外侧部分距离胸壁几厘米的位置，沿肌纤维走行方向切开膈肌。切开膈肌时，注意保护膈神经的主要分支。最后切开腹壁，充分暴露胸腔及腹腔的空间。通过松解肝右侧冠状韧带及三角韧带将肝提高至膈肌缺损处，可以进一步地暴露右肾。

在最后关闭手术切口之前，首先腋后线做一肋下切口，通过切口向头侧置入一条小号胸腔引流管。如果在肾切除同时进行了肺楔形切除术，则需要选择管径更粗的胸腔引流管以利于引流。然后分别关闭胸腔及腹腔。建议在关闭膈肌切口时使用间断八字缝合防止膈变形，同时线结打在切口的腹侧。

4.经腹入路腹壁正中切口　腹部正中切口适用于双侧肾手术及在切除肾同期进行其他腹腔手术的病例。患者呈仰卧位，切口起点选择在剑突正下方，沿腹正中线向下切开腹壁至脐或脐下。对肾肿瘤合并膈上下腔静脉瘤栓，需要在术中同时建立体外循环处理腔静脉瘤栓的病例，可向头侧延长手术切口并做胸骨正中切开。腹壁正中切口的手术入路方式能够对腹腔大血管提供良好的手术视野，然而由于受到患者体型及肿瘤体积的限制，术中对肾的外侧及头侧处理难度较大。因此我们不建议将腹部正中切口作为根治性肾切除术的常规入路。

【解剖要点】

不同根治性肾切除术手术切口通常涉及的侧腹壁、上腹壁肌群包括：腹外斜肌、腹内斜肌、腹横肌和腹直肌。这些肌肉的厚度在不同年龄和体型的患者中差异很大。在大部分患者中，这些

肌肉在解剖上表现为薄层的肌纤维带，在手术中易于被分离，并显露其下的覆盖腹膜后肌群的腹横筋膜向后延伸部分。手术中为了进入腹膜后组织，需要切开并通过这部分腹横筋膜同时避免损伤其内侧的腹膜。通过清扫肾周筋膜表面的腹膜组织，可以充分暴露腹膜后的空间。对于越过腹直肌的手术切口，在切开肌肉的同时需要切开腹直肌前鞘和后鞘，以获得最大的手术暴露范围。术中需要注意胸腔下缘在侧胸壁位置通常能达到第十肋骨水平，然而胸膜壁层与膈肌的附着位点其下的第十二肋骨内侧；故在做手术切口的过程中要求向头侧仔细分离，避免术中不慎进入胸膜腔。肋间隙内的结构除了肋间外肌、肋间内肌及肋间最内肌，还包括了与之相关的肋间外膜、肋间内膜、最内肋间膜及胸横肌。肋间神经沿肋骨下缘的肋槽内走行，具有支配同侧皮肤节段感觉的功能，需要在术中注意保护避免损伤。

二、腹膜后的暴露、肾门血管的游离、标准肾全切除及切口的关闭（图82-2）

【技术要点】

在成功建立经侧腹或者经腹入路的手术通道之后，下一个手术步骤是游离肾及肾门血管。在此之

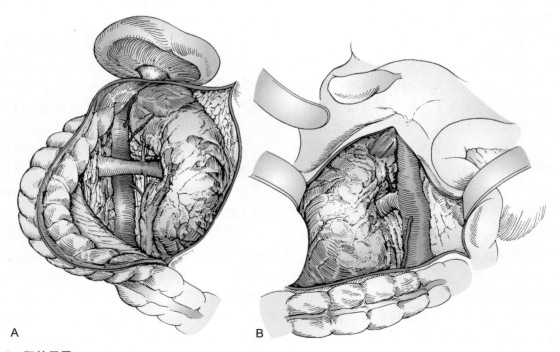

图 82-2　肾的暴露
A. 将结肠牵向内侧，行左肾切除术；B. 牵拉十二指肠、肝及结肠，行右肾切除术（引自 Radical Nephrectomy. In: Novick AD, Pontes ES, Streem SB, Stewart BH, eds. Stewart's Operative Urology. 2nd ed. Baltimore, MD: Williams & Wilkins; 19108)（已授权）

前，需要将术野中的腹膜及腹腔内脏器推向内侧以暴露腹膜后的手术空间。在经腹入路的手术方式中，还需要松解 Toldt 筋膜并分离肝结肠韧带（右侧）或 lenocolic 韧带（左侧）。通过游离同侧的结肠系膜，将肾上下方的结肠推向内侧。右侧肾切除术需要通过 Kocher 手法（向内侧推开十二指第二段）暴露下腔静脉。在游离肾及肾门血管的过程当中（特别在肿瘤血管丰富的病例中），应首先游离肾门的主要血管。一般情况下，肾动脉的位置位于肾静脉的正后方。电刀分离肾静脉表面的纤维脂肪组织后，用静脉拉钩或者血管套锁提起肾静脉，暴露其下方的肾动脉。在游离左侧肾静脉时，需要首先游离并结扎分别从肾静脉的下方、上方及后方汇入肾静脉的左侧生殖静脉、肾上腺中央静脉及腰升静脉。依次游离并结扎肾动静脉，在游离肾前完全阻断肾的血供。避免在阻断肾动脉之前先结扎肾静脉，因为这种做法有可能引起严重的动脉充血，导致肿瘤包膜或血管破裂大出血。在切除左肾时（特别对于巨大肾肿瘤导致腹膜后解剖结构变异的病例），需注意避免将肠系膜上动脉误认为肾动脉。横向游离肾静脉上下的动脉并辨认其走行方向，可以避免上述情况的发生。

对于在根治性肾切除术中常规切除同侧肾上腺的做法，目前仍有争议。对于影像学及体查无异常、肿瘤位于肾中下极、肿瘤临床分期在 T_1 以下的患者，部分外科医师倾向于在根治性肾切除术中保留肾上腺。为了保留肾上腺，需要在术中打开肾周筋膜。右侧肾上腺中央静脉直接汇入下腔静脉，故在结扎右侧肾静脉后，可以直接用电刀从右肾上极分离肾上腺。使用超声刀等器械可以很好地从肾上极分离出肾上腺。在保留左侧肾上腺的根治性肾切除术中，可以保留左侧肾上腺中央静脉，但更多情况下为了分离左肾静脉需要离断左侧肾上腺中央静脉。使用电刀分离肾上腺和肾上极之间的平面，同时对供应肾上腺的小动脉予以电凝止血。对于不保留肾上腺的左肾根治性切除术，应在左肾静脉汇入下腔静脉处与左侧肾上腺中央静脉的分支之间分离并结扎左肾静脉，并沿左侧肾上腺内侧缘分离切除左侧肾上腺。通常情况下，右肾上腺中央静脉相对粗短，并从右侧汇入下腔静脉。在结扎右肾静脉之后，分离下腔静脉表面的纤维结缔组织及淋巴组织，同时对较粗的淋巴管予以夹闭或结扎。在向上分离下腔静脉的过程中，可以找到橙黄色的肾上腺组织边界，

继续分离肾上腺可以找到粗短的右肾上腺中央静脉。结扎并离断右肾上腺中央静脉后按前文所述的方法一并切除右肾及右肾上腺。

首先处理肾门的主要血管之后，再在肾周筋膜的间隙内游离整个肾。在进行这个步骤之前，还需要对较大的肿瘤血管进行分离阻断。使用超声刀直接切断肿瘤血管可以简化先结扎后离断肿瘤血管的手术方式。通常在肾周筋膜上方很少存在较大的膈下血管，与横膈粘连的肾周筋膜组织可以直接用组织剪或者电刀分离。在分离右侧肾周筋膜上方时，通常需要肝牵引器辅助以获得更好的手术视野。在分离左侧肾周筋膜上方时，需要注意仔细游离脾至结肠脾曲的血管，然后钝性锐性结合从肾周筋膜上分离包绕脾的腹膜，同时避免在操作过程中过度牵拉而损伤脾。同理，在分离肾上腺及肾周筋膜上极时应避免过于牵拉以致损伤胰。在腹膜后寻找两条平行于腹主动脉的管腔结构以辨认输尿管的位置。通常输尿管与同侧的生殖静脉伴行。压迫输尿管可以引起输尿管蠕动，利用这点可以确认输尿管的位置。尽量在手术范围的最低点封闭输尿管残端，同时在输尿管近端用缝线或者组织钳做标记，以便于辨认其上方的组织结构。在游离整个肾之后，通常不需要放置腹膜后引流。在怀疑手术过程中存在胰或者肝损伤的情况下，则需要放置腹膜后引流以便于观察。根据不同外科医师的手术习惯，可以用 8 号线 8 字间断缝合或用 0-1 号可吸收缝线连续缝合筋膜层。关闭腹膜后筋膜后，用相同的手术方式首先关闭腹横筋膜及腹内斜肌腱膜，然后关闭腹直肌筋膜前层及腹外斜肌腱膜。手术切口皮缘可以用皮肤钉对合。

可选步骤：区域淋巴结清扫　对于在根治性肾切除术中是否进行区域淋巴结清扫，目前仍存在争议。一般不建议对低肿瘤分期的肾癌做肾门淋巴结以外的扩大淋巴结清扫。在进行了区域淋巴结清扫的患者中，发现伴有淋巴结转移的患者 5 年生存率只有 5% ~ 20%。对于淋巴结阳性的患者（gross nodal disease），在接受生物治疗或其他辅助治疗方案之前进行彻底的淋巴结清扫有可能改善患者的预后。可以在切除肾的过程中一并清扫区域淋巴结，也可以在切除肾后再清扫淋巴结，后一种手术方式可以简化切除肾的过程，特别是对肿瘤体积较大的病例。对于左侧肾癌，区域淋巴结清扫要求清除肾

动脉周围的淋巴组织。对于右侧肾癌，则需要清扫下腔静脉周围的淋巴组织。清扫血管旁淋巴结的手术方式为：游离血管旁的淋巴组织，切断大的淋巴管，并水平方向将淋巴组织从血管表面推开。离断腰部的血管分支（腰椎后路支），进一步分离腹膜后的大血管，然后清扫其周围的淋巴组织。扩大淋巴结清扫的范围从膈脚往下，在右侧到达髂总动静脉，在左侧到达肠系膜下动脉的起点，包括同侧输尿管旁的纤维脂肪组织。

三、特殊的注意事项：肿瘤癌栓切除术（图82-3）

【技术要点】

有4%～10%的肾癌患者合并有下腔静脉瘤栓。对于术前未发现肿瘤远处转移、肾周脂肪浸润及肿瘤直接侵犯血管壁的肾癌患者，静脉瘤栓对患者预后的影响并不大。根据相关文献报道，能够手术完整剥除静脉瘤栓的患者的10年生存率最高可达到60%。根据肾癌静脉瘤栓向侵犯下腔静脉的程度，将其分为以下4个级别。

Ⅰ级：瘤栓侵入下腔静脉，顶端距肾静脉开口处≤2cm；

Ⅱ级：瘤栓顶端距肾静脉开口处＞2cm，但低于肝静脉水平；

Ⅲ级：瘤栓生长达肝内下腔静脉水平，但在膈肌水平以下；

Ⅳ级：瘤栓侵至膈肌水平以上的下腔静脉或侵犯右心房。

根据肾癌静脉瘤栓的级别和外科医师的手术习惯，肾静脉瘤栓有不同的手术处理方式。Ⅰ级的腔静脉瘤栓通常可以通过在下腔静脉外按压血管将其推入肾门。在分离并阻断肾动脉后，用心耳钳或与其类似的血管钳顺着下腔静脉的走行方向钳夹下腔静脉。然后在下腔静脉一侧剪开肾静脉，并用4-0或5-0血管缝线缝合下腔静脉切口。

处理Ⅱ级腔静脉瘤栓首先需要离断汇入肾静脉及瘤栓所在的下腔静脉节段的血管分支。用Rummel止血带在瘤栓的远端和近端阻断下腔静脉血流，并阻断对侧的肾静脉，然后处理患侧肾门血管。纵行剪开瘤栓表面的下腔静脉，然后将其从腔静脉内取出。用血管剥离子小心分离瘤栓与血管内膜的间隙，对于难以从血管内膜下剥离瘤栓的相应血管节段则

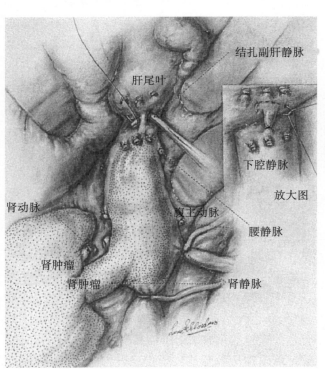

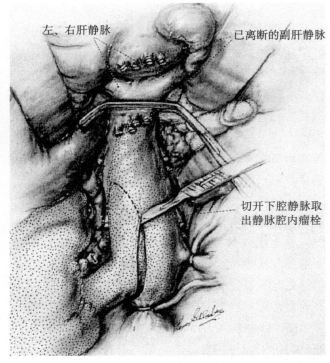

图 82-3 **特殊的注意事项：肿瘤癌栓切除术**（引自 Marshall FF, Dietrick DD, Baumgartner WA, et al. Surgical management of renal cell carcinoma with intracaval neoplastic extension above the hepatic veins. J Urol. 1988;139：1169）（已授权）

予以切除。

若存在切除了 50% 以上管腔的下腔静脉节段，则需要通过血管补片修补或人工血管置换的方式进行下腔静脉重建。为了更好地暴露腔静脉瘤栓上方的血管，可以离断肝尾状叶的小血管以便于向上推开肝。以上的手术步骤都需要 Rummel 止血带完全阻断下腔静脉血流。

III 级的腔静脉瘤栓的手术处理方式目前存在争议。部分外科医师倾向于建立腔静脉 - 右心房旁路后手术取出瘤栓。也有医师通过首先阻断肝内下腔静脉、肝门血管及肠系膜上动脉后对腔静脉瘤栓进行手术。

IV 级的腔静脉瘤栓需要在心肺分流术，低温停循环等技术的辅助下进行手术处理。建议术者在开放体外循环前尽可能地游离血管及其他组织，以减少体外循环的时间和停体外循环之后的出血。

【解剖要点】

由于肝位置的影响，右肾在腹膜后的位置通常比左肾低 1 ~ 2cm。左侧肾上腺位于左肾内侧，右侧肾上腺则位于右肾内侧更靠近上方的位置。右肾动脉在腹主动脉的起始部通常稍高（应该是左肾动脉起始部高于右肾），向下走行汇入右侧肾门，左肾动脉与右肾动脉相比的行程较短，血管走行方向较为水平。肾动脉在到达肾门前分出数支小血管供应肾上腺，然后在肾门分出 5 个主要分支入肾。约有 1/3 的患者存在异位肾血管，其中以独立的上肾动脉和下肾动脉最为常见。

左肾静脉的静脉分支较为丰富，包括生殖静脉、肾上腺中央静脉、腰静脉的分支及膈下静脉。在根治性肾切除术通常需要离断左肾静脉的所有分支血管，故需要术者掌握左肾静脉分支的位置。左肾静脉各血管分支的大小容易受到肿瘤、静脉瘤栓压迫及肿瘤血管的影响。右肾静脉的行程通常比左肾静脉短，并且没有像左肾静脉那样有丰富的血管分支，通常有数支肝尾状叶的小静脉汇入下腔静脉。在手术中可以离断这些血管后向头侧推开肝，以便在不损伤肝门血管的前提下，更好地暴露肝门下方的下腔静脉。

肾的淋巴管通常与血管伴行，但对于部分肿瘤血管丰富的肾癌患者，其肾淋巴引流的方向存在变异。肾癌淋巴结转移的第一站，除了肾门淋巴结以外，还包括了腹主动脉周围及腔静脉周围淋巴结。右肾癌淋巴结转移的第一站还包括了主动脉腔静脉间淋巴结。有些肾淋巴管可以向上延伸至膈脚后淋巴甚至胸导管。肾癌区域淋巴结清扫范围包括上述淋巴组织，其病理结果提示了肾癌的转移范围。

术后护理　根治性肾切除术后，需要对术后疼痛及肠道功能紊乱做对症处理。应用静脉镇痛药物会导致术后肠道功能恢复缓慢。硬膜外持续镇痛可以良好地控制术后疼痛，并减少静脉镇痛药物的用量。硬膜外持续镇痛的缺点包括对血压的不良影响，局部皮肤反应及术后需要拔除硬膜外导管。在硬膜外麻醉出现不良反应时，可以应用丁哌卡因进行肋间神经阻滞。根治性肾切除术一般很少需要留置胃管，因为手术很少涉及胃肠道及胰，特别是在留置了硬膜外导管持续镇痛的情况下。还有很重要的一点，就是在进行不保留患侧肾上腺的根治性肾切除术前，需要完善影像学检查确认对侧肾上腺有无异常。如果对侧肾上腺存在异常，则需要考虑保留患侧肾上腺，或者术后应用皮质醇激素替代治疗。

【致谢】

感谢 Sean P. Hedican and Richard D. Williams 对本章节的贡献。

（于　浩　译　周泉波　校）

参考文献

1. Ariane MM, Colin P, Ouzzane A, et al. Assessment of oncologic control obtained after open versus laparoscopic nephroureterectomy for upper urinary tract urothelial carcinomas (UUT-UCs): Results from a large French multicenter collaborative study. *Ann Surg Oncol.* 2012;19:301–308.

2. Borin JF. Laparoscopic radical nephrectomy: Long-term outcomes. *Curr Opin Urol.* 2008;18:139–144.

3. Granberg CF, Boorjian SA, Schaff HV, et al. Surgical management, complications, and outcome of radical nephrectomy with inferior vena cava tumor thrombectomy facilitated by vascular bypass. *Urology.* 2008;72:148–152.

4. Lawindy SM, Kurian T, Kim T, et al. Important surgical considerations in the management of renal cell carcinoma (RCC) with inferior vena cava (IV) tumour thrombus. *BJU Int.* 2012;110:926–939.

5. Master VA, Marshall FF. Chapter 4 Intracaval tumors. In: Graham SD Jr, Keane TE, eds. *Glenn's Urologic Surgery.* 7th ed. Philadelphia, PA: Lippincott Wolters Kluwer; 2010:23–31.

6. Rai BP, Shelley M, Coles B, et al. Surgical management for upper urinary tract transitional cell carcinoma. *Cochrane Database Syst Rev.* 2011;CD007349.

7. Sandlow JI, Williams RD. Anatomic and surgical considerations in radical nephrectomy. *Atlas Urol Clin North Am.* 1998;6:25.

8. Wadstrom J, Martin AL, Estok R, et al. Comparison of hand-assisted laparoscopy versus open and laparoscopic techniques in urology procedures: A systematic review and meta-analysis. *J Endourol.* 2011;25:1095–104.

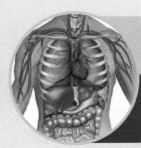

第 83 章

腹主动脉瘤修复术及主动脉股动脉旁路术

Lilja Thyri Bjornsdottir and W. John Sharp

　　如今大多数主动脉瘤的修复是在血管腔内完成的。传统的开放手术在某些特殊情况下仍会使用。在本章中，我们将通过探讨腹主动脉瘤修补的手术技巧，来具体阐述腹主动脉和髂血管的解剖结构。然后通过介绍主动脉股动脉旁路移植术，来探讨与之密切相关的股区解剖结构。

　　外科住院医师教育委员会（SCORE™）将腹主动脉瘤修复术（开放）与主动脉股动脉旁路术定义为"基本的、非常规的"手术操作。

手术步骤

腹主动脉瘤修复术——经腹腔入路
从剑突至脐做正中切口

将横结肠牵向头侧

将十二指肠和小肠牵向头侧及右侧

将降结肠和乙状结肠拉向左侧

必要时准备预凝移植物

游离瘤体颈部的远端和近端，准备钳夹

患者肝素化

夹闭主动脉的远端和近端

打开动脉瘤的前壁（纵切口，切口的上下
　　末端做 T 形切口）

清除附壁血栓并缝合结扎所有后壁出血的腰
　　血管

如果肠系膜下动脉后壁出血可对其缝扎（从
　　动脉瘤的内壁）

连续缝合法吻合主动脉近端与移植物

冲洗并夹闭移植物的远端，检查是否有吻
　　合口漏

完成远端吻合，松夹前冲洗

彻底止血后，关闭动脉瘤囊彻底包裹移植
　　物

腹主动脉瘤修复术——经腹膜后入路
胸部右侧仰卧位

切口从第十一肋尖至下中腹

沿切口的方向分离所有的肌肉和筋膜组织

（并非按照肌纤维走向）

充分游离腹腔内容物以暴露主动脉和双侧
　　髂血管

其余步骤按上述

主动脉 - 股动脉旁路术
从股动脉搏动表面切开并充分暴露股血管
　　（腹股沟韧带下约 10 cm 处）

游离和控制股动脉及其分支

在髂血管及股动脉的前方建立一个腹膜后
　　隧道

正中切口，如前述暴露主动脉

在主动脉的近端上夹，注意不要损伤斑
　　块

夹闭股总动脉、股浅动脉及股深动脉

吻合主动脉可以行端（主动脉）- 端（移植物）
　　或侧（主动脉）- 端（移植物）吻合术

吻合股血管采用端（移植物）- 侧（血管）
　　法

彻底止血并关闭切口

解剖并发症
因不适当的操作致左半结肠缺血

输尿管损伤

左肾静脉损伤

腹下神经丛损伤

腹股沟切口区血肿（淋巴瘘）形成

结构列表	股静脉
主动脉	股深静脉
左右肾动脉	腹下神经丛
左右性腺动脉	十二指肠
肠系膜下动脉	屈氏韧带
腰动脉	输尿管
左右髂总动脉	腹外斜肌
左右髂内动脉（下腹部）	腹内斜肌
左右髂外动脉	腹横肌
左右股总动脉	前腹直肌鞘
旋髂浅动脉	腹直肌
腹壁浅动脉	腹股沟韧带
阴部外浅动脉	股鞘
股深动脉	股三角
旋股内侧动脉	肌神经
旋股外侧动脉	皮支
下腔静脉	肌支
左肾静脉	生殖股神经
左右髂总静脉	隐神经
左右髂内静脉	收肌管（亨特管）
左右髂外静脉	

一、腹主动脉瘤修复术

（一）皮肤切口（图 83-1）

【技术要点】

大多数外科医师倾向于选择正中经腹入路切口，如图 83-1 至图 83-4 所示。患者取仰卧位。腹部术区的消毒及铺巾，上至乳头连线下至膝盖水平，以便必要时正中切口可延长至腹股沟区的股动脉。外阴部覆盖无菌铺巾，并在所有暴露的皮肤需覆盖含碘手术膜，以防移植物被污染。从剑突处做正中切口至中下腹部或耻骨联合（图 83-1A）。用一块湿纱布包裹横结肠和大网膜，并将其从切口上方拉出腹腔。通过分离屈氏韧带，锐性游离十二指肠的第三、四段至右侧使之远离肾下腹主动脉（图 83-1B）。用湿纱巾包裹小肠并牵拉至右侧。必要时可将降结肠及乙状结肠向外下侧牵拉。通过上述步骤动脉瘤应该得到了充分的暴露。此操作过程中使用自动牵拉器如 Omni 可提供很大的帮助。另一种方法腹膜后入路手术在图 83-5 和图 83-6 中展示。

【解剖要点】

在经腹腔入路的手术方式中，正中切口有许多解剖学优势。除了能最大化地暴露腹腔，由于多层筋膜及腱膜在此次融合形成腹白线，正中切口缝合时更为强韧。将横结肠及横结肠系膜向上牵拉，以暴露横结肠系膜根部，即十二指肠空肠曲的起始部。这样便可在直视下探及屈氏韧带（十二指肠悬肌）。此纤维肌束起源于膈肌右脚，经过胰和脾静脉后方，至左肾血管前方。屈氏韧带内可能包含许多小血管。将十二指肠和小肠牵拉至右侧，降结肠及乙状结肠牵拉至左侧，暴露壁腹膜覆盖的动脉瘤。

（二）暴露肾下主动脉和髂动脉（图 83-2）

【技术要点】

在动脉瘤的表面小心翼翼地打开腹膜至中线的右侧（图 83-2 A）。超过 90% 的腹主动脉瘤是肾下型。动脉瘤颈的上部（正常主动脉的近端与动脉瘤膨大起始部的交界区域）仅位于肾动脉的稍远端，同时也是肾静脉跨过主动脉处的后方。在分离动脉

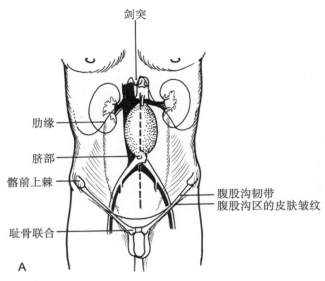

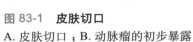

图 83-1　皮肤切口

A. 皮肤切口；B. 动脉瘤的初步暴露

瘤的颈部及夹闭前，需小心操作避免损伤这些血管。左肾静脉可环周充分游离并用静脉拉钩向近端牵拉。分离左性腺静脉、腰静脉及肾上腺静脉的分支，能更进一步地牵拉开左肾静脉，使靠近肾的主动脉能得到更好的暴露。在保护上述静脉分支的时候，需要有意识地在左肾静脉根部靠近下腔静脉的地方进行游离及缝合，这一做法能减少在异常困难暴露分离过程中撕裂左肾静脉的风险。在术前阅片时，需仔细寻找主动脉后方的左肾静脉的解剖变异，因为它在钳夹的过程中极易被损伤并引起大量的、难以控制的出血。

输尿管的位置靠近动脉瘤体，在输尿管向前行跨越髂血管分叉进入骨盆部的地方，最易被切断或牵拉受损。髂总静脉紧贴动脉走行，应仔细分离髂总静脉，以获得足够的空间钳夹动脉（图 83-2 B）。

从下腔静脉或主动脉处吸血预凝针织涤纶移植物。针织的、"预先密封的"或 PTFE 移植物是无需进行预凝的。然后让麻醉师按 100U/kg 静脉注射肝素。轻轻夹闭所有血管以防止移动粥样斑块或血栓脱落成为栓子。纵向切开动脉瘤的前壁至肠系膜下动脉根部的右侧。清除附壁血栓并缝合结扎出血的腰动脉。在动脉瘤的上、下瘤颈部，横穿动脉瘤壁

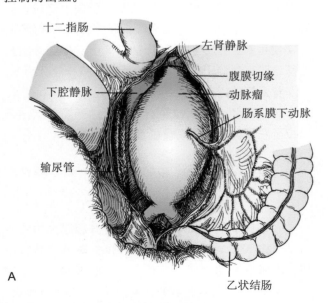

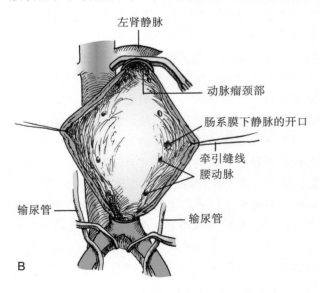

图 83-2　肾下主动脉和髂动脉的暴露

的前半部分延长切口成 T 形。保留瘤壁的后壁完整以便有力的缝合。牵引缝线或自动牵拉器放置在动脉瘤壁内可利于手术操作。清除动脉瘤上下瘤颈内的所有残留物。

如果肠系膜下动脉后方出血，从动脉瘤的内面将其缝合结扎，以避免影响肠系膜下动脉远端的侧支循环。关腹前仔细检查是否有肠缺血的迹象。如果担心结肠的活力，可利用腹主动脉壁的袖套将肠系膜下动脉重新连接到移植物。

【解剖要点】

腹下神经丛包括从脊髓段 $L_1 \sim L_2$（L_3）的节后交感神经纤维及从脊髓节段 $S_2 \sim S_4$ 的副交感神经纤维。此神经丛恰好位于主动脉分叉为髂总动脉处的下方。连接腹下神经丛与上一级神经丛的神经纤维，沿着髂总动脉前方上行（尤其是位于左侧），并继续支配主动脉的左侧。尽管控制勃起功能的副交感神经纤维没有被损伤的风险，但控制遗精或射精的交感神经纤维有这个风险，而成功的勃起显然需要交感和副交感神经系统的相互协调才能完成。因此在男性患者中，多数外科医师倾向于从主动脉的右侧打开动脉瘤，而不是在中间或左侧。显然，对主动脉周围的过度分离不仅没有必要，而且还被认为是禁忌。

肾动脉通常起源于主动脉，在 L_2 椎体的上半部分水平，在肠系膜上动脉根部的稍下方。肾动脉根部的位置水平常有变异，变异通常多见于尾端而头端较少。此外，副肾动脉，通常是肾段的终末动脉，在低于肾动脉水平下方的主动脉发出。若副肾动脉被夹闭或离断，可导致部分肾区坏死。

左肾静脉通常在左肾动脉水平处穿过主动脉的腹膜，很易受到损伤，尤其是在左肾静脉有变异时（如主动脉后方）更易损伤。如果需结扎左肾静脉，应尽量选择终末部接近下腔静脉进行，这样引流左肾的侧支循环如左性腺静脉及肾上腺静脉就能得到保护。

性腺动脉（睾丸或卵巢动脉）起源于腹主动脉的前外侧，距离肾动脉根部下方 $2 \sim 5cm$。由于男性睾丸的侧支循环（输精管动脉起源于脐动脉，并靠近其在髂内动脉的开口，提睾肌动脉是腹壁上动脉的一个分支），以及女性的卵巢动脉（子宫动脉的一个分支）的存在，性腺动脉的结扎仅造成很小甚至没有任何影响。

最后，必须注意避免损伤输尿管或其血供。输尿管跨越髂总或髂外动脉表面处最容易受到损伤。此处也是输尿管供应血管最容易损伤的解剖位置（血供来源于肾动脉、主动脉、性腺动脉、髂总或髂外动脉及膀胱动脉）。

肠系膜下动脉起源于主动脉，距离主动脉分叉为髂总动脉水平的上方约一个椎体的位置。它常常是完全闭塞的。理论上，结扎或接近其根部分离它并不会引起并发症，然而，由于本章介绍的吻合法（侧支循环）并不总是成功的，所以应检查降结肠及乙状结肠是否有缺血的表现。如果肠系膜下动脉能恢复良好的血流则应该进行再次移植。

（三）血管吻合术的重建（图 83-3）

【技术和解剖要点】

所有的主动脉吻合都是用 3-0 聚丙烯缝线做连续缝合。将主动脉近端的周径看作一个时钟（进行缝合）是有帮助的。从 3 点钟位置开始第一针的缝合，从移植物的外侧进针，从未被切开的双层主动脉后壁出针。以连续缝合的方式缝合移植物的圆周断面，针距大约为"1 小时"，以六针完成后壁的缝合至 9 点钟的位置。后壁的缝合像降落伞一样疏松地连续缝合，吻合完成后紧拽拉紧缝线（图 83-3 A，B）。这种技术最大限度地减少任何现有的主动脉 / 移植大小的差异，且有利于吻合口的对称性。

用同样的方法完成前壁的缝合，从你对面 9 点的位置沿前壁缝回 3 点原来缝合起始的位置，完成吻合，确保缝合线拉紧。

完成近端吻合后，冲洗并夹闭移植物远端，检查是否有吻合口漏。将移植物修剪为合适的长度，用类似的方法吻合主动脉分叉处。如果使用的是一个分叉的到髂部的移植物，修剪末段并用 4-0 聚丙烯线进行远端的吻合（见图 83-7 和图 83-8）。

（四）覆盖移植物后动脉瘤瘤壁及后腹膜的关闭（图 83-4）

【技术和解剖要点】

移植物旁感染和主动脉肠瘘是主动脉手术后比较少见严重的并发症。处理方法除了需预防性使用抗生素，并用 2-0 薇乔线在移植物上方缝合关闭动脉瘤瘤壁和腹膜两层，从而在肠管与移植物之间隔

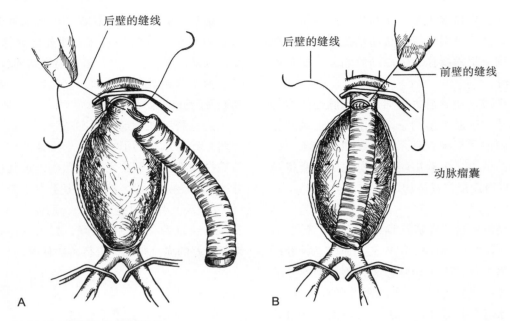

图 83-3　血管吻合术的重建

A. 肾下动脉的暴露；B. 打开的动脉瘤。注意肠系膜下动脉与腰动脉的开口

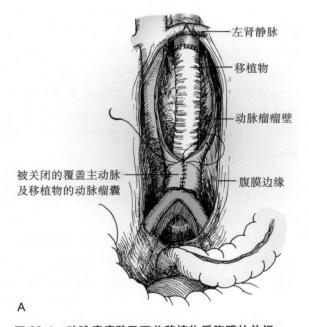

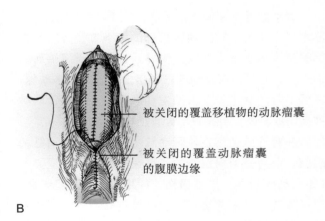

图 83-4　动脉瘤瘤壁及覆盖移植物后腹膜的关闭

以活组织（图 83-4 A，B）。常规方法缝合腹部切口。不使用引流管，因为这可能引起污染或引发原发性的感染。

（五）主动脉手术的腹膜后入路（图 83-5）

【技术要点】

主动脉也可通过左侧腹膜后入路得到充分地暴露，此入路容易在肋间隙里延伸以暴露肾上方及胸主动脉，这种方法可以减少肠梗阻及肺功能障碍，同时可以缩短住院时间。

患者仰卧位，躯体主干部分沙袋垫高。胸部右侧卧位，左臂抬高并以扶手支撑，体位准备如左侧胸廓切开术。如需进入腹股沟区，则转动臀部 30°～ 45°。弯曲手术台充分展开身体的左侧，用

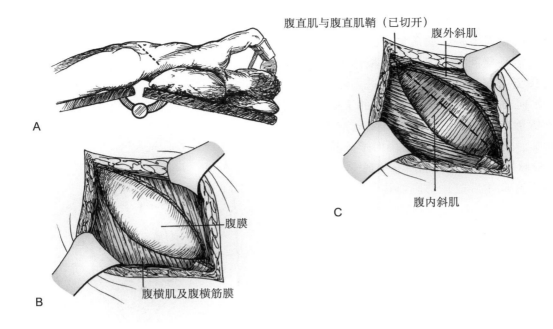

图 83-5 主动脉手术的腹膜后入路

沙袋保持姿势。然后消毒铺巾覆盖从腋下到膝盖处。为了暴露肾下和近肾主动脉，可从第十一肋尖或第十肋间隙向中下腹部方向延长切口（图 83-5 A）。将切口达到最合适的肋间水平以满足近端主动脉暴露的要求。

以切口平行方向分离腹外斜肌、腹内斜肌和腹横肌。有时候腹直肌前鞘和腹直肌需要部分离断，以提供更好的暴露（图 83-5 B，C）。可通过第十一肋间由后方进入腹膜后间隙。如果进入了腹膜腔，需用可吸收缝线连续缝合予以关闭。

【解剖要点】

该切口非常接近朗格线及为前壁和腹前外侧壁提供运动和感觉神经支配的肋间神经主干。分离外斜与内斜肌后，腹壁的神经血管层得到暴露；正是在这一间隙的神经血管束营养和支配腹直肌和腹前外侧肌。当靠近腹直肌时，谨慎避免损伤腹壁下动脉（髂外动脉的一个分支），它在切口下缘进入腹直肌鞘的外侧。虽然结扎此动脉并无明显后果，因为有节段动脉和腹壁上动脉供应的侧支循环，但仍应注意非必要时不要损伤。

（六）腹膜后腔的暴露（图 83-6）

【技术要点】

钝性分离进入腹膜后间隙，分开腰大肌和腹主动脉前表面的左半结肠、输尿管和肾筋膜。左

肾静脉腰支通常需要结扎离断以提供充分地暴露，同时可以避免在牵拉过程中损伤这些静脉分支。肾上和肾下腹主动脉、髂总动脉、左肾动脉和静脉相对容易暴露。髂内动脉和左髂外动脉也通常较易暴露。

下腔静脉远端的右肾动脉用这种方法就不容易暴露。

经左侧腹膜后入路控制右髂外动脉远端也存在问题，这可能需要通过腔内球囊导管或单独的右下腹的膜后切口来阻断该血管；然而，这些措施通常没有必要的，因为股血管可通过另外的腹股沟切口进行暴露。

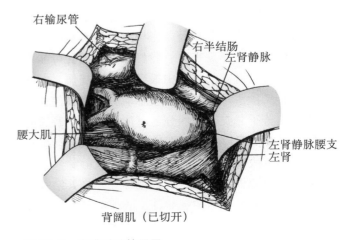

图 83-6 腹膜后腔的暴露

【解剖要点】

进入腹膜后间隙而不进入腹膜腔，最简单的方式是钝性分离后外侧间隙，因为在腹横筋膜和壁腹膜之间有典型的腹膜后脂肪沉积。进入正确的解剖平面后，向前钝性分离降结肠、肾的下极、肾静脉、左性腺静脉及腹膜后组织，以暴露侧面的肌肉和主动脉。左肾静脉与任何节段的腰静脉、腰升静脉或奇静脉的起始支之间的所有交通支（所有上述血管均引流身体后壁）均应辨认并结扎以防止撕脱。

这项技术有几种解剖学优势，包括主要的大动脉能很好地显示（主动脉；左髂总、左髂外、左髂内动脉、左肾动脉）；以最小的血供破坏分离输尿管（因为输尿管的供血血管由其内侧进入）；以及左肾静脉及其属支容易牵拉及显露。这种方法的主要缺点是会限制右髂总、右髂外、右髂内动脉及右肾动脉的暴露。

二、主动脉股动脉旁路移植术

股区切口（图 83-7）

【技术要点】

如果拟行主动脉 - 双股动脉旁路术，在进腹前先暴露股血管。这能最大限度地减少腹膜腔热量和液体的损失。

分别在双侧腹股沟区，股动脉搏动上方做一个长 10cm 的纵切口。为充分暴露股总动脉，切口应从腹股沟韧带（即腹股沟皱褶上方约 4cm）开始。如果没触到股动脉搏动，应以骨性标志定位切口，始于髂前上棘与耻骨结节连线的中点。

图 83-7 显示了暴露好的股动脉。过多的侧向分离或牵拉会损伤股神经，将导致股四头肌肌力下降和大腿前侧的感觉丧失。股静脉及其属支可能与于动脉伴行，游离的过程中很容易造成损伤，尤其是在进行二次手术的时候。股总动脉在腹股沟韧带水平分出若干分支，这些分支可能需要分离及暂时夹闭，以暴露足够长度的股动脉供上夹及行动脉切开。当解剖股动脉分叉时，需寻找旋股静脉，它跨过股深动脉的根部并向内汇入股静脉，将其结扎并分离以暴露股深动脉的起始部。股深动脉很快形成多分支，因此在做近端股深动脉吻合时，需要控制多个属支。暴露腹主动脉，为移植物创建一个从腹

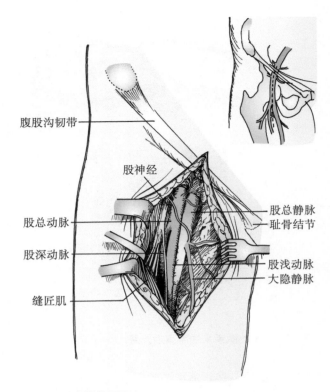

图 83-7　腹股沟区切口

部到腹股沟区的腹膜后通道。用手指在股动脉的前表面由下往上和髂总动脉的前表面由上往下仔细钝性分离。切记要保持输尿管在隧道的前方，以避免其在移植物与血管之间出现梗阻，同时可避免撕裂小静脉造成出血的麻烦。夹闭血管前需肝素化。

当处理阻塞性疾病时，外科医师在处理主动脉时可选择端 - 端吻合，或者较少使用的端 - 侧吻合主动脉前壁（未展示）。完成此操作的腹部部分如图 83-7 所示。

【解剖要点】

股动脉位于股三角内，在股神经（外侧）和股静脉（内侧）之间，大约在腹股沟韧带中点处。因此，为良好地暴露股动脉，垂直切口应大约位于腹股沟韧带中点处，无论局部是否有动脉搏动。需注意腹股沟皱褶是腹股沟韧带在皮肤和皮下的反应。这些组织是自然下垂的，腹股沟皱褶距离腹股沟韧带一般是 3 ~ 4cm，在肥胖患者可能距离更远。

股神经通过腹股沟韧带进入大腿深部后，立即分出大量分支进入皮肤和肌肉。皮支负责控制切口远端大腿前、内侧的感觉，而生殖股神经的股分支负责切口区域的感觉。生殖股神经可在股鞘内看到，在股动脉的前外侧。在暴露股动脉时向侧方拉开神

经。在骨骼化股动脉时可能会损伤股神经的两个分支（提供小腿内侧和足部后方感觉的隐神经，支配股内侧肌的感觉的神经）。这些神经位于股鞘内，术野内股动脉的外侧。隐神经在收肌管（亨特管）内跨过股动脉。股神经的其他重要分支支配大腿前侧的肌群。这些神经同样位于动脉的外侧，所以过度地向外分离或牵拉可能引起损伤。

股动脉的三支浅支（腹壁浅、旋髂浅、阴部外浅动脉）通常起源于腹股沟韧带的远端。尽管这些血管均与其他动脉存在交通支并可以被牺牲，但仍然需要为了可能存在的侧支循环而尽可能地保留它们。可能造成问题的股深动脉分支是旋股内侧动脉和旋股外侧动脉，上述分支的一支或两支可独立的由股动脉直接发出而不是从股深动脉发出，或者由于它们可能很靠近股深动脉根部因而有必要采取独立措施控制。股深静脉在股深动脉的前方、股动脉的后方，为暴露股深动脉其往往需要被牺牲。

三、主动脉 - 双股动脉移植

股动脉吻合（图 83-8）

【技术及解剖要点】

夹闭股总动脉、股浅静脉及股深动脉。预先计划好夹子的摆放方向，以尽可能减少创伤。如果有血管内斑块，则常常不是环状的，上夹时应避免使斑块破裂。股血管的吻合方式各不相同，应根据具体病变的情况决定。如果股总动脉及其分支是完好的，可选择吻合至股总动脉上，通常在股浅动脉开口的上方。由于股浅动脉闭塞和股深动脉孔狭窄的高发病率，有必要通过延长动脉切口并吻合至近端股深动脉，将血流引入股深动脉内。一个重要的原则是确保股深动脉灌注良好（图 83-8）。首先在股总动脉前壁行动脉切开，如有必要再延长切口。

倾斜地修剪移植物的股支，使其以合适的长度能与血管进行无张力吻合，避免移植物长度冗余。首选的方法是使用 5-0 聚丙烯缝线连续缝合，以降落伞吻合方式先由后往前吻合移植物与血管的一侧边，再沿操作者的近端位置反向缝合另外一边，然后拉紧缝线打结，这种方法能用同一根针线在开始的地方完成缝合。这种方法能使吻合的两端（关键部分）在直视下操作完成，最大限度地减少频繁地换针线。让动脉恢复充盈。完成移植物吻合前冲洗

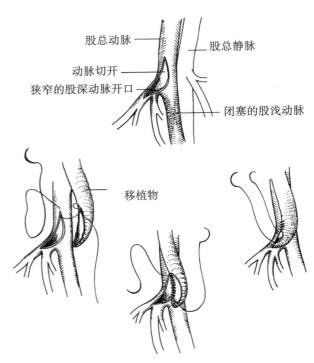

图 83-8 股动脉吻合

移植物，去除所有的夹子。

在血管外科手术中，腹股沟区是伤口裂开与感染最常见的部位。移植物表面尽可能多的组织覆盖，分三层关闭切口。

（叶良涛 译 林少建 校）

参考文献

1. AbuRahma AF, Robinson PA, Boland JP, et al. The risk of ligation of the left renal vein in resection of the abdominal aortic aneurysm. *Surg Gynecol Obstet.* 1991;173(1):33–36.
2. Cambria RP, Brewster DC, Abbott WM, et al. Transperitoneal versus retroperitoneal approach for aortic reconstruction: A randomized prospective study. *J Vasc Surg.* 1990;11(2):314–324.
3. Ferguson LRJ, Bergan JJ, Conn J Jr, et al. Spinal ischemia following abdominal aortic surgery. *Ann Surg.* 1975;181:267–272.
4. Sharp WJ, Bashir M, Word R, et al. Suprarenal clamping is a safe method of aortic control when infrarenal clamping is not desirable. *Ann Vasc Surg.* 2008;22(4):534–540.
5. Sharp WJ, Hoballah JJ, Mohan CR, et al. The management of the infected aortic prosthesis: A current decade of experience. *J Vasc Surg.* 1994;19(5):844–850.
6. Sicard GA, Allen BT, Munn JS, et al. Retroperitoneal versus transperitoneal approach for repair of abdominal aortic aneurysms. *Surg Clin North Am.* 1989;69:795–806.
7. Truty MJ, Bower TC. Congenital anomalies of the inferior vena cava and left renal vein: Implications during open abdominal aortic aneurysm reconstruction. *Ann Vasc Surg.* 2007;21(2):186–197.
8. Veith FJ, Gupta S, Daly V. Technique for occluding the surpaceliac aorta through the abdomen. *Surg Gynecol Obstet.* 1980;151:426–428. (Provides clear description of emergency exposure and control of the aorta at the hiatus.)
9. de Virgilio C, Gloviczki P. Aortic reconstruction in patients with horseshoe or ectopic kidneys. *Semin Vasc Surg.* 1996;9(3):245–252.

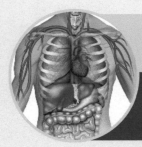

第 84 章

血管内主动脉瘤修复术（EVAR）

Kristine Clodfelter Orion and Rachael Nicholson

动脉瘤修复术的血管内技术和血管外技术的适应证都是一样的，只是选择要根据患者动脉瘤的形状特征来进行。当决定一个患者是否可以做腹主动脉瘤血管内修复时，需要评估患者以下解剖特征：肾动脉最低处和动脉瘤近端（颈部）之间正常动脉的直径和长度、瘤颈部的角度、足够的远端着路点、动脉瘤的通畅程度、有或没有髂股动脉系统的闭塞性疾病。精确的解剖尺寸在不同的设备制造商之间略有不同。目前已有多家公司生产动脉瘤修复的支架，他们各自的产品设计中存在着许多变化。随着设备的改进，对解剖学的要求有所改变，并将随着技术的发展不断变化。

EVAR 的操作技术也在不断进步，与传统的通过横向切开两侧腹股沟区暴露股总动脉不同，精心挑选的患者（如本章展示）完全可以经皮完成所有的手术操作。术前仔细的影像学分析是必不可少的，它决定患者是否适合 EVAR 术、选择何种支架移植物及手术方法。以下介绍的是一例经皮双叶式内支架放置术的基本步骤，该病例为肾下型单发腹主动脉瘤，髂总动脉及股总动脉正常。

外科住院医师教育委员会（SCORE™），将主动脉瘤血管内修复术归类为"复杂的"手术操作。

结构列表

主动脉

髂总、髂外及髂内动脉

股总、股浅及股深动脉

股神经

肾动脉

腹腔动脉

肠系膜上动脉

肠系膜下动脉

腰动脉

耻骨结节

髂前上棘

腹股沟韧带

手术步骤

标记双侧足动脉搏动位置

使用超声定位股动脉分叉位置

准备术区，从乳头连线到膝盖水平

定位双侧股动脉穿刺入口

更换微创穿刺鞘，置入导丝

放置两个经皮闭合装置并更换为 9 号鞘管

全身肝素化（100 U/kg）

将导丝及导管进入近端胸部降主动脉并更换导丝

在手术床上标记导丝的远端以避免此病例的导丝进入过深

在透视下将 9 号鞘管更换为大口径鞘管

获得侧面荧光透视图

选择血管腔内移植物的主体

将主体推进至肾旁主动脉，退出鞘管

通过标记的猪尾巴导管在肾动脉旁行放大视野下的主动脉造影

将腔内移植物放置于低于肾动脉的最低点并展开

展开支架的主体

尾部球囊充气

插入主体的对侧支并更换为硬线

通过猪尾巴导管，将硬线退回到近端胸部降主动脉

将对侧管鞘拉至髂内动脉的远端

行血管造影

将对侧管套及其扩张器推进入对侧支开口

将对侧移植物肢体推进至主体

将对侧管鞘退至髂外动脉并放置移植物的肢体

血管成形术区（强制执行）及远端的进入口（可选择）需移植物 - 移植物重叠

行血管造影以确认无内漏

退出管鞘，并用经皮闭合器关闭动脉穿刺口

评估下肢远端是否缺血和远端栓塞

解剖并发症

内漏

缺乏直接荧光显示时，由于推进导丝或导管会造成血管损伤

导丝、导管、移植物操作导致血管栓塞

因抗凝不足导致血栓形成

腹股沟血肿、淋巴漏

腔内移植物移位

动静脉瘘

肾功能衰竭

肠缺血

脊髓缺血

脑卒中

一、准备进入股动脉（图 84-1）

【技术要点】

此手术可在全身麻醉下进行，根据医师、患者的倾向及整个手术的风险来综合评估选用腰麻或局部麻醉及镇静监测。在透视时使患者保持舒适是很重要的，避免异常活动与中断。在两侧足背动脉搏动处做标记，从乳头连线到膝盖水平准备术区。

如果经皮执行此操作，需尤其确保股总动脉穿刺区皮肤干洁（图 84-1A）。透视下使用止血钳标记股骨头的中点。此外，使用超声定位股动脉分叉水平（图 84-1B）。超声也可用于引导股总动脉穿刺。如果采用这些措施后，对于穿刺质量和穿刺点定位仍有顾虑，可通过小口径穿刺鞘注入造影剂，以确认股总动脉穿刺点无误，再换放置支架所必需的大口径鞘。用微穿刺包穿刺双侧股总动脉。

更换微穿刺管鞘为 6 号鞘。通过鞘放置 150cm Bentson 导丝（Cook，Inc.，Bloomington，IN）至主动脉远端 / 近端髂总动脉。准备闭合时使用的两个装置，放在 10 点钟和 2 点钟位置。将经皮闭合器更换为 9 号鞘。

此时开始全身肝素化（100U/kg）。将导丝和引导导管（Terumo Medical Corporation，Somerset，NJ）放入降主动脉近胸段。通过引导导管退出导丝，更换为长硬线如：Amplatz 超硬导丝，260cm（Boston Scientific，Natick，MA）。标记导丝远端，以防止进导丝过深。

在所有患者中注意使用大口径鞘管以避免髂动脉破裂或撕脱，特别是在有髂动脉病变和（或）髂动脉支架术病史的患者中。避免退出鞘管时没有使用相应的扩张器。进鞘困难时不要强行用力，可考虑替代方法。在可控的情况下使用血管扩张器进行球囊扩张或连续扩张。如果进入髂动脉仍有困难，应认真考虑在腹膜后做一个小切口行开导管放置术，或使用大口径支架在股总动脉穿刺点戳破股总及髂外动脉，行血管内置管术。为评估鞘管损伤及患者的血流动力学，及时行快速血管造影以评估动脉损伤。

【解剖要点】

股总动脉是髂外动脉在腹股沟韧带下方的延续。它位于股总静脉的外侧、股神经的内侧，分支为股浅动脉、股深动脉。通常在分叉处口径明显减小。若误穿髂外动脉、股浅动脉或股深动脉，很有可能导致穿刺相关的并发症如假性动脉瘤、夹层、血肿、外渗和血栓形成。

在 EVAR 术中使用大号管鞘时，避免损伤除股总动脉外的其他血管是很重要的。在肥胖或超重患者中，腹股沟折痕会误导穿刺，进入股动脉分支下方的股深动脉或股浅动脉。因此，骨性标志往往更

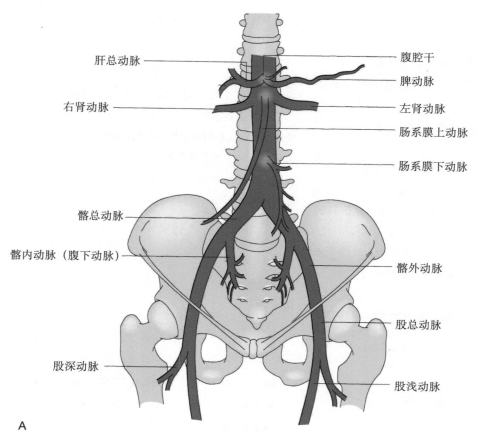

肝总动脉

右肾动脉

髂总动脉

髂内动脉（腹下动脉）

股深动脉

A

腹腔干

脾动脉

左肾动脉

肠系膜上动脉

肠系膜下动脉

髂外动脉

股总动脉

股浅动脉

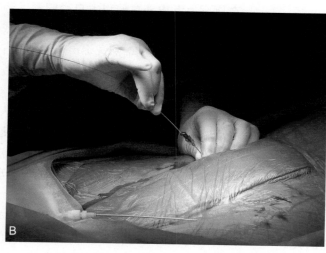

B

图 84-1　A. 腹主动脉和髂动脉分支的解剖（引自 Greenfield's Textbook of Surgery，Philadelphia，PA，2013）（已授权）。B.X 线透视定位股骨头后，微穿刺包经皮穿刺股总动脉。注意在左侧腹股沟区，已超声定位股总动脉分叉位置

可靠。所以需触诊髂前上棘和耻骨结节以确定腹股沟韧带的位置。如前所述，股骨头荧光定位和超声定位股动脉分叉可以避免并发症的发生。

　　神经是股鞘里最外侧的结构。由外侧到内侧依次是动脉和静脉。血肿压迫或者腹股沟区解剖分离的直接损伤都会伤及股神经。Mackiewicz 征用于评估股神经的损伤：患者取俯卧位，用一只手抬高大腿，并用另一只手慢慢弯曲膝盖，观察大腿前侧和腹股沟区剧烈疼痛能否引出。

　　除了使用术前影像学评估动脉瘤以确定它是否符合 EVAR 的形态学标准，CT 检查也应深入研究，以了解患者肠系膜动脉、腹下动脉的情况。例如，如果肠系膜上动脉已闭塞或严重狭窄，仅保留肠系膜下动脉，或者患者中有一大的弯曲分支，而来自腹腔动脉或髂内动脉侧支循环不足，行 EVAR 可能导致灾难性肠梗阻。

脊髓缺血是罕见的，是肾下型腹主动脉瘤腔内修复术的严重并发症。它可以在术后立即发生或延迟发生。尽管该机制还没有完全阐明，动脉粥样硬化栓塞、脊髓侧支循环中断和术中低血压被认为是重要影响因素。

脊髓的血供来源：椎动脉发出的纵向动脉、脊髓前动脉和两支脊柱后外侧动脉。脊髓前动脉位于前正中沟，供应脊髓的 75% 血流。脊髓前动脉由直接起源于主动脉的肋间动脉和腰动脉供血。腰膨大动脉是最大的滋养血管，最常见的是 T_9、T_{12} 之间由主动脉发出，也可在 T_7 和 L_4 之间发出。

在大多数患者中，肾动脉在 T_{12} 与 L_2 之间起源于主动脉。所以修复肾下型腹主动脉瘤通常不涉及封闭腰膨大动脉，除非它有异常低的主动脉开口。然而，放置肾下型主动脉支架时，需覆盖肠系膜下动脉和肾下型腰动脉开口，这两支血管是脊髓的重要侧支。此外，动脉瘤的患者中脊柱的侧支供血动脉可由有病变的髂内动脉供应。有时为了成功放置一个支架，可能需要栓塞髂内动脉，这会中断一条潜在的动脉通路。

二、移植物的放置（图 84-2）

【技术及解剖要点】

在 X 线透视下，9 号鞘更换为大口径鞘（主体 18 ~ 24 号；对侧肢体 12 ~ 20 号）。在侧向透视下，决定各管鞘的前后定位。

如果术前影像学足以确定移植物所需的长度，将选择好的支架主体推进至肾动脉旁主动脉，将鞘管退出并确保移植物不在鞘管内展开。如果术前影像学不足以确定移植物所需的长度，通过标记的猪尾巴导管（Cook，Inc.，Bloomington，IN）进行主动脉血管造影，以测量肾动脉最低点到髂内动脉的距离。选择合适的支架。将移植物的主体推进至肾动脉旁主动脉后拔鞘。放大视图下，通过标记的猪尾巴导管在肾动脉下进行主动脉造影术。

将移植物放置在肾动脉最低处。放置支架主体。在支架的颈部将尾部气球充气至特定的直径。将导丝和角型导管（如多用途导管）插管进入移植物主体的对侧。更换导管为猪尾巴导管，旋转主体内的导管以确认是腔内插管。通过猪尾巴导管，将硬线退回到近端胸部降主动脉。将对侧管鞘退到髂内动脉远端。

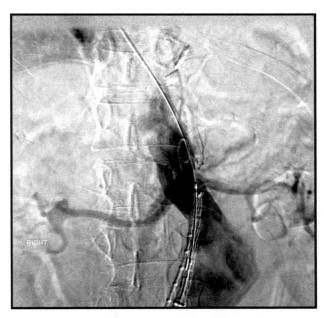

图 84-2　放大的肾动脉造影图，主体支架正好位于展开位置的前方

在 30° ~ 45° 行血管造影并做图像增强，标记髂内动脉的位置并测量从对侧口到它的距离，以确定对侧肢体的长度。对侧管套及扩张器推进入对侧口。将对侧肢推进至主体，重叠程度根据制造商的规格决定。拉对侧鞘进入髂外动脉并展开肢体。在移植物 - 移植物重叠区（强制的）及远端入口（可选择的）使用固定球囊的血管成形术。

三、手术完成（图 84-3）

【技术及解剖要点】

手术完成前行全程血管造影以避免内漏。退出鞘管并用经皮闭合器关闭动脉穿刺口。

当用经皮闭合器关闭动脉穿刺口时，当你在打结收紧缝线让助手提线保持缝合张力。在缝合成功完成前需一直保持缝线的张力。如果担心止血的效果，可保留一段线加上一个额外的闭合器。对于充分止血有任何疑问，可考虑减少股动脉血流。

评估下肢远端缺血和远端栓塞。

肾动脉损伤的发生可由于：附壁血栓栓塞，漂浮导丝的损伤，或失误将支架放在肾动脉开口。当栓塞发生时，应行血栓切开吸出术。如果导丝通过解剖能通过，则该动脉可放置支架。如果肾动脉开口被移植物覆盖，可以通过尾部球囊充气将移植物拉向更远端，朝主动脉分叉处。此操作有主动脉破

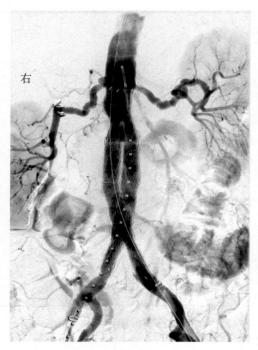

图 84-3　EVAR 术后血管造影，证实造影剂充盈双侧肾动脉和髂内动脉

架或支架移植物，以保证充足的血流入肾。为确保操作成功，需从肱动脉方向顺行进入。如果双侧肾动脉都不可避免地覆盖着移植物，应行开放手术血运重建而不是让患者永久性透析。

（叶良涛　译　林少建　校）

裂的风险，因此需谨慎实施，特别是当移植物有近端倒钩时。如果肾动脉开口只是有部分覆盖，应该将导丝引入肾动脉，并以烟囱式或潜水管式放置支

参考文献

1. Anson BJ, McVay CB. The vertebral column and spinal cord. In: *Anson and McVay's Surgical Anatomy,* 6th ed. Philadelphia, PA: Saunders. 1984:990–992.
2. Bajwa A, Davis M, Moawad M, et al. "Paraplegia Following Elective Endovascular Repair of Abdominal Aortic Aneurysm: Reversal with Cerebrospinal Fluid Drainage" *Eur J Vasc Endovasc Surg.* 2008;35:46–48.
3. Kouvelos GN, Papa N, Nassis C, et al. "Spinal Cord Ischemia After Endovascular Repair of Infrarenal Abdominal Aortic Aneurysm: A Rare Complication." Case Reports in Medicine Vol 2011, Article ID 953472, pp. 1–4.
4. Ohryi A. "Dr. Jacob Mackiewica (1887-1966) and his sign." *J Med Biogr.* 2007;15(2):102–103.
5. Reid JA, Mole DJ, Johnston LC, et al. "Delayed paraplegia after endovascular repair of abdominal aortic aneurysm" *J Vasc Surg.* 2003;37:1322–1323.
6. Hinchliffe RJ, Hopkinson BR. Mastery of endovascular surgical treatment of abdominal aortic aneurysm. In: Zewlenock GB, Huber TS, Messina LM, et al., eds. *Mastery of Vascular and Endovascular Surgery.* Philadelphia, PA: Lippincott Williams & Wilkins; 2006: 139–145.

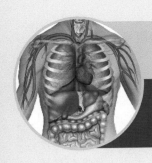

第 **85** 章

腰交感神经切除术

这个手术现在较少使用。若要行交感神经切除术，通常采用经皮化学烧蚀或内镜技术。由于这个手术对局部解剖学进行了很好的阐释（图 85-1），虽然它可能还是鲜有用武之地，本书依然保留了这一手术。

交感神经切除术用于治疗灼性神经痛，腰交感神经切除术有时可用于不适合旁路手术的伴有下肢缺血症状的患者。手术结果难以预测，因此该术式目前仅限用于其他治疗或手术不适用或失败的患者。

外科住院医师教育委员会（SCORE™）将腰交感神经切除术归类为"复杂的"的手术操作。

手术步骤

仰卧位，略抬高手术侧

横向切口：切口起于腋中线上肋缘和髂前
　　上棘之间的中点，横向切开，止于腹直
　　肌的外侧缘

顺着肌肉和纤维的方向逐层肌分开肉和筋
　　膜

扫除腹膜外脂肪暴露腹膜

从下方的肌肉到腰椎轻轻地抬起腹膜囊

确认腰椎外侧的交感神经链

交感神经链感觉上就像是绷紧的琴弦，中
　　间穿插着一个个有规律的凸起

与下方的椎旁组织相连

找到横膈下方的位置最高的交感神经节

在该处夹住并分离交感神经主干

抬起交感神经链，夹住纤维和表面的腰椎
　　静脉

末端分离到髂静脉的水平

获取冷冻切片确认是交感神经节

逐层关闭切口，不需引流

解剖并发症

损伤输尿管

损伤生殖股神经

腹膜后出血

交感神经切除不全或手术失败

结构列表

腹外斜肌

腹内斜肌

腹横肌

腹横筋膜

髂筋膜

腹膜

腰交感神经链

神经节

交通支

节前纤维

主动脉

下腔静脉

肾

输尿管

解剖定位

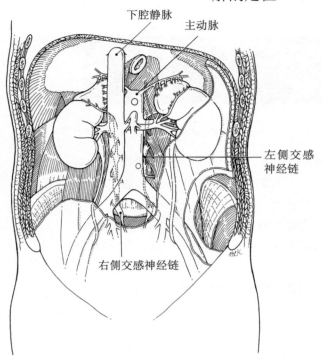

图 85-1 **解剖**

分开它的肌纤维并打开其下方的腹横筋膜,清扫掉腹膜外脂肪暴露腹膜。

【解剖要点】

皮肤的切口应该沿着 Langer 皮纹,它在这个区域几乎是横行的。这样可以达到最好的切口美容目的,并且降低了皮肤去神经的风险。尽管皮节有时是斜行的,它们之间互相覆盖的特性总体上可以降低去神经的危险。记住腹内斜肌和腹横肌之间的位面是神经血管面,这里有着主要的分段的血管和神经。

一、切口和腹膜的暴露（图 85-2）

【技术要点】

患者取仰卧位,若患者肥胖,则轻轻抬高手术侧。计划好手术切口,从腋中线上肋缘和髂前上棘的中点开始做一个横向的皮肤切口,逐渐向内侧行进到达腹直肌的外缘。加深切口到腹外斜肌的筋膜。顺着其纤维方向分开腹外斜肌和其腱膜层,暴露下方的腹内斜肌。范围应该外至第十一肋的肋尖部,内至腹直肌腱鞘边缘,充分分开经过的每层肌肉。用同样的方法分开腹内斜肌纤维。确认下方的腹横肌,

二、交感神经链的暴露（图 85-3）

【技术要点】

腹膜是输尿管黏附的地方,它像囊一样包裹着腹腔中的脏器。为了暴露交感神经链,需要向内侧推开腹膜,分离开腹膜及其下方的肌肉。

确认腹膜囊是一个平滑、富含脂肪的层状结构,分别向上和向下建立腹膜囊表面的平面。在伤口中置入拉钩。确认腰大肌层,接着抬起腹膜层直至摸到腰椎。

如果术者在腹膜层做出了一个洞,可用 3-0 可吸收缝线连续缝合进行修补,注意缝合时不要损伤周围结构,例如肠管或输尿管。

交感神经链位于腰椎的外侧,可以通过它位置上的特征或触摸来确认。交感神经链摸起来像是一个长长的绷紧的琴弦,它锚定在椎旁组织,并由多个神经节分隔。神经节的数量有 1 ~ 4 个。一般来说,在解剖面上会看到 3 ~ 4 个神经节。

经验不足的外科医师会将交感神经链与输尿管、生殖股神经等相弄混。记住交感神经链可以通过它的

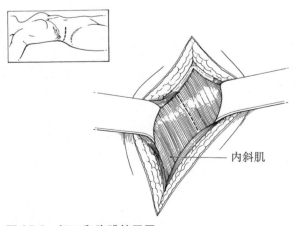

图 85-2 **切口和腹膜的暴露**

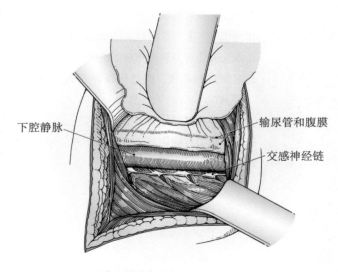

图 85-3 **交感神经链的暴露**

触觉、周期性的膨大和活动度小和其他结构相区别。

【解剖要点】

由于这部分解剖的主要目的在于暴露腹膜外的交感神经链，外科医师必须牢记腹膜后结构。胃肠道和它们的血供可以像输尿管一样轻轻地向前内侧游离。此时可以看到腰大肌肌腹了，并可以循着肌纤维找到腰大肌在腰椎横突和腰椎体上的起点。腰交感神经链就位于腰椎的前方，起于腰椎肌直到深面的腰大肌。因此，为了充分暴露交感神经链，从腰大肌起点开始就要暴露髂筋膜（腹横筋膜的延续）。必须记住一点，在左侧，腹主动脉常位于交感神经链的内侧，在右侧，交感神经链则常位于下腔静脉下方。这样一来，为了足够暴露右侧的交感神经链，可能需要结扎和分离 1 条或 1 条以上的腰椎静脉。

三、交感神经链的切除（图 85-4）

【技术要点】

确认位置横膈角下方的最高的交感神经节，因为它是 Y 形的所以很容易辨认。用血管夹夹住这个神经节上方的节前纤维并分离交感神经链。用长止

血钳夹住并上抬交感神经链并往下牵拉。夹住任何一个跨过交感神经链的腰椎静脉。夹住并离断神经节的纤维，要分离到髂静脉的水平，获取冷冻切片确认是自主神经组织。

冲洗手术区域，确认止血良好，逐层关闭肌肉。

【解剖要点】

术者最容易找到最上方的神经节，它就在第二腰椎上，它在腰椎神经节定位上是最确定也是最大的。

交感神经链由节前纤维组成。高位交感神经（L_1、L_2，可能包括 L_3）同时有白色（节前纤维）和灰色（节后纤维）交通支与节段神经相连，而低位交感神经则只有灰色交通支。

下方的解剖常常止于髂总血管，因此通常不包括第五腰交感神经节。解剖常去除的是 3 个交感神经节和与其相连的节前纤维组织。

（叶良涛　译　林少建　校）

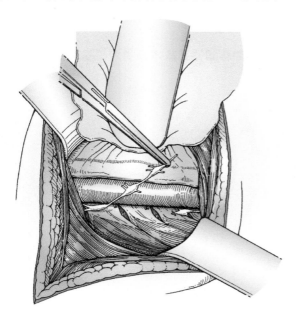

图 85-4　交感神经链的切除

参考文献

1. Hashmonai M. Endoscopic lumbar sympathectomy following thoracic sympathectomy in patients with palmoplantar hyperhidrosis. *World J Surg.* 2011;35:54.
2. Holiday FA, Barendregt WB, Slappendel R, et al. Lumbar sympathectomy in critical limb ischaemia: Surgical, chemical or not at all? *Cardiovasc Surg.* 1999;7:200–202.
3. Kim GE, Ibrahim IM, Imparato AM. Lumbar sympathectomy in end-stage arterial occlusive disease. *Ann Surg.* 1976;183:157.
4. Lourerio Mde P, Campos JR, Kauffman P, et al. Endoscopic lumbar sympathectomy for women: Effect on compensatory sweating. *Clinics.* 2008;63:189–196.
5. Nemes R, Surlin V, Chiutu L, et al. Retroperitoneoscopic lumbar sympathectomy: Prospective study upon a series of 50 consecutive patients. *Surg Endosc.* 2011;25:3066.
6. Sanni A, Hamid A, Dunning J. Is sympathectomy of benefit in critical leg ischaemia not amenable to revascularization? *Interact Cardiovasc Thorac Surg.* 2005;4:478–483,65.
7. Segers B, Himpens J, Barroy JP. Retroperitoneal laparoscopic bilateral lumbar sympathectomy. *Acta Chir Belg.* 2007;107:341–342.

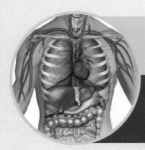

第**86**章
下腔静脉滤器置放术

Parth B. Amin and Joss D. Fernandez

　　下腔静脉滤器预防静脉血栓实际上已经取代了外科手术。这种置入的便捷性使得它应用增加并呈现多样化,尽管它仅用于处理患者的静脉血栓栓塞(VTE)疾病。目前,它仅有的绝对适应证为:抗凝治疗前提下出现肺栓塞(PE)及深静脉血栓(DVT)患者有绝对的抗凝禁忌证时。相对适应证为:以下患者可以预防性应用下腔静脉滤器置放术,有较高的 DVT 风险但不能抗凝治疗的患者,以及曾经发生过肺栓塞并有残余深静脉血栓,无法耐受再次肺栓塞发生的患者。很重要的一点是,下腔静脉滤器可能会减少肺栓塞发生的概率,但并未证实可以降低死亡率。长期来看,下腔静脉滤器有增加下肢末端静脉循环不良的风险。其他并发症包括:滤器移位、下腔静脉或肠管穿孔及完全性栓塞。

　　两个常用的穿刺路径为:经右侧股静脉和经右侧颈静脉。其他途径包括:左侧股静脉和颈静脉,以及左、右侧锁骨下静脉。透视引导下的操作是首选的使用方法,也是本章首要的关注点。经腹部超声和血管内超声都被成功应用于指引下腔静脉滤器放置。本章也对肾上的滤器、先天静脉畸形和其他特殊情况的进行了简短讨论。

　　外科住院医师教育委员会(SCORE™),将下腔静脉滤器置放术归类为"基本的、常规的"手术操作。

手术步骤

选择穿刺路径

经股静脉对比经颈内静脉

经皮肤穿刺入静脉并扩张

行下腔静脉造影

测量下腔静脉直径

确认肾静脉位置

展开滤器

撤回导丝和传送装置

解剖并发症

股动脉刺破

颈动脉刺破

腹股沟血肿

颈部血肿

气胸

血胸

深静脉血栓

髂静脉穿孔

下腔静脉血栓

肾静脉血栓

滤器移位

滤器腐蚀

列表结构

髂前上棘

耻骨结节

腹股沟韧带

股动脉

股浅动脉

股深动脉

股静脉

左、右髂静脉

下腔静脉

肝静脉

右心房

左、右肾静脉	锁骨头
腰静脉	锁骨下静脉
颈动脉	上腔静脉
胸锁乳突肌	无名静脉
胸骨头	

一、下腔静脉滤器的放置（图 86-1）

FDA 已经批准了多个用于预防 VTE 的装置（表 86-1）。虽然不同生产商设计的装置在形式上略有不同，但基本原理是相似的。医师要熟悉要用的装置。

经右侧颈静脉路径或经右侧股静脉路径是最常使用的方法。识别解剖标记十分重要，在困难的情况下超声也能起到帮助作用。

二、股静脉路径（图 86-2）

在准备穿刺的部位周围皮肤行局部麻醉。然后进行经皮肤穿刺操作，这步可以用经典的 Seldinger 型针进行。一个微穿刺器（Cook 公司，Bloomington，Indiana）经常用于最开始的皮肤穿刺，这样可以在 21 号 Seldinger 型针中放下较小尺寸的 5.49mm 的导丝，然后可以通过一个 4F 同轴的导管放入一个 10.67mm 大小的导丝在下腔静脉中。即使对熟手而言，比起标准的 18 号穿刺针，这个系统意

外的动脉穿刺更少；即便患者经过了完全的抗凝处理，这两种方法的并发症比率都比较低。

在荧光造影下把 0.89mm 的导丝从股静脉进入髂静脉系统，最终进入到下腔静脉（IVC）。一开始最好利用导丝以引导滤器置入。然后需要在导丝旁的皮肤做一横切口以便于将造影导管放入股静脉，在荧光造影的指引下可以看到它进入了下腔静脉。

肾静脉的大致水平就在第二、三腰椎间隙连接处，在透视下，就可以将第十二肋作为第十二胸椎的标记。我们需要数好接近肾静脉水平时的腰椎数，这一点需要在静脉造影下确定。在数字减影血管造影下，用约 10ml 稀释过的造影剂注入下腔静脉。紧接着造影剂，可以注入肝素化的生理盐水。只要确认好肾静脉的位置和下腔静脉的直径（图 86-2），下腔静脉滤器装置就可以通过股静脉植入了。

常常要用到扩张器来容纳比较大的植入装置（12 F）。要根据每个装置自身的说明书来送入和放置下腔静脉滤器。注意滤器要放置在肾静脉下方。操作

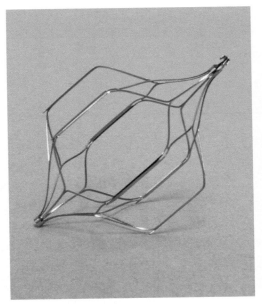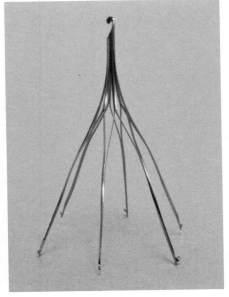

图 86-1　**下腔静脉滤器的代表类型**（引自 Fischer's Mastery of Surgery）（已授权）

表 86-1 美国批准使用的下腔静脉滤器的特点

	FDA 最初批准时间	更新批准时间	永久或临时	最大下腔静脉直径（mm）	穿刺途径	是否耐受MRI
B Braun Medical Inc. (Bethlehem, PA, USA)						
VenaTech(TM) LP IVC filter	2001	N/A	永久的	35	颈内 / 股动脉	是
VenaTech(TM) LGM IVC filter	1989	2001	可回收的	28	颈内 / 股动脉	是
CR Bard, Inc. (Murray Hill, NJ, USA)						
G2	2005	2008	永久的	28	颈内 / 皮下 / 股动脉	是
G2X	2005	2008	两者均可	28	颈内 / 皮下 / 股动脉	是
Eclipse	2010	N/A	两者均可	28	颈内 / 股动脉	是
Simon Nitionol	1990	N/A	永久的	28	颈内 / 皮下 / 股动脉 / 肱动脉	是
ALN Implants Chirurgicaux (Ghisonaccia, France)						
AlN Optional	2008	N/A	可回收的	28	颈内 / 股动脉 / 肱动脉	是
Boston Scientific(Natick, MA, USA)						
Titanium Greenfield	1989	N/A	永久的	28	颈内 / 股动脉	是
Cordis Corp. (Bridgewater, NJ, USA)						
TrapEase	2001	2002	永久的	30	股动脉	是
OptEase	2002	2010	两者均可	28	股动脉	是
Cook Medical, Inc. (Bloomington, IN, USA)						
Celect	2008	2009	临时的	30	颈内 / 股动脉	是
Gunther-Tulip	2003	2009	临时的	30	颈内 / 股动脉	是
Gianturco-Roehm Bird's Nest	1989	2008	永久的	40	颈内 / 股动脉	有条件的
Rex Medical, L.P. (Conshohocken, PA, USA)						
Rex Medical Option	2009	N/A	可回收的	30	颈内 / 股动脉	是
Rafael Medical Technologies, Inc. (Dover, DE, USA)						
SafeFlo	2009	N/A	永久的	27	颈内 / 股动脉	是

完成后要行静脉造影来确定放置的正确与否，方向和位置（图 86-2B）。移去导丝和导管，人工按压，伤口覆盖无菌辅料。

【解剖要点】

腹股沟韧带的位置可以通过在髂前上棘和耻骨结节连线来确定。这条韧带形成了髂外动脉转变成股总动脉的解剖边界。股总动脉将腹股沟韧带一分为二，可以作为股总静脉的解剖标记。找到腹股沟韧带的中点，可以触摸到股动脉搏动，股总静脉就在这个中点的远端和内侧各 1cm 的位置。

股浅静脉，这样命名是因为它与同名动脉伴行，股深静脉汇入股总静脉。股浅静脉指的就是股静脉，因为这样可以避免误认为它是一个深静脉。有很多分支的大隐静脉同样汇入股总静脉。另外，在腹股沟水平，髂内静脉和髂外静脉都上行汇入髂总静脉。髂总静脉在第五腰椎汇入下腔静脉。在后方，腰升静脉引流入下腔静脉。性腺静脉在 L_2 水平，肾静脉在约 L_1 水平，肝静脉在 T_8 水平引流入下腔静脉，继而流入右心房。

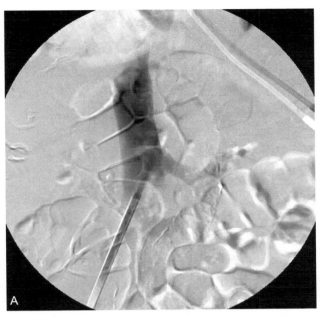 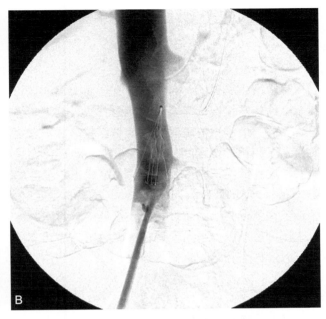

图 86-2 A. 右股静脉入路的下腔静脉造影，显影左肾静脉；B. 在双侧肾静脉以下的下腔静脉内很好的放置了滤器

三、经颈内静脉入路（图 86-3）

【技术要点】

经颈内静脉也可以完成这项操作。右侧颈内静脉更为常用。鉴于误穿颈动脉的风险，超声引导很常用于小口径 Seldinger 针系统。同样需要行下腔静脉造影。若经颈静脉入路，导丝进入下腔静脉的路径则需要进行规定，有人建议让导丝经过髂静脉来

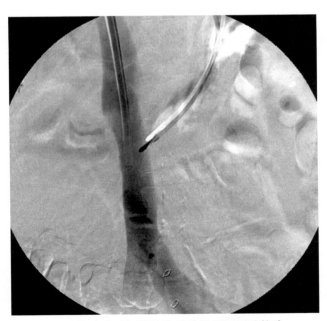

图 86-3 腔静脉造影经颈静脉系统显示两侧髂静脉

避免滤器进入右心房。制造商通过每种滤器材料的不同给出了使用说明，确定了导丝的路径。

【解剖要点】

右侧颈内静脉位于颈总动脉的外侧，在胸锁乳突肌的后内侧。它经常和颈外静脉相平行，而后者比较表浅。胸锁乳突肌的内侧缘容易触摸到，可以通过轻微伸展头部并偏向左侧来暴露它。随着胸锁乳突肌从颈上到颈下伸展，锁骨头和胸骨头附着于相应的骨性标志，这两个肌头相连的部位就是颈内静脉经过的理想部位。这是因为肌肉间的间隙可以让颈内静脉无须穿过胸锁乳突肌而延伸向颈上。在这个水平上颈内静脉在颈动脉的外侧。

右侧颈内静脉和右侧锁骨下静脉交汇一起引流入右侧头臂静脉。右侧头臂静脉和左侧头臂静脉在第一肋软骨的位置交汇流入上腔静脉。沿途有许多小静脉汇入两侧的头臂静脉，包括各自的乳内静脉、甲状腺下静脉、腰椎静脉和最高肋间静脉。在第三肋软骨水平，上腔静脉流入右心房。

腰椎的静脉系统引流入腰升静脉，最终进入奇静脉系统，奇静脉系统是通过上、下腔静脉各自的大分支间接连接两者的通路。其主要引流入上腔静脉的分支就在两侧头臂静脉上方。引流静脉汇入下腔静脉的路径较多变，但几乎都在肾静脉的上方。

四、特殊情况

（一）巨腔静脉

尽管发生率很低，仍然存在有这样的解剖学和临床上的特殊情况，需要采取其他方法放置下腔静脉滤器的。最常见的限制情况就是巨腔静脉，它定义为：下腔静脉直径≥28mm。常常它的直径比这要大，这种情况下有多种选择。鸟巢式下腔静脉滤器（Cook Medical Inc.，Bloomington，IN）最常使用，尽管还有多个其他的超过30mm直径静脉的滤器可供选择。另外一个选择就是在每侧的髂总静脉都放置一个标准大小的滤器。

（二）双下腔静脉

双下腔静脉的发生是由于发育过程中左侧上主静脉的退化失败所致，人群中发生率高达3%。左、右下腔静脉在肾静脉水平与之汇合。这种情况需要在左、右两侧各放置一个滤器，或者可以用我们提到的肾上的滤器，但放置位置就在最上肾静脉上方。

（三）下腔静脉血栓

如果有下腔静脉血栓，肾上滤器也需要放置，这个滤器常通过右侧颈内静脉放置，尽管滤器可以通过肱静脉，左颈内静脉或者锁骨下静脉放置。如果有双侧的髂股深静脉血栓，那么也要遵守同样的原则。

（四）环主动脉肾静脉环

一个环绕主动脉的肾静脉可能存在，可能成为从下腔静脉而来的血栓的另一路径。这种情况下可以放置肾上滤器，只要把它就放在肾静脉环正下方则可以。或者可以在每侧的髂静脉主干放置滤器。

（五）上腔静脉滤器放置

上肢深静脉血栓时的上腔静脉放置已经描述过了，尽管滤器的方向需要反过来。可以通过股静脉放置标准的颈静脉途径的滤器，反之亦然。放在上腔静脉的滤器可能会影响以后上肢中线滤器放置的位置。

（六）妊娠

对于孕妇和胎儿来说，放置下腔静脉滤器是安全的。妊娠时出现急性血栓栓塞事件的患者可能通过放置肾上滤器获利，可以防止压迫和倾斜妊娠的子宫，并且可以防止生殖静脉栓塞的发生。

（七）临时和可取出的滤器

未来预防下腔静脉滤器长期使用的并发症，一系列临时和可取出的滤器已经可以应用于属于临时放置滤器的情况。临时滤器常设有带链子的导丝，可以允许拔出滤器。可取出滤器设计成可以回鞘的并且有一个钩子或其他机制帮助捕获。工程师将这种滤器设计成可以在下腔静脉系统中放置较长时间的装置，这依赖于滤器表面新生内膜的形成速度。

（叶良涛　译　林少建　校）

参考文献

1. Crowther MA. Inferior vena cava filters in the management of venous thromboembolism. *Am J Med.* 2007;120(10 suppl 2):S13–S17.
2. Joels CS, Sing RF, Heniford BT. Complications of inferior vena cava filters. *Am Surg.* 2003;69(8):654–659.
3. Malgor RD, Oropallo A, Wood E, et al. Filter placement for duplicated cava. *Vasc Endovascular Surg.* 2011;45(3):269–273.
4. PREPIC Study Group. Eight-year follow-up of patients with permanent vena cava filters in the prevention of pulmonary embolism: The PREPIC (Prevention du Risque d'Embolie Pulmonaire par Interruption Cave) randomized study. *Circulation.* 2005;112(3):416–422.
5. Streiff MB. Vena caval filters: A comprehensive review. *Blood.* 2000;95(12):3669–3677.
6. Young T, Tang H, Hughes R. Vena caval filters for the prevention of pulmonary embolism. *Cochrane Database Syst Rev.* 2010;(2): CD006212.

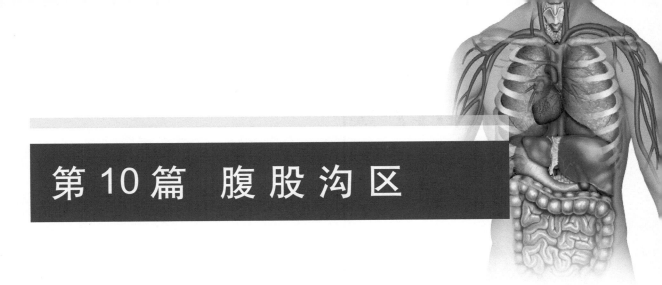

第10篇 腹股沟区

该区域解剖复杂，在其他书稿中也多次阐述。本部分主要介绍腹股沟疝和股疝修补和鞘膜积液切除（第87～90章）。腹股沟淋巴结切除（第91章）也在此部分介绍，包括可能的淋巴结引流区域：骶骨会阴区（第92～95章）。

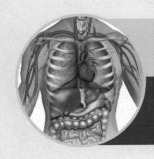

第**87**章

腹股沟疝和股疝的修补

　　腹壁的肌肉腱膜形成一个强有力的屏障，支撑和容纳腹腔内脏器。但这种连续性被腹股沟区的腹股沟管打破。所谓腹股沟管，是指从腹腔到阴囊（男性）或者到大阴唇（女性）斜行向下的管道。这就是腹股沟疝形成的区域。

　　外科住院医师教育委员会（SCORE™）将开放腹股沟疝和股疝修补归类为"基本的、常规的"手术操作。

手术步骤

腹股沟疝修补

腹股沟区切口

切开腹外斜肌腱膜至外环内侧

辨认和保护髂腹股沟神经

提起精索（或圆韧带，在女性）

切开提睾肌完全暴露精索

寻找疝囊

找到疝囊，从精索上游离疝囊，回纳和缝合结扎（切除过大的疝囊）

在女性，连子宫圆韧带一起结扎疝囊

评估腹股沟管后壁，选择修补方法

Bassini 修补

皮钳牵拉联合腱向下

使切口张力降低

将联合腱和腹股沟韧带间断缝合数针

在男性，内环宽度应允许一把止血钳通过，在女性，则完全关闭内环

McVay 修补

皮钳提起联合腱，减少切口张力

去除耻骨梳韧带上的脂肪和纤维组织

将联合腱与耻骨梳韧带间断缝合数针

在股静脉附近，联合腱则与腹股沟韧带缝合在一起

Shouldice 修补

沿纤维走行切开腹横筋膜

游离腹横筋膜上叶，辨认腹横肌腱膜弓状下缘

缝合弓状下缘与髂耻束

在内环，腹横筋膜上叶与腹股沟韧带缝合

第三层，缝合联合腱与腹股沟韧带

网塞修补术

找到腹横筋膜缺损边缘

把网塞塞到缺损处，并固定

平片放置于腹股沟管后壁，尾端于精索前交叉

缝合固定平片

修补后关闭腹股沟管

止血后，连续缝合关闭腹外斜肌腱膜（避免损伤髂腹下神经）

关闭筋膜及皮肤

股疝修补

下入路修补

切口位于股疝上，平行于腹股沟韧带

分离疝囊并打开

回纳疝内容物（若为肠管，检查生命力）

有必要时，垂直切开腹股沟韧带扩大腹股沟管

翻转，缝合结扎疝囊，必要时切除过多疝囊

补片卷起，并插到股管内，缝合固定

如果腹股沟韧带有切开，必须缝合重建

关闭皮下组织和皮肤

上入路修补

与腹股沟疝修补一样，打开腹股沟管

翻开腹股沟管底边，暴露股管

确认疝囊像憩室一般延伸至大腿

打开疝囊，回纳疝内容物

然后按 McVay 修补法修补

解剖并发症

遗留疝

髂腹股沟神经损伤

髂腹下神经损伤

生殖股神经损伤

睾丸水肿或缺血

股静脉损伤

疝修补术后疼痛

结构列表

腹股沟区

鞘状突

外环

内侧脚和外侧脚

脚间纤维

内环

腹股沟三角

腹壁下动静脉

闭孔动脉耻骨支

闭孔动脉

表面筋膜（Camper 筋膜和 Scarpa 筋膜）

无名筋膜

腹外斜肌腱膜

腹内斜肌腱膜

腹横肌

腹横筋膜

髂耻束

腹横筋膜悬带

腹膜前组织

腹膜

耻骨结节

腹股沟韧带

耻骨梳（Cooper）韧带

陷窝韧带

联合腱

凹间韧带

髂腹股沟神经

髂腹下神经

生殖股神经

生殖支

股管

股鞘

股动静脉

大隐静脉

隐静脉孔

阔筋膜

男性

精索

精索外筋膜

提睾肌和筋膜

精索内筋膜

输精管

阴囊

睾丸

睾丸血管

女性

圆韧带

大阴唇

　　临床上需鉴别 3 种类型腹股沟疝：直疝、斜疝和股疝。可以在同侧腹股沟区存在一种、两种或三种类型疝。

　　无论在男性或女性中，斜疝最常见。在男性，斜疝与鞘状突长时间未闭有关。交通性胶膜积液与斜疝的形成密切相关。精索从内环口到外环口穿过腹壁，提供睾丸血供。这就产生了男性天然薄弱区域。在女性，圆韧带穿出腹壁，止点位于大阴唇和耻骨

结节。女性直疝发生率与男性直疝一样。

　　直疝的形成是由于腹内压增高时，疝内容物冲击腹横筋膜，自薄弱的腹股沟管后壁向前突出。斜疝位于腹壁下血管外侧，而直疝则在直疝三角处向前突出（图 87-1），腹壁下血管内侧。

　　股管位于腹股沟韧带下方。股疝是由于大网膜或腹腔内脏器疝入薄弱的股管形成。老年人中股疝较常见。小的嵌顿股疝看起来像肿大的淋巴结。合

解剖定位

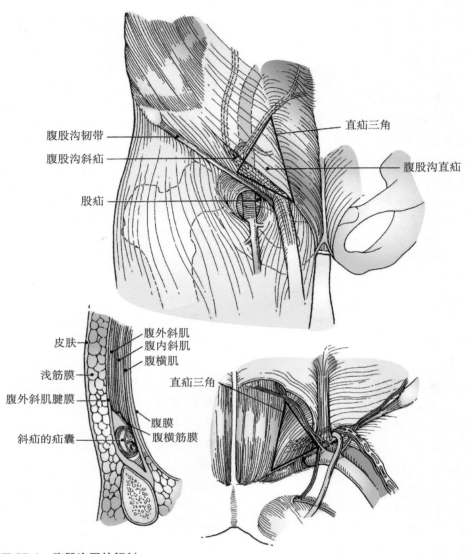

腹股沟韧带

腹股沟斜疝

股疝

直疝三角

腹股沟直疝

皮肤

浅筋膜

腹外斜肌腱膜

斜疝的疝囊

腹外斜肌
腹内斜肌
腹横肌

腹膜
腹横筋膜

直疝三角

图 87-1　腹股沟区的解剖

并小肠梗阻的一侧腹股沟区肿大结节应怀疑股疝嵌顿。

　　本章将 4 种类型的腹股沟疝修补：Bassini、McVay、Shouldice 和网塞技术，都一一介绍。股疝修补上下两种入路均介绍。本章最后参考文献中给出其他修补方式的介绍。腹腔镜疝修补在第 88 章做介绍。第 90 章介绍如何修补小儿疝或青少年疝。

　　腹股沟区解剖的描述很不清晰，部分原因是标准的解剖学书籍建立在经防腐处理过的尸体解剖上（这些组织与新鲜组织不大相同），另外原因是该区域相似名称的结构过多。外科医师通常使用专业术语。

　　腹壁结构是多层次的。这些层次分为浅层和深层，以腹内斜肌为镜面，相互对称。从浅至深分别为：

　　（1）皮肤。

　　（2）浅层筋膜（Camper 和 Scarpa）。

　　（3）外层筋膜（无名筋膜）。

　　（4）腹外斜肌腱膜。

　　（5）腹内斜肌腱膜（在腹股沟管内，精索或子宫圆韧带取代此层次）。

　　（6）腹横肌及腱膜。

　　（7）内层筋膜或腹横筋膜。

（8）腹膜前组织。

（9）腹膜。

腹股沟管是穿过腹壁的三角形通道，内有精索或女性的子宫圆韧带。入口为内环，与腹横筋膜相关，位于腹股沟韧带中点，腹壁下血管的外侧。出口是外环，与腹外斜肌腱膜和无名氏筋膜关联，位于腹股沟韧带耻骨结节止点。前壁是腹外斜肌腱膜，后壁是腹横筋膜，下壁是腹股沟韧带。

腹股沟韧带由腹外斜肌腱膜反折增厚形成，在外侧附着点为髂前上棘和邻近的髂筋膜，内侧附着于耻骨结节和耻骨梳韧带（Cooper 韧带）。腹股沟韧带的平行纤维扇形附着于耻骨结节与耻骨梳韧带之间，形成陷窝韧带。注意，陷窝韧带并不向侧方延伸参与股管的组成。陷窝韧带位于腹股沟管内侧，精索下方，并有固定精索作用。

腹外斜肌腱膜的纤维分散分别终止于耻骨结节的内侧、外侧，形成内侧脚、外侧脚。二者形成三角形结构，就叫浅环或外环口，精索或子宫圆韧带从中经过。脚间纤维，从无名筋膜延伸至腹外斜肌纤维表面，使得三角形裂孔变成椭圆形，同时保护腹外斜肌腱膜内外侧脚。精索外筋膜，覆盖于精索外面，由无名筋膜包绕精索形成。

从外环口处剪开腹外斜肌腱膜纤维，就打开了腹股沟管。可见部分腹内斜肌纤维拱形包绕着精索。而包绕精索的中间层结构——提睾肌及其筋膜，正是由腹内斜肌及其筋膜组成。在这个区域，腹内斜肌纤维起源于髂嵴，经过精索与深环（内环）的表面，终止于腹直肌鞘和邻近的前胸肋缘。极少数患者（约3%）身上发现，腹内斜肌最下方部分纤维延续为筋膜，与腹横肌筋膜一起形成联合腱，终止于耻骨结节和耻骨梳韧带（Cooper 韧带）。但是，通常腹内斜肌最下缘仍是肌肉，并不延伸至由腹横肌组成的弓状下缘下方。因为，腹内斜肌是腹股沟区重要肌肉组成部分，但对于腹股沟疝修补的意义并不大。

第三肌肉腱膜层是由腹横肌及腱膜和腹横筋膜组成，腹横筋膜在最内侧。腹横筋膜是靠自身紧密贴在腹横肌上，自身强度欠佳。因此，我们认为腹横筋膜是与肌肉一起的结构，而不是独立的个体。

腹横肌底层肌肉或腱膜纤维形成一个明显的弓，从外侧髂筋膜到内侧耻骨支上方，向内与腹直肌毗邻。腹横肌纤维弓跨越精索上方，形成深环的上缘。深环内侧，该弓形结构是大多数直疝缺损的上限。弓的下方，腹横肌腱膜纤维是存在的，但数量明显减少，这些纤维彼此岔开，由腹横筋膜填充其中的间隙。这正是腹股沟直疝发生的区域（腹股沟管后壁）。再下方，腹横肌腱膜与腹横筋膜融合形成重要的髂耻束。在外侧，髂耻束纤维与髂筋膜相连。髂耻束位于腹股沟韧带下方，纤维自腹股沟韧带向内侧、深部扇形分布。髂耻束纤维是深环的底边，经过髂外和股血管和股管上方，作为股鞘前壁，扇形与耻骨梳韧带（Cooper 韧带）连接。在股管内侧，一小部分纤维反转形成股鞘内侧壁，其实髂耻束构成股管内侧壁，并不是腔隙韧带。值得注意的是，髂耻束通常与腹股沟韧带混淆，因为或多或少是与腹股沟韧带平行的。

尽管腹横肌与腹横筋膜被认为是一个整体，但有些时候提到这个结构，多数只是指腹横筋膜。其中常说的是腹横筋膜的悬带和凹间韧带，都是构成腹股沟内环内侧边界。腹横筋膜悬带是由于腹股沟管倾斜于内环口平面形成。这些外翻的腹横筋膜覆盖内环口（形成精索内筋膜）并进入腹股沟管，在内环内侧形成腹横筋膜的冗余。紧密附着于腹横肌的腹横筋膜悬带是可移动的，可能与关闭机制有关，当腹部外侧肌肉收缩时，内环关闭。

记住，在胚胎时期睾丸下降时，最先通过深环进入腹股沟管，最后穿出外环口进入早期的阴囊的解剖结构是鞘状突，腹膜囊的管状外翻部分。鞘状突闭合和纤维化失败导致斜疝。

股鞘和股管位于腹股沟韧带下方。股鞘是腹横筋膜进入大腿的延续。从外到内，分别是股动脉、股静脉、股管。股管包含结缔组织和淋巴结构。股管的内口 - 股环 - 前内侧壁是髂耻束，外侧壁是股静脉内侧的血管鞘膜，后壁是耻骨梳韧带（Cooper 韧带）。

总之，正常的腹横肌与腹横筋膜有保护作用，并避免腹股沟疝和股疝发生，缺损或变异会导致腹股沟疝的发生。

一、腹股沟疝的修补

（一）切口的选择及暴露精索（图 87-2）

【技术要点】

传统的腹股沟疝切口位于髂前上棘到耻骨结节连线上。更美容的切口可以选择在皮肤自然皱褶上。

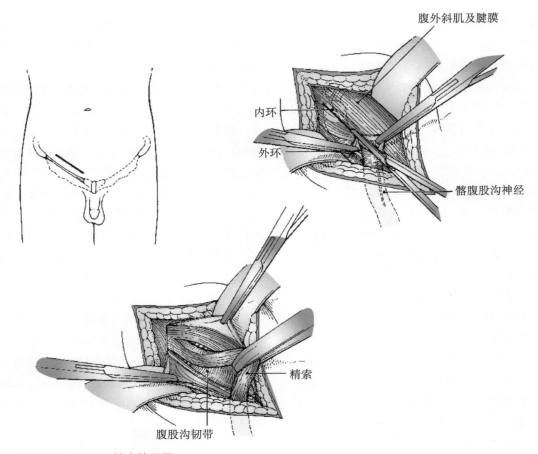

图 87-2　切口及精索的暴露

最重要的是切口直接跨过耻骨结节，以获取更好的暴露。切口通常可以完全隐藏在耻骨毛发生长的区域。直到辨认腹外斜肌腱膜后才继续往下切。

触摸外环。通过手指确认外环口位置后，使用组织剪在腹外斜肌腱膜中部顺纤维方向剪开。血管钳提起腹外斜肌腱膜左右两叶。小心腹外斜肌腱膜下层的结构，辨认并保护髂腹股沟神经，以免损伤。该神经通常就位于腹外斜肌下方，但有时也会变异。

锐性钝性相结合从腹外斜肌腱膜下方分离精索，可观察到下方的腹股沟韧带。精索从耻骨结节上方穿出。由于耻骨结节保护着腹股沟管，为精索的固定点，因此游离精索很容易。橡皮片穿过精索并提起，游离精索至内环口水平。自动拉勾拉开腹外斜肌腱膜，暴露术野。

【解剖要点】

参与腹股沟管构成的韧带汇聚在耻骨结节，使得腹股沟管相对固定。切口外侧的旋髂浅血管及横跨浅环和精索前面的会阴外浅血管可能都会遇到。

皮肤切开后，到达筋膜层面。浅筋膜分成更浅

的、脂肪的 Camper 筋膜和更深的纤维的 Scarpa 筋膜。Scarpa 筋膜下面是无名氏筋膜，腹部的深筋膜。浅筋膜的厚度和复杂度取决于患者的身体状况。糖尿病患者 Camper 筋膜的脂肪颗粒巨大且不规则。脂肪层一般出现在 Scarpa 筋膜深部，但这里的脂肪小叶相对小些。无名氏筋膜深部没有脂肪，透过无名氏筋膜，可以看到腹外斜肌腱膜。切开浅筋膜，会遇到的有名血管包括内环附近的腹壁上浅血管、旋髂浅血管、会阴外浅血管。

外环位于耻骨结节上外侧。精索外表覆盖物——精索外筋膜——是无名氏筋膜的延续，打开外环时必须切开。小心打开此处，因为腹外斜肌腱膜深部，精索前方，髂腹股沟神经（L_1）经外环出口，到达精索外筋膜深部。髂腹下神经（L_1，有时为 T_{12}）不经过外环，反而常常比外环层面更高些。

由于精索被游离，腹股沟韧带及其内侧的腔隙韧带都可以看到。游离到此处，不应该看到任何血管结构，因为它们在腹横筋膜深部或精索内部。

（二）精索探查和斜疝疝囊的寻找与结扎（图 87-3）

【技术要点】

轻轻牵拉精索，镊子纵向提起提睾肌纤维。沿提睾肌纤维切开数厘米，血管钳提拉，轻轻撕开精索周围的提睾肌。保持精索内筋膜的完整性，因为有助于保护精索及相关结构免受损伤。完全剥离精索，保留包绕其周围的筋膜。触摸输精管的感觉像精索结构中的麻绳。橡皮片提吊精索，不要提吊提睾肌。

通常，提睾肌较肥厚。这种情况下，建议充分骨骼化精索，以利于修补。骨骼化精索会影响睾丸缩回阴囊的能力，引起部分患者不满。只有在必要的时候，才能这样做。精索充分骨骼化是为了更完美的修补。在你的手指上展开精索及其内容物，寻找疝囊。可以看到一个白色的、月牙形的结构从内环突出。延伸到阴囊的疝囊是一个圆柱形结构，难以寻找疝囊底。

如果确定疝囊位于精索内，血管钳钳夹疝囊，锐性钝性结合将其从精索中游离下来。进入阴囊的疝囊可以横断，远端疝囊旷置。电刀游离疝囊。打开疝囊，游离近端疝囊一周，直至内环口。输精管在内环口通常与疝囊粘连紧密，因此，必须加倍小心以免损伤。

提起精索，高位游离疝囊。打开疝囊探查，并回纳疝内容物。横断疝囊，近端结扎后回纳。或者打开疝囊的时候，荷包缝合疝囊颈。这个方法的好处是直视下操作，尤其适用于巨大疝囊。

滑疝是指器官是疝囊壁组成部分——如膀胱、乙状结肠、盲肠。这种情况下，不要去尝试从脏器上游离疝囊。相反，在脏器附件上方横断疝囊，并在附件上方关闭疝囊。完全从精索上游离疝囊，并连脏器一起回纳腹腔。这将会避免疝囊残留导致疝复发。

检查并充分创面出血。如果修补张力过大，术后水肿可能导致"静脉止血带"效应，引起不必要的血管出血，也会引起疼痛的阴囊血肿。

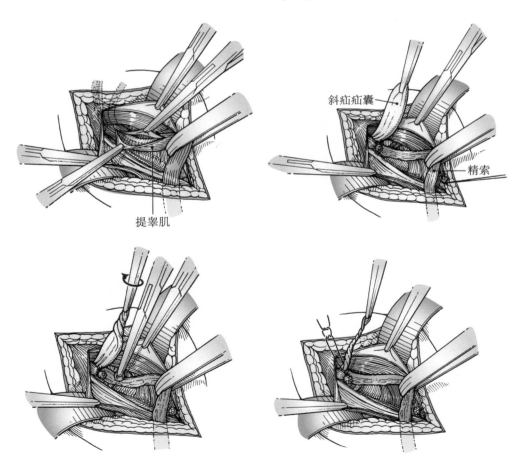

图 87-3 精索的探查和斜疝疝囊的寻找与结扎

【解剖要点】

提睾肌是腹内斜肌及其筋膜的延续，其深层及精索下方是生殖股神经生殖支（L₁，L₂）。这些神经支配提睾肌。保护神经，最好是避免过度分离提睾肌纤维。如果必须分离提睾肌纤维，小心不要解剖神经。

斜疝疝囊从内环口经睾丸下降路线突出。斜疝疝囊变成精索组成部分，被精索外筋膜、提睾肌筋膜和精索内筋膜（腹横筋膜的延续）包裹。而直疝，尽管被腹股沟管后壁薄弱的腹横筋膜覆盖，毗邻精索，但与精索不相关。如果直疝突破外环口，只能位于精索外筋膜内，提睾肌筋膜外。

（三）Bassini 修补（图 87-4）

【技术要点】

评估腹股沟管后壁的力量。疝囊高位结扎术仅适用于简单婴儿或年轻男性斜疝患者（第 90 章）。通常，疝的出现都伴随内环的扩大和腹股沟管后壁

的薄弱。腹股沟管后壁基本上都是完整的，随着疝囊沿内环下滑过程的冲击，解剖结构悄然发生了变化。在这种情况下，Bassini 修补不失为一个好的选择，因为不要求打开腹股沟管后壁，不损伤原本坚韧的结构。

Bassini 修补术要求缝合联合腱到腹股沟韧带。提起腹外斜肌腱膜上片。在联合腱上内侧用电刀做一减张切口，小心止血。Allis 钳提起联合腱，也就是横跨腹股沟管后壁上内侧的肌肉腱膜弓。把联合腱拉至腹股沟韧带，判断其移动度。减张切口打开后，很容易拉动。必要的话，向上延长减张切口。用粗线间断缝合联合腱于腹股沟韧带，间距不要超过 3～4mm。拉紧缝线，但不能过紧以免组织坏死。收紧内环，以不能容纳示指尖为准。检查创面止血。

【解剖要点】

真正的联合腱很少看到，通常是由腹横肌下方的纤维组成连续的肌肉腱膜弓。联合腱内侧减张切口是必需的，因为腹内斜肌和腹横肌的腱膜纤维一

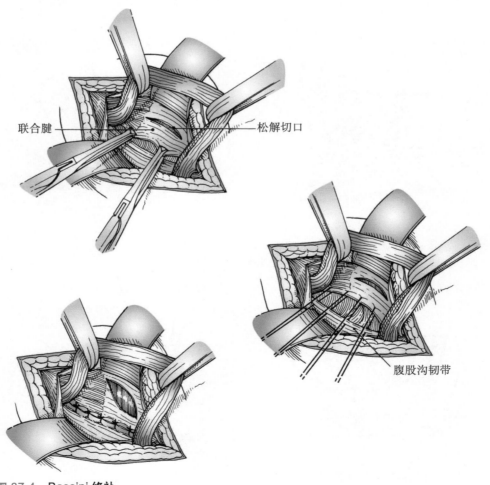

图 87-4　Bassini 修补

直延续至中线组成腹直肌后鞘的部分。因为 Bassini 修补不要求切开腹横筋膜层，所以不会遇到血管，仅用电刀就可以止血了。

腹壁下血管位于腹横筋膜深层，内环口内侧，关闭内环口时应注意避开这些血管。

（四）McVay 修补法（图 87-5）

【技术要点】

若腹股沟管后壁较薄弱，McVay 修补比 Bassini 修补更优。当联合腱条件好，够坚韧、面积够大，就可使用 McVay 修补。McVay 修补是将联合腱缝合到耻骨梳韧带（Cooper 韧带）上。适当长度的切口会使得联合腱活动性足够，与 Cooper 韧带缝合没有张力。

从耻骨结节开始，打开薄弱的腹股沟管，寻找腹股沟韧带，辨认白色带光泽的 Cooper 韧带。推开 Cooper 韧带周围结缔组织，辨认内侧的股静脉鞘，不要损伤静脉。Allis 钳提起联合腱，向下牵拉，判断是否足够无张力的缝合到 Cooper 韧带上。

用 0-0 尼龙线间断缝合联合腱到 Cooper 韧带。用大针缝合是最适合的，因为针尖不容易弯。从耻骨结节侧开始，自内向外缝合。靠近股静脉时，把深层的 Cooper 韧带缝向浅层的腹股沟韧带。小心不要损伤到静脉或者压迫静脉。最后在内环水平缝合联合腱和腹股沟韧带一针。打紧所有缝线，检查修补的张力和内环大小。关闭腹股沟管。

【解剖要点】

McVay 修补要求耻骨梳韧带（Cooper 韧带）暴露清楚。为看清韧带，腹横筋膜必须切开，因为 Cooper 韧带在比腹股沟韧带和耻骨结节更深的层面。Cooper 韧带暴露后，注意相对较大的血管的可能，如肠系膜下动脉的耻骨支，会出现在该区域。该动脉位于髂耻束上，在 Cooper 韧带下方穿过，最终汇入闭孔动脉。在 25% 的患者中，耻骨支直径在

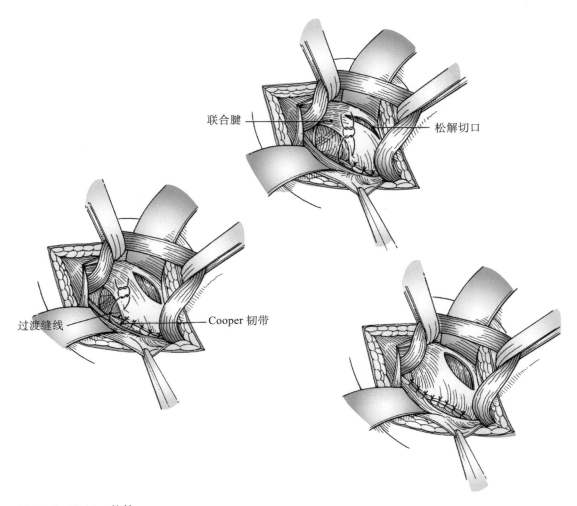

图 87-5　McVay 修补

2 ～ 3mm，可能是副闭孔动脉。

（五）Shouldice 修补术（图 87-6）

【技术要点】

当腹股沟管后壁显著薄弱，但腹横筋膜清晰可辨认，尤其是内部的髂耻束，Shouldice 修补会是一个恰当的选择。小心暴露腹股沟管后壁，但不要打开。髂耻束为毗邻腹横筋膜的增厚，并与腹股沟韧带相连，是一条 2 ～ 3mm 宽、白色、带光亮的纤维带。紧靠髂耻束，从内环口到耻骨结节切开腹横筋膜（图 87-6A）。小心不要损伤内环附近的腹壁下血管或耻骨结节附近偶尔可见的小分支血管。血管钳提起腹横筋膜上叶。通过锐性、钝性分离，游离腹横筋膜下方腹膜前脂肪。在腹横筋膜上层可清晰看见，有光泽、白色增厚区域，为腹横肌腱膜弓。

修补过程中注意拉开腹股沟管后壁，勿遮挡视野。使用 2-0 或 3-0 单股缝线，普理灵是最佳选择。从耻骨结节开始缝合，将腹横肌腱膜弓下层缝至髂耻束游离的边缘（图 87-6B）。缝合路线从耻骨结节到内环口。不要试图去收紧内环口。缝合四层，并逐步收紧，张力就变得小些。

在内环口，把腹横筋膜上叶连续缝合至腹股沟韧带上。缝线从内环外侧到耻骨结节内侧连续缝合，自身打结（图 87-6C），包括第一层和第二层缝合。总之，腹股沟管后壁应该关闭，内环应该关闭，但不是收紧。

第三层、第四层缝合应该把联合腱缝合至腹股沟韧带。从内环口开始直至耻骨结节，把联合腱连续缝合至腹股沟韧带上（图 87-6D）。要内环松紧度，适合精索通过。松紧度以紧贴精索，应适合放置一把 Allis 钳通过内环口，但以不能通过指尖为标准。收紧缝线，检查创面是否出血。

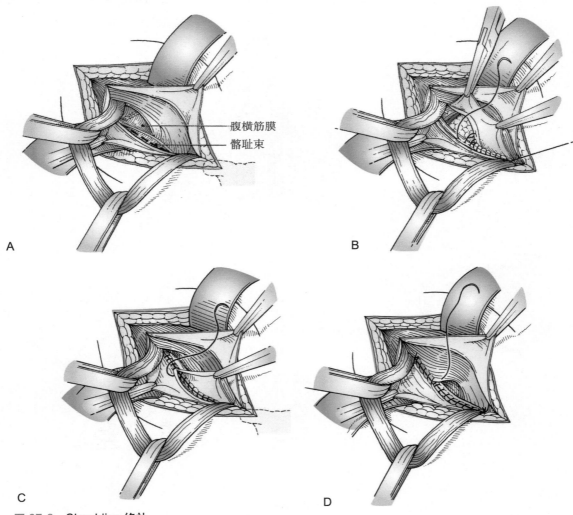

图 87-6 Shouldice 修补

A. 沿髂耻束切开；B. 第一层缝合；C. 缝合至内环口后，继续开始第二层缝合；D. 第三、第四层缝合

【解剖要点】

紧贴腹股沟韧带最深层的纤维组织称髂耻束，通常被认为是腹股沟韧带的一部分，是腹横肌腱膜和腹横筋膜的一种表现形式。髂耻束相对脆弱，用作 Shouldice 修补的第一层缝合是因为游离度大，保证相对较高位的腹横肌腱膜弓的缝合无张力。

（六）网塞修补（图 87-7）

【技术及解剖要点】

寻找斜疝疝囊，游离，高位结扎后，明确腹横筋膜缺损的边缘，圆形切开，暴露腹膜前脂肪。网塞的类型很多，根据个人习惯选择合适的类型。关键的步骤是网塞的放置。放置预成型网塞填充缺损，网塞的边缘需在腹横筋膜下方充分展开，像一把打开的伞。3-0 薇乔线缝合 1～2 针固定。

平片则放置于精索后方，上缘固定于联合腱，下缘固定于腹股沟韧带。

（七）腹股沟管的关闭（图 87-8）

【技术及解剖要点】

3-0 薇乔线连续缝合腹外斜肌腱膜，关闭腹股沟管。重建外环口。3-0 薇乔缝合皮下组织，可吸收缝线皮下连续缝合。伤口贴好敷料后，撤走洞巾。

小结下，检查睾丸是否在阴囊内并牵拉至阴囊，这点必不可少。术中提拉精索的时候会把睾丸拉至外环口水平，如果继续停留在此处，局部粘连后睾丸无法再下降，将导致外观及功能性的损伤。

二、股疝修补

（一）腹股沟韧带下方入路股疝修补（图 87-9）

【技术要点】

虽然腹股沟韧带下方的股疝修补不算是好的解剖修补，但是，可以在局部麻醉下完成，有时适合

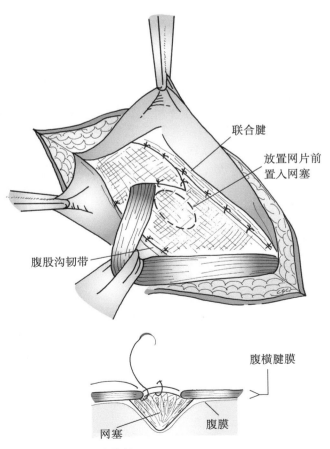

图 87-7 **网塞修补**

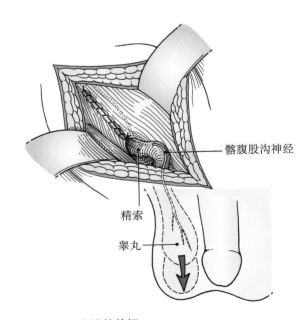

图 87-8 **腹股沟管的关闭**

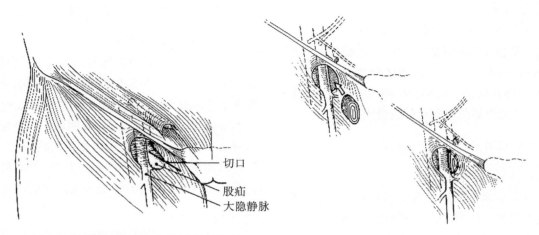

图 87-9   腹股沟韧带下方入路的股疝修补

一些年老体弱、严重基础疾病的患者。

在股疝突出的地方直接切开。切口应该平行于腹股沟韧带，并在其下方 2cm 处。寻找疝囊，并充分游离。打开疝囊，回纳疝内容物。很有必要垂直切开腹股沟韧带，提起精索，回纳疝内容物。结扎疝囊后，并离断远端。

腹股韧带下方入路股疝修补最好是选择合成材料的网塞，比如聚丙烯。把聚丙烯网塞放置股管内并固定。小心不要损伤或压迫股静脉。薇乔缝线间断缝合皮下组织、皮肤。

【解剖要点】

腹股沟韧带下方股疝修补需要结扎几支静脉，这些静脉都是汇入隐静脉或者走行于孔股鞘和阔筋膜的隐静脉裂，直接汇入股静脉。腹股沟韧带下方入路解剖关键点在于股环前方、内侧是髂耻束，后方是 Cooper 韧带，外侧是静脉外膜周围组织。这些结构都是合成补片缝合固定的支撑点。在这些边界

之中，外侧的静脉外膜周围组织最少作为固定点的。因此，股静脉受压迫是很有可能的，进针点稍深，就能损伤到静脉。

股疝的入口，也就是疝突出的地方，距离外环口 1cm 深。腹股沟韧带下方入路很难将打开的股管完整关闭，基于这个原因，放置网塞修补更加简单。

（二）腹股沟韧带上方入路股疝修补（图 87-10）

【技术要点】

经腹股沟管的股疝修补不仅更符合解剖要求，而且对于嵌顿性或绞窄性疝更有优势。该入路需要打开完整的腹股沟管。尽管美中不足，但是对于大多数股疝来说，更适合。

打开腹股沟管，切开后壁，寻找 Cooper 韧带。修补腹股沟管后壁称 McVay 修补。股疝疝囊颈可以认为是从腹腔进入股管的腹膜憩室，位于股静脉内

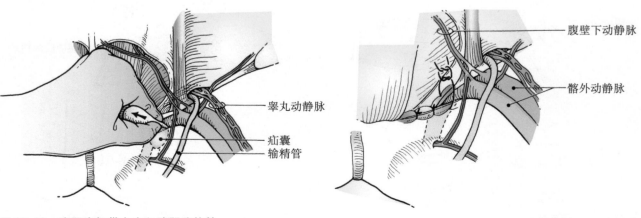

图 87-10   腹股沟韧带上方入路股疝修补

侧。打开股疝疝囊，回纳疝内容物（见第 64 章，图 64-4）。如回纳困难，可以离断腹股沟韧带。注意这条血管——死亡动脉——通常走行于腹股沟韧带下方，必须要辨认清楚，在切断腹股沟韧带之前先结扎。然后结扎离断疝囊。

按照 McVay 修补法关闭腹股沟管后壁，关闭股管。小心不要损伤股静脉。

【解剖要点】

这是经典的 Cooper 韧带修补。之前唯一从未提到过的解剖要点是死亡动脉。该动脉从腹壁下动脉的耻骨支发出，如果出血没控制好，可能导致严重后果。经腹股沟韧带下方股疝修补时，血管风险最高。因为该入路血管无法看清，离断腹股沟韧带的时候可能会损伤，且不容易马上被发现，导致迟发性、隐匿性腹膜后出血。

（李英儒　译　李国林　校）

参考文献

1. Amid PK, Chen DC. Surgical treatment of chronic groin and testicular pain after laparoscopic and open preperitoneal inguinal hernia repair. *J Am Coll Surg.* 2011;213:531.
2. Buhck H, Untied M, Bechstein WO. Evidence-based assessment of the period of physical inactivity required after inguinal herniotomy. *Langenbecks Arch Surg* 2012;397:1209.
3. Condon RE. Surgical anatomy of the transversus abdominis and transversalis fascia. *Ann Surg.* 1971;173:1.
4. DeBord JR. The historical development of prosthetics in hernia surgery. *Surg Clin North Am.* 1998;78:973–1006.
5. Henry AK. Operation for femoral hernia: By a midline extraperitoneal approach. *Lancet.* 1936;230:531.
6. Koning GG, Adang EM, Stalmeier PF, et al. TIPP and Lichtenstein modalities for inguinal hernia repair: A cost minimization analysis alongside a randomized trial. *Eur J Health Econ.* 2012; Dec 28 (Epub ahead of print).
7. Lichtenstein IL. Herniorrhaphy: A personal experience with 6321 cases. *Am J Surg.* 1987;153:53.
8. Lichtenstein IL, Shulman AG, Amid PK, et al. The tension-free hernioplasty. *Am J Surg.* 1989;157:188. (Describes mesh inguinal hernioplasty.)
9. McVay CB. The anatomic basis for inguinal and femoral hernioplasty. *Surg Gynecol Obstet.* 1974;139:931.
10. Milone M, Di Minno MN, Musella M, et al. Outpatient inguinal hernia repair under local anaesthesia: Feasibility and efficacy of ultrasound-guided transversus abdominis plane block. *Hernia.* 2012; Nov 16 (Epub ahead of print).
11. Mizrachy B, Kark AE. The anatomy and repair of the posterior inguinal wall. *Surg Gynecol Obstet.* 1973;137:253. (Describes Shouldice technique.)
12. O'Dwyer PJ, Alani A, McConnachie A. Groin hernia repair: Postherniorrhaphy pain. *World J Surg.* 2005;29:1062–1065.
13. Ponka JL. Seven steps to local anesthesia for inguinofemoral hernia repair. *Surg Gynecol Obstet.* 1963;117:115.
14. Rutkow IM, Robbins AW. Classification systems and groin hernias. *Surg Clin North Am.* 1998;78:1117–1127.
15. Starling JR, Harms BA, Schroeder ME, et al. Diagnosis and treatment of genitofemoral and ilioinguinal entrapment neuralgia. *Surgery.* 1987;102:581. (Provides good review of presenting symptoms, possible causes, and management.)

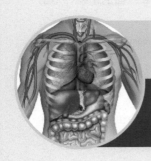

第 **88** 章

腹腔镜腹股沟疝修补术

腹腔镜腹股沟疝修补术采取与开放手术完全不同的入路，类似于用补片进行腹膜前的开放修补手术（Nyhus repair）。其原理跟腹腔镜下腹壁疝修补术类似：由于腹横筋膜的薄弱（或者鞘状突未闭），然后从腹腔内进行修补。把腹膜从这些薄弱区域剥离，然后放置大尺寸补片修补缺损。利用腹内压将补片紧贴腹壁，使用钉枪将补片固定于腹壁。该手术需注意的解剖结构与 87 章强调的有很大不同，腹壁的层次不是我们关注的重点，我们需要特别注意放置补片过程中涉及的重要血管和神经。术式可选择经腹腹膜前（TAPP）入路或者完全的腹膜外（TEP）入路，本章重点讨论前者。

外科住院医师教育委员会（SCORE™）将腹腔镜下腹股沟疝及股疝修补术归类为"基本的、常规的"手术操作。

手术步骤

经腹腹膜前（TAPP）入路

仰卧位

脐及左右脐旁打戳卡孔

腹腔探查

确认疝的位置

从脐正中韧带到髂前上棘切开腹膜（切口大约在疝囊以上 2cm）

分离腹膜并游离疝囊

裁剪补片，放入腹膜前间隙

补片上缘用钉固定

关闭腹膜

关闭戳卡孔

完全的腹膜外（TEP）入路

直视下进入腹膜前间隙

钝性分离腹膜前脂肪组织

用分离球扩大腹膜前间隙

打戳卡孔

分离疝囊，如有必要可结扎巨大直疝

如上所述方法放置补片

关闭戳卡孔及腹壁切口

解剖并发症

损伤股外皮神经

损伤股前皮神经

损伤股神经

损伤生殖股神经

损伤髂外动脉或静脉

损伤变异的闭孔血管

损伤膀胱（腹膜前间隙内操作）

结构列表

腹膜

腹横筋膜

鞘状突

输精管

精囊

子宫圆韧带

膀胱

股环（深环）

脐内侧韧带（皱褶）

脐尿管

脐正中韧带（皱褶）

闭锁的脐动脉

脐外侧韧带（皱褶）	股前皮神经
腹壁下动静脉	股神经
膀胱上窝	生殖股神经（股支，生殖支）
脐中窝	髂腹股沟神经
脐侧窝	髂腹下神经
海氏三角	髂外动静脉
髂耻束	股动静脉
股管	髂内动静脉
Cooper 韧带	髂动脉
联合腱	变异的髂动脉
腹横肌弓状下缘	膀胱前间隙
股外侧皮神经	

　　从腹腔内看将腹膜剥离后的腹壁肌肉及腱膜结构与开放手术看到的有所不同（图 88-1A）。注意输精管的走行，它从深环进入腹腔，靠前内侧走行，然后在膀胱底进入精囊腺。精索内血管从外侧向内侧上升进入腹股沟管深环。腹壁下血管在内侧上行，构成海氏三角的外缘。脐内侧韧带为闭锁的脐动脉残留，是很有用的解剖位置标记。脐正中韧带作为

解剖标志是很少见的。图 88-1B 为右侧的完整腹膜，可见腹膜皱褶，左侧的腹膜被剥离后显露出下面的重要组织结构，注意髂耻束、腹股沟管、Cooper 韧带、腹横肌弓状下缘。

　　有很多血管和神经在开放腹股沟疝修补术中不会涉及，但是腹腔镜手术有损伤风险。这些神经包括股外皮神经、股前皮神经、股神经、生殖股神经

解剖定位

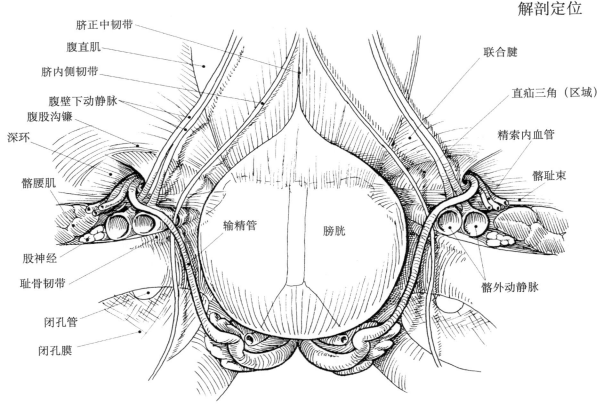

A

解剖定位

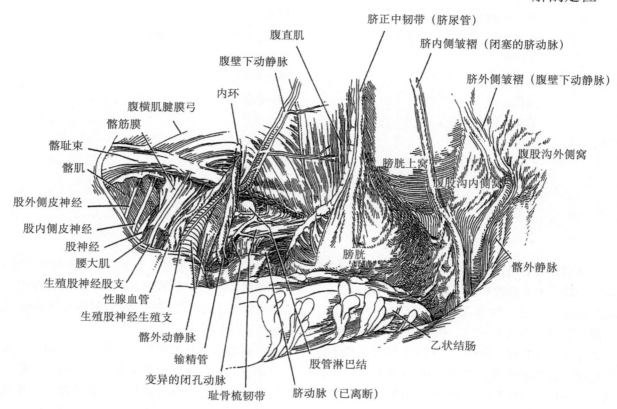

B

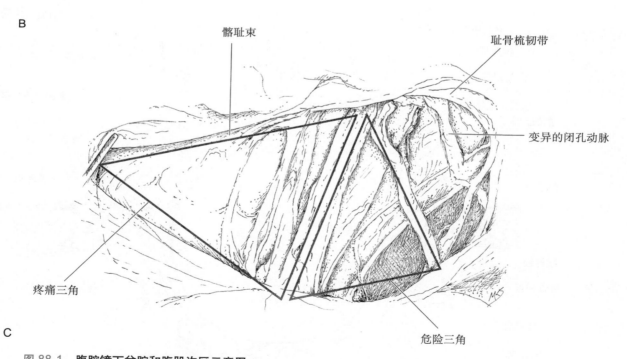

C

图 88-1 腹腔镜下盆腔和腹股沟区示意图
A. 剥开腹膜后盆腔全面观；B. 左侧腹膜剥离，右侧腹膜完整；C. 疼痛三角和危险三角

的股支和生殖支。血管包括髂外动静脉和髂内动静脉，后者被称为"死亡动脉"，是股疝修补术的一个潜在危险。

两个三角区域并列一起形成一个类似梯形区域，包含了这些结构的大多数，有助于我们记忆理解。"疼痛三角"的上缘是髂耻束，内侧睾丸血管，下缘为腹膜切缘。"Doom 三角"外侧为睾丸血管，内侧为输精管，下缘为腹膜切缘，血管行走于这个区域。这些三角区域的组织分离需非常谨慎，并且不能放置任何钉或者其他固定材料。

一、TAPP：定位及男女盆腔解剖结构

【技术要点】

患者仰卧位，如图 88-2A 所示打三个戳卡孔。使用 30° 或 45° 镜可以获得较好的腹股沟区视野。注意在男性，输精管和精索血管形成顶点朝内环口的三角形结构（图 88-2B）。正常情况下，覆盖此区域的腹膜是光滑的，最多也只是在内环处有些微小皱褶。在女性，圆韧带通过内环口终止于大阴唇（图 88-2C）。确定是否有疝或者腹壁多处缺损，是通过观察腹壁下血管内侧（直疝）或者外侧腹膜（斜疝）的外突来判断的。

【解剖要点】

腹膜脏层覆盖了腹腔前壁及盆腔，被覆盖的结构将腹膜撑起形成了五个皱褶，这些皱褶是腹腔镜下操作的重要解剖标记。

正中皱褶是闭锁的脐尿管连接肚脐和膀胱顶（图 88-1A、B），这个皱褶很清楚，但其实在腹腔镜下很少看到，因为这个皱褶离腹腔镜观察孔位置太近，刚好在视野盲区。膀胱以上区域被称为膀胱上窝。

相比而言，成对的脐内侧韧带很容易看到，脐内侧韧带内有闭锁的脐动脉。腹腔镜手术区域就在脐内侧韧带外侧。

在男性，有个很明显的三角区域标志了精索血管和输精管在腹股沟深环的汇合。在女性，对应的血管并没有穿过深环，因此这个三角区域不完整，

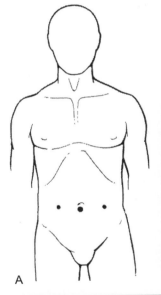

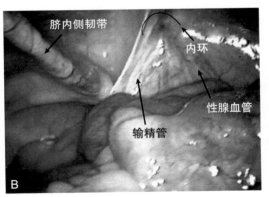

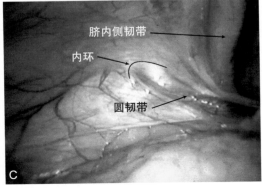

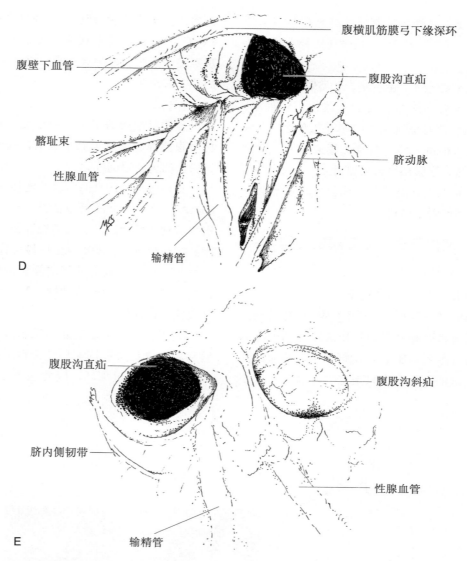

图 88-2   TAPP- 定位与男女盆腔解剖结构

A. 套管针放置；B. 正常男性腹股沟区（含腹膜）；C. 正常女性腹股沟区（含腹膜）；D. 直疝；E. 直疝与斜疝（图 B、D、E 引自 Colborn GL，Brick WG. Inguinal region. In：Scott-Conner CEH，Cuschieri A，Carter FJ，eds. Minimal Access Surgical Anatomy. Philadelphia，PA：Lippincott Williams & Wilkins；2000：239-266； 图 C 引 自 Hedican SP. Pelvis. In：Scott-Conner CEH，Cuschieri A，Carter FJ，eds. Minimal Access Surgical Anatomy. Philadelphia，PA：Lippincott Williams &Wilkins；2000：211-238）（已授权）

只有圆韧带的走行指示了深环位置。

海氏三角的三个边缘，只有腹壁下血管是可见的。脐内侧皱褶和脐外侧皱褶之间的区域被称为脐内侧窝，类似的，脐外侧皱褶外侧的区域被称为脐外侧窝。

二、TAPP：腹膜切口（图 88-3）

【技术要点】

找到脐内侧韧带和髂前上棘（可以按压腹壁帮助寻找髂前上棘位置），如图 88-3A 所示切开腹膜，切口位于脐正中韧带到髂前上棘连线上距离疝囊口上缘 2cm 处。向上向下游离，尤其要小心的翻转下方的腹膜，暴露出腹股沟区的肌肉和腱膜结构及腹股沟管。

【解剖要点】

与开放手术从浅到深逐层解剖的不同，腹腔镜下不用解剖就可以直接看见最深层的结构。髂耻束是腹横筋膜增厚形成，标记了腹股沟韧带的位置（直

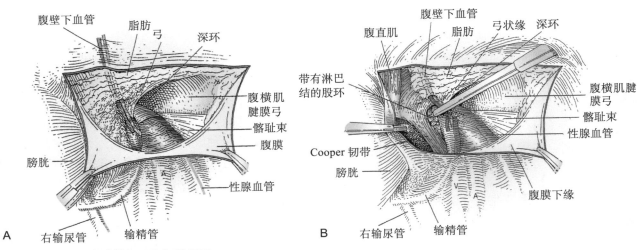

图 88-3 TAPP- 腹膜的切口和初始暴露
A. 腹膜切开和剥离；B. 股环位置（图 A、B 引自 Colborn GL，Skandalakis JE. Laparoscopic cadaveric anatomy of the inguinal area. Probl Gen Surg. 1995;12：13-20）（已授权）

视下不能看见）。腹横肌腱膜弓从外侧延伸至内侧，是腹横肌肌纤维延续为腱膜形成。这些腱膜参与联合腱的形成，并且在内侧与腹直肌腱膜混合，内侧可见腹直肌。

三、TAPP：游离疝囊和经典解剖（图 88-4）

【技术要点】

轻柔分离海氏三角和髂耻束的脂肪和腹膜（图 88-4A）。直疝疝囊在游离腹膜的过程中逐渐缩小（图 88-4B），而斜疝疝囊需要精索上游离下来（疝囊不大）

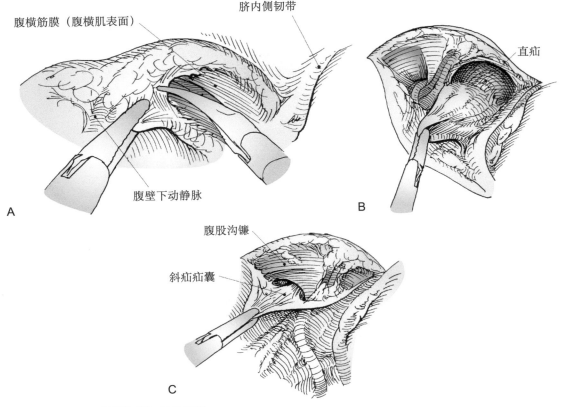

图 88-4 TAPP- 疝囊游离与经典解剖
A. 暴露腹膜下解剖；B. 游离直疝疝囊；C. 游离斜疝疝囊（图 A ～ C 引自 Wind GG. The inguinal region. In：Applied Laparoscopic Anatomy：Abdomen and Pelvis. Baltimore，MD：Williams & Wilkins；1997：85-140）（已授权）

或者横断（疝囊大）。如需切断疝囊，先从精索对侧开始分离，慢慢向精索侧推进。直到清晰地分离出了精索，才能切断疝囊（图 88-4C）。

【解剖要点】

术野必须清晰，辨认出耻骨结节、Cooper 韧带、髂动静脉和腹壁下血管（图 88-4C）。

四、TAPP：放置补片（图 88-5）

【技术要点】

小心检查止血是否彻底（图 88-5A），剪裁一块至少 11cm×6cm 的补片彻底覆盖内环，可同时覆盖直疝、斜疝和股疝区域。卷曲补片，经戳卡孔送入腹腔，展开并放置在腹膜瓣下面，调整位置使所有薄弱区域都被覆盖。

补片上缘及髂耻束内缘打钉固定，禁止在疼痛三角和危险三角内打钉（图 88-5C）。

【解剖要点】

在分离过程中，有几条血管和神经是容易受损伤的。尽管神经多在疼痛三角内而血管多在危险三角内，但是在髂耻束下方和输精管外侧的区域都应该视为打钉固定和"粗暴分离"的禁区。

股神经作为腰丛最大的分支，从髂耻束上方约 6cm 处腰大肌外侧发出，然后经腹股沟韧带后方进入大腿，如有损伤会造成大腿前部的疼痛和运动无力。

股神经的前皮支（图 88-5D）发出位置较高，

可在髂外血管外侧髂耻束附近或者稍下方看见。

股外侧神经是腹腔镜下疝修补术最容易损伤的两条神经之一，它从腰大肌外侧发出，通过腹股沟韧带下方大概在髂前上棘内侧 1cm 处出盆腔。

生殖股神经沿着腰大肌下行，在输尿管后方与输尿管交叉，然后分成股支和生殖支，分叉位置因人而异。有一种较常见的变异，生殖支在髂耻束下方分出然后进入腹股沟管，在手术时有被损伤的风险（图 88-5D），损伤后会导致阴唇或者阴囊及大腿内侧的烧灼感。

髂腹股沟神经和髂腹下神经与手术部位不在同一层面，术中这些神经虽不可见但是也有损伤的风险，尤其是按压腹壁辅助钉合固定补片的时候。神经分布是存在个体差异性的，并且在腹腔镜手术过程中往往不能看到这些神经，更加容易损伤。

通常各神经的实际分布在个体中存在差异，并且在腹腔镜腹股沟疝修补术中，这些神经通常不容易辨识。

最容易受损的血管是髂外动静脉，在腹股沟韧带下方出盆腔移行为股血管，并发出腹壁下血管及睾丸血管。其次为变异的闭孔动脉，这些常见的变异血管是髂内动脉和闭孔动脉的交通支。

整个手术过程中都要保护好这些血管和神经结构，Seid 和 Amos 提出的一个简单原则是禁止在髂耻束以下、输精管外侧任何地方打钉固定（一直到髂前上棘）。

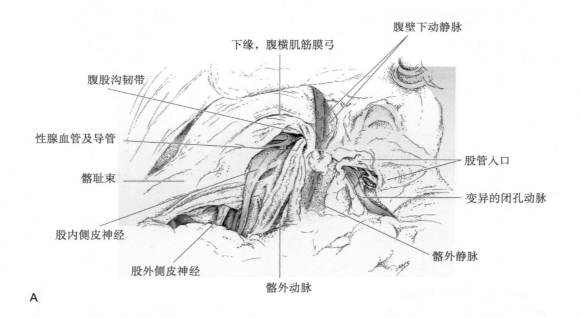

A

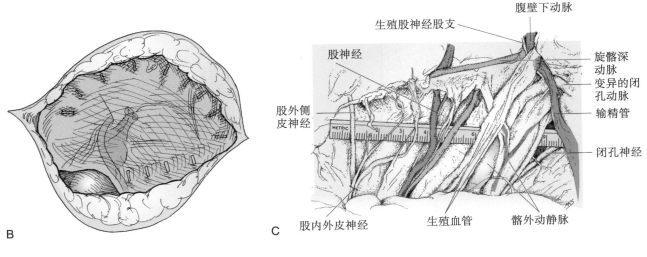

B

C

生殖股神经股支

腹壁下动脉

股神经

旋髂深动脉

股外侧皮神经

METRIC

变异的闭孔动脉

输精管

闭孔神经

股内外皮神经

生殖血管

髂外动静脉

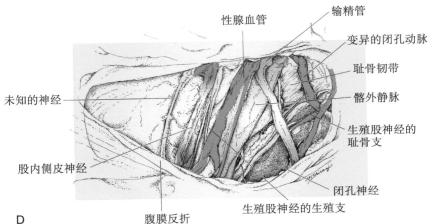

D

性腺血管

输精管

变异的闭孔动脉

耻骨韧带

髂外静脉

未知的神经

生殖股神经的耻骨支

股内侧皮神经

闭孔神经

腹膜反折

生殖股神经的生殖支

图 88-5 TAPP-补片的放置
A.补片放置前的游离范围；B.补片需覆盖腹股沟区所有缺损；C.腹股沟区局部解剖与神经；D.腹股沟区解剖（变异的闭孔动脉）（图 A、C、D 引自 Colborn GL，Brick WG. Inguinal region. In：Scott-Conner CEH，Cuschieri A，Carter FJ，eds. Minimal Access Surgical Anatomy. Philadelphia，PA：Lippincott Williams & Wilkins；2000：239–266；图 B 引自 Wind GG. The inguinal region. In：Applied Laparoscopic Anatomy：Abdomen and Pelvis. Baltimore，MD：Williams & Wilkins；1997：85-140）（已授权）

五、TAPP：关闭腹膜（图 88-6）

【技术与解剖要点】

关闭腹膜，完全覆盖补片。在张力最小处将两片腹膜并拢打钉，然后沿切口全部缝合起来，这个过程都可以打钉，注意缝合紧密，不要留缝隙（图88-6A）。也有术者使用夹子来减少这个问题（图88-6B、C、D）。

降低腹腔内压力，检查止血，关闭戳卡孔。

六、TEP：套管放置及分离平面（图 88-7）

【技术要点】

技术的关键是，刚开始分离的时候，要在正确的腹膜外间隙拓展平面。如果选择得当，那么分离过程会比较简单，与 TAPP 类似，如果选择平面错误或者打穿腹膜，那么分离过程会困难很多。

直视下进入腹膜前间隙。切口筋膜后可见腹膜前间隙的脂肪层，用手指朝耻骨联合处钝性分离出一个空间，放入分离球并往耻骨联合方向推进（图88-7A），打胀分离球，制造一个手术空间，可见膀胱被推挤向下移动（图 88-7B）。这种分离方法不能应用在既往有 Retzius 间隙手术史的患者身上，因为此间隙可能已经完全闭塞了。

如图 88-7C 图所示打戳卡孔，像 TAPP 式一样，直疝的疝囊可能在分离过程中游离，斜疝疝囊则不能。将疝囊和内侧的输精管及外侧的精索血管分离。如有必要，可切断疝囊，注意不要损伤输精管、睾丸血管和腹膜内组织。

同前所述，辨认组织结构，然后放置补片，最后完整的腹膜与补片贴合，腹膜上没有手术切口。

【解剖要点】

膀胱前的 Retzius 间隙中有疏松的脂肪组织，该间隙直达膀胱前的腹膜外间隙，最远可达前列腺。耻骨后前列腺切除术是通过此间隙完成的，因此会

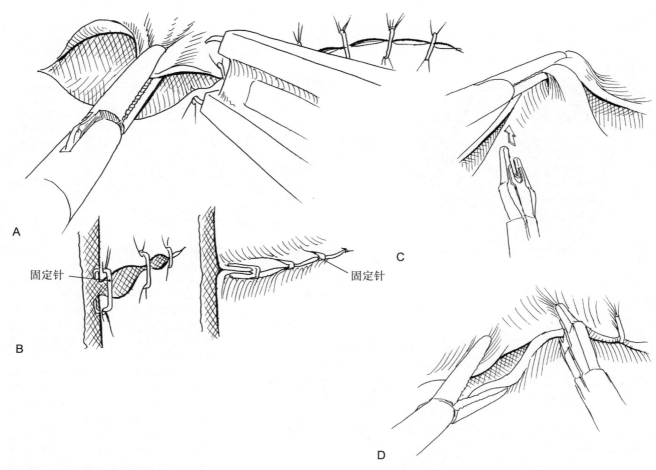

固定针

固定针

图 88-6　TAPP- 腹膜的缝合
A. 钉合腹膜；B. 用夹子关闭可减少缝隙；C. 开始施夹前先并拢腹膜；D. 夹闭速度更快（图 A ～ D 引自 Wind GG. The inguinal region. In：Applied Laparoscopic Anatomy：Abdomen and Pelvis. Baltimore，MD：Williams & Wilkins；1997：85-140）（已授权）

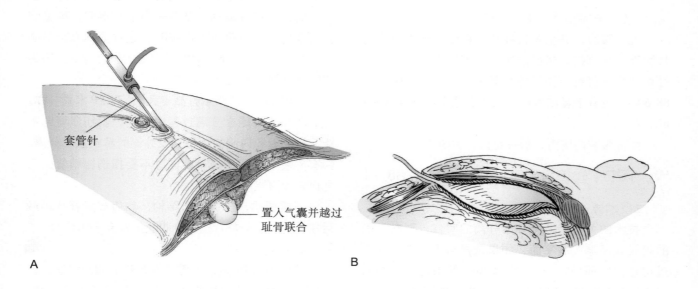

套管针

置入气囊并越过
耻骨联合

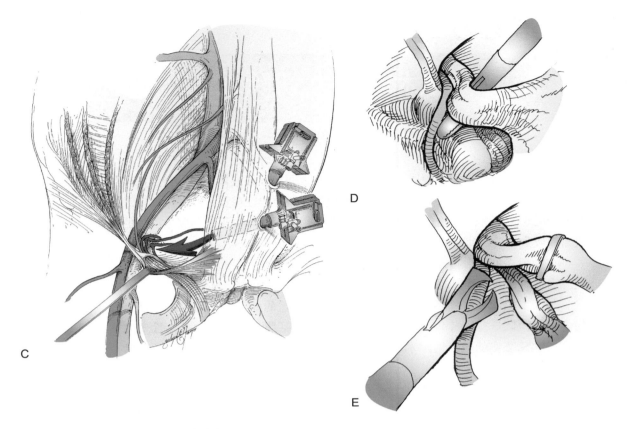

C

D

E

图 88-7　TEP- 戳卡放置与平面的游离

A. 球囊分离的初始平面到耻骨联合；B. 球囊扩张平面；C. 戳卡放置；D. 疝囊从精索上游离；E. 疝囊离断（图 A、C 引自 Crawford DL，Phillips EH. Totally extraperitoneal laparoscopic herniorrhaphy. In：Zucker KA，ed. Surgical Laparoscopy. 2nd ed. Philadelphia，PA：Lippincott Williams & Wilkins；2001：571-584；图 B、D、E 引自 Wind GG. The inguinal region. In：Applied Laparoscopic Anatomy；Abdomen and Pelvis. Baltimore，MD：Williams & Wilkins；1997：85-140）（已授权）

在此间隙内留下瘢痕组织。需要注意的解剖结构是耻骨联合（白色的横向结构）和膀胱，膀胱在分离过程中被推挤向后并且不可视及。

（李英儒　译　李国林　校）

参考文献

1. Brick WG, Colborn GL, Gadacz TR, et al. Crucial anatomic lessons for laparoscopic herniorrhaphy. *Am Surg*. 1995;61:172–177.
2. Broin EO, Horner C, Mealy K, et al. Meralgia paraesthetica following laparoscopic inguinal hernia repair: An anatomical analysis. *Surg Endosc*. 1995;9:76–78.
3. Colborn GL, Brick WG. Inguinal region. In: Scott-Conner CEH, Cuschieri A, Carter FJ, eds. *Minimal Access Surgical Anatomy*. Philadelphia, PA: Lippincott Williams & Wilkins; 2000:239–266. (Gives more details of anatomy.)
4. Colborn GL, Skandalakis JE. Laparoscopic cadaveric anatomy of the inguinal area. *Probl Gen Surg*. 1995;12:13–20.
5. Crawford DL, Phillips EH. Laparoscopic repair and groin hernia surgery. *Surg Clin North Am*. 1998;78:1047–1062.
6. Dibenedetto LM, Lei Q, Gilroy AM, et al. Variations in the inferior pelvic pathway of the lateral femoral cutaneous nerve: Implications for laparoscopic hernia repair. *Clin Anat*. 1996;9:232–236.
7. El-Dhuwaib Y, Corless D, Emmett C, et al. Laparoscopic versus open repair of inguinal hernia: A longitudinal cohort study. *Surg Endosc*. 2013;27:936–945.
8. Eubanks S, Newman L 3rd, Goehring L, et al. Meralgia paresthetica: A complication of laparoscopic herniorrhaphy. *Surg Laparosc Endosc*. 1993;3:381–385.
9. Keating JP, Morgan A. Femoral nerve palsy following laparoscopic inguinal herniorrhaphy. *J Laparoendosc Surg*. 1993;3:557–559.
10. Kraus MA. Nerve injury during laparoscopic inguinal hernia repair. *Surg Laparosc Endosc*. 1993;3:342–345.
11. Ladwa N, Sajid MS, Sains P, et al. Suture mesh fixation versus glue mesh fixation in open inguinal hernia repair: A systematic review and meta-analysis. *Int J Surg*. 2013;11:128–135.
12. Sampath P, Yeo CJ, Campbell JN. Nerve injury associated with laparoscopic inguinal herniorrhaphy. *Surgery*. 1995;118:829–833.
13. Seid AS, Amos E. Entrapment neuropathy in laparoscopic herniorrhaphy. *Surg Endosc*. 1994;8:1050–1053.
14. Skandalakis JE, Colborn GL, Androulakis JA, et al. Embryologic and anatomic basis of inguinal herniorrhaphy. *Surg Clin North Am*. 1993;73:799–836.
15. Woods S, Polglase A. Ilioinguinal nerve entrapment from laparoscopic hernia repair. *Aust N Z J Surg*. 1993;63:823–824.
16. Yang J, Tong da N, Yao J, et al. Laparoscopic or Lichtenstein repair for recurrent inguinal hernia: A meta-analysis of randomized controlled trials. *ANZ J Surg*. 2013;83:312–318.

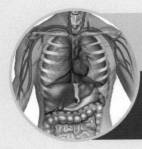

第89章

鞘膜切除术与睾丸切除术

睾丸鞘膜积液是指在壁层鞘膜与脏层鞘膜之间出现的液体积聚。交通性鞘膜积液可经常见于腹股沟斜疝修补术中，其鞘膜腔与腹膜腔相通，可直接地通过切断疝囊的远端部分进行治疗。而对于非交通性鞘膜积液，由于鞘膜腔里液体的生成与吸收失衡，因此造成液体的积聚。

多种因素可以引起非交通性鞘膜积液，而诊断时最重要的一点是排除睾丸恶性肿瘤可能。高分辨率的阴囊超声检查可帮助排除这种可能。

与大多数恶性肿瘤相似，睾丸恶性肿瘤最合适的处理手段是由有丰富经验的多学科团队进行治疗，其中外科的治疗手段包括腹股沟入路的根治性睾丸切除术。本章节将就鞘膜切除术和腹股沟入路根治性睾丸切除术，介绍两种常用的手术方法。

外科住院医师教育委员会（SCORE™）没有将鞘膜切除术和睾丸切除术进行归类，而是分别将鞘膜积液和睾丸肿瘤纳入"一般"和"重点"两大类下的推荐课程里。

手术步骤

切开腹股沟

找到并保护好髂腹股沟神经

在外环口处找到精索

用潘氏引流管（Penrose drain）套住精索；若怀疑存在恶性肿瘤，则需用无损钳夹住精索

把睾丸和精索拉进术野，找到输精管、附睾及血管

鞘膜切除术

1. 在远离睾丸及其支持组织的位置切开鞘膜囊

2. 对任何可疑的地方取活检并送病理冷冻检查

(1) 若结果是阴性，松开无损钳

(2) 若结果是阳性，请泌尿外科会诊并行睾丸切除术（见下述）

3. 对于直接切除术

(1) 将多余的鞘膜切除，留下袖状组织包绕睾丸（约一指宽）

(2) 用可吸收线、锁边缝合法缝合鞘膜囊的袖缘

4. 对于鞘膜翻转术

(1) 将多余的鞘膜切除，留下足够多量的袖状组织包绕睾丸

(2) 把袖状组织翻转至睾丸后方并缝合，仅在顶端留下一个疏松的闭合口让精索通过

5. 把精索和睾丸回纳入阴囊

6. 检查出血情况并关闭腹股沟切口

睾丸切除术

用无损钳分别钳夹并缝扎输精管和血管

结扎其余的结构

一并切除精索和睾丸

松开无损钳

检查出血情况并关闭腹股沟切口

解剖并发症

缺血性睾丸炎

损伤输精管

未能发现恶性肿瘤

结构列表

Camper 筋膜和 Scarpa 筋膜

腹外斜肌腱膜

髂腹股沟神经

精索

鞘状突

睾丸鞘膜

输精管

附睾

睾丸

睾丸动脉

精索静脉丛

如图 89-1A 所示，睾丸位于阴囊内后方。睾丸前方有一个由睾丸鞘膜（脏层黏附于睾丸表面，壁层黏附于阴囊内侧面）包围形成的潜在的腔隙。这个腔隙覆盖了睾丸前表面的大约 2/3。液体积聚在这个腔隙里则被称为鞘膜积液。图 89-1B 显示，当鞘状突远端闭合，但近端未完全闭合时，腹股沟斜疝便会形成（详见第 87 章）。而当鞘状突完全没闭合时，交通性鞘膜积液便会形成（图 89-1C）。这种类

型的鞘膜积液可经常见于相关的腹股沟疝的修补术中，并且常可以一同修复。图 89-1D 和图 89-1F 显示了其他相关的类型，这些类型多见于婴儿和儿童。

在成人中，最常见的需要处理的鞘膜积液类型是非交通性鞘膜积液（图 89-1E）。液体由于多种因素的作用积聚在鞘膜腔内，诊断时非常重要的一点是排除睾丸恶性肿瘤可能。

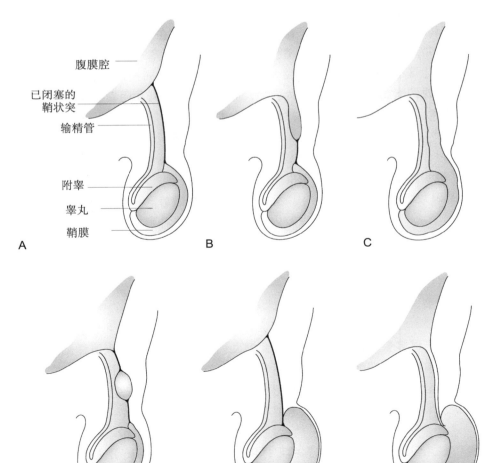

腹膜腔

已闭塞的鞘状突

输精管

附睾

睾丸

鞘膜

A　B　C

D　E　F

图 89-1　不同类型腹股沟疝和鞘膜积液的专业名词

A. 正常解剖关系；B. 腹股沟斜疝；C. 交通性鞘膜积液伴腹股沟斜疝；D. 精索和阴囊里的积液；E. 非交通性鞘膜积液；F. 交通性鞘膜积液伴隐性鞘状突，无临床症状的腹股沟斜疝（引自 Greenfield's Surgery. 5th ed. Philadelphia, PA：Lippincott Williams & Wilkins；2011）（已授权）

一、鞘膜切除术

【技术要点】

当鞘膜积液诊断明确且排除了肿瘤或相关腹股沟疝可能后，则需进行手术治疗。手术切口可选在阴囊正中线，而这里介绍的腹股沟入路能让术者同时修补相关的疝及避免在发现恶性肿瘤时损伤阴囊皮肤。

做一长的斜行切口或沿皮肤皱褶做一切口，止于耻骨结节（详见第88章，图88-1）。向下切开Camper筋膜和Scarpa筋膜直到显露腹外斜肌腱膜。在外环口处触及精索。

按着耻骨结节，用花生米海绵和示指将无血管组织和精索进行钝性分离，并通过耻骨结节处的分离避免进入精索。用一条潘氏引流管套住精索。

若怀疑存在恶性肿瘤可能，则需绑紧潘氏引流管或用无损钳夹紧精索以免在处理睾丸时形成瘤栓，但应注意钳夹时间不能过长。

把远端精索和睾丸挤向切口，轻轻地把阴囊的无血管黏附组织分离掉，显露鞘膜囊和睾丸。

仔细找出睾丸、附睾和精索，通常这些结构在阴囊内后方，但巨大的鞘膜囊可能会让这些结构移位。若有需要，可用照灯照射阴囊来找到安全的区域（避开睾丸和相关组织）打开鞘膜囊。

对任何可疑的地方取活检并送冷冻病理检查，若有需要，可通过冷冻处理睾丸来延长钳夹时间。

如果活检结果是阴性，则松开钳闭。如果是阳性，请泌尿外科会诊并行腹股沟入路睾丸切除术（见下述）。

直接切除术：完全打开鞘膜囊。切除鞘膜多余组织，留下大概一指宽的袖状组织以避免损伤精索。大多数情况下，通过锁边缝合袖状组织便可彻底止血（图89-2A）。如果考虑鞘膜囊易破裂，可能发生复发，则需行鞘膜翻转术。

鞘膜翻转术：行这个手术需留下足够多量的袖状组织，后者要翻转至睾丸后方。如前所述，切除多余的鞘膜囊，然后把袖状组织翻转至睾丸后方并进行锁边缝合（图89-2B）。在精索顶端留下一个疏松的闭合口以让精索通过。

仔细检查出血情况并把精索和睾丸回纳到阴囊里的正常位置。用常规方法缝合切口。注意确保睾丸在阴囊内无扭转并位于正常位置。

【解剖要点】

睾丸为成对的卵圆形器官，分别位于阴囊里左右两个分隔的囊袋中。两个睾丸在阴囊里都是呈纵向摆放（横向摆放的睾丸可能意味着睾丸蒂扭转）。睾丸被睾丸引带的残余组织固定，后者在上述操作中会被切除。睾丸的头侧后方是附睾，正常情况下可被触及。正常的睾丸光滑且相对柔软，若有结节则可能意味着睾丸肿瘤。

在受精卵形成后第3个月，睾丸便从后腹腔下降，穿过腹股沟管，最终降至它们出生后所在的位置。腹膜的指状突出，或者叫鞘状突，会随着睾丸一同下降到阴囊。一般而言，鞘状突的近端会闭塞，而与睾丸黏附的部分会成为睾丸鞘膜，后者分为脏层和壁层。

脏层鞘膜与睾丸除后表面外的部分紧密相连。睾丸后表面是附睾体部与尾部及相关结构发出并上升进入精索的地方（图89-2C）。壁层鞘膜与阴囊的肉膜紧密相连。睾丸鞘膜内通常存在着少量的液体。当过多量的液体积聚便会形成鞘膜积液。应当注意，由于附睾及睾丸血管的存在，鞘膜翻转术并不能完全用鞘膜囊的袖状组织包裹睾丸。

睾丸的动静脉与睾丸一同进入腹股沟管并成为精索内容物，而不是进入睾丸和阴囊之间的组织中。睾丸被相对无血供的睾丸引带固定在阴囊内。

睾丸的血供主要来源于睾丸动脉。给输精管供血的是一条较细的动脉，而一些更细的动脉分支给附睾供血。

睾丸的静脉形成精索静脉丛与精索一同上升进入腹腔内。在腹股沟疝修补术中可在精索外找到精索静脉丛。当这些静脉扩大，精索静脉曲张便会形成。

二、睾丸切除术（图89-3）

【技术要点】

应当认识到，有许多可代替睾丸切除术的手术存在，因此睾丸切除术前应由专业人员详细评估患者情况后考虑能否选择替代手术（详见参考文献）。这里介绍的是腹股沟入路睾丸切除术+精索根治性切除术基本手术步骤。

在腹股沟处做一切口，找到精索，然后像上文提到的那样用无损钳夹持或用潘氏引流管套住精索。注意根治性腹股沟入路睾丸切除术要求在内环口处结扎精索。若需要做到这一步，我们还要切开腹外

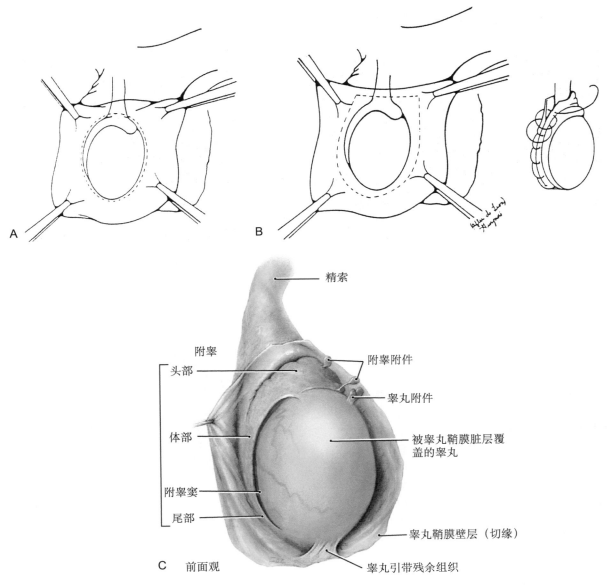

精索

附睾
　头部
　体部
　附睾窦
　尾部

附睾附件

睾丸附件

被睾丸鞘膜脏层覆盖的睾丸

睾丸鞘膜壁层（切缘）

C　前面观

睾丸引带残余组织

图 89-2　鞘膜积液手术

A. 直接切除鞘膜囊；B. 鞘膜翻转术将鞘膜囊外翻；C. 睾丸的解剖学图，显示鞘膜与睾丸的关系（图 A 和 B 引 自 Graham SD Jr，Keane TE，eds. Glenn's Urologic Surgery. 7th ed. Philadelphia，PA：Lippincott Williams & Wilkins；2010，图 C 引 自 Agur AMR，Dalley AF. Grant's Atlas of Anatomy. 12th ed. Philadelphia，PA：Lippincott Williams & Wilkins；2009）（均已授权）

斜肌腱膜并打开腹股沟管，然后在内环处找到精索（图 89-3A）。

之后把睾丸挤入术野。在睾丸下方切断睾丸引带，之后在内环用两个血管夹夹闭精索，再切断、结扎精索。然后把睾丸和精索从术野中取出。

检查出血情况。将一合适大小的睾丸假体放入阴囊内。最后常规缝合切口。

【解剖要点】

胚胎发育过程中，睾丸下降至阴囊内，同时连带它的血管和淋巴管一起进入阴囊。睾丸癌可绕过腹股沟浅淋巴结直接转移到腰淋巴结。阴囊皮肤的淋巴回流则以普通的方式流入腹股沟浅淋巴结（图 89-3B）。相比从阴囊入路，从腹股沟入路找到睾丸肿瘤可让术者找到并把控好精索近端，避免瘤栓在静脉或淋巴管里形成。

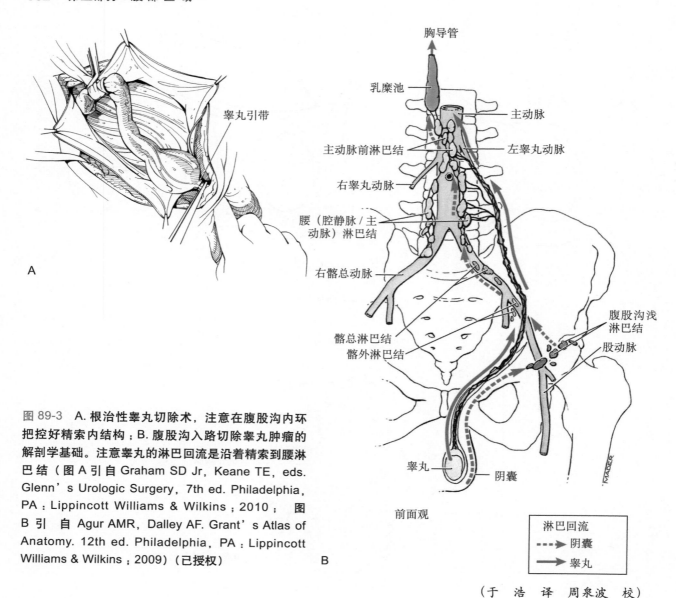

图 89-3 A.根治性睾丸切除术，注意在腹股沟内环把控好精索内结构；B.腹股沟入路切除睾丸肿瘤的解剖学基础。注意睾丸的淋巴回流是沿着精索到腰淋巴结（图A引自 Graham SD Jr, Keane TE, eds. Glenn's Urologic Surgery, 7th ed. Philadelphia, PA：Lippincott Williams & Wilkins；2010； 图 B 引 自 Agur AMR, Dalley AF. Grant's Atlas of Anatomy. 12th ed. Philadelphia, PA：Lippincott Williams & Wilkins；2009）（已授权）

（于 浩 译 周泉波 校）

参考文献

1. Carver BS, Donat SM. Simple orchiectomy. In: Graham SD Jr, Keane TE, eds. *Glenn's Urologic Surgery.* 7th ed. Philadelphia, PA: Wolters Kluwer Lippincott Williams & Wilkins; 2010:428 ff. (Includes scrotal approach and details on placement of testicular prostheses.)

2. Chandak P, Shah A, Taghizadeh A, et al. Testis-sparing surgery for benign and malignant testicular tumours. *Int J Clin Pract.* 2003; 57:912.

3. Connolly SS, D'Arcy FT, Bredin HC, et al. Value of frozen section analysis with suspected testicular malignancy. *Urology.* 2006; 67:167.

4. Emir L, Sunay M, Dadli M, et al. Endoscopic versus open hydrocelectomy for the treatment of adult hydroceles: A randomized controlled clinical trial. *Int Urol Nephrol.* 2011;43:55–59.

5. Francis JJ, Levine LA. Aspiration and sclerotherapy: A non-surgical treatment option for hydroceles. *J Urol.* 2012;189:1725–1729.

6. Gottesman JE. Hydrocelectomy: Evaluation of technique. *Urology.* 1976;7:386–387.

7. Kirkham AP, Kumar P, Minhas S, et al. Targeted testicular excision biopsy: When and how should we try to avoid radical orchidectomy? *Clin Radiol.* 2009;64:1158–1165.

8. Swanson DA. Inguinal orchiectomy. In: Graham SD Jr, Keane TE, eds. *Glenn's Urologic Surgery.* 7th ed. Philadelphia, PA: Wolters Kluwer Lippincott Williams & Wilkins; 2010:433 ff.

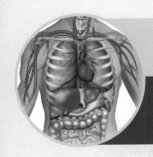

第**90**章

小儿腹股沟疝

Raphael C. Sun and Graeme J. Pitcher

婴幼儿及儿童的腹股沟疝都是斜疝，修补方法主要是疝囊高位结扎，腹股沟管后壁无须处理。

外科住院医师教育委员会（SCORE™）将儿童腹股沟疝修补术归类为"基本的、常规的"手术操作。

手术步骤

以腹股沟中点为中心（髂前上棘与耻骨结节中点），沿皮肤皱褶做切口

分离深筋膜

切开腹外斜肌筋膜

辨别、保护髂腹股沟神经

分离提睾肌纤维从而找到疝囊

辨认精索及附近结构，切除疝囊

女性患者，应同时分离、结扎疝囊及圆韧带

男性患者在将疝囊和精索分开后立即横断、缝扎疝囊

将阴囊内容物复位

用可吸收线分层缝合腹外斜肌、深筋膜、皮肤

解剖并发症

精索损伤

结构列表

腹外斜肌及其腱膜

Scarpa 筋膜（浅筋膜）

腹股沟管

精索（男性）

鞘状突

圆韧带（女性）

腹股沟外环（浅环）

一、背景

儿童的腹股沟疝基本上需要手术修补。儿童腹股沟疝都是由于胚胎发育过程中遗留的鞘状突在出生后仍未闭合导致的斜疝。

男性腹股沟疝发病率高于女性，这点在早产儿表现得更明显。腹股沟疝在右侧的发生率比左侧高，分别为 60%、25%～30%，双侧同时发生的概率为 10%～15%。

二、切口

【技术要点】

成人腹股沟疝修补术选择从髂前上棘到耻骨结节的直线切口，然而在儿童身上，沿着过腹股沟中点的皮肤皱褶做的弧形切口能够更好地暴露腹股沟

管内容物，并且术后更加美观（图 90-1）。

逐层切开至腹外斜肌腱膜，这个过程使用电切、钝性或者锐性分离都是可以的，关键是找到腹外斜肌腱膜下的相对无血管层面。

【解剖要点】

切口必须沿着皮肤皱褶，这个切口比传统的成人腹股沟疝修补切口更加横向。如果切口的中点刚好在腹股沟区中点，就可以很好的暴露腹股沟管，这也是在内环进行手术的关键步骤。辨别腹股沟韧带的下缘是很重要的，这样可以明确腹股沟管是在韧带上缘走行。如果腹外斜肌腱膜切口太靠上，寻找疝囊将会比较困难，并且容易造成医源性损伤。

皮下组织、脂肪及浅筋膜可能会相当致密，这几层的厚度是存在个体差异性的。

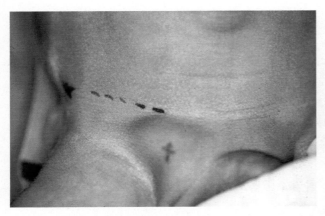

图 90-1 婴儿右侧腹股沟疝修补术的切口定位。请注意切口位于腹股沟中点的明显的皮肤皱褶。这种切口选择可以很好地暴露内环。图中皮肤皱褶比腹股沟区中点稍高一些，但是由于皮肤的可移动性，仍可以取得很好的术野及保持术后美观

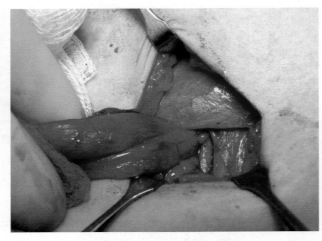

图 90-2 左侧股疝。注意疝囊位于股静脉内侧和腹股沟韧带下方

三、辨认腹外斜肌（图 90-2）

【技术要点】

为了排除极少见的股疝和确保在正确的位置打开腹股沟管（腹股沟韧带上方），充分暴露腹股沟韧带及外环是非常重要的。辨认出腹外斜肌后，用 15 号刀片打开腱膜，用组织剪刀将切口延伸至外环，除非行睾丸切除术，否则外环不需要打开。

接下来，打开腹外斜肌腱膜辨认精索结构。疝囊应该在精索的内前方，可以对腹部稍施加向下的压力以帮助辨认疝囊。用无损伤钳或者豆粒打开提睾肌纤维，游离疝囊。疝囊被游离出来后判断是否需要打开疝囊。如果患者是个小婴儿并且疝囊较大

或者是个女孩，建议打开疝囊。女性患者打开疝囊可以确认输卵管是否在疝囊中。

【解剖要点】

外环位于耻骨结节外上方，疝囊常常位于精索的前内侧，精索被由腹内斜肌延续来的提睾肌及其筋膜覆盖。

四、疝囊的处理（图 90-3）

【技术要点】

在疝囊被游离出来后用止血钳夹闭疝囊近端，远端疝囊不需要游离，那容易导致术后阴囊血肿，高位结扎是儿童腹股沟疝的基本修补方法。为了保证高位结扎效果，疝囊需要分离到腹膜前，当暴露

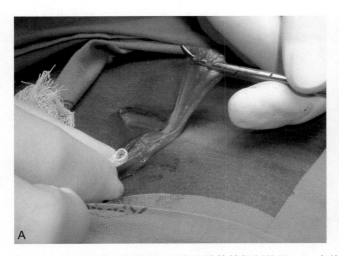

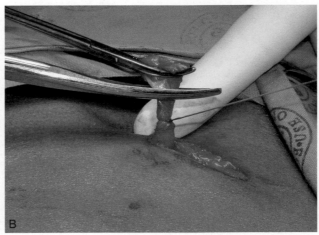

图 90-3 A. 右侧腹股沟疝显示高位结扎的解剖位置；B. 高位结扎

腹膜前脂肪并且输精管开始转向内侧时，分离即完成（图 90-3A）。将疝囊内容物回纳后用 3-0 或者 4-0 缝线缝扎，然后翻转疝囊（图 90-3B）。有复发可能的疝囊需要双重缝扎。横断疝囊，将近端回纳。将睾丸及阴囊内组织推回阴囊以避免睾丸上抬。

在女性身上，圆韧带可以和疝囊一起结扎，圆韧带的远端通常结扎防止出血。

从外环开始缝合腹外斜肌腱膜，注意不要损伤髂腹股沟神经，逐层缝合伤口。

【解剖要点】

对于儿童疝，只需要高位结扎，不需要修补。

在婴幼儿身上，你会发现外环和内环基本上重叠在一起，这就导致腹股沟管比成人的明显短。如果婴儿疝囊特别大，内环会被撑得很大，这时候用细聚丙烯缝线加强腹横筋膜是有必要的，但是这种方法还存在争议的。

如果疝修补术中发现有真性隐睾，应同时行睾丸固定术而不是术后择期再做这种手术。

当分离辨认疝囊时，避免在腹外斜肌下层分离，否则可能损伤腹横筋膜及导致医源性的腹股沟直疝。

（李英儒　译　李国林　校）

参考文献

1. Ein SH, Njere I, Ein A. Six thousand three hundred sixty-one pediatric inguinal hernias: A 35-year review *J Pediatr Surg*. 2006:41; 980–986.

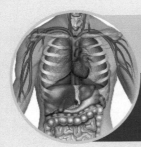

第91章

腹股沟浅层解剖

Laura A. Adam and Neal Wilkinson

　　腹股沟及髂腹股沟淋巴结清扫术中要使用到大量专业名词。在这章中，我们使用术语"浅层"和"深层"。浅层的清扫涉及腹股沟韧带、大隐静脉、股动静脉淋巴结。在浅层淋巴结清扫中，Cloquet 淋巴结通常也是要清扫的（图91-1）。深层的淋巴结清扫包括沿髂内、髂外及髂总血管分别的淋巴结，有时也包括闭孔管内的淋巴结。

　　外科住院医师教育委员会（SCORE™）将髂腹股沟 - 股淋巴结清扫术归类为"复杂的"手术操作。

浅层	深层
腹股沟	髂外
股	髂内
大隐静脉	髂总
Cloquet 淋巴结	闭孔

　　只有当浅层、深层区域都清扫时，即我们所指的浅部、深部切除，才适合使用"根治性"这个专业名词。近端的清扫范围或者切除的盆腔内容物取决于病理情况，并且应该在手术记录中详细记录而不是单纯用"深层"或者"根治性"笼统描述。

手术步骤

腹股沟浅层淋巴结清扫

仰卧位，大腿外旋，双膝微曲

从髂前上棘到股内侧做 S 形切口

深层清扫或者肥胖患者要近端探查

在浅筋膜上层向内、向外分离皮瓣至缝匠肌外缘和股薄肌内缘

避开股外皮神经

结扎进入术野的大隐静脉及其分支

清除隐股交界处的淋巴结表面脂肪组织，分离、结扎大隐静脉

分离或者推开腹股沟管韧带

清除淋巴结，将最高位的淋巴结标记为 Cloquet 淋巴结，分别送检

深层腹股沟韧带

放置深部自动牵开器，分离外斜肌腱膜

分离腹股沟韧带

向内推开精索，分离腹壁下动静脉

向内推开腹膜，暴露后腹膜结构

从盆腔外侧壁开始清扫淋巴结及相关组织

用潮湿纱垫向内推开直肠、膀胱

闭孔神经、血管分离后将闭孔淋巴结清除

止血，恢复腹股沟韧带、腹壁结构

向上分离缝匠肌至髂前上棘

将缝匠肌旋转移动至股动静脉上方空间

将缝匠肌缝合固定在腹股沟韧带

放置闭式引流

分层缝合

解剖并发症

股外侧皮神经损伤

股动脉、静脉损伤

闭孔神经损伤

盆神经丛损伤

淋巴囊肿、血肿

皮肤坏死

结构列表

腹股沟淋巴结

浅表腹股沟淋巴结

深部腹股沟淋巴结

Cloquet 淋巴结

髂淋巴结

闭孔淋巴结

闭孔

闭孔管

髂前上棘

股外皮神经

腹股沟韧带

耻骨结节

腹外斜肌腱膜

阔筋膜

股三角

股神经

股动脉

股静脉

大隐静脉

隐股交界处

股长收肌

缝匠肌

　　浅层、深层腹股沟淋巴结清扫术最常用于下肢、下腹及侧腹壁皮肤恶性病变，其中黑色素瘤是最常见的，并且术前大都会采用前哨淋巴结示踪技术定位。其他的手术指征包括阴茎、尿道远端、外阴、肛门及肛管癌。一些妇科疾病的盆腔淋巴结清扫包括本手术相同区域的许多淋巴结，但是手术切口选择是一个较低的中线切口，本章中不予讨论。

　　本手术可能出现一系列的局部并发症，例如皮瓣坏死、伤口感染、血肿形成、淋巴水肿。对于黑色素瘤，本手术的施行必须是具有治疗意义的淋巴结切除术。黑色素瘤术前应用前哨淋巴结分期、CT、超声引导下细针穿刺活检或者 PET 可以评估腹股沟区状况，这些方法已经取代了选择性淋巴结切除。

一、浅层与深层淋巴结切除术切口及皮瓣选择（图 91-2）

【技术要点】

　　诱导麻醉后，患者俯卧位，大腿外旋、双膝稍屈曲以暴露内侧。体型较大的患者，可以在大腿下放置垫子以保证暴露足够术野。尽管这个手术是 I 类手术，通常还是要使用术前抗生素。大多并发症与皮瓣坏死、淋巴结水肿有关，抗生素应用与否似乎不影响这些并发症，而且相关 RCT 也质疑抗生素是否可以减少并发症。但是由于这些并发症的发生

解剖定位

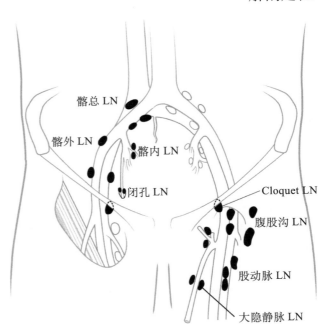

图 91-1　局部解剖

图右侧显示的是淋巴浅层切除范围，图左侧显示的是淋巴结深部切除范围

率高，术前应用针对普通的皮肤定植菌群的抗生素是有必要的。Foley 导尿管及连续加压设备通常是必备的。在股神经清晰的暴露之前，肌松药尽量少使用。备皮需要从下腹部膝关节，内侧及外侧充分暴露。

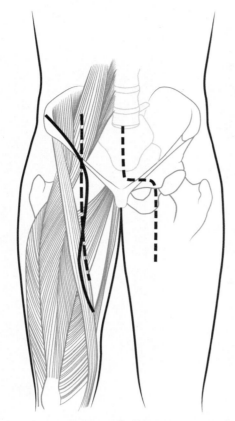

图 91-2　浅层和深层区域的切口及皮瓣位置

下段切口下方即为股动静脉，并且往下延伸至缝匠肌和股动静脉交叉处。切口上段根据手术方式、患者体型、预计剥离程度不同而不同。倾向于选择一个从髂前上棘到大腿内侧并且横跨腹股沟韧带的 S 形切口。对于较大体型的患者，可以将腹部血管翳向内旋转、向上提起从而保证良好术野，另有一种经腹股沟韧带直到下腹部的竖直切口也很适合这类患者。如果术前做过前哨淋巴结活检，那么手术切口应该经过活检切口。近端切口的程度与需要剥离的程度有关，如果是深层组织剥离，那么切口还要更上一点。腹腹股沟切口是很少使用的，除非有需要进入盆腔的情况：控制血管近端、难以止住的出血、巨大的淋巴结肿。

使用皮钩轻轻将皮瓣向内侧、外侧分离，减少烧灼损伤、保证一定的皮瓣厚度以确保皮瓣缝合后能存活。腹股沟韧带下方的皮瓣仅需要分离至浅筋膜上方，这样既可以保证标本完整，又能降低皮瓣坏死的风险。皮瓣分离至股薄肌内缘、缝匠肌外缘。向外侧分离时注意避免损伤股外侧皮神经，后者位于髂前上棘稍下方一点，支配大腿外侧的皮肤感觉。

皮瓣向上分离至腹股沟韧带上方约 5cm 处，到达外斜肌腱膜水平。如果原发病灶位于肢端较远处，那么腹股沟韧带上方的皮瓣可能需要比较厚，因为对应的淋巴结链位于较深的层面。相反，如果原发病灶位于侧腹壁，那么皮瓣需要包括皮下淋巴结组织。

二、浅层淋巴结清扫（图 91-3）

【技术要点】

淋巴结链的沿着主要的血管分布：大隐静脉、股动静脉、髂动静脉。时刻注意内外侧皮瓣厚薄度，保证足够术野和关闭时皮瓣组织存活。大隐静脉在进入隐股交界处有许多分支，将这些分支远端结扎，并随标本一起切除。浅表切除包括股薄肌和缝匠肌为边界的所有皮下组织、淋巴组织（图 91-3A）。近端于腹股沟韧带，远端于缝匠肌股薄肌交界处辨认出深层组织平面。股动脉的搏动可以用来辨认神经血管束，从而保证不损伤外侧的神经和内侧的静脉。股动静脉、股神经构成了切除面的底部，需要在清晰的直视下彻底清除淋巴组织。大隐静脉穿过切除层面的内下方皮下组织，结扎血管远端，将直到隐股交界处的血管近端都连同标本切除下来（图 91-3B）。沿着股静脉表面分离至隐股交界处，将大隐静脉在隐股交界处再次切断，股静脉端用聚丙烯缝线连续缝合，避免狭窄和缝线滑脱。股动静脉、股神经是切除部位的最深层次，股三角内的血管不需要控制血流，尽量避免对神经的医源性损伤。

在浅层切除时，腹股沟韧带必须上提或者分离以暴露股管，腹股沟韧带下面有血管进入股管形成髂外血管。股管内最高位置的淋巴结标记为 Cloquet's 淋巴结并切除下来（图 91-3D），必要时送检。最后，局部淋巴结、从远端大隐静脉到隐股交界处的所有皮下组织、沿股动静脉、股神经的所有淋巴组织都被整块切除下来。

【解剖要点】

一个安全且具有治疗意义的手术取决于术者对股三角区的清晰理解。股三角的边界为缝匠肌、股薄肌、腹股沟韧带（图 91-3A）。腹股沟韧带为此三角的上边界，从耻骨结节延伸至髂前上棘，股薄肌起于耻骨结节，终止于胫骨内髁（手术中仅需要暴露出此肌肉的近端外侧部分），内收肌由耻骨至股骨后方的股骨嵴（有的人建议将这块肌肉当作内缘）。股三角外侧为从髂前上棘延伸至胫骨中段的缝匠肌。

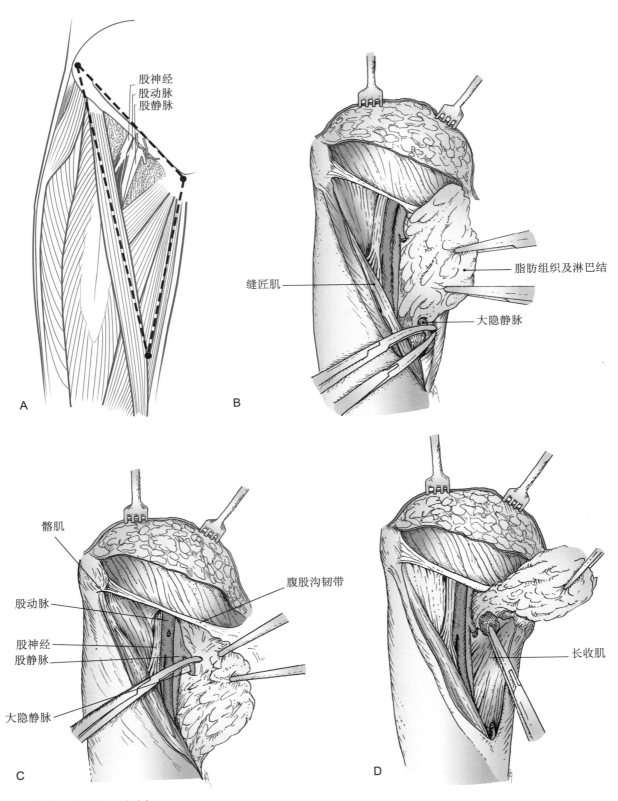

图 91-3　**浅层淋巴结清扫**

A. 切除的边界（股三角）；B. 离断隐静脉下缘，向上清扫脂肪组织；C. 离断隐静脉近端，向内侧游离脂肪组织；
D. 在上缘切除脂肪组织（Cloquet 淋巴结在该切除范围顶端可以找到）

如果缝匠肌肌瓣需要用来覆盖血管，则应该将缝匠肌从近端切断。远端分离至内收肌或者股薄肌。

大腿前的阔筋膜包含许多浅表的血管和淋巴。这层筋膜与腹外斜肌腱膜相连续，向下演变为小腿的深筋膜，它覆盖和保护股动静脉、股神经，除外血管、淋巴进入股隐交界的卵圆窝。本手术中，大隐静脉及其分支和周围筋膜需要切除。内收肌表面的筋膜也要剥离以清扫股动静脉内侧的淋巴组织。

股三角从外侧到内侧包含：股神经、股动脉、股静脉。股神经由腰丛的 L_2、L_3、L_4 脊神经组成，腰丛沿着腰大肌在腹膜后走行，从腹股沟韧带下方穿过，支配耻骨肌、缝匠肌、股四头肌和大腿前内侧的感觉。

和股神经一样，股血管也是从腹股沟韧带下方穿过，近端几厘米的股静脉和动脉被包裹在股鞘内，股总动脉是髂外动脉直接延伸而来，股总静脉直接汇入髂外静脉，内侧的大隐静脉在隐股交界处汇入股静脉。股管在腹股沟韧带下方形成一个环绕股血管的通道，Cloquet's 淋巴结位于股管深处。这个淋巴结是最高位置的淋巴结，在浅层淋巴结切除术中需要一并切除下来。在有些文献中，这淋巴结被称为深在的浅层淋巴结，不要和深层淋巴结切除术中的淋巴结混淆。Cloquet's 淋巴结代表了淋巴开始进入盆腔，对远端病变具有指示意义。

三、深部淋巴结清扫术（图 91-4）

最好在进行浅层淋巴结切除术之前就决定是否要做深层淋巴结切除术，浅层与深层淋巴结切除术联合进行比分次进行要容易，并且基本上不会增加并发症的风险。为了决定是否需要联合深层淋巴结切除术，可以在术中评估 Cloquet's 淋巴结（见图 91-1 该淋巴结的位置），或者找到 4 个或更多阳性淋巴结，术前影像如 PET、CT，但这些方法的准确性不在本章讨论范围。最后的病理报告不能确保根据术中冷冻切片病理结果做出的手术决定是正确的。如果只做浅层淋巴结切除术，而且术中病理结果是假阴性，这就意味着患者可能要二次手术或者淋巴清扫不彻底。

【技术要点】

为了获得足够的术野，推荐使用自固定牵开器，皮肤和软组织推开，深层组织用湿纱布覆盖保护，先将腹外斜肌腱膜分离至髂前上棘，然后将腹股沟

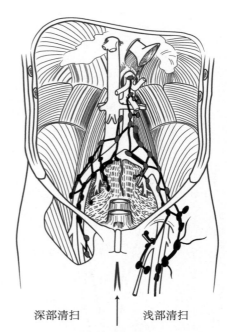

深部清扫　　　浅部清扫

图 91-4　深部淋巴结清扫

韧带分离，接下来分离腹内斜肌和腹横肌层暴露股管，沿着股管寻至腹膜后。将精索向内侧移开，分离腹壁下血管暴露术野，将腹膜向内侧推开，暴露腹膜后结构。如果不小心弄破腹膜，将破口用可吸收缝线缝合，从外侧到内侧逐步分离可以更容易将淋巴组织纳入切除标本中，沿着盆腔侧壁向上分离至所需水平，一般是到髂总动脉，如有必要可到腹主动脉。为更好暴露内侧髂腹股沟区，将膀胱、直肠向内侧推开。只有这些结构都清晰地看见了才能开始切除标本，将对盆腔静脉的医源性损伤降至最低。一侧的盆腔神经需要保留，保证膀胱和括约肌的支配控制。尽量保证两侧神经不受损伤，在锐性游离淋巴管时用夹子或者缝线控制小血管出血，用牵引器保护主要的血管、神经和输尿管，清除脂肪纤维组织和淋巴组织。深层淋巴结切除术中，髂外血管和输尿管可以用血管环状吊线控制（在腹股沟三角区内浅层淋巴结切除术中，是不需要用到环状吊线控制的）。深层切除样本和浅层切除样本是成一个整体被移除下来。将两者分离可能会顺带的分开那些可能相连的淋巴组织。但如果浅层切除标本太大，那么分别切除可以保证足够术野，使深层切除安全、彻底。

四、闭孔管淋巴结清扫（图 91-5）

【技术要点】

无须扩大切口即可切除闭孔淋巴结。沿闭孔神

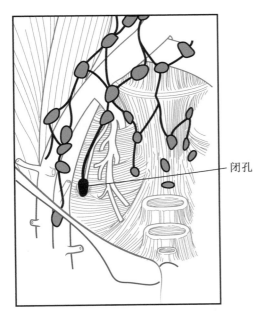

图 91-5　闭孔管淋巴结清扫

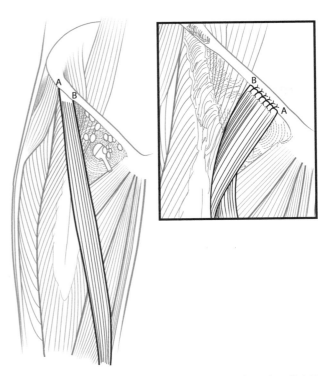

图 91-6　缝匠肌转移皮瓣与伤口关闭。注意 A 点（外侧）翻转过来缝合在 B 点内侧保证覆盖得更好

经和血管在盆底内侧寻找到闭孔管，前者是从盆腔内上走行，从闭孔出盆腔。将闭孔管内淋巴组织随前面的标本一并切除下来，注意避免损伤神经、血管。

【解剖要点】

闭孔管是穿行于闭孔内的小开口，后者由坐骨支、耻骨构成，是人体内最大孔洞。闭孔管位于闭孔的前上方闭孔膜缺损处，有 2 ~ 3cm 长，股内侧部分直径约 1cm，内有闭孔神经、闭孔动脉和静脉。闭孔动脉一般来说是髂内动脉的分支，闭孔神经由 L_3 ~ L_4 发出，沿腰大肌走行直至进入闭孔时位于髂血管后面。闭孔神经出盆腔后控制内收肌，需要保留。

五、缝匠肌转移瓣、切口关闭（图 91-6）

【技术要点】

冲洗整个伤口、彻底止血，使用不可吸收缝线缝合，恢复腹股沟韧带层次（外斜肌、内斜肌、腹横肌腱膜），防止腹内容物从被破坏的腹股沟管、股管中脱出形成疝。

保护股外侧皮神经，将缝匠肌从髂前上棘高位松解离断，保留血供，小心将缝匠肌向下游离直至其能够覆盖暴露的神经血管结构。从外向内翻转缝匠肌，覆盖神经、血管。将缝匠肌与腹股沟韧带间断水平褥式缝合。内侧和外侧用单纯间断缝合进一步固定。

由于皮瓣坏死发生率高，皮肤的处理方法有所不同。切除皮瓣边缘 3 ~ 5mm 范围保证缝合时组织新鲜、健康。一定程度的皮肤切除不会影响伤口关闭。沿股内侧和外侧放置引流管。表皮下连续缝合后，皮肤可以用皮肤钉缝合。用弹性绷带从足部包裹至大腿，卧床时悬吊起来。术后可在拐杖协助下床行走。

（李英儒　译　李国林　校）

参考文献

1. Essner R, Scheri R, Kavanagh M, et al. Surgical management of the groin lymph nodes in melanoma in the era of sentinel lymph node dissection. *Arch Surg.* 2006;141:877–884.
2. Hoang D, Roberts KE, Teng E, et al. Laparoscopic iliac and iliofemoral lymph node resection for melanoma. *Surg Endosc.* 2012;26:3686–3687. (Application of minimally invasive techniques to deep node dissection.)
3. Hughes TM, Thomas JM. Combined inguinal and pelvic lymph node dissection for stage III melanoma. *Br J Surg.* 1999;86:1493–1498.
4. Karakousis CP. Therapeutic node dissections in malignant melanoma. *Ann Surg Oncol.* 1998;5:473–482.
5. Rapaport DP, Stadelmann WK, Reintgen DS. Inguinal lymphadenectomy. In: Balch CM, Houghton AN, Sober AJ, et al., eds. *Cutaneous Melanoma.* St Louis, MO: Quality Medical Publishing; 1998:269–280.
6. Swan MC, Furniss D, Cassell OC. Surgical management of metastatic inguinal lymphadenopathy. *BMJ.* 2004;329:1272–1276.
7. Wevers KP, Bastieannet E, Poos HP, et al. Therapeutic lymph node dissection in melanoma: Different prognosis for different macrometastasis sites? *Ann Surg Oncol.* 2012;19:3913–3918.

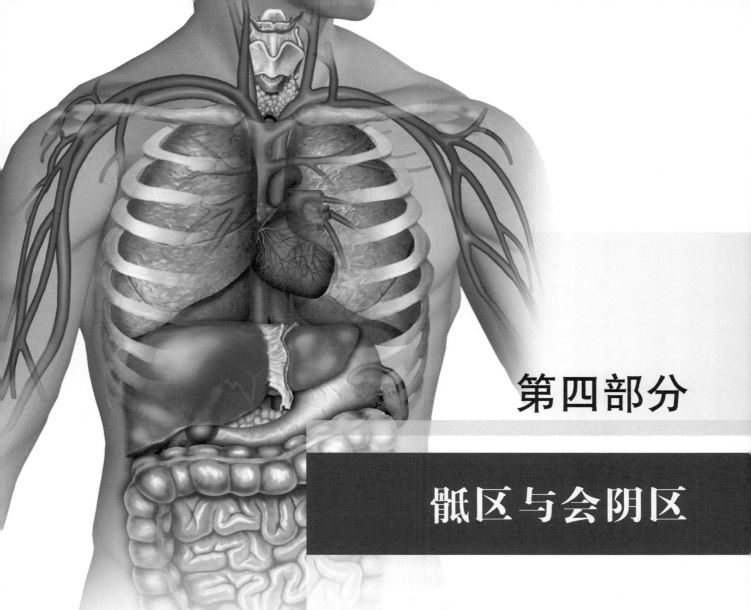

第四部分

骶区与会阴区

骶区与会阴在之前的第 77 章已经有所涉及，本章将进一步详述。

在这一部分我们会利用痔切除术（第 92 章）和其他直肠部小手术（第 93 章）来详述肛门直肠部的解剖结构，这些手术虽小，但如操作不当也会给患者带来相当程度的疼痛，或丧失部分功能。因此，注重手术技巧是十分重要的。

在第 94 章中，我们会讲解通过骶尾部至直肠病变的间隙。这个间隙虽很少被人提及，但打开这个间隙后就可以充分暴露下段直肠，故而在许多情况下都是十分实用的。最后，我们将在第 95 章中讲解乙状结肠镜的硬质镜技术。

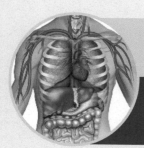

第 92 章

痔的相关治疗

Andreas M. Kaiser

痔是肛内静脉丛病理性充血而形成的。肛内静脉丛是肛管正常解剖结构之一，沿肛周环形分布，形成一软垫样圈，软性封闭肛口。痔分为内痔（齿状线之上）、外痔（齿状线以下）及混合痔。

痔的真正成因目前仍存疑。除了个体／家族遗传性以外，还与西式文化、饮食、因便秘而用力排便、妊娠期静脉回流障碍等均有关系。而肝硬化或门静脉高压，虽然可以导致直肠静脉曲张（直肠上中静脉发生曲张可能性较大），却不会增加患痔的概率。

痔的症状五花八门，但却没有特异性的表现。内痔会导致出血，当内痔体积增大时，还可能脱垂。痔并不会导致瘙痒，但如内痔脱垂，则会在肛周造成长期的潮湿环境，从而给人以瘙痒感。外痔通常无症状，如外痔较大可能只会导致肛周局部擦拭不净，或是有尖锐痛感的血栓，但痛感几乎只会在不可回纳、有坏疽倾向的脱垂痔时发生。如患者主诉为反复发生的，或是持续性的疼痛，或是说"痛感明显的痔"，则应行检查，以明确是否有肛裂，在有直肠出血时，除了"痔"的诊断，还要注意有无其他病理改变。

外科住院医师教育委员会（SCORE™）将痔上黏膜环切术及内痔套扎术归类为"基本的、常规的"手术操作，将吻合器痔切除术归类为"复杂的"手术操作。

手术步骤

痔上黏膜环切术（内痔、外痔）

患者取俯卧折刀或膀胱截石位

避免不必要的扩肛

放置撑开器，撑开肛口，检查三个痔蒂，并分别编号（1～3）

用一只 Kelly 夹夹住第一个痔蒂，向外拉出，再在此蒂后方再上一只 Kelly 夹，充分暴露

用不可吸收线缝合痔蒂角

在外周皮肤做一 V 形切口，再由黏膜层切开，向已结扎的血管蒂延伸切口，呈一梭形

提起梭形外角，可用钝性分离、剪刀、电刀或其他分离方式，将之与内外括约肌分离

分离至已结扎的痔蒂，即可切断痔，并送

病理活检

包埋已结扎的残端（Ferguson 法），不可吸收线连续缝合黏膜层，只留最外端敞开，也可敞开伤口（Milligan–Morgan 法）

余下两只痔蒂依上法切除，确保在切口之间有足够的上皮存留

解剖并发症

出血

尿潴留

复发

括约肌损伤或松弛

盆腔感染

狭窄

结构列表

视／触诊标志

会阴

尿生殖三角

肛周三角

耻骨联合

坐骨结节

尾骨

肛门

肛周外缘

肛周四边（上下、左右）

　齿状线

　　肛窦

　　肛柱

血供

　髂内动脉

　　直肠下动脉支

　肠系膜下静脉：直肠上静脉支

　髂内静脉：直肠中静脉支、直肠静脉丛

肌肉

　肛内括约肌（平滑肌）

　肛外括约肌（骨骼肌）

　内括约肌沟

　耻骨直肠肌（骨骼肌）

一、评估与治疗方案的确定

最新的痔治疗方案是由临床表现、分类、分级、症状、临床体查所见综合决定的，如无特殊或紧急情况，通常对痔采用非手术治疗优先的方案，如有特殊，则另加用其他干预措施。

根据大样本患者临床表现，内痔分为 Ⅰ ～ Ⅳ级，Ⅰ 级内痔只是肛垫充血肿大，可能伴随出血症状，但不会自肛管脱垂而出。Ⅱ级内痔用力排便时可脱出，但放松时可自行回纳，Ⅲ级内痔也会脱垂，但需外力辅助方可回纳，Ⅳ级内痔脱垂后无法回纳。最常见的误诊是将较大的，有部分皮肤覆盖的外痔诊为Ⅳ级内痔，或将直肠脱垂误诊为痔的脱垂。其鉴别要点是，直肠黏膜的脱垂可见黏膜褶皱，而痔的脱垂表现为黏膜呈辐射状脱出。

如果Ⅱ级或Ⅲ级的内痔未能尽快回纳，肛门括约肌的收缩会如同止血带一样，使痔很快产生水肿，反过来，痔的水肿和疼痛又会继续增加回纳的难度，这样的恶性循环如持续下去，可能造成局部组织的坏疽。Ⅳ级内痔的脱垂会造成难以忍受的疼痛，因此是急症。另有极少数情况下，如肛门括约肌较松弛，无法收紧脱出的组织，这时Ⅳ级的内痔脱垂过程较慢，不会产生痛感。

尽管痔上黏膜环切术会更痛，但其相对非手术治疗来说，全身麻醉或腰麻下的痔上黏膜环切术仍是根治此类痔的金标准。尤其对于急症情况（Ⅳ级绞窄性内痔，有 / 无坏疽）或体积较大的混合痔（Ⅰ ～ Ⅲ级）且患者要求切除，这两种情况仍是行环切术的标准术式。如患者仅有内痔的症状而无外痔表现，应仅针对内痔治疗。除此之外，其他非手术治疗方案如结扎、注射硬化剂、红外电凝，不仅操作简单易行，无须麻醉，治疗效果也可令人满意。目前已不再使用冷冻疗法治疗痔。此外，全身麻醉或腰麻下行"吻合器痔上黏膜环切术"对于大多数的内痔（通常为Ⅱ～Ⅲ级内痔，偶有 Ⅰ 级内痔也可适用）或其他非手术治疗方案治疗效果不佳时，都有令人满意的疗效。

无论行何种痔治疗方案，均需对患者的年龄和结肠相关风险进行评估。

此章中我们会详述痔上黏膜环切术、吻合器痔上黏膜环切术和橡皮圈套扎术。章末的参考文献列出更多的相关文献和引用文章。

二、痔切除术

（一）摆放患者体位、准备（图 92-1）

【技术要点】

可依据术者习惯，患者取俯卧折刀位或膀胱截石位均可。如摆放俯卧折刀位，优点在于术者更加顺手，且会减少痔的静脉回流不畅的情况。有些术者习惯采用膀胱截石位，因为准备起来比较方便，麻醉后气道更易把握（如图 92-1A）。对于评估为高危的患者（如超胖、强直性脊柱炎等），从某种意义上来说，膀胱截石位更安全，加之局部麻醉可使括约肌松弛，并有助于术后缓解疼痛。

麻醉后，应再次检查肛门，并对痔再次做出分级。但不应按照以前强调的那样用手指去扩张肛门，因为这样做可能损伤括约肌神经丛，用聚乙酰吡啶酮 -

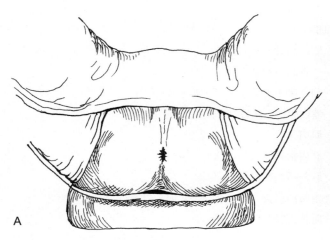

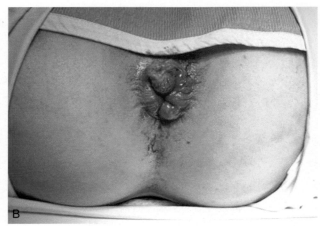

图 92-1　A. 患者处于截石位；B. Ⅳ度痔
（引自 Wexner SD，Fleshman JW，eds. Master Techniques in General Surgery：Colon and Rectal Surgery：Anorectal Operations. Philadelphia，PA：Lippincott Williams & Wilkins；2012）（已授权）

碘溶剂而非水溶性溶剂来润滑，可使术野不致过于油滑。

【解剖要点】

会阴呈钻石形，前面为耻骨联合，后为尾骨，两侧边界由坐骨结节构成，两坐骨结节连线，将会阴分为两个三角形区域，前为尿生殖三角，后为肛三角，会阴部详细的解剖结构我们已在第 77 章详述过，所以此节我们一笔带过。会阴后三角区包括肛门，并有肌肉、神经、血管等结构，肛门局部解剖结构可以分为四个象限并用钟表指针位置来表示（上、下、前、后），依患者体位不同，略有调整。

肛门上连胃肠道的终末段（内胚层来源），外接外界（外胚层来源）。齿状线是胚胎学与解剖学上来讲重要的体表标志，由此，上皮、血管、淋巴、神经由交感支配转为自主神经支配。

齿状线以上：

上皮：肛门黏膜层的移行带，由多层立方上皮细胞转为直肠的普通柱状上皮细胞。

动脉血供：下有下肠系膜动脉、髂内动脉，上有上、中肛动脉及毛细动脉丛。

静脉回流主要靠高位静脉，直肠下部有门静脉分支（肠系膜下静脉），入髂内静脉，最后回流至腔静脉。

淋巴回流：与静脉回流同向。

感觉神经：交感神经，但分布较分散，中下为自主神经支配。

齿状线以下：

上皮：肛管外为完整皮肤附属物的立方上皮细胞

动脉血供：髂动脉 - 会阴下动脉，肛动脉丛。

静脉回流：直肠下静脉 - 会阴下静脉 - 髂静脉（腔静脉系统）血管丛十分丰富，直肠上静脉丛 - 髂内静脉 - 门静脉回流。

淋巴回流：腹股沟淋巴结。

神经：会阴神经的自主感觉神经元分支，对痛觉敏感（反应迅速，痛觉敏感，定位准确），有些外科医师认为肛外事人体第二敏感的区域，仅次于眼。

内外痔的区分对患者和医师来讲都十分重要，内痔充血的主要是上中直肠静脉丛，上覆盖的是黏膜层，内痔的痛觉并不敏感，定位也不准，以隐痛为主，因此治疗内痔主要靠橡胶圈套扎，注射硬化剂或红外线、激光电凝，基本无须麻醉。外痔有皮肤覆盖，十分敏感，不使用麻醉根本无法行治疗。

（二）明确痔蒂

【技术要点】

撑开肛门，明确痔蒂。通常位于左外、右前和右后象限，呈三角形分布，在每个痔蒂外用 Kelly 夹夹住，向外拉出（图 92-2 A），在齿状线附近用第二个 Kelly 夹夹住痔蒂，把内痔组织从肛门向外拉出更多（图 92-2 B），一般从最大的痔开始手术（图 92-2 C），此处我们只讲一次治疗痔蒂的方法，其余同法。

【解剖要点】

我们假设三只痔蒂的分布是按照常见的直肠上

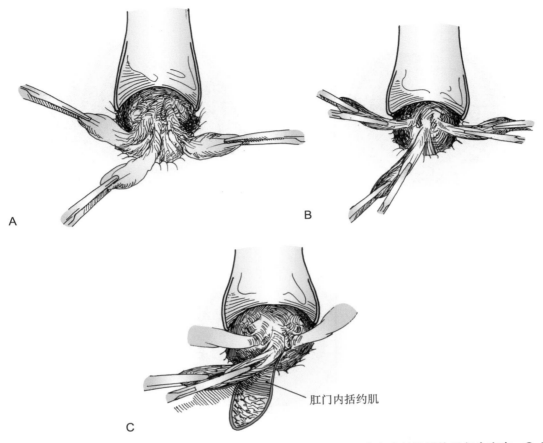

图 92-2　A. 牵拉三个位置的痔核；B. 其余的止血钳钳夹以确保所有多余的黏膜均已包含在内；C. 开始切除，注意保护肛门内括约肌

动脉终末端的位置而来，右直肠上动脉通常会分成前后两支，左直肠上动脉无分支，对于在行痔切除术时动脉出血位置的观察，证实动静脉交通支的存在。如果术者发现痔不止三个痔蒂，也是按三个痔蒂来处理，只需要在除蒂时顺手切掉即可。痔静脉丛充血扩张，成痔垫封堵在肛管口，恰好可堵住粪便，也许有其病理学上的作用。且痔切除术可能因扩张、损伤括约肌（特别在切掉过多组织、扩肛或直接损伤括约肌时）而致术后大便失禁。就这一点来说，痔这一病理性的存在反而让人有一种塞翁失马焉知非福的感觉。

（三）痔切除术（图 92-3）

【技术及解剖要点】

痔切除术的目的在切除全部的皮下静脉组织、结扎痔蒂并重建解剖结构意外，一定要保留切口两侧足够多的上皮，这样术后发生狭窄的可能才会较小。

置入肛牵引器，钩住第二只 Kelly 夹向外拉，暴露痔蒂，用可吸收线结扎蒂脚。这一步要在切开痔组织前进行，这样可以避免不必要的出血。在外侧 Kelly 夹的外面行一 V 形切口痔黏膜层，再向着刚才结扎的血管脚处延伸，最后成一梭形切口。如果要切除多痔蒂，一定要在切口之间留足够的上皮组织（皮肤、黏膜），这样术后发生肛部狭窄概率会降低。如果切的是体积较大的外痔，那么切除的皮肤可以多一些。只取皮肤、黏膜层，来制备皮瓣，记得从梭形切口外侧的尖端开始，向着结扎的方向，把痔的静脉与下方的括约肌分离，首选梅曾堡剪来完成这一步骤，但手术刀、电刀或其他合手的器械也行。用激光刀虽然可以减轻疼痛，但会加大患者经济负担。

肛门内括约肌

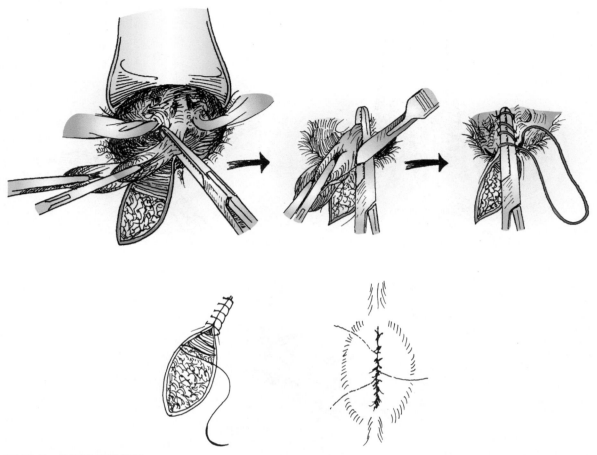

图 92-3 痔切除术的总结

　　随着分离完成，外红内白的括约肌就可以暴露在术野中了。继续分离直到痔蒂仅剩下结扎处相连，在原结扎处再次结扎一次，切下痔组织并送病理，查看痔蒂脚有无出血，如有，用缝线结扎，或用电脑电凝止血，把结扎处用线包埋蒂切口，自里向外连续缝合切口。缝线不仅要封闭切口两侧，更要全层缝扎伤口，这样缝合不留无效腔，缝合美观，且能减少术后血肿的形成。缝到伤口边缘时，收紧外部的皮肤，切去多余的组织，这样就不会形成一块"狗耳朵"或是皮褶，如果只多出来一小块就没必要处理，会自行长平。依以上步骤进行，伤口最外侧不要缝死，预备引流。

　　如确有必要，一个或数个痔均可以同样处理。最后术毕时，切口处会有一个放射状的缝线迹。再次确认有无出血，如没有出血，在肛口放置一块止血纱确保凝血，但止血纱并不能替代术中止血这一步骤。最后，在肛周皮肤下注射长效局部麻醉药，如氢氯丁哌卡因来减轻术后疼痛。

胶圈套扎（仅限内痔）
患者摆俯卧折刀位，膀胱截石位，或侧卧位。
在套扎器上预先装 1 个胶圈，其后再备另外两个。
插入大口径的肛门镜，辨识 3 个痔蒂。
先套扎最大的痔蒂：把套扎头对准目标痔蒂的脚，恰好在齿状线上，推拉套杆，在痔蒂脚上上胶圈。
重复上述动作，结扎剩余痔蒂
如果患者诉疼痛剧烈，用 L 形拆胶圈器拆除胶圈，在更高位置重复套扎。

三、胶圈套扎术（图 92-4）

【技术要点】

胶圈套扎术是门诊手术，因为齿状线以上感觉不敏感，无须麻醉即可行此术。Ⅰ～Ⅲ级内痔且无合并外痔，是行此术的适应证。对体位没有特别要求，俯卧折刀位、膀胱截石位、侧卧位均可。术前在套扎器上装一只胶圈，在柄上再备 2 只，套扎器有不同的型号（有吸引式、抓握式等），吸引式比较方便，可以单手操作。

术前行直肠镜检，润滑肛门，轻柔置入大直径肛镜，以辨识痔蒂及需要处理的痔蒂。从最大的痔开始处理：把套扎头对准目标痔蒂的脚，恰好在齿状线上，推拉套杆，在痔蒂脚上上胶圈。重复上述动作，结扎剩余痔蒂。患者基本没有痛感，虽然可能有些便感。如患者诉剧痛，则说明痔结扎处太低了，此时用 L 形拆胶圈器拆除胶圈，在更高位置重复套扎。

胶圈套扎术术后并发症较少，最常见的是术后出血，极少数情况下可能造成盆腔化脓感染，此时患者会出现发热、疼痛、尿潴留或其他全身症状。

四、吻合器痔上黏膜环切术（也称作 PPH）（图 92-5）

【技术要点】

患者取俯卧折刀位或膀胱截石位均可，术前应行两次灌肠，并预防性使用标准剂量的结直肠抗生素。完善术前准备并摆好体位后，从一侧穿刺入坐骨直肠窝注射局部麻醉药，行肛周皮下阻滞。

术中需要避免不必要的扩肛，因为可能损伤括约肌。轻柔放置扩张器，把扩张器横向与肛周皮肤相缝。置入肛镜，横向的扩张器应压住齿状线，置入带缝线的肛镜，在齿状线以上 3～4cm 处的

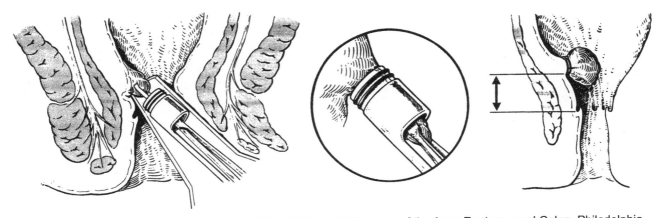

图 92-4　内痔的胶圈套扎术（引自 Keighley MRS，Williams NS.Surgery of the Anus Rectum，and Colon. Philadelphia，PA：WB Saunders；1993）（已授权）

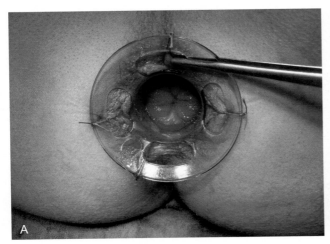

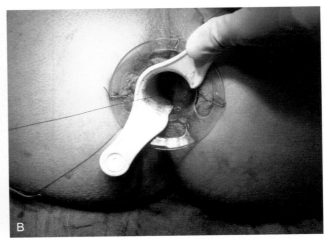

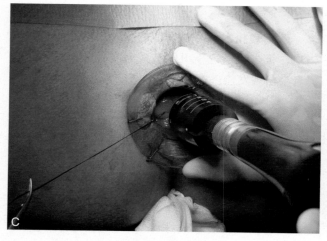

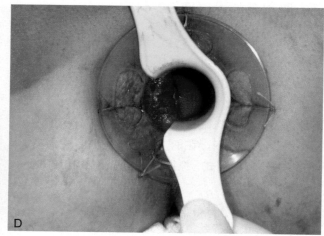

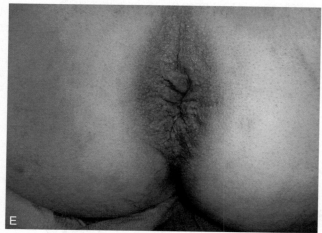

图 92-5　PPH

A. 缝合固定透明的肛门扩张器；B. 放置荷包缝线；C. 置入吻合器；D. 可见吻合线在齿状线以上；E. 术后肛门外区域的外观（与图 92-1 B 展示的术前外观相对比）。图片引自 Wexner SD, Fleshman JW, eds. Master Techniques in General Surgery：Colon and Rectal Surgery：Anorectal Operations. Philadelphia, PA：Lippincott Williams & Wilkins；2012（已授权）

吻合器痔上黏膜环切术（仅限内痔）

患者取俯卧折刀位或膀胱截石位

避免不必要的扩肛

放置扩张器，把扩张器横向与肛周皮肤相缝

肛管触诊：扩张器应压住齿状线以保护

置入肛镜，在齿状线以上 3 ~ 4cm 处行黏膜层荷包缝合

置入完全张开的吻合器，注意不要太大力

将荷包缝合线两端线头分别穿过吻合器外

侧的开口

拉紧缝线，同时关闭吻合器，保证吻合器夹住尽可能多的痔

行吻合前，确认阴道后壁层或肛膜上皮没有夹在吻合器里

行吻合，等待数分钟，转开 1 周半，确认形成环形的吻合缘

再次确认吻合缘在齿状线以上，如有出血，根据出血位置选择电刀或缝线缝合止血

黏膜层行荷包缝合，靠近齿状线的几针应特别小心。缝好后，线应仅能提起黏膜层，荷包应完整，这样黏膜才能呈环状完整的拉入吻合器中，用肛镜检查荷包是否完整，置入完全张开的吻合器，放在荷包缝合上，避免不必要的力。剪掉缝针，拉

紧缝线，两线端分别穿过吻合器外侧的两个开口，拉紧缝线，同时关闭吻合器，保证吻合器夹住尽可能多的痔，夹闭吻合器过程中，上面带的标尺逐渐进入肛管。

行吻合前，确认阴道后壁层或肛膜上皮没有夹

在吻合器里。行吻合，等待数分钟，正常伤口出血不应超过 6min，故吻合器激发后 5min 足以确认吻合缘基本无出血。如果吻合器过快拿开，则可能需要花费更多的时间用来止血将吻合器转开 1 周半，轻轻移开，确认形成环形的吻合缘。术毕前，再次确认吻合缘在齿状线以上（图 92-5D），如有出血，根据出血位置选择电刀或缝线缝合止血。行痔上黏膜环切术后，痔不会发生脱垂如图 92-5E。术毕，确认无出血，在肛管伤口处放置止血纱。

（徐长骁 译 陈汝福 校）

参考文献

1. Beck DE, Roberts PL, Saclarides TJ, Senagore AJ, Stamos MJ, Wexner SD, eds. *The ASCRS Textbook of Colon and Rectal Surgery.* 2nd ed. New York, NY: Springer Publisher; 2011.
2. Balasubramaniam S, Kaiser AM. Management options for symptomatic hemorrhoids. *Curr Gastroenterol Rep.* 2003;5(5):431–437.
3. Burch J, Epstein D, Sari AB-A, et al. Stapled haemorrhoidopexy for the treatment of haemorrhoids: A systematic review. *Colorectal Dis.* 2009;11(3):233–243; discussion 43.
4. Corman ML. *Corman's Colon and Rectal Surgery.* 6th ed. New York, NY: Lippincott Williams & Wilkins; 2012.
5. Gordon PH. *Principles and Practice of Surgery for the Colon, Rectum, and Anus.* 3rd ed. New York, NY: Informa Healthcare; 2007.
6. Infantino A, Altomare DF, Bottini C, et al. Prospective randomized multicentre study comparing stapler haemorrhoidopexy with Doppler-guided transanal haemorrhoid dearterialization for third-degree haemorrhoids. *Colorectal Dis.* 2012;14(2):205–211.
7. Jayaraman S, Colquhoun PHD, Malthaner RA. Stapled versus conventional surgery for hemorrhoids. *Cochrane Database Syst Rev.* 2006;(4):CD005393.
8. Jayaraman S, Colquhoun PH, Malthaner RA. Stapled hemorrhoidopexy is associated with a higher long-term recurrence rate of internal hemorrhoids compared with conventional excisional hemorrhoid surgery. *Dis Colon Rectum.* 2007;50(9):1297–1305.
9. Joshi GP, Neugebauer EAM, PROSPECT Collaboration. Evidence-based management of pain after haemorrhoidectomy surgery. *Br J Surg.* 2010;97(8):1155–1168.
10. Kaiser AM. *McGraw-Hill Manual Colorectal Surgery.* 1st ed. New York, NY: McGraw-Hill Publishers; 2009.
11. Katdare MV, Ricciardi R. Anal stenosis. *Surg Clin N Am.* 2010; 90(1):137–145.
12. Laughlan K, Jayne DG, Jackson D, et al. Stapled haemorrhoidopexy compared to Milligan-Morgan and Ferguson haemorrhoidectomy: A systematic review. *Int J Colorect Dis.* 2009;24(3): 335–344.
13. Milito G, Cadeddu F, Muzi MG, et al. Haemorrhoidectomy with Ligasure vs. conventional excisional techniques: Meta-analysis of randomized controlled trials. *Colorectal Dis.* 2010;12(2):85–93.
14. Nienhuijs S, de Hingh I. Conventional versus LigaSure hemorrhoidectomy for patients with symptomatic hemorrhoids. *Cochrane Database Syst Rev.* 2009;(1):CD006761.
15. Nunoo-Mensah JW, Kaiser AM. Stapled hemorrhoidectomy. *Am J Surg.* 2005;190(1):127–130.
16. Nystrom PO, Qvist N, Raahave D, et al. Randomized clinical trial of symptom control after stapled anopexy or diathermy excision for haemorrhoid prolapse. *Br J Surg.* 2010;97(2):167–176.
17. Shanmugam V, Thaha MA, Rabindranath KS, et al. Systematic review of randomized trials comparing rubber band ligation with excisional haemorrhoidectomy. *Br J Surg.* 2005;92(12): 1481–1487.
18. Shao WJ, Li GCH, Zhang ZHK, et al. Systematic review and meta-analysis of randomized controlled trials comparing stapled haemorrhoidopexy with conventional haemorrhoidectomy. *Br J Surg.* 2008;95(2):147–160.

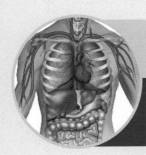

第**93**章
直肠周围脓肿、肛瘘、慢性肛裂的治疗

Andreas M. Kaiser

直肠周围脓肿和肛裂是引起直肠 - 肛门部疼痛最常见的几种疾病。肛门腺体脓肿一般从位于齿状线上的肛门部 8 ~ 12 个腺体中的一个开始发病，感染沿着解剖层次扩散，向外可扩散至直肠周围空隙的软组织。根据脓肿的位置、深度和体积，与括约肌和盆底肌的关系等区分脓肿的类别。如果在一个局限的空间里压力不断增强，就会产生特征性的胀痛，此时应行外科切开引流。

因为有共同的病理和解剖机制，直肠周围与肛门部的瘘与脓肿之间有千丝万缕的联系。瘘的形成是一个慢性的过程，起因可能是急性的脓肿。直肠周围的瘘是指在解剖学上没有两个或两个以上的部位有通道相连。瘘的一边开口一般是肛门腺体，另一边可能是感染或脓肿的不断进展侵犯，或是医源性的手术切口与引流操作。根据瘘管与括约肌的关系，可把瘘分为浅表的、经括约肌的、括约肌内的、括约肌外的和复杂的瘘。治疗上以外科为主，目的是最大限度地治愈瘘，同时避免因括约肌损害导致的大便失禁。

肛裂是指肛门边缘垂直走行的撕裂，一般发生于人体中线上（12 点位置发生率高过 6 点方向），并有括约肌张力异常增高。肛裂的症状通常表现为便中、便后疼痛，少量出血。治疗上以促规律排便，减轻括约肌张力为目标。内科药物治疗（如硝酸甘油类、钙通道阻滞药类、肉毒杆菌注射）可行，但最可靠的还是内括约肌切开术，这才能从根本上达到缓解肛门括约肌张力过高的问题。术中还可另行前哨痔皮袋和（或）增生的肛门乳头切除，或普通的裂口切除术。

这一章中，我们通过讲解直肠周围脓肿、瘘管与内括约肌切开术来讲解肛门括约肌的解剖结构。

外科住院医师教育委员会（SCORE™）将肛周直肠脓肿引流术、肛门内括约肌切开术归类为"基本的、常规的"手术操作。

手术步骤
直肠周围脓肿的引流
患者取俯卧折刀位、膀胱截石位或侧卧位均可

轻柔地行两指直肠检查，触诊肛周组织，尤其是肛后深部的空隙，以明确脓肿深度

在脓肿上方行局部麻醉

如果有电刀，尽可能大的切除脓腔上方的皮肤，如仅有手术刀，可行十字切口，后去除边缘的皮肤（以防皮肤在脓腔未愈合前先愈合）。黏膜层以下的脓肿应引

流入直肠

到达脓腔后脓液应立刻涌出，不然则未进入正确的层次，也未达到预定的目标

手指破坏分隔不仅会使患者疼痛，术后失禁的发生率也会增加，应作为备用而非常规术式，如无全身麻醉，不应进行此手术

对脓肿下方的瘘管行治疗仅是第二选择，如果是在全麻下进行的手术，切除肛门腺体的原发病灶并进行挂线是合理的，但感染的组织可能增加假腔形成的风险

侵犯深部肛后间隙和双侧坐骨肛门窝的马蹄形脓肿可通过后中线行手术治疗（标准亨氏术）：行两侧外前象限的切口，引流可形成回路（如潘氏管引流）

术后无须严密包扎，需预防脓腔彻底抽空，可向腔内填塞碘纺纱

解剖并发症

疼痛

出血

尿潴留

因引流不彻底造成的脓肿长期存在或复发

盆腔脓性感染

括约肌损伤及松弛

结构列表

视 / 触诊标志物

肛门、肛周、肛周四象限（左 / 右，前 / 后）

齿状线：

　肛囊腺

　肛柱

肌肉结构：

　肛门内括约肌（IAS，平滑肌，白色，
　　1 ~ 2mm 宽，B 超上黑色声像）

　肛门外括约肌（EAS，骨骼肌，红色，
　　7 ~ 10mm 宽，B 超上白色声像）

　括约肌内沟

　耻骨直肠肌（骨骼肌，B 超上白色声像）

直肠周围间隙：

　坐骨肛门大孔

　考氏肛后深间隙

　括约肌内间隙

一、肛周脓肿的引流（图 93-1）

【技术要点】

虽然患者任何体位（根据患者当时所处门诊、急诊或手术室的环境而定）均可行引流术，但采用俯卧折刀位还是暴露直肠周围间隙，特别是肛后深间隙的最佳体位。

再次行肛门视诊、外周触诊以及直肠指检。插入肛门的示指和体外的拇指相配合，触诊直肠周围与坐骨肛门部的组织，以便明确肿胀区域、与括约肌的关系，以及（如患者处于清醒状态）疼痛情况（图 93-1 A）。脓肿的"波动感"并不是治疗的必要条件，因为有时脓肿体积较大，却没有波动感。

适量麻醉（可选局部麻醉或全身麻醉）后，用聚维酮碘消毒，术前或术中至少要行一次直肠镜检，以鉴别是肠道的感染性疾病及恶性肿瘤。引流的目的是尽量打开脓腔，引流脓液和腐败组织，防止皮肤提前闭合。引流开口要离肛周尽可能的近，这样形成的瘘管就会很短（图 93-1B）。如果脓肿位置不能确定，可在引流前用 18 号的针头，后接负压吸引穿刺，以确定脓肿的位置。如果可用电刀，将脓肿上方的皮肤尽可能的切除，或者行"十"字形切口，并切除边缘。切开至脓腔时，脓液会大量喷涌出来，

否则应用钳子扩大切口，直至扩大至正确的层次。与过去的推荐所不同的是，现在提倡应避免破坏小腔，因为破坏小腔可使术后失禁的发生率增加。

优先行引流术，其后才轮到治疗体表下的瘘管。如果引流术是全身麻醉下做的，就可以切除肛门部腺体，然后进行肛瘘挂线。但感染的组织形成假腔的可能性较高，不适合挂线。

侵犯肛后深间隙和双侧坐骨肛门大孔的马蹄形脓肿应在尾骨与肛周之间的后中线上行放射状切口（标准汉氏术）：在双侧外上象限分别行对称切口，放置潘氏管引流。

黏膜下脓肿可引流入直肠而非体外。用扩张器扩张肛门，暴露脓肿。用针头接负压吸引穿刺以确定脓肿位置，切开脓肿上的黏膜层，引流入直肠。如果脓腔过大，可于脓腔内放置潘氏管或蘑菇头管来撑开脓腔，一般 1 ~ 2 天即可引流完全。

单用抗生素不能治愈直肠周围脓肿，无须常规使用。如果存在大块蜂窝织炎感染或患者免疫抑制，可使用抗生素支持治疗。

【解剖要点】

我们把肛周分为前后左右四个象限来分别详述特殊的解剖结构。如果用常用的"表盘"来形容肛周位置的话，如果患者体位变化，会给读者造成混乱。

脓肿的类型

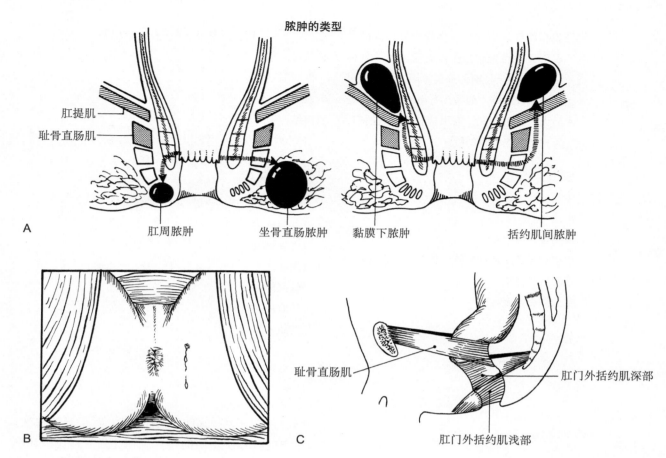

图 93-1 肛周脓肿的引流
A. 脓肿的类型；B. 进入脓腔释放脓液；C. 括约肌的毗邻结构

通常我们按照感染形成的瘘管与肛门外括约肌和盆底肌肉的关系把脓肿和瘘管分为以下几种（图 93-1 A、C）：

● 肛周脓肿：最常见，因表浅感染沿内括约肌扩散至肛周皮肤而形成。通常此类脓肿较小，非常靠近肛柱。门诊局部麻醉下行引流术即可。所形成的窦道被内括约肌包裹，切开后不会造成大便失禁。

● 经括约肌的脓肿或窦道：感染越过内外括约肌向肛骶部脂肪扩散即可形成。门诊局麻下行引流术即可。

● 肛后深层脓肿、马蹄形脓肿：当感染从后正中线扩散至肛后，或向两侧肛骶裂口向外扩散时形成，此时宜全身麻醉下行手术治疗。

● 括约肌内脓肿：感染眼内括约肌沟向头端扩散时形成，因空间很小，此类脓肿常伴剧痛，且无明显肿胀，宜麻醉下先行评估，再行手术治疗。

● 肛提肌上脓肿：很罕见，常由原发的腹部病变合并感染向下扩散而成。

肛门内平滑肌是白色的环状平滑肌，是直肠肌层固有层的延伸。此层肌肉在内括约肌沟处的远端明显增厚，在肛管周围形成一圈可视、可触及的圈状结构，在直肠内 B 超下，此层肌肉表现为低回声环状声像。

肛门外平滑肌和盆底肌（肛提肌）是骨骼肌类的红色肌肉，构成外侧结构，形成隧道样的盆腔肌腱隔膜，接在闭孔筋膜弓状腱的骨性结构处，从耻骨延至肛尾缝。在其尾部正中位置，直肠耻骨肌自前向后形成 U 字吊索状，牵拉直肠成角。在其下，肌纤维重形成环状结构，即肛门外平滑肌。直肠内 B 超下，直肠耻骨肌和肛门外平滑肌为高回声声像，肛提肌是受脊神经 $S_3 \sim S_4$ 段的前根分支支配。肛门外平滑肌也受会阴神经的直肠内侧分支支配。肛门外平滑肌十分坚韧，缓慢抽动，和直肠耻骨环一起负责了大部分的肛门收缩控制。

肛提肌将盆腔分为肛提肌上间隙（腹膜与盆膈之间）和下间隙（盆外）。坐骨大孔前为肛提肌包绕，中为肛门外平滑肌组织，外侧是闭孔筋膜。其中大部分为脂肪组织，但也有神经血管结构，包括会阴神经、会阴内血管（经由会阴管），肛后深层间隙在肛管后方，较表浅的肛后间隙位于肛骶韧带与皮肤之间，深层肛后间隙位于肛骶韧带和肛骶缝之间，连接左右坐骨肛门大孔，此为马蹄形脓肿形成的结构基础。

二、肛瘘的手术治疗（图 93-2）

【技术要点】

患者取俯卧折刀位，可使直肠周围间隙，包括深层的肛后间隙最好地暴露出来。对于一些特殊的患者，也可取截石位。

确认瘘管向外侧的开口（可能有多个）。根据 Goodsall 法则，推测内口的位置。根据 Goodsall 法则提示，如外侧开口位于肛门横贯线以上，则瘘管内管会位于上半肛管内。如外侧开口位于此线以下的，瘘口弯曲，开口于肛管后正中线处（图 93-2A）。如外侧开口距肛柱 3cm 以上，则瘘管应更为弯曲，内侧口位于后正中线附近。

插入肛门扩张器，在齿状线四下探查，寻找瘘管外侧开口可能的位置。内口通常在肥大的肛乳头旁，肉眼即可见。如果不可见，可用注射器装满过氧化氢自外口注入，内口处即有泡沫。用钝尖探针小心探查瘘管，注意不要太大力，否则可能形成假瘘管。如果必要，瘘管可用科赫夹钳夹外口，向外牵拉，以使弯曲的瘘管伸直。或者可以用探针自内口经瘘管入，由外口出。当瘘管探查完毕后，评估

括约肌以决定具体治疗方案。要时刻注意括约肌正常厚度仅有 5 ～ 10mm。

对于十分特殊的，且涉及括约肌不超过 20% 的瘘管，可行瘘管切开术。电刀切开分离瘘管上方的软组织，切掉边缘的部分软组织使深而窄的切口呈 V 字形，并送病理活检。任何可以的组织均应切下送病理活检。确认所有的瘘管均切开，最后电刀止血。

如括约肌涉及的范围较大（超过 20%），或有多条瘘管的，处理起来则复杂许多。应在治愈瘘管和避免过多的括约肌损伤以致大便失禁中寻找平衡，具体方法如下：

1. 切开皮肤层和结缔组织层后，在肌肉层处贯穿内外口放置切割线，以持续的牵拉力缓慢行瘘管切开术，因过程缓慢，避免瘘切开的肌肉断端成痂愈合，这样操作大便失禁的概率可降至最低（图 93-2D）。

2. 先放置引流管，引流脓性成分，但并不是治愈。此法适用于有克罗恩病或多重瘘管的患者。不切开内外口之间的皮肤。如果因治疗需要需替换为切割线，则应先切开皮肤层。注意如图 93-2 所示置管，但不要收紧。

3. 直肠内推进皮瓣：其治疗原理为切开外口，用旁边厚实的皮瓣覆盖开口，以收闭内口

4. LIFT 操作：新兴的手法，之前无法进行。

5. 塞入瘘管塞，以封闭瘘管。

处理瘘管时，需时刻注意一些问题。目前有些患者会出现脓肿及慢性的瘘，而一些患者不会，其中的原因目前尚不清楚。就算十分成功的治愈案例

手术步骤

取俯卧折刀位或截石位

辨认开口，依据 Goodsal 法则寻找开口位置

自开口近齿状线处寻找合适位置，插入扩肛器，如肉眼不可见，可注入染色剂，在内侧寻找染色剂流出处。

用钝尖探针谨慎探测瘘管，应避免形成假瘘管，可用科赫夹置于外侧开口牵拉，使瘘管伸直

瘘管探测后，评估括约肌长度，以区别对待：

1. 瘘管长度小于括约肌的 20%，可沿探针表面切开组织以切除瘘管。

2. 瘘管长度大于括约肌的 20%，可有多种选择。

（1）切开内外口之间的皮层和皮下结缔组织后，在肌肉层置入切割线（如血管吊带）。

（2）无须切开，直接置入切割线。

（3）直肠内的推进皮瓣。

（4）结扎内括约肌瘘口（LIFT 法）。

（5）瘘管填塞。

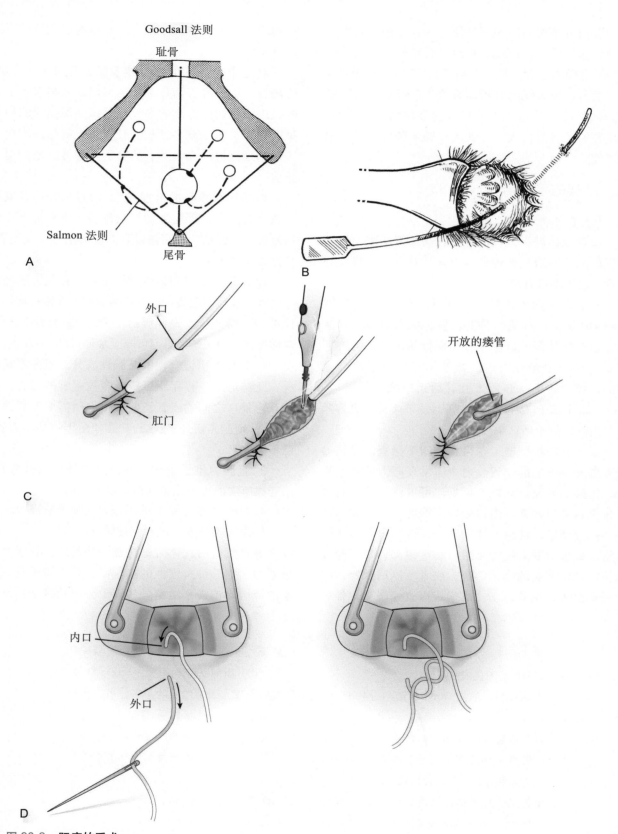

图 93-2 肛瘘的手术

A.Goodsall 法则根据开口的位置预测瘘管的情况；B. 通过探条以确认瘘管；C. 瘘管切开术；D. 挂线（引自 Wexner SD，Fleshman JW，eds. Colon and Rectal Surgery：Anorectal Operations. Philadelphia，PA：Lippincott Williams & Wilkins；2012）（已授权）

操作步骤

患者取俯卧折刀位或膀胱截石位。

观察、评估裂口（前后正中线处）：暴露括约肌纤维，提高患处边缘，前哨皮袋形成，慢性患者会有增生肥大的肛乳头

触诊内括约肌沟（因内括约肌肥大，通常极好触及）

内括约肌右外侧切口，分离括约肌上的结缔组织

辨认内肛门平滑肌的白色纤维，与外肛门平滑肌的粉色纤维相鉴别

钳夹 IAS 的纤维并分离至裂口头侧

止血、缝合

也有复发的可能。对患者来说，最麻烦的并发症是大便失禁。上述治疗方法每一种都或多或少的会有失禁的案例出现，也许多年以后才会得以解决，但因此因噎废食，否定手术治疗殊为不智，因为慢性的瘘管会导致反复的感染（感染也会导致括约肌功能失调），长此以往也会增加癌变的可能。

【解剖要点】

肛管是胃肠道的终末端，最重要的解剖结构就是齿状线，通常距肛柱 1～2cm，是发育时内外胚层融合处。此处，直肠的平滑浆膜层逐渐变为柱状上皮，中间夹有 8～12 个肛门大腺开口，绝大多数的肛瘘和直肠旁脓肿是由此处开始发生。肛内平滑肌远端止于内括约肌沟，因此此处只有外肛门括约肌（横纹肌），此沟可触及，但肉眼不可见。

三、内括约肌侧切术（图 93-3）

【技术要点】

患者取俯卧折刀位或膀胱截石位。观察、评估裂口（通常位于前后正中线处）：可见括约肌纤维，提高的患处边缘、外侧有前哨皮袋形成，慢性患者会有增生肥大的肛乳头。置扩张器。

● 切开技巧：触及内括约肌沟，在外侧 5～10mm 处行一切口（图 93-3A），用血管钳轻柔向下分离，至白色的内括约肌可见（图 93-3B）。用电刀切开括约肌纤维至裂口远端。再次触诊，确认内括约肌已分离。

● 关闭技巧：示指插入肛管，患者侧卧位，用 Beaver 刀或 11 号刀经皮平行经内括约肌至内括约肌沟，向肛管方向 90° 旋转刀柄，这样可在不损伤黏

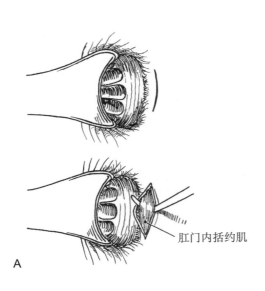

肛门内括约肌

A

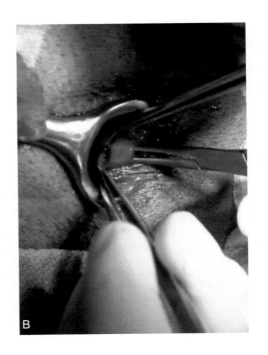

B

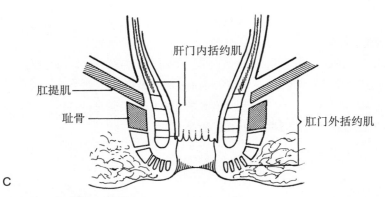

图 93-3　内括约肌侧切术
A. 侧切口以及提起括约肌；B. 使用直角钳提起括约肌（引自 Wexner SD，Fleshman JW，eds. *Colon and Rectal Surgery:Anorectal Operations*. Philadelphia，PA：Lippincott Williams & Wilkins；2012）（已授权）；C. 括约肌的横截面

膜或手指的情况下分离括约肌。当括约肌切开时，有肌纤维断开的感觉。此时括约肌会更加扩张。经肛管向此处指压数分钟止血，再用可吸收线缝合切口。

【解剖要点】

隧道样的外括约肌-提肛肌联合内，IAS 呈圆柱状，但比 EAS 高（图 93-3C）。特别对于有肛裂的患者，内括约肌沟入肛管 2cm 左右即可轻易触及，因为 IAS 十分坚韧、紧绷。其本质为平滑肌，不受意识控制，提供 50% ~ 60% 的收肛门缩力，因此，因为张力较正常要高出许多，IAS 是肛裂不愈的主要原因之一。作为骨骼肌，外括约肌和耻骨直肠肌松弛时不受支配，但可支配其收缩，可增加张力、肛管长度及促进排便，而内括约肌却无法替代。但手指扩肛（是治疗肛裂之前常用，但现如今已被废弃的治疗方法）会增加内外括约肌损伤。

（徐长骁　译　陈汝福　校）

参考文献

1. David EB, Patricia LR, Theodore JS, Anthony JS, Michael JS, Steven DW. *The ASCRS Textbook of Colon and Rectal Surgery*. 2nd ed. New York, NY: Springer Publisher; 2011.
2. Browder LK, Sweet S, Kaiser AM. Modified Hanley procedure for management of complex horseshoe fistulae. *Techn Coloproctol*. 2009;13(4):301–306.
3. Corman ML. *Corman's Colon and Rectal Surgery*. 6th ed. New York, NY: Lippincott Williams & Wilkins; 2012.
4. Garg P, Song J, Bhatia A, et al. The efficacy of anal fistula plug in fistula-in-ano: A systematic review. *Colorectal Dis*. 2010; 12(10):965–970.
5. Gordon PH. *Principles and Practice of Surgery for the Colon, Rectum, and Anus*. 3rd ed. New York, NY: Informa Healthcare; 2007.
6. Iesalnieks I, Gaertner WB, Glass H, et al. Fistula-associated anal adenocarcinoma in Crohn's disease. *Inflamm Bowel Dis*. 2010; 16(10):1643–1648.
7. Kaiser AM. *McGraw-Hill Manual Colorectal Surgery*. 1st ed. New York, NY: McGraw-Hill Publishers; 2009.
8. Kaiser AM, Ortega AE. Anorectal anatomy. *Surg Clin North Am*. 2002;82(6):1125–1138.
9. Malik AI, Nelson RL. Surgical management of anal fistulae: A systematic review. *Colorectal Dis*. 2008;10(5):420–430.
10. Malik AI, Nelson RL, Tou S. Incision and drainage of perianal abscess with or without treatment of anal fistula. *Cochrane Database Syst Rev*. 2010;(7):CD006827.
11. McCourtney JS, Finlay IG. Setons in the surgical management of fistula in ano. *Br J Surg*. 1995;82(4):448–452.
12. Parks AG, Gordon PH, Hardcastle JD. A classification of fistula-in-ano. *Br J Surg*. 1976;63(1):1–12.
13. Perry WB, Dykes SL, Standards Practice Task Force of the American Society of Colon and Rectal S, et al. Practice parameters for the management of anal fissures (3rd Revision). *Dis Colon Rectum*. 2010;53(8):1110–1115. 10.007/DCR.0b013e23dfe.
14. Sajid MS, Hunte S, Hippolyte S, et al. Comparison of surgical vs chemical sphincterotomy using botulinum toxin for the treatment of chronic anal fissure: A meta-analysis. *Colorectal Dis*. 2008;10(6):547–552.
15. Shao WJ, Li GC, Zhang ZK. Systematic review and meta-analysis of randomized controlled trials comparing botulinum toxin injection with lateral internal sphincterotomy for chronic anal fissure. *Int J Colorectal Dis*. 2009;24(9):995–1000.
16. Siddiqui MRS, Ashrafian H, Tozer P, et al. A diagnostic accuracy meta-analysis of endoanal ultrasound and MRI for perianal fistula assessment. *Dis Colon Rectum*. 2012;55(5):576–585.
17. Sinha R, Kaiser AM. Efficacy of management algorithm for reducing need for sphincterotomy in chronic anal fissures. *Colorectal Dis*. 2012;14(6):760–764.
18. Soltani A, Kaiser AM. Endorectal advancement flap for cryptoglandular or Crohn's fistula-in-ano. *Dis Colon Rectum*. 2010; 53(4):486–495.
19. Steele SR, Kumar R, Feingold DL, et al. Practice parameters for the management of perianal abscess and fistula-in-Ano. *Dis Colon Rectum*. 2011;54(12):1465–1474. 10.097/DCR.0b013e31823122b3.

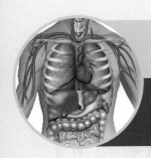

第 94 章

经骶骨入路直肠肿物切除

Andreas M. Kaiser

经骶骨入路最常用于其他入路无法到达的直肠后良性肿瘤或息肉的切除，这是进入直肠后间隙很实用的入路，也是用来行低位吻合术的方法之一。但目前管状吻合器的应用已经基本取代了这种手术方法。

外科住院医师教育委员会（SCORE™）并没有将此入路手术归类。

手术步骤

较大肿瘤的入路

患者取右侧卧体位，无菌单盖住腹部和骶部

经腹部进入骶前间隙

结扎血管

将肿瘤从骶前间隙和直肠上游离开

纱布覆盖术野并开始转向处理骶部

骶尾关节上取 10cm 长的横切口

自切口逐层深入至骨膜

用骨剪剪开关节，切除尾骨

进入直肠后间隙

如有必要，可切除部分骶骨，最高可切至
　第三骶椎水平

肿瘤完整切除

较小肿瘤的后入路

患者取俯卧折刀位

骶尾关节表面行横切口

分离关节，如前述进入直肠后间隙

自下方的直肠壁游离肿瘤

完整切除肿瘤

解剖并发症

骶前静脉丛出血

直肠损伤

骶神经受损

结构列表

骶骨

尾骨

骶尾关节

骶前筋膜

梨状肌

髂肌

尾骨肌

多裂肌

臀大肌

肛提肌

肛尾韧带

骶前静脉丛

直肠

肛管

肛门内括约肌

肛门外括约肌

内括约肌沟

肛白线

耻骨直肠肌

肠系膜下动脉

直肠上动脉

髂总动静脉

髂内动静脉

直肠中动静脉

会阴内动静脉

髂外动静脉

直肠下动静脉

典型的小直肠后肿瘤的位置如图 94-1 所示。注意直肠后壁和尾骨尖端解剖位置上十分接近。

一、切口与直肠后间隙的暴露（图 94-2）

【技术要点】

较大的直肠后肿瘤切除，应取腹部和经骶联合入路。患者的腹部和骶部均应暴露，直肠后或骶前区域的入路取腹部横切口，和腹部会阴切口入路一样（见第 77 章）。此章主要论述骶区的手术部分。有些较小的肿瘤伸直可经骶入路而不入腹腔。联合入路可使术野暴露充分，进而方便切除，对于肿瘤生长入盆腔的手术尤为重要，且止血效果极佳。

患者取右侧卧位，在骶尾关节上行横切口，长约 10cm，如有必要，用示指入肛管触诊骶尾关节的位置。继续逐层分离至骨膜。用大剪刀分离骶尾关节，此时尾骨也许就可以游离开来。钝性分离组织，先分离骶尾关节处的骨膜和韧带后，进入直肠后间隙，首先见到的是直肠肌层，可轻松地游离、断开。有许多肿瘤附着在尾骨或骶下部。自第三骶椎以下均可无功能受损的切除。上至 S_1 或 S_2 端的骶神经根也可切除，而无明显损伤，且可减少肿瘤复发可能。

直肠后的肿瘤可经骶前间隙，使用锐性或钝性分离即可游离开来，应完整切除肿瘤，因为即使是良性的肿瘤，如不完全切除也会很容易复发。

【解剖要点】

楔形的骶骨是 5 块骶椎融合而成，自第一骶椎

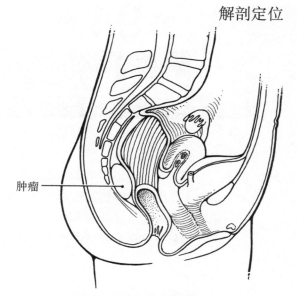

解剖定位

肿瘤

图 94-1　直肠后肿物与周围结构的关系

至第四骶椎，逐渐变小，第五骶椎例外。骶骨的盆腔表面凹陷是椎体间四块横脊融合的产物。

横嵴外侧是成对的骶骨大孔，其中有脊神经 $S_1 \sim S_4$ 端的前角神经走行。大孔外侧延伸融合。大部分的梨状肌和少许髂肌连接于此，远处是尾骨的头侧纤维。在盆腔或者内膜层（与横筋膜层相连）后方，是骶神经前脚、骶肌、脊神经马尾和静脉丛，而直肠上、中动脉、卡内动脉及其分支，以及伴行的静脉在此膜层之前。

构成骶部后壁的是 5 块纵行的嵴。骶骨中嵴是

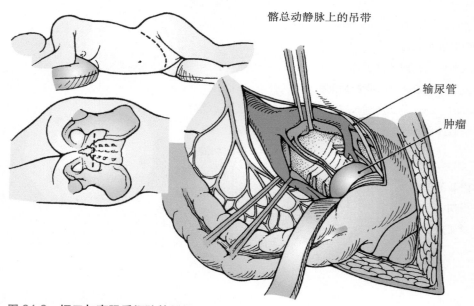

髂总动静脉上的吊带

输尿管

肿瘤

图 94-2　切口与直肠后间隙的暴露

前 4 块（有些人是 3 块）骶棘突融合而成。其外侧是一条浅浅的骶沟，是骶孔融合而成。这条沟的外侧缘就是骶中内嵴。马尾最末端并不会融合，因此自骶角凸出形成骶裂孔。多裂肌（背固肌横跨脊柱的一部分）的骶部延伸与部分竖脊肌与此处骶部表面连接。外侧是髂外嵴。在骶骨后孔外侧。除此之外，臀大肌的肌纤维也送骶骨背侧的外下角处开始。

尾骨通常由 4 块尾椎融合而成，第一尾椎成基底，此处有一对尾骨孔，此处有成对的尾骨神经和前关节突。此外，此处还有尾骨横突，可与骶外下角成关节或融合，为 S_5 端脊神经突出的孔。余下的尾椎形似骨性结节，是人体最末端的脊椎。尾骨肌肉自尾骨的盆腔面起行，臀大肌肌纤维从背侧面起行，肛提肌、肛门外括约肌、肛尾韧带（盆膈由此连至中线处）都连至尾骨尖。

在骶尾关节处有几条韧带结构。S_5、C_1 椎体之间是一条纤维软骨构成的椎间盘，在骶骨、尾骨的盆腔表面的地位韧带，是前纵韧带的延续。深处的骶尾背侧韧带与后纵韧带相连，扁平的骶尾浅表背侧韧带与骶骨裂空缘、尾骨背侧表面相连，是下骶管的上表面。骶尾外侧韧带与内横韧带相连，如果尾骨横嵴没有与骶骨融合，就会形成 S_5 大孔。成对的角间韧带与骶骨和尾骨角相连。

骶骨裂孔是末端椎体管的延续，是两对脊神经 S_5、C_1 外侧的管腔通道。S_5 端骶神经向外侧伸出，马上向下走行如骶骨角，深入骶尾表浅背侧韧带，为其附着的皮肤提供感觉神经支配。尾神经 C_1 与其功能相似，也是向外突出后马上向下至尾骨尖。内终丝在中线上，与近侧尾骨相连，S_5、C_1 的神经切断后不会造成肌肉功能丧失，如特别必要时，S_4 神经亦可切断，而不会扰乱直肠肛周的功能，因为会阴神经的直肠下段分支接受 $S_2 \sim S_4$ 端脊神经的纤维束。

分离骶尾关节、切除尾骨包括除去骨膜、分离附着在尾骨上的肌肉、韧带的纤维束。分离完成后，可见骶前静脉丛、椎静脉丛的马尾部分，应在骨膜和骶前筋膜（骨横筋膜延伸）之间。如要见到直肠，则需按骶层和直肠层逐层分离骶前筋膜。

二、较小直肠后肿瘤的后入路（图 94-3）

【技术要点】

患者取俯卧折刀位，骶尾关节上方行一横切口，如图 94-1 所示分离骶尾关节。用锐性和钝性分离游离直肠的肌层。用尾骨（此时尾骨应已去除）走向或肿瘤来标示直肠后壁和肿瘤之间的平面。把肿瘤从直肠壁上完整切除，止血，并用可吸收的 Dexon 线缝合骶部切口，无须术后引流。

黏膜层的损伤，如绒毛状腺瘤，可用同样的入路切除。如上所述暴露直肠，行直肠后方切除术。之后在直肠后壁用 2-0 的丝线尖端缝合，在直肠壁行医纵行切口。视诊、触诊损伤处，放置扩肛器。在损伤两侧用 2-0 的丝线缝线，悬吊，完整切除损伤，并额外切除一片黏膜层。切缘要整齐，用 2-0Dexon 倒刺线缝合，连续 Dexon 线缝合逐层关闭切口，外层用丝线间断缝。用可吸收的 Dexon 线缝合骶部切口，无须术后引流。

【解剖要点】

后入路可直观观察到直肠末端变窄成肛管，外肛门括约肌的深层和部分直肠耻骨肌、部分肛提肌的肌纤维相连，很容易看到。外肛门括约肌在直肠末端和肛管的平滑肌部分成环，外侧的平滑肌纵行走向，内侧的则成环状。环状肌层的末端增厚，形成肛门内括约肌。肛内括约肌比外括约肌更长，所以肛门触诊可能触及内括约肌沟。

近端肛管的黏膜与直肠黏膜从来源和功能上皆近似。齿状线处，黏膜层变为多层的立方上皮，齿状线大致在内括约肌中间水平，通常被认为是肛黏膜胚胎交界处。

让我们再回忆一次末端直肠和肛门的血液供应。近端，直肠上动脉在乙状结肠末端（S_3 水平）分为左右两支，通常来讲，右支分为前后两支，因此自肠系膜下动脉共分出 3 支较大的动脉分支。外侧是直肠中动脉，从髂内动脉分支而来，在双侧"直肠隐窝"前。末端肛管的动脉血共来自直肠下动脉，是会阴内动脉的分支，静脉同样与动脉伴行，直肠和近端肛管的淋巴引流（齿状线以上）入盆腔、主动脉前淋巴结，远端肛管的淋巴结引流入腹股沟淋巴结。直肠和近端肛管的感觉受自主神经支配，来自 $S_2 \sim S_4$ 端前角，几段神经融合，经骶前大孔入梨状肌。自主神经纤维入腹下神经丛，位于直肠、输精管、前列腺，或者是直肠、子宫颈、阴道穹窿外侧的腹膜外结缔组织中。远端肛管受体神经支配，是会阴神经的直肠下端分支，与自主神经的脊神经水平相同。

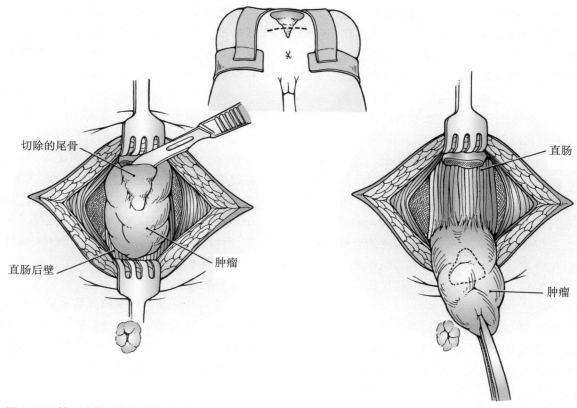

切除的尾骨

直肠后壁

肿瘤

直肠

肿瘤

图 94-3 较小直肠后肿瘤的后入路

（徐长骁 译 陈汝福 校）

参考文献

1. Du F, Jin K, Hu X, et al. Surgical treatment of retrorectal tumors: A retrospective study of a ten-year experience in three institutions. *Hepatogastroenterology*. 2012;59:1374–1377.
2. Gao XH, Zhang W, Fu CG, et al. Local recurrence after intended curative excision of presacral lesions: Causes and preventions. *World J Surg*. 2011;35:2134–2142. (Stresses need for accurate preoperative anatomic assessment and segmental excision of coccyx or rectum if needed.)
3. Glasgow SC, Birnbaum EH, Lowney JK, et al. Retrorectal tumors: A diagnostic and therapeutic challenge. *Dis Colon Rectum*. 2005;48: 1581–1587.
4. Hobson KG, Ghaemmaghami V, Roe JP, et al. Tumors of the retrorectal space. *Dis Colon Rectum*. 2005;48:1964–1974.
5. Lengyel J, Sagar PM, Morrison C, et al. Multimedia article. Laparoscopic abdominosacral composite resection. *Dis Colon Rectum*. 2009;52:1662–1664.
6. Localio SA, Eng K, Ranson JH. Abdominosacral approach for retrorectal tumors. *Ann Surg*. 1980;191:555–560.
7. Muldoon JP. Exposure and manipulation of rectal lesions. *Surg Clin North Am*. 1978;58:555–561. (Provides excellent description of various methods.)
8. Watanabe Y, Sato M, Tokui K, et al. A minimally invasive approach to rectal cancer—sacrolaparoscopic approach. *Hepatogastroenterology*. 1999;46:909–913. (Discusses application of transsacral approach to minimally invasive surgery.)
9. Westbrook KC, Lang NP, Broadwater JR, et al. Posterior surgical approaches to the rectum. *Ann Surg*. 1982;195:677–685.

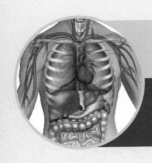

第95章

直肠镜检查

本章论述硬式直肠镜的性能（有时称为硬式乙状结肠镜）。可弯曲的软式乙状结肠光纤内镜除了能通过的距离没那么深以外，其他的操作基本跟第72章详细介绍的结肠镜一样。硬式直肠镜常用于结肠准备不佳、异物检查或下消化道大出血的患者，上述这些情况下，光纤镜的检查可能不尽如人意。本章详细阐述了使用硬式直肠镜，以及彻底检查直肠乙状结肠的策略顺序。

外科住院医师教育委员会（SCORE™）将直肠镜检查归类为"基本的、常规的"手术操作。

手术步骤

左侧卧位或者俯卧折刀位（膝胸位）

直肠指检

用闭孔器轻柔地引导内镜进入

肛管的角度向前，然后向后

通过肛门括约肌后取出闭孔器

轻轻注气撑开肠腔

直视下推进镜筒

调整角度，使镜筒从各个角度观察直肠瓣

推进至大约15cm，在腹膜反折处会遇到一个转角

不要让镜筒超过这一点，除非在直视下非常

容易通过

解剖并发症

穿孔

遗漏病变

结构列表

肛管

直肠

乙状结肠

腹膜反折

直肠瓣（Houston瓣）

一、患者的体位和内镜的插入（图95-1）

【技术要点】

患者在直肠镜检台上呈膝胸位。如果没有能达到这种要求的台面，可以用左侧卧位或者侧俯卧位替代。如果患者是侧俯卧位，要让其臀部伸至台面边缘，这样才有足够的空间充分地移动镜筒及视情况而移动操作者的头部，确保在整个下段肠道中都能获得一个良好的视野。

首先要进行直肠指检以确认在肛门直肠交界处有无病变和确定直肠腔的角度。放置直肠镜的闭孔器，轻压引导内镜进入。

最先向前通过肛管，然后角度大幅向后转至骶

骨窝。因此，镜筒开始时是指向患者的肚脐，通过肛门括约肌后立即后转指向腰背部。一旦感觉到镜筒通过了肛门括约肌就取出闭孔器，然后在直视下推进内镜。在推进的过程中，尽量保证安全和减少损伤，在退出的过程中，集中精力观察和检查整个直肠乙状结肠段的病理征象。

内镜在下段直肠中最初的几厘米会带你直接向后至骶骨窝，这是镜筒能继续向前的必要前提。在推进的过程中为了能看到前进的方向，要向内注入空气把肠腔充分撑开。调整镜筒的角度，从一侧到另一侧来通过直肠瓣（Houston瓣），一般有三个直肠瓣。当插入的镜筒深至15cm时会到达腹膜反折处，此处肠腔突然转角，通常是向左。这里需要调整镜

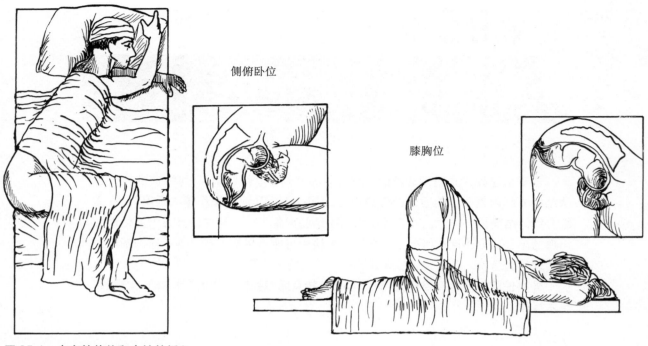

侧俯卧位

膝胸位

图 95-1　**患者的体位和内镜的插入**

筒顶端的角度才能通过。一般来说，镜筒通过的深度是不太可能超过 15 ～ 18cm 的。如果不能在直视的条件下安全地推进就不要再勉强了。

【解剖要点】

末端胃肠道的胚胎学有助于解释这一区域的解剖结构。最初，后肠末端，或者说泄殖腔，是一个内胚层衬腔，同为生殖、排泄、消化系统。泄殖腔腹侧与尿囊相连，一个小的泄殖腔憩室是脐尿管的前身。泄殖腔膜、泄殖腔内胚层和表面的外胚层在远端是相连的。对外，泄殖腔膜位于肛管（肛门坑），一个由围绕着泄殖腔的中胚层增殖形成的尾部凹陷（因为泄殖腔膜没有中胚层，所以没有中胚层增殖）。较早的时候，尿囊起始部分与后肠之间的间充质增生，形成一镰刀状隔膜突入泄殖腔内并与泄殖腔膜相连，称为尿直肠隔。尿直肠隔将泄殖腔分隔为腹侧的尿生殖窦和背侧的原始直肠。尿直肠隔和泄殖腔膜连接的部分成为会阴中心腱（会阴）。在这期间，会阴中心腱前后的泄殖腔膜都退化破裂了，使末端胃肠道和泌尿生殖系统建立起了和外部环境的沟通（当下是指与羊膜腔建立起了沟通）。

上述过程中形成了肛管，这解释了肛管的许多特性。泄殖腔膜可以用齿状线大概地指示，齿状线以上的肛管上皮来自后肠，而齿状线以下的上皮来自于表面外胚层。齿状线以上的主要血供来源于直肠上动脉（痔动脉），后肠结构由肠系膜下动脉的终末支供应。齿状线以下的血供由直肠中、下动脉提供（痔动脉），基本上都是髂内动脉的分支，主要为一条体壁动脉。齿状线以上的肛管静脉回流是通过直肠上静脉完成的，是门静脉系统的一条分支，而齿状线以下的静脉回流是直肠中、下静脉的功能，是静脉系统的分支。肛管的淋巴引流也能反映其双重起源：齿状线以上的淋巴趋向于回流到主动脉和腹主动脉旁淋巴结，而齿状线以下的淋巴回流到腹股沟淋巴结。齿状线以上的感觉神经是内脏神经提供的，而齿状线以下的感觉神经是躯体神经。最后，虽然空间上有所重叠，但更近端的肛门内括约肌是肠道平滑肌的延续（副交感神经支配），而肛门外括约肌是肛提肌的横纹肌纤维的延续（躯体运动神经支配）。

至于与硬式直肠镜有关的手术解剖，最重要的是记住在肛管和直肠之间几乎成直角的转弯。这个大幅度的转角决定了直肠镜必须一开始以直指脐部的方向推进 4 ～ 5cm，然后向上后方向转指腰椎。肛管和直肠之间的转角由耻骨直肠肌维持，是肛提肌最厚和最内侧的部分，其肌纤维起于耻骨体的内表面，与肛管的肛门外括约肌的深层肌纤维融合在一起，此随意肌对于控制排便功能是不可或缺的。

二、直肠乙状结肠检查（图 95-2）

【技术要点】

乙状结肠可以通过它的折叠趋势和同心的褶皱外观来分辨，其折叠在距肛门 15cm 处。镜筒通过最长的安全距离后，一个回转，轻轻退出，确保每个方向的肠腔都能被充分的观察到。在直肠乙状结肠交界处，直肠肠腔较乙状结肠更大更宽，折叠趋势较弱。直肠瓣（Houston 瓣）会出现在间隔处，小心调整镜筒的角度以便能观察到直肠瓣后面的区域，其内可能隐匿有小的病灶。小心地退出镜筒，允许肠腔随之折叠。在下段直肠中，注意观察整个直肠壶腹，特别是靠近肛门的区域。可以用肛门镜进一步观察肛门区。

【解剖要点】

直肠和乙状结肠的分界并不明确，所以可以用第三骶椎水平这一点完全主观地来划分这两部分肠

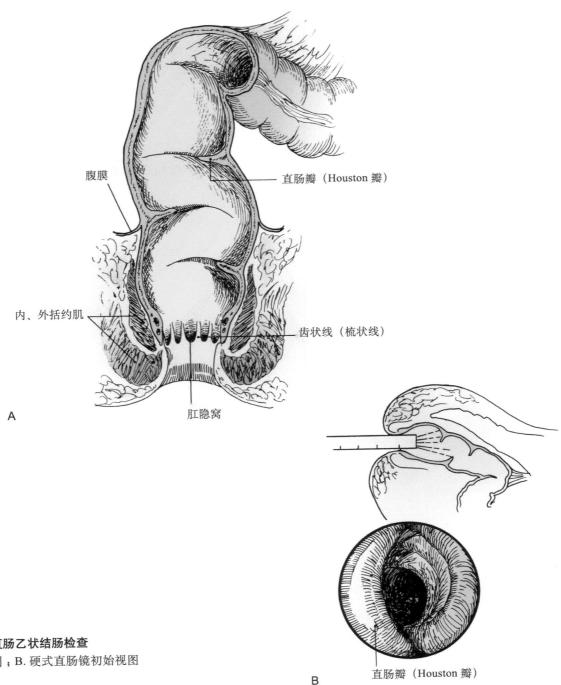

腹膜

直肠瓣（Houston 瓣）

内、外括约肌

齿状线（梳状线）

肛隐窝

A

直肠瓣（Houston 瓣）

B

图 95-2　**直肠乙状结肠检查**
A. 局部解剖；B. 硬式直肠镜初始视图

道。在临床上，把直肠乙状结肠看作一体似乎更恰当。尽管末端结肠和始端直肠怎么划分含糊不清，但是在解剖上有些变化可以帮助分辨这个界线。这些变化包括：与腹膜的关系发生改变、结肠袋消失、结肠带因完全融进肠腔的纵肌层而消退、直肠上动脉（痔动脉）分为左右两个分支、最高位的直肠瓣（Houston 瓣）出现。

三、活检或息肉切除（图 95-3）

【技术和解剖要点】

因为活检钳是用于通过硬式直肠镜咬取一大块组织，所以只用于比较明显的突出黏膜的息肉增生或直肠瓣病变，疏忽大意地进行正常肠壁的全层活检会导致肠穿孔。如看到明显的病变，可以用活检钳通过直肠镜取得其活检样本，咬取病灶时是要注意取到足够适宜的样本，然后要仔细观察是否有出血征象。

可以通过硬式直肠镜进行息肉切除术。通常认为发现息肉是行常规结肠镜检查的指标（因为其他肠道可能也有息肉甚至是恶性肿瘤），并在后续的结肠镜检查中行息肉切除术。

在硬式直肠镜下行息肉切除术是用息肉圈套器套住息肉并且在息肉根部拧紧套圈，用电刀电凝息肉根部，然后把息肉拉出来。如前所述，息肉切除术通常是在软式结肠镜下做的（见第 72 章），因为检查整个结肠腔中是否还有其他息肉是非常必要的，而且用软式结肠镜的视野会好很多。

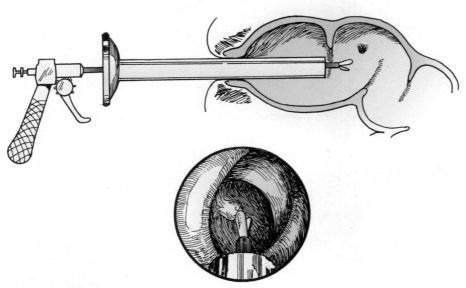

图 95-3　活检或息肉切除术

（谢吉艳　译　陈汝福　校）

参考文献

1. Goligher JC. Diagnosis of diseases of the anus, rectum and colon. In: Goligher JC, ed. *Surgery of the Anus, Rectum and Colon*. 4th ed. London: Bailliere Tindall; 1980:48. (This book is old, but it remains a classic. It contains an excellent description of physical examination and performance of rigid proctoscopy.)

2. Jagelman DG. Anoscopy. In: Sivak MV, ed. *Gastroenterologic Endoscopy*. Philadelphia, PA: WB Saunders; 1987:960.

3. Keighley MRB. Injuries to the colon and rectum. In: Keighley MRB, Williams NS, eds. *Surgery of the Anus, Rectum, and Colon*. London: WB Saunders; 1993:1909–1912. (Discusses causes of iatrogenic perforation and management.)

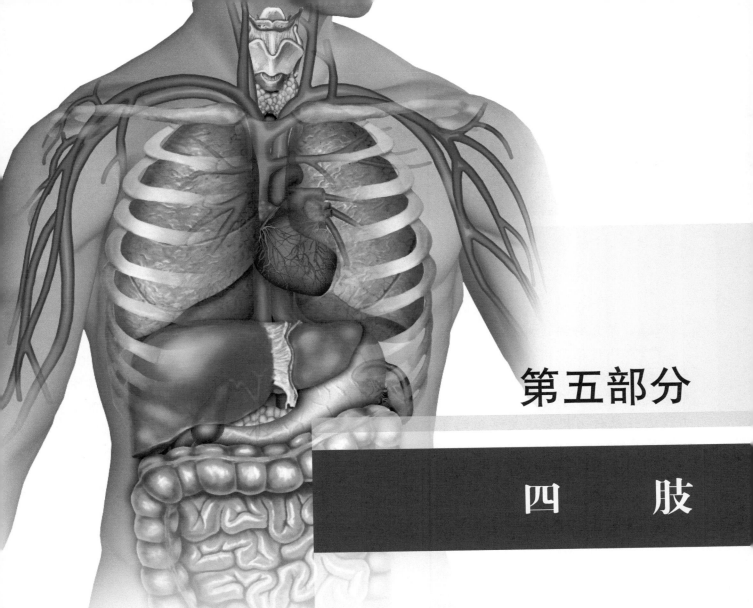

第五部分

四 肢

本书的最后一个部分基本为骨科的内容，涉及上肢以及下肢两大部分。

上肢部分首先介绍了桡动脉置管（第96章）和血液透析造瘘（第97章），接着针对局部的神经以及肌腱压迫损伤展开前壁局部解剖的讲解，包括手指神经阻滞（第98章）、肌腱修复（第99章）以及腕管松解（第100章）。

下肢部分的内容包括了清创植皮的技术（第101章）、经不同解剖平面的截肢手术（第102～104章）、下肢血管的常见手术，如大隐静脉切取（第105章）、大隐静脉切开（第106章）以及动脉取栓（第107章）、动脉旁路手术（第108章）等。最后介绍骨科最为常见的急症——骨筋膜室综合征以及相应的急诊处理方法（第109章）。

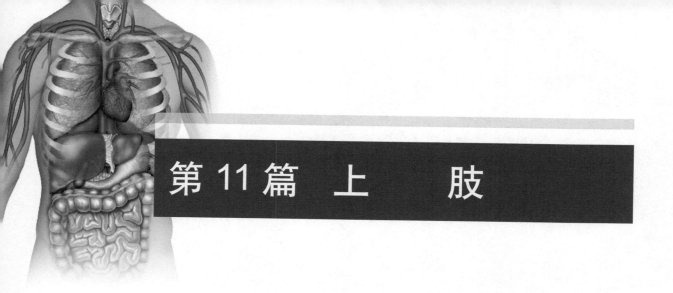

第11篇 上 肢

本部分将描述外科住院总医师或者外科住院医师在手术室里很可能会遇到的上肢特殊循环解剖结构。文末的参考文献列举了手外科和骨科的相关教科书，这些教科书提供了更详细的手术操作细节和其他相关信息。

第97、第98和第99章对上肢的解剖结构，包括手部神经、桡动脉、尺动脉、肱动脉和相关静脉给予了进一步的探讨。肌腱修复（第99章）和腕管松解（第100章）这两个比较专业的手术也包括在本章中，是因为不仅这两个手术在临床上经常实施或碰到，并且通过这两个手术，我们能更清晰地了解有关手部肌腱和神经的局部解剖结构。

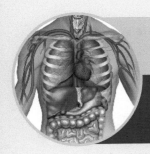

第 **96** 章

桡动脉置管

　　桡动脉置管的目的是为了监测。通过在桡动脉里的导管，能直接检测动脉血压及为血气分析取样。一般可以经皮穿刺置管，对于比较困难的病例可以在多普勒超声引导下置管。在少数情况下，比如有严重血管疾病或者休克患者，可能需要切开显露桡动脉，在直视下置管。

　　外科住院医师教育委员会（SCORE™）将动脉导管的置入归类为"基本的、常规的"手术操作。

手术步骤

用 Allen 试验来确认掌弓动脉是否通畅：

让患者握拳

检查者用双手拇指直接用力压闭患者腕部桡动脉和尺动脉

让患者松拳张开手指，此时手指和手掌应呈苍白色

检查者松开对尺动脉的压迫，继续保持压迫桡动脉，观察手掌颜色变化。若手掌颜色 3s 之内迅速变红或恢复正常，即 Allen 试验阴性，表明尺动脉和桡动脉间存在良好的侧支循环，可以行动脉穿刺置管；相反，若 3s 手掌颜色仍为苍白，即 Allen 试验阳性，这表明手掌侧支循环不良。禁做介入、动静脉内瘘等手术

也可用多普勒超声来确认掌弓动脉通畅情况

在确认掌弓动脉循环通畅后将患者手臂固定在臂固定板上，保持腕部稍微上翘

1. 触诊并确定桡动脉位置

2. 在桡动脉周围注射利多卡因

3. 用套管针系统或者带导丝的动脉插管系统以大约 45° 将导管置入动脉

如果需要切开置管，可按照以下操作：

在桡动脉上方的皮肤做横行切口

分离并抬起桡动脉

直视下插管

解剖并发症

因侧支循环不足而导致的手指或手缺血

结构列表

桡动脉

桡动脉掌浅支

拇主要动脉

示指桡侧固有动脉

掌深弓

掌心动脉

尺动脉

掌深动脉

掌浅弓

指掌侧总动脉

桡骨

桡骨茎突

尺骨

掌长肌腱

肱桡肌腱

桡侧腕屈肌腱

指浅屈肌腱

尺侧腕屈肌腱

正中神经

尺神经

一、上肢的摆位，标志点的确认和动脉的置管（图 96-1）

【技术要点】

在插入桡动脉留置管之前，先用 Allen 试验评估尺动脉在掌弓周围的侧支循环是否满足条件。因为掌弓动脉会有变异，对于每位患者每个肢体都要检查循环通畅性。让患者先握紧拳头。用你的双手压住患者的桡动脉和尺动脉。然后松开对尺动脉的压迫，继续保持压迫桡动脉，注意手掌变为粉红的时间，正常情况下手掌应该在 3s 内变红。或者用多普勒超声听诊器来评价循环通畅情况也许更客观。将多普勒听听诊器放在掌弓处，然后按照前述方法做这个试验，在这种情况下，用掌弓处多普勒血流显像来判断尺动脉侧支循环的情况。

将患者的手放在臂固定板上，腕部卷带捆扎，腕部微屈。触诊桡动脉搏动。从桡动脉搏动处至离腕横纹近端 1 ~ 2cm 的范围内用聚维酮碘消毒。然后用利多卡因在该区域进行局部麻醉。

插管的系统有好几种，它们的区别在于是否用

导丝作为置管中介。最简单的系统是用一个小型的带计量标记（成人一般 20G）的针头封闭式导管，根静脉通道所使用的系统类似。这个系统的优点是几乎所有的医院都备有这种装置。

注意确认动脉搏动最明显、最靠近皮肤的点。用指尖摁住波动点近端的同时轻轻地将针头沿着 45°插入。目的在于刺穿动脉前臂然后在动脉切线方向为导管置入建立通道（图 96-1B）。将针 - 导管一起根据触诊的引导置入动脉。一旦针头里出现搏动的动脉血流，将导管沿着针头划入动脉。导管应该很容易通过并且在移除针头之后搏动的血流会自行从导管涌出。如果需要阻断血流，在导管插口近端夹闭桡动脉即可。如果在导管通过困难或者动脉不通畅时，移动导管近端 1 ~ 2cm 即可。如果有必要的话可利用超声或者性动脉切开。确保导管在正确的位置并保证肢体循环通畅。

带导丝的插管系统将在下节叙述。

【解剖要点】

要安全成功的行桡动脉插管和切开，需理解腕部皮纹、骨性标志和神经血管结构的关系，并且需

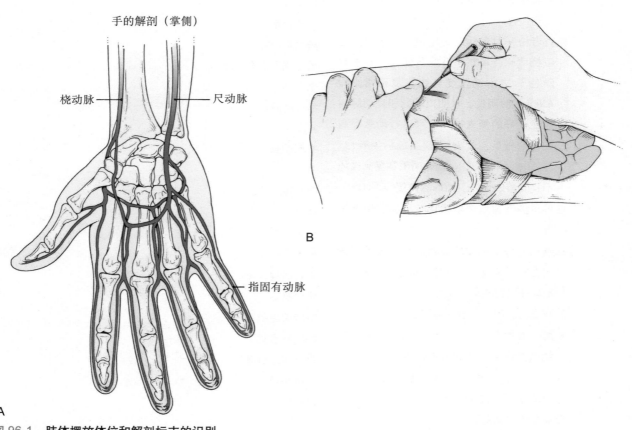

手的解剖（掌侧）

桡动脉　　　尺动脉

指固有动脉

A

图 96-1　肢体摆放体位和解剖标志的识别

A. 局部解剖；B. 手的摆放体位和进针位置

B

要确保手部血液供给充足和侧支循环通畅。

典型情况下，腕部的屈曲面有近、中、远三条皮纹。近侧腕横纹没有对应任何掌面的解剖标志。中间腕横纹大致对应桡骨茎突和屈肌总腱鞘的近端。远侧腕横纹在这三条皮纹中最为重要。从桡侧到尺侧，它覆盖了桡骨茎突的尖端、位于舟骨结节的近端、穿过月骨的远侧部分、终止于豌豆骨的近端。而且它标志着屈肌支持带的近端。掌长肌肌腱将远侧腕横纹一分为二并正好在正中神经的上方。

确认明显的腕部结构有助于识别桡动脉的位置。腕部最外侧的肌腱是肱桡肌腱，经触诊确认的桡动脉就位于该肌腱和桡侧腕屈肌腱之间。桡侧腕屈肌的内侧是位于正中神经上方的掌长肌。掌长肌腱在10%的人中是缺如的，在它内侧（如果该肌腱缺如的话就在中间）能触及指浅屈肌腱。在指浅屈肌腱内侧就是尺动脉。腕部内侧能触及最明显的就是尺侧腕屈肌腱。

Allen 试验就是为了检查主要发自尺动脉的掌浅弓动脉是否完整。尺动脉，一般位于屈肌支持带的表面，发出一根细小的掌深动脉，掌深动脉穿过小鱼际肌深部然后成为长深弓动脉的一部分。尺动脉越过屈肌支持带的延续部分就是掌浅弓动脉，位于掌腱膜的深面并弓状向外侧延伸。掌浅弓的顶端大致位于伸直状态的拇指的远端基底部水平或者靠近近侧掌横纹。经手部检查发现，大约88%的掌浅弓动脉与来自桡动脉的分支吻合，比如细小的桡动脉浅支（35%）拇指主动脉或者示指桡动脉。掌浅弓在手部发出四支指总动脉，典型情况下，这些指总动脉汇入发自掌深弓动脉的掌心动脉。

掌深弓动脉是桡动脉的主要延续。桡动脉在发出了它的掌面表浅分支之后，它绕过腕部的外侧部分，穿过解剖鼻烟壶，然后分布于手背部。在第一个掌骨间孔基底部，这条动脉走行于这个间隙的肌肉之间绕后进入手部成为熟知的掌深弓动脉。掌深弓动脉在手掌掌长屈肌腱和附着于掌骨的骨间肌之间穿行，通常该动脉会与尺动脉的一个小分支吻合。远侧桡动脉/掌深弓动脉的分支包括拇指主要动脉、示指桡动脉(13%的人这根动脉发自于掌浅弓动脉)、腕动脉和掌心动脉。

二、带导丝的桡动脉插管系统（图96-2）

这套系统包括一个针头（插入用）、一条小口径

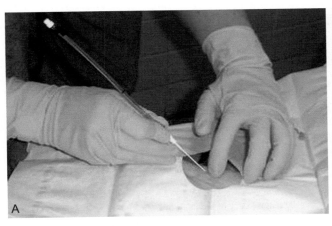

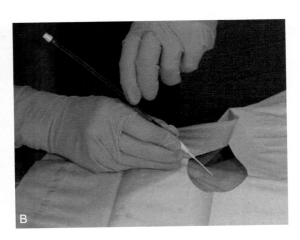

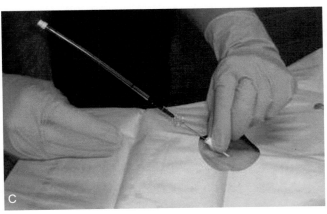

图 96-2　**针头 - 导丝复合装置的桡动脉插管方法**
A. 将导管 - 针头 - 导丝复合装置以 30°～ 60°插入皮肤；B. 当装置内可见搏动性血液之后将导丝插入动脉；C. 导管沿着导丝插入动脉（引自 Irwin RS，Rippe JM. Manual of Intensive Care Medicine. 4th ed. Philadelphia，PA：Lippincott Williams& Wilkins，2006：17）（已授权）

导丝和一条独立的导管。通过提供一个储存血液的小室这样的设计是为了减少血液溅出。导丝可能有助于提供一个进入动脉管腔的创伤性通道，特别是在动脉全部弯曲的情况下。

像之前叙述的那样摆放好手的体位和做 Allen 试验。将针头 - 导管 - 导丝这套装置插入动脉。当搏动性的血流进入小室后，轻轻地向前推进导丝。将导管沿着导丝插入，然后移开除导管以外的其他东西。像之前叙述的那样固定好导管。

三、桡动脉切开（图 96-3）

【技术要点】

如前所述，先做 Allen 试验以确定有足够的尺动脉侧支循环。建议做离腕横纹近端 1 ～ 2cm 并平行于腕横纹的横行切口。在这个范围用利多卡因浸润麻醉，仅切开皮肤用一把止血钳纵向分离组织，桡动脉就在桡骨内侧。一般来说，尽管腕部没有完全打开通过触诊到搏动也能确认桡动脉，一旦动脉暴露就能触及。动脉暴露以后直接穿刺插管。在插管周围疏松的管壁切口。

【解剖要点】

记住桡动脉位于外侧的肱桡肌肌腱和内侧的桡侧腕屈肌肌腱之间。应该注意到在近端与桡动脉伴行

的桡神经浅支在腕部位于肱桡肌肌腱的背外侧。同样的，正中神经位于桡侧腕屈肌腱的内侧。因此，在腕部没有神经与桡动脉伴行，尽管前外侧皮神经（肌皮神经的延续）位于桡动脉上方的浅筋膜表面。因为在这个水平没有神经与桡动脉伴行，因此医源性神经损伤几乎不存在。

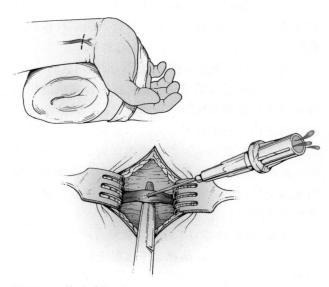

图 96-3 桡动脉切开

（宋卫东 译校）

参考文献

1. Allen EV. Thromboangiitis obliterans: Methods of diagnosis of chronic occlusive arterial lesions distal to the wrist with illustrative cases. *Am J Med Sci*. 1929;178:237–244. (This is the original description of the test that bears the author's name.)
2. Brodsky JB. A simple method to determine patency of the ulnar artery intraoperatively prior to radial artery cannulation. *Anesthesiology*. 1975;42:626.
3. Cronin KD. Radial artery cannulation: The influence of method on blood flow after decannulation. *Anaesth Intens Care*. 1986;14:400.
4. Durbin CG Jr. Radial arterial lines and sticks: What are the risks? *Respir Care*. 2001;46:229–231. (Presents review of complications.)
5. Ejrup B, Fischer B, Wright IS. Clinical evaluation of blood flow to the hand: The false positive Allen test. *Circulation*. 1966;33:778.
6. Gellman H, Botte MJ, Shankwiler J, et al. Arterial patterns of the deep and superficial palmar arches. *Clin Orthop Relat Res*. 2001;383:41–46. (Provides thorough review of anatomy and anomalies.)
7. Kamienski RW, Barnes RW. Critique of the Allen test for continuity of the palmar arch assessed by Doppler ultrasound. *Surg Gynecol Obstet*. 1976;142:861.
8. Lee-Llacer J, Seneff M. Chapter 3. Arterial Line Placement and Care. In: Irwin RS, Rippe JM, Lisbon A, Heard SO, eds. *Irwin & Rippe's Procedures, Techniques and Minimally Invasive Monitoring in Intensive Care Medicine*. 5th ed. Philadelphia, PA: Wolters Kluwer Lippincott Williams & Wilkins; 2012:36–45. (Describes cannulation of other arteries as alternative to radial. Excellent description of use of ultrasound to guide cannulation in difficult circumstances.)
9. Pyles ST. Cannulation of the dorsal radial artery: A new technique. *Anesth Analg*. 1982;61:876. (Describes cannulation of the radial artery in the anatomic snuffbox.)
10. Scheer BV, Perel A, Pfeiffer UJ. Clinical review: Complications and risk factors of peripheral arterial catheters used for haemodynamic monitoring in anesthesia and intensive care medicine. *Critical Care*. 2002;6:199–204.
11. Tegtmeyer K, Brady G, Lai S, et al. Videos in clinical medicine. Placement of an arterial line. *N Engl J Med*. 2006;354:e13.
12. Valentine RJ, Modrall JG, Clagett GP. Hand ischemia after radial artery cannulation. *J Am Coll Surg*. 2005;201:18.

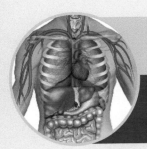

第**97**章

血液透析造瘘

Courtney L.Olmsted and Rachael Nicholson

动静脉造瘘是透析治疗过程中外科医师常用的一种手术方式。这种手术的目的是为了提供一个可利用的高流量（500ml/min）管道，这个管道要能经受住大口径针头反复的穿刺并保持完好和不被感染。最常见的造瘘部位在前臂，但是当双上肢都已无法再造瘘以后上臂和下肢也可行动静脉造瘘。患者与生俱来的动静脉瘘是最好的透析通道，因为它由患者自身的组织构成，患者已经耐受并能抵抗感染。当瘘管造好之后，就可以使用一种由聚四氟乙烯材料制成的动静脉透析移植物。

在患者的病情进展迅速的情况下，如果没有一种更固定的选择比如制作一个稳定的动静脉瘘，那么应该置入一个合适的透析用中心静脉管插管并保持数周至数月。但是，对于反复动静脉造瘘失败的患者，大口径导管的置入应该作为最后的选择。这种导管的置入将在本节最后叙述。

手术步骤

动静脉瘘

多普勒超声术前标记静脉（可选）

Brescia-Cimino 内瘘（腕部桡动脉—头静脉内瘘）

在腕部外侧沿着桡动脉走行纵行切开皮肤

确认和游离静脉，结扎侧支（静脉直径至少有 2.5mm）

分离前臂筋膜来暴露桡动脉

桡动脉远近端游离至足够长度并保证有直径在 5 ~ 7mm 范围内的吻合口

游离静脉并结扎远端

用 6-0 聚丙烯缝线缝合静脉—动脉端 - 侧吻合口

用人工血管来搭建头臂静脉动静脉瘘

在肘前折痕下方一指宽处做横行切口

暴露肱动脉、前臂内侧静脉、贵要静脉和头正中静脉

游离肱动脉

从这些静脉中选一根较大的静脉

为人工血管建一个皮下隧道

在静脉和动脉侧方各做一侧方端口，然后通过人工血管连通，吻合两个端口

血液透析导管置管术

用超声来评估颈内静脉（或者选中央静脉）

用微穿刺针（21-gauge）来做 B 超引导下静脉穿刺

采用 Seldinger 技术，将直径为 457μm 的导丝插入微穿刺针管（4 ~ 5French）

建立皮下隧道

估计所需导管长度并切至所估计长度

用更大的分层分离管换下微穿刺针管

插入导管并移开针管

透视下检查导管尖端的位置

测试导管功能并固定导管

解剖并发症

动静脉瘘

由于瘘管血流过大而产生的盗血综合征

由于静脉高压所导致的疼痛综合征

肘前窝正中神经损伤

血液透析导管置管术

气胸

血胸

可能会发生动脉成形	肱二头肌腱膜
空气栓塞	肱桡肌肌腱
	旋后肌
结构列表	桡神经
桡动脉	桡浅神经
头静脉	前臂外侧皮神经
贵要静脉	前臂内侧皮神经
浅筋膜	肌皮神经
贵要正中静脉	解剖鼻烟壶
头正中静脉	颈内静脉
前臂正中静脉	颈动脉
肱动脉	锁骨
正中神经	上腔静脉
肱二头肌短头腱	右心房

动静脉瘘

（一）切口以及一条合适静脉的确认（图 97-1）

【技术要点】

沿着桡动脉纵轴外侧 1cm 做一个切口就能暴露桡动脉和头静脉。在血管状态良好的情况下，一般用非优势上肢来做透析通道，因为这样能使优势上肢在血液透析的时候能够自由活动。只有在双上肢血管条件都同样良好的情况下才考虑非优势上肢，否则应优先选择静脉更好的那一条。对于糖尿病患者，若术前超声显示动脉腕部桡动脉已经钙化，谨慎起见可考虑上肢更近端的部位。

通过观察屈曲状态下腕部皮肤褶皱来确定腕横纹的位置，如果必要的话可以在肘上放置止血带以便观察前臂膨胀的静脉。无论前臂、上臂还是腋-锁骨下水平出现静脉炎、静脉闭塞或静脉狭窄都应更换位置。超声兴许能发现头静脉的大属支，应结扎这些静脉分支以促进动静脉瘘的成熟。位于前臂前表面并且属支少的直行静脉是造瘘的最佳选择。

在腕部易移动部位近端做切口以避免正常的关节活动影响吻合口。平行于血管做纵行切口以便游离足够长度的静脉，这样静脉会更易与动脉连接。分离静脉的时候锐性分离能最大程度减少外膜损伤和静脉滋养血管的破坏。用罂粟碱浸润静脉以减少血管痉挛和更精确的评估所需导管的质量和尺寸大小。

【解剖要点】

本手术的目的是使位于肱桡肌肌腱外侧浅筋膜的头静脉吻合于位于肱桡肌腱内侧深筋膜深面的桡动脉。于桡动脉长轴内侧 1cm 做切口或者直接在肱桡肌腱上方做切口以便同时接近桡动脉和头静脉。纵行切口可以降低损伤该区域桡神经浅支的分支的危险。这些分支与前臂外侧皮神经的分支相连通。

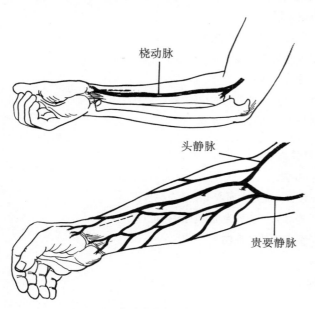

桡动脉

头静脉

贵要静脉

图 97-1 切口以及一条合适静脉的确认

该切口同时也可以很容易扩大。头静脉始于手背部解剖鼻烟壶，回流手背静脉弓外侧的静脉。在大约前臂中、远 1/3 的交界处，头静脉从前臂外侧转至前外侧。在肘窝远端，头静脉与肘正中静脉有广泛交通支，肘正中静脉与贵要静脉有斜形交通支。在肘部，往往存在头静脉浅支或者肘正中静脉与肘窝区深静脉的交通支。桡神经浅支常与头静脉伴行。

（二）桡动脉与其并行静脉的暴露（图 97-2）

【技术要点】

分离前臂筋膜以暴露桡动脉。游离足够长度的动脉以利于动脉远近端的处理和 6 ～ 10mm 长吻合口的构建。锐性分离与动脉伴行的静脉以保持吻合血管时出血少的区域。避免结扎桡动脉的分支。在这些血管周围放置硅胶止血带或者钝性止血钳，在手术结束时移走它们。

【解剖要点】

前臂深筋膜在近端与上臂和肘窝深筋膜相连，远端与手部浅筋膜相连。其近端较厚，很多肌纤维起于前臂深筋膜近端。前臂深筋膜附着于肱骨上髁和鹰嘴突。远端前臂深筋膜较薄，除了在形成屈肌支持带浅深部分变厚以外，其远端附着于桡骨和尺骨的远端部分。腕关节前内侧屈曲时在肱桡肌肌腱上方分离该筋膜可以暴露桡动脉，桡动脉就位于肱桡肌肌腹下方和深筋膜深处内侧。在腕部附近可以见到桡动脉的好几根分支。由于这些分支中的大多数与直接或间接发自于尺动脉的分支相交通，因此在造瘘的时候应该处理好这些分支。

需再次强调的是桡动脉在前臂近端有桡神经伴行，在前臂远端的腕部没有神经伴行。在肘窝外侧，桡神经发出分支分为桡神经深支和浅支。桡神经深支发出纤维支配旋后肌并穿过旋后肌到达前臂背侧，然后在浅伸肌和深伸肌之间行走。全部为感觉神经纤维的桡神经浅支在前臂远侧 1/3 不再与桡动脉伴行，转而进入肱桡肌肌腱深部然后在腕背部成为表皮神经。本手术将桡神经浅支的主干置于分离范围以外。

（三）Brescia-Cimino 内瘘（端 - 侧吻合术）（图 97-3）

【技术和解剖要点】

将切断的静脉端用刀片切成铲状从而形成一个扩大的静脉口。虽然一般指南建议吻合口长度在 5 ～ 7mm，事实上，吻合口长度应该根据个人的特

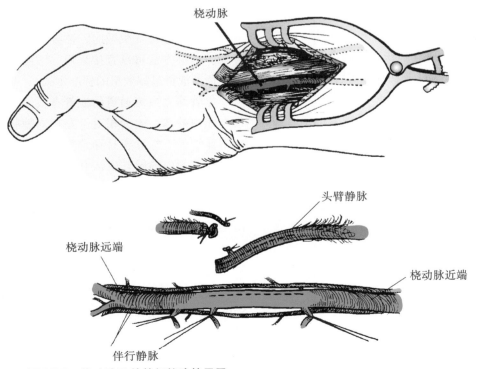

图 97-2　桡动脉及其并行静脉的暴露

殊情况而定。一条直径不小于 2.5mm 的静脉足以形成一个成熟的内瘘。小心地排列静脉可以避免充血时静脉扭动和缠结而导致血流受限。要注意任何被结扎静脉分支的方向都可以作为正确排列静脉的提示。用 5-0 或者 7-0 的尼龙线缝合吻合口。缝合吻合口时，从动脉的管腔向外膜缝合，从静脉的外膜向管腔缝合。

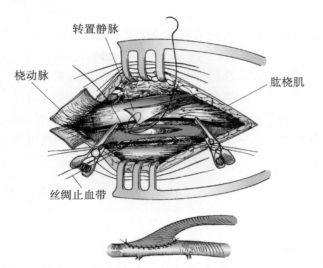

图 97-3　Brescia-Cimino 内瘘（端 - 侧吻合）

（四）用人工血管作为血液透析动静脉瘘的通道（图 97-4）

【技术要点】

当前臂远端血管不足以作为一个动静脉瘘的可选静脉时可选用人工血管。在肘前联合折痕下方 1cm 处做一横行切口。暴露肱动脉、前臂正中静脉、贵要正中静脉和头正中静脉（图 97-4A）。回缩外侧肱二头肌腱呈纤维状延续的肱二头肌腱膜以暴露动脉。如果有必要的话可分离一部分腱膜纤维。这些静脉中的任意一条都可采用，这取决于它的位置和质量。肘前区的静脉变化相对较大，但是一般来说会有一条静脉的内径可满足人工血管流出道的需要。避免分离静脉交通支，因为他们的开放将会增加人工血管的静脉血流而扩大人工血管。

做一个卵圆形或者环状的皮下隧道以放置人工血管。应该向远端轻柔地做一个 10 ～ 12cm 长、5 ～ 6cm 宽的圆环状通道。一个前臂远端的对外切口有助于皮下隧道的建立。然后将一个预先拉伸的正环状聚四氟乙烯人工血管置入皮下隧道。小心操作以免扭转和缠结移植物，特别是在远端前臂。对

外切口有助于人工血管的放置。给予患者全身肝素化。先做动脉吻合口，夹闭动脉以后沿着动脉长轴做一个 6 ～ 8mm 长的动脉切口。将人工血管远端用刀片稍稍削成铲状，然后用 6-0 尼龙线连续缝合吻合口。

然后做静脉吻合口。在静脉上小心左静脉切开以避免静脉充血时扭转或缠结。用刀片将静脉端削成铲状，使吻合口直径在 6 ～ 10mm，用 6-0 或 7-0 尼龙线缝合吻合口。不要使用扩张器扩张静脉以免静脉内膜损伤。

【解剖要点】

前臂的表浅血管可能会有变异（图 97-4）。在许多情况下有一条肘正中静脉同时汇入贵要正中静脉和头正中静脉的起始处，在其他情况下它只汇入其中一条。确认解剖变异有助于找到一条可用的具有合适的质量和内径的静脉。

暴露头正中静脉和贵要正中静脉需特别小心避免损伤毗邻的皮神经。尽管这些静脉在前臂浅筋膜表面，它们也靠近内侧和外侧前臂破神经。这些静脉可能越过这些皮神经表面。正中神经在肱动脉内侧进入前臂，在分离动脉时需注意保护。

（五）隧道式导管的置入（图 97-5）

【技术要点】

当患者急需透析治疗单做动静脉瘘的时间不足或者动静脉瘘建立失败时，需要置入大口径隧道式导管。这种方法可以直接采用。下面将叙述主要方法和预期取得最好效果的标准术式。

尽管建立血流通道的血管有很多，但是优先采用右颈内静脉，因为相对于左颈内静脉它较直，而且不像锁骨下静脉容易导致狭窄和导管折断。用超声定位右颈内静脉并确认其通畅。用利多卡因麻醉静脉上方皮肤。在这个地方开一个较大的开口并钝性分离以减少皮下组织导致导管缠结的危险。当超声探头放在颈部头侧时，将微穿刺针（21-gauge）放置于探头旁边，在超声引导下行颈内静脉穿刺。超声见针头进入静脉时抽吸穿刺针以确认进入管腔。在超声引导下将导丝置入上腔静脉并用 Seldinger 技术用针头将微穿刺鞘换下。在透视下去确认导丝位置。

在胸壁锁骨下方沿锁骨中线 3 ～ 4 横指宽的地方作为插管位置。麻醉该区域然后铺颈部切口的手

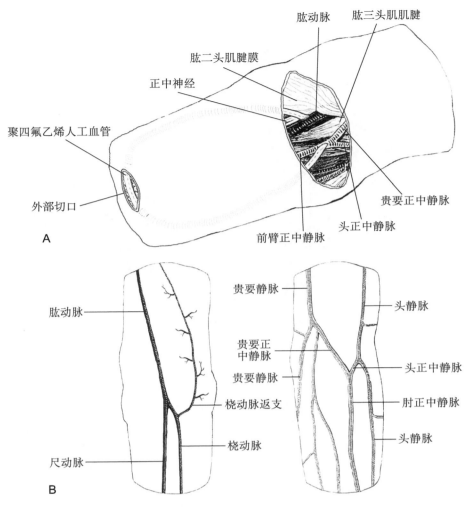

图 97-4 人工血管的动静脉透析
A. 人工血管的置入；B. 动静脉的区域解剖

术贴膜，做横行切口。将一个瘘隧道器从胸部切口处穿过皮下到达颈部，然后将导管拖入皮下隧道直到在切口地方外漏 1cm 为止。

在透视下将导丝从鞘管插入至腔静脉交口处以测算需要插管的长度，在导丝轮毂根部钳夹。从导丝尖端至钳夹处距离减去轮毂根部的距离就是需要置管的长度，然后抽出导丝。在透视下将一根 889μm 的 J-导丝置入直至尖端到达下腔静脉，将导管剪成合适长度。

沿着 J-导丝，在透视下用微穿刺鞘将扩张器换下。然后移除扩张器和导丝。如果鞘管没有活瓣，用手指堵住鞘口以防止空气进入。将导管放入鞘管中然后移除鞘管。透视下检查导管尖端位置及其走行（图 97-5 A），将导管肝素化。

【解剖要点】

超声引导和微穿刺设备大大减少了置管并发症。在锁骨下方低位穿刺颈内静脉可降低导管在转弯处扭转的风险。也可行锁骨下静脉置管，但是并发症较多而且有可能损害同侧的动静脉瘘。导管的尖端应该置于腔静脉心房交口处或稍上方。

致谢

本章修订要感谢 Beth A. Ballinger 前期对本章所做的贡献。

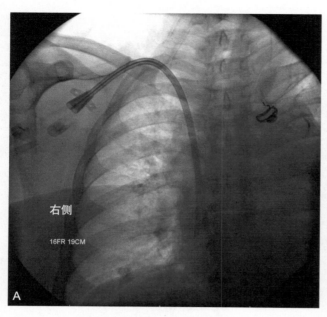

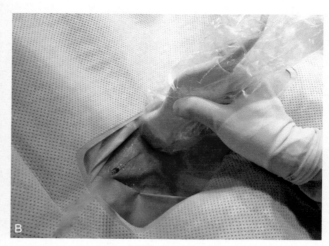

图 97-5　A. 血液透析导管置入后的透视影像；B. 超声引导下右颈内静脉穿刺

（宋卫东　译校）

参考文献

1. Ash SR. Advances in tunneled central venous catheters for dialysis: Design and performance. *Semin Dial.* 2008;21(6):504–515.

2. Barama AA. Evaluating the impact of an aggressive strategy to create wrist arterio-venous fistula in patients on hemodialysis. *J Vasc Access.* 2003;4:140–145.

3. Bonalumi V, Civalleri D, Rovidas S, et al. Nine years' experience with end-to-end arteriovenous fistula at the anatomical snuffbox for maintenance hemodialysis. *Br J Surg.* 1982;69:486. (Discusses most distal arteriovenous fistula.)

4. Brescia MJ, Cimino JE, Appel K, et al. Chronic hemodialysis using venipuncture and a surgically created arteriovenous fistula. *N Engl J Med.* 1966;275:1089. (This is the original description of this technique.)

5. Hakim NS. Chapter 8: Arteriovenous Fistulas. In: JA Akoh and Hakim NS, eds. *Dialysis Access: Current Practice.* Singapore: World Scientific Publishing Company; 2001;169–180.

6. Heberlein W. Principles of tunneled cuffed catheter placement. *Tech Vasc Interv Radiol.* 2011;14(4):192–197.

7. Humphries AL, Nesbit RR, Caruana RJ, et al. Thirty-six recommendations for vascular access operations: Lessons learned from our first thousand operations. *Am Surg.* 1981;47:145.

8. Kapala A, Szczesny W, Stankiewicz W, et al. Vascular access for chronic dialysis using the superficial femoral vein. *J Vasc Access.* 2003;4:150–153. (An alternative when other access is used up.)

9. Koontz PG, Helling TS. Subcutaneous brachial vein arteriovenous fistula for chronic hemodialysis. *World J Surg.* 1983;7:672. (Describes technique using autologous tissue.)

10. Leblanc M, Saint-Sauveur E, Pichette V. Native arterio-venous fistula for hemodialysis: What to expect early after creation? *J Vasc Access.* 2003;4:39–44.

11. Matsumoto T, Simonian S, Kholoussy AM. *Manual of Vascular Access Procedures.* Norwalk, CT: Appleton Century Crofts; 1987. (Provides concise, portable guide to a variety of access procedures for chronic renal failure and chemotherapy.)

12. McCormack LJ, Cauldwell EW, Anson BJ. Brachial and antebrachial arterial patterns; a study of 750 extremities. *Surg Gynecol Obstet.* 1953;96:43–54.

13. Moosa HH, Peitzman AB, Thompson BR, et al. Salvage of exposed arteriovenous hemodialysis fistulas. *Surgery.* 1985;2:610.

14. Morsy AH, Kulbaski M, Chen C, et al. Incidence and characteristics of patients with ischemia after hemodialysis access procedure. *J Surg Res.* 1998;187:421–426.

15. Robbin ML, Chamberlain NE, Lockhart ME, et al. Hemodialysis arteriovenous fistula maturity: US evaluation. *Radiology.* 2002;225(1):59–64.

16. Shemesh D, Mabjeesh NJ, Abramowitz HB. Management of dialysis access-associated steal syndrome: Use of intraoperative duplex ultrasound scanning for optimal flow reduction. *J Vasc Surg.* 1999;30:193–195.

17. So SKS. Arteriovenous communication: Internal fistulas. Arteriovenous communication: Bridge grafts. In: Simmons RL, Finch ME, Ascher NL, et al., eds. *Manual of Vascular Access, Organ Donation, and Transplantation.* New York, NY: Springer-Verlag; 1984;47:60.

18. Srivastava A, Sharma S. Hemodialysis vascular access aptions after failed Brescia-Cimino arteriovenous fistula. *Indian J Urol.* 2011;27(2):163–168.

19. Wixon CL, Hughes JD, Mills JL. Understanding strategies for the treatment of ischemic steal syndrome after hemodialysis access. *J Am Coll Surg.* 2000;191:301–310.

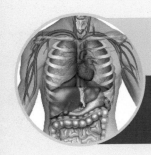

第98章

指神经阻滞

　　指神经阻滞目前用于为手指或足趾提供快速、可靠的麻醉。神经阻滞能够避免将麻醉药注射入受损的或者更易受损的末梢组织中，与此同时还能提供充分的麻醉用以实施指甲摘除术、甲沟炎引流、较轻脱位的复位及其他一些意外和紧急的操作。这一章节主要描述在上肢和下肢中基本指蹼阻滞的运用。其他一些替代技术将在最后的引文中进行介绍。

　　外科住院医师教育委员会（SCORE™）将神经阻滞归类为"基本的、非常规的"手术操作。

操作步骤
手指阻滞
将手以手掌向下的姿势放于一个有衬垫良
　好支撑的平面上
将每侧手指指蹼做好麻醉前准备
对于拇指来说：
　对拇指和示指之间的指蹼进行术前准备
　对拇指的侧面进行术前准备
准备一个 5 ～ 10ml 充满局部麻醉药且不含肾
　上腺素的注射器，以及一个 15 ～ 30 号的
　针头
刺入手背部指蹼的松软皮肤部分（对于拇
　指阻滞来说，刺入拇指的侧方）
轻柔地注入 2 ～ 4ml 局部麻醉药，同时将针
　头向掌侧方向推进（注意不要刺穿掌侧
　皮肤）
在对侧重复上述过程。轻柔地按摩麻醉部
　位使其进入组织中，等待几分钟以获得
　行之有效的阻滞结果

足趾阻滞
将患者置于一个便于对趾蹼进行操作的位
　置，姆趾趾蹼的准备和注射与上述一致
对于姆趾来说：与上述一样，在姆趾和其
　旁边的一个趾头间的趾蹼进行麻醉药注
　射；从软组织中部向姆趾进行注射；操
　作中有可能需要三次注射，此次注射需
　要穿过趾头背部以获得完全身麻醉

解剖并发症
手指（足趾）缺血

结构列表
尺神经：手指背侧神经支
正中神经：手指背侧神经支
桡神经：手指背侧神经支
手指掌侧固有神经，动脉和静脉
腓浅神经：趾背侧神经支
足背部外侧皮肤神经
腓深神经
趾动脉

　　手部皮肤的神经分布展示于图 98-1A 中，注意尺神经、正中神经、桡神经在复杂路径中的各个分支的分叉点，但是通常局部麻醉时沿着各个手指的内侧或者外侧注射就能起到对远端部位神经阻滞的效果。这些手指神经分支背侧与掌侧手指固有动脉和静脉相靠近，其走行展示在图 98-1B 中。正是存在这种与掌侧手指固有动脉相靠近的走行，使得在此区域进行麻醉注射时具有出现缺血并发症的潜在风险。不要使用含有肾上腺素的麻醉药，因为这可能导致动脉痉挛和缺血。

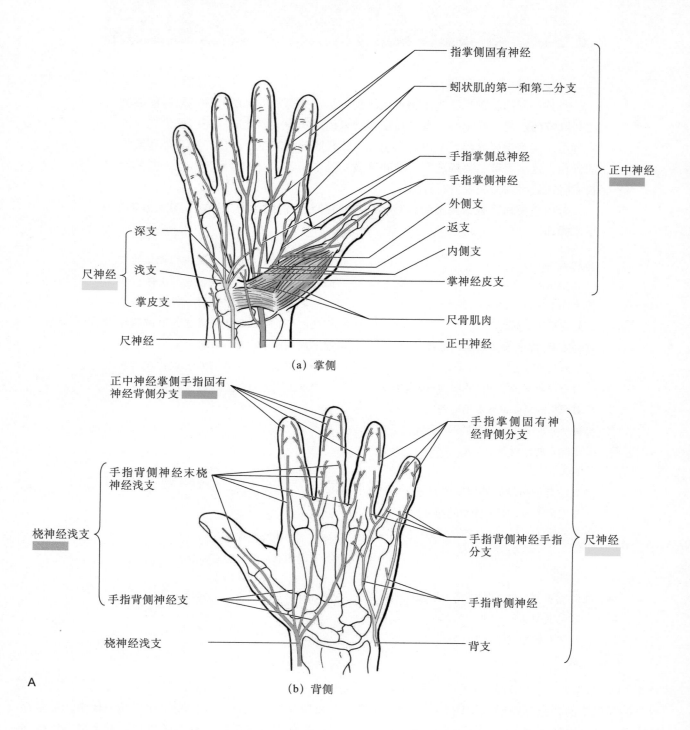

指掌侧固有神经

蚓状肌的第一和第二分支

手指掌侧总神经

手指掌侧神经

外侧支

返支

内侧支

掌神经皮支

尺骨肌肉

正中神经

正中神经

深支

浅支

掌皮支

尺神经

尺神经

（a）掌侧

正中神经掌侧手指固有神经背侧分支

手指掌侧固有神经背侧分支

手指背侧神经末桡神经浅支

手指背侧神经手指分支

桡神经浅支

手指背侧神经支

手指背侧神经

桡神经浅支

背支

尺神经

A

（b）背侧

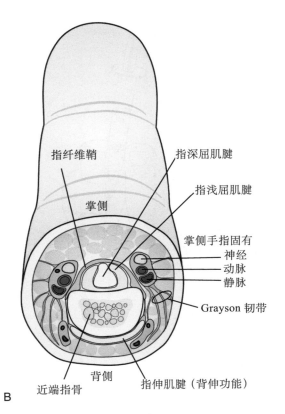

图 98-1　A. 手部皮肤神经支配（引自 Moore KL，Dalley AF，Agur AMR. Clinically Oriented Anatomy. 6th ed. Philadelphia，PA：Lippincott Williams & Wilkins；2010）（已授权）；B. 通过近端指骨的横面展示出神经束。**注意手掌表面展示于上面图示中**

一、手指的神经阻滞（图 98-2）

【技术要点】

将患者手以手掌向下的姿势放于一个有衬垫良好支撑的平面上。对双侧将进行操作的手指指蹼都进行准备。如果要进行拇指神经阻滞的话，对拇指和示指之间的指蹼进行术前准备，同时也对拇指内侧，掌指关节的远端进行术前准备。

轻柔地将针刺入指蹼中松软的组织中，目标是能使针保持在皮下组织中（图 98-2A）。在注射前回抽，确保没有刺入血管中。一边推进针头（每次推进同时继续回抽）一边缓慢注入 1 ～ 2ml 局部麻醉药（不含肾上腺素）。进针的轨迹应该接近于与手指的长轴相垂直（例如：径直推向手掌），要注意不要刺穿掌侧皮肤。在抽回针头时应当保持继续注射。轻柔的按摩使得局部麻醉药进入组织中，注意操作目标是使得局部麻醉药能进入神经血管束旁边的软组织中，如图 98-2B 中展示的那样。按摩能促进液体扩散及进入神经周围的空间中。

在对侧手指中重复上述过程。如果进行的是拇指阻滞的话，于拇指内侧，掌指关节的远端进行注射，并进行轻柔的按摩。

应当给予充足的时间使得阻滞发挥作用，并且在操作前得一直检查阻滞是否完全。

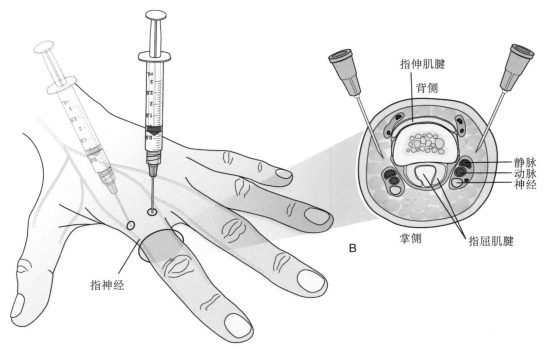

图 98-2　A. 应当使得注射进入手指内侧和外侧指蹼的松软组织中，在与手指长轴近乎直角时进针；B. 注射部位展示在近端指骨的横截面中

如果阻滞并未完全的话，在手指背侧表面的软组织中注射少量的局部麻醉药、按摩，再等待阻滞发挥作用。

【解剖要点】

手指和拇指的供区感觉神经来自于桡神经、尺神经及正中神经，然而各个分支的走行却各不相同，总体来说，尺神经为中指外侧，环指及小指提供感觉神经分布。而拇指、示指及种植的内侧面则有正中神经和桡神经提供感觉神经分布。在每个手指中，神经均在内侧和外侧走行，此外还会经常出现指神经背支。因此，当阻滞失败时，也许需要沿指头背面进行注射（阻断背支）。

应当反复记住的是这些神经走行均非常靠近动脉，操作的目标是使得局部麻醉药能进入神经血管束旁边的软组织中，而不是进入神经血管束中和产生受损风险。

在下肢中，感觉神经主要来源于足背外侧皮神经末支以及腓深神经末支。再次强调，尽管实际中神经分布和神经分支走行较为多变，但是总体而言神经主要沿每个趾的内侧面和外侧面靠近动脉分布。

二、姆趾的神经阻滞（图 98-3）

【技术和解剖要点】

在下肢中，趾的神经阻滞主要用于姆趾中，而阻滞的操作与之前描述的类似。通常还需要对姆趾的背面进行第三次注射以获得完全的阻滞。如果是这样的话，从内侧面到外侧面将麻醉药注入松软的皮下组织中，最后注射入姆趾背面。

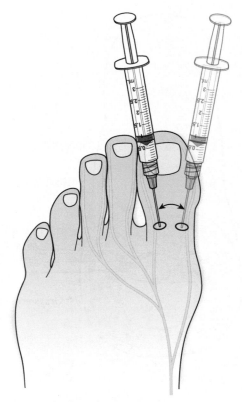

图 98-3　姆趾的注射部位

（宋卫东　译校）

参考文献

1. Maga JM, Cooper L, Gebhard RE. Outpatient regional anesthesia for upper extremity surgery update (2005 to present) distal to shoulder. *Int Anesthesiol Clin.* 2012;50:47.
2. Tzeng YS, Chen SG. Tumescent technique in digits: A subcutaneous single-injection digital block. *Am J Emerg Med.* 2012;30:592. (Nice description of alternative techniques.)
3. Volfson D. Anesthesia, Regional, Digital Block. Medscape Reference. http://emedicine.medscape.com/article/80887-overview#a15 (accessed December 13, 2012). (Includes a video of the procedure.)

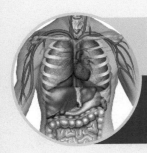

第**99**章

肌腱的修复

　　前臂和手的肌腱损伤的修复的关键之处是保留其活动性和功能。尽管普通的外科手术中这类肌腱损伤并不要求被修复，但是理解伸肌和屈肌肌腱损伤的根本区别及手部的各个区域的重要性是非常重要的。本章将探究手部伸肌和屈肌肌腱的解剖及修复该类肌腱损伤的基本原则。

　　外科住院医师教育委员会（SCORE™）没有将肌腱的修复归类。

手术步骤

确认肌腱断端位置

屈曲手腕，将肌腱的断端移至手术视野内

尽可能少地离断肌腱

用 Bunnell 或者 Mason-Allen 针进行缝合

近腱鞘的部位用 6-0 尼龙线进行缝合

解剖并发症

损伤的遗漏区域

瘢痕形成影响受损部位的活动性

结构列表

屈肌与肌腱

旋前圆肌

旋前方肌

桡侧腕屈肌

尺侧腕屈肌

指浅屈肌

指深屈肌

伸肌与肌腱

肱桡肌

桡侧腕长伸肌

桡侧腕短伸肌

尺侧腕伸肌

拇长展肌

拇长伸肌

拇短伸肌

示指伸肌

小指伸肌

指伸肌

其他结构

尺侧滑囊

桡侧滑囊

掌腱膜

掌浅动脉弓

正中神经

尺神经

腕骨

掌骨

指骨

腕管

足背浅静脉

　　根据解剖，手腕的屈面可分 5 个区域（图 99-1）。Ⅰ区从手指远端至指浅屈肌腱的止点，Ⅱ区从Ⅰ区至 A1 滑车的近侧，以前称为无人区，因为该区的一期修复效果差。Ⅲ区从 A1 滑车的近侧至屈肌支持带。Ⅳ指腕管，Ⅴ区指腕管以近。

　　手腕伸面也从远端开始也分区，分区如下：

1. 远端指间关节背侧。

2. 中节跖骨背侧。

3. 近端指间关节背侧。

4. 近节指骨背侧。

解剖定位

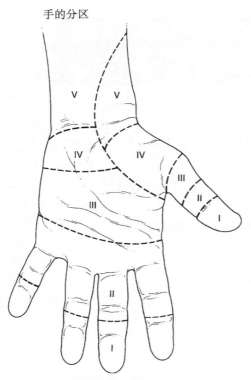

手的分区

图 99-1　　屈肌腱损伤时的手部分区

5. 掌指关节背侧。

6. 掌骨背侧。

7. 腕背侧。

8. 远端前臂背侧。

皮肤受伤的位置并不一定是肌腱受伤的位置，这取决于受伤时致伤的工具和手指的位置(指伸和指屈)。

手术治疗仅仅是整个治疗的一小部分。所有相关损伤的急性诊断，手术时机的选择（早期或延迟修复），术后仔细的夹板固定、康复锻炼都是达到良好预后的关键因素。肌腱必须在腱鞘里平顺地滑动。所修复的肌腱和腱鞘之间的瘢痕将会严重损害活动能力。

一、切口（图 99-2）

【技术要点】

手部和前臂的手术一般采用神经阻滞麻醉。使用止血带对保持一个出血少的视野是有帮助的，能够让术者更精确的分离相关结构。全手消毒铺巾，将手臂固定在臂固定板上。

手指掌面 Z 字形切开（图 99-2A）。这种切口提供了充分暴露并最大程度降低了伤口收缩带来的问题。在伤口边缘清创之后，可在原伤口的基础上做

这种切开。

【解剖要点】

Z 字形切口暴露良好。但是在手指两侧要注意避开手指血管神经束（手指背侧的动脉不重要）。这些血管神经束走行于指屈肌腱鞘的旁边而不是沿着指骨走行。血管神经束的三个组成部分中，神经最靠掌侧，静脉最靠背侧。

在前臂、腕和手的前面和内侧面有上肢屈曲的诸多肌肉和肌腱（图 99-2B）。掌长肌附着于掌腱膜，并位于屈肌支持带的表面。位于前间隔的两块肌肉——旋前圆肌和旋前方肌被认为只负责桡骨的旋转，因此这两块肌肉不进入腕部和手部。另外两块肌肉——桡侧腕屈肌和尺侧腕屈肌是两块强有力但不进入手部的肌肉，因此不进入腕管。另外 3 块肌肉——主要负责手指屈曲，其部分结构进入腕管。这单块肌肉之中的两块——指深屈肌和指浅屈肌分别发出 4 根肌腱支配第 2 ~ 5 指。剩下的那一块拇长屈肌仅负责屈曲第一指。由于屈肌腱的损伤常涉及屈肌，接下来将介绍这些肌腱和肌肉的关系。

屈指肌，包括拇长伸肌，起于肱骨内上髁，桡、尺骨的前面及骨间膜。在前臂远侧 1/3，这些肌肉变为肌腱，所有的肌腱均通过腕管。腕管由腕骨和屈肌支持带组成，屈肌支持带组成了腕管顶部。腕管内的结构可分为 3 层。最上面一层是正中神经，就在屈肌支持带下方，这条神经沿着腕管桡侧走行。正中神经深面是指浅屈肌的四条肌腱。最深一层包括指深屈肌的四条肌腱和拇长伸肌腱。所有的指浅、深屈肌腱均由屈肌总腱鞘包裹起来，屈肌总腱鞘就是尺侧滑液囊，该滑液囊从腕部移植延伸至手远端，它的延伸部分是第五指的滑液囊，本质上一直延伸至第五指屈肌腱的止点。拇长屈肌腱被它自己的滑液囊——桡侧滑液囊包裹，包裹该肌腱的全长。

在穿出腕管之后，这些肌腱在掌部发散并进入相应的手指。指浅屈肌腱在指深屈肌腱的上面，就在掌腱膜的深面，在指浅屈肌腱和掌腱膜之间还有掌浅弓及其分支及正中神经和尺神经的分支。在该区域，4 块蚓状肌起于指深屈肌腱，在相应手指的桡侧走行并置于掌指关节远端的指背腱膜处。

当肌腱进入手指以后，它们便进入了一个坚固的骨纤维性管道，这个骨纤维性管道的韧带部分叫作腱鞘。每个腱鞘都内衬有滑液鞘或滑液囊，跟肌腱一起弯曲。纤维鞘的不同区域变厚形成支持带或

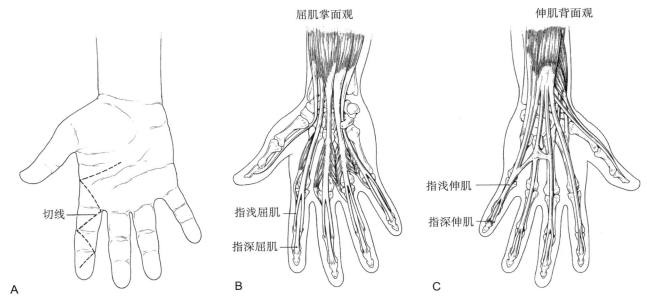

图 99-2　切口
A.Z 字形切口举例；B. 屈肌腱；C. 伸肌腱

滑车。这些所谓的滑车依据它们纤维构成的方向命名，并由近至远依次编号（A₁ ~ A₄，C₁ ~ C₃）。在这些腱鞘里面，肌腱通过发出长腱纽和短腱纽与指骨连接从而固定在指骨上。这些腱纽除了将肌腱固定在指骨上，也包含营养肌腱的血管。

这些外在屈肌腱的终止方式对于肌腱损伤的治疗很重要。在掌指关节水平，指浅屈肌腱分为两个分支，越过伸肌腱。这两条分支在穿入伸肌腱背侧，然后在伸肌腱后方交叉，最后止于中节指骨的两侧。伸肌腱越过交叉止于远节指骨基底部。

前臂、腕部和手部的后面和外侧面的肌肉基本都是参与手腕的伸和旋后，其中肱桡肌有较弱的屈肘作用。桡侧腕长、短伸肌和尺侧腕伸肌这三块肌肉的作用都是屈腕。拇长展肌、拇短伸肌和拇长伸肌这 3 块肌肉负责活动拇指。示指伸肌和小指伸肌都只负责一根手指的活动。伸指总肌负责屈曲第 2 ~ 5 指。除了肱桡肌的肌腱外，所有这些肌腱都通过桡、尺骨背面隆起的伸肌支持带里分开的不同间隔（图 99-2C）。

伸肌支持带有 6 个伸肌间隔，从桡侧到尺侧依次编号。第 1 间隔有拇长展肌腱和拇短伸肌腱。第 2 间隔有桡侧腕长、短伸肌腱。第 3 间隔仅有拇长伸肌腱。第 4 间隔有伸指总肌和示指伸肌的 4 根肌腱。小指伸肌腱通过第 5 间隔，尺侧腕伸肌通过第 6 间隔。需要知道的是这些肌腱在通过这些骨纤维性间隔时有滑液囊包裹。除了第 4 间隔的滑液囊包裹第四间隔所有肌腱外，其他肌腱都有各自的滑液囊。

在手的背面，浅筋膜包含手背静脉弓、桡神经浅支的分支和尺神经手背支的分支。桡神经浅支位于解剖鼻烟壶的浅筋膜上，一般情况下提供感觉支配手背面桡侧约 2/3、桡侧 3.5 个手指，手指感觉支配范围最远可至近端指间关节（近端指间关节以远的感觉由正中神经手指分支支配）。尺神经手背支支配手背剩下 1/3 和剩下 1.5 个手指背面的感觉。

位于手背面的伸指总肌腱彼此之间靠易变的腱联合相连。这种也许是为了限制手指独立伸指运动的腱联合只存在于手指的伸肌腱。术中确认肌腱的时候能够发现它们有一定价值，特别是发现示指伸肌和小指伸肌的腱联合。

在掌指关节水平，伸肌腱延续为复杂的伸肌腱帽，肌腱腱帽上附着着伸肌腱、蚓状肌、背侧骨间肌和掌侧骨间肌。这使所有手指关节的运动变得复杂。

二、肌腱缝合（图 99-3）

【技术和解剖要点】

找到肌腱断端，极度屈曲腕部和手指以将肌腱拉回手术视野也许是必要的。尽可能少地夹住肌腱断端并稍微清创。不要将肌腱上面精美的结缔组织剥离，因为这些组织含有小血管，这些血管对于Ⅲ区和Ⅴ区的肌腱成功修复是十分关键的。

经典的肌腱修复缝合方法是 Bunnell 缝合法（图 99-3A）。不幸的是，是否能够采用该方法取决于肌腱的不同，由于这个原因，很多外科医师更喜欢使用 Mason-Allen 缝合 Kessler 改良法（图 99-3B）。不管使用哪种方法，都应适当修剪断端并轻柔夹住

肌腱。可使用 4-0 或 5-0 镀膜涤纶缝线。

还有一些基于这些基本缝合方法的变化方法，文末的参考文献有相关讨论。

用 6-0 尼龙线连续缝合腱鞘。缝合腱鞘时稍外翻，这样可以完全使肌腱在腱鞘里并产生一个光滑的表面。

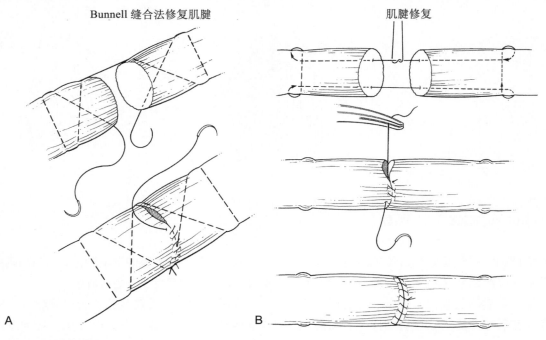

Bunnell 缝合法修复肌腱

肌腱修复

A

B

图 99-3　肌腱缝合

A.Bunnell 缝合；B.Kessler 改良的 Mason-Allen 缝合

（宋卫东　译校）

参考文献

1. Ariyam S. *The Hand Book*. New York, NY: McGraw-Hill; 1984. (Good basic reference with emphasis on emergency situations.)
2. Bates SJ, Chang J. Repair of the extensor tendon system. In: Thorne CH, Beasley RW, Aston SJ, et al, eds. *Grabb and Smith's Plastic Surgery*. 6th ed. Philadelphia, PA: Lippincott-Raven; 2007: 810–817.
3. Bruner JM. The zig-zag volar digital incision for flexor tendon surgery. *Plast Reconstr Surg*. 1967;40:571.
4. Carl HD, Forst R, Schaller P. Results of primary extensor tendon repair in relation to the zone of injury and pre-operative outcome estimation. *Arch Orthop Trauma Surg*. 2007;127:115–119.
5. Chase RA, Laub DR. The hand: Therapeutic strategy for acute problems. *Curr Probl Surg*. 1966. (Provides excellent review of emergency surgery of the hand.)
6. Georgescu AV, Matei IR, Capota IM, et al. Modified Brunelli pull-out technique in flexor tendon repair for zone II: A study on 58 cases. *Hand (NY)*. 2011;6:276.
7. Haimovici L, Papafragkou S, Lee W, et al. The impact of fiber-wire, fiberloop, and locking suture configuration on flexor tendon repairs. *Ann Plast Surg*. 2012;69:468.
8. Howard RF, Ondrovic L, Greenwald DP. Biomechanical analysis of four-strand extensor tendon repair techniques. *J Hand Surg (Am)*. 1997;22:838–842.
9. Idler RS. Anatomy and biomechanics of the digital flexor tendons. *Hand Clin*. 1985;1:3.
10. Lee SK. Modern tendon repair techniques. *Hand Clin* 2012;28:565.
11. McCallister WV, Ambrose HC, Katolik LI, et al. Comparison of pullout button versus suture anchor for zone I flexor tendon repair. *J Hand Surg (Am)*. 2006;31:246–251.
12. Starnes T, Saunders RJ, Means KR Jr. Clinical outcomes of zone II flexor tendon repair depending on mechanism of injury. *J Hand Surg Am*. 2012;37:2532–2540.
13. Tang JB. Clinical outcomes associated with flexor tendon repair. *Hand Clin*. 2005;21:199–210.
14. Tang JB. Tendon injuries across the world: Treatment. *Injury*. 2006;37:1036–1042.
15. Tang JB. Indications, methods, postoperative motion and outcome evaluation of primary flexor tendon repairs in Zone 2. *J Hand Surg (Br)*. 2007;32:118–129.
16. Taras JS, Schneider LH. *Atlas of the Hand Clinics: Flexor Tendon Repair*. Vol 1. Philadelphia, PA: WB Saunders; 1996.
17. Wilhelmi BJ, Kang RH, Wages DJ, et al. Optimizing independent finger flexion with zone V flexor repairs using the Massachusetts General Hospital flexor tenorrhaphy and early protected active motion. *J Hand Surg (Am)*. 2005;30:230–236.
18. Zidel P. Tendon healing and flexor tendon surgery. In: Aston SJ, Beasley RW, Thorne CHM, eds. *Grabb and Smith's Plastic Surgery*. 5th ed. Philadelphia, PA: Lippincott-Raven; 1997:875–882.

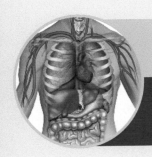

第100章

腕管松解

正中神经在进入手部的时候会通过一个狭窄、外壁坚硬的管道（腕管），在这里，由于很多因素正中神经容易受压，这些因素包括外伤、腕管内异常肌肉、骨折愈合不良（导致正常结构轻微进入腕管）、邻近腱鞘炎导致的肿胀。在一些挑选出来的病例里，可能需要通过切开腕管的顶部以松解正中神经，这个过程叫作腕管松解。本章将会讨论此内容并通过本章阐明一些手腕掌面的相关解剖结构。这里将会展示腕管松解经典术式，本章末的参考文献将更详细叙述内镜技术。

外科住院医师教育委员会（SCORE™）没有将腕管松解分类。

手术步骤

上止血带以控制手术视野出血

整个手消毒铺巾

在腕横纹处曲线切开皮肤

确认掌长肌腱并向桡侧牵拉

切开掌腱膜暴露腕横韧带

切开前臂筋膜以暴露正中神经前臂远端部分

顺着正中神经找到腕管

切开腕横韧带是正中神经直视下可见

确认和保护神经返支

关闭切口

解剖并发症

正中神经损伤

正中神经返支损伤

正中神经掌侧分支损伤

结构列表

正中神经

前骨间神经

正中神经掌皮支

正中神经返支（运动神经）

正中神经外侧支

正中神经内侧支

腕管

鱼际隆起

屈肌支持带

正中动脉（固有动脉）

前臂筋膜

腕横韧带（屈肌支持带）

腕骨

豌豆骨

钩骨

舟状骨

大多角骨

指浅屈肌腱

指深屈肌腱

拇长屈肌腱

桡侧滑液囊

尺侧滑液囊

掌浅弓动脉

掌深弓动脉

一、切口（图100-1）

【技术要点】

手部手术一般采用局部麻醉，常行臂丛神经阻滞麻醉。止血带止血可提供一个干净的手术视野，这样会使手术更精确。全手消毒铺巾。将手以舒适的体位固定于手术臂固定板上，手腕掌面朝上。

在鱼际隆起基底部沿着皮纹画切口曲线，从腕

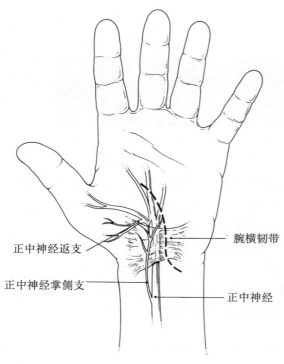

图 100-1　切口

正中神经返支
正中神经掌侧支
腕横韧带
正中神经

部至虎口的中部开始。当画线至腕横纹处时，画线纵行穿过横纹，然后曲线转向腕部尺侧。

【解剖要点】

切口这样设计是为了尽量考虑到正中神经的解剖变异及为正中神经腕管间隔提供足够的松解空间。如果仅切开皮肤和浅筋膜，不会遇到任何运动神经和感觉神经。但是如果术者完全无法辨别正中神经的运动支或返支及他们的解剖变异就有可能损伤到他们。大多数情况下，正中神经在屈肌支持带的远端向桡侧或一侧发出正中神经返支（运动神经），并常常折返（大约见于 50% 的人）。第二常见的变异是神经起于腕管内正中神经桡侧然后穿过腕管再折返支配鱼际肌（见于 33% 的人）。第三常见的变异（见于 20% 的人）是神经起于腕管内正中神经桡侧，然后穿出屈肌支持带支配鱼际肌，这种变异的神经不会发生折返。除了这些变异以外，在极少情况下，神经发自于正中神经尺侧然后折返支配鱼际肌，更有极少部分返支位于屈肌支持带表面。其他变异包括正中神经高度细分以致腕管里有两条神经，支配鱼际肌的分支又发出更小分支，例如返支在正中神经腕管近端发出，穿过或贴于屈肌支持带表面行进。另外需要了解的解剖变异是偶尔会有正中动脉与正中神经伴行并穿过腕管，偶尔腕管里也会出现异常肌肉。

二、腕管的暴露（图 100-2）

【技术要点】

辨认出掌长肌腱并牵拉至桡侧。在牵拉的同时也要注意保护正中神经的掌侧支。切开掌腱膜以暴露腕横韧带。

【解剖要点】

腕部正中神经几乎全部是感觉神经纤维。在屈肌支持带近端，正中神经就位于掌长肌腱的下方，掌长肌腱与掌腱膜相连，部分纤维贴于区级支持带。典型情况下，在前臂远段和手部，正中神经有以下几个分支。

1. 骨间前神经　该神经在正中神经穿过旋前圆肌时发出。然后行走于前臂骨间膜的前表面。在近端它发出分支支配指深屈肌腱，在远端它转向背侧支配旋前方肌，剩余神经纤维继续前行并分布于腕关节。

2. 正中神经掌皮支　该分支通常刚好就在屈肌支持带近侧由正中神经发出。然后要么进入区级支持带要么进入前臂远端深筋膜。它然后分为外侧支和内侧支，外侧支支配鱼际隆起的皮肤感觉，其中一些纤维与前臂外侧皮神经（来自肌皮神经）相交通。内侧支支配掌心皮肤感觉并与发自尺神经的掌皮支相交通。

3. 正中神经返支　该分支通常起于腕管内正中神经桡侧，然后穿出腕管，再折返回来支配拇短屈肌、拇短展肌、拇对掌肌及偶尔支配的第一背侧骨间肌。

4. 正中神经外侧支　该分支起于腕管或腕管远端正中神经。通过发出分支参与形成指总神经和指固有神经，该分支的神经纤维支配拇指和示指桡侧的感觉。另外支配示指桡侧的指固有神经分支也支配第一蚓状肌。这些手指分支一般位于掌浅弓动脉和其分支指固有动脉的下方。

5. 正中神经内侧支　同样，该分支起于腕管或腕管远端正中神经。通过发出分支参与形成指总神经和指固有神经，该分支的神经纤维支配示指尺侧、

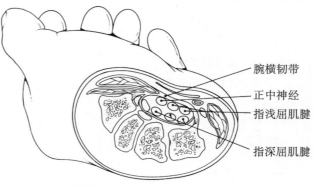

腕横韧带
正中神经
指浅屈肌腱
指深屈肌腱

图 100-2　腕管的暴露

中指双侧及环指桡侧的感觉。中指和环指之间的指总神经分支发出纤维支配第二蚓状肌,这些指总神经分支位于掌浅弓动脉和其分支指固有动脉的下方。指总神经发出分支进入指固有神经,这些分支出现在掌侧,比相应的指总动脉在指蹼处发出的分支更靠近端。在手掌远端,指总动脉在指固有神经背侧行进,因此,指神经一般都靠手背。

三、腕管松解（图 100-3）

【技术要点】

切开前臂筋膜暴露前臂远端正中神经。沿着正中神经进入腕管,小心地切开腕横韧带使正中神经处于直视下。注意不要损伤掌弓动脉,它就在腕管远端。确认和保护正中神经返支。偶尔也需要将该神经周围的瘢痕组织松解。

【解剖要点】

腕管是一个骨纤维性管道,其两侧和后侧由骨性结构构成,前面由腕横韧带构成。腕管内有指浅屈肌的四根肌腱、指深屈肌的四根肌腱、拇长屈肌腱和正中神经。拇长屈肌腱被一个单独的滑液鞘——桡侧滑液囊包裹并隔开（通常情况下）,其他肌腱被一个总滑液鞘——尺侧滑液鞘隔开。

腕横韧带背侧附着于豌豆骨和钩状骨的钩处,外侧附着于舟状骨和大多角骨。横向长度和纵向长度均为 2.5 ~ 3cm。需要注意的是正中神经就在该韧带下

方,不在腕管中线位置就稍偏桡侧。此外,术者应意识到尺神经和动脉不通过腕管但从腕横韧带内侧附着处表面通过。正中神经后方是指浅屈肌的四根肌腱,在这四根肌腱中,支配第三指和第四指的肌腱就在正中神经后方,支配第二指和第五指的肌腱稍靠后并远离手腕的轴线。更靠后的是指深屈肌间的四根肌腱,不像指浅屈肌腱,这四根肌腱并排排列,在同一个平面上,在这个平面上还有拇长屈肌腱。

动脉与屈肌支持带和腕管的关系很重要。就在掌腱膜深面的掌浅弓动脉是尺动脉的延续,它位于屈肌支持带以远 1 ~ 2cm 的位置,如果可能的话应该避开。桡动脉的延续掌深弓动脉在第一、第二掌骨基底部之间进入手的掌侧。然后它沿着掌骨基底部前行并与尺动脉深支吻合。它比掌浅弓更靠近端,大约就在屈肌支持带远侧边缘。由于它位置很深,它几乎不会因一般人或者进行腕管松解的外科医生所造成的腕管撕裂而损伤。

（宋卫东　译校）

参考文献

1. Abicalaf CA, de Barros N, Sernik RA, et al. Ultrasound evaluation of patients with carpal tunnel syndrome before and after endoscopic release of the transverse carpal ligament. *Clin Radiol.* 2007;62:891–894.
2. Amadio PC. Bifid median nerve with a double compartment within the transverse carpal canal. *J Hand Surg Am.* 1987;12:366–368.
3. Amadio PC. Anatomic variations of the median nerve within the carpal tunnel. *Clin Anat.* 1988;1:23–31.
4. Amadio PC. What's new in hand surgery. *J Bone Joint Surg Am.* 2007;89:460–465.
5. Ashworth NL. Carpal tunnel syndrome. *Clin Evid (Online).* 2011; 2011. pii:1114.
6. Azari KK, Spiess AM, Buterbaugh GA, et al. Major nerve injuries associated with carpal tunnel release. *Plast Reconstr Surg.* 2007;119:1977–1978.
7. Benson LS, Bare AA, Nagle DJ, et al. Complications of endoscopic and open carpal tunnel release. *Arthroscopy.* 2006;22: 919–924.
8. Graham WP 3rd. Variations of the motor branch of the median nerve at the wrist. Case report. *Plast Reconstr Surg.* 1973;51: 90–92.
9. Lanz U. Anatomical variations of the median nerve in the carpal tunnel. *J Hand Surg Am.* 1977;2:44–53.
10. Mintalucci DJ, Leinberry CF Jr. Open versus endoscopic carpal tunnel release. *Orthop Clin North Am.* 2012;43:431–437.
11. Propeck T, Quinn TJ, Jacobson JA, et al. Sonography and MR imaging of bifid median nerve with anatomic and histologic correlation. *AJR Am J Roentgenol.* 2000;175:1721–1725.
12. Skandalakis JE, Colborn GL, Skandalakis PN, et al. The carpal tunnel syndrome: Parts I, II, and III. *Am Surg.* 1992;58:72–76, 77–81, 158–166. (Provides excellent description of anatomy and surgical technique.)
13. Thoma A. Veltri K, Haines T, et al. A meta-analysis of randomized controlled trials comparing endoscopic and open carpal tunnel decompression. *Plast Reconstr Surg.* 2004;114:1137–1146.

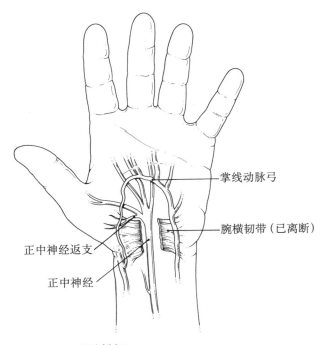

掌线动脉弓

腕横韧带（已离断）

正中神经返支

正中神经

图 100-3　**腕管松解**

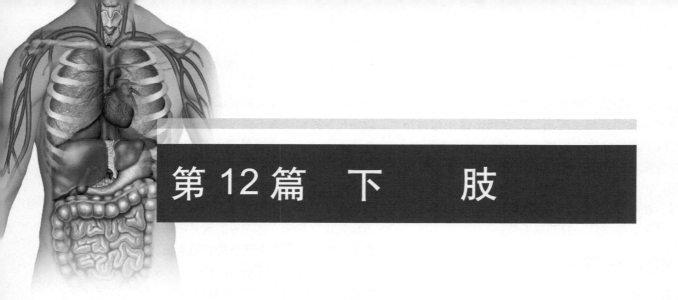

第 12 篇 下 肢

最后一部分将致力于讨论普通外科医师常遇到的下肢解剖。首先将介绍涉及下肢筋膜和脂肪的软组织感染比如坏死性筋膜炎。接下来将有几章讨论关于截肢的解剖包括肌束和神经血管结构。第102章将详细介绍所谓的手指和足趾的小截肢技术。低年资住院医师经常会做这些手术，但是要达到良好的预后还要在患者和技术的选择方面小心，这也同样适用于膝以下的大截肢（第103章）和膝以上的大截肢（第104章）。参考文献将详细介绍其他水平的截肢术，比如Syme截肢术、膝关节或髋关节离断术、偏侧骨盆切除术。

剩下的几章将讨论下肢的血管外科技术。前两章将介绍静脉解剖。第105章将通过大隐静脉剥离和结扎术（包括大隐静脉血管的获取等相关问题）来阐述大隐静脉解剖。第106章将讨论踝部和腹股沟部隐静脉切除的一些技术。第107章主要介绍外周动脉取栓术。股动脉将在第108章详细讨论，并重点介绍股腘旁路移植术。

最后，第109章详细介绍了下肢筋膜切开术和该区域解剖结构加强的技术。

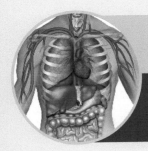

第 **101** 章

清创和断层植皮

本章介绍了两种烧伤或坏死软组织感染的清创策略。同时也介绍了中厚皮片移植技术。对于伤口太大而不能一期缝合的伤口来说，当局部皮瓣移植不切实际或需要避免时，皮肤移植是一种通用的关闭伤口的方法。

外科住院医师教育委员会（SCORE™）将烧伤清创或移植归类为"复杂的"手术操作，将皮肤移植归类为"基本的、常规的"手术操作。

手术步骤

削痂

如果手术区域较大应考虑使用止血带

保证切开某区域时该区域处于绷紧
　　状态

选用 Weck 刀或者类似的设备

采用快速拉锯式快速来回移动的方式推进
　　刀的切割

计划采用好几种路径切开直到获得出血组
　　织

如果使用了止血带，组织将不会出血

寻找有光泽的白色的新鲜组织

采用按压和电凝止血

切开筋膜

从计划切开区域的边缘开始

用电刀画出该区域的轮廓

切至深筋膜

整块提起清创组织

电凝止血

中厚皮片

选择受区

用无菌矿物油或者生理盐水冲洗

植皮刀设置合适的宽度和深度

测试植皮刀

从供区皮肤的边缘开始，由术者近端向术
　　者远端推进植皮刀

预期看到一块整齐的等厚半透明状移植物

如果有必要的话让助手在术者推进植皮刀
　　的时候帮助向前拉，以免植皮刀卡住

当得到足够长度的中厚皮片时终止取皮

用植皮刀锋利地切断皮片

或者取下植皮刀，用手术刀或者剪刀切掉
　　皮片移植物

供区按压止血

在皮片移植前准备好间断缝线，皮肤钉和
　　免缝胶带

采用加压包扎、垫板或者负压吸引加压的
　　方式固定移植物

供区采用封闭敷裹的方式包扎

解剖并发症

清创不足

移植物切取过厚以致在供区在成全厚皮肤
　　缺损

结构列表

皮肤

表皮

真皮

皮下组织

皮肤附属器

毛囊

皮脂腺

浅筋膜

深筋膜

一、烧伤伤口的削痂（图 101-1）

【技术要点】

深Ⅱ度烧伤时（图 101-1 A），通过切向切开也许能够保住一些真皮，这在为皮肤移植物提供良好温床的同时也保住了皮肤的基底结构。为移植皮肤提供一个干净有活力的温床是必不可少的。传统地说，看到切取后皮肤床表面点状出血即表示达到目的，这也有可能导致大量失血。切向切开一般仅限于在外观和功能上敏感区域比如手和指的小部分范围。

用手持式皮刀比如 Weck 刀行切向切开。将皮刀放在目标区域的远侧边缘。快速移动皮刀从一边至另一边，可采用拉锯式来回移动皮刀以切取小部分的坏死组织。继续完成切取目标区域的皮肤（图 101-1）。一般情况下完成切取需要多向切割。目标不是一次性切掉足够厚度的烧伤组织（尽管偶尔也会发生），而是连续的一层层切掉所有的烧伤组织。

当皮刀填满组织的时候擦掉刀片上所有的坏死组织并换上新刀片。

小心地切取，一层一层切直到看见干净、有活力的出血组织。所有的烧伤并无活力的区域都应切掉以为移植皮片提供一个良好的生长床。如果使用了止血带你将看不到出血而会看到有光泽的潮湿的白色组织。在这种情况下要反复训练才能识别切取了正确厚度的坏死组织。

按压和电凝止血。在供区取移植皮片的时候在供区放一张潮湿的剖腹手术垫（见图 101-4）。

【解剖要点】

表皮是皮肤基底膜上面的部分。这一层是防止体内水分蒸发和抵御外界伤害的第一道防线。表皮没有血管并分为五层，由浅到深依次是角质层（死细胞的最外面一层）、透明层、颗粒层、棘层和基底层（新细胞生成的地方）。细胞在基底层分裂，产生新的表皮细胞并一层层向上迁移，最终死亡并形成角质层。角质层的死亡细胞在 2 周之内便会脱落。除了表皮细胞，表皮还包含朗格汉斯细胞（免疫系统的关键组成部分）、黑色素细胞和梅克尔细胞。

真皮包含胶原蛋白和弹性蛋白及网状纤维。它分为两层：上方乳头层和下方网状层。真皮为表皮提供了结构性支撑。它也包含毛囊及其附属的竖毛肌。大量血管和神经在这一层穿行。这里也有各种腺体（皮脂腺、大汗腺和小汗腺）。深Ⅱ度烧伤的再生就是这些深层结构基础上的表皮再生。一些特化的能感知压力和触觉的神经细胞就位于这一层。烧伤完全损伤真皮层的被归类为全层烧伤（或Ⅲ度烧伤）。由于神经纤维全部损伤，这些全层烧伤的区域也许感觉不到疼痛。

皮下组织主要是脂肪、大血管和神经。当烧伤涉及皮下组织时，烧伤的半透明表面也许会发生静脉栓塞。

二、烧伤筋膜切开（图 101-2）

【技术要点】

身体主要部分（比如前胸壁和前腹壁）的明显全层烧伤最好是将筋膜以上的组织全部切除，这些

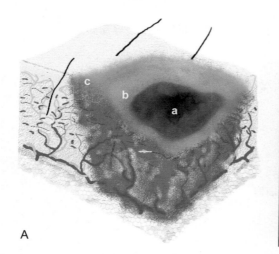
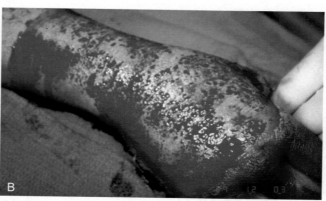

图 101-1　A. 烧伤区域"a"表示坏死中心，"b"表示可疑有活力的静态稳定区，"c"表示病理充血区，该区有可能存活除非发生感染；B. 朝烧伤区域的方向切开（引自 Mulholland MW，ed. Greenfield's Surgery，5th ed. Philadelphia，PA：Lippincott Williams & Wilkins；2011）（已授权）

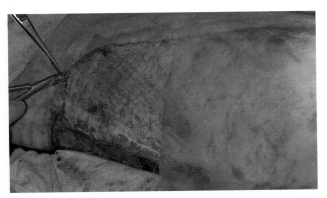

图 101-2　烧伤伤口的筋膜切开（引自 Mulholland MW, ed. Greenfield's Surgery, 5th ed.Philadelphia, PA：Lippincott Williams & Wilkins；2011）（已授权）

区域的坏死软组织感染也应该这样处理。

筋膜切除允许整个区域的移除，并且出血量远比削痂要少。相对于含较少血管的皮下脂肪层，筋膜为皮片移植提供了一个更好的移植面。

从烧伤或感染区域的边缘开始，在电凝止血的条件下一直切到覆盖于肌肉表面的深筋膜。剥离皮肤和脂肪皮下组织，电凝止血。止血并在受区表面覆盖一张潮湿的剖腹手术垫。

三、中厚皮片移植的原则（图 101-3）

【技术和解剖要点】

中厚皮片移植物适用于关闭那些不能一期缝合（或局部皮瓣修复）的组织缺损或覆盖切除后的烧伤伤口。切取一个理想厚度且整齐的移植皮片是一项重要技能。

总的来说，如果移植物切得较薄，供区再生的更快。当供区要反复取皮时，这些非常薄的皮片要首次使用。例如，身体大面积烧伤患者的治疗。由于移植物相对缺乏真皮胶原蛋白，因此切取的皮片易脆而且不如更厚的移植物那样外观好看。

如果移植物切得更厚，移植物将会含有更多的真皮胶原蛋白，而且更耐用，外观更好看。缺点是供区再生更慢也许会留瘢痕。

四、切取皮肤移植物（图 101-4）

【技术和解剖要点】

术者应该先熟悉需要用到的植皮刀。大多数植皮刀不是由电力驱动就是由空气驱动。植皮刀允许术者设定取皮宽度和厚度。确保刀片正确安装及植皮刀适宜的宽度和厚度。取皮的长度是由外科医生控制并由供区的面积决定的。

如果在特殊的病例里需要小型移植物，选择一个衣服可以遮住的供区。一个大而平的表面是非常理想的，因为大腿前面和侧面常作为供区。但是需要留意的是当患者穿短裤时该区域是可见的。当需要大量皮片移植时，应该利用所有可利用的供区甚至在供区重新长好之后再使用。

让一位助手施加压力（或者有时候用布巾钳将供区提起）以得到一个尽可能平的表面（图 101-4）。术者自己要处于一个舒服的位置以便取皮时好操作植皮刀，术者应向自己远端推植皮刀。如果需要的话可降低手术台的高度。

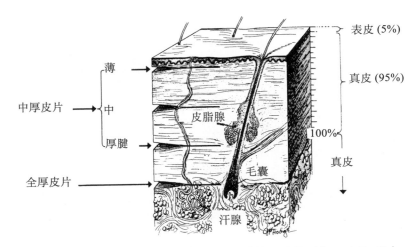

图 101-3　中厚皮片的深度（引自 Thorne CH，ed.Grabb and Smith's Plastic Surgery，6th ed. Philadelphia, PA：Lippincott Wolters Kluwer；2007）（已授权）

很多外科医师用无菌矿物油或者生理盐水润滑供区皮肤是植皮刀易于滑动。

将植皮刀放在供区附近并打开它。轻柔并稳定的推进植皮刀。一个常见的错误是把植皮刀向皮肤里推的过重以致推到了皮下组织。这是没有必要的。当你慢慢推进植皮刀时，你会看见一块颜色均匀（表示厚度均匀）的皮片从狭槽里出来（图101-4B）。你可能需要助手帮你把皮片从狭槽里拖出来以免卡住，但一般情况下是没必要的。

供区皮肤床应该是白色，有光泽且斑点状出血（图101-4C）。如果脂肪暴露，则说明皮片过厚。如果供区不出血，说明皮片过薄。

当术者切取了所需长度的皮片后，向上迅速提起植皮刀以终止取皮。或者取下取皮刀，将皮片截下来。

在供区表面覆盖一层湿润的剖腹手术垫。

将取下来的皮片小心的放在一块湿润的海绵上面，要注意保持皮片正确的朝向，否则皮片会死。

如果你不确定哪一面是皮片的活面，仔细观察皮片并注意一下细节（活面潮湿，死面网格状切颜色灰暗。活面常常有光泽并且呈白色，死面呈现正常皮肤的颜色。如果皮片足够厚，活面将向里卷，死面向外翻。最好是将皮片以正确的方向放在湿润的纱布上（比如活面朝下）。

止血后将活面用透气膜包裹（图101-4D）。

五、将移植物固定在受区（图101-5）

在愈合的初始阶段，移植物完全靠受区组织床渗透的氧气和营养存活。因此，移植物下方没有血液或血清积聚很重要。一个常用的方法是在移植物不同的地方穿孔并用某种压力将移植物固定和保护起来。

将移植物修剪整齐并用胶条、缝线或皮钉将它固定在供区。常用的方法是将皮片轻轻地覆盖于受区缺损处并将皮片缝合于皮肤上。

小的移植物（比如皮损切除后）可用过渡性支

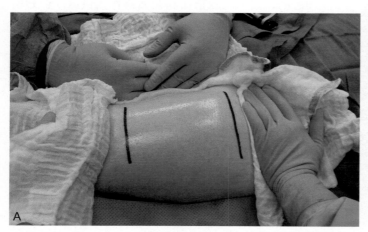
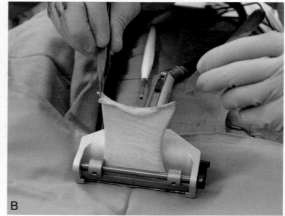
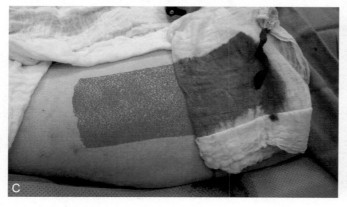
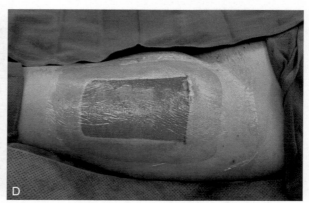

图101-4 中厚皮片

A. 标记供区，矿物油润滑，助手固定；B. 皮片应该呈半透明状并且颜色统一；C. 供区应该呈现均匀的斑点状出血；D. 供区应该封闭包裹以减轻疼痛。（图片来自 Wei F Chen MD，爱荷华大学卡弗医学院．）

撑垫加压包裹（图 101-5A）。为了固定过渡性支撑垫，可在移植物的边缘缝线留下较长的尾巴，然后将这些缝线在支撑垫上交叉打结（图 101-5B）。该支撑垫可用无菌泡沫并在泡沫上覆盖无菌凡士林纱布，或者无菌棉球用凡士林纱布包裹。这些棉球可用无菌矿物油浸润并拧干然后放入无菌凡士林纱布。这样可以使棉球更稳定并节不容易长细菌。

皮片也可以用弹性材料固定。一些外科医师倾向于使用一种商业真空吸引加压材料，特别是在平面不规则的供区表面上。

移植物贴附以后，血管会长入移植物，提供一个永久的附着和血供。这需要大概几周时间。即使移植物完全愈合并血管化之后依然会很脆弱，并将会持续至少 1 周。

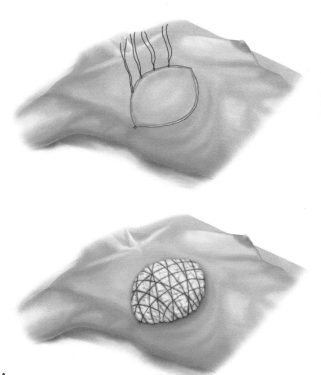

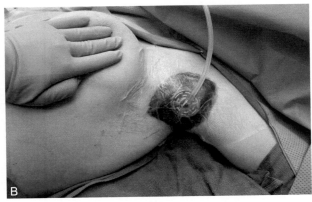

图 101-5　固定皮肤移植物的方法

A. 将皮肤移植物用过渡支撑垫固定在小的受区上（在根治性乳房切除术之后），注意到移植物被缝到完好的皮肤上，缝线的尾部留的很长，用这些尾部缝线将支撑垫交叉缝合压在皮片上（引自 Bland KI, Klimberg VS, eds. Master Techniques in General Surgery：Breast Surgery, Philadelphia, PA：Lippincott Williams & Wilkins；2010）（已授权）；B. 汗腺炎皮肤切除和植皮后用商用真空吸引器将皮片固定在腋区（图片来自 Wei F chem MD, University of Iowa Carver College of Medicine）.

（宋卫东　译校）

参考文献

1. Boyce ST, Kagan RJ, Greenhalgh DG, et al. Cultured skin substitutes reduce requirements for harvesting of skin autograft for closure of excised, full-thickness burns. *J Trauma.* 2006;60: 821–829.

2. Branski LK, Herndon DN, Pereira C, et al. Longitudinal assessment of Integra in primary burn management: A randomized pediatric clinical trial. *Crit Care Med.* 2007;35:2615–2623.

3. Harte D, Gordon J, Shaw M, et al. The use of pressure and silicone in hypertrophic scar management in burns patients: A pilot randomized controlled trial. *J Burn Care Res.* 2009;30: 632–642.

4. Llanos S, Danilla S, Barraza C, et al. Effectiveness of negative pressure closure in the integration of split thickness skin grafts: A randomized, double-masked, controlled trial. *Ann Surg.* 2006;244:700–705.

5. Orgill DP. Excision and skin grafting of thermal burns. *N Engl J Med.* 2009;360:893–901.

6. Papp AA, Usaro AV, Ruokonen ET. The effect of topical epinephrine on haemodynamics and markers of tissue perfusion in burned and non-burned patients requiring skin grafting. *Burns.* 2009;35:832–839.

7. Taylor GI. The blood supply of the skin. In: Thorne CH, ed-in-chief. *Grabb and Smith's Plastic Surgery.* 6th ed. Philadelphia, PA: Lippincott Wolters Kluwer; 2007:33–41, Chapter 4.

8. Thorne CH. Techniques and principles in plastic surgery. In: Thorne CH, ed-in-chief. *Grabb and Smith's Plastic Surgery.* 6th ed. Philadelphia, PA: Lippincott Wolters Kluwer; 2007:3–14, Chapter 4. (Excellent discussion of flaps as well.)

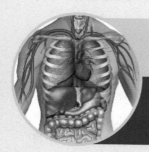

第 102 章

经跖骨截肢术和经趾骨截肢术

当患者有周围血管疾病的时候，经跖骨截肢和经趾骨截肢要求谨慎地挑选患者。当足远端发生坏疽、外伤和肿瘤时常行经跖骨截肢。可能需要在跖骨中段截掉部分足部或全足。本章将介绍标准的全跖骨截肢术，并在剩下的部分介绍部分跖骨截肢术。

外科住院医师教育委员会（SCORE™）将截肢术归类为"基本的、非常规的"手术操作。

手术步骤

经跖骨截肢术

在跖骨头水平切开；保留更长的足底皮瓣

分离软组织直至骨性结构

缝线结扎趾动脉或在截肢点将骨膜剥离器
　绑在干净的软组织上

在跖骨头以远分离跖骨

磨平骨端

分离跖腱膜保留软组织

小心止血和关闭伤口

经趾骨截肢术

在目标足趾基底部做网球拍状切口

将软组织从骨性结构清除

小心地将趾动脉移至旁边的足趾

在趾骨干中段离断趾骨

磨平骨端

小心止血并关闭伤口

解剖并发症

截肢水平不对导致的缺血

损伤相邻血管的趾动脉导致足趾缺血

结构列表

跖骨

趾骨

跗骨

骰骨

浅筋膜

足部深筋膜

跖腱膜

足背静脉弓

大隐静脉

小隐静脉

腓浅神经

腓深神经

腓肠神经

胫前动脉

足背动脉

第一跖背动脉

弓状动脉

足底外侧动脉

足底动脉弓

足背动脉弓

趾动脉

姆长伸肌

姆短伸肌

伸肌下支持带

趾长伸肌

趾短伸肌

第三腓骨肌

骨间肌（足背和足掌）

姆收肌

一、皮肤的切口和软组织的分离（图 102-1）

【技术要点】

做曲线切口，足底部切口要长于足背部切口。足底部皮肤更坚韧，拉起来之后能形成一个良好的皮瓣来覆盖跖骨头远端。在距骨头水平做切口（图102-1A）。分离软组织直至骨性结构。缝线结扎距动脉（图 102-1B）

【解剖要点】

分离足背部的皮肤和浅筋膜，暴露浅筋膜和深筋膜之间的表浅静脉和神经。浅静脉网的解剖变化较多，但是记住足背静脉弓的内侧段和外侧端分别是大隐静脉和小隐静脉的开端。足背静脉弓大致位于第五跖骨中间段。大隐静脉起于第一跖骨近端，小隐静脉起于骰骨上面。腓浅神经和腓肠神经的分支位置相对表浅并有可能相遇。腓浅神经支配大部分足背皮肤和足趾的感觉，第一、二趾之间区域的感觉（由腓深神经支配）除外。腓肠神经支配足外侧的皮肤感觉。这些神经在浅静脉上交叉穿行。

分离足背深筋膜以后，在分离动脉之前，可辨认和结扎胫前动脉的延续——足背动脉（如果必要的话）。足背动脉由腓深神经伴行，位于踇长伸肌腱的外侧然后转向伸肌下支持带的深面，踇短伸肌穿过其表面（图 102-1C）。在第一跖骨间区的近端，

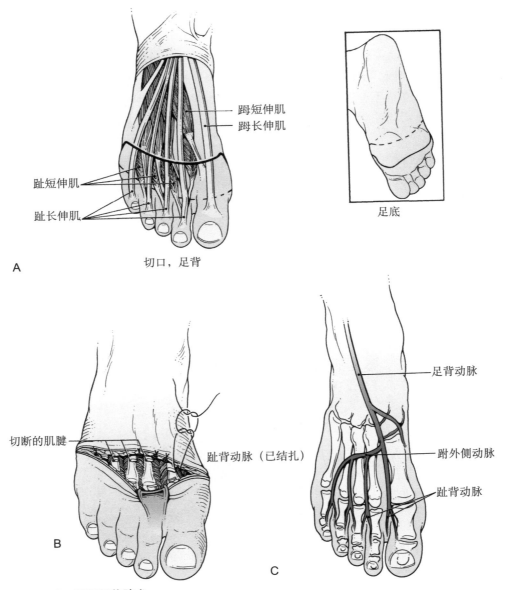

踇短伸肌
踇长伸肌
趾短伸肌
趾长伸肌

A　切口，足背

足底

切断的肌腱
趾背动脉（已结扎）

B

足背动脉
跗外侧动脉
趾背动脉

C

图 102-1　**经跖骨截肢术**
A. 皮肤切开；B. 软组织离断；C. 足背动脉分支

足背动脉转向足底，在该区域的骨间肌之间走行，然后与足底外侧动脉深支吻合，形成足底动脉弓。截肢时应考虑到足背动脉分支和第一跖背动脉。这条动脉在第一、二趾分叉水平分为两支，支配这两趾的相关区域。弓形动脉，足背动脉分支之一，位于固有伸肌肌肉组织的深面，发出三支剩下的跖背动脉，并穿过除第一跖骨以外所有跖骨的基底部。

除了足背的神经血管机构以外，需分离好几条伸肌或肌腱以顺利地到达骨膜。这些包括踇长伸肌腱、踇短伸肌腱、趾长、短伸肌腱。第三腓骨肌肌腱附着于第五跖骨基底部，并位于截肢平面近端。

二、离断跖骨并完成截肢（图 102-2）

【技术要点】

在截肢平面用骨膜剥离器将骨膜和软组织与骨膜分离（图 102-2A）。用气动骨锯或者骨刀就在跖骨头的下方将跖骨干净地离断。更倾向于使用气动骨锯因为它离断得更干净并且不会造成骨裂。如果术者使用骨刀，离断跖骨后需注意磨平跖骨干，用咬骨钳去除裂开的骨片。

注意在截肢水平不要撕脱肌肉，因为这样容易将软组织与骨分离从而造成无效腔。

迅速从后方离断肌腱和剩下的软组织以完成截肢。离断肌肉和附近的软组织（图 102-2B）。

冲洗残端并细心止血。

【解剖要点】

提起跖骨骨膜将会分离附着于这些骨骨干的起点和指点。这包括位于每个跖骨间区背面的四块背侧骨间肌，位于前述肌肉深面的掌侧骨间肌（第一跖骨间区没有掌侧骨间肌）。

接下来要从足背至足底分离足底软组织，首先要分离背侧和掌侧骨间肌，小趾固有足底肌（小趾短屈肌和小趾展肌）和大脚趾三块固有足底肌中的两块（踇短屈肌和踇收肌）。分离这些肌肉后将会暴露筋膜平面，在这个平面上有起于足底动脉弓（从最外侧跖骨间区至最内侧跖骨间区）的跖底动脉及足底内侧动脉。因为足底动脉弓位于近侧，因而跖底动脉和足底内侧动脉将会分离，这些动脉比较大需要结扎。与这些动脉伴行的趾神经（来自内侧和外侧足底神经）也需要分离。

在分离这些神经血管结构之后，需要离断踇收肌斜头、趾长屈肌腱和踇长屈肌腱（包括附着的蚓状肌）。这样会暴露含有足底内侧动脉分支和足底外侧神经分支的筋膜平面。这些分支都是感觉神经。离断这些神经及相关结缔组织将暴露趾短屈肌，这是最后一条需要离断的肌肉。在离断这些肌肉后，

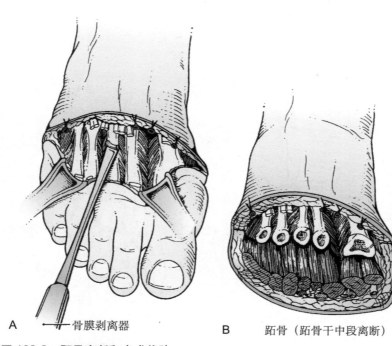

A 骨膜剥离器   B 跖骨（跖骨干中段离断）

图 102-2　跖骨离断和完成截肢

A. 剥离骨膜；B. 完成截肢（前面皮瓣向后拉以清楚地显示跖骨）

将暴露跖腱膜（深筋膜的一种）的深面。跖腱膜、浅筋膜和足底皮肤紧密相连，由于这些层面没有主要的血管结构，可以恣意离断。

三、截肢伤口的关闭（图 102-3）

【技术和解剖要点】

用可吸收缝线间断缝合关闭截肢伤口。修剪皮瓣使不出现"狗耳朵"，这样皮瓣缝合起来之后没有

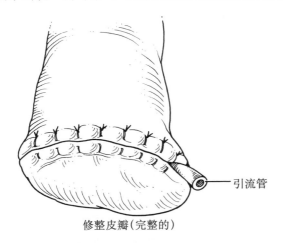

引流管

修整皮瓣（完整的）

图 102-3　截肢伤口的关闭，可放置引流

张力，如果皮瓣缝合后有张力，截去部分多余的跖骨后再缝合。

仔细估算皮肤长度，小心处理皮肤的边缘以免是使创伤组织出现缺血。必要时在皮瓣下防止引流。

四、部分经跖骨截肢和趾骨截肢（图 102-4）

【技术要点】

当 1～2 个足趾受到影响而剩下的足趾可以挽救的时候偶尔可行部分经跖骨截肢。可以做开放性手术或者闭合性手术，但是一般做开放性手术。

皮肤切口沿着两个跖骨干之间的中线下行然后绕过跖骨头。足底皮瓣要比足背皮瓣留得长。

将趾动脉移至相邻的需要保留的足趾很重要。如果该动脉结扎或创伤，该足趾有可能进展为缺血。

清理跖骨头的骨膜，在跖骨干中段离断跖骨。伤口的关闭和完全经跖骨截肢一样。

皮瓣要么打开让它长肉芽组织然后二期关闭，要么用中厚皮片移植关闭。该方式较慢需要术后小心的护理伤口。但是足部出现感染的时候这样可以挽救部分足部，特别是当感染消退的时候动脉血流

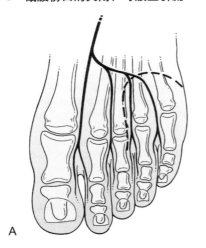

A

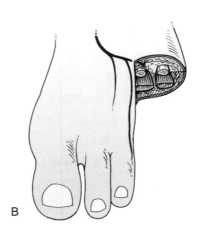

B

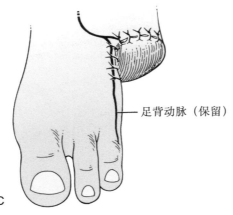

足背动脉（保留）

C

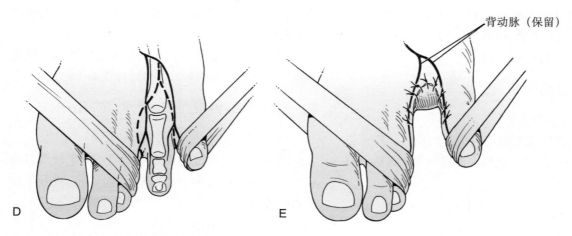

背动脉（保留）

图 102-4　部分经跖骨截肢和经趾骨截肢

A. 部分经跖骨截肢的切口轮廓标记；B. 截肢过程中足背动脉的保留；C. 完全经趾骨截肢强调趾背动脉的保留；D. 经趾骨截肢—皮肤切口（虚线）；E. 完全经趾骨截肢显示趾背动脉的保留

会增加。

只需要移除一根足趾的时候可行经趾骨截肢。在受影响足趾的基底部画网球拍状切口轮廓，如前所述离断软组织。在跖骨干中段离断跖骨。在这种情况下，用骨刀会更安全，因为骨刀更精确而且所需操作空间更小。用咬骨钳使跖骨骨端变平滑。逐层关闭切口。

【解剖要点】

记住趾背动脉和趾足底固有动脉都存在，而且趾足底固有动脉更大。趾背动脉和趾足底固有动脉分别是趾背动脉和趾底动脉的分支。趾动脉起于趾间远端，因此从总体上看应该保留趾动脉，仅结扎和离断供应需要移除的那根足趾的趾动脉。

（宋卫东　译校）

参考文献

1. Chang BB, Jacobs RL, Darling RC III, et al. Foot amputations. *Surg Clin North Am.* 1995;75:773–782. (Discusses alternatives, emphasizing management of patients with peripheral vascular disease.)
2. Clark N, Sherman R. Soft-tissue reconstruction of the foot and ankle. *Orthop Clin North Am.* 1993;24:489–503. (Presents thorough discussion of management options for trauma.)
3. DeCotiis MA. Lisfranc and Chopart amputations. *Clin Podiatr Med Surg.* 2005;22:385–393. (Presents alternatives to standard levels of amputation.)
4. Early JS. Transmetatarsal and midfoot amputations. *Clin Orthop Relat Res.* 1999;361:85–90. (Discusses patient selection, technique, alternative approaches.)
5. Faglia E, Clerici G, Caminiti M, et al. Feasibility and effectiveness of internal pedal amputation of phalanx or metatarsal head in diabetic patients with forefoot osteomyelitis. *J Foot Ankle Surg.* 2012;51:593.
6. Ger R, Angus G, Scott P. Transmetatarsal amputation of the toe: An analytic study of ischemic complications. *Clin Anat.* 1999;12: 407–411.
7. Kono Y, Muder RR. Identifying the incidence of and risk factors for reamputation among patients who underwent foot amputation. *Ann Vasc Surg.* 2012;26:1120.
8. Little JM. Transmetatarsal amputation. In: Malt RA, ed. *Surgical Techniques Illustrated: A Comparative Atlas.* Philadelphia, PA: WB Saunders; 1985:578.
9. Stone PA, Back MR, Armstrong PA, et al. Midfoot amputations expand limb salvage rates for diabetic foot infections. *Ann Vasc Surg.* 2005;19:805–811.
10. Wagner FW. The Syme amputation. In: American Academy of Orthopaedic Surgeons. *Atlas of Limb Prosthetics: Surgical and Prosthetic Principles.* St. Louis: CV Mosby; 1981:326. (Provides a clear description of an alternative to below-knee amputation in selected patients.)
11. Wheelock FC. Amputation of individual toes. In: Malt RA, ed. *Surgical Techniques Illustrated: A Comparative Atlas.* Philadelphia, PA: WB Saunders; 1985:582.
12. Wheelock FC. Transmetatarsal amputation. In: Malt RA, ed. *Surgical Techniques Illustrated: A Comparative Atlas.* Philadelphia, PA: WB Saunders; 1985:572.

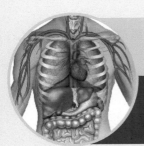

第 **103** 章

膝下截肢术

大部分的截肢是由于肢体缺血。截肢平面的选择需要成熟的判断力。虽然尽可能挽救足够长的肢体很重要，但是如果初次截肢平面选择太低，会导致患者二次截肢，因此通常截肢平面选择在较高水平。章后的参考文献中讨论了在截肢点的选择和一些一般试验的有效性方面所要考虑的一些因素。

当因肢体缺血需要实施膝下截肢时，原则上残肢应该足够长以便能安装假肢，但是通常这一可行性通常会为了避免二次截肢手术而放弃。因肢体创伤而需要行膝下截肢时，在动脉供血正常的情况下，截肢点可以选择在一个较低水平。

在本章中，描述了因肢体缺血而需要施行的膝下截肢标准手术方法。章后的参考文献中详细地介绍了其他可替代的手术方法，包括肢体肿瘤或者肢体创伤所致的截肢。

外科住院医师教育委员会（SCORE™）将膝下截肢归类为"基本的、非常规的"手术操作。

手术步骤	结构列表
皮肤切口后面的皮瓣比前面长	胫骨
在前方和外侧切开，不在后方切开，减少失血	胫骨结节
尽可能保留肢体的长度	腓骨
大隐静脉结扎和离断	大隐静脉
向胫前离断所有的软组织，并通过外侧肌筋膜	小隐静脉
	隐神经
剥除胫骨周围的骨膜	腓总神经
皮肤切口上方 1～2cm 离断胫骨	浅筋膜
胫骨离断处上数厘米离断腓骨	深筋膜
锉平残端，使胫腓骨末端光滑	骨间膜
缝合、结扎并离断胫骨后动、静脉	腓肠肌
清理、离断腓总神经，使其可以回缩	比目鱼肌
设计小腿后方的皮瓣	胫骨前肌
完成后部皮肤切口	趾长伸肌
结扎和离断小隐静脉	拇长伸肌
得到止血及修整好的皮瓣	腓骨长肌
分层缝合	胫骨后肌
	跖肌肌腱
解剖并发症	*胭动静脉*
残肢缺血	胫前动静脉
神经瘤形成	胫后动静脉
	腓动静脉

一、皮肤切口和皮瓣设计（图103-1）

【技术要点】

设计皮肤切口，后面能形成长皮瓣。后皮瓣的长度大约相当于大腿的横径。由于皮瓣过长可以修剪，因此建议初次切取较长的皮瓣。离断胫骨前的少量软组织。拟在胫骨结节下约四横指处切断胫骨。如果是因为肢体创伤而需要截肢，残肢应较长为宜。一般而言，如果是因为肢体缺血而需要截肢时，残肢较短较为理想。

在前切口的内侧面找到并结扎大隐静脉。向下至胫骨前分离所有软组织，并且通过外侧肌筋膜。

为了减少失血，此处不应该做皮肤的后切口。

【解剖要点】

胫骨离断大约在胫骨结节下四横指处，大致相当于小腿的最大周径水平。在此处，大隐静脉和伴行的隐神经位于浅筋膜内，正好在胫骨内侧缘的后方，即覆盖比目鱼肌胫骨起点的筋膜。大隐静脉前方的浅筋膜内没有重要的结构。胫骨的前内侧面正好位于浅筋膜深面。因此，胫骨的前缘是一个非常实用的标志，并且胫骨前缘的暴露无须离断肌肉。

在胫骨前缘的外侧，覆盖小腿前间隔肌肉的深筋膜必须切开。在通常截肢水平，与胫骨关系最为密切的肌肉是胫骨前肌；胫骨前肌的后方是趾长伸肌的肌腹。如果采取低位膝下截肢，在胫骨前肌和趾长屈肌之间可能会见到踇长屈肌肌腹。

当筋膜切至后外侧时，可以见到形成外侧筋膜间室前壁的前肌间隔。外侧筋膜间室的深筋膜的分离后暴露腓骨长肌肌腹。后肌间隔将外侧筋膜室的肌肉和后筋膜室的肌肉分开，应在后肌间隔可视的情况下继续切开周围深筋膜。

二、离断胫骨和腓骨（图103-2）

【技术要点】

用骨膜剥离器剥离胫骨周围的骨膜。在皮肤切口上1～2cm用气动骨锯切断胫骨。如果没有气动骨锯，也可以用吉格利（Gigli's）线锯。为了避免胫骨前形成锋利的边缘损伤残肢，切断胫骨时应与胫骨前缘上部呈锐角。

在胫骨近端数厘米切断腓骨，用骨骼切断工具很方便，这样腓骨末端能位于残端以上的软组织内。用咬骨钳仔细打磨腓骨末端并在胫骨离断后取出术区全部的碎骨片。

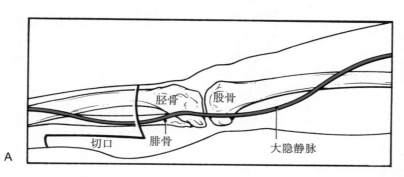

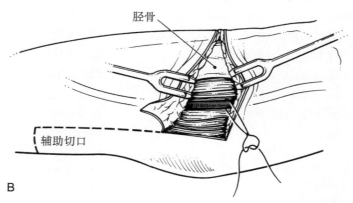

图103-1　切口及皮瓣的游离

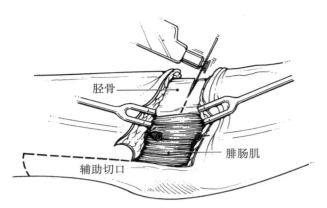

图 103-2　胫、腓骨的离断

【解剖要点】

胫骨前内侧贴近皮肤，因此从前内侧剥离胫骨骨膜不需要切断任何肌肉。然而暴露腓骨，需要切断或者分离前筋膜室内趾长伸肌、外侧筋膜室内腓骨长肌和后筋膜室内胫骨后肌的起始部。暴露腓骨时，要注意避免引起此区域血管的无意损伤。胫骨前动静脉在骨间膜前部与腓骨紧密相邻。胫骨后动静脉及腓动静脉位于后浅筋膜室和后深筋膜室之间，即位于比目鱼肌的深面和胫骨后肌的浅面。腓动静脉与腓骨紧密相邻。

三、完成截肢（图 103-3）

【技术要点】

在胫骨后方，找到胫骨后动静脉并结扎。找到腓总神经结扎、离断，并且使其能回缩至残肢深处。

在深屈肌筋膜室内，找到并结扎深部血管。这些神经血管的数量和确切位置受截肢水平和胫骨前动脉、胫骨后动脉和腓动脉三个腘动脉分支位置的影响。与胫骨后动静脉伴行的胫神经必须结扎并且在有张力的情况下切断。

开发含有比目鱼肌的后皮瓣。经小腿外侧切断后肌间隔进入腓肠肌和比目鱼肌之间的平面。此平面位于比目鱼肌和腓肠肌之间，通常缺乏血管，因此能迅速地钝性分离。有必要从内侧和外侧切开共同固定比目鱼肌和腓肠肌的筋膜。

完成后部的皮肤切口。找到并结扎小隐静脉。切断比目鱼肌和皮肤切口水平残留的软组织，完成截肢。

【解剖要点】

胫骨前血管通过近端胫腓下的骨间膜上的开口进入前筋膜室。为了暴露这些血管，胫骨前肌、趾

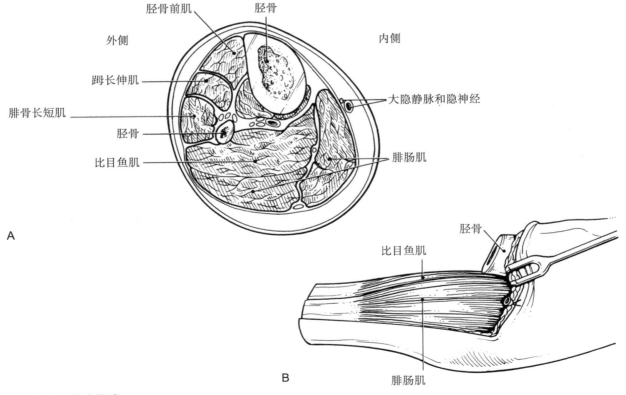

图 103-3　完成截肢

长伸肌和蹈长伸肌作为截肢必要成分应该被切断。在前筋膜间隔与这些血管伴行的神经是腓总神经的分支——腓深神经。在此处无须切断腓深神经因为接下会将腓总神经切断。

在腓骨长肌深面找到位于腓骨头下方环绕腓骨外侧面的腓总神经。向近端追踪腓深神经找到支配腓骨肌群的腓浅神经分支点，可以通过此方法寻找腓总神经。腓总神经应在此分支点近端离断。如果腓骨长肌在早期没有切断，那么应该在腓总神经离断后切断腓骨长肌。

在前筋膜间隔和外侧筋膜间隔的肌肉、神经和血管切断后，应该找到并切断后筋膜间隔内的神经血管。在胫骨切断水平，应在胫骨后肌切断后找到与胫神经或者腓动静脉伴行的胫后血管。在深横筋膜的深（前）面找到这些神经血管，深横筋膜将后筋膜室分隔为后侧浅室和后侧深室。

在切断后筋膜室内的神经血管和胫骨后肌后，剩下与近端小腿相连的远端结构是跟腱、小腿后侧筋膜、浅筋膜及皮肤。腓肠肌和比目鱼肌之间的间隙缺乏血管。在浅筋膜上或小腿中部的深筋膜室内上行的小隐静脉常经腓肠肌的内外侧头之间汇入膝关节后部的腘静脉。当腓肠肌和比目鱼肌间隙被打开后，可以在比目鱼肌浅面见到由外侧向内侧走行的跖肌腱。

四、残肢闭合（图 103-4）

【技术和解剖要点】

仔细冲洗残端并彻底止血。如果胫骨骨髓腔出血，用骨蜡封闭骨髓腔止血。在止血的前提下尽量使用最小剂量的骨蜡，因为骨蜡可能引起机体的异物反应及潜在感染的风险。向上提起后皮瓣并使之与前皮瓣缝合。修剪皮瓣使缝合后的皮瓣不会出现"狗耳朵"样表现。先用 2-0 可吸收缝线间断关闭筋膜。

然后关闭皮下组织和皮肤。缝合皮肤时要小心避免损伤皮肤，粗糙缝合影响皮瓣的愈合，尤其是

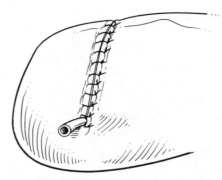

图 103-4　残肢闭合

皮肤缺血。在皮肤切口边缘小心地放置引流管引流。

仔细包扎残端。舒适的后夹板能防止膝关节屈曲挛缩。肢体缺血时勿使用绷带。

（宋卫东　译校）

参考文献

1. Allcock PA, Jain AS. Revisiting transtibial amputation with the long posterior flap. *Br J Surg.* 2001;88:683–686. (Reaffirms value of technique.)
2. Dwyer AJ, Paul R, Mam MK, et al. Modified skew-flap below-knee amputation. *Am J Orthop.* 2007;36:123–126. (Alternative to traditional long posterior flap.)
3. Frykberg RG, Abraham S, Tierney E, et al. Syme amputation for limb salvage: Early experience with 26 cases. *J Foot Ankle Surg.* 2007;46:93.
4. Kaufam JL. Alternative methods for below-knee amputation: Reappraisal of the Kendrick procedure. *J Am Coll Surg.* 1995;181: 511–516.
5. Morgan K, Brantigan CO, Field CJ, et al. Reverse sural artery flap for the reconstruction of chronic lower extremity wounds in high-risk patients. *J Foot Ankle Surg.* 2006;45:417–423. (Alternative to avoid amputation in highly selected patients.)
6. Rush DS, Huston CC, Bivins BA, et al. Operative and late mortality rates of above-knee and below-knee amputations. *Am Surg.* 1981;47:36.
7. Smith DG, Fergason JR. Transtibial amputations. *Clin Orthop Relat Res.* 1999;361:108–115. (Reviews alternative techniques and outcomes.)
8. Song EK, Moon ES, Rowe SM, et al. Below knee stump reconstruction by turn-up technique: Report of 2 cases. *Clin Orthop Relat Res.* 1994;307:229–234.
9. Wheelock FC, Little JM, Dale WA, et al. Below knee amputation. In: Malt RA, ed. *Surgical Techniques Illustrated: A Comparative Atlas.* Philadelphia, PA: WB Saunders; 1985:544.
10. Winburn GB, Wood MC, Hawkins ML, et al. Current role of cryo-amputation. *Am J Surg.* 1991;162:647–650. (Describes temporizing maneuver in infected cases.)
11. Yu GV, Schinke TL, Meszaros A. Syme's amputation: A retrospective review of 10 cases. *Clin Podiatr Med Surg.* 2005;22:395–427.

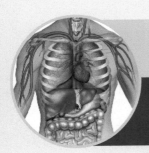

第 **104** 章

膝上截肢术

当因为外伤或者缺血性损伤程度而无法保留膝关节时，就需要采取膝上截肢。原则上保留的残肢越长越好。但常受膝上皮肤和软组织情况这一因素的限制。如果对皮下软组织坏疽或感染程度判断不明确，尽量行低位截肢，让残肢开放。当感染得到控制后再行处理残肢。

外科住院医师教育委员会（SCORE™）将膝上截肢归类为"基本的、非常规的"手术操作。

手术步骤

对称"鱼嘴形"切口，肢体暴露越长越好

找到并结扎大隐静脉

离断大腿前内侧肌肉暴露股动静脉

分别结扎并离断股动静脉

切断剩余的肌肉，暴露股骨

用骨膜剥离器剥除截肢点的骨膜

锯断股骨，锉平残端

结扎并离断股深动静脉

切断坐骨神经并使其回缩

切断剩余的肌肉和软组织

彻底止血

分层关闭缝合切口

解剖并发症

反复缺血

神经瘤

结构列表

大腿浅筋膜

阔筋膜（大腿深筋膜）

髂胫束

外侧肌间隔

前内侧肌间隔

后内侧肌间隔

股神经

闭孔神经

坐骨神经

隐神经

股静脉

大隐静脉

小隐静脉

腘静脉

股动脉

股浅动脉

股深动脉

腘动脉

臀下动脉

坐骨动脉

股骨

收肌管（hunt 管）

长收肌

短收肌

内收肌

股薄肌

半膜肌

半腱肌

臀大肌

缝匠肌

阔筋膜张肌

股二头肌

股四头肌

股外侧肌

股内侧肌

股中间肌

股直肌

一、患者体位和设计皮瓣（图 104-1）

【技术要点】

患者仰卧位，患腿自由放置并能外旋，方便更好地暴露大隐静脉和深层结构。大腿前后设计对称性"鱼嘴样"皮瓣。前后皮瓣的形状和长度大致相同。精准设计"鱼嘴样"皮瓣，避免影响皮瓣末端的血供。

按事先皮瓣设计线切开皮肤，切口深达肌群表面的筋膜。找到并结扎位于前皮瓣内侧部的大隐静脉。锐性切开筋膜。

【解剖要点】

大隐静脉及其分支是大腿浅筋膜的唯一重要结构。大隐静脉从髌骨内侧下方 8cm 或 10cm 处到耻骨结节水平外侧 4cm 处之间的部分呈线状走行。需要注意的是，大隐静脉及其各大分支均走行于浅筋膜深浅层之间。小隐静脉和大隐静脉之间常存在一个较大的交通支围绕大腿内侧斜向上走行；其余的较大分支在其前内侧汇入大隐静脉。大隐静脉系统有一个相当常见的变异是在大腿较远端有两条大隐静脉，因此在截肢时需要另行结扎。在这种变异中，两条大隐静脉均位于浅筋膜层内，一条位于另外一条的深面。

大腿的深筋膜（即阔筋膜）整体厚薄不等。在大腿近端尤其在外侧由于髂胫束加强而增厚，髂胫束事实上是阔筋膜张肌和臀大肌的扁长腱性纤维并向下止于胫骨外侧髁。另外，阔筋膜在远端膝关节处分别经外侧股二头肌、内侧缝匠肌及前方股四头肌的纤维参加而增厚。

二、切断前部肌肉和股动静脉（图 104-2）

【技术要点】

锐性切断缝匠肌、股直肌和股外侧肌。股动、静脉位于缝匠肌和股外侧肌之间被软组织包围。肌肉切断后在内侧面可以显露出来。最安全的方法是先切断位于股骨正前方的肌肉，然后逐步切断大腿内侧肌肉，找到并避免损伤股动静脉。依次缝扎及切断血管，切断余下大腿内侧肌肉，暴露股骨内侧面后处理大腿后部。

在大腿外侧，没有重要的血管和神经结构，切断股外侧肌和股间肌可暴露股骨。

【解剖要点】

大腿筋膜室概念体系有助于想象整个手术。在大部分膝上截肢水平有三个骨筋膜室，每个骨筋膜室被肌间隔分开。前筋膜室以外侧肌间隔和前内侧肌间隔为界；外侧肌间隔位于股外侧肌和股二头肌短头之间，附着于阔筋膜和股骨粗线；前内侧肌间隔位于股内侧肌和内收肌群之间，也附着于阔筋膜和股骨粗线；前筋膜室内有缝匠肌和股四头肌，均由股神经支配，股四头肌包括四个头，分别称之为股外侧肌、股内侧肌、股中间肌和股直肌。内侧筋膜室或收肌筋膜室的前界为前内侧肌间隔，理论上，后界为位于大收肌和股后肌群之间的后内侧肌间隔；内侧筋膜室内有（截肢水平）长收肌、短收肌、大收肌和股薄肌，均由闭孔神经支配。后筋膜室以外侧肌间隔和后内侧肌间隔为界，包含半膜肌、半腱肌和股二头肌，由坐骨神经支配。第四个筋膜室内包含由臀神经支配的臀大肌和阔筋膜张肌，在典型的截肢术很少涉及此筋膜室内的神经肌肉结构。

缝匠肌起源于髂前上棘，斜向内下方，经膝关节内侧，止于胫骨上端内侧面。在大腿近端 1/3，缝匠肌位于股动静脉和股神经的外侧，构成股三角的外侧界；在大腿中部 1/3，缝匠肌构成收肌管（缝匠肌下管或 Hunter 管）的前壁，收肌管是一个三角形的肌间管道，外侧肌是股内侧肌，内侧界是长收肌和大收肌，收肌管内有股浅动静脉、隐神经和股神经股内侧肌支。

在股四头肌中股直肌位于最前方，股直肌起于髂前下棘和髋臼上方的浅沟。顾名思义，股直肌竖

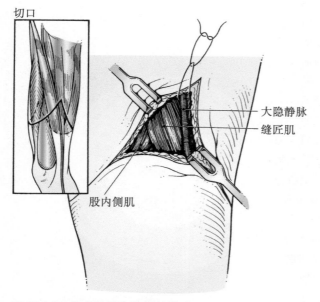

切口

大隐静脉
缝匠肌

股内侧肌

图 104-1　患者体位和皮瓣的游离

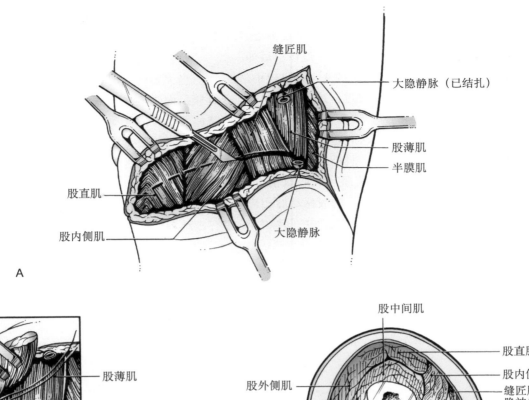

图 104-2　前部肌肉和股血管的离断

A. 结扎切断大隐静脉后，切断缝匠肌、股直肌和股内侧肌暴露股动静脉；B. 暴露并准备结扎股动静脉；C. 断层结构

直向下走行，经髌韧带止于胫骨结节。在大腿上部 1/3，股直肌位于缝匠肌深面；在大腿中部 1/3，位于缝匠肌的外侧；在大腿下部 1/3，股直肌紧邻股内侧肌的外侧。

股外侧肌位于股直肌外侧，起于转子间线、大转子、臀肌粗隆外侧端和股骨粗线外侧唇的上半部。在股四头肌中，股外侧肌体积最大，它位于股中间肌的浅面，近端位于阔筋膜张肌的深面。股外侧肌的肌纤维向内下移行为腱膜和肌腱，最终成为髌韧带的一部分。

股内侧肌起于股骨粗线内侧唇，在大腿中段 1/3 位于缝匠肌深面，在大腿远端 1/3 位于缝匠肌和股直肌之间。与股外侧肌一样，股内侧肌位于部分股中间肌的浅面。从其较长的起始处开始，它的肌纤维向外下方移行为腱膜和肌腱，最终也成为髌韧带的一部分。除此之外，股内侧肌还构成收肌管的外界。

位于前筋膜室内需要被切断还有股中间肌。股中间肌位置较深、形态较薄，起始于近端 2/3 股骨干的前面和外侧面。肌纤维向前下方移行为股四头肌肌腱的深部。

切断内侧筋膜室内的肌肉时需要保护收肌管内的结构。如果截肢点位于大腿中部或以上水平，会包括位于股动脉外侧的股神经股外侧肌支。

在膝上任何截肢水平，内侧筋膜室内的股薄肌和大收肌均会被切断。股薄肌是内侧筋膜室内最表浅的肌肉，起于耻骨坐骨支，止于缝匠肌止点后方的胫骨内侧面。大收肌也起源于耻骨坐骨支和坐骨结节，自起点呈扇形分散止于整个股骨粗线内侧唇、股骨内侧髁上线和收肌结节。大收肌止点的腱膜有5个开口，最远的开口大约位于大腿中远 1/3 交界处，称之为收肌腱裂孔。股动脉、腘静脉穿过该孔后即分别改名为腘动脉、股静脉，近端的 4 个开口较小，有股深动脉的分支及其终末支通过。这 4 个开口位于长收肌后方，其中最远的开口位于大腿中间水平。

当截肢点大股骨近侧 1/3 以上时，需要切断长收肌。长收肌起源于耻骨体部，肌纤维呈扇形分散止于股骨粗线。长收肌位于短收肌和大收肌前方，闭孔神经前支、应闭孔动脉及下方的股深动脉相应的分支位于长收肌和其后方的收肌群之间的间隙内。

三、离断股骨并完成截肢（图 104-3）

【技术要点】

当大腿的肌肉切断后，用骨膜剥离器环形剥离骨膜。向近端牵拉残肢的肌肉和软组织使其回缩，暴露股骨并用气动骨锯或者 Gigli's 线锯斜行锯断股骨。为了使股骨前面比后方短，应呈一定的角度锯断股骨，用骨锉打磨断端股骨，如果骨髓腔内渗血，用骨蜡止血。

锯断股骨时可能会遇见紧邻股骨的股深动静脉，仔细地剥离骨膜时应提起这些血管并结扎。

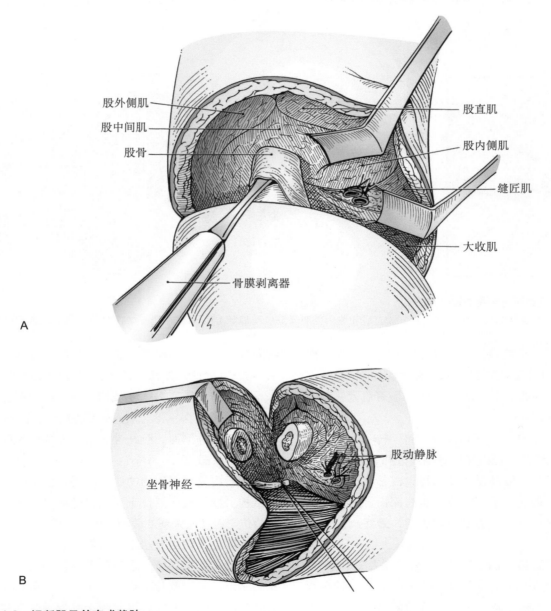

图 104-3　锯断股骨并完成截肢
A. 结扎并切断股动静脉后，用骨膜剥离器剥离近端股骨的骨膜；B. 切断坐骨神经

坐骨神经位于大腿后内侧的股二头肌和半腱肌之间，用不可吸收线结扎后在张力下整齐切断坐骨神经，使其回缩至残肢内。

迅速切断剩余的肌肉和软组织，用压迫止血的方法暂时止血，在截肢完成后再行彻底的止血比较容易。

【解剖要点】

在锯断股骨后，应切断大腿后筋膜室内的组织。如果截肢点位于收肌腱裂孔的远端，将遇到腘动静脉，不同的截肢点腘动静脉结构不同。坐骨神经位于腘动静脉的后内侧，截肢水平较低时，则可见到内侧的胫神经和外侧腓总神经。在大腿的更远端，坐骨神经位于股二头肌后外侧的结缔组织内。在较上的水平，股二头肌长头（起源于坐骨结节）向后方跨过坐骨神经与股二头肌短头（起源于股骨粗线大部分外侧唇）汇合止于股骨外侧髁和腓骨头。应当指出坐骨神经与细长的坐骨动脉伴行，坐骨动脉通常是臀下动脉的一个分支，坐骨动脉是肢体原始轴心动脉近端部分，有时也能成为下肢的重要供血动脉。

切断位于后筋膜室内的其他 2 块肌肉，完成截肢。

位于后内侧的这 2 块肌肉彼此在结构上和功能上密切相关。两者之中半腱肌位置较浅，和股二头肌长头腱共同起于坐骨结节，肌腹呈肉梭状，于大腿中部以圆形肌腱止于缝匠肌和股薄肌止点后方的胫骨内侧面。另一块肌肉是半膜肌，以扁平的肌腱起源于坐骨结节并迅速形成腱膜，大约在大腿中部，肌纤维形成半膜肌肌腹，这些纤维在远端腱膜近膝关节处轻度汇集并移行为结构复杂的肌腱，然后止于胫骨内侧髁。

四、关闭残肢（图 104-4）

【技术和解剖要点】

检查残肢是否彻底止血，冲洗残肢去除碎骨片和异物，用 2-0 的可吸收缝线（薇乔缝线）间断缝合肌肉和筋膜。

修剪前后皮瓣使其对合后无"狗耳朵"结构及无张力，如果皮瓣有张力，通过缩短股骨来调整。间断缝合关闭皮肤并软性包扎残肢。

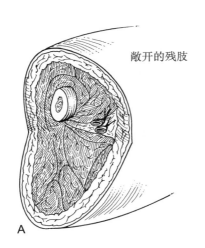
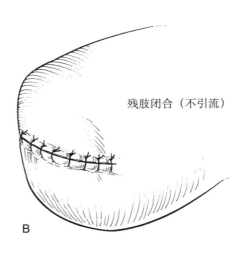

图 104-4　残肢闭合
A. 残端关闭前的胫骨和结扎的血管；B. 关闭残端皮肤，不放置引流

（宋卫东　译校）

参考文献

1. Berardi RS, Keonin Y. Amputations in peripheral vascular occlusive disease. *Am J Surg*. 1978;135:231.
2. Burgess EM. General principles of amputation surgery. In: American Academy of Orthopaedic Surgeons. *Atlas of Limb Prosthetics: Surgical and Prosthetic Principles*. St Louis: CV Mosby; 1981:14.
3. Gottschalk F. Transfemoral amputation: Biomechanics and surgery. *Clin Orthop Relat Res*. 1999;361:15–22. (Presents excellent review.)
4. Medhat MA. Rehabilitation of the vascular amputee. *Orthop Rev*. 1983;12:51.
5. Morse BC, Cull DL, Kalbaugh C, et al. Through-knee amputation in patients with peripheral arterial disease: A review of 50 cases. *J Vasc Surg*. 2008;48:638. (An attractive alternative in selected patients.)
6. Shea JD. Surgical techniques of lower extremity amputation. *Orthop Clin North Am*. 1972;3:287.
7. Wheelock FC, Dale WA, Jamieson CW, et al. Above-knee amputation. In: Malt RA, ed. *Surgical Techniques Illustrated: A Comparative Atlas*. Philadelphia, PA: WB Saunders; 1985:528.

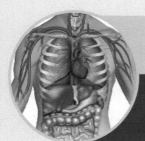

第 **105** 章

大隐静脉结扎、抽剥和切取术

Amir F. Sleiman and Jamal J. Hoballah

本章内容先后讲述大、小隐静脉曲张剥除术和用于血管重建的隐静脉导管切取术。

大隐静脉和小隐静脉的主干及其分支可以形成浅静脉功能不全和静脉曲张，静脉曲张可无症状或多种临床症状，如下肢沉重、瘙痒或灼烧感及静脉淤滞性溃疡。弹力袜套压迫常作为首选治疗，但是症状持续存在。尤其在炎热的夏天，患者依从性较差并且影响腿部的美观，因此很多患者寻求其他的治疗方法。本章所讲述的外科手术治疗，经临床证明是一种有效的治疗方法。手术主要原则是在手术切口下尽可能小的情况下切除所有的曲张静脉，减少并发症。采用射频导管或者激光导管行血管内消融，是一种很受欢迎的微创手术，并且可在局部麻醉和中度镇静的情况下在诊所内实施。但是隐静脉扩张程度较重或者位置表浅时，大部分患者选择手术切除。

通常采用静脉剥除器从一端朝另一端剥除隐静脉，常选择从远端向近端剥除以免卡住静脉瓣，结扎远端静脉并将剥除的静脉切断、抽出。静脉分支通常在非常小的切口下将其分支夹闭或者扯断，即所谓的点式抽剥术或点式静脉切除技术。大隐静脉剥除的方向是从距小腿关节至腹股沟，由于大隐静脉与隐神经伴行，此法可引起隐神经的损伤，导致小腿内侧和足内侧缘皮肤感觉丧失。除此之外，在腿部主要功能不全的静脉常常是后弓状静脉而非隐静脉，因此建议剥除正膝下水平至腹股沟的大隐静脉。手术治疗复发率最低的方法是剥除隐静脉及其有关分支。

曲张的静脉常常只发生于静脉的分支，而静脉主干相对正常或者管径稍细，如果此时剥除静脉主干，患者在未来需要进行下肢血管重建术或者冠状动脉重搭桥时，将无法使用隐静脉主干作为重建的导管材料，因此一些外科医师建议当静脉曲张局限于静脉的分支，并且多普勒超声显示大隐静脉主干没有明确反流时，应保留隐静脉，采用点式抽剥的方法剥除曲张的静脉。如果多普勒超声证实隐静脉主干功能不全，则还需要在隐 - 股结合部结扎、切断大隐静脉。

外科住院医师教育委员会（SCORE™）将静脉曲张切取术归类为"基本的、非常规的"手术操作。

手术步骤

大隐静脉剥除术

在股动脉搏动点内侧 1cm 的腹股沟折痕中心做 3 ~ 4cm 的横行切口

如果有术前静脉体表标识，在静脉上方沿标识线正中做切口

清理隐 - 股结合部

结扎、切断汇入此处的所有静脉

在隐 - 股结合部远端 2cm 结扎、切断大隐静脉

用 2-0 丝线缝扎隐 - 股结合部

膝下数厘米标识的大隐静脉上 1cm 的切口

结扎静脉远端

从远端引导剥除器至腹股沟，并在腹股沟

处大隐静脉末端退出

在剥除器远端使用卵圆探头，充分固定以
　确保安全

拉剥除器，从腹股沟切口出抽出静脉和剥
　除器

如果要剥除踝关节处的隐静脉，在内踝前
　上方 1cm 处做小切口

找到并保护隐神经

导入剥除器，和上述步骤一样取出静脉

冲洗切口并缝合

用敷料加压包扎

穿通静脉曲张点式抽剥术

患者处站立位，标识所有静脉分支

沿穿通静脉一侧用尖刀片挑切 2 ~ 3mm 的
　微小切口

经微小切口导入钩针，钩起穿通静脉

夹住一段穿通静脉，将其切断

尽可能扯断每一段穿通静脉

切取大隐静脉行逆向或非逆向分流术

在静脉上方做小切口（术前做静脉体表标
　识）

或者在内镜下切取大隐静脉

在静脉充盈的情况下结扎所有静脉分支

用冷冻全血、冷冻林格液或者其他溶液轻
　轻冲洗静脉

监测压力，避免过度膨胀

解剖并发症

隐神经损伤

股静脉损伤

静脉曲张复发

结构列表

股动脉

股总静脉

大隐静脉，隐 - 股结合部

小隐静脉

股神经

隐神经

股内侧皮神经

股后皮神经

腓肠神经

外侧皮神经

肌皮神经

髌骨

外踝

内踝

腹股沟

耻骨结节

阔筋膜

隐静脉裂孔

收肌管

缝匠肌

腓肠肌

一、大隐静脉剥除术：暴露隐 - 股结合部（图 105-1）

【技术要点】

在腹股沟处做 3 ~ 4cm 的横行切口能起到很好的美容效果。术前多普勒超声可以对这些静脉包括隐 - 股结合部进行精确体表定位。当腿较粗或者患者肥胖时，多普勒超声对于膝关节正下方的大隐静脉定位尤其有帮助。如果有术前体表标识，在隐 - 股结合部上方标识处做中间切口。如果没有做术前标识，可根据解剖标志在股动脉搏动点内侧 1cm 的腹股沟折痕向内侧做 3 ~ 4cm 的切口（图 105-1A）。如果无法扪及股动脉搏动，在耻骨结节和髂前上棘连线中点内侧 1cm 处做切口。切开皮下软组织和 Scarpa 筋膜以暴露大隐静脉，通常会先遇到回到汇入隐 - 股结合部的一个分支，沿着此分支找到隐 - 股结合部。清理隐 - 股结合部，结扎并切断所有汇入此处的分支，这些分支包括腹壁静脉、旋髂静脉、阴部外静脉和前外侧静脉。

在股 - 隐结合部远端 2cm 结扎大隐静脉，夹闭股 - 隐结合部并切断大隐静脉，用 2-0 的丝线缝扎股 - 隐结合部。

【解剖要点】

大隐静脉起于足背静脉弓内侧端（图 105-1B），经内踝顶端前面及胫骨下端内侧面上行，走行至膝关节股骨内侧髁后部的后面，然后沿缝匠肌向上达

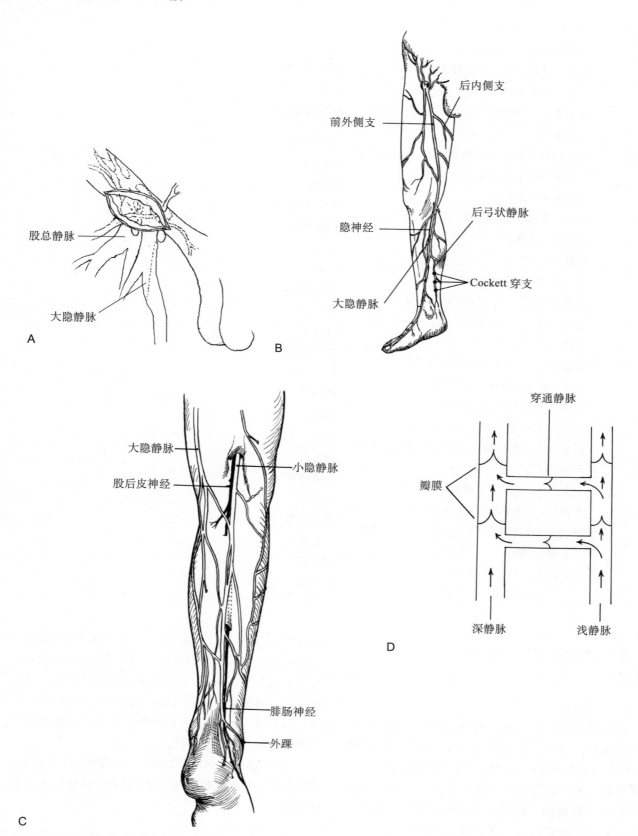

A. 解剖腹股沟区；B. 大隐静脉；C. 小隐静脉；D. 深浅静脉系统中的瓣膜分布及穿通静脉的作用

图 105-1 **剥除大隐静脉：暴露隐-股结合部**

腹股沟区。大隐静脉膝下部分位于浅筋膜层内与隐神经伴行，隐神经是股神经的分支之一，支配小腿内侧和足内侧缘的皮肤感觉。在膝上部分，大隐静脉逐渐进入向深面走行并在大腿上部穿阔筋膜隐静脉裂孔（卵圆窝）汇入股静脉。在大腿内大隐静脉与股内侧皮神经的分支伴行，成人大隐静脉的全长约 60cm，在大腿（35%）和小腿中常可见到两条大隐静脉，大隐静脉有 8 ~ 12 个静脉瓣，其中大部分静脉瓣位于膝下。

大隐静脉有一些重要的分支。前外侧静脉和后内侧静脉是大隐静脉在大腿的主要分支；后弓状静脉（Leonardo 静脉）是其在小腿的主要分支，由于后弓状静脉有很多的分支，因此手术时需要特别注意，后弓状静脉在小腿位于隐神经后部并与其平行，在膝关节下方汇入大隐静脉。

小隐静脉起于外踝后方，沿跟腱外侧缘上行（图 105-1C），在跟腱浅面逐渐向内侧走行至小腿后区正中线，上行至腘窝下角处，穿腘筋膜后沿腓肠肌内、外侧头之间上行，注入腘静脉。小隐静脉与腓肠神经和非常内侧皮神经伴行，全长约 30cm。

大、小隐静脉除了分别经股-隐结合部、腘-隐结合部汇入股静脉、腘静脉，其主干和分支通过交通静脉穿深筋膜深静脉系统相连，这些穿支静脉常成对并广泛分布于整个下肢，每个肢体约有 60 个穿支。一般而言，当仰卧时，浅静脉系统的血液通过股-隐结合部、腘-隐结合部注入深静脉系统。当站立或者行走时，浅静脉的血液主要经这些静脉穿支回流至深静脉系统。直径小于 2mm 的穿支除外，这些静脉穿支内亦有瓣膜，防止在肌肉收缩时深静脉内的血流反流至浅静脉（图 105-1D）。深静脉血流受阻时，这些穿支静脉能作为重要的侧支途径，将深静脉内的血液转入浅静脉系统。虽然大多数穿支静脉没有解剖学命名，但是部分穿支静脉是根据描述它的人的名字来命名，May 或者 Kuster 穿支静脉连接距小腿关节、足部的大隐静脉与胫后静脉、距静脉；Bassi 穿支在小腿下后方连接小隐静脉与胫后静脉和腓静脉；Cockett 穿支有三组，位于内踝近端，连接后弓状静脉和胫后静脉；值得注意的是在小腿中大部分与腓肠肌静脉、比目鱼肌静脉、胫后静脉相连的穿支均来自后弓状静脉，而不是大隐静脉；Boyd 穿支在膝下连接大隐静脉与腓肠肌静脉；Hunterian、Dodd 穿支分别在大腿近、远端连接大

隐静脉与股静脉。

二、大隐静脉剥除术：静脉远端清理和剥除；小隐静脉剥除术（图 105-2）

【技术要点】

在膝下标识的大隐静脉上方做 1cm 的横向切口或者纵向切口，大隐静脉位于皮肤正下方，结扎大隐静脉远端（图 105-2A），在结扎处的近端做小的血管切口，朝腹股沟韧带方向导入血管剥除器，大隐静脉的腹股沟端穿出，在穿出的剥除器远端加上卵圆探头并将其与周围的静脉固定。在膝下大隐静脉切口远端切断静脉，在腹股沟远端剥除器加上手柄（图 105-2B，C），轻轻按压剥除器头部且轻度的对抗皮肤牵引力，从腹股沟韧带切口处稳定地抽出剥除器（图 105-2D）。

如果要剥除踝关节的大隐静脉，在内踝前上方 1cm 处做 1cm 横向或纵向切口，找到并固定隐神经使其远离大隐静脉，按上述操作导入剥除器剥除大隐静脉。

大隐静脉剥除后，在下肢内侧用一卷手术巾挤压出静脉剥除后通路内的积血，冲洗切口，用 3-0 可吸收缝线缝合皮下组织，用 4-0 的可吸收线皮内缝合切口，从脚踝至大腿根部用弹力绷带包扎。

剥除小隐静脉时，患者取俯卧位，在膝关节后方小隐静脉曲张处做 2 ~ 3cm 的横行切口，在皮肤正下方找到小隐静脉并顺其找到隐-腘结合部。然后在踝关节外侧面做 1cm 横行切口，找到远端小隐静脉，分离、保护与之伴行的腓肠神经，按上述操作剥除小隐静脉。

三、穿通静脉曲张点式抽剥术（图 105-3）

【技术要点】

患者站立位，用划线笔准确标记出所有的穿通静脉，用 11 号刀片或者 14gauge 针头在穿通静脉旁做 1 ~ 2mm 小切口，将钩针导入置穿通静脉下方，回拉钩针钩起血管袢（图 105-3A），用止血钳钳住血管并将其挑出切口，切断两个血管钳之间的穿通静脉（图 105-3B），轻轻地牵拉一侧断端并旋转，同时仔细剥除穿通静脉周围包裹的软组织，当静脉被拉出部分距离后，再用血管钳贴近切口皮肤夹住血管，然后逐渐用力向外牵拉同时旋转，直至静脉被扯断。用同样的方法处理静脉的另外一个断端。沿穿通静脉走行方向、

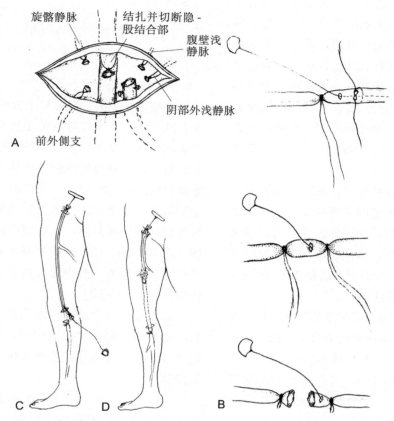

图 105-2　**剥除大隐静脉：大隐静脉远端解剖和剥除**
A. 结扎术前穿支静脉并准备剥除大隐静脉，结扎及切断股 - 隐结合部；B. 剥除器通道；C. 剥除大隐静脉；D. 移除静脉

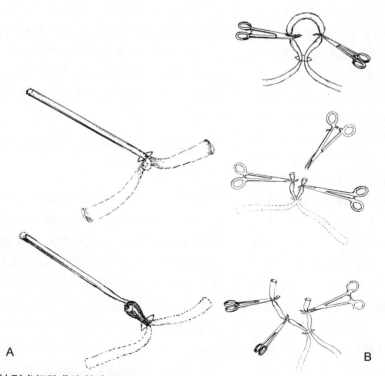

图 105-3　**点式抽剥术切除曲张的穿通静脉**
A. 经点状切口找到大隐静脉；B. 结扎并切除曲张的穿通静脉

距前一切口 6 ～ 8cm 处做相似的切口，然后重复上述步骤，直至剥除所有的穿通静脉。

四、大隐静脉腔内射频消融术

【技术和解剖要点】

用多普勒超声评估膝下至隐 - 股结合部的大隐静脉，采用 Seldinger 血管穿刺术经超声引导在膝下大隐静脉最合适穿刺点行微创穿刺，用 7-F 穿刺鞘替换微创穿刺鞘，插入射频消融（RAF）导管至腹壁浅静脉远端的隐 - 股结合部，患者取头低脚高位，经超声引导在筋膜鞘内注射肿胀液（肿胀麻醉），肿胀麻醉注射完成后，确认射频导管头端的位置：应恰好位于腹壁浅静脉远端。

从隐 - 股结合部开始射频消融，每次消融节段长 7cm，第一个 7cm 节段消融 40s，其余静脉每 7cm 长节段消融 20s，当消融至导管鞘水平时，回拉导管鞘，继续消融远端静脉。经超声确认静脉全部消融并且股总静脉内无血栓后，撤出导管鞘和导管。

五、用于血管重建的大隐静脉暴露及切取术（图 105-4）

【技术和解剖要点】

下肢血管重建时大隐静脉被认为是导管材料的"金标准"，同时在管状动脉旁路移植术中也是最常用的导管。当用于下肢血管重建时，大隐静脉既可以切取下来，也可以位于原位（第 108 章原位旁路术）。原位旁路术需要破坏瓣膜以保证血流从近端流向远端。而切取的大隐静脉，可以倒置（静脉倒置旁路术）或者非倒置，非倒置旁路术也需要破坏静脉的瓣膜，常用瓣膜刀来破坏瓣膜的功能，瓣膜切开不当可能损伤血管或者无法破坏瓣膜功能。如果正常功能的隐静脉直径在 3cm 或者以上，倒置、非倒置及原位旁路术效果相当。当大隐静脉直径小于 3cm 时，原位旁路术或者非倒置旁路术效果较好。

规范的手术操作有助于避免损伤，下面的一些操作可能会造成静脉的损伤。首先，在解剖大隐静脉时，镊子会夹伤静脉壁，应用镊子夹住静脉外膜。过度牵拉血管周围的橡胶圈导致静脉损伤。解剖大隐静脉时不小心撕脱静脉小分支、分支结扎时太靠近静脉主干均会损伤静脉主干。静脉的过度扩张可以导致内皮损伤，监测并保持管腔内压力低于 300mmHg。在大静脉导管切取后，用冷冻全血或者

混有 5000U 肝素和 60mg 罂粟碱的冷冻乳酸林格液（1L）或者右旋糖酐 40（1L）冲洗管腔，可防止管腔内形成血栓，用温盐水浸泡过的纱布覆盖静脉导管，保持湿润避免干燥，加罂粟碱（60mg/500ml）能减少静脉导管痉挛。

术前用多普勒超声评估大隐静脉并做体表标识，根据体表标识做皮肤切口，也可以根据解剖标志来定位切口。在内踝前上方 1cm 处做 1cm 长的纵向切口，找到位于皮下的大隐静脉。在腹股沟区股动脉搏动点内侧 1.5cm 处做与下肢垂直线 30° 的切口。如果股动脉搏动点无法触及，在耻骨结节和髂前上棘连线中点处向内侧 1.5cm 处做切口，切开皮下组织和 scarpa 筋膜，暴露大隐静脉。

可以通过单一长切口来暴露全程大隐静脉，也可以通过每间隔 4 ～ 6cm 做一个 6 ～ 8cm 的切口来暴露以减少单一长切口的并发症（图 105-4A、B），现在一些手术方法能在内镜下只通过一个腹股沟小切口或者外加一个 1 ～ 2cm 的膝上或者膝下切口便能完成，这些技术安全、可靠并且术后感染风险低。

在大隐静脉最远端找到一个分支，经分支处插入钝头针（图 105-4C），用丝线将钝头针固定，使扩张液慢慢滴入静脉管腔内，或者在最远端结扎及切断静脉。另外结扎并切断大隐静脉远端，从断端插入钝头针，用硅胶圈轻轻地套住大隐静脉，然后牵拉起大隐静脉，锐性解剖大隐静脉使其与周围的组织分离，结扎并离断所有的分支。

如果实施静脉非倒置旁路术，静脉主干可以保留数个 3mm 长的分支残端。可经大隐静脉远端和这些分支残端插入瓣膜刀（见第 108 章，图 108-5）。

如果无法使用大隐静脉，小隐静脉也可以作为血管重建术的自体导管材料。由于小隐静脉细长，常用于短距离的血管旁路术或者血管旁路翻修术。当使用小隐静脉时，用在术前用多普勒超声评估血管并在体表标识其行程。如果体表未做标识，可在小腿肚后面中线做纵向切口，切开皮下组织和筋膜，暴露位于筋膜正下方小隐静脉。在患者仰卧位或者俯卧位时均能切取，但是各有优缺点。俯卧位可以最佳暴露小隐静脉，但是需要经常翻至仰卧位并且重新备皮和铺单，仰卧位小腿和腓肠肌外旋可以暴露小隐静脉，但是隐 - 腘结合部暴露困难。也可以通过小腿内侧皮肤切口来暴露小隐静脉，但是此方法需要切取一个大皮瓣，并且也只能暴露一小段小隐静脉。

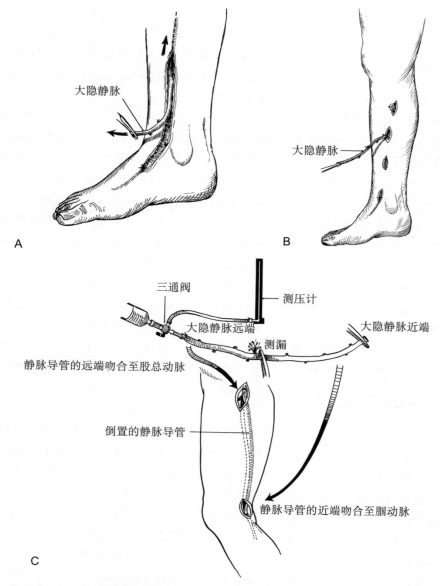

图 105-4　用于血管重建的大隐静脉暴露及切取术
A. 解剖并剥离大隐静脉远端；B. 多个小的切口可以减少创伤；C. 准备及倒置大隐静脉

（宋卫东　译校）

参考文献

1. Allen KB, Shaar CJ. Endoscopic saphenous vein harvesting. *Ann Thorac Surg.* 1997;64:265–266.
2. Crane C. The surgery of varicose veins. *Surg Clin North Am.* 1979;59:737.
3. Goren G, Yellin AE. Ambulatory stab avulsion phlebectomy for truncal varicose veins. *Am J Surg.* 1991;162:166–174.
4. Jimenez JC, Lawrence PF, Rigberg DA, et al. Technical modifications in endoscopic vein harvest techniques facilitate their use in lower extremity limb salvage procedures. *J Vasc Surg.* 2007;45(3):549–553.
5. Large J. Surgical treatment of saphenous varices, with preservation of the main great saphenous trunk. *J Vasc Surg.* 1985;2:887.
6. Nabatoff RA. The short saphenous vein. *Surg Gynecol Obstet.* 1979;149:49.
7. Ouzounian M, Hassan A, Buth KJ, et al. Impact of endoscopic versus open saphenous vein harvest techniques on outcomes after coronary artery bypass grafting. *Ann Thorac Surg.* 2010;89(2):403–408. doi: 10.1016/j.athoracsur.2009.09.061.
8. Samuels PB. Technique of varicose vein surgery. *Am J Surg.* 1981;142:239.
9. Thomson H. The surgical anatomy of the superficial and perforator veins of the lower limb. *Ann R Coll Surg Engl.* 1979;61:198.

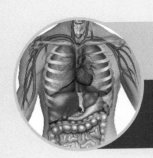

第 106 章

大隐静脉切开术

　　大隐静脉在解剖位置较为恒定，易行紧急静脉通路插管。尽管在老年人中常会有大隐静脉曲张，但是在踝关节处的大隐静脉却较少被累及，尽管小孩骨间静脉血流较快，大隐静脉仍是常用的补液通路，因为它远离身体中心区域，复苏操作对其影响较小。通过骨性标志有助于寻找大隐静脉。

　　腹股沟处的大隐静脉有时用极大的静脉导管来插管，比如外伤的患者可以通过无菌鼻氧管快速大量的补血、补液。这一章描述的是踝关节和腹股沟处大隐静脉切开术。其他的技术在章后的参考文献中有讨论。

外科住院医师教育委员会（SCORE™）没有将大隐静脉切开术归类。

手术步骤

踝关节大隐静脉切开术

内踝前上方两横指处局部麻醉

做皮肤横切口

沿血管走行方向分离皮下组织，暴露大隐静脉

用止血钳挑起大隐静脉

找到并保护隐神经

从静脉近端和远端深面穿过两根丝线

静脉插管并固定导管，防止脱落

结扎静脉远端

确保插管安全，关闭缝合切口

腘窝大隐静脉切开术

大腿适度外旋

股动脉波动点内侧，腹股沟痕下两横指处局部麻醉

平行于腹股沟痕切开皮肤

切开皮下脂肪

找到并挑起大隐静脉

静脉插管并固定导管，防止脱落

如有必要，采用 Seldinger 术，避免结扎静脉

解剖并发症

隐神经损伤

股动脉损伤

结构列表

股静脉

大隐静脉

隐 - 股点

腹壁浅静脉

旋髂浅静脉

阴部外浅静脉

内踝

髌骨

腹股沟韧带

浅筋膜

阔筋膜

隐静脉裂孔（卵圆窝）

股神经

隐神经

股内侧皮神经

股前皮神经

一、踝关节大隐静脉切开（图 106-1）

【技术要点】

大腿外旋，内踝到踝关节前缘之间作为术区，在内踝前上方两横指做横行皮肤切口，切口应十分小心避免损伤位于皮下的大隐静脉，纵向分裂软组织寻找大隐静脉，大隐静脉直径通常最小 3 ～ 5mm。

挑起大隐静脉，锐性和钝性清理血管周围，保护好隐神经，在大隐静脉近端和远端经深面放置两根丝线，在大隐静脉前表面做切口，插入导管并固定以防止脱落，结扎大隐静脉远端。

【解剖要点】

大隐静脉是最大、连续性最长的浅静脉，起于足背静脉弓内侧端，经过内踝最内侧前 2.5 ～ 3cm 处后在小腿的内侧面上行，走行于膝关节后部，经髌骨前内侧缘后方 8 ～ 10cm 处，在大腿浅筋膜内向上走行，在腹股沟韧带远端 2.5cm 处，穿阔筋膜隐静脉裂孔（卵圆窝），汇入股静脉。

在踝关节，大隐静脉非常表浅，因此在做皮肤切口时非常容易损伤。隐神经是股神经的感觉支，紧邻大隐静脉前方走行。

二、腹股沟大隐静脉切开（图 106-2）

【技术要点】

肢体适度外旋，在股动脉搏动点内侧、腹股沟痕下方两横指做约 4cm 横行切口，大隐静脉位于皮下脂肪层上，位置较浅。

找到并挑起大隐静脉，在前表面切开大隐静脉

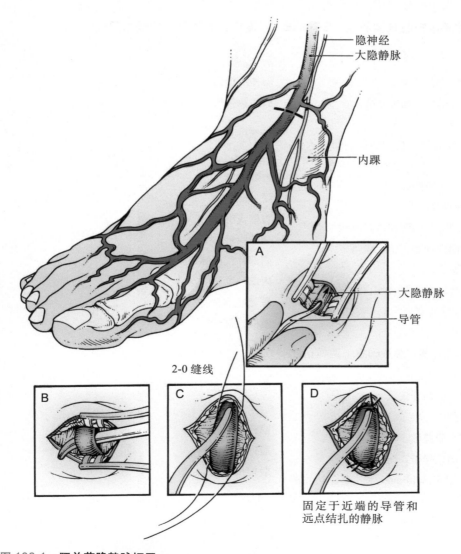

图 106-1 **踝关节隐静脉切开**

A. 在静脉不结扎的情况下插入导管；B. 隔离静脉；C. 插入导管；D. 远端结扎静脉，近端固定导管

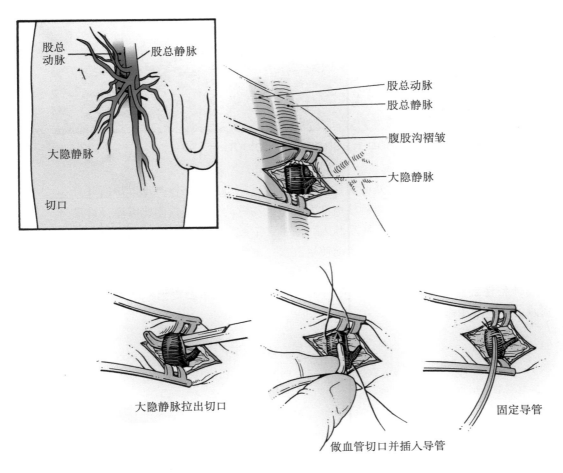

股总
动脉　　　股总静脉

大隐静脉

切口

股总动脉
股总静脉
腹股沟褶皱
大隐静脉

大隐静脉拉出切口

做血管切口并插入导管

固定导管

图 106-2　腹股沟大隐静脉切开

并插入导管，固定导管放置防止脱落，然后用可吸收线关闭切口。

【解剖要点】

腹股沟痕并不总是与深层的腹股沟韧带的位置相对应。体型较瘦的人，腹股沟痕正好位于腹股沟韧带的浅层。对大多数人来说，皮痕常位于腹股沟韧带远端 2～3cm。由于隐静脉裂空（卵圆窝）位于腹股沟韧带远端 2.5～3cm，因此为了暴露隐静脉，皮肤切口应位于腹股沟痕远端（也就是说，插管应位于浅筋膜层的大隐静脉，而不是隐静脉裂孔）。

与小腿相比，大隐静脉在大腿中的走行位置较深，位于浅筋膜深浅层内，其深度取决于大腿脂肪组织的含量。大隐静脉上部有数条能引流大腿后内侧和前外侧的血液的大分支，以及一些小的腹股沟周围静脉（腹壁浅静脉、旋髂浅静脉和阴部外静脉），除此之外，大隐静脉与股内侧皮神经分支或者股神经的其他感觉支关系较密切。

（宋卫东　译校）

参考文献

1. American College of Surgeons Committee on Trauma. Shock. In: *Advanced Trauma Life Support Manual.* 7th ed. Chicago: American College of Surgeons; 2004:69–102. (Presents excellent discussion of alternatives, including percutaneous femoral line placement and interosseous infusion.)
2. Chappell S, Vilke GM, Chan TC, et al. Peripheral venous cutdown. *J Emerg Med.* 2006;31:411–416.
3. Cole I, Glass C, Norton JH, et al. Ultrasound measurements of the saphenous vein in the pediatric emergency department population with comparison to i.v. catheter size. *J Emerg Med.* 2012;43:87.
4. Haas NA. Clinical review: Vascular access for fluid infusion in children. *Crit Care.* 2004;8:478.
5. Hansbrough JF, Cain RL, Millikan JS. Placement of 10-gauge catheter by cutdown for rapid fluid replacement. *J Trauma.* 1983;23:231. (Provides classic description of rapid infusion line placement.)
6. Klofas E. A quicker saphenous vein cutdown and a better way to teach it. *J Rheum.* 1997;43:985–987. (Discusses Seldinger technique application to cutdown.)

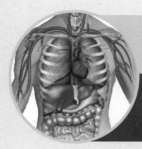

第 107 章

外周动脉取栓术

Pareh B. Amin and Rachael Nicholson

急性外周动脉缺血通常是心源性疾病造成的。病史和体格检查足以诊断并且可以进行适当的手术操作。血栓栓塞常发生于大动脉的分支处，因此需要设计最好的手术方案。上肢栓塞可经肱动脉入路手术，下肢动脉栓塞可经股动脉或腘动脉。当怀疑肢体有缺血时，应在术前使用肝素。术中监测活化凝血时间以评估抗凝程度。

外科住院医师教育委员会（SCORE™）将动脉取栓术归类为"基本的、非常规的"手术操作。

手术步骤

肱动脉血栓取出术

肘折痕远端一横指做横切口

剥离浅静脉

切开肱二头肌腱膜

解剖肱动脉远端、尺动脉近端和桡动脉近端

横向切开动脉

用 Fogarty 导管正向或逆向取出血栓

缝合动脉切口

缝合皮肤

股动脉血栓取出术

腹股沟韧带下一横指做纵切口

剥离腹股沟韧带

切开股动脉鞘

解剖股总动脉、股浅和股深动脉

横向切开动脉；如果股总动脉血栓较多，可采用纵向切口和血管补片

用 Fogarty 导管正向或逆向取出血栓

横切口直接缝合动脉切口；纵切口采用血管补片缝合

缝合皮肤

腘动脉血栓取出术

胫骨后方 1cm 做纵行切口

切开筋膜

如需暴露深层，切断鹅足

分离腘动脉

切断比目鱼肌

分离胫骨血管

横向切开动脉

用 Fogarty 导管正向或逆向取出血栓

原位缝合闭合动脉切口

缝合皮肤

解剖并发症

血栓残留

淋巴囊肿

伤口裂开

隐神经损伤

结构列表

腹股沟韧带

耻骨结节

髂前上棘

股骨

股骨内侧髁

旋髂浅动静脉

腹壁下动脉

阴部外浅动静脉

腹股沟淋巴结

股鞘

阔筋膜	短收肌
股总动脉	长收肌
股浅动脉	大收肌
股深动脉	收肌结节
股静脉	收肌管
大隐静脉	缝匠肌
股神经	半膜肌
隐神经	半腱肌
卵圆窝	股内侧肌
腹股沟淋巴结	腘窝
髂腰肌	比目鱼肌
耻骨肌	腓肠肌

一、上肢（图 107-1）

【技术要点】

肱动脉血栓切除最好在肘窝折痕远端约一横指做横行切口（图 107-1A），剥离浅静脉，切开肱二头肌腱膜暴露肱动脉，先锐性分离肱动脉前表面，再进一步锐性分离肱动脉近端，然后继续向肱动脉远端锐性分离直到肱动脉分为尺动脉和桡动脉。在肱动脉、尺动脉和桡动脉周围放置橡胶圈（图 107-1B），橡胶圈可以采用双圈或者 Potts 方式，或者用单圈加上小的无创性血管夹，用于控制血栓的移除。

用 11 号手术刀片 45° 在肱动脉前壁做横行切口，当切口达管腔后，用血管剪延长切口，用 Fogarty 导管从切口近端逆向穿透至血栓近端，缓慢地充盈导管末端气囊至回拉导管有张力，然后取出血栓（图 107-1C，D），如果想尽可能清除血栓使血流通畅，可能需要多次操作。插入血管之前，在导管上做标记以评估导管前进所需要的长度。为了减少血凝块清除后血管壁出血，当导管气囊接近切口时，即准备缓慢回缩血管环。导管的大小从 2F 到 7F，相应的气囊充盈最大直径是 4 ~ 12mm，用 6-0 或者 7-0 丙纶缝线缝合血管切口，用多普勒超声评估血流情况。

如果导管远端血流恢复不佳，应行术中动脉造影，如果造影显示有大量的血栓残留，则重新打开血管切口，沿手的方向顺行放置血管鞘，在术中透视下向尺动脉和桡动脉导入 457μm 的导丝，用有导丝支撑的 Fogarty 导管切除血栓，注射少许对比剂评估血栓切除程度，当手部血流恢复后，撤出血管鞘并且间断缝合血管切口。

【解剖要点】

上臂的肌肉被内、外侧肌间隔和肱骨分屈肌筋膜室和伸肌筋膜室。屈肌筋膜室内包含肱二头肌、肱肌和喙肱肌。肱肌起于肱骨前面下半止于尺骨粗隆，肱二头肌有两个头，长头起于肩胛骨盂上结节，短头起于肩胛骨喙突。后面的伸肌筋膜室内只含有肱三头肌。

讨论上臂静脉结构需要先了解三角肌和胸大肌。头静脉位于三角肌和胸大肌之间的肩部、臂部交界处。头静脉沿上臂的外表面三角胸肌间沟走行；在肘窝水平，肘正中静脉汇入头静脉，然后肘正中静脉再向手臂内侧汇入贵要静脉。在肱二头肌内侧和肱三头肌之间可以扪及位于沟痕内且进入深筋膜的贵要静脉。

上臂动脉血供主要来自肱动脉，腋动脉在大圆肌的下界处移行为肱动脉，肱动脉远部位于肱二头肌内侧沟，在体表可扪及，肱动脉在上臂走行位置较浅，在暴露肱动脉时需要切开动脉上面强韧的筋膜保护层。在做体表切口时，需要注意避免混淆肱二头肌内侧沟和长短头之间的沟，肱动脉末端在出肘窝后分为桡动脉和尺动脉。

另一个重要结构是位于肱动脉正前方的正中神经，正中神经走行由近端到远端分别位于肱二头肌内侧头、喙肱肌和肱肌上。贵要静脉走行于正中神经内侧，上臂下部的贵要静脉与正中神经被深筋膜分离。肘窝是暴露肱动脉的最佳位置。

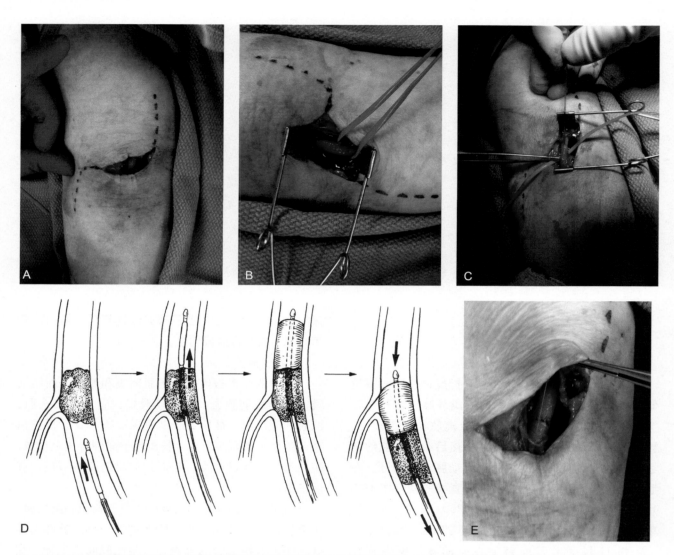

图 107-1　A. 肱动脉栓子切口；B. 解剖并固定肱动脉；C. 通过横切口插入导管；D. 导管切除血栓示意图（引自 Fischer JE，ed. Fischer's Mastery of Surgery. 6th ed. Philadelphia，PA：Lippincott Wolters Kluwer；2012）（已授权）；E. 单纯间断缝合切口

　　肘窝的边界如下：外侧是肱桡肌，内侧是旋前圆肌，近侧是肘关节皮肤折痕。肘正中静脉位于屈肌支持带浅面，切开位于肘正中静脉深面的屈肌支持带，找到肱动脉便能暴露其远端的桡动脉和尺动脉，注意保护好正中神经。尺动脉走行于指浅屈肌和指深屈肌之间，桡动脉位于桡侧腕屈肌腱外侧，在术中能作为区分尺、桡动脉的参考。

二、下肢

（一）股总动脉血栓取出（图 107-2）

【技术要点】

沿髂前上棘和耻骨结节连线找到腹股沟韧带。

在腹股沟韧带远端 1cm 处的股总动脉上端做纵向切口，用电刀或手术刀切断浅层皮下组织，结扎淋巴管，移开腹股沟韧带暴露股鞘，在股总动脉近端纵向锐性切开股鞘（见第 108 章，图 108-1B，C），在此处虽然不一定能扪及动脉搏动，但是可以摸到动脉的管状结构。先清理股总动脉前表面，然后清理内侧面、外侧面和后面。不要结扎股总动脉的分支，向远端清理股总动脉，暴露股浅动脉和股深动脉并且分别在周围放置橡胶圈。

　　如果股总动脉无血栓，在股总动脉邻近分支处做横切口，使 Fogarty 导管容易地插入股深动脉或者股浅动脉内（图 107-2）。如果股总动脉内有大量的血栓时，考虑做纵向动脉切口并用血管补片缝合。

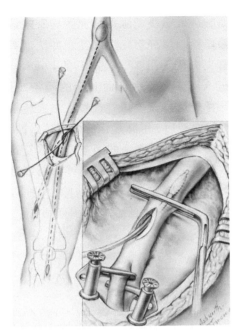

图 107-2　股动脉切口（横向）及插入 Fogarty 导管（引自 Fischer JE，ed.Fischer's Mastery of Surgery. 6th ed. Philadelphia，PA：Lippincott Wolters Kluwer；2012）（已授权）

一般采用 3F 或者 4F 的 Fogarty 导管用于腘动脉和股浅动脉，2F 或者 3F 的 Fogarty 导管用于胫骨前、胫骨后动脉。导管上的标志用于血栓切除前测量导管要到达到远端腘动脉或者胫骨前后动脉的长度。取血栓时，如果导管位于胫前后动脉内，应先将导管逆向回拉然后再充盈远端气囊，因为胫骨前后动脉过度膨胀容易造成血管破裂、夹层和痉挛。

如果动脉是横向切口，在确认前后止血效果基本满意并用肝素化盐水冲洗后，用 5-0 或者 6-0 的丙纶缝线原位缝合切口。评估足部血液循环情况，如果 Fogarty 导管末端的血管再通效果不好，行术中血管造影，如有较多的血栓残留，则重新打开血管切口，沿足的方向顺行放置血管鞘，在术中透视下向胫骨前后动脉导入 457μm 的导丝，用有导丝支撑的 Fogarty 导管切除血栓，注射少许对比剂评估血栓切除程度，当足部血流恢复后，撤出血管鞘，如前一般缝合血管切口。

【解剖要点】

股总动脉作为髂外静脉的延续，起始位置位于腹股沟韧带下方。在腹股沟韧带后方，找到股鞘，股鞘内含供应支配下肢主要血管神经结构的起始段。股总动脉在向下延伸数厘米之后分支为股深动脉和股浅动脉。如果发生急性栓塞，在股总动脉非常近端的部分有时可扪及水冲脉，有利于确定股总动脉切口；然而股动脉的水冲脉经常无法扪及，在腹股沟韧带近耻骨结节 1/3 处的股总动脉前壁做纵向切口。由于阴部外浅动脉、腹壁浅动脉和旋髂浅动脉起源于股总动脉近端内侧面，在清理股总动脉时应避免不经意损伤。

股总动脉分出股深动脉后直径突然变细，可以通过此法找到股深动脉。股浅动脉有时会被误认为股总动脉，因为股浅动脉作为股总动脉的大分支，在解剖上是股总动脉的直接延续。如果在腹股沟折痕处暴露股总动脉，解剖关系一目了然。股浅动脉在缝匠肌后缘下行，在收肌腱裂孔处股浅动脉移行为腘动脉。

股深动脉常起源于股总动脉后外侧，在大腿较远端的位置，股深动脉位于股浅动脉正后方。股深动脉的分支旋股内侧动脉，靠近股深动脉的起点。股深动脉常在向大腿下部发出各穿支动脉之前分出旋股内侧动脉和旋股外侧动脉。旋股内外侧动脉常常为较大的侧支，也能直接由股总动脉分出。当清理股深动脉时要格外小心，因为旋股静脉刚好穿过股深、股浅动脉的分叉处，如果术中无意损伤旋股静脉，则很难控制出血。如果要暴露中远端的股深动脉，则需要切断旋股静脉。

（二）暴露膝下腘动脉（图 107-3）

【技术和解剖要点】

常常可以通过腹股沟的切口成功完成包括胫骨前、后动脉在内的下肢血管的血栓取出，但是有时需要暴露膝下腘动脉。如第 108 章图 108-4 所示，在胫骨后方一横指做纵向切口，通过皮下组织延长切口，避免损伤或结扎大隐静脉，纵向切开深筋膜见到腘窝血管，后移比目鱼肌和腓肠肌，暴露远端腘动静脉，切断鹅足能进一步暴露腘动静脉，鹅足结构包括股薄肌肌腱、半腱肌肌腱和缝匠肌肌腱。用血管吊带包绕腘动脉，向远端清理腘动脉直至遇到比目鱼肌。切断比目鱼肌胫骨的附着处，用直角钳有助于暴露胫骨前动脉和胫腓干。沿着腘动脉向下寻找位于前外侧的胫骨前动脉的起点，并将胫骨前动脉用血管吊带包绕。向远端清理胫腓干，约 2.5cm 可见到胫骨后动脉和腓动脉，也分别用血管吊带将他们包绕。当小的静脉分支回缩并出血时，术野动脉的暴露很局限，因此小的

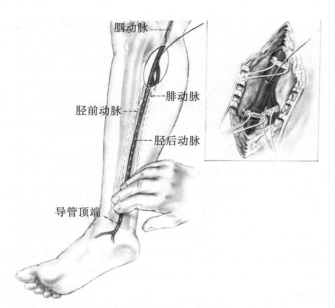

图 107-3　进入膝下腘动脉和胫前后动脉（引自 Fischer JE，ed. Fischer's Mastery of Surgery. 6th ed. Philadelphia，PA：Lippincott Wolters Kluwer；2012）（已授权）

交叉静脉应该仔细结扎。

　　近端的腘动脉和远端的胫骨前动脉、胫骨后动脉、腓动脉清理并用血管吊带包绕后，分别用血管夹夹闭血管，腘动脉应使用较大型号的血管夹。在腘动脉远端近胫前动脉分支处做横行切口，当大腿动脉血流阻断后，用 3F 或者 4F 的 Fogarty 导管逆

向经腘动脉进入股浅动脉内，充盈导管末端的气囊然后清除血栓。用肝素化生理盐水冲洗血管腔并且使用血管夹夹闭。用 2F 或者 3F 的 Fogarty 导管向下顺向进入一条血管内，而其余的两条血管夹闭。向回拉导管然后再充盈导管气囊，当血栓移除并且见到回流的血液后，用肝素化的生理盐水冲洗血管，然后用血管夹闭。对剩余的两条血管重复这一操作步骤，然后用聚丙烯纺织纤维缝线间断缝合血管切口。在对远端三条血管内血栓清除时要非常小心，因为这三条血管过度充盈容易引起破裂、夹层和痉挛。

（宋卫东　译校）

参考文献

1. Goss CM. The arteries. In: Goss CM, ed. *Gray's Anatomy of the Human Body*. Philadelphia, PA: Lea & Febiger; 1973:561–672.
2. Haimovici H. The upper extremity. In: Haimovici H, ed. *Vascular Surgery: Principles and Techniques*. Norwalk, CT: Appleton-Century Crofts; 1984:203–217.
3. Hellerstein HK, Martin JW. Incidence of thromboembolic lesions accompanying myocardial infarction. *Am Heart J*. 1947;33:443.
4. Sheiner NM, Zeltzer J, Macintosh E. Arterial embolectomy in the modern era. *Can J Surg*. 1982;25:373.
5. Singer A. Anatomy of the femoropopliteal system. In: Nyhus LM, Baker RJ, eds. *Mastery of Surgery*. 1st ed. Boston: Little Brown; 1988:1477–1484.
6. Stanley JC, Henke PK. The treatment of acute embolic lower extremity ischemia. *Adv Surg*. 2004;38:281–291.
7. Tawes RL Jr, Harris EJ, Brown WH, et al. Arterial thromboembolism: A 20-year prospective. *Arch Surg*. 1985;120:595.

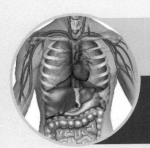

第 108 章

股动脉 - 腘动脉旁路术

Parth B. Amin and Melhem J. Sharafuddin

股腘血管阻塞后用于分流的导管有很多种，自体隐静脉导管通畅性最好，能避免人工血管潜在感染风险，此外，可采用多普勒超声来辅助监测术后开放性提高的程度。本章主要讲述采用自体隐静脉作为导管的股腘血管旁路术。

外科住院医师教育委员会（SCORE™）将股腘血管旁路术归类为"基本的、非常规的"手术操作。

手术步骤
暴露大隐静脉
从切取隐静脉的切口处暴露股总动脉
解剖清理股总动脉、股深动脉和股浅动脉
暴露膝上腘动脉
从切取隐静脉的切口处，进入缝匠肌前方的腘窝
在股骨后方继续解剖清理
找到腘动脉和腘静脉
切断横跨腘动脉的所有静脉分支
暴露膝下腘动脉
在胫骨后方 1cm 和股骨内侧髁远方 2cm 做切口
切开筋膜，牵拉比目鱼肌和腓肠肌，进入腘窝
切断跨腘动脉上方的静脉
测量旁路术所需静脉的长度
在隐 - 股结合部切断大隐静脉
切断静脉分支，剥离大隐静脉
用瓣膜刀逆向切除瓣膜或者将静脉倒置
吻合近端血管
将静脉从缝匠肌下方插入腘窝内
从膝上至膝下建立通道，膝下分流
吻合远端血管
多普勒超声评估血管及血管造影

解剖并发症
旁路血栓形成
淋巴囊肿
伤口破裂
隐神经损伤

结构列表
腹股沟韧带
耻骨结节
髂前上棘
股骨
股骨内侧髁
旋髂浅动静脉
腹壁下动脉
阴部外浅动脉和静脉
腹股沟淋巴结
股鞘
Lata 筋膜
股总动脉
股浅动脉
股深动脉
股静脉
大隐静脉
股神经
隐神经
卵圆窝
腹股沟淋巴结
髂腰肌
耻骨肌
短收肌
长收肌
大收肌
收肌结节
收肌管
缝匠肌
半膜肌
半腱肌
股内侧肌
腘窝
比目鱼肌
腓肠肌

一、暴露大隐静脉

大隐静脉位于股总动脉内侧浅面（见第 105 章和第 106 章，静脉解剖部分）。利用超声进行术前隐静脉体表标识可减少皮瓣的并发症，并且还能标记出大的分支静脉。大隐静脉是浅筋膜层内最大的血管并且位于近端股静脉上方，其在大腿上部位于两层浅筋膜之间，因此不像小腿下段一样明显。除了前述提及的静脉小分支，通常还有一个或者多个较大的静脉分支回流至大隐静脉，这些大的静脉分支是引流大腿的分支或者与小隐静脉的交通支。

手术台上患者仰卧位，大腿中度外旋、屈曲并且在膝关节水平抬高大腿，首先为静脉导管旁路术暴露足够长的静脉，沿大隐静脉走行采用单一连续长切口或者数个间断切口施行原位旁路术，仔细处理皮肤切口边缘，避免使皮瓣太薄，尤其是缺血性、阻塞性血管疾病的患者，如果皮瓣太薄或者用镊子钳夹损伤，通常都会影响伤口愈合，一些并发症例如伤口感染、皮瓣边缘坏死或者皮瓣坏死（特别是前皮瓣）常有这些原因引起，因此在切取皮瓣时轻柔、仔细的操作至关重要。

当暴露足够长度的静脉后，接下来应重点暴露动脉，动脉近端和远端的暴露及血管吻合部位如上所述。在测量距离之后，切取的静脉长度稍长于所测量的距离。尤其当静脉两端的直径相差不大、管径没有明显不匹配时，隐静脉可以倒置行静脉导管倒置旁路术，并且将静脉两端分别与不同节段的动脉吻合。如果考虑到静脉两端管径不匹配，也可以行非倒置旁路术，那么当动脉的近端和远端暴露后就应采用瓣膜刀修理隐静脉瓣膜。

二、腹股沟切口的位置（图 108-1）

【技术要点】

沿腹股沟韧带找到耻骨结节和髂前上棘，通常采取小切口，例如可以通过切取隐静脉时的切口暴露股总动脉，如果无法暴露，在股动脉正上方做纵向切口，切口从腹股沟韧带上方 1 ～ 2cm 到腹股沟韧带下方约 10cm。如果采用多个间断的切口来切取大隐静脉，切口应起自股动脉暴露点最下处的远方。股总动脉的中远段通常有严重的病变，可以通过向头部牵拉腹股沟韧带或者切断部分腹股沟韧带来暴露更近端的股动脉。在解剖髂外动脉和股总动脉结合部时需要留意此处的两个主要旁支：旋髂浅动脉和腹壁下动脉，此外，可以见到横跨腹股沟韧带下方的旋髂静脉，由于此处暴露困难，在解剖时需十分小心。

股深动脉在腹股沟韧带远端 1 ～ 3cm 处起自股总动脉，因此要充分暴露股总动脉，切口需延长到腹股沟韧带上方，如果切口位于股总动脉分叉处的下方，解剖时只能暴露股浅动脉。股深动脉也可以作为旁路手术的供血动脉，因此暴露股深动脉也至关重要，暴露股深动脉需要切断横跨股深动脉的旋股后静脉。当切断旋股后静脉后，需特别小心以免损伤股深动脉的小分支，旋股内、外侧动脉是股深动脉的两个大分支，在下肢严重缺血的患者中这两个分支起着非常重要的作用，因为它们常直接起源于股总动脉，因此需要留意此种变异情况。

股管内的股动脉前方可以见到数枚淋巴结，小心解剖此区域避免损伤淋巴管和淋巴结，破坏淋巴系统能引起淋巴囊肿形成及伤口不愈合问题。小心地解剖股总动脉、股深动脉及股浅动脉，在股深动脉上方有一个小的静脉分支，如果有必要的话，结扎并切断此静脉分支，可暴露第一穿支分叉点远端的股深动脉。用硅胶圈分别套住近端的股总动脉和远端的股浅、股深动脉。

【解剖要点】

股总动脉位于股鞘最外侧，它将腹股沟韧带均分为两部分，因此当因动脉栓塞性疾病而无法扪及股动脉搏动时，可以根据腹股沟韧带来确定股总动脉的位置。股神经和股静脉分别紧靠股动脉的外侧和内侧。

在腹股沟区可见到数枚浅淋巴结，这些淋巴结可以分为两群：上群和下群。上群淋巴结（引流躯干下部）及其淋巴管与腹股沟韧带平行并位于其正下方；下群淋巴结引流下肢的淋巴液，位于股动脉上方的浅筋膜内。从腹股沟浅淋巴结发出的淋巴管穿筛筋膜注入股管周围的腹股沟深淋巴结，股管是股鞘内位于股静脉内侧的一个间隙，淋巴管穿过股鞘注入髂外淋巴结。从外向内反折淋巴结并且用丝线将淋巴组织分隔呈束，有助于减少损伤淋巴组织导致淋巴液漏的风险。

通常股总动脉走行 4 ～ 5cm 之后分为股深动脉和股浅动脉。股浅动脉是股总动脉的直接延续，

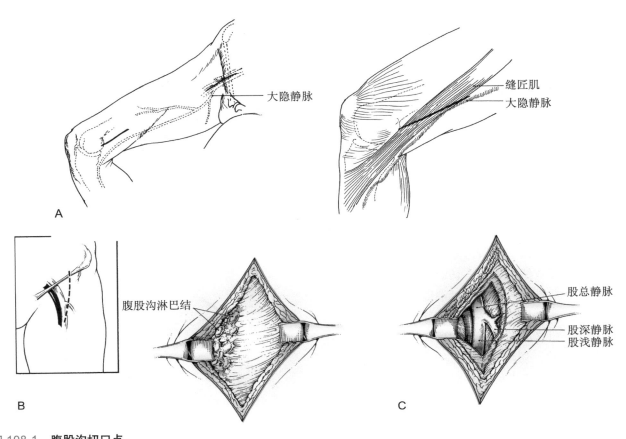

图 108-1　腹股沟切口点

A. 切口；B. 向内侧反折的腹股沟淋巴结和软组织；C. 暴露股动脉

其走行与股总动脉位于同一轴线。股深动脉起源于后外侧，向后内侧及下方走行并位于股浅动脉后方，在此段走行中，股深动脉跨过髂腰肌、耻骨肌和短收肌，然后走行于长收肌和大收肌之间的间隙内并在此间隙内发出数条分支，尽管这些分支大多数都供应收肌群，但是通常有四个穿支穿过大收肌的止点供应股后肌群，前两个穿支动脉通常穿过短收肌和大收肌，第三和第四个动脉分支（股深动脉终末支）只穿过大收肌。除了供应后筋膜室内的肌肉以外，这些穿支彼此之间及与其他动脉相互交通，形成了一个非常重要侧支血管网。其他的一些分支如旋股内、外侧动脉，通常起源于股深动脉，但是也可以起源于股总脉，这些动脉除了供应邻近的肌肉，也参与形成髋关节周围动脉血管网，另外旋股内侧动脉提供股骨头的大部分血供。

暴露股深动脉需要找到股总动脉和股浅动脉，暴露股深动脉时要十分慎重，因为股深静脉及外侧分支位于股深动脉的前方。事实上，要暴露股第一分支处

远端的股深动脉，应切断横向走行的旋股后静脉。

三、膝上腘动脉的暴露（图 108-2）

【技术要点】

屈膝并外旋膝关节及大腿，当暴露膝上腘动脉时，应将绷带置于膝关节稍远端。在收肌结节下方距收肌结节 2.54cm 处做长为 10.2 ~ 12.7cm 的纵向切口，在此处浅层位置暴露大隐静脉。

向后牵拉缝匠肌，以及向前牵拉大收肌、半膜肌和半腱肌的肌腱。沿股骨后内侧界找到腘动静脉，小心解剖腘窝结构以避免损伤腘动脉周围的静脉丛，可用硅胶圈保护静脉丛或者用丝线结扎并切断。

【解剖要点】

平行于缝匠肌的前界做切口暴露腘动脉，腘动脉经过股骨内侧髁的正后方。大隐静脉及隐神经位于股骨内侧髁的后面，应注意保护避免损伤。隐神经是股神经的感觉支，和股动静脉一起穿收肌管，支配小腿内侧和足内侧缘的皮肤的感觉，在收肌腱裂孔水平，隐神经在缝匠肌后方浅出。

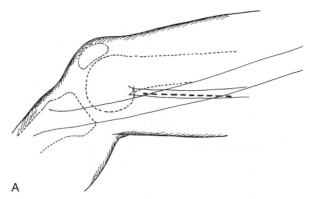

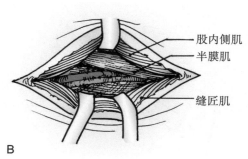

图 108-2　膝上腘动脉的暴露

A. 切口；B. 暴露动脉

　　股浅动脉穿过收肌管（收肌腱裂孔）后移行为腘动脉，打开收肌管远端、切断大收肌肌腱（收肌腱裂孔的组成部分）及拨开远端股薄肌和内侧腘绳肌可以暴露股动脉终末端和腘动脉近端。切开股内侧肌和缝匠肌之间的筋膜、向后牵拉缝匠肌可以打开收肌管远端，切断大收肌肌腱打开收肌腱裂孔，向后牵拉股薄肌及其他构成腘窝上内侧界的肌肉（半腱肌和半膜肌）可暴露腘窝的结构。

　　在暴露腘窝的结构后，可以发现腘静脉位于腘动脉浅面，腘动静脉位于胫神经深面，需要注意的是由内向外依次是腘动脉、腘静脉和胫神经。

　　除了保护腘动脉周围的小静脉丛，还要保护膝状动脉，其中有三条膝状动脉位于腘窝。上内侧、上外侧膝状动脉起自腘动脉近端，沿腘窝底走行至股骨内外侧髁，从两侧分别包绕股骨，最终这些动脉参与形成髌骨周围的动脉丛，构成膝关节周围部分侧支循环。一些较小的膝状动脉起于腘动脉深面，穿膝关节囊后支配关节内的韧带和滑膜。

四、膝下腘动脉的暴露（图 108-3 和图 108-4）

【技术要点】

　　屈膝外旋并抬高腿部，在胫骨后方 1cm、股骨内侧髁远端 1～2cm 做长 7～10cm 的切口。

【解剖要点】

　　和在大腿一样，暴露膝下腘动脉也必须先找到大隐静脉和隐神经。大隐静脉的走向接近于内踝前方与髌骨内侧面后方约 1 掌宽（8～10cm）的位置之间的连线。隐神经与大隐静脉在浅筋膜内伴行。

　　切开深筋膜可见到腘窝内的血管，牵拉比目鱼

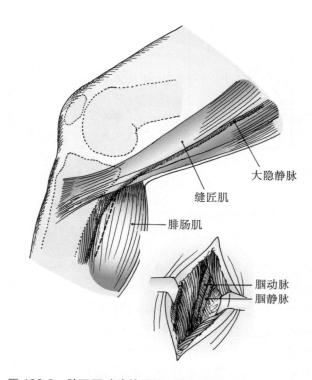

图 108-3　膝下腘动脉的暴露 - 解剖区域

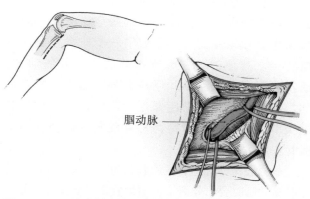

图 108-4　切口和膝下腘动脉的分离

肌和腓肠肌暴露远端腘动静脉，当从腘动脉解剖游离静脉分支时动作要轻柔，用血管环包绕腘动脉的近端和远端，切开鹅足结构（包括股薄肌、半腱肌和缝匠肌肌腱）可以进一步暴露腘窝。

五、创建隧道和吻合血管

【技术要点】

肝素化前，在缝匠肌下方建立一条连接股浅动脉行程与腘窝的隧道。在确保股动脉及其所有分支、腘动脉的近端和远端止血后，用 100U/kg 的肝素将患者肝素化。供血动脉（股总动脉、股浅动脉或者股深动脉）血管切开的地方应相对没有病变。理想的情况下，当在供血动脉一侧有斑块时，应在斑块的正对面的血管壁做切口，这需要更好的血管吻合技术，如果需要行动脉内膜切除术，动脉末端保持呈光滑圆锥状可以提高血流动力学效率。

这个区域采用的大隐静脉部分在切取时就应该考虑到吻合时的应用，如果行非反式隐静脉移植，钩区可成为吻合的头端，如果行反式隐静脉移植，静脉的分支可作为"T"形连接部位的头端。近端血管吻合（例如将隐静脉吻合至股总动脉）采用 6-0 的聚丙烯缝线连续缝合。

【解剖要点】

要暴露腘窝下部，首先应该切开小腿筋膜，切开小腿筋膜后，在近半腱肌和半膜肌胫骨止点处切断两个肌肉的肌腱或者向前牵拉肌腱，同样，起于股骨内侧髁和膝关节囊的腓肠肌内侧头，应该从这些纤维、骨性结构或者腘肌上移开，因此可能需要切断腓肠肌内侧头。在组成跟腱的三块肌肉里，比目鱼肌位于最深面，比目鱼肌部分起于腘肌止点远端的比目鱼肌线，如有必要，可从起点处部分反折比目鱼肌来暴露大部分远端腘动脉和胫前、后动脉的起点。

在这些肌肉移开和（或）切断后，可以见到腘动静脉远端被包绕在共同的纤维鞘中。腘静脉由胫前、后静脉汇合而成，无论腘静脉有一条还是多条，其位置总是位于腘动脉的内侧。

暴露胫前、后动脉需要切断比目鱼肌位于胫骨的起点，如果要从后方暴露胫前动脉，需要切断胫前静脉，因为当穿过骨间膜时胫前静脉位于胫前动脉的内侧。暴露腓动静脉通常需要完全切断比目鱼肌的胫骨起点，因为腓动脉起于腘动脉分叉处（分为胫前、后动脉）远端 2.5 ~ 3cm 的胫后动脉。

在暴露腓动脉及其分支时，需要十分小心以避免损伤胫神经。胫神经与腘动静脉、胫后动脉伴行，一般而言，胫神经比胫后动脉位置稍浅。胫神经较大，解剖位置较为固定。

六、瓣膜刀通道（图 108-5）

【技术要点】

大隐静脉内有瓣膜，逆向插入瓣膜刀切除静脉瓣。经大隐静脉远端的一个分支插入 Mills 或者 Leather 瓣膜刀，当静脉瓣切除后，大隐静脉远端的血流显著。

在完成近端血管吻合后，夹闭大隐静脉远端，缝匠肌下方大隐静脉膨胀有张力，可以准确维持静脉导管的位置。修剪大隐静脉远端使其成为远端吻合口的血管罩。

【解剖要点】

虽然膝下大隐静脉的瓣膜比膝上多，但是大隐静脉内瓣膜的数量和分布变异较大。研究人员发现

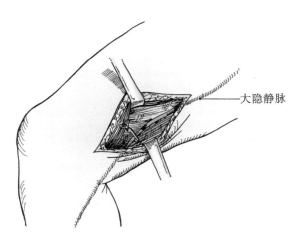

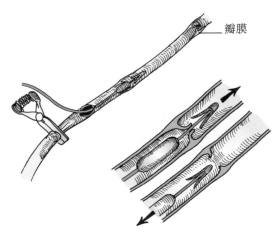

图 108-5　瓣膜刀通道

通常在大隐静脉终末端有一个瓣膜，并且大隐静脉瓣膜数量可以相差 0 ~ 11 个，因此瓣膜之间的距离通常不等（平均每个瓣膜相距 6.6 ~ 8.8cm）。除了瓣膜变异，有 1 ~ 6 条（通常为 2 条）穿支静脉连接大隐静脉与大腿深静脉，其中位于大腿中部水平有一个恒定的静脉穿支，因此在术中也许会发现数量不等、大小不一的静脉分支注入大隐静脉，或者大隐静脉与小隐静脉之间存在 1 条或者多条交通静脉，或者一侧下肢有两条大隐静脉。

七、远端血管吻合（图 108-6）

【技术和解剖要点】

用硅胶圈套住腘动脉的近端和远端，在腘动脉上做 10 ~ 15mm 的切口，用 7-0 的聚丙烯缝线连续

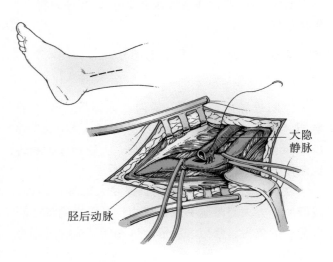

大隐静脉

胫后动脉

图 108-6 吻合远端血管

端 - 侧吻合腘动脉与大隐静脉（图 108-6）。

远端血管吻合完毕后行术中血管造影，评估手术情况（图 108-7），用 22-GA 的注射器在近端吻合口远端向隐静脉内注入 50% 浓度的对比剂。

或者在吻合远端血管后，用术中多普勒超声检查静脉导管及远端动脉血流，此法能准确、有效评估手术状况，相比血管造影而言，需要术者具有多的操作经验。

用含抗生素的生理盐水冲洗所有伤口，然后用可吸收线分两层关闭皮下组织，用缝皮钉或者 4-0 的可吸收线皮内缝合伤口。

声明

本书前一版中，本章由 Dr. Kenneth B. Simon 所著。

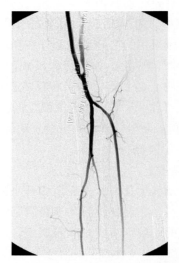

图 108-7 远端血管吻合后的造影

（宋卫东 译校）

参考文献

1. Abbott WM. Prosthetic above-knee femoral-popliteal bypass: Indications and choice of graft. *Semin Vasc Surg.* 1997;10:3–7.
2. Ascer E, Veith JF, Flores SAW. Infrapopliteal bypass to heavily calcified, rock-like arteries: Management and results. *Am J Surg.* 1986;152:220.
3. Belkin M. Secondary bypass after infrainguinal bypass graft failure. *Semin Vasc Surg.* 2009;22(4):234–239.
4. Donaldson MC, Mannick JA, Whitemore AD. Femoral-distal bypass with in situ greater saphenous vein. Long-term results using the Mills valvulotome. *Ann Surg.* 1991;213(5):457–464.
5. Karmody AM, Leather RP, Shah DM, et al. Peroneal artery bypass: A reappraisal of its value in limb salvage. *J Vasc Surg.* 1984;1:809.
6. Leather RP, Shah DM, Corson JD, et al. Instrumental evolution of the valve incision method of in situ saphenous vein bypass. *J Vasc Surg.* 1984;1:113. (Reviews techniques of valve destruction for in situ bypass.)
7. Mitchell RA, Bone GE, Bridges R, et al. Patient selection for isolated profundaplasty: Arteriographic correlates of operative results. *Am J Surg.* 1979;138:912.
8. Pomposelli FB Jr, Jepsen SJ, Gibbons GW, et al. A flexible approach to infrapopliteal vein grafts in patients with diabetes mellitus. *Arch Surg.* 1991;126:724–727; discussion, 727–729.
9. Schulman ML, Badhey MR, Yatco R. Superficial femoral-popliteal veins and reversed saphenous veins as femoropopliteal bypass grafts: A randomized comparative study. *J Vasc Surg.* 1987; 6:1–10.
10. Skudder PA Jr, Rhodes GA. Hemodynamics of in situ vein bypass: The role of side branch fistulae. *Ann Vasc Surg.* 1986;1: 335–339.
11. Tiefenbrun J, Beckerman M, Singer A. Surgical anatomy in bypass of the distal part of the lower limb. *Surg Gynecol Obstet.* 1975;141:528.
12. Tilson MD, Baue AE. Obturator canal bypass graft for infection of the femoral artery. *Surg Rounds.* 1981;14.

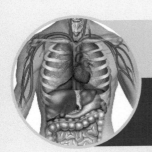

第 **109** 章

骨筋膜室切开术

Parth B. Amin and W.John Sharp

　　腿部几大主要肌群被筋膜包裹并被分为数个筋膜室。筋膜室内动脉、静脉的出血或者严重的软组织水肿能是这些封闭空间内的压力迅速升高，如果情况严重，将会影响到神经血管的功能，需要行筋膜切开术。烧伤、电击伤、挤压伤、缺血再灌注损伤和静脉流出道梗阻均能使筋膜室内的压力升高，最常见于小腿的 4 个骨筋膜室内。当临床上有怀疑时，应测量骨筋膜室内的压力。大量资料表明，如果全身舒张压和筋膜室内压力差小于 30mmHg 时，应行骨筋膜室切开术。本章中讲述小腿 4 个骨筋膜室筋膜切开术。

　　外科住院医师教育委员会（SCORE™）将筋膜切开术归类为"基本的、非常规的"手术操作。

手术步骤
4 个筋膜室筋膜切开术
沿胫骨后缘做内侧切口
找到并保护大隐静脉和隐神经
后浅和后深筋膜室减压
沿腓骨前缘做外侧切口
找到并保护隐静脉和腓神经

解剖并发症
骨筋膜室切开不足
大、小隐静脉损伤
腓浅神经损伤
隐神经损伤

结构列表
前筋膜室
边界
　胫骨
　骨间膜
　腓骨
　前肌间隔
　深筋膜
内部结构
　胫骨前肌
　姆长伸肌

第三腓骨肌
姆长伸肌
　腓深神经
　胫前动脉
外侧筋膜室
边界
　前肌间隔
　腓骨
　后肌间隔
　深筋膜
内部结构
　腓骨长肌
腓骨短肌
　腓总神经
　腓浅神经
后浅筋膜室
边界
　后肌间隔
　小腿横筋膜
　深筋膜
内部结构
　腓肠肌
　比目鱼肌
　跖肌

后深筋膜室	腘肌
边界	踇长屈肌
胫骨	趾长屈肌
骨间膜	胫骨后肌
腓骨	胫神经
小腿横膈	胫骨后动脉
内部结构	腓动脉

4 个筋膜室的双切口技术（图 109-1）

【技术要点】

4 个筋膜室的双切口技术通过两个皮肤切口来完成。小腿常规消毒，在胫骨内侧缘后约 1cm 做内侧切口（图 109-1A），找到大隐静脉和隐神经，避免在切开筋膜时造成损伤，通过内侧切口可以进入后浅和后深筋膜室内，整个后深筋膜室常常无法进入或者解压不完全，暴露包绕腓肠肌的深筋膜并沿着腓肠肌的长度切开，分开腓肠肌和比目鱼肌进入后深筋膜室内，切开后深筋膜室筋膜并减压。

外侧切口能进入外侧筋膜室和后筋膜室，应沿着腓骨的边缘做外侧切口（图 109-1B），从膝下至踝关节切开外侧筋膜室的筋膜；处理前皮瓣以暴露前筋膜室（图 109-2），为了充分使前筋膜室减压，需要探查至胫骨深面。

评估所有筋膜室内肌肉的存活性，用湿的纱布或者非黏性敷料覆盖在手术切口，消肿后用尼龙缝线间断缝合切口边缘的皮肤和皮下组织。

【解剖要点】

覆盖腓骨外侧面的浅筋膜仅含有少量的手术重要结构，小隐静脉起于足背静脉弓的外侧，经外踝和腓骨肌肌腱后方，在跟腱外侧的浅筋膜内上升小段距离，然后向内侧走行，在小腿肌肉部位中线位置上行，在腘窝或腘窝下角穿过深筋膜。

小隐静脉和大隐静脉之间常常有较大的交通支，这些交通支从小隐静脉向上向内侧呈斜对角汇入大隐静脉，除此之外，还有 6 ~ 7 条穿支静脉连接小隐静脉和腓静脉，通常小隐静脉与在近端与股后皮神经（支配大腿后内侧、腘窝和部分小腿后内侧区域皮肤的感觉）伴行，在远端与腓肠神经（支配小腿下段外侧、足外侧和足背外侧面皮肤的感觉）伴行。

筋膜切开术的内侧切口

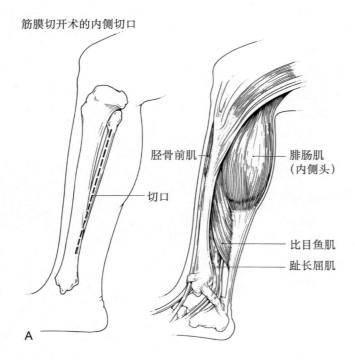

A

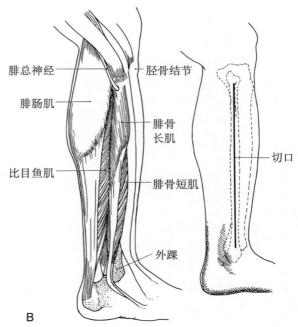

B

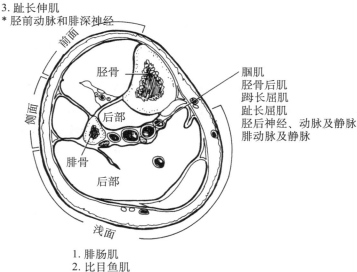

1. 胫骨前肌
2. 蹞长伸肌
3. 趾长伸肌
* 胫前动脉和腓深神经

前面

胫骨

1. 腓骨长肌
2. 腓骨短肌
3. 胫骨后肌

侧面

后部

腘肌
胫骨后肌
蹞长屈肌
趾长屈肌
胫后神经、动脉及静脉
腓动脉及静脉

腓骨

后部

浅面

1. 腓肠肌
2. 比目鱼肌
3. 腓肠神经

C

图 109-1　双切口筋膜切开术
A. 内侧切口及肌肉；B. 外侧切口及肌肉；C. 小腿横断面显示各筋膜室及其结构

在小腿外侧面，自腓骨头到外踝做纵向切口，应注意避免损伤这些较大的浅静脉和主要皮神经。

小腿的 4 个筋膜室由胫腓骨及附着在胫腓骨上的肌间纤维隔构成（图 109-1C）。前筋膜室的骨筋膜边界包括胫骨、骨间膜、腓骨、前肌间隔和深筋膜；外侧筋膜室的边界包括前肌间隔、腓骨、后肌间隔和深筋膜；后浅筋膜室的边界包括后肌间隔、小腿横膈和深筋膜；后深筋膜室的边界是胫骨、骨间膜、腓骨、后肌间隔和小腿横膈。

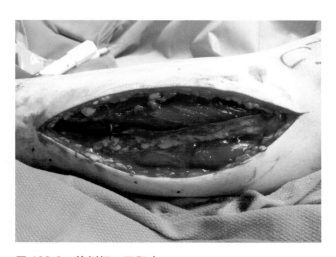

图 109-2　外侧切口及肌肉

小腿的 4 个筋膜室内都有肌肉，因此会有血管和神经结构，尽管如此，只有 3 个筋膜室内含有重要的神经，2 个筋膜室内含有重要的血管。下面会描述 4 个筋膜室的结构。

（一）前筋膜室

前筋膜室内的所有肌肉均与足的背屈功能相关，包括胫骨前肌、趾长伸肌、第三腓骨肌和蹞长伸肌，这些肌肉均由腓总神经的分支 - 腓深神经支配。

腓深神经在腓骨颈正下方穿前肌间隔进入前筋膜室内，腓深神经与位于骨间膜上的胫骨前动脉伴行，除了支配前筋膜室和足背的所有肌肉，腓深神经还支配第一、二足趾相对缘皮肤和第一趾蹼的感觉。

胫骨前动脉作为腘动脉的一条终末支起于腘窝下区，经近端胫腓关节正下方的骨间膜间隙进入前筋膜室，在前筋膜室内其远端部分位于骨间膜上，并与位于其外侧的腓深神经伴行。胫前动脉经距小腿关节移行为足背动脉。

（二）外侧筋膜室

外侧肌间隔包括腓骨长肌和腓骨短肌，均由腓浅神经支配。腓浅神经是腓总神经的两个终末支之一，通常腓总神经在腓骨颈穿后肌间隔进入外侧筋膜室时发出腓浅神经，腓浅神经向下走行，起初位于腓骨长肌和腓骨之间，然后在两块腓骨肌和趾长伸肌之间发出肌支。在小腿下 1/3 段，腓浅神经穿深筋膜支配小腿下外侧和足背皮肤，不支配第一、二足趾相对缘皮肤和第一趾蹼。

在外侧筋膜室内无解剖命名的动脉，腓骨长、短肌由位于后深筋膜室内的腓动脉的穿支供血。

（三）后浅筋膜室

后浅筋膜室包括附着于跟骨结节的跖屈肌，包括腓肠肌、比目鱼肌和跖肌。

在后浅筋膜室内无解剖命名的神经血管结构，内部的肌肉受胫神经在腘窝处发出的分支支配（尽管比目鱼肌的远端受胫神经支配），同样地，供应后浅筋膜室肌肉的动脉也是起自腘动脉的重要分支，而不是位于其远端的胫后动脉。

（四）后深筋膜室

后深筋膜室的肌肉包括腘肌、拇长伸肌、趾长伸肌和胫骨后肌。胫骨后肌位于两个跖屈肌的深面，一些临床医师常将其视为第五筋膜室。

胫神经穿比目鱼肌腱弓进入后深筋膜室内，在后深筋膜室内胫神经仍位于小腿横膈的深面、腘肌和胫骨后肌的浅面，最终走行至内踝后方趾长屈肌腱和拇长屈肌腱之间，然后进入足部，支配所有足底肌肉及足底皮肤感觉。

胫骨后动脉起于腘肌的远侧缘，在小腿内与胫神经伴行进入足部，在小腿部发出许多肌支、营养支和交通支，腓动脉是其最大分支，腓动脉起点常位于胫前动脉起点远端 2～3cm 处，腓动脉向外侧下行并在横跨胫骨后肌浅面，然后在腓骨、胫骨后肌和拇长屈肌所形成的纤维管道内下行，沿途发出穿支供应周围的肌肉如比目鱼肌和腓骨长短肌。

小腿内侧的浅筋膜包含大隐静脉及伴行的隐神经。大隐静脉起于足背静脉弓内侧端，最终在耻骨结节外下方穿深筋膜隐静脉裂孔，在腹股沟韧带下 2～3cm 汇入股静脉。大隐静脉在下肢浅筋膜层内上行，经过内踝前方、髌骨内侧缘后方 8～10cm 处及大腿内侧面到达隐静脉裂孔。大隐静脉在小腿的走行近似呈直线，直线的两端分别是内踝前方和髌骨内侧缘后方 10cm 处。隐神经是股神经的分支，支配小腿内侧和第一跖趾关节以上的足内侧缘皮肤。由于大隐静脉和隐神经贴近胫骨内侧缘，因此在行皮肤切口时要十分谨慎以避免损伤血管和神经。

可以通过切开腓肠肌和比目鱼肌的肌纤维暴露后深筋膜室，也可以切断位于胫骨中段 1/3 内缘的比目鱼肌起点。比目鱼肌也起于胫骨的比目鱼肌线、腓骨头、腓骨近端及胫骨前后动脉和胫神经浅面的纤维弓。

（宋卫东 译校）

参考文献

1. Burns JB, Frykberg ER. Management of extremity compartment syndrome. In: Cameron JL, ed. *Current Surgical Therapy*. 10th ed. Philadelphia, PA: Elsevier Saunders; 2011:1028–1031.
2. Finklestein JA, Hunter GA, Hu RW. Lower limb compartment syndrome: Course after delayed fasciotomy. *J Trauma*. 1996; 40(3):342–344.
3. Mabee JR, Bostwick TL. Pathophysiology and mechanisms of compartment syndrome. *Orthop Rev*. 1993;22(2):175–181.
4. Mubarak SJ, Owen CA. Double-incision fasciotomy of the leg for decompression in compartment syndromes. *J Bone Joint Surg Am*. 1977;59(2):184–187.
5. Patman RD, Thompson JE. Fasciotomy in peripheral vascular surgery. Report of 164 patients. *Arch Surg*. 1970;101(6):663–672.
6. Rollins DL, Bernhard VM, Towne JB. Fasciotomy: An appraisal of controversial issues. *Arch Surg*. 1981;116(11):1474–1481.
7. Rorabeck CH. The treatment of compartment syndromes of the leg. *J Bone Joint Surg Br*. 1984;66(1):93–97.
8. Shadgan B, Menon M, O'Brien PJ, et al. Diagnostic techniques in acute compartment syndrome of the leg. *J Orthop Trauma*. 2008; 22(8):581–587.
9. Ulmer T. The clinical diagnosis of compartment syndrome of the lower leg: Are clinic findings predictive of the disorder? *J Orthop Trauma*. 2002;16(8):572–577.